世界中医学专业
核心课程教材
（中文版）

**World Textbook Series
for Chinese Medicine
Core Curriculum**
（Chinese Version）

总主编 Chief Editor

张 伯 礼
Zhang Bo-li

世界中医药学会联合会教育指导委员会
The Educational Instruction Committee
of the WFCMS

（供中医学、针灸学和推拿学专业用）

（For Majors of Chinese Medicine, Acupuncture & Moxibustion and *Tuina*）

中医内科学
Chinese Internal Medicine

主 编　张伯礼　吴勉华　林子强（澳大利亚）
Chief Editors　Zhang Bo-li　Wu Mian-hua　Lin Tzi-chiang（Australia）

副主编　胡鸿毅　郑玉玲　田金洲　薛博瑜　毛静远　石 岩　何玉信（美国）　张 晔（英国）
Associate Chief Editors　Hu Hong-yi　Zheng Yu-ling　Tian Jin-zhou　Xue Bo-yu
Mao Jing-yuan　Shi Yan　He Yu-xin（USA）　Zhang Ye（Britain）

中国中医药出版社
·北 京·
China Press of Traditional Chinese Medicine
Beijing PRC

图书在版编目（CIP）数据

中医内科学 / 张伯礼，世界中医药学会联合会教育
指导委员会总主编；张伯礼，吴勉华，林子强主编 . ——
北京：中国中医药出版社，2019.10
世界中医学专业核心课程教材
ISBN 978 - 7 - 5132 - 5702 - 2

Ⅰ.①中… Ⅱ.①张… ②世… ③吴… ④林… Ⅲ.
①中医内科学—中医学院—教材 Ⅳ.① R25
中国版本图书馆 CIP 数据核字（2019）第 200304 号

中国中医药出版社出版

北京经济技术开发区科创十三街 31 号院二区 8 号楼
邮政编码　100176
传真　010－64405750
山东临沂新华印刷物流集团有限责任公司印刷
各地新华书店经销

开本 787×1092　1/16　印张 39.5　字数 859 千字
2019 年 10 月第 1 版　2019 年 10 月第 1 次印刷
书号　ISBN 978 - 7 - 5132 - 5702 - 2

定价　298.00 元
网址　www.cptcm.com

社 长 热 线　010-64405720
购 书 热 线　010-89535836
维 权 打 假　010-64405753

微信服务号　zgzyycbs
微商城网址　https://kdt.im/LIdUGr
官 方 微 博　http://e.weibo.com/cptcm
淘宝天猫网址　http://zgzyycbs.tmall.com

如有印装质量问题请与本社出版部联系（010－64405510）

世界中医学专业核心课程教材

编纂翻译委员会

编纂委员会

名誉主任

王国强　邓铁涛　王永炎　陈可冀　路志正　石学敏

主　任

于文明

副主任

马建中　王志勇　李振吉　黄璐琦　王笑频　卢国慧　范吉平　王国辰　桑滨生
严世芸

委　员（以首字笔画为序）

于福年（匈牙利）　马业宜（Eric Marie，法国）　马克·麦肯基（Mark Mckenzie，美国）

马伯英（英国）　王　华　王　键　王之虹　王守东（美国）　王省良

王葆方（Ong Poh Hong，新加坡）　王　晶　戈拉诺娃·左娅（Zoya Goranova，保加利亚）

尹畅烈（韩国）　本多娃·路德米勒（Bendova Ludmila，捷克）　左铮云　石　岩

石桥尚久（Naohisa Ishibashi，日本）　叶海丰（Yap High Hon，马来西亚）

白鸿仁（巴西）　冯学瑞　弗拉基米尔·那恰托侬（Vladimir G.Nachatoy，俄罗斯）

弗拉基米尔·科兹洛夫（Vladimir Alexandrovich Kozlov，俄罗斯）

弗雷德里克·卡瓦诺（Frederico Carvalho，葡萄牙）　匡海学　吕文亮　吕爱平（中国香港）

朱勉生（法国）　后藤修司（Shuji Goto，日本）　刘　力　刘　良（中国澳门）　刘红宁

刘跃光　齐　凯（瑞士）　齐梅利（Laura Ciminelli，意大利）　许二平　汤淑兰（英国）

孙庆涪（南非）　孙忠人　孙振霖　孙榕榕（阿根廷）　约翰·里德（John Reed，利比里亚）

李一明（瑞士）　李占永　李玛琳　李秀明　李灿东　李金田　李锦荣（泰国）　杨　柱

杨立前（马来西亚）　杨关林　吴勉华　吴滨江（加拿大）　何玉信（美国）　何树槐（意大利）

何嘉琅（意大利）　伯纳德·沃德（Bernadette Ward，爱尔兰）　余曙光　宋钦福（墨西哥）

张永贤（中国台湾）　张越平（越南）　阿·伊万诺夫（Ivanoff Arseny，澳大利亚）

陈　震（匈牙利）　陈业孟（美国）　陈立典　陈立新　陈明人　拉蒙（Ramon Maria Caldduch，西班牙）

编纂委员会办公室

主 任

冯学瑞

副主任

阚湘苓　单宝枝　王建军　江　丰

翻译委员会

顾问团

谢竹藩　方廷钰　魏遒杰（Nigel Wiseman，英国）　朱忠宝　黄月中　黄嘉陵　李照国

白效龙（Eric Brand，美国）　欧阳珊婷（Shelley Ochs，美国）　王　奎　摩耶·萨顿（Maya Sutton，美国）

汤姆·斯宾瑟（Tom Spencer，美国）

主译者（以首字笔画为序）

王雪敏　扎斯洛斯基·克里斯多夫（Zaslawski Christopher，澳大利亚）

布莱安·格拉肖（Brain Glashow，美国）　田海河（美国）　白效龙（Eric Brand，美国）

邝丽诗（Alicia Grant，英国）　冯　立（Jessica Li Feng，新西兰）

托马斯·霍奇（Thomas Hodge，美国）　巩昌镇（美国）　朱小纾（澳大利亚）　朱燕中（美国）

刘　明　汤姆·斯宾瑟（Tom Spencer，美国）　汤淑兰（英国）　孙　慧

劳拉·卡斯蒂略（Laura Castillo，美国）　克里斯·杜威（Chris Dewey，美国）　李灿东

李玲玲　李爱中（加拿大）　李照国　克莉丝汀·韦斯顿（Kristin Weston，美国）

杨卫红（Angela Weihong Yang，澳大利亚）　何玉信（美国）　何叶博　佟　欣（美国）　陈　骥

陈云慧　陈业孟（美国）　范延妮　林　楠（美国）　欧阳珊婷（Shelley Ochs，美国）

凯思琳·多德（Kathleen Dowd，爱尔兰）　单宝枝　赵中振（中国香港）

赵吉福（美国）　郝吉顺（美国）　柳江华（美国）　段颖哲（Azure Duan，美国）

秦济成（Ioannis Solos，希腊）　莱斯利·汉密尔顿（Lesley Hamilton，美国）　郭　平（中国香港）

唐聿先（Robert Yu-Sheng Tan，加拿大）　黄立新（美国）　梁思东（John Paul Liang，美国）　韩丑萍

雷勒·尼尔森（Leil Nielsen，美国）　路玉滨（美国）　詹姆斯·贝尔（James Bare，美国）

摩耶·萨顿（Maya Sutton，美国）

翻译委员会办公室

主 任

单宝枝

副主任

江 丰 李玲玲

出版人

范吉平

出版项目总协调

范吉平 李秀明 李占永 单宝枝 芮立新

总责任编辑

单宝枝

中文责编（以姓氏笔画为序）

马 洁 马晓峰 王 玮 王 琳 王利广 王淑珍 田少霞 华中健 邬宁茜

刘 喆 农 艳 李占永 李艳玲 肖培新 张 岳 张 晨 张 燕 张永泰

周艳杰 单宝枝 郝胜利 耿雪岩 钱 月 徐 珊 黄 巍 韩 燕

英文责编

单宝枝 欧阳珊婷（Shelley Ochs，美国） 克里斯·杜威（Chris Dewey，美国） 陈云慧

何叶博 摩耶·萨顿（Maya Sutton，美国） 汤姆·斯宾瑟（Tom Spencer，美国）

郝吉顺（美国） 何玉信（美国） 耿雪岩

封面设计

赵晓东 中国北京兰卡电脑彩色制版有限公司

装帧设计

中国河北九易数字技术有限公司

世界中医学专业核心课程教材

《中医内科学》编委会

主　编

张伯礼（天津中医药大学）

吴勉华（南京中医药大学）

林子强（澳洲全国中医药针灸学会联合会）

副主编

胡鸿毅（上海中医药大学）

郑玉玲（河南中医药大学）

田金洲（北京中医药大学）

薛博瑜（南京中医药大学）

毛静远（天津中医药大学）

石　岩（辽宁中医药大学）

何玉信（美国奥斯汀中医学院）

张　晔（凤凰中医研究院）

编　委（以姓氏笔画为序）

王　健（长春中医药大学）

王　颖（浙江中医药大学）

王天俊（东伦敦大学）

毛静远（天津中医药大学）

石　岩（辽宁中医药大学）

田金洲（北京中医药大学）

许庆友（河北中医学院）

吴勉华（南京中医药大学）

何玉信（美国奥斯汀中医学院）

冷　伟（陕西中医药大学）

张　晔（凤凰中医研究院）

张伯礼（天津中医药大学）

林　琳（广州中医药大学）

林子强（澳洲全国中医药针灸学会联合会）

周亚滨（黑龙江中医药大学）

郑玉玲（河南中医药大学）

赵莉娟（山西中医药大学）

荣　震（广西中医药大学）

胡鸿毅（上海中医药大学）

秦建增（南方医科大学）

徐厚谦（甘肃中医药大学）

黄礼明（贵州中医药大学）

黄种钦（新加坡中医学院）

蒋士卿（河南中医药大学）

谢春光（成都中医药大学）

滕　晶（山东中医药大学）

薛汉荣（江西中医药大学）

薛建国（南京中医药大学）

薛博瑜（南京中医药大学）

衡先培（福建中医药大学）

学术秘书

阚湘苓（天津中医药大学）

序

自古以来，中医药就是古丝绸之路沿线国家交流合作的重要内容。随着健康观念和生物医学模式的转变，中医药在促进健康保健及防治常见病、多发病、慢性病及重大疾病中的疗效和作用日益得到国际社会的认可和接受，中医药海外发展具有巨大潜力和广阔前景。但是中医药教育在海内外的发展并不平衡，水平也参差不齐。在此背景下，遵循世界中医药学会联合会教育指导委员会制定的《世界中医学本科（CMD 前）教育标准》，编写一套供海内外读者学习使用的中医药教材，有助于更好地推动中医药走向世界，意义重大。

在《中华人民共和国中医药法》颁布一周年之际，"世界中医学专业核心课程教材"即将付梓问世。本套教材发轫于2008 年，两次获得国家中医药管理局国际合作专项立项支持，由张伯礼教授担任总主编，以世界中医药学会联合会教育指导委员会为平台，汇聚海内外专家，遴选海内外范本教材，进行诸章节的比较研究，取长补短，制定编写大纲，数易其稿，审定中文稿。在世界中医药学会联合会翻译专业委员会支持下，遴选了具有丰富的中医英语翻译经验、语言造诣高并熟知海外中医教育的海内外专家对此套教材进行了翻译和英文审校。十年磨一剑，细工出精品。编者们将本套教材定位于培养符合临床需求的中医师，重点阐述了国外常见且中医药确有疗效的疾病防治，有利于全面、系统、准确地向世界传播中医药学，堪称世界中医学专业核心课程教材典范之作。

欲诣扶桑，非舟莫适。本套教材的出版，有助于在世界范围培养中医药人才，有助于推进中医药海外发展，更好地服务于中医药"一带一路"建设，更好地服务于世界民众健康，必将在世界中医药教育史上产生重要影响！

国家中医药管理局国际合作司司长
王笑频
2018 年 7 月于北京

前　言

世界中医药学会联合会教育指导委员会，致力于引领和促进世界中医药教育的健康发展及世界中医药人才的规范培养。早在成立之初，就在世界中医药学会联合会领导下，组织海内外专家分析世界中医药教育未来发展趋势，提出了发展世界中医药教育的建议与对策。起草了《世界中医学本科（CMD前）教育标准（草案）》，2009年5月经世界中医药学会联合会第二届第四次理事会认真论证和审议，发布了《世界中医学本科（CMD前）教育标准》。

世界中医学教育正在快速蓬勃发展。中医药课程是实现中医药专业人才培养目标的重要基础。但各国（地区）中医学教育发展不平衡，各教育机构所开设的专业课程差异较大，且核心内容不尽统一，故有必要确定中医学专业核心课程。为使世界各国（地区）中医教育机构通过教育实践，实现中医学专业培养目标，依据《世界中医学本科（CMD前）教育标准》，结合中医学教育特点和职业需要，参考世界各国（地区）中医学教育的实际情况，世界中医药学会联合会教育指导委员会制定了《世界中医学专业核心课程》和《世界中医学专业核心课程教学大纲》，并启动"世界中医学专业核心课程教材"的编译工作。

本套教材包括《中医基础理论》《中医诊断学》《中药学》《方剂学》《中医内科学》《中医妇科学》《中医儿科学》《针灸学》《推拿学》《黄帝内经选读》《伤寒论选读》《金匮要略选读》《温病学》，共13个分册。

教材编译的工作基础

2012年世界中医药学会联合会教育指导委员会成立了"世界中医学专业核心课程教材"编译指导委员会，审议了"世界中医学专业核心课程教材编译原则和要求"，与会专家对"编译原则和要求"提出了许多建设性的意见与建议。世界中医药学会联合会教育指导委员会秘书处通过综合各位专家建议，于2012—2013年在天津中医药大学资助和参与下组织开展了"世界中医学专业核心课程中外教材比较研究"；在充分分析、总结各国（地区）教材特色和优势的基础上各课程研究团队组织起草了"课程教材目录和章节样稿"，并寄发到世界各国（地区）相关专家审议，收回专家反馈意见和建议94条，涉及教材内容、语言翻译、体例格式等方面。秘书处组织专家根据研究结果对"世界中医学专业核心课程教材编译原则和要求"进行了认真修订等。以上工作为编译"世界中医学专业核心课程教材"奠定了坚实的基础。

教材的定位

当前本科教育仍是各学科专业教育的基础主体。同时"世界中医学专业核心课程教材"还应服从、服务于已发布的相关中医学专业教育标准，以及综合考虑各国（地区）中医学教育的实际情况、临床实际需要等。"世界中医学专业核心课程教材"（以下简称"教材"）的适用对象定位为世界中医学专业本科教育，同时兼顾研究生教育及中医医疗人员自修参考；教材的知识范围以满足培养胜任中医临床需要的准中医师为度，同时应具有一定的深度和广度，为知识延伸提供参考。读者对象为海外中医药院校的学员，海外中医药从业人员，来华学习的外国留学生，以及内地高校中医药英语班学员。

教材的编译原则

本套教材的编译坚持了教材的思想性，科学性，系统性，实用性，先进性，安全性，规范性，普适性等原则。

思想性。中医学历来重视思想性的传承，大医精诚、倡导仁爱，注重学生思想观念和道德品质的培养，树立为人类健康服务的仁爱思想，这是中医学医德修养的核心，也是一名合格中医师的必备品质。

科学性。教材应正确反映中医学体系内在规律，中医概念、原理、定义和论证等内容确切，符合传统文献内涵，表达简单、明确、规范，避免用带有背景知识的词句。中医学理论内涵植根于中医学理论

发展史中，尊重中医学理论的传统内涵，才能正本清源，使教材体现稳定性和延续性。

系统性。系统承载中医学理论，完整构建中医学核心知识体系，突出基本理论、基本知识和基本技能。课程资源要求层次清晰，逻辑性强，循序渐进，做好课程间内容衔接，合理整合，避免交叉重复等。

实用性。教材着力服务于临床，阐释基本理论时做到理论与实践相结合，临床内容主要选择中医的优势病种，以及被广泛应用的中药、针灸、推拿等处理方法，学以致用。实用性是教材的价值所在，在进行理论讲解时注重介绍各国（地区）的常见病、多发病的临床治疗，经典课程的学习重视其临床指导作用及对学生临床思维能力的培养等。

先进性。教材注重反映中医学的发展水平，引入经过验证的，公开、公认的科学研究或教学研究的新理论、新技术、新成果等内容，展示中医学的时代性特征。如温病学课程中介绍人类防治禽流感、重症急性呼吸综合征等研究的最新情况，针灸学课程中介绍了腧穴特异性研究进展等。教材的先进性是一个学科生命力的体现。

安全性。教材对治疗方法、技术的介绍重视安全性和临床实际，要求明确适应证、禁忌证。如针灸学课程中重视介绍相关穴位适应证、安全操作等，中药学课程介绍中药相关的科学炮制、合理辨用、明确剂量、汤剂煎煮及服用方法、濒危禁用药物的替代品等，推拿学课程中介绍推拿

手法的宜忌等。教材知识内容选择应以服务临床应用为基础，重视安全性，各种表达力争严谨、精确，符合各国（地区）法律要求。

规范性。教材统一使用规范术语，文字通俗易懂但不失中医本色，语言翻译做到"信、达、雅"，采用现有的国际标准中的规范表述，翻译力争达到内容的准确性与语言的本土化兼顾，同时还重视知识版权的保护。

普适性。教材服务于中医教学，内容经典，篇幅适当，外延适度，尽可能符合各国（地区）教学实际。在版式、体例、表达等方面采用国际通用编写体例，避免大段叙述并及时进行小结。重视使用知识链接的表达方式，使教材版式活泼，在增加教材知识性同时不影响主体知识，如临床课程可适量链接增加西医基础知识，推拿课程增加介绍国外的整脊疗法等。加强图例、表格等直观表达方式的应用，简化语言叙述，将抽象问题具体化。

▎教材的编译过程

2015 年，根据世界中医学专业核心课程教材编译人员遴选条件，各国（地区）中医药教育机构专家积极申报，共收到推荐自荐表 313 份（境外 89 份）。最终确定教材主编 28 名、副主编 64 名。参与此套教材编写的专家来自中国、美国、英国、法国、澳大利亚、加拿大、新加坡、新西兰、马来西亚、荷兰、希腊、日本、西班牙、中国香港和中国台湾等 15 个国家和地区，共计 290 人，其中 59 名境外专家中有

26 人担任主编或副主编。参加机构包括 74 所高等中医药院校及研究院（所），其中境内 34 个机构，境外 40 个机构。

2015 年召开的"世界中医学专业核心课程教材"主编会议和编写会议，明确了世界中医学专业核心课程教材总体编译要求，深入研讨和合理安排了各课程编委对相关课程教材的编写任务、分工及进度安排，明确了教学大纲、编写大纲及相关课程交叉内容的界定，以及教材编译过程中相关问题的解决办法等。之后又召开了主编进度汇报会和教材审稿会，经过 20 个月的辛勤努力，汇集世界中医教育专家智慧，具有"思想性、科学性、系统性、实用性、先进性、安全性、规范性、普适性"的第一套世界中医学专业核心课程教材中文版于 2016 年 10 月召开的定稿会上定稿。

2016 年 10 月世界中医学专业核心课程教材翻译会召开，会上聘任了世界中医学专业核心课程教材的英文版主译。

主译人员的遴选是根据世界中医学专业核心课程教材翻译人员遴选条件，经推荐和自荐，充分考虑申报者在专业领域的学术地位、影响力、权威性，以及地域的代表性，经世界中医药学会联合会教育指导委员会、世界中医药学会联合会翻译专业委员会与中国中医药出版社认真研究，确定各课程教材主译 49 人，其中博士 39 人，硕士 8 人，本科 2 人。他们来自 9 个国家（地区），其中境外主译 38 人，美国就有 24 人参与此项工作，境内主译也大多具有海外教学经历，长期从事中医专业相关英语教学和翻译，经验丰富。

　　这套教材的出版具有重要意义，抓住了中医药振兴发展天时地利人和的大好时机，可为服务于中医药"走出去"，促进共建共享，推动中医药为实现世界卫生组织（WHO）"人人享有基本医疗服务"的崇高目标而作出贡献。同时，该套教材的出版发行，也有利于中医药国际标准的推广和普及，也较好适应了全球范围内以"预防为主，维护健康"为重点的医疗卫生体制改革，适应了世界对中医药需求增长的形势。因此，本套教材必将有助于世界中医药人才的培养，有利于中医药在世界范围内被更广泛地认识、理解和推广应用，惠及民众，造福人类。

　　书将付梓，衷心感谢海内外专家学者的辛勤工作，群策群力，认真编译，保障了核心教材顺利出版发行。感谢国家中医药管理局、世界中医药学会联合会、中国中医药出版社、天津中医药大学对本书给予的大力支持和无私帮助！感谢所有作出贡献的同道朋友们！需要特别指出的是单宝枝教授为本套教材尽力颇甚，贡献尤殊！

世界中医学专业核心课程教材总主编
张伯礼
2018 年夏

编写说明

本书为世界中医学专业核心课程教材，由天津中医药大学、南京中医药大学等国内外26所开展中医学专业本科教育的院校联合编写。本教材供世界母语为非汉语国家或地区高等学校中医学专业本科学生学习中医内科学课程使用。

中医内科学是中医临床学科的一门主要课程，是临床各科的基础。本教材是在比较研究国内外出版的各类教材基础上，按照世界中医药联合会制定的《世界中医学本科（CMD前）教育标准》《世界中医学专业核心课程教学大纲》的要求进行编写的。该教材以国内外若干版教材为基础，努力做到既汲取各版教材长处，又在内容与形式上有所改进；既注重继承性、连续性，又体现中医药的创新性。

全书分为总论和各论。总论介绍中医内科学的定义、中医内科疾病的分类和辨证治疗方法。各论分八章，介绍66个常见病证及其附属病的概念、病因病机和辨证论治，按肺系、心系、脑系、脾胃系、肝胆系、肾系、气血津液、肢体经络病证顺序排列。各个病证分设概述、病因病机、诊断与鉴别诊断、辨证论治、预防调护、临证要点、名医经验、小结、古籍选录、文献推介、复习思考题等栏目。书末附中医内科常用方剂、医家信息、中医病名索引、西医病名索引及参考书目，以备查阅。

中医内科学属于临床学科，为此，教材的编写突出临床实用性。本书以辨证论治为重点，提出辨证要点、治疗原则及分证论治，证治方药贴近临床，尽量选用临证切实可行、中医优势明显的内容。临证要点栏目将正文中不便安排，而临床中又具实用性、指导性的内容分段叙述。为了增强教材的知识性、趣味性和临床实践性，本书设置了知识拓展、名医经验和医案分析。古籍选录和文献推介则选择代表性古今文献，有利于扩展学生视野，提高自主学习能力。编写体例上，借鉴国外教材，采用条分缕析形式，使用图、表，便于学习者阅读。

本书的编写分工见于各章节后的编者署名。全书由主编单位天津中医药大学和南京中医药大学负责统稿审修。在筹划、审定、统稿过程中，北京中医药大学田金洲教授、天津中医药大学阚湘苓教授做了大量工作，在此一并表示感谢。

由于编者水平有限，本教材恐有疏漏之处，恳请各院校师生在使用过程中，提出宝贵意见，以便进一步修订提高。

编者

2016年10月

目 录

总 论

各 论

总　论

一、中医内科学定义、性质及范围

中医内科学是运用中医学理论和中医临床思维方法，阐述内科所属疾病的病因病机、辨证论治及预防康复规律的一门临床学科。中医内科学是一门临床课，是临床各科的基础，中医内科学的水平在很大程度上反映了中医临床医学的发展水平。

中医内科学研究的疾病范围很广，古称"大方脉"，可分为外感病和内伤病两大类。外感病主要指《伤寒论》及《温病学》所涉及的伤寒、温病等病证，由外感六淫及疫疠之气所致，主要按六经、卫气营血和三焦的病理变化进行证候归类和辨证论治。内伤病主要指《金匮要略》及后世内科专著所述的脏腑经络病、气血津液病等病证，其病因包括外感、七情、饮食、劳倦等因素，主要按脏腑、经络、气血津液的病理变化进行证候归类和辨证论治。外感病与内伤病，既有区别又有联系，内伤疾病容易感受外邪，而外感邪气亢盛或邪气稽留、迁延日久又可导致或加重内伤疾病。

随着时代的进步、学术的发展、学科的分化，原属于中医内科学范畴的外感病如伤寒、温病等热性病已成为独立的学科，部分急症则归入中医急诊学。

本教材主要介绍中医内科学的基础理论、常见病证的基本知识及辨证论证规律。全书以讨论内伤病为主，涉及部分外感病，按脏腑、气血津液、肢体经络等中医独特的生理系统分章，包括肺系病证、心系病证、脑系病证、脾胃系病证、肝胆系病证、肾病证、气血津液病证、肢体经络病证八大类，其他如肿瘤等与中医内科学相关的内容则分散其中。

二、中医内科学发展简史

中医内科学的形成和发展，经历了漫长的历史过程。几千年来，在与疾病做斗争的实践过程中，不断总结各类疾病治疗方法、治疗效果并探讨发病机理，积累了丰富的经验和理论，有效指导临床实践，为人类健康保健做出了重要贡献。中医内科学的发展，大致经历了五个阶段。

（一）萌芽阶段

早在原始社会，人们在生产生活的同时便开始了原始的医药活动。随着医药活动的增加，中医内科学开始萌芽。在殷商的甲骨文中，已有关于疾病的记载，如"疾首""疾身""疾足""风疾""疟疾""蛊"等一些内科疾病的记载。殷商时期已发明汤液药酒治疗疾病。周朝对医学进行分科，有了疾医、疡医、食医、兽医等分工不同的医师，其中的疾医可谓最早的内科医师。

（二）奠基阶段

春秋战国时期，出现了《脉法》《五十二病方》《治百病方》等医学著作，医学体系逐步形成。《黄帝内经》是中国现存最早的一部医学典籍，全面总结了西汉以前的医学成就，其中记载了200多种内科病证，从病因、病机、治则、转归、传变及预后等理论方面加以论述。其最显著的特点是体现了整体观念和辨证论治的理念，对后世医学的发展产生了深远的影响。东汉张仲景勤求古训，博采众方，并结合自己的临床实践，著成《伤寒杂病论》，创立了包括理、法、方、药在内的六经和脏腑辨证论治理论体系和临床证治规范，为中医内科学的形成奠定了基础。

（三）充实阶段

自两晋至唐宋，中医内科学理论和临床诊疗水平不断得到充实与发展。

1. 病因学、症状学、治疗学的充实与发展　在病因学方面，隋代巢元方所著《诸病源候论》，是一部现存最早的病因病理学著作，对很多疾病的病因观察与认识已经比较深入，如明确提出"寸白虫候"（绦虫病）的感染途径是饮食不当，生食猪牛肉；瘿病的发生与水土和情志有关。东晋葛洪所著的《肘后备急方》对尸注（结核病）、癞（麻风病）、沙虱（恙虫病）等传染病的发病也有较深刻的认识。南宋陈无择《三因极一病证方论》在病因上首分内因、外因、不内外因三类。

在症状学方面，《诸病源候论》论及的病候已达 784 条，对许多疾病的症状学特征描述得详细、准确，如《诸病源候论·淋病诸候》指出"石淋者，淋而出石也""膏淋者，淋而有肥，状似膏"。唐代王焘《外台秘要·消中消渴肾消》认识到消渴病"每发即小便至甜"的证候特征。这一时期，对伤寒、疟疾、肺痨等传染病都在症状学上有详细的论述，对中风、痹病、心痛、虚劳、脚气、水肿等内科疾病的辨证水平均有较大的提高。

在治疗学方面，有些病证的治疗在当时已很先进，如晋代《肘后备急方》用青蒿治疗疟疾，用海藻、昆布治疗瘿病。唐代《备急千金要方》和《外台秘要》记载的内科病治疗方法更加丰富多彩。《备急千金要方》肯定了《神农本草经》用常山、蜀漆治疗疟疾，《金匮要略》用白头翁治疗痢疾，并提出用苦参治疗痢疾、槟榔治疗寸白虫病、谷皮煎汤煮粥治疗脚气病等。北宋《太平圣惠方》《圣济总录》是政府颁行的内科方书，收集整理了大量治疗内科疾病的有效方药，反映了当时的研究水平和成就。

2. 学术理论的创新　金元时期，流派纷呈，在中医药学术方面有许多创新和发展，影响深远。其中最突出的代表是刘完素、张从正、李东垣和朱丹溪，被后世称为"金元四大家"。刘完素倡火热病机学说，治疗主用寒凉；张从正力主攻邪治病，善用汗、吐、下三法；李东垣论内伤而重脾胃，治疗多用补脾升阳法；朱丹溪创"阳常有余，阴常不足"学说，而主养阴。他们对临床病证和治疗方法的独到认识，丰富了中医内科学的学术理论和实践经验，促进了中医内科学的创新和发展。

（四）成形阶段

明代薛己的《内科摘要》是首先用"内科"命名的著作。王纶在《明医杂著》中指出"外感法仲景，内伤法东垣，热病用完素，杂病用丹溪"，这是对当时内科学术思想的很好总结，反映当时内科学术理论已成体系。王肯堂的《证治准绳》、张景岳的《景岳全书》、秦景明的《症因脉治》、李中梓的《医宗必读》等著作，对许多内科病证都有深刻的认识，如《景岳全书》的阴阳互补学说和《医宗必读》的治泻九法等，对内科的辨证论治有重要的贡献。

清代以内科为主体的医学著作纷呈，如《古今图书集成·医部全录》《医宗金鉴》《张氏医通》《临证指南医案》《杂病源流犀烛》《沈氏尊生书》等。此外，简明实用的《证治汇补》《医学心悟》《类证治裁》《医林改错》《血证论》等，均对中医内科学的发展起了很大的促进作用。如王清任著《医林改错》，创血府逐瘀汤、补阳还五汤等系列方剂，被后世广为沿用。温病学术的形成和发展是中医内科学的一个巨大成就，如叶天士《外感温热篇》创卫气营血辨证、吴鞠通《温病条辨》提出三焦辨证，丰富了辨证论治内容，完善了内科热病理论体系。

这一时期，理论上已不限于一家之言，而是博采历代众家之长，结合自己的经验加以发挥，完善了内科疾病的证治体系，使中医内科学术理论更臻成熟与完备。

（五）发展阶段

20 世纪 50 年代起，中医内科学进入了一个崭新的发展时期。国家组织了中医理论整理研究工作，总结古今中医内科学的理论和实践，编写出版了中医内科学专著，诸多医家著书立说，有力促进了中医内科学术理论的继承和发展。由黄文东、方药中、邓铁涛、董建华等编著的《实用中医内科学》，简明实用，对中医内科学术的普及推广起到了很大的作用。脑系疾病从心系、肝胆疾病分离出来，独立成章，有力地推动了学科分化，促进了脑病学科的发展。王永炎提出中风病病因证治，分风、火（热）、痰、瘀、虚；陈可冀主持的活血化瘀治则研究，丰富了心脑血管病治疗方法，促进了活血化瘀治则现代研究进展；吴以岭络病论治及系列方药发展了叶天士治络方法，开拓了络病研究领域。随着科技进步，中医现代化的步伐加快，在继承历代医家学术思想和临床经验基础上，不断汲取现代医学科学发展所取得的新技术、新方法，中医内科学也取得了新进展、新成就，更好地为临床实践服务，又促进了中医内科学的迅速发展。

综上所述，中医内科学是随着历史的进程和医学实践的发展而逐步形成和完善的，它也必将在新的历史时期得到更大的发展。

三、中医内科疾病的分类方法

疾病的科学分类，有助于归纳总结疾病的病因病机、诊断、治疗及转归预后。内科疾病的病种多、范围广，历代医家从不同角度，用不同方法对内科疾病的分类做了尝试。最早对内科病证进行分类的是《黄帝内经》，按病因、病机、主症、病位进行分类，如"病机十九条"按病机、病位分类；"痹证"按病因、主症分类。《伤寒杂病论》则按病因病机把疾病分为伤寒和杂病两类。在此基础上，又按太阳、阳明、少阳、太阴、少阴、厥阴六经把伤寒病分为六大类；按脏腑病机将杂病进一步分类。《诸病源候论》按病因、病位、症状对各种疾病进行分类。《三因极一病证方论》以病因为分类依据，把疾病归属于内因、外因、不内外因三类。张从正《三法六门》也按病因病机把疾病分为风、寒、暑、湿、燥、火六类。明代楼英《医学纲目》以脏腑为纲，另立伤寒一门，将伤寒以外的各种疾病均按脏腑生理学说分为五部分，分别归入相应脏腑。这些分类方法，综合起来有病因病机分类、病位分类、脏腑分类，一方面反映了不同医家的学术思想，同时也反映了他们对内科疾病本质的认识，为内科疾病分类奠定了基础。

近年来，疾病分类日益受到重视，人们也加强了对其的研究，已研制出包括内科疾病在内的中华人民共和国国家标准《中医病证分类与代码》；世界卫生组织（WHO）也将以中医学为主要内容的传统医学纳入国际疾病分类家族（ICD），对临床医学疾病的科学分类起到促进作用。从指导临床实践出发，常用的内科疾病分类法主要有病因分类、病机分类、脏腑分类等。

以病因分类，内科疾病可分为外感和内伤两大类。所谓病因不仅指直接致病的因素，而且包括气血津液运行敷布失常及病理过程中形成的病理产物。据此，外感疾病是由外感风、寒、暑、湿、燥、火六淫和疫疠之气所致；内伤疾病多由七情、饮食劳倦、气血津液敷布失常及病理代谢产物所致。

以病机分类，可把内科疾病分为热病和杂病两大类。杂病又包括两类：一类是内伤所致，另一类是外感所致。外感疾病包括伤寒六经病证、温病卫气营血病证、三焦病证，分别按六经、卫气营血、三焦的病理变化进行证候归类。内伤杂病包括脏腑经络病证、气血津液病证，分别以脏腑、经络、气血津液的病理变化进行证候归类。

病因分类突出了病因的重要性，便于临床辨证求因，审因论治。病机分类则反映了各类疾病病理变化的一般特点，有助于掌握疾病的证候特征。病机分类法是在病因分类基础上进行的，是对病因分类法的补充。这两种分类方法皆是以疾病的某种本质属性为依据，都能在一定程度上反映疾病的某些共同规律，临床上常把这两种方法结合起来使用，如外感热病、内伤杂病即是。

以脏腑分类，可将内科疾病按脏腑病位进行系统分类。这种分类是在病因、病机分类基础上进行的，其理论依据是藏象学说。藏象学说是中医学研究人体生理功能、病理变化及其相互关系的独特理论。它认为人体是一个以脏腑为核心的有机整体，不仅脏与脏、腑与腑、脏与腑在生理病理上有着密切联系，而且脏腑与四肢百骸、五官九窍等各个组织器官也有着不可分割的关系。气血津液虽是构成人体的基本物质，而它们的生成、运行与输布，无不需要通过有关脏腑的功能活动才能完成；各脏腑的功能活动，又都以气血津液作为物质基础。经络是脏腑之间、脏腑与体表的联系通路，是气血津液的运行渠道，也是疾病传递的通路。内科疾病虽有多种，病理变化亦复杂多样，但其病理机制必然与脏腑功能的失调、经络通路的障碍，以及气血津液的生成、运行、输布的失常密切相关，故内科疾病主要是根据脏腑、经络、气血津液的生理功能和病理变化来进行归类的，例如肺主气，司呼吸，故凡肺失宣肃，呼吸功能异常的疾病，如咳嗽、喘证、哮病等归类于肺系病证；如痹病，系经络受邪，病在肢节，故归属于肢体经络病证类；又如虚劳，乃因气血津液阴阳虚衰所致，涉及脏腑较多，难以某脏腑归类，则归入气血津液病证。这样，以五脏为主，以脏统腑，辅以气血津液、肢体经络，对大部分内伤杂病进行分类。相比而言，脏腑分类较病因病机分类更能具体指导疾病的辨证论治。

本版《中医内科学》教材沿用在病因病机分类基础上的脏腑分类法，将伤寒、温病以外的外感病证和内伤杂病分为八大类，即肺系病证、心系病证、脑系病证、脾胃系病证、肝胆系病证、肾系病证、气血津液病证、肢体经络病证。

四、中医内科疾病的辨证方法

（一）脏腑辨证

人体是一个以五脏为中心，通过经络系统，把六腑、五体、五官、九窍、四肢百骸等全身组织器官联系而成的有机整体。故当机体发生病理变化，特别是内伤杂病，脏腑最易受累，故脏腑辨证是内科疾病辨证的主要方法，应用最广。

1. 肺与大肠病证辨治概要　肺居胸腔，左右各一，其位最高，又称"五脏华盖"，与大肠互为表里。肺主气、司呼吸，主宣发肃降，通调水道，朝百脉而主治节。肺在体合皮，其华在毛，开窍于鼻，在液为涕，在志为忧，通于秋气。因肺叶娇嫩，不耐寒热，又为呼吸之通道，故外感病邪，常先犯肺。肺朝百脉而通他脏，故他脏有病或内伤为病，也常累及于肺。肺之病证，有邪实和正虚两端，邪实者，多为外邪所致，或寒闭，或热壅，或痰阻；若病久不愈，正气日虚，或为肺气亏虚，或为肺阴耗伤。

大肠上接小肠，下接魄门，与肺有经脉相互络属。主要生理功能为传化糟粕，故大肠的病理主要表现在大便异常。一切热证，或肺失清肃，或肾水不足，均可导致便秘。另，凡脾胃虚弱，运化失健，也可影响大肠，导致传导功能失常。

【常见病证】

肺系病证常见感冒、咳嗽、哮病、喘证、肺痈、肺痨、肺胀、肺痿、失音、鼻渊、鼻衄、瘾疹、湿疹等；与大肠相关的病证常见便秘、泄泻。

【常见症状】

肺病常见症状有咳嗽、气喘、咯痰、胸痛、咯血等；大肠传导功能失常，主要表现为便秘与泄泻。

【辨治要点】

见表1。

表 1　肺与大肠病证辨治要点

	证型	病机要点	辨证要点	治法	代表方剂
虚证	肺气虚证	肺气虚弱卫外不固	咳嗽无力，气短而喘，自汗，兼见气虚症状	补益肺气敛汗固表	补肺汤 玉屏风散
	肺阴虚证	肺阴亏虚虚热内扰	干咳、痰少难咯，兼见阴虚症状	滋阴降火润肺止咳	百合固金汤 沙参麦冬汤
实证	风寒犯肺证	风寒侵袭肺卫失宣	咳嗽，咯稀白痰，兼见风寒表证	宣肺散寒	杏苏散 华盖散
	风热犯肺证	风热侵袭肺卫失宣	咳嗽，痰少色黄，兼见风热表证	疏风清热宣肺止咳	桑菊饮
	燥邪犯肺证	外感燥邪肺失宣降	干咳痰少、鼻咽口舌干燥，多兼见风热表证	清热肃肺润燥止咳	桑杏汤 清燥救肺汤
	肺热炽盛证	火热炽盛壅塞于肺肺失清肃	咳喘气粗、鼻翼扇动，兼见火热症状	清泄肺热止咳平喘	麻杏石甘汤
	痰热蕴肺证	痰热壅滞肺失清肃	发热、咳喘、痰多黄稠	清热肃肺豁痰止咳	清金化痰汤
	寒痰阻肺证	寒痰阻肺肺失宣降	咳喘、痰白量多易咯	燥湿化痰	二陈汤 三子养亲汤
	饮停胸胁证	饮停胸胁气机受阻	胸廓饱满，胸胁胀闷或痛	泻肺逐饮	葶苈大枣泻肺汤 控涎丹
	风水相搏证	风邪外袭肺卫失宣水湿泛溢	突起头面浮肿，兼见卫表症状	疏风清热宣肺行水	越婢加术汤

2. 心与小肠病证辨治概要　心居胸膈之中，心包围护其外，与小肠互为表里。心主血脉，为生命活动的中心；又主神明，为五脏六腑之大主。心在体合脉，其华在面，开窍于舌，在液为汗，在志为喜，通于夏气。心之本脏病多起于内伤，如禀赋不足，脏气虚弱，或病后失调以及思虑过度伤及心脾，均可导致心阴虚或心阳虚。若思虑太过，气机郁结，津液凝聚，生痰化火，痰火上扰，或气滞脉中，瘀血阻络，或饮邪阻遏心阳，可出现心之热证和实证。临床常见血脉运行障碍和情志思维活动异常表现。

小肠上接幽门，与胃相通，下连大肠，与心互为表里。小肠受盛胃中水谷，主泌别清浊。小肠之病，多因饮食失节，损伤脾胃下传引起，心热也多移于小肠。一旦小肠为病，主要为浊清不分，转输障碍。

【常见病证】

心系病证常见心悸、胸痹、心衰、不寐等。与小肠相关的病证常见腹痛、痢疾等。

【常见症状】

心病常见惊悸怔忡、失眠健忘、胸闷短气、心痛，或癫狂昏迷，或口舌生疮等；小肠之病小便不利、大便泄泻等。

【辨治要点】

见表2。

表2　心与小肠病证辨治要点

证型		病机要点	辨证要点	治法	代表方剂
虚证	心气虚证	心气不足鼓动无力	心悸、神疲，兼见气虚症状	补益心气	养心汤
	心阳虚证	心阳虚衰虚寒内生	心悸、心胸憋闷，兼见阳虚症状	温通心阳	保元汤
	心阳虚脱证	心阳衰极阳气欲脱	心悸、胸痛、冷汗、肢厥、脉微	回阳救逆	参附汤
	心血虚证	血液亏虚心失濡养	心悸、失眠、多梦，兼见血虚症状	补益心血	四物汤归脾汤
	心阴虚证	心神失养虚热内扰	心烦、心悸、失眠，兼见阴虚症状	补益心阴	天王补心丹
实证	心火亢盛证	火热内炽扰乱心神	发热、心烦、吐衄、舌赤生疮、尿赤涩灼痛	清心泻火	泻心汤导赤散
	心脉痹阻证	瘀血痹阻心脉	心悸、刺痛，兼见瘀血症状	活血化瘀通脉止痛	血府逐瘀汤失笑散
		痰浊痹阻心脉	以心胸憋闷为主，兼见痰湿症状	通阳泄浊豁痰开结	瓜蒌薤白半夏汤
		寒凝心脉	猝然心痛如绞，常伴阳虚之象	祛寒活血宣痹通阳	当归四逆汤
		气滞心脉	以心胸满闷、隐痛，兼见气滞症状	疏调气机和血舒脉	柴胡疏肝散
	痰蒙心神证	痰浊蒙蔽心神	神志抑郁、错乱、痴呆、昏迷，兼见痰浊症状	豁痰开窍	菖蒲郁金汤
	痰火扰神证	火热痰浊交结，扰闭心神	谵语，兼见痰热	清心豁痰开窍醒神	礞石滚痰丸清气化痰丸至宝丹
	小肠实热证	心火下移小肠	小便赤色刺痛	导赤清热	导赤散

3.脑系病证辨治概要　脑居颅内，由髓汇聚而成，为奇恒之腑。其主要生理功能是主灵机记性，并与精神活动有关。传统中医藏象学说，将脑的生理和病理统归于心而分属于五脏，但脑的病变不能完全归属于五脏之某脏，特将其独立出来。

【**常见病证**】

　　脑系病证常见头痛、眩晕、中风、痴呆、痫证、癫狂、颤证等。

【**常见症状**】

　　脑系病症状常见头痛、眩晕、健忘、耳鸣，或表情呆滞，或㖞僻不遂等。

【**辨治要点**】

　　见表3。

4.肝与胆病证辨治概要　肝位于右胁下，与胆相表里。肝的主要生理功能为主疏泄、主藏血；肝在体合筋，其华在爪，开窍于目，在液为泪，在志为怒，通于春之气。

肝与人的情志活动关系密切，情志抑郁，所欲不遂极易影响肝胆生理功能。外邪侵袭、饮食不洁，或久病累及，亦可致肝发生病理变化。肝之病证，有虚实之别。实证多见气郁、火盛，或寒邪、湿热等侵袭；虚证多以血亏及阴伤为主。

胆附于肝，主贮藏排泄胆汁，以助消化。胆之病证，多为火旺之证。

【**常见病证**】

　　与肝胆相关的病证常见胁痛、黄疸、萎黄、积聚、臌胀、瘿病、疟疾等。

【**常见症状**】

　　肝胆病证症状常见胸胁少腹胀痛窜痛、烦躁易怒、头晕胀痛、肢体震颤、手足抽搐，或口苦发黄、惊恐失眠、耳鸣耳聋等。

【**辨治要点**】

　　见表4。

表3　脑系病证辨治要点

	证型	病机要点	辨证要点	治法	代表方剂
虚证	脑髓空虚证	气血精血亏虚 脑髓元神失养	眩晕、痴呆、健忘，兼见精血不足症状	补益肝肾 填精益髓	七福饮
实证	瘀阻脑络证	瘀血犯头 阻滞脑络	头痛、头晕，兼见瘀血证	通窍活络化瘀	通窍活血汤

表4　肝与胆病证辨治要点

	证型	病机要点	辨证要点	治法	代表方剂
虚证	肝血虚证	血液亏损 肝失濡养	眩晕、视力减退、月经量少、肢麻手颤等，兼见血虚症状	滋补肝血	补肝汤
	肝阴虚证	阴液亏损 肝失濡润 虚热内扰	头晕、目涩、胁痛等，兼见虚热症状	柔肝滋肾 育阴潜阳	一贯煎 杞菊地黄丸

续表

证型		病机要点	辨证要点	治法	代表方剂
实证	肝郁气滞证	肝失疏泄 气机郁滞	情志抑郁、胸胁或少腹胀痛	疏肝理气	柴胡疏肝散 逍遥散
	肝火炽盛证	肝火炽盛 气火上逆	头痛、烦躁、耳鸣、胁痛，兼见火热症状	清泻肝火	当归龙荟丸 龙胆泻肝汤
	肝阳上亢证	阳亢于上 阴亏于下	眩晕耳鸣、头目胀痛、面红、烦躁、腰膝酸软	滋阴潜阳	镇肝熄风汤
	肝风内动证	肝阳上亢 肝风内动	眩晕、肢麻震颤、头胀痛、面赤，甚至突然昏仆、口眼㖞斜、半身不遂	平肝息风 滋阴潜阳	天麻钩藤饮 镇肝熄风汤
		邪热炽盛 热极动风	高热、神昏、抽搐	凉肝息风	羚角钩藤汤
		肝阴亏虚 虚风内动	眩晕、手足震颤、蠕动，兼见阴虚内热症状	滋阴息风	三甲复脉汤 大定风珠
		肝血亏虚 虚风内动	眩晕、肢麻、震颤、拘急、瞤动、瘙痒，兼见血虚症状	滋阴养血 柔肝息风	阿胶鸡子黄汤 圣愈汤
	寒滞肝脉证	寒邪侵袭 凝滞肝经	少腹、前阴、巅顶冷痛，兼见实寒症状	暖肝散寒	暖肝煎
	胆郁痰扰证	痰浊或痰热内扰 胆郁不疏	胆怯、惊悸、烦躁、失眠、眩晕、呕恶	清化痰热 和胃降逆	黄连温胆汤

5. 脾与胃病证辨治概要 脾胃位于中焦，在膈之下，生理功能主要包括主运化、升清、统摄血液。脾在体合肌肉，主四肢，其华在唇，开窍于口，在液为涎，在志为思，通于长夏之气，与胃互为表里。外邪侵袭、饮食劳倦、情志内伤，或久病累及，皆可导致脾胃生理功能失常。脾胃病证，有寒热虚实之不同。脾病以阳气虚衰，运化失调，水湿痰饮内生，不能统摄血液为常见。

胃主受纳腐熟，脾升胃降，共同完成水谷的消化、吸收与输布，为气血生化之源、后天之本。胃病以受纳腐熟功能障碍、胃气上逆为主要病变。同时以脾气不升、胃气不降为主要病机的中焦气机升降失常亦为多见。

【常见病证】

脾胃系病证常见胃脘痛、胃痞、呕吐、呃逆、噎膈、腹痛、泄泻、便秘、痢疾、口臭、口疮等。

【常见症状】

脾病症状常见腹胀腹痛、泄泻便溏、浮肿、出血等；胃病症状常见胃脘痛、痞满、呕吐、嗳气、呃逆等。

【辨治要点】

见表5。

表5　脾与胃病证辨治要点

	证型	病机要点	辨证要点	治法	代表方剂
虚证	脾气虚证	脾气不足 运化失职	食少、腹胀、便溏，兼见气虚症状	益气健脾	六君子汤 参苓白术散
	脾虚气陷证	脾气虚弱 中气下陷	脘腹重坠、内脏下垂，兼见气虚症状	益气升提	补中益气汤
	脾阳虚证	脾阳虚衰 阴寒内生	食少、腹胀腹痛、便溏，兼见虚寒症状	温补脾阳 温脾行水	理中汤 实脾饮
	脾不统血证	脾气虚弱 固摄失职	各种慢性出血，兼见气血两虚证	补气摄血	归脾汤
	胃气虚证	胃气虚弱 胃失和降	胃脘痞满、隐痛喜按，食少，兼见气虚症状	益气补中	四君子汤
	胃阳虚证	胃阳不足 虚寒内生	胃脘冷痛、喜温喜按，畏冷肢凉	温中和胃 止痛	黄芪建中汤
	胃阴虚证	胃阴不足 胃失濡润	胃脘嘈杂、灼痛，饥不欲食，兼见虚热症状	滋阴益胃	益胃汤
实证	寒湿困脾证	寒湿内盛 脾失温运	纳呆、腹胀、便溏，兼见寒湿证	运脾化湿	胃苓汤
	湿热蕴脾证	湿热内蕴 脾失健运	发热、腹胀、纳呆、便溏不爽，兼见湿热证	清热利湿	茵陈蒿汤 茵陈五苓散
	胃热炽盛证	胃热炽盛 胃失和降	胃脘灼痛、消谷善饥，兼见实火症状	清胃泻火	清胃散
	寒饮停胃证	寒饮停胃 胃失和降	脘腹痞胀、胃中有振水声、呕吐清水	温阳化饮	苓桂术甘汤 小半夏加茯苓汤
	瘀血滞胃证	血行瘀滞 胃络受阻	胃脘刺痛、痛有定处、入夜尤甚	活血化瘀 和胃止痛	失笑散 丹参饮

6. 肾与膀胱病证辨治概要　肾左右各一，位于腰部，与膀胱互为表里。肾藏精，主生殖，为先天之本；又主水，并有纳气功能。肾在体合骨、主骨生髓，其华在发，开窍于耳及二阴，在液为唾，在志为恐，通于冬气。肾藏元阴元阳，为人体生长发育之根，脏腑功能活动之本，若禀赋不足，久病体虚，一有耗伤，则诸脏皆病，故肾病多虚证。

膀胱位于小腹中央，主要生理功能是贮藏排泄尿液，即膀胱气化，实际上隶属于肾的蒸腾气化。膀胱为病，多见湿热之证。

【常见病证】

肾与膀胱病证常见水肿、淋证、尿浊、癃闭、关格、阳痿、遗精、早泄、耳聋耳鸣等。

耳聋、发白早脱、齿牙动摇、阳痿遗精、精少不育、经少经闭、水肿、二便异常等；膀胱病证常见尿频、尿急、尿痛，尿闭及遗尿、小便失禁等。

【常见症状】

肾系病证症状常见腰膝酸软而痛、耳鸣

【辨治要点】

见表6。

表6　肾与膀胱病证辨治要点

	证型	病机要点	辨证要点	治法	代表方剂
虚证	肾阳虚证	肾阳亏虚 虚寒内生	腰膝酸冷、性欲减退、夜尿多，兼见虚寒症状	温补肾阳	金匮肾气丸 右归饮
	肾虚水泛证	阳气亏虚 水液泛溢	水肿下肢为甚、尿少、畏冷肢凉	温阳化水	真武汤 济生肾气丸
	肾阴虚证	肾阴亏损 虚热内扰	腰酸而痛、遗精、经少、头晕耳鸣，兼见虚热症状	滋补肾阴 滋阴降火	六味地黄丸 知柏地黄丸
	肾精不足证	肾精亏损 脑髓失充	生长发育迟缓、早衰、生育功能低下	滋阴填精 益气壮阳	龟鹿二仙胶
	肾气不固证	肾气亏虚 固摄失职	腰膝酸软，小便、精液、经带、胎气不固，兼见气虚症状	补肾固摄	金锁固精丸 大补元煎
实证	膀胱湿热证	湿热蕴结膀胱	新病势急、小便频急、灼涩疼痛，兼见湿热症状	清利湿热	八正散

7. 脏腑兼病辨治概要　人体脏腑之间，在生理上具有相互资生、相互制约的关系。当一脏或一腑发生病变时，不仅表现为脏腑本身的证候，而且在一定条件下，可影响其他脏器发生病变。一般来说，具有表里、生克、乘侮关系的脏器，兼病容易发生；反之

较少见。另外，由于胃、小肠、大肠是水谷运化过程中相连续的通道，病证发生时常相互影响，相互累及，故将其分列。

【辨治要点】

（1）脏腑兼病辨治要点：见表7。

（2）胃肠病辨治要点：见表8。

表 7　脏腑兼病辨治要点

证型		病机要点	辨证要点	治法	代表方剂
虚证	心肾不交证	肾阴亏虚心火亢盛	心烦、失眠、腰膝酸软、耳鸣、梦遗，兼见虚热症状	交通心肾	黄连阿胶汤交泰丸
	心肾阳虚证	心肾阳虚水液内停	心悸、水肿，兼见虚寒症状	温化水气	真武汤
	心肺气虚证	心肺气虚	咳喘、心悸、胸闷，兼见气虚症状	补益心肺	保元汤
	心脾气血虚证	脾气亏虚心血不足	心悸、神疲、头晕、食少、腹胀、便溏	补益心脾	归脾汤
	心肝血虚证	血液亏少心肝失养	心悸、多梦、眩晕、肢麻，兼见血虚症状	补血养肝	四物汤
	脾肺气虚证	脾肺气虚	咳嗽、气喘、咯痰、食少、腹胀、便溏，兼见气虚症状	补土生金补益肺脾	六君子汤
	肺肾气虚证	肺肾气虚摄纳无权	久病咳喘、呼多吸少，动则尤甚，兼见气虚症状	补肺益肾止咳平喘	人参蛤蚧散
	肺肾阴虚证	肺肾阴虚虚火上炎	干咳、少痰、腰酸、遗精，兼见虚热症状	滋肾保肺止咳化痰	百合固金汤
	肝肾阴虚证	肝肾阴虚虚热内扰	腰膝酸软、胁痛、耳鸣遗精、眩晕，兼见虚热症状	滋阴降火	知柏地黄丸大补阴丸
	脾肾阳虚证	脾肾阳虚虚寒内生	久泻久利、水肿、腰腹冷痛，兼见虚寒症状	健脾温肾	附子理中汤四神丸
实证	肝火犯肺证	肝火犯肺肺失肃降	胸胁灼痛、急躁、咳嗽痰黄或咯血，兼见实热症状	清肝泻肺	黛蛤散泻白散
	肝胆湿热证	湿热内蕴疏泄失常	胁肋胀痛、身目发黄，或阴部瘙痒、带下黄臭，兼见湿热症状	清热利湿	茵陈蒿汤龙胆泻肝汤
	肝胃不和证	肝气郁结胃失和降	脘胁胀痛、嗳气、吞酸、情绪抑郁	泄肝和胃	四逆散左金丸
虚实夹杂证	肝郁脾虚证	肝失疏泄脾失健运	胁胀作痛、情志抑郁、腹胀等	调理肝脾	逍遥散

表 8　胃肠病辨治要点

	证型	病机要点	辨证要点	治法	代表方剂
虚证	肠燥津亏证	肠道津亏传导不利	大便燥结，排便困难，兼见津亏症状	润肠通便	麻子仁丸增液承气汤
实证	寒滞胃肠证	寒犯胃肠阻滞气机	胃脘、腹部冷痛，痛势急剧	温胃散寒理气止痛	良附丸
	食滞胃肠证	食滞胃肠阻滞气机	脘腹痞胀疼痛，呕泻酸馊腐臭	消导化滞	保和丸
	胃肠气滞证	胃肠气滞胃失和降肠失传导	脘腹胀痛走窜，嗳气、肠鸣、矢气	理气止痛	柴胡疏肝散加味枳术丸
	饮留胃肠证	寒饮留滞胃失和降	胃肠有振水声，脘腹胀满	攻下逐饮	甘遂半夏汤
	肠热腑实证	里热炽盛腑气不通	发热，大便秘结，腹满硬痛	清热导滞通下	承气汤之类
	肠道湿热证	湿热内蕴阻滞肠道	腹痛，暴泻如水，下痢脓血，大便黄稠秽臭，兼见湿热症状	清化湿热	葛根芩连汤黄芩汤
	虫积肠道证	虫积肠道阻滞气机	腹痛、面黄体瘦、大便排虫	安蛔止痛驱杀肠虫	乌梅丸化虫丸

（二）气血津液辨证

1.气病辨治概要　"气者，人之根本也。"（《难经·八难》）人体之气，种类繁多，主要具有推动、温煦、防御、固摄、气化等生理功能，气的生成运行与脏腑关系密切。各种致病因素，均可导致气的生理功能发生变化。气之病证较多，正如《素问·举痛论》所云"百病生于气也"。临床辨证常据虚实进行分类，辨治要点见表9。

表 9　气病辨治要点

	证型	病机要点	辨证要点	治法	代表方剂
虚类证	气虚证	元气不足脏腑功能减退	神疲乏力、气短、脉虚	补气	四君子汤等
	气陷证	气虚无力升举清阳之气下陷	气短、气坠、脏器下垂	补中益气	补中益气汤
	气不固证	气虚固摄失职	疲乏、气短、脉虚及自汗或二便、经、精等不固	益气固涩	玉屏风散归脾汤真人养脏汤固冲汤
	气脱证	元气亏虚已极	病势危重、气息微弱、汗出不止、脉微	补气固脱	参附汤
实类证	气滞证	气机阻滞运行不畅	胸胁脘腹或损伤部位胀闷，或胀痛、窜痛	理气	四逆散柴胡疏肝散
	气逆证	气机升降失常气上冲逆	咳喘或呕吐、呃逆	降气	苏子降气汤旋覆代赭汤
	气闭证	气机闭阻神机或脏器官窍	突发昏厥或绞痛、二便闭塞、息粗、脉实	开窍顺气解郁	通关散五磨饮子

2. 血病辨治概要　血行脉中，内贯脏腑，外至肌肤，无处不到。其主要生理功能是营养和滋润全身，血液的生成运行与脏腑关系密切，特别是心、肝、脾三脏。若邪气干扰，脏腑失调，可导致血的生理功能失调，出现虚实寒热的证候。辨治要点见表10。

3. 津液病辨治概要　津液是人体正常水液的总称，有滋养脏腑、润滑关节、濡养肌肤等作用。其生成运行与脏腑关系密切，特别是肺、脾、肾三脏。津液的病变常见水液停聚和津液不足，辨治要点见表11。

表10　血病辨治要点

	证型	病机要点	辨证要点	治法	代表方剂
虚类证	血虚证	血液亏少 失于濡养	肌肤黏膜淡白、脉细	补血	四物汤 归脾汤等
	血脱证	血液大量耗失 血脉空虚	有血液严重损伤的病史、面色苍白、脉微或芤	益气补血	独参汤 人参养营汤
实类证	血瘀证	血液运行受阻 壅积凝聚	固定刺痛、肿块、出血、瘀血色紫黯	活血化瘀	桃红四物汤 血府逐瘀汤
	血热证	火热内炽 血热妄行 血行壅聚化热 伤阴耗液	身热口渴、斑疹吐衄、烦躁谵语、舌绛、脉数	凉血散血	犀角地黄汤 清瘟败毒饮 四妙勇安汤
	血寒证	寒客血脉 凝滞气机 血行不畅	患处冷痛拘急、畏寒、唇舌青，妇女月经后期、经色紫黯夹块	温经散寒	当归四逆汤 温经汤

表11　津液病辨治要点

	证型	病机要点	辨证要点	治法	代表方剂
水液停聚证	痰证	痰浊内阻 痰浊流窜	咳吐痰多、胸闷、呕恶、眩晕、体胖，或局部有圆滑包块、苔腻、脉滑	燥湿化痰	二陈汤 温胆汤 滚痰丸
	饮证	津失布化 水饮停聚	胸闷脘痞、呕吐清水、咳吐清稀痰涎、肋间饱满、苔滑	温化水饮	五苓散 苓桂术甘汤 十枣汤
	水停证	气化失常 水液停聚	肢体浮肿、小便不利，或腹大痞胀、舌淡胖	温阳利水	真武汤
津液不足证		津液生化不足 或津液耗损过多	口渴尿少，口、鼻、唇、舌、咽、皮肤、大便干燥	滋阴生津	增液汤

（三）风寒暑湿燥火辨证

风、寒、暑、湿、燥、火六种外感之邪，统称为"六淫"。临床还有一些因脏腑功能活动失调所产生的，类似风、寒、湿、燥、火致病特点的邪气，称为"内生五气"。

1. 风 风性轻扬，善行数变，虽为春季主气，四时均可致病，故有"风为百病之长"说。风性主动，致病具有游走、动摇不定的特点。风之为病有外风、内风两类，辨治要点见表 12。

2. 寒 寒为阴邪，易伤阳气，寒性收引、凝滞，易出现筋脉拘挛和气血阻滞疼痛症状。寒之为病，亦可分为外寒、内寒两类，辨治要点见表 13。

3. 暑 暑从外来，系火热所化。暑邪致病有明显的季节性，为夏季主气，如《素问·热论》云："后夏至日为病暑。"辨治要点见表 14。

4. 湿 湿为阴邪，其性趋下；湿性重浊、黏滞，其病常缠绵留着，不易速去。湿亦有内外之分，辨治要点见表 15。

5. 燥 燥邪致病，最易伤津，出现人体皮肤干燥皲裂、口鼻干燥、咽干口渴等症；燥邪又易伤肺，出现干咳少痰或痰中带血等症状。燥有外燥、内燥之分，辨治要点见表 16。

6. 火 火乃热之极，火为阳邪，其性炎上，易耗气伤津，易生风动血。火之为病，亦有内外之分，辨治要点见表 17。

表 12　风证辨治要点

证型	病机要点	常见病证	症状	治法	代表方剂
外风证	外风袭表，营卫不和，易夹寒、湿、燥、火	感冒、头痛、痹证	恶风、自汗，或四肢抽搐，甚则颈项强直、角弓反张，或游走性关节肌肉疼痛等	疏风解表	麻黄汤、桂枝汤、银翘散、桑菊饮、羌活胜湿汤、防风汤
内风证	肝病易生内风，常见肝阳化风、热极生风、阴虚风动、血虚生风等	头痛、眩晕、中风、痉证	头晕目眩，四肢麻木，抽搐或震颤，甚则突然昏倒，不省人事，口眼㖞斜，半身不遂等	详见肝胆病辨治概要	

表 13　寒证辨治要点

证型	病机要点	常见病证	症状	治法	代表方剂
外寒证	寒邪外袭，失于温煦	感冒、头痛、痹证、腹痛、泄泻等	恶寒、无汗、头痛，或筋脉拘急挛缩、屈伸不利，肌肉关节疼痛，或胃痛、腹痛、呕吐、泄泻等	辛温（热）散寒	麻黄汤、桂枝汤、良附丸、吴茱萸汤、理中汤、四逆汤等
内寒证	阳气不足，寒从中生。五脏皆有阳虚，脾肾两脏多见	胸痹、心悸、肺痿、胃痛、腹痛、水肿、痹证、阳痿等	畏寒肢冷、口淡不渴、喜热饮、小便清长或尿少不利、腹痛便溏等	详见脏腑辨证	

表 14　暑证辨治要点

证型	病机要点	常见病证	症状	治法	代表方剂
暑证	暑热炽盛，耗气伤津，易犯心营，易夹湿邪	感冒、中暑等	身热、烦渴、疲乏，或高热昏迷、不省人事、汗多肢冷等	清解暑热，佐以益气生津，或芳香化湿	清暑益气汤之类

表 15　湿证辨治要点

证型	病机要点	常见病证	症状	治法	代表方剂
外湿证	湿邪侵袭，或留于表，或阻于中，或滞于下	感冒、呕吐、泄泻、痹证等	头胀、头痛，或头重如裹、昏蒙眩晕，或胸脘痞闷、胃纳不香；或四肢沉重、倦怠乏力；或面垢眵多，大便黏滞不爽，小便混浊，带下稠浊等	化湿燥湿，或祛湿利湿	香薷饮、藿朴夏苓汤、三仁汤、薏苡仁汤
内湿证	湿邪内蕴，或寒或热	胃痛、痞满、泄泻、黄疸、淋证等	常见寒湿困脾、湿热蕴脾、肠道湿热、膀胱湿热等，详见脏腑辨证		

表 16　燥证辨治要点

证型	病机要点	常见病证	症状	治法	代表方剂
外燥证	燥邪伤肺，肺失宣肃	感冒、咳嗽等	温燥：身热有汗、口渴、咽干、咳逆胸痛，甚者痰中带血，以及上气鼻干，舌干苔黄，脉浮数 凉燥：头微痛、恶寒、无汗、咳嗽、喉痒、鼻塞，舌白而干，脉浮	润燥宣肺	桑杏汤、杏苏散
内燥证	津液耗伤，津亏生燥	咳嗽、肺痿、肺痨、呕吐、消渴等	病变可涉及肺、胃、肝、肾等脏，参见脏腑辨证与气血津液辨证		

表 17　火证辨治要点

证型	病机要点	常见病证	症状	治法	代表方剂
外火证	火热炽盛，充斥三焦，扰及心神	感冒、痉证、血证、痹证等	高热面赤、口渴引饮、烦躁不寐，或高热抽搐、项强、角弓反张，或吐血、衄血、咯血等	清热泻火	黄连解毒汤、羚角钩藤汤、清营汤、小蓟饮子之类
内火证	五志化火，或阴虚内热	咳嗽、喘、心悸、不寐、胃痛、痞满、头痛、中风、消渴、淋证、痹证、痉证、虚劳等	发热恶热，或潮热低热，口干、口渴，面赤烦躁，或两颧潮红等 详见脏腑辨证		

（四）六经、卫气营血、三焦辨证

1. 六经病证辨治概要　六经辨证由东汉张仲景创立，以阴、阳为纲，经、腑为目，对外感疾病的不同阶段进行辨证论治，辨治要点见表18。

表 18　六经病证辨治要点

六经病证			病机要点	症状	治法	代表方剂
太阳病	经证	伤寒证	风寒袭表，卫阳被遏，营阴郁滞，营卫不和	恶风寒，发热，头痛，身疼，腰痛，骨节疼痛，无汗，喘，脉浮紧	发汗解表宣肺平喘	麻黄汤
		中风证	风寒袭表，卫外不固，营阴外泄，营卫失和	恶风，发热，汗出，头项强痛，脉浮缓	解肌祛风调和营卫	桂枝汤
	腑证	蓄水证	表邪随经入腑，膀胱气化不利	小便不利，小腹满，烦渴，消渴，甚则水入即吐，发热，脉浮	化气利水兼以解表	五苓散
		蓄血证	表邪随经化热入腑，血热互结	如狂，或发狂；少腹急结，或硬满；小便自利，脉微而沉（涩）	活血化瘀或破血逐瘀泻下瘀热	桃核承气汤抵当汤抵当丸
阳明病	经证		胃热炽盛，津液受伤	身热，汗自出，不恶寒，反恶热，烦渴，脉大	辛寒清热	白虎汤
	腑证		热结胃肠，腑气不通	腹满而痛，大便秘结，潮热谵语，脉沉实	泄热通腑	承气汤
少阳病			胆气内郁，枢机不利	口苦，咽干，目眩，脉弦；往来寒热，胸胁苦满，嘿嘿不欲饮食，心烦喜呕	和解少阳	小柴胡汤
太阴病			脾阳受损，运化失职，寒湿内生	腹满而吐，食不下，自利益甚，时腹自痛，口不渴	温中散寒健脾燥湿	理中汤四逆汤
少阴病	寒化证		心肾阴阳虚衰，邪从寒化	畏寒蜷卧，四肢逆冷，精神萎靡，似睡非睡，脉微细，或下利清谷，小便清长	回阳救逆	四逆汤
	热化证		心肾阴阳虚衰，邪从热化	心烦不得眠，口燥咽干，舌红少苔，脉细数	育阴清热	黄连阿胶汤
厥阴病			肝木失调，木乘土行，胃热脾寒，寒热错杂	消渴，气上撞心，心中疼热，饥而不欲食，食则吐蛔	寒热并用补虚泻实	乌梅丸

六经涉及太阳、阳明、少阳、太阴、少阴、厥阴所属脏腑经络、气血津液的生理功能，六经辨证的内涵外延极为丰富，除六经本证外，尚有合病、并病、兼证、变证等，如太阳与阳明合病的葛根汤证、太阳与少阳合病的黄芩汤证、太阳中风兼经输不利的桂枝加葛根汤证、太阳伤寒兼水饮内停的小青龙汤证、兼内热烦躁的大青龙汤证、肺热壅盛的麻黄杏仁甘草石膏汤证、热迫大肠的葛根黄芩黄连汤证，真武汤所治的阳虚水泛证，半夏泻心汤、生姜泻心汤、甘草泻心汤治疗的痞证，茵陈蒿汤治疗的黄疸证，麻子仁丸治疗的脾约证，白头翁汤治疗的热利下重证，四逆散治疗的阳郁厥逆证等，虽可由外感引发，但内伤杂病更易发生。仲景《金匮要略》对杂病的辨证论治，巧妙地将脏腑辨证与六经辨证结合起来，无论内伤、外感，病机相同，治疗方法方药即相同。

纵观其他名医大家，善用经方治杂病者不乏其人。当代很多中医学人，将法活方精的六经辨证应用于临床各科病证的辨证治疗，相关报道，屡见不鲜。

2. 卫气营血、三焦病证辨治概要　卫气营血辨证由清代叶天士所创立，揭示了温热病发生发展的病机演变规律，按病变深浅轻重而划分卫、气、营、血四个阶段病证。三焦辨证由清代吴鞠通提出，将外感温热病，尤其是湿温病的病理变化归纳为上、中、下三焦病证。卫气营血辨证、三焦辨证，旨在阐明温病之病变先后、病位深浅、邪正盛衰及传变规律，同时强调了温病的动态发展过程，辨治要点见表 19、表 20。

表 19　卫气营血病证辨治要点

病证	病机要点	症状	治法	代表方剂
卫分证	温邪外袭，表卫郁阻。有风热、燥热、湿热、暑湿不同	发热，微恶风寒，口干，舌边尖红，脉浮数。可伴头痛、咳嗽、咽痛等	辛凉解表	银翘散 桑菊饮 桑杏汤 藿朴夏苓汤等
气分证	风温之邪，侵犯肺胃，或湿热留恋三焦	发热不恶寒，口渴，口苦，心烦懊恼，咳嗽，尿黄赤，有汗热不解，脉洪大，或沉实	清热透邪宣肺	栀子豉汤 麻杏石甘汤 白虎汤 蒿芩清胆汤等
营分证	温热内盛，营阴被灼	身热夜甚，心烦不寐，口干不甚渴饮，斑疹隐隐，时有谵语，甚或神志昏迷，舌红绛，脉细数	清营泄热或清心开窍	清营汤，清宫汤送服安宫牛黄丸、神犀丹、紫雪丹
血分证	热入血分，耗血、动血、伤阴、动风	灼热，躁扰不安，或神昏谵狂，抽搐惊厥，吐血、衄血、便血、尿血，斑疹紫黑密布，舌质深绛或光红如镜，脉虚数，或细促	凉血散血或凉肝息风或滋阴息风	犀角地黄汤 羚角钩藤汤 加减复脉汤 大定风珠

表20　三焦病证辨治要点

病证	病机要点	症状	治法	代表方剂
上焦病证	邪袭肺卫	发热，微恶风寒，咳嗽，口渴或不渴，舌边尖红赤，苔薄白欠润，脉浮数或两寸独大	辛凉解表宣肺泄热	银翘散桑菊饮
	邪陷心包	神昏谵语，甚或昏聩不语，舌謇肢厥，舌红绛脉数细	清心开窍	清宫汤送服安宫牛黄丸、紫雪丹、至宝丹
中焦病证	阳明燥热	面红目赤，呼吸俱粗，发热或日晡潮热，大便秘结，或热结旁流，腹部硬满疼痛，口干咽燥，唇裂舌焦，或神昏谵语，苔黄黑而燥，脉沉有力	通腑泄热	调胃承气汤大承气汤
	太阴湿热	面色淡黄，头胀身重，胸闷不饥，泛恶欲呕，身热不扬，小便不利，大便不爽或溏泄，舌红苔黄腻，脉细而濡数	清热化湿	三仁汤
下焦病证	肾精耗损	低热，手足心热甚于手足背，耳聋，口干咽燥，神惫委顿，消瘦无力，舌绛不鲜，干枯而萎，脉虚	滋补肝肾	加减复脉汤
	虚风内动	神倦肢厥，耳聋，五心烦热，心中憺憺大动，手指蠕动，或瘛疭，舌干绛而萎，脉虚弱	滋阴息风	三甲复脉汤大定风珠

　　卫气营血、三焦辨证虽为温病而设，但就其具体内容，均不离气血津精、脏腑阴阳。叶天士、吴鞠通两位大家，虽以温病辨证论治闻名，但究其学术思想全貌，对于内伤杂病的辨治亦成绩斐然。卫气营血，细分为四，粗分即二，叶天士《温热论》指出："肺主气属卫，心主血属营。"他把卫、气作为一个层次，与肺脏关联；把营、血作为一个层次，与心脏关联。说明叶氏对温病的辨治，非常重视脏腑气血。在此基础上，进一步阐述了络病的辨治。吴鞠通发扬叶氏之学，对于血分络病的治疗亦颇有见地。

　　现代临床研究亦表明，在继承基础上，卫气营血、三焦辨证越来越广泛地应用于内伤杂病的辨证论治，尤其对久病、疑难杂症的辨证治疗意义更为重大。

　　可见，无论六经辨证，还是卫气营血、三焦辨证，其外延内容丰富，在用于外感病辨治的同时可灵活广泛地应用于内科疾病的辨证治疗。

五、中医内科疾病的治疗法则

（一）治疗原则

　　中医治疗疾病的原则，是在整体观念和辨证论治精神指导下制定的，对治疗过程中的立法、处方、用药等具有指导意义。其内容可概括为平调阴阳、整体论治，权衡缓急、治病求本，动态观察、动中施治，医护结合、重视预防等。

　　1. 平调阴阳，整体论治　阴阳平衡是人体维持正常生理活动的基础，而阴阳失调则是人体病理状态的共同特征。所以平调阴阳当为治疗原则之一，治疗的目的是"以平为期"。平调阴阳有补其不足、去其有余两个方面。

由于人体既是由脏腑、经络以及形体诸窍构成一个完整有机体，同时又与自然界保持密切联系。因此，人体任何局部的疾病往往影响全身，治疗时单纯治疗局部是不够的，更应重视整体，调整失衡之阴阳、脏腑功能、气血关系，达到治疗目的。同时，还应该综合考虑天时、地理、体质等因素，采取因时、因地、因人制宜的方法，才能获得更好的疗效。

2. 权衡缓急，治病求本　"急则治其标，缓则治其本"亦是中医治疗原则之一。治病求本，是指对发病的根本原因予以治疗。"本"和"标"是相对的，如就正邪而言，正气是本，邪气是标，一般以祛邪为先；就疾病先后而言，新病、续发病是标，旧病、原发病是本，一般先治新病、续发病；就病情缓急而言，急者多为标，治标多为权益急救之法，待危象缓解，则应转为治本，以除病根。临床应该通过辨证分析认识疾病本质，明辨疾病标本，从而确定相应的治疗方法。运用治病求本这一法则，必须综合掌握、灵活处理"扶正祛邪""正治反治""治标与治本"等的关系。

3. 动态观察，动中施治　无论外感内伤，其疾病过程均可分为不断变化发展和相对稳定的阶段，必须用发展的、动态的观点进行观察和处理。在临证过程中，不仅需要掌握常法、主方，而且应随病情的变化调整治法方药。

外感病多以六经、卫气营血、三焦作为分期的阶段，内伤病一般按初期、中期、末期划分阶段，所以，既要熟悉某一阶段的特点，又要明了其转化规律，才能知常达变，随证施治。

4. 医护结合，重视预防　疾病的治疗效果与调护有极为密切的关系，在治疗过程中，加强精神、饮食起居、服药等方面的护理，至关重要，可避免"食复""劳复"等病情反复情况的出现。同时还应根据不同疾病的特点，在药物治疗的同时，配合使用针灸、推拿、拔罐、洗泡、贴敷等方法，增强治疗效果。

中医重视"治未病"，强调防患于未然，即预防为主。包括未病先防、既病防变两个方面。预防为主，可以有效降低疾病的发病率、复发率和病死率。

（二）治疗方法

中医常用的治疗方法很多，除了内服方药以外，还有针灸、推拿手法、刮痧、拔罐、药浴、水疗、熏蒸、气功等多种行之有效的方法。目前中医内科疾病的治疗仍以在辨证基础上的内治法为主，常用汗、吐、下、和、温、清、补、消八种治法，简称"八法"。

1. 汗法　亦称"解表法"，是开泄肌腠、逐邪外出的一种治法。

（1）适用范围：外感初期，以及水肿病初期、痹证、斑疹将透阶段。

（2）具体运用：表实证者，宜辛温发汗，或辛凉发汗；虚人外感者，宜滋阴助阳发汗，或益气养血解表。

（3）应用注意：①剧烈吐下后，以及汗家、淋家、疮家、亡血家等，都在禁汗之列。②应以遍身絷絷微似有汗为度，邪祛不伤正。不宜发汗太过，伤阳损阴，虚人表证尤需注意。③服药后宜避风寒，饮食宜清淡，暂禁生冷油腻厚味。④若有其他兼证，又当配用他法。如兼气滞者，配以理气；兼湿邪者，配以化湿；兼食滞者，配以消积。

2. 吐法 是引导病邪或有毒物质，使之从口涌吐而出的一种治法。

（1）适用范围：痰涎壅盛，食积胃脘不化，恶心欲呕，或误食毒物尚留胃中等。

（2）具体运用：可根据病情采用药物或非药物吐法。

（3）应用注意：①凡病情危笃，老弱气衰、失血、喘息不安、妊娠或产后，均为禁忌。②一般以一吐为限，不宜反复使用。③吐后稍俟方可进食。宜先进糜粥，禁食生冷硬物，且要慎避风寒。

3. 下法 是攻逐体内积滞，通泄大便的一种治法。

（1）适用范围：邪在肠胃，燥屎内结，热结于里，以及水结、蓄血、痰滞、虫积等病证。

（2）具体运用：可根据证候性质采用寒下、温下、攻下、润下、通瘀、逐水、驱虫等法。

（3）应用注意：①凡邪在表或半表半里一般不可下；阳明腑实未成不可下；年高津枯便秘，或素体虚弱、阳气衰微而大便艰难者，不宜用峻下法。妇女妊娠或行经期间应慎用。②下法应以邪去为度，中病即止，不宜过量，以防伤正。

4. 和法 是扶正达邪，调整内脏功能的一种治法。

（1）适用范围：少阳证、太阳少阳及少阳阳明合病；肝胃不和、肝郁所致的月经不调、肝木乘土的腹痛泄泻；胃肠功能失调，寒热夹杂，升降失司的痞满呕吐、肠鸣下利等。

（2）具体运用：邪在少阳，宜用和解少阳法。肝胃不和、肝脾不调者，常用调和肝脾法；脾胃功能失调，升降失司者，常用调理胃肠法。

（3）应用注意：①病邪在表未入少阳，或邪已入里之实证以及虚寒证，不宜使用和法。②邪入少阳，有偏表、偏里、偏寒、偏热的不同，临证宜适当增损，权变用之。

5. 温法 是祛除寒邪和补益阳气的一种治法，其主要作用在于回阳救逆、温中散寒，从而达到补益阳气而祛邪治病的目的。

（1）适用范围：寒邪留滞或由热证转变为寒证的疾病。

（2）具体运用：寒邪直中脏腑，或阳虚内寒者，宜温中祛寒；寒邪凝滞经络，血行不畅者，宜温经散寒；阳气衰微，阴寒内盛者，宜回阳救逆。

（3）应用注意：①凡热伏于里，热重厥深，真热假寒者禁用；内热火炽而见吐血、溺血、便血；素体阴虚，夹热下利，神昏气衰，阴液虚竭，原则上都列为禁忌。②温热药性燥烈，若温之太过，寒证虽解，但亦耗伤津血，反致燥热，故非急救回阳，宜少用峻剂重剂。③寒而不虚，专用温剂；寒而且虚，则宜温补。

6. 清法 是治疗一般热证的方法，有退热降火、保津除烦止渴的作用。

（1）适用范围：内伤或外感，热在气分或营血，里热炽盛。

（2）具体运用：热在气分，里热炽盛，宜清气分热；热入营血，扰神动血，宜清营凉血；热毒炽盛，当清热解毒；阴虚内热，宜养阴清热；热邪偏盛某一脏腑，则需针对性地清此脏腑之热。

（3）应用注意：①表邪未解，阳气被郁而发热，体质素虚、脏腑虚寒者禁用；因气血亏虚而引起的虚热慎用。②阴盛格阳的真寒假热证，命门火衰的虚阳上浮者，不可误用。③热邪易伤津耗气，故清法常与益气、生津法配合使用。④清热药多苦寒，不宜长期服用，以免损伤脾胃阳气。

7. 补法　是补益人体阴阳气血之不足，或补益脏腑虚损的一种治法。

（1）适用范围：正气不足、体力虚弱，如气虚、血虚、阴虚、阳虚以及正气虚弱而无力逐邪者。

（2）具体运用：有补气、补血、补阴、补阳四法，分别针对气虚、血虚、阴虚、阳虚病证。

（3）应用注意：①凡实证表现为虚证假象者禁补。②补血当少佐补气；大量失血者，亟当补气；补阳者，必于阴中求阳；补阴者，必于阳中求阴。③临床需根据五脏的亏损不同，分别确定具体治法，尤其要重视脾肾。④防止"虚不受补"，应在补药中少佐理气药。

8. 消法　即通过消导和消散，使积聚之实邪渐消缓散的一种治法。

（1）适用范围：气、血、痰、食所形成的积聚凝滞等疾病。

（2）具体运用：有消坚、磨积、行气、利水、消瘀、消食导滞、消痰化饮、消水散肿等法。

（3）应用注意：消法属攻邪之法，须分虚实。实证可消，虚证当消补兼施。

以上八法，临床上可单独运用，但据病情变化配合使用者更为多见，如汗下并用、攻补兼施、消补同用等。

六、中医内科学的学习要求和方法

（一）学习要求

根据《世界中医学本科（CMD前）教育标准》《世界中医学专业核心课程教学大纲》所规定的世界中医学专业培养目标，遵循"早临床，多临床"原则，掌握中医内科学的基本理论、基本知识和基本技能，掌握内科常见病、多发病、疑难重症的一般处理原则和抢救原则，了解重点疾病的研究现状。掌握学习、研究方法，提高自主学习能力和临床科研能力。

（二）学习方法

中医内科学分为理论学习和临床实习两部分。理论学习包括教学大纲所规定的课堂理论学习、示教实训学习；临床实习是直接面对病人，在上级医师指导下的诊疗实践，是巩固已学理论知识、提高疾病诊治能力的重要途径。

理论学习阶段，第一要熟悉基础，循序渐进。经常复习和联系前期基础课程，如中医基础理论、中医诊断学、中药学、方剂学等；第二，重视经典，为我所用。《黄帝内经》《伤寒论》《金匮要略》和温病学等经典课程对于中医内科学理论和临床实践均有普遍指导意义。其次，在学习过程中，要明确概念，提纲挈领。重点掌握各个疾病的证候特征、诊断依据和辨证论治，深入探讨其病因、发病机理，了解预防调护等相关知识，做到对每个病证既全面了解，又重点掌握。第三，注意辨证和辨病相结合。熟悉必要的西医知识，提高对临床疾病的诊断水平和对疾病发展、预后的预见性。最后，重视重点病例示教学习和临床模拟实训，加深对中医内科疾病诊治过程、诊治方法的认识，为临床实习打好基础。

临床实习是本课程的重要学习阶段。临床实习一般分为四个阶段，即视诊、侍诊、助诊、试诊。视诊，即观看带教医师接诊病人，了解诊治疾病的过程与方法；侍诊，即在带教医师接诊过程中，由带教医师口述，记录病案及处方等；助诊又称襄诊，即协助带教医师接诊病人及书写病案等；试诊，即在带教医师指导下独立接诊病人及书写病案，完成诊治疾病的全过程。通过临床实习，可以巩固和加深对理论知识的理解，熟练掌握中医临床基本功，培养正确的中医临床思维方法，为毕业后独立执业奠定坚实基础。

（张伯礼）

各 论

第一章

肺系病证

肺居胸中，其位最高，为五脏之"华盖"，外合皮毛，开窍于鼻，吸之则满，呼之则虚，又被称为"娇脏"。肺通调水道，下输膀胱，与大肠相表里，助心行血，脾为金母，肝肺升降相因，故其为病可涉及心、脾、肝、肾、大肠、膀胱等脏腑。

肺的生理功能主要是主气、主通调水道、朝百脉、主治节。肺主气包括主一身之气和呼吸之气两个方面。肺主一身之气的生成，体现于宗气的生成。一身之气主要由先天之气和后天之气构成。宗气属后天之气，由肺吸入的自然界清气，与脾胃运化的水谷之精所化生的谷气相结合而生成。肺主呼吸之气，是指肺是气体交换的场所，不断吸入清气，排出浊气，以实现机体气体的交换。主通调水道是指肺通过宣发与肃降的作用调节机体水液的运行与输布，故清·汪昂《医方集解》称"肺为水之上源"。当肺通调水道的功能发生异常时，则出现咳喘、痰多、无汗、小便不利、全身水肿等症。朝百脉、主治节是指肺气能辅佐心脏，治理调节血脉的营运，百脉皆朝会于肺。若肺气不利，治节失常，气病及血，心气虚弱，血脉不利，可见咯血、心悸、肢肿等症。

肺的病理主要表现为六淫外侵，肺卫受邪则为感冒；内、外之邪犯肺，肺气上逆则病咳嗽；痨虫蚀肺则病痨；痰邪阻肺，肺失宣降则为哮、为喘；肺热生疮则成痈；久病伤肺，肺气不能敛降则为肺胀，肺叶弱而不用则为肺痿；邪气犯肺，会厌开合不利则为失音；脏腑虚损、卫表不固则为鼻鼽。临床上感冒、咳嗽、哮喘、肺痈、肺痿等皆属于肺系病证范畴。

肺系病证的诊断主要采用望、闻、问、切诊法，重视病史的详细询问，同时结合现代医学的实验室检查、X线及CT等检查手段，根据诊断标准做出相应诊断，并进行分期与辨证。

肺系病证的治疗当以宣降肺气为主。肺气不宣，则以辛散之品驱散表邪、宣发肺气。肺气上逆，则用苦降酸收之品，以肃降肺气。酸收意在固摄耗散之肺气，但应区别病期，以免收敛邪气。邪气壅遏于肺，肺失宣肃，治当祛邪；肺之气阴亏虚，肺不主气，法当补益。常用的治法有温肺散寒、清泄肺热、化痰降逆、补益肺气、滋阴润肺等。也可通过通腑泄大肠之法治疗肺热或痰浊壅盛之肺实证。

第一节　感冒

感冒是感受触冒风邪引起的以鼻塞、流涕、喷嚏、咳嗽、头痛、恶寒、发热、全身不适等为主要症状的病证。病位主要在上焦肺卫，由于外感风邪或时行外邪客于肺卫，引起肺卫功能失调，肺失宣肃而发病。一般病程为 3～7 日，在整个病程中很少传变。西医学中的上呼吸道感染及其他呼吸系统疾病出现感冒特征者，皆可参照本节内容进行辨证论治。感冒的历史沿革见表 1-1-1。

【病因病机】

感冒是因外感六淫或时行之邪，侵袭肺卫，以致卫表不和，卫外失常，肺失宣降而为病。

（一）病因

1. 外感六淫　以风邪为主因，风为六淫之首，四时皆有，故外感为病，常以风为先导。但在不同季节，每与当令之气相合伤人，而表现为不同证候，如秋冬寒冷之季，风与寒合，多为风寒证；春夏温暖之时，风与热合，多见风热证；夏秋之交，暑多夹湿，每又表现为风暑夹湿证候。但一般以风寒、风热为多见，夏令暑湿之邪亦常杂感为病。至于梅雨季节之夹湿、秋季兼燥等，亦常可见之。若四时六气失常，非其时而有其气，伤人致病者，一般较感受当令之气为重。

2. 时行疫毒　非时之气夹时行疫毒伤人，则症状较重而多变，往往相互传染，造成广泛流行，且不限于季节。正如《诸病源候论·时气令不相染易候》所言："夫时气病者，此皆因岁时不和，温凉失节，人感乖戾之气而生，病者多相染易。"

3. 素体虚弱　素体虚弱，卫外不固，风寒之邪外束肌表，卫阳被郁，肺气不宣，临床上多见气虚感冒。体虚复感外邪，迁延不愈，致卫表失和，肺失清肃，临床上多见气阴两虚感冒。

（二）病机

本病病位在肺，与外邪侵袭肺卫有关，或从口鼻而入，或从皮毛内侵。风性轻扬，为病多犯上焦。故《素问·太阴阳明论》云："伤于风者，上先受之。"肺处胸中，位于上焦，主呼吸，气道为出入升降的通路，喉为其系，开窍于鼻，外合皮毛，职司卫外，为人身之藩篱。故外邪从口鼻、皮毛入

表 1-1-1　感冒的历史沿革

朝代	代表医家	代表著作	主要论述
战国—西汉	—	《黄帝内经》	病因病机：风邪伤人 临床表现：振寒，汗出头痛，身重恶寒
东汉	张仲景	《伤寒论》	治疗：桂枝汤治表虚证，麻黄汤治表实证
宋	杨士瀛	《仁斋直指方》	病名：首提"感冒"病名 临床表现：发热头痛，咳嗽声重，涕唾黏稠
元	朱丹溪	《丹溪心法》	病位：肺 治疗：辛温、辛凉两大法则
清	林珮琴	《类证治裁》	病名：明确提出"时行感冒"之名

侵，肺卫首当其冲，感邪之后，随即出现卫表不和及上焦肺系症状。

本病的发病机理，与卫气强弱、感邪轻重相关。《灵枢·百病始生》曰："风雨寒热不得虚，邪不能独伤人。"若卫外功能减弱，肺卫调节疏懈，外邪乘袭卫表，即可致病。如气候突变，冷热失常，六淫时邪猖獗，卫外之气失于调节应变而发病。或因生活起居不当，寒温失调以及过度疲劳，以致腠理不密，营卫失和，外邪侵袭为病。若体质虚弱，卫表不固，稍有不慎，即易见虚体感邪。其他如肺经素有痰热或痰湿内蕴，肺卫功能低下，则每易感受外邪，最易内外相引而发病。如素体阳虚者易受风寒，阴虚者易受风热、燥热，痰湿之体易受外湿。正如清·李用粹《证治汇补·伤风》说："肺家素有痰热，复受风邪束缚，内火不得疏泄，谓之寒暄。此表里两因之实证也。有平昔元气虚弱，表疏腠松，略有不慎，即显风症者，此表里两因之虚证也。"

本病的病变性质有外感与内伤之分，因病邪在外、在表，故尤以卫表不和为主。由于四时六气不同，以及体质的差异，临床表现有风寒、风热、暑湿、风燥等证。若感受风寒湿邪，则皮毛闭塞，邪郁于肺，肺气失宣；感受风热暑燥，则皮毛疏泄不畅，邪热犯肺，肺失清肃。如感受时行疫毒则病情多重，甚或有变生他病者。在病程中且可见寒与热的转化或错杂。一般而言，感冒预后多良好，病程较短而易愈，如因感冒诱发其他宿疾而使病情恶化者，其预后又当别论。对老年、婴幼儿、体弱患者以及时感重症，必须加以重视，防止发生传变，或同时兼夹其他疾病。感冒的病因病机演变见图1-1-1。

【诊断与鉴别诊断】

（一）诊断

1.初期常见鼻塞流涕、喷嚏、咽痒或痛、咳嗽等肺气失于宣肃的临床表现，以及恶寒发热、无汗或少汗、头痛、肢体酸楚等卫表不和的症状。

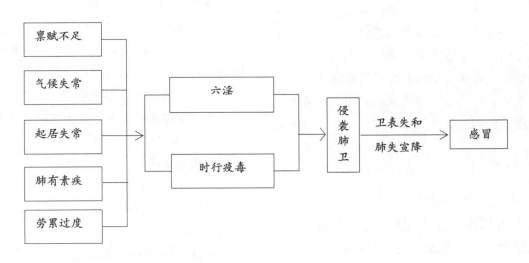

图 1-1-1 感冒病因病机演变示意图

2. 病程一般 3～7 日，普通感冒一般不传变，时行感冒少数可传变入里，变生他病。

3. 四季皆可发病，而以冬、春两季为多。

实验室血常规检查可见白细胞总数及中性粒细胞升高或降低，咳嗽、咯痰明显者胸部 X 线片可见肺纹理增粗。

知识拓展

流行性感冒

定义：流行性感冒简称流感，是由流行性感冒病毒引起的急性呼吸道传染性疾病。

病原体：流感病毒属正黏病毒科，为 RNA 病毒。病毒表面有一层脂质包膜，膜上有糖蛋白突起，由血凝素和神经氨酸酶构成。根据核蛋白抗原性的不同，可将流感病毒分为甲、乙、丙三型。

发病机制：主要通过空气中的病毒颗粒人－人传播。

临床表现：单纯型、胃肠型、肺炎型和中毒型。单纯型表现为畏寒、高热、全身酸痛、乏力等中毒症状。胃肠型表现为腹痛、腹胀、呕吐和腹泻等症状。肺炎型表现为肺炎甚至呼吸衰竭。中毒型有全身毒血症的表现，严重者可致休克、呼吸衰竭等。

摘自：《内科学》（第 8 版）

（二）鉴别诊断

1. 风温 感冒与诸多温病早期症状相类似，尤其是风热感冒与风温初起颇相似，但风温病势急骤，寒战发热甚至高热，汗出后热虽暂降，但脉数不静，身热旋即复起，咳嗽胸痛，头痛较剧，甚至出现神志昏迷、惊厥、谵妄等传变入里的证候。而感冒发热一般不高或不发热，病势轻，不传变，服解表药后，多能汗出热退，脉静身凉，病程短，预后良好。

2. 时行感冒 普通感冒病情较轻，全身症状不重，少有传变。在气候变化时发病率可以升高，但无明显流行特点。若感冒 1 周以上不愈，发热不退或反见加重，应考虑感冒继发他病，传变入里。时行感冒病情较重，发病急，全身症状显著，可以发生传变，化热入里，继发或合并他病，具有广泛的传染性、流行性。

【辨证论治】

（一）辨证要点

1. 辨寒热虚实

见表 1-1-2。

2. 辨时令兼证

见表 1-1-3。

（二）治则治法

感冒的病位在卫表肺系，治疗应因势利导，从表而解，遵《素问·阴阳应象大论》"其在皮者，汗而发之"之义，采用解表达邪的治疗原则。风寒证治以辛温发汗；风热证治以辛凉清解；暑湿杂感者，又当清暑祛湿解表；虚体感邪者则应扶正与解表并施。

（三）分证论治

1. 风寒束表

（1）症状及分析

恶寒重，发热轻，无汗——风寒外束，卫阳被郁；

头痛，肢体酸楚甚则酸痛——寒凝经脉，不通则痛；

鼻塞，流清涕，咳嗽——寒邪客肺，卫

表 1-1-2 辨寒热虚实

	实		虚	
	表寒	表热	气虚	阴虚
临床表现	恶寒重，发热轻，无汗，或头痛、项背强痛等	恶寒轻，发热重，少汗或有汗，咽红肿痛	感冒基础上，兼有倦怠乏力、气短懒言等	感冒基础上，兼有手足心热、口干心烦等
舌脉	舌淡，苔白，脉浮紧	舌红，苔黄，脉浮数	舌质淡，苔白，脉沉细，或细弱	舌质淡或红，舌苔薄少或花剥

表 1-1-3 辨时令兼证

时令	兼证	临床表现
春	多风热	恶寒轻，发热重，少汗或有汗，咽红肿痛
夏	多风热夹暑湿	身热有汗，心烦口渴，小便短赤，苔黄腻
长夏	多夹湿	身热不扬，头重如裹，口淡或甜
秋	多夹燥	身热头重，鼻咽干燥，干咳无痰，舌红少津
冬	多风寒或外寒里热	恶寒发热，身疼痛，无汗烦躁，口渴咽干

外失常；

舌淡，苔薄白，脉浮或浮紧——风寒束表之象。

（2）治法：辛温解表。

（3）主方及分析：荆防败毒散。

荆芥、防风、羌活、独活——发散风寒，除湿止痛；

川芎、柴胡——行血祛风，辛散解肌；

枳壳、桔梗、前胡——畅通气机，宽胸利气；

茯苓、甘草——益气安中，祛邪不

伤正。

（4）加减

鼻塞流涕重者，可加辛夷、苍耳子；

表寒重者，加麻黄、桂枝；

肢体酸痛，身热不扬者，增独活、羌活用量。

2. 风热犯表

（1）症状及分析

身热较重，微恶风，面赤——风热外袭，卫表失和；

咳嗽，咳吐黄黏痰，咽干——热邪伤

肺，肺失清肃；

口干欲饮——热盛伤津；

舌尖红，苔薄黄，脉浮或浮数——风热犯表之象。

（2）治法：辛凉解表。

（3）主方及分析：银翘散或桑菊饮。

金银花、连翘、桑叶、菊花、苦杏仁——疏散风热，宣肺止咳；

荆芥、淡豆豉——辛散风邪；

薄荷、牛蒡子、桔梗、甘草——解毒利咽；

芦根、竹叶——清热生津。

（4）加减

咳嗽痰多，可加川贝母、瓜蒌皮；

里热较盛，咽喉红肿疼痛，可加板蓝根、黄芩。

3. 暑湿伤表

（1）症状及分析

身热，微恶风，身热不扬，汗出不畅——暑湿遏表，卫表不和；

肢体困重，头重如裹——湿性黏滞，气机不畅；

胸闷，纳呆，泛恶，口黏腻——湿邪困中，胃气不和；

舌红，苔薄黄而腻，脉滑或濡数——湿邪伤表之象。

（2）治法：清暑祛湿解表。

（3）主方及分析：新加香薷饮。

香薷——发汗解表；

金银花、连翘——清暑解热；

厚朴、扁豆花——化湿和中。

（4）加减

暑热偏盛，可加黄连、栀子；

湿困卫表，肢体酸重疼痛较甚，加广藿

香、佩兰；

里湿偏盛，口中黏腻，胸闷脘痞，加苍术、半夏、陈皮。

4. 风燥伤肺

（1）症状及分析

发热，恶风，干咳，咽痒——风燥伤肺，肺气失宣；

唇鼻干燥，口干欲饮——燥邪伤津；

舌尖红，苔薄白干或薄黄，脉浮或浮数——风燥伤肺之象。

（2）治法：清宣燥热解表。

（3）主方及分析：桑杏汤。

桑叶、苦杏仁——清宣燥热，宣肺止咳；

淡豆豉——助桑叶清宣解表；

沙参、梨皮、浙贝母——润肺生津，止咳化痰；

栀子——清泄肺热。

（4）加减

燥热偏盛，加麦冬、玉竹；

表邪偏重，加荆芥、防风。

5. 气虚感冒

（1）症状及分析

恶寒较重，低热，气短，乏力，神疲——素体气虚，复感外邪，卫外不固；

咯痰无力，反复易感——气虚无力达邪；

舌淡，苔白，脉沉无力——气虚之象。

（2）治法：益气解表。

（3）主方及分析：参苏饮。

人参、紫苏叶、葛根——益气解表；

半夏、橘红、前胡、桔梗——宣降肺气，止咳化痰；

木香、陈皮、枳壳——理气宽胸，醒脾

畅中；

茯苓——健脾渗湿；

甘草、生姜、大枣——补气安中，调和诸药。

（4）加减

恶风，肢体酸痛，加桂枝、白芍；

表虚，自汗明显，加黄芪。

6. 阴虚感冒

（1）症状及分析

少汗，心烦，口干，手足心热——阴亏津少，机体失养；

身热，微恶寒——复感风热，表卫失和；

舌红，少苔，脉细数——阴虚之象。

（2）治法：滋阴解表。

（3）主方及分析：加减葳蕤汤。

玉竹、薄荷、白薇——滋阴润燥，清热解表；

葱白、淡豆豉——解表散邪；

桔梗——宣降肺气；

甘草、大枣——补益气血，调和诸药。

（4）加减

口渴，咽干明显者，加沙参、麦冬；

面色无华，唇甲色淡者，加熟地黄、当归。

（四）其他治疗

1. 中成药 九味羌活丸：用于风寒束表证。

银翘解毒丸、羚羊感冒片：用于风热犯表证。

藿香正气水、六合定中丸、六一散：用于暑湿伤表证。

板蓝根颗粒、川贝枇杷膏：用于风燥伤肺证。

玉屏风散、参苓白术散：用于气虚感冒证。

百合固金丸：用于阴虚感冒证。

2. 拔罐 常用穴位为：百会、大椎、肺俞、中府、风府、风池等穴位，正虚体弱者可加足三里、三阴交、关元等。

3. 刮痧 《素问·举痛论》谓："寒气客于背俞之脉，故相引而痛。"太阳主一身之表，经行项背，故感冒时可用刮板在背部督脉、足太阳膀胱经脉上行刮痧法，待痧点出即止。

【预防调护】

本病在流行季节须积极预防。常易患感冒者，可坚持每天按摩迎香穴，并服用防治方药。冬春风寒当令季节，可服贯众汤（贯众、紫苏叶、荆芥各10g，甘草5g）；夏令暑湿当令季节，可服藿佩汤（广藿香、佩兰各5g，薄荷15g，鲜者用量加倍）；如时邪毒盛，流行广泛，可用贯众、板蓝根、生甘草煎服。此外，在流行季节，应尽量少去人员密集的公共场所，防止交叉感染。注意煎药和服药方法。汤剂煮沸后5～10分钟即可，过煮则降低药效。趁热温服，服后避风覆被取汗，或进热粥、米汤以助药力。得汗、脉静、身凉为病邪外达之象，无汗是邪尚未祛。出汗后尤应避风，以防复感。

治疗期间应认真护理，发热者须适当休息。对感冒重症及老年、婴幼儿、体虚者，须加强观察，注意病情变化，如高热动风、邪陷心包、合并或继发其他疾病等。日常生活中应慎起居、适寒温，在冬春之际尤当注意防寒保暖，盛夏亦不可贪凉露宿。加强锻炼，增强体质，以御外邪。

【临证要点】

1. 首辨虚实　普通感冒以实证为主，老年、体虚患者多为体虚感邪而虚实兼见，如气虚患者易感受风寒、气阴两虚患者易感受风热等。

2. 因时制宜　本病证候特点与发病季节气候及所处的环境等有密切关系，如春季易感风热、夏季易感暑湿、秋季易感燥邪、冬季易感风寒；所处寒冷之所易感风寒、干燥少湿之所易感燥邪等。

3. 辨证用药　临床当辨清病邪之性质。若风寒之证误用辛凉，汗不易出，病邪难以外达，反致不能速解，甚或发生变证；而风热之证误用辛温，则有助热燥液动血之弊，或引起传变。除体虚感冒兼顾扶正补虚外，一般均忌用补敛之品，以免留邪。有并发症和夹杂症者应适当兼顾。感冒病在卫表，一般无传变，但老人、婴幼儿、体弱或感受时邪较重者，可见化热入里犯肺，逆传心包（如并发肺炎，流感的肺炎型、中毒型）的传变过程，当依温病辨治原则处理。原有宿疾，再加新感，当据其标本主次，适当兼顾。

【名医经验】

蒲辅周治疗实行感冒的经验　蒲氏在治疗时行感冒时，强调病邪在表，若病邪未及透散而过早使用清热法，易使病邪深入，闭门留寇，故治疗上应该以宣透邪气为主。对于已出现里证的情况，应仔细辨证，若属卫气同病，则仍宜宣透邪气，祛邪出表，只有病邪完全入里，才可使用清热攻下等法。

医案分析

病案：刘某，男，28岁。一周之前，暴感风寒，左臂骤然作痛，咳嗽剧烈，夜不安枕，经服药及针灸治疗，未见显效，昨晚忽又咯血，大便四日未下，体温38.8℃。舌苔黄，脉浮紧。

分析：脉象浮紧，浮则为风，紧则为寒，风寒痹阻经络，左臂骤痛。肺主皮毛，风寒客肺，症见咳嗽。大便不通，内热炽甚，遂致咯血。基本以五解五清法治之。

处方：赤芍6g，白芍6g，桂枝（炒）4.5g，紫苏子10g，炙白前6g，姜黄10g，炙紫菀10g，炙前胡6g，苦杏仁10g，炙麻黄3g，桑枝3g，桔梗4.5g，大蓟炭6g，芦根15g，酒黄芩10g，小蓟炭6g，白茅根15g，炙甘草3g，紫雪丹3g（温开水分两次冲服）。

二诊：前方去大小蓟炭、紫雪丹，加旋覆花6g，新绛4.5g（前两味药用布包）。

三诊：药服2剂，左臂痛已好，体温正常，咳嗽减轻，但周身似有气窜走，酸楚不适，凤病偏头痛又现。处方：白芍10g，姜黄6g，桂枝（炒）3g，酒地龙10g，蒺藜15g，蔓荆子6g，炙甘草3g，旋覆花6g，红新绛4.5g（布包）。

摘自：《施今墨临床经验集》

按：素蓄内热，暴感风寒，腠理紧闭，不得透越，遂发高热。热逼血溢，致生咯血。高热苔黄而大便多日未下，为里热炽盛。脉象浮紧，咳则臂痛，是属风寒未解。故以清解并举之法为治。肺合皮毛，外邪袭表，肺失肃降，遂有咳嗽，入夜尤甚，治宜宣肺解表、降逆止咳，施师常用炙麻黄配杏仁、炙白前配炙前胡、炙紫菀伍炙苏子等对药化裁为治，用蜜制之，意即增强润肺止咳之力。内热炽盛灼伤肺络，溢之于外，遂有咯血，故用白茅根、酒黄芩、芦根、大小蓟炭参合，以收凉血止血之功。紫雪丹出自《太平惠民和剂局方》，原为治疗温热病，邪热内陷心包，见高热烦躁、神昏谵语、抽搐惊厥、口渴唇焦、尿赤便秘等症。施师于本案中取紫雪丹，意为清热解毒、退热止血。旋覆花、新绛伍用，出自《金匮要略》，名为旋覆花汤。旋覆花走气分为主，新绛走血分为要，二药参合，一气一血，活血、凉血、止血、止痛之功益彰。故而三诊时感冒诸证已基本痊愈，唯夙病偏头痛又现，遂在原方基础上加减服之以治夙疾。

【古籍选录】

《素问·骨空论》："风者百病之始也……风从外入，令人振寒汗出，头痛，身重，恶寒。"

《伤寒论·辨太阳病脉证并治》："太阳中风，阳浮而阴弱。阳浮者，热自发；阴弱者，汗自出。啬啬恶寒，淅淅恶风，翕翕发热，鼻鸣干呕者，桂枝汤主之。"

《类证治裁·伤风论治》："其症恶风有汗，脉浮，头痛，鼻塞声重，咳嗽痰多，或憎寒发热。唯其人卫气有疏密，感冒有深浅，故见症有轻重。……凡体实者，春夏治以辛凉，秋冬治以辛温，解其肌表，风从汗散。体虚者，固其卫气，兼解风邪。……如初起风兼寒，宜辛温发表。郁久成热，又宜辛凉疏解。忌初用寒凉，致外邪不得疏散，郁热不得发越，重伤肺气也。"

《证治汇补·伤风》："如虚人伤风，屡感屡发，形气病气俱虚者，又当补中，而佐以和解。倘专泥发散，恐脾气益虚，腠理益疏，邪乘虚入，病反增剧也。"

《医学心悟·医门八法》："汗者，散也。……风寒初客于人也，头痛发热而恶寒，鼻塞声重而体痛，此皮毛受病，法当汗之。……凡一切阳虚者，皆宜补中发汗；一切阴虚者，皆宜养阴发汗。"

《临证指南医案·风》："盖六气之中，唯风能全兼五气。如兼寒则风寒，兼暑则曰暑风，兼湿曰风湿，兼燥曰风燥，兼火曰风火。盖因风能鼓荡此五气而伤人，故曰百病之长也。"

【文献推介】

1. 郑丹文，刘擎，金晓阳，等.当代名老中医治疗流行性感冒医案72则的中药配伍及方证规律关联分析[J].时珍国医国药，2013，24（7）：1767-1768.

2. 王大伟，周志添，罗翌.当代名老中医治疗流行性感冒的辨证治疗经验挖掘[J].深圳中西医结合杂志，2011，21（3）：154-156.

3. 钟南山，王辰.流行性感冒诊断与治疗指南[J].社区医学杂志，2011，9（5）：66-74.

【小结】

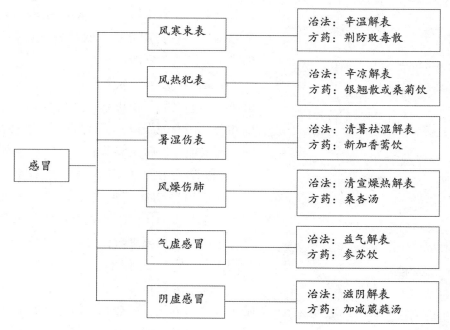

感冒
- 风寒束表 → 治法：辛温解表　方药：荆防败毒散
- 风热犯表 → 治法：辛凉解表　方药：银翘散或桑菊饮
- 暑湿伤表 → 治法：清暑祛湿解表　方药：新加香薷饮
- 风燥伤肺 → 治法：清宣燥热解表　方药：桑杏汤
- 气虚感冒 → 治法：益气解表　方药：参苏饮
- 阴虚感冒 → 治法：滋阴解表　方药：加减葳蕤汤

【复习思考题】

1. 为什么说"伤于风者，上先受之"？
2. 简述"因时制宜"在感冒中的运用。

（郑玉玲）

第二节　咳嗽

咳嗽是因邪犯肺系，肺失宣肃，肺气上逆所致的以咳嗽为主要症状的一种肺系病证。它既是肺系疾病中的一个症状，又是独立的一种疾患。咳嗽是呼吸系统疾病最常见的症状，咳嗽有利于清除呼吸道分泌物和有害因子，是机体的一种保护性防御反射，但频繁剧烈的咳嗽容易对患者的工作、生活和社会活动造成严重的影响。西医学中的急性上呼吸道感染、急性气管支气管炎、慢性支气管炎等以咳嗽为主要症状的疾病，可参考本节进行辨证论治。咳嗽的历史沿革见表1-2-1。

表1-2-1　咳嗽的历史沿革

朝代	代表医家	代表著作	主要论述
战国—西汉	—	《黄帝内经》	病名：首提"咳嗽"病名 病因病机："五脏六腑皆令人咳，非独肺也"
东汉	张仲景	《伤寒论》	治疗：麦门冬汤
金元	张从正	《儒门事亲》	病因病机："六气皆能嗽人"
明	张景岳	《景岳全书》	病因病机："一曰外感，一曰内伤"
明	虞抟	《医学正传》	治疗："欲治咳嗽者，当以治痰为先。治痰者，当以顺气为主"

知识拓展

西医按持续时间将咳嗽分为急性咳嗽、亚急性咳嗽和慢性咳嗽三类。急性咳嗽的时间 <3 周，常见于普通感冒、急性气管 - 支气管炎；亚急性咳嗽为 3～8 周，最常见的原因是感染后咳嗽，其次为上气道咳嗽综合征；慢性咳嗽 >8 周，包括嗜酸粒细胞性支气管炎、咳嗽变异型哮喘、胃食管反流性咳嗽、慢性支气管炎等疾病。

摘自：《咳嗽的诊断与治疗指南（2009 版）》

【病因病机】

（一）病因

咳嗽的病因分外感和内伤两大类。

1. 外感六淫 外感咳嗽多因天气突变或气候异常，机体卫外功能失调，感受六淫之邪，从口鼻或皮毛而入，侵袭肺系，郁闭肺气，肺失宣肃，而致肺气上逆作声，咳吐痰液。寒、暑、燥、湿、风、火六气，皆能令人咳，但因四时主气不同，故感邪亦有别，表现为风寒、风热、风燥等不同证候。而风为六气之首，因此外感咳嗽常以风为先导，挟其他外邪侵袭人体。

2. 内伤失调 内伤咳嗽多因饮食不节、情志不遂等因素诱发，致脏腑功能失调，病及肺脏，发为咳嗽。脏腑功能失调，既可表现为内生五邪（风、寒、燥、湿、火），内邪干肺，又可引起脏腑气机失常，表现为肝气犯肺、肺不主气、肾不纳气，而致肺宣肃失常、肺气上逆而致咳嗽。

（二）病机

本病的病变主脏在肺，与肝脾相关，久则及肾。外感或内伤之病邪犯肺，导致肺失宣发肃降，均会使肺气上逆而引起咳嗽。肺与肝、脾、肾既有经络内在的络属关系，又有五行生克的内在联系，其功能失调亦波及肺而致肺气上逆，发为咳嗽。如肝郁化火，木火偏旺或金不制木，木火刑金，则气火上逆犯肺为咳。又如脾为肺之母，脾失运化，痰浊内生，上渍犯肺，则肺失宣肃，肺气上逆而咳。再如肺为气之主，肾为气之根，肺司呼吸，肾主纳气，且有五行相生的关系，因此久咳肺虚，金不生水，则肺病及肾，肾虚气逆犯肺而咳喘。

本病的发病机理，概而言之，不论外感咳嗽还是内伤咳嗽，均为肺系受累，肺失宣肃，肺气上逆而致。外感咳嗽为六淫之邪从外而入，侵袭犯肺，肺气被郁，肃降无权，肺气上逆作咳；内伤咳嗽为情志刺激、饮食失当等诱发，致脏腑内伤，功能失调，内邪干肺或气机失畅，而致肺失肃降，上逆为咳。

本病的病理性质有虚实两端，有外感、内伤之分，可互为因果，相互为病。外感咳嗽多是新病，常常在不慎受凉后突然发生，伴随有鼻塞流涕、恶寒发热、全身酸痛等症状，属于实证，多以风寒、风热、风燥为主。内伤咳嗽多是宿疾，起病较为缓慢，咳嗽病史较长，伴有其他脏腑病证，属邪实正虚，标实为主者，以痰、火为主；本虚为主者，有肺虚、脾虚等区分。外感咳嗽迁延不愈，伤及肺气，更易反复感邪，咳嗽频作，肺脏日益耗伤，可成内伤咳嗽，若夹有湿邪，则病势更为缠绵，难以痊愈。内伤咳嗽，肺虚卫外不固，更易感受外邪，侵袭肺脏而致咳嗽加重。外感咳嗽，大多预后良好，但若反复罹患或调治失当，则可能会转变为内伤咳嗽。内伤咳嗽若治疗不彻底或迁延难愈，日久则导致肺、脾、肾等脏腑亏虚，甚至会演变成肺胀、肺不张等病，预后相对较差。咳嗽的病因病机演变见图1-2-1。

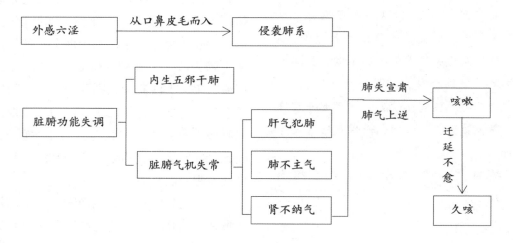

图 1-2-1　咳嗽病因病机演变示意图

【诊断与鉴别诊断】

（一）诊断

1. 临床表现以咳嗽、咯痰为主。

2. 由外感引发者，多起病急、病程短，常伴恶寒发热等表证；因外感反复发作或其他脏腑功能失调引发者，多病程较长，可伴喘及其他脏腑失调的症状。

血常规、痰培养、胸部影像学、支气管激发试验、诱导痰细胞学分类等检查有助于明确诊断。

知识拓展

急性咳嗽的诊断主要根据临床表现，需注意鉴别急性上呼吸道感染、流感、肺炎等疾病。亚急性咳嗽多为继发性的呼吸道感染所致，可以先进行经验性治疗。治疗无效时，再考虑其他病因并参考慢性咳嗽诊断程序进行诊治。慢性咳嗽的病因较为复杂，诊断应遵循：①重视病史，包括耳鼻咽喉和消化系统疾病病史；②根据病史选择有关检查（如影像学、肺功能、诱导痰细胞学分类、24小时食管pH值监测等检查），由简单到复杂；③先检查常见病，后检查少见病；④诊断和治疗应同步或序贯进行。

诱导痰细胞学分类检查采用超声雾化吸入高渗盐水的方法进行痰液的诱导，痰液中嗜酸粒细胞比例≥2.5%是诊断"嗜酸粒细胞性支气管炎"的主要依据。肺通气功能、支气管激发试验和支气管舒张试验可帮助诊断和鉴别气道阻塞性疾病，如支气管哮喘、慢性阻塞性肺疾病和大气道肿瘤等。其中支气管激发试验是诊断"咳嗽变异性哮喘"的关键方法。24 小时食管 pH 值监测是目前判断胃食管反流的最常用和最有效的方法，通过动态监测食管 pH 值的变化，获得 24 小时食管 pH 值 <4 的次数、最长反流时间、食管 pH 值 <4 占监测时间百分比等 6 项参数，最后以 Demeester 积分表示反流程度。检查时实时记录反流相关症状，以获得反流与咳嗽症状的相关概率（SAP），确定反流与咳嗽的关系。是诊断"胃食管反流性咳嗽"的重要依据。

摘自：《咳嗽的诊断与治疗指南（2009 版）》

（二）鉴别诊断

1. 喘证 喘证可以兼有咳嗽症状，但主要以呼吸困难，甚则张口抬肩、鼻翼扇动、不能平卧为特征。而咳嗽仅以咳嗽为主要或唯一的主要临床症状，不伴有喘息。咳嗽日久不愈，可转变为喘证。

2. 肺痨 肺痨因感染痨虫所致，以咳嗽、咯血、潮热、盗汗以及身体逐渐消瘦为主症，而咳嗽以发出咳声或伴有咯痰为主要临床表现，多不伴有咯血、消瘦等。

3. 肺胀 肺胀多见于老年人，有慢性肺系疾患病史，以咳嗽、咯痰、喘息气促、胸部膨满、憋闷如塞为特征，症状反复发作，时轻时重，经久不愈。咳嗽则不同年龄均可罹患，症状以咳嗽、咯痰为主，病程可长可短，但咳嗽日久可发展为肺胀。

【辨证论治】

（一）辨证要点

1. 辨外感内伤 外感咳嗽多属新病，发病急，病程短，以风寒、风热、风燥居多，一般属于邪实，常伴有鼻塞流涕、恶寒发热、全身酸痛等肺卫表证；内伤咳嗽多是宿疾，起病较为缓慢，咳嗽病史较长，多为虚实夹杂，以痰湿、痰热、肝火、阴虚多见，常伴有其他脏腑病证。

2. 辨咳嗽特点 包括鉴别咳嗽的声音、发作时间、节律等有关因素。咳声高亢激扬者多属实证，咳声低弱无力者多属虚证。病势急骤而病程短暂者为实证；病势缓慢而病程较长者为虚证。咳嗽时作，白昼明显，鼻塞声重者，多为外感咳嗽；咳嗽连声重浊，晨起时阵发性加剧，痰出咳减者，多为痰湿咳嗽或痰热咳嗽；午后、黄昏咳嗽加重，或夜间有单声咳嗽，咳声轻微短促者，多属肺燥阴虚；夜卧咳嗽较剧烈，持续不断，伴有气喘者，为久咳致喘的虚寒证。

3. 辨咯痰特点 包括鉴别痰的颜色、性质、气味等有关因素。痰少或干咳无痰者，多属燥热、阴虚；痰多者，常属痰湿、痰热、虚寒；痰白质稀薄者，多属风寒；痰白而浓稠量多者，常属痰湿；痰黄质黏稠者，多属痰热；痰中带血者，多属阴虚肺燥或热伤肺络；痰有热腥味或腥臭气者，为痰热；痰味甜者，属痰湿；痰味咸者，属肾虚。

（二）治则治法

治疗总则分清邪正虚实。咳有六淫为患，也有内伤之异，可以分为外感咳嗽与内伤咳嗽。外感咳嗽又可分风寒、风热、风燥等证候，内伤咳嗽又可分为痰湿、痰热、肝火伤肺及肺阴亏虚等证候。治随证出，除止咳之外，则有散寒、清热、润燥、疏风、缓急、泻肝、化痰、宣肺、养阴等法。

1. 外感咳嗽为实证，按病邪性质多以风寒、风热、风燥为主，治应祛邪利肺为主，邪去则正安。因肺居高位，用药宜轻扬，使药力直达病所。治疗的同时，需注意化痰顺气，痰清则气顺，咳嗽趋于痊愈。

2. 内伤咳嗽多为邪实内虚，标实为主者，以痰、火为主，治应祛邪止咳；本虚为主者，有肺虚、脾虚、肾虚等区分，治应扶正补虚，兼顾主次。

（三）分证论治

外感咳嗽

1. 风寒袭肺

（1）症状及分析

咳嗽声重，气急——风寒束肺，肺气壅遏，不得宣肃；

咽痒，鼻塞，流清涕——风寒上受，肺窍不利；

咯痰稀薄色白——寒邪郁肺，气不布津，凝聚为痰；

恶寒，头痛，肢体酸痛，发热，无汗——风寒外束，郁于肌表；

舌苔薄白，脉浮或浮紧——风寒在表之象。

（2）治法：疏风散寒，宣肺止咳。

（3）主方及分析：三拗汤合止嗽散。

麻黄、荆芥——疏风散寒，宣肺止咳；

苦杏仁、桔梗、白前、陈皮——宣降肺气，止咳化痰；

紫菀、百部——润肺止咳；

甘草——调和诸药。

（4）加减

胸闷、气急等肺气闭实之象不显，外有表证为著者，可去麻黄，加紫苏叶、防风、柴胡；

外感风寒，表寒未尽，里有郁热，热为寒遏，症见咳嗽气急、恶寒身痛、口干欲饮，加柴胡、羌活、独活、黄芩；

鼻塞声重、流涕者，可加辛夷、苍耳子；

夹痰湿，咳而痰黏、胸闷、苔腻者——加法半夏、厚朴、茯苓。

2. 风热犯肺

（1）症状及分析

咳嗽气粗，或咳声嘶哑——风热犯肺，肺失清宣；

咽痛喉燥，口渴——肺热伤津；

痰黏稠或黄痰，咯痰不爽，或鼻流黄涕——肺热内郁，蒸液成痰；

肢体酸楚，身热头痛，恶风——风热犯肺，卫表不和；

舌苔薄黄，脉浮数——风热在表之象。

（2）治法：疏风清热，宣肺止咳。

（3）主方及分析：桑菊饮。

桑叶、菊花、薄荷、连翘——疏风清热；

苦杏仁、桔梗——宣肺止咳；

连翘——清热解毒；

芦根——清热生津。

（4）加减

肺热内盛，口渴喜饮者，加黄芩、鱼腥草；

热邪上壅，咽痛者，加射干、山豆根、牛蒡子；

热伤肺津，咽燥口干，舌质红者，加沙参、天花粉；

痰中带血者，加白茅根、藕节；

内夹湿邪，症见咳嗽痰多、胸闷汗出、苔黄而腻、脉濡数者，加砂仁、佩兰、广藿香；

夏令兼夹暑湿，症见咳嗽胸闷、心烦口渴、尿赤、舌质红、苔薄、脉濡数，加六一散。

3. 风燥伤肺

（1）症状及分析

干咳，连声作呛——燥邪犯肺，肺失清润，肺气上逆；

咽喉干痛，唇鼻干燥，口干——燥伤肺津；

痰少而黏，不易咯出——燥热灼津成痰；

咳而胸痛，痰中夹有血丝——燥热灼伤肺络；

鼻塞，头痛，微寒，身热——风燥外袭，卫表不和；

多发于秋季——为燥邪与风热并见的温燥证；

舌苔红少津，脉浮数——燥热之象。

（2）治法：疏风清肺，润燥止咳。

（3）主方及分析：桑杏汤。

桑叶、苦杏仁——清宣透热，润燥止咳；

淡豆豉——疏风解表；

沙参、梨皮——润肺止咳；

栀子、浙贝母——清热化痰，肃肺止咳。

（4）加减

津伤较甚，干咳咯痰不多，舌红少苔，加太子参、麦冬；

痰中带血，配生地黄、白茅根；

痰黏难出者，加紫菀、瓜蒌；

咽痛明显者，加玄参、马勃；

痰质清稀、恶寒无汗、苔薄白而干、脉浮弦，为凉燥犯肺，卫气郁遏，宜疏风散寒、润肺止咳，用杏苏散加减。

内伤咳嗽

4. 痰湿蕴肺

（1）症状及分析

咳嗽反复发作，咳声重浊——痰浊阻肺，壅遏肺气；

痰白黏腻，或稠厚成块，痰多易咯——脾虚生痰；

早晨或食后咳甚痰多，进甘甜油腻物加重——脾失健运；

纳差，胸闷，脘痞，呕恶——脾气虚弱，痰湿中阻；

舌苔白腻，脉濡滑——痰湿内盛之象。

（2）治法：燥湿化痰，理气止咳。

（3）主方及分析：二陈平胃散合三子养亲汤。

法半夏、茯苓、陈皮、苍术、厚朴——燥湿化痰；

白芥子、莱菔子、紫苏子——降气止咳。

（4）加减

寒痰较重，痰黏白如沫，怕冷者，加干姜、细辛；

久病脾虚者，加党参、白术。

5. 痰热郁肺

（1）症状及分析

咳嗽气息粗促，喉中有痰声——痰热壅肺，肺失清肃；

痰多，质黏稠或黄，或有热腥味，咯吐不爽——热邪蒸液成痰；

咯吐血痰，胸胁胀满，咳时引痛——热伤肺络；

舌质红，苔薄黄腻，脉滑数——痰热壅

肺，津液耗伤。

（2）治法：清热化痰，肃肺止咳。

（3）主方及分析：清金化痰汤。

黄芩、栀子、桑白皮——清泻肺火；

瓜蒌仁、浙贝母、桔梗、橘红——清热散结，化痰止咳；

麦冬、知母——养阴清热，润肺止咳；

茯苓——健脾渗湿；

甘草——调和诸药。

（4）加减

痰热甚者，可加竹沥、天竺黄、竹茹；

痰黄如脓或腥臭，加薏苡仁、冬瓜仁；

痰热壅盛，腑气不通者，加葶苈子、大黄、芒硝。

6. 肝火犯肺

（1）症状及分析

咳逆上气阵作——肝郁化火，上逆侮肺，肺失清肃；

咳时面红目赤，烦热，口苦咽干——肝火上炎；

痰滞咽喉，量少质黏，咯之难出，或痰如絮条——木火刑金，炼液为痰；

咳时引胸胁作痛，情志不遂——肝肺络气不和；

舌质红，苔薄黄少津，脉弦数——火郁阴伤之象。

（2）治法：清肺泻肝，化痰止咳。

（3）主方及分析：黄芩泻白散合黛蛤散。

桑白皮、地骨皮、黄芩、甘草——清泻肺火；

青黛、海蛤壳——清化痰热。

（4）加减

火热较盛，咳嗽频作，痰黄者，可加栀

子、牡丹皮、浙贝母、枇杷叶；

胸闷气逆，加枳壳、旋覆花；

咳嗽胸痛，配郁金、丝瓜络；

痰黏难咯，酌加海浮石、浙贝母、竹茹、瓜蒌；

火郁伤津，咽燥口干，咳嗽日久不减，酌加北沙参、麦冬、天花粉、诃子。

7. 肺阴亏虚

（1）症状及分析

干咳，咳声短促——肺阴亏虚，虚火内灼，肺失润降；

痰少黏白，或痰中见血——虚火灼津为痰，肺损络伤；

口干咽燥，或声音逐渐嘶哑——阴虚肺燥，津液不能上承；

午后潮热，颧红盗汗，手足心热，夜寐盗汗——阴虚火旺；

日渐消瘦，神疲——阴精不能充养；

舌质红，少苔，脉细数——阴虚内热之象。

（2）治法：养阴清热，润肺止咳。

（3）主方及分析：沙参麦冬汤。

沙参、麦冬、玉竹、天花粉——养阴清热，润肺止咳；

桑叶——润肺止咳；

白扁豆、甘草——益气培中，甘缓和胃。

（4）加减

咳而气促者，加五味子、诃子；

痰中带血者，加牡丹皮、白茅根、仙鹤草、藕节；

潮热甚者，加功劳叶、银柴胡、鳖甲、胡黄连；

盗汗明显者，加乌梅、牡蛎、浮小麦；

咯吐黄痰者，加海蛤壳、黄芩；

手足心热，梦遗者，加黄柏、女贞子、墨旱莲、五味子；

兼气虚者，可用生脉饮加减。

（四）其他治疗

1. 中成药　通宣理肺丸、三拗片：用于风寒袭肺证。

桑菊感冒合剂、急支糖浆：用于风热犯肺证。

祛痰止咳冲剂：用于痰湿蕴肺证。

蛇胆川贝液、清肺消炎丸口服液：用于痰热郁肺证。

百合固金丸：用于肺阴亏虚证。

2. 单方验方　雪梨炖冰糖：生梨1个，洗净后连皮切碎，加入冰糖炖水服用，有润肺化痰之功效，用于治疗肺燥咳嗽。

矮地茶：矮地茶30g，水煎服，有清肺化痰之功效，用于治疗痰热郁肺。

【预防调护】

注意四时调摄、积极锻炼、饮食调理，提高身体免疫能力，必要时辅以药物预防。药物预防可根据患者体质，辨证用药。对于平素自汗、易于感冒属肺卫不固者，可服玉屏风散，还可以配合使用足三里艾灸、面部迎香穴保健按摩等方法预防感冒；对于气阴两虚者，可服生脉饮。

痰多者应尽量鼓励病人将痰排出。咳而无力者，可翻身拍背以助痰排出，必要时吸痰。咳嗽痰多，饮食不宜肥甘厚味，以免蕴湿生痰。风热、风燥、肺阴虚咳嗽，不宜食辛辣香燥之品及饮酒，以免伤阴化燥助热。戒除烟酒等不良习惯。对慢性久咳的肾虚患者，应嘱其进行适当的体育锻炼，以提高肺的通气功能，增强抗病能力。

【临证要点】

1. 治疗宜忌　外感咳嗽初期宜解表宣散外邪为主，外邪得解，肺气得宣，则咳嗽得止。此时忌用敛肺、收涩的镇咳药，误用则致邪气留恋，变生他证。内伤咳嗽宜固护正气，忌用宣肺攻邪法，误用则致阴液耗伤，正气愈虚。

2. 整体观念辨治咳嗽　咳嗽的治疗，除直接治疗肺脏外，还应从整体出发，注意治脾、治肝、治肾等。外感咳嗽一般忌敛邪留寇，当因势利导，宣畅肺气则咳嗽自止；内伤咳嗽应防宣散过度，伤及正气，需从调护正气着手。外感咳嗽一般容易治疗，但夹湿或夹燥者，病势缠绵，需防止其慢性迁延转为内伤咳嗽。如湿邪困脾，脾湿生痰，久则脾失健运，脾气亏虚，可转为内生痰湿或气虚咳嗽；燥邪伤津，久则耗损肺阴，转为阴伤肺燥，故应彻底祛邪外出。内伤咳嗽为慢性病程，病势较深，治疗不易速效。如肺气虚寒，脾肾不足者，因肺卫不固，卫外薄弱，每易感邪受侵而加重，治疗时应根据虚实夹杂和病情的缓急，从整体出发，权衡主次，或标本兼顾，或先后分治。此外，肺阴亏虚之咳嗽，虽然初起时病势轻微，但若延误失治，往往日益加重，渐渐趋于劳损。

【名医经验】

1. 焦树德治疗咳嗽的经验　焦树德在学习前人经验的基础上，结合个人的临床体会，将咳嗽的治疗归纳为七大法则：①宣法，即用宣散发表、疏宣肺气、宣通郁壅的方法，常用辛温宣化、辛凉宣肺、宣郁理气法，最常用的药物有桔梗、荆芥、紫苏叶、防风、前胡等。②降法，即用降气化痰、降火肃肺、肃降祛瘀等方药治疗，最常用的药物有紫苏子、苦杏仁、桃仁、旋覆花、沉香等。③清法，即用清热化痰、清肺泻火、清燥救肺等方药治疗，最常用的药物有桑白皮、栀子、石膏、黄芩、知母、青黛等。④温法，即用温肺化痰、温肺理气、温中化痰、温肾纳气等方药治疗，最常用的药物有白芥子、干姜、紫菀、款冬花、肉桂等。⑤补法，即用培补肺气、健脾益气、补肾纳气等方药治疗，最常用的药物有黄芪、党参、白术、山药、冬虫夏草、蛤蚧等。⑥润法，即用甘凉清润、润燥养肺、滋阴养肺、清燥润肺等方药治疗，最常用的药物有麦冬、沙参、阿胶、蜂蜜、梨皮、生地黄、玄参等。⑦收法，即用收肺敛气、敛肺化痰、敛阴清气等方药治疗，最常用的药物有五味子、乌梅、罂粟壳、百合、诃子等。

2. 周仲瑛治疗咳嗽的经验　周仲瑛善用小青龙汤治疗肺寒久咳，认为其是治疗"外寒内饮，饮邪犯肺"的主方。且肺主气，司呼吸，以宣发肃降为顺，治肺不远温，过投清热肃肺之剂，反致邪遏不出。尤其对于久咳、顽咳，更要细辨寒热，凡有寒象或热象不重者，均可灵活运用温肺散寒之剂，或单用，或与清热药伍用。对于肺寒久咳者，须用蜜炙麻黄，以防麻黄发汗耗气之弊。

医案分析

王某，男，35 岁。2003 年 1 月 14 日初诊。

患者自 1999 年开始咳嗽，迁延至今不愈，胸片显示慢性支气管炎，咽部炎症常见发作，目前咳嗽不畅，咯痰不多，色白质黏，舌暗红，苔薄黄，脉细弦滑。

诊断：久咳。

辨证：陈寒伏肺，肺气不宣。

治法：温肺散寒，宣肺止咳。

处方：蜜炙麻黄 5g，苦杏仁 10g，桔梗 3g，甘草 3g，法半夏 10g，陈皮 6g，浙贝母 10g，前胡 10g，紫菀 10g，款冬花 10g，佛耳草 12g，泽漆 12g，炙百部 10g。7 剂。

二诊：2003 年 1 月 21 日。咳嗽咯痰稍舒畅，痰色白，胸闷减轻，舌苔薄黄，脉小滑兼数。

治法：温肺散寒，宣肺止咳。

处方：原方改蜜炙麻黄 6g，桔梗 5g，加挂金灯 5g，炒苏子 10g。14 剂。

三诊：2003 年 2 月 11 日。咳嗽减而未尽，迁延不愈，咽痒，咯痰黏白，喷嚏不多，怕冷，口不干，疲劳，舌苔薄，脉细滑。

治法：温肺散寒，宣肺止咳（守前意，增其制）。

处方：蜜炙麻黄 6g，炙桂枝 10g，法半夏 10g，细辛 3g，五味子 3g，炒白芍 10g，淡干姜 3g，炙紫菀 10g，炙款冬花 10g，炒苏子 10g，炙僵蚕 10g，炙甘草 3g，厚朴 5g，苦杏仁 10g。7 剂。

四诊：2003 年 2 月 18 日。咳嗽基本缓解，走路较急时稍有咳喘，胸不闷，咯痰较利，痰白，微有怕冷，舌苔淡黄，脉细弦兼滑。

治法：温肺散寒，宣肺止咳。

处方：2 月 11 日原方改炙麻黄 9g，加桔梗 5g，陈皮 6g。14 剂。

五诊：2003 年 3 月 11 日。咳嗽基本向愈，晨有一二声咳嗽，痰不多，微有形寒，二便正常，舌苔淡黄薄腻，脉弦兼滑。

治法：温肺散寒，宣肺止咳。

处方：2月11日方改炙麻黄9g，加桔梗6g，陈皮6g，茯苓10g。7剂。

六诊：2003年3月18日。咳嗽稳定，痰白量少不多，舌苔淡黄，脉小弦滑。

治法：培土生金，补脾温肺。

处方：2月11日方改炙麻黄9g，去泽漆，加党参10g，焦白术10g，桔梗5g，陈皮6g，茯苓10g，以培土生金、补脾温肺而治本。

摘自：《小青龙汤治疗肺寒久咳》，出《江苏中医药》(2004)

按：本医案中，患者咳嗽迁延4年，痰白形寒为肺有寒饮之征，故治以小青龙汤加减，以蜜炙麻黄散肺寒、驱邪气、宣肺气、平喘咳为君，注意对于肺寒久咳者，须用蜜炙麻黄，以防麻黄发汗耗气之弊。桂枝、干姜、细辛、半夏温肺化饮降逆，紫菀、款冬花化痰止咳，五味子、白芍收敛肺气，配合炒苏子、厚朴降气止嗽化痰，桔梗、甘草宣畅肺气。全方有温肺散寒、宣利肺气、止咳化痰之功。脾为生痰之源，肺为贮痰之器，故久咳得缓后，再配伍以党参、白术、茯苓、甘草四君以补脾益气，固本善后。

【古籍选录】

《景岳全书·咳嗽》："咳嗽一证，窃见诸家立论太繁，皆不得其要。多致后人临证，莫知所从，所以治难得效。以余观之，则咳嗽之要，止唯二证。何为二证？一曰外感，一曰内伤，而尽之矣。夫外感之咳，必由皮毛而入。盖皮毛为肺之合，而凡外邪袭之，则必先入于肺，久而不愈，则必自肺而传于五脏也。内伤之嗽，必起于阴分。盖肺属燥金，为水之母，阴损于下则阳孤于上，水涸金枯，肺苦于燥，肺燥则痒，痒则咳不能已也。总之，咳证虽多，无非肺病，而肺之为病，亦无非此二者而已。但于二者之中，当辨阴阳，当分虚实耳。盖外感之咳，阳邪也，阳邪自外而入，故治宜辛温，邪得温而自散也。内伤之咳，阴病也，阴气受伤于内，故治宜甘平养阴，阴气复而嗽自愈也。然外感之邪多有余，若实中有虚，则宜兼补以散之。内伤之病多不足，若虚中夹实，亦当兼清以润之。"

《医学心悟·咳嗽》："凡治咳嗽，贵在初起得法为善。经云：微寒微咳，咳嗽之因，属风寒者十居其九。故初治必须发散，而又不可以过散，不散则邪不去，过散则肺气必虚，皆令缠绵难愈。……久咳不已，必须补脾土以生肺金。此诚格致之言也。"

《医学入门·咳嗽》："新咳有痰者外感，随时解散；无痰者便是火热，只宜清之。久咳有痰者燥脾化痰，无痰者清金降火。盖外感久则郁热，内伤久则火炎，俱宜开郁润燥。……苟不治本而浪用兜铃、粟壳涩剂，反致缠绵。"

【文献推介】

1. 中华医学会呼吸病学分会哮喘学组. 咳嗽的诊断与治疗指南（2009）[J]. 中华结核和呼吸杂志，2009，32：407-413.

2. 赖克方，陈如冲，刘春丽，等. 不明原因慢性咳嗽的病因分布及诊断程序的建立[J]. 中华结核和呼吸杂志，2006，29（2）：96-99.

3. 中华中医药学会内科分会肺系病专业委员会. 咳嗽中医诊疗专家共识意见（2011版）[J]. 中医杂志，2011，52（10）：896-899.

【小结】

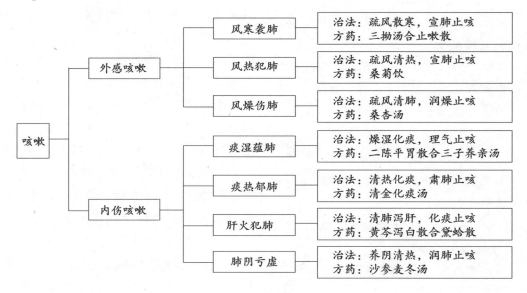

【复习思考题】

1. 燥邪引起的咳嗽，有"凉燥"和"温燥"之分，当如何区别，治疗有何不同？

2. 如何理解"五脏六腑皆令人咳，非独肺也"，其在临床实践中有何学术价值？

（林琳）

第三节 哮病

哮病，又称为哮证，是一种发作性的痰鸣气喘疾患。发时喉中哮鸣有声，呼吸气促困难，甚则喘息不能平卧。由于哮必兼喘，故亦称哮喘。哮病是一种发作性的疾病，根据本病的定义和临床表现，西医学的支气管哮喘、喘息性支气管炎，或其他急性肺部过敏性疾患所致的哮喘均可参考本病辨证论治。哮病的历史沿革见表1-3-1。

知识拓展

支气管哮喘（简称哮喘）是全球最常见的慢性呼吸系统疾病之一，严重影响患者健康并造成了巨大的社会及经济负担。我国主要城市城区儿童哮喘总患病率为3.02%，2年现患率为2.32%，分别较十年前分别增加了52.8%和50.6%。目前哮喘早期诊断、规范治疗和控制率较低。

摘自：《第三次中国城市儿童哮喘流行病学调查》，出《中华儿科杂志》（2013）

【病因病机】

宿痰内伏于肺致哮病的发生，每因外感、饮食、情志、劳倦等诱因而引触，以致痰阻气道，肺失肃降，肺气上逆，痰气搏击而发出痰鸣气喘声。

（一）病因

1. 外邪侵袭 外感风寒或风热之邪，未

表 1-3-1 哮病的历史沿革

朝代	代表医家	代表著作	主要论述
东汉	张仲景	《金匮要略》	临床表现：咳而上气，喉中水鸡声 治疗：射干麻黄汤
元	朱丹溪	《丹溪心法》	治疗："哮喘必用薄滋味，专主于痰""未发以扶正气为主，既发以攻邪气为急"
明	虞抟	《医学正传》	临床表现：哮以声响言，喘以气息言

能及时表散，邪蕴于肺，壅阻肺气，气不布津，聚液成痰。其他如吸入花粉、烟尘、动物毛屑、异味气体等，影响肺气的宣发肃降，以致津液凝聚，痰浊内生，诱发哮喘。

2. 饮食不当 过食生冷、肥甘、酸咸，或进食海膻发物而致脾失健运，饮食不归正化，痰浊内生，上干于肺，壅塞气道而诱发。故古有"食哮""鱼腥哮""卤哮""糖哮""醋哮"等名。此类现象多见于幼儿及少年患者。

3. 情志刺激 忧郁恼怒、思虑过度等不良精神刺激，致肝失条达，气机不畅，肝肺升降失序，肺气上逆；或肝气郁结，疏泄失职，津液失布，凝而成痰；或肝郁化火，郁火灼津，炼液成痰；或肝气郁滞，横克脾土，脾失健运，酿液为痰，上贮于肺，壅滞肺气，不得宣降。

4. 体虚及病后 素体不强，则易受邪侵。如幼儿哮病往往由于禀赋不足所致，即《临证指南医案·哮》所称"幼稚天哮"。若病后体弱，如幼年患麻疹、顿咳，或反复感冒，咳嗽日久等病，以致肺气亏虚，气不化津，痰饮内生；或病后阴虚火旺，热蒸液聚，痰热胶固而病哮。素体不强多以肾虚为主，而病后所致者多以肺为主。

（二）病机

本病的病位主要在肺，与脾肾关系密切。肺虚不能主气，气不化津，则痰浊内蕴，肃降无权，加之卫外不固，更易受外邪的侵袭而诱发。脾虚不能化水谷精微，上输养肺，反而积湿生痰，上贮于肺，影响肺气的升降。肾虚精微匮乏，纳摄失常，则阳虚水泛为痰，或阴虚烁津生痰，上干于肺，而致肺气出纳失司。

哮病发作的基本病理因素为痰，痰的产生主要由于人体津液不归正化，凝聚而成，若痰伏于肺则成为引发哮病的潜在"夙根"。因各种诱因如气候、饮食、情志、劳累多能诱发本病发作，这些诱因每多错杂相关，尤以气候变化为主。《景岳全书·喘促》曰："喘有夙根，遇寒即发，或遇劳即发者，亦名哮喘。"哮病之"夙根"实质在于机体脏腑阴阳失调，素体偏盛偏虚，对津液的运化失常，肺不布津，脾不输化水精，肾不蒸化水液，而致凝聚成痰，痰伏于肺即为潜在病理因素。哮病发作的基本病理变化为"伏痰"遇感引触，痰随气升，气因痰阻，相互搏结，痰气壅塞气道，气道狭窄挛急，通畅不利，肺气宣降失常而喘促，痰气相互搏击而致痰鸣有声。

本病的病理性质，哮病发作时的病理环节为痰阻气闭，以邪实为主。若病因于寒，素体阳虚，痰从寒化，属寒痰为患，则发为冷哮；病因于热，素体阳盛，痰从热化，属痰热为患，则发为热哮；如"痰热内郁，风寒外束"引起发作者，可以表现为外寒内热的寒包热哮；痰浊伏肺，肺气壅实，风邪触发者则表现为风痰哮；反复发作，正气耗伤或素体肺肾不足者，可表现为虚哮。

本病发作时以标实为主，表现为痰鸣气喘；平时以肺、脾、肾等脏器虚弱之候为主，表现为短气、疲乏，常有轻度哮病。若哮病反复发作，寒痰伤及脾肾之阳，痰热伤及肺肾之阴，则可从实转虚，表现为脾、肺、肾脏虚弱；三脏之间可相互影响致病，表现为肺脾气虚或肺肾两虚之象。若哮病大发作，每易持续不解，邪实与正虚错综并见，肺肾两虚而痰浊又复壅盛，严重者肺不能治理调节心血的运行，命门之火不能上济于心，则累及心阳，甚至发生"喘脱"危候。哮病的病因病机演变见图1-3-1。

【诊断与鉴别诊断】

（一）诊断

1. 发作时喉中有明显哮鸣声，呼吸困难，不能平卧，甚至面色苍白，唇甲青紫，约数分钟或数小时后缓解。缓解期可见咳嗽、咯痰、自汗、短气、疲乏、腰膝酸软等症状。大发作时可见喘脱危候。

2. 呈发作性，发作与缓解均迅速，多为突然而起，或发作前有鼻塞、喷嚏、咳嗽、胸闷等先兆。

3. 大多起于童稚之时，有过敏史或家族史。每因气候变化、饮食不当、情志失调、疲乏等因素而诱发。发作常有明显的季节性，一般发于秋初或冬令者居多，其次是春季，至夏季则缓解。但也有常年反复发作者。

血常规、肺功能、胸部X线检查有助于诊断。

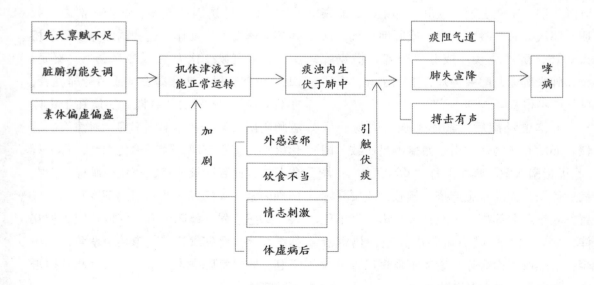

图 1-3-1 哮病病因病机演变示意图

知识拓展

支气管哮喘的西医诊断标准：①反复发作喘息、气急、胸闷或咳嗽，多与接触变应原、冷空气、物理、化学性刺激、病毒性上呼吸道感染、运动等有关；②发作时在双肺可闻及散在或弥漫性、以呼气相为主的哮鸣音，呼气相延长；③上述症状可经平喘药物治疗后缓解或自行缓解；④除外其他疾病所引起的喘息、气急、胸闷和咳嗽；⑤临床表现不典型者（如无明显喘息或体征）应有下列三项中至少一项阳性：a.支气管激发试验或运动试验阳性；b.支气管舒张试验阳性；c.昼夜 PEF 变异率≥20%。

摘自：《内科学》（第 8 版）

（二）鉴别诊断

1. 喘证 哮病与喘证都有呼吸急促的表现，哮必兼喘，而喘未必兼哮。哮以发作时喉中哮鸣有声为主要临床特征，喘以气喘促急迫为主要表现。哮为反复发作的独立性疾病，喘证并发于急慢性疾病过程中。"哮以声响言，喘以气息言"，两者以此为辨别要点。实喘中的痰喘，也可能出现气息喘促、哮鸣有声，有类似哮病，但不若哮病有反复发作的特点，不难鉴别。

2. 支饮 支饮虽然也有痰鸣气喘的症状，但多系部分慢性咳嗽经久不愈，逐渐加重而成，病势时轻时重，发作与间歇界限不清，以咳嗽气喘为主，与哮病间歇发作，突然发病，迅速缓解，哮吼声重，有轻度咳嗽或不咳，两者有显著的不同。

【辨证论治】

（一）辨证要点

辨虚实 哮病总属邪实正虚之证。在发作期主要表现为实证，但有寒热之别，当分寒、热、寒包热、风痰、虚哮五种，未发时主要表现为虚证，当分肺、脾、肾三脏之亏虚。但久病正虚者，每多虚实错杂，当按病程新久及全身症状以辨别其主次（表1-3-2）。

（二）治则治法

本病治疗当宗《丹溪治法心要·喘》"未发以扶正气为主，既发以攻邪气为急"之旨，"发时治标，平时治本"是本病的治疗原则。发时攻邪治标，祛痰利气，寒痰宜

表 1-3-2 哮病虚实辨别表

	虚证	实证			
虚实	虚哮	冷哮	热哮	寒包热哮	风痰哮
病因病机	痰气瘀阻，肺肾两虚，纳摄失常	病因于寒，或素体阳虚，痰从寒化，而致寒饮伏肺，肺失宣畅	病因于热，或素体阳盛，痰从热化，痰热郁肺，肺失清肃	痰热内郁，风寒外束，客寒包火，肺失清宣	痰浊伏肺，风邪引触，肺气壅塞，宣降失司

温化宣肺，热痰当清化肃肺，表证明显者兼以解表，属风痰者又当祛风涤痰。平时正虚为主，治以扶正固本，阳气虚者予以温补，阴虚者予以滋养，肺虚者补肺，脾虚者健脾，肾虚者益肾，以冀减轻、减少或控制其发作。至于病深日久，发时虚实兼见者，不可拘泥于祛邪治标，当标本兼顾，攻补兼施，寒热错杂者，当温清并用。

（三）分证论治

发作期

1. 冷哮

（1）症状及分析

喉中哮鸣如水鸡声，呼吸急促——寒痰伏肺，遇感触发，痰气相搏，壅于气道；

胸膈满闷如塞，咳反不甚而咯痰量少——肺气郁闭，不得宣畅；

痰色白而多泡沫，口不渴或渴喜热饮——病因于寒，内无郁热；

天冷或受寒则发——外寒引动内饮；

面色晦滞带青，形寒怕冷——阴盛于内，阳气不能宣达；

舌苔白滑，脉弦紧或浮紧——为寒盛之象。

（2）治法：宣肺散寒，化痰平喘。

（3）主方及分析：射干麻黄汤。

麻黄、射干——宣肺平喘；

生姜、细辛、半夏——温肺化饮降逆；

紫菀、款冬花——化痰止咳；

五味子——收敛肺气；

大枣——和中。

（4）加减

表寒明显，寒热身痛，加桂枝、羌活；

痰涌气逆，不得平卧，加葶苈子、紫苏子泻肺降逆；

咳逆上气，汗多，加白芍。

2. 热哮

（1）症状及分析

喉中痰鸣如吼，喘而气粗息涌，胸高胁胀，咳呛阵作——痰热壅肺，肺失清肃，肺气上逆；

咯痰白或黄，黏浊稠厚，咯吐不利——热蒸液聚成痰，痰热胶结；

口苦，口渴喜饮，汗出，面赤或有身热，好发于夏季——痰火内蒸；

舌质红，舌苔黄腻，脉滑数或弦滑——痰热内盛之征。

（2）治法：清热宣肺，化痰定喘。

（3）主方及分析：定喘汤。

麻黄——宣肺平喘；

黄芩、桑白皮——清热肃肺；

苦杏仁、半夏、款冬花、紫苏子——化痰降逆；

白果——敛肺，并防麻黄过于耗散；

甘草——调和诸药。

（4）加减

表寒外束，肺热内郁，加石膏，配麻黄解表清里；

肺气壅实，痰鸣息涌，不得平卧，加葶苈子，地龙；

肺热壅盛，痰吐稠黄，加海蛤壳、射干、知母、鱼腥草；

兼有大便秘结者，可用大黄、芒硝、瓜蒌、枳实；

病久热盛伤阴，气急难续，痰少质黏，口咽干燥，舌红少苔，脉细数者，加沙参、知母、天花粉。

3. 寒包热哮

（1）症状及分析

喉中鸣息有声，胸膈烦闷，呼吸急促，喘咳气逆——痰热内郁，风寒外束，肺失宣降；

咯痰不爽，痰黏色黄，或黄白相间——痰热阻肺；

烦躁，发热，恶寒，无汗，身痛——寒邪束表；

口干欲饮，大便偏干——邪热内炽；

舌苔白腻罩黄，舌边尖红，脉弦紧——为寒热夹杂之象。

（2）治法：解表散寒，清化痰热。

（3）主方及分析：小青龙加石膏汤。

麻黄、桂枝——解表散寒，宣肺平喘；

石膏——清泄肺热；

干姜、细辛——温肺化饮；

五味子、白芍——敛肺止咳平喘；

半夏——燥湿化痰；

甘草——调和诸药。

（4）加减

里热重，加黄芩、桑白皮；

喘哮痰鸣气逆，加射干、葶苈子、紫苏子；

痰多黄稠，加浙贝母、金荞麦。

4. 风痰哮

（1）症状及分析

喉中痰涎壅盛，声如拽锯，喘息胸满，但坐不得卧——痰浊伏肺，风邪引触，升降失司；

咯痰黏腻难出——痰浊为病，胶黏厚浊；

喉中鸣声如吹哨笛，咯白色泡沫痰——风邪偏盛；

面色青暗，胸部憋塞——痰浊蕴肺，气机郁闭；

自觉鼻、咽、眼、耳发痒，喷嚏，鼻塞，流涕——风邪触发；

舌苔厚浊，脉滑实——痰浊内盛之象。

（2）治法：祛风涤痰，降气平喘。

（3）主方及分析：麻杏二三汤。

白芥子、紫苏子、莱菔子、茶叶——温肺利气，止咳平喘；

麻黄、苦杏仁——宣肺平喘；

法半夏、陈皮、茯苓——健脾燥湿，化痰降气；

诃子、甘草——敛肺平喘。

（4）加减

外感诱发者，加紫苏叶、防风、僵蚕、地龙；

痰壅喘急，加葶苈子、猪牙皂，必要时可暂予控涎丹。

5. 虚哮

（1）症状及分析

喉中哮鸣如鼾，声低，气短息促，动则喘甚——哮病久发，痰气瘀阻，肺肾两虚，纳摄失常；

发作频繁，甚则持续喘哮——正气亏虚，痰浊内生，外邪易干；

口唇爪甲青紫——肺虚治节失司，心血瘀阻；

咯痰无力，痰涎清稀或质黏起沫——肺肾气虚，痰涎壅盛；

面色苍白，口不渴，形寒肢冷——气虚及阳；

颧红唇紫，咽干口渴，或烦热——肺肾阴虚；

舌质淡红或偏红，或紫暗，脉沉细或细

数——为气虚伤阴，血瘀内阻之征。

（2）治法：补肺纳肾，降气化痰。

（3）主方及分析：平喘固本汤。

党参——补益肺气；

胡桃肉、沉香、脐带、冬虫夏草、五味子——补肾纳气；

半夏、款冬花、陈皮——理气化痰，止咳平喘；

紫苏子、磁石——降气平喘。

（4）加减

肾阳虚，加附子、鹿角、补骨脂、钟乳石；

肺肾阴虚，加沙参、麦冬、生地黄、当归；

痰气瘀阻，口唇青紫，加桃仁、苏木；

气逆于上，动则气喘，加紫石英、磁石。

6. 喘脱危证

（1）症状及分析

喘息鼻扇，张口抬肩，气短息促——肺肾两虚，痰浊壅盛；

烦躁，神昏——痰蒙清窍；

面青，四肢厥冷——痰浊壅盛，阳气被郁；

汗出如油，脉细数不清——气阴俱竭；

脉浮大无根——心肾阳衰欲脱；

舌质青暗，苔腻或滑——为痰瘀交阻之象。

（2）治法：补肺纳肾，扶正固脱。

（3）主方及分析：回阳救急汤合生脉饮。

附子、干姜、甘草——回阳救逆；

人参、五味子、麦冬——益气固阴；

白术、茯苓、陈皮、半夏——健脾燥湿

化痰；

肉桂——纳气归肾；

麝香——开窍通络。

（4）加减

阳虚甚，气息微弱，汗出肢冷，舌淡，脉沉细，加龙骨、牡蛎、冬虫夏草、蛤蚧；

气息急促，心烦，汗出黏手，口干舌红，脉沉细数，加生地黄、玉竹，可改人参为西洋参；

喘急面青，躁烦不安，汗出肢冷，舌淡紫，脉细，另吞服黑锡丹。

缓解期

7. 肺脾气虚

（1）症状及分析

气短声低气怯，痰多质稀色白，喉中时有轻度哮鸣——肺不主气，气不化津，痰饮蕴肺，肺气上逆；

自汗，怕风，常易感冒——肺虚卫弱，腠理不密；

倦怠无力，食少便溏——脾气不足，健运无权；

舌质淡，苔白，脉濡软——为肺脾气虚之象。

（2）治法：健脾益气，补土生金。

（3）主方及分析：六君子汤。

党参、白术——健脾益气；

法半夏、陈皮——燥湿化痰；

茯苓——甘淡补脾；

甘草——补气调中。

（4）加减

表虚自汗，加炙黄芪、浮小麦、大枣；

怕冷，畏风，易感冒，加桂枝、白芍、附子；

痰多者，加前胡、苦杏仁。

8. 肺肾两虚

（1）症状及分析

短气息促，动则为甚，吸气不利——肺肾两虚，纳摄失常，气不归元；

咯痰质黏起沫，腰酸腿软，心慌，不耐劳累——精气亏乏，气不布津，津凝为痰；

五心烦热，颧红，口干，舌质红少苔，脉细数——肾阴亏虚，虚热内生；

畏寒肢冷，面色苍白，舌苔淡白，质胖，脉沉细——肾阳亏虚。

（2）治法：肺肾双补。

（3）主方及分析：生脉地黄汤合金水六君煎。

熟地黄、山药、山茱萸、胡桃肉、当归——滋养阴血，补肾纳气；

人参、麦冬、五味子——补益肺之气阴；

半夏、陈皮、茯苓、甘草——健脾理气化痰；

泽泻、牡丹皮——利湿泄浊，补而不滞。

（4）加减

咯痰稀薄，形寒，口不渴，去麦冬，加干姜；

肺阴虚者，加百合、南沙参、玉竹，或用百合固金汤；

脾虚湿浊内聚者，用六君子汤加干姜、细辛、五味子。

（四）其他治疗

中成药 小青龙胶囊：用于冷哮证。

咳喘宁口服液：用于热哮证。

蛤蚧定喘胶囊：用于虚哮证。

补中益气丸：用于肺脾气虚证。

【预防调护】

本病经常反复发作，病程颇长，病情顽固，迁延难愈，难以根除。如能控制其发作，平时注意调养正气，坚持服用扶正固本方药，部分患者可望获得根治，即使未得根治也可望减少或减轻发作。预防方面，注意气候影响，做好防寒保暖，防止外邪诱发。避免接触刺激性气体及易致过敏可疑异物。饮食宜清淡而富营养，忌生冷、肥甘、辛辣、海膻发物等，以免伤脾生痰。防止过度疲劳和情志刺激。鼓励患者根据个人身体情况选择太极拳、八段锦以增强体质，预防感冒。

在调摄方面，哮病发作时，应密切观察哮鸣、喘息、咳嗽、咯痰等病情的变化，哮鸣咳嗽痰多、痰声辘辘或痰黏难咯者，用拍背、雾化吸入等法，助痰排出。对喘息哮鸣，心中悸动者，应限制活动，防止喘脱。

【临证要点】

1. 寒证与热证的相兼与转化 寒痰冷哮久郁也可化热，尤其在感受外邪引发时，更易如此。小儿、青少年阳气偏胜者，多见热哮，但久延而至成年、老年，阳气渐衰，每可转从寒化，表现冷哮。虚实之间也可在一定条件下互相转化，一般而言，新病多实，发时邪实，久病多虚，平时正虚，但实证与虚证可以因果错杂为患。实证包括寒热两证，如寒痰日久耗伤肺、脾、肾的阳气，可以转化为气虚、阳虚证；痰热久郁耗伤肺肾阴液，则可转化为阴虚证。虚证属于阳气虚者，因肺脾肾不能温化津液，而致津液停积为饮，兼有寒痰标实现象；属于阴虚者，因肺肾阴虚火旺，灼津成痰，兼有痰热标实现象。兼腑实者，当泄肺通腑；兼肝气侮肺，治当疏利肝气、清肝肃肺。

2. 治标治本兼顾 临证所见，发作之时，虽以邪实为多，亦有以正虚为主者。缓解期常以正虚为主，但其痰饮留伏的病理因素仍然存在。因此，对于哮病的治疗，发时未必全从标治，当治标顾本；平时亦未必全恃扶正，当治本顾标。尤其是大发作有喘脱倾向者，更应重视回阳救脱，急固其本，若拘泥于"发时治标"之说，则坐失救治良机。平时当重视治本，区别肺、脾、肾的主次，在抓住重点的基础上，适当兼顾，其中尤以补肾为要，因肾为先天之本、五脏之根，肾精充足则根本得固。但在扶正的同时，还当注意参入降气化痰之品，以祛除内伏之顽痰，方能减少复发。

3. 对症用药 风邪致病者，为痰伏于肺，外感风邪触发，具有起病急、病情多变等风邪"善行而数变"的特征，治当祛风解痉，药用麻黄、紫苏叶、防风、苍耳草等，特别是虫类祛风药尤擅长于入络搜邪，如僵蚕、蝉蜕、地龙、蜂房等，均为临床习用治哮之药，可选择应用。如见喘急痰涌、胸满不能平卧、咯痰黏腻、舌苔厚浊者，又属以痰为主，当用三子养亲汤加厚朴、苦杏仁、葶苈子、猪牙皂等。

【名医经验】

洪广祥辨治哮病经验 洪氏认为哮病的宿根是痰瘀伏肺，气阳虚是内因，包括肺的气阳虚，以及卫的气阳虚，而外感六淫是发作的主要诱因。哮病发作时属肺实证，治疗着重涤痰祛瘀以平喘，而治瘀治痰要以治气为先。"肺苦气上逆，急食苦以泄之"，以蠲哮汤主之；缓解期的治疗则以补虚为主，除肺虚以外，新病患者常伴有脾虚，久病常伴

有肾虚，肾气强则肺气充，常用截哮汤或温阳护卫汤治疗。

医案分析

> 宋某，男，55岁。
>
> 初诊：1978年6月19日。
>
> 主诉：原有肺结核病史，患哮喘病10多年，有肺气肿（胸部X线透视：肺纹理增加，肺气肿，肺门淋巴结钙化）。近半个月来，喘咳发作，下午重，畏寒鼻塞，口干。服氨茶碱10天无效。舌苔黄腻，脉象浮弦。
>
> 辨证：属肺虚夹痰火，外束风寒。
>
> 治法：先治其标，拟用小青龙加石膏汤加减。
>
> 处方：麻黄5g，细辛3g，制半夏10g，干姜4g，五味子5g，桂枝7g，甘草5g，石膏30g，北沙参10g，麦冬10g，苦杏仁10g。
>
> 二诊：1978年6月21日。服上方药后，哮喘较轻，但未完全停止，仍感畏风，口略干，脉舌如前，原法加减。
>
> 处方：麻黄7g，细辛4g，制半夏10g，干姜5g，五味子12g，葶苈子（包）12g，桂枝10g，石膏30g，苦杏仁10g，炙兜铃7g，北沙参10g，甘草10g，党参10g。
>
> 第二诊方药服后，哮喘全平，改用扶正化痰善后。
>
> 摘自：《中国近现代中医医案精华·屠揆先医案》

按： 本例之哮喘发作，因肺虚痰火、外感风寒所引起，先以攻邪为主，用小青龙加石膏汤合滋阴降火之沙参、麦冬以及降逆平喘之苦杏仁，服后哮喘减轻。二诊在原方基础上加重药量，并加清肺降火之党参，祛痰平喘之葶苈子、炙兜铃，服之，哮喘全平，继之改用扶正化痰善后。本例在服中药之前，已服过10天氨茶碱无效，服上面两个方药，哮喘平定，尤其第二方加重药量后，并增进化痰火药物，显效更速。说明用麻黄素或氨茶碱无效之病例，按中医辨证论治，用复方治疗仍能有效。

【古籍选录】

《诸病源候论·气病诸候》："肺病令人上气，兼胸膈痰满，气行壅滞，喘息不调，致咽喉有声，如水鸡之鸣也。"

《医宗必读·喘》："喘者，促促气急，喝喝痰声，张口抬肩，摇身撷肚。短气者，呼吸虽急，而不能接续，似喘而无痰声，亦不抬肩，但肺壅而不能下。哮者与喘相类，但不似喘开口出气之多，而有呀呷之音……三证极当详辨。"

《景岳全书·喘促》："喘有夙根，遇寒即发，或遇劳即发者，亦名哮喘。未发时以扶正气为主，既发时以攻邪气为主，扶正气者，须辨阴阳，阴虚者补其阴，阳虚者补其阳。攻邪气者，须分微甚，或散其风，或温其寒，或清其痰火。然发久者气无不虚，故于消散中宜酌加温补，或于温补中宜量加消散。此等证候，当眷眷以元气为念，必使元气渐充，庶可望其渐愈，若攻之太过，未有不致日甚而危者。"

《医学统旨》："大抵哮喘，未发以扶正为主，已发以攻邪为主。亦有痰气壅盛壮实者，可用吐法。大便秘结，服定喘药不效，而用利导之药而安者。必须使薄滋味，不可纯用凉药，亦不可多服砒毒劫药，倘若受伤，追悔何及。"

《时方妙用·哮证》："哮喘之病，寒邪伏于肺俞，痰窠结于肺膜，内外相应，一遇风寒暑湿燥火六气之伤即发，伤酒伤食亦发，动怒动气亦发，劳役房劳亦发。"

【文献推介】

1. 中华医学会呼吸病学分会哮喘学组，中华医学会全科医学分会. 中国支气管哮喘防治指南（基层版）[J]. 中华结核和呼吸杂志，2013，36（5）：331-336.

2. 韩春生，张洪春. 晁恩祥教授治疗哮喘病的经验 [J]. 北京中医，1996，15（3）：18-20.

【小结】

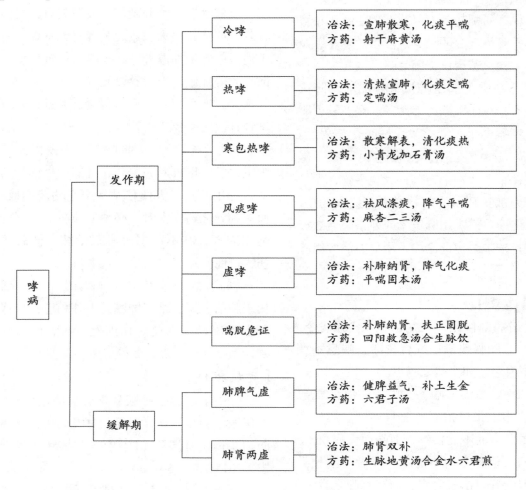

哮病
- 发作期
  - 冷哮 → 治法：宣肺散寒，化痰平喘；方药：射干麻黄汤
  - 热哮 → 治法：清热宣肺，化痰定喘；方药：定喘汤
  - 寒包热哮 → 治法：散寒解表，清化痰热；方药：小青龙加石膏汤
  - 风痰哮 → 治法：祛风涤痰，降气平喘；方药：麻杏二三汤
  - 虚哮 → 治法：补肺纳肾，降气化痰；方药：平喘固本汤
  - 喘脱危证 → 治法：补肺纳肾，扶正固脱；方药：回阳救急汤合生脉饮
- 缓解期
  - 肺脾气虚 → 治法：健脾益气，补土生金；方药：六君子汤
  - 肺肾两虚 → 治法：肺肾双补；方药：生脉地黄汤合金水六君煎

【复习思考题】

1. 射干麻黄汤、小青龙汤均可治疗冷哮，应如何区别使用？

2. 咳、喘、哮均有虚证，它们在证治上有何区别？

（林琳）

第四节　喘证

喘即气喘、喘息，以气息迫促为其主要临床表现的一类疾病。凡外感六淫、内伤诸因导致肺气升降失常，以呼吸困难，甚至张口抬肩、鼻翼扇动、不能平卧为主要表现的病证，谓之喘证。喘证的临床症状轻重不一，轻者仅表现为呼吸不畅、憋气、呼吸困难；重者稍动则喘息不已、不能平卧，甚则张口抬肩、鼻翼扇动；严重者喘促持续不解、烦躁不安、面青唇紫、肢冷、汗出如珠、脉浮大无根，甚发为喘脱。西医学的喘息性支气管炎、肺炎、肺气肿、心源性哮喘、肺源性心脏病、矽肺以及癔症性喘息等疾病，若出现喘证的临床表现时，可参照本节进行辨证论治。喘证的历史沿革见表1-4-1。

表 1-4-1　喘证的历史沿革

朝代	代表医家	代表著作	主要论述
战国—西汉	—	《黄帝内经》	临床表现：肺病者，喘息鼻张
元	朱丹溪	《丹溪心法》	病因病机：六淫七情之所感伤，饱食动作
明	张景岳	《景岳全书》	辨证论治：实喘者有邪，邪气实是也；虚喘者无邪，元气虚也
清	叶天士	《临证指南医案》	辨证论治：在肺为实，在肾为虚

【病因病机】

喘证的病因较多，但概括而言，不外外感和内伤两方面，外感为感受六淫之邪，侵袭肺系；内伤为饮食不当、情志失调、劳欲久病等导致肺失宣降，肺气上逆或气无所主，肾失摄纳而致喘证。

（一）病因

1.外感六淫　起居不慎，寒温失宜，或过度疲劳，肺的卫外功能减退或失调，以致风寒或风热之邪侵袭，邪蕴于肺，未能及时表散，壅阻肺气，肺气不得宣降，因而上逆作喘。

2.饮食不节　饮食不节，特别是多食膏粱厚味，积而不化，影响脾胃功能，变生痰浊，闭阻肺络；且因积食化热，熏蒸清道，影响人体气机的正常升降，而成为喘证的内在病因。

3.情志失调　七情之病，多从肝起。七情太过，气迫于肺，不得宣通而为喘。如情志不遂，忧思气结，肝失条达，气失疏泄，肺气痹阻，或郁怒伤肝，肝气上逆于肺，肺气不得肃降，升多降少，气逆而喘。七情太过，痰饮由生，如郁怒伤肝，肝气横逆既能乘脾土，影响脾的运化功能；肝郁化火，或肝阴虚而肝火亢盛，又可炼液为痰，甚至反侮肺金，暗耗肾水。

4.劳欲久病　肺系久病，咳伤肺气，或久病脾气虚弱，肺失充养，肺之气阴不足，以致气失所主而喘促。若久病迁延，由肺及肾，或劳欲伤肾，精气内夺，肺之气阴亏耗，不能下荫于肾，肾之真元伤损，根本不固，不能助纳肾气，则气失摄纳，上出于肺，出多入少，逆气上奔为喘。

（二）病机

喘证病变部位主要在肺和肾，与肝、脾、心有关。因肺为气之主，司呼吸，外合皮毛，内为五脏之华盖，若外邪袭肺，或他脏病气上犯，皆可使肺气壅塞，肺失宣降，呼吸不利而致喘促，或使肺气虚衰，气失所主而喘促。肾为气之根，与肺同司气之出纳，故肾元不固，摄纳失常则气不归元，阴阳不相接续，亦可气逆于肺而为喘。若脾虚痰浊饮邪上扰，或肝气逆乘亦能致喘，则为肝脾之病影响于肺。心气喘满，则发生于喘脱之时。

喘证的病理性质有虚实两类，实喘在肺，为外邪、痰浊、肝郁气逆，肺壅邪气而宣降不利；虚喘当责之肺、肾两脏，因精气不足，气阴亏耗而致肺不主气，肾不纳气。故喘证的基本病机是气机的升降出纳失常，"在肺为实，在肾为虚"。病情错杂者，每可下虚上实，虚实夹杂并见。但在病情发展的不同阶段，虚实之间有所侧重，或互相转化。若肺病及脾，子盗母气，则脾气亦虚，脾虚失运，聚湿生痰，上渍于肺，肺气壅塞，气津失布，血行不利，可形成痰浊血瘀，此时病机以邪实为主，或邪实正虚互见。若迁延不愈，累及于肾，其病机则呈现肾失摄纳、痰瘀伏肺之肾虚肺实之候。若阳气虚衰，水无所主，水邪泛溢，又可上凌心肺，病机则为因虚致实，虚实互见。

因心脉上通于肺，肺气治理调节心血的运行，宗气贯心肺，肾脉上络于心，心肾相互既济，又心阳根于命门之火，心脏阳气的盛衰，与先天肾气及后天呼吸之气皆有密切关系。故本病的严重阶段，肺肾虚极，孤阳欲脱，必致心气、心阳亦惫，心不主血脉，血行不畅而瘀滞，面色、唇舌、指甲青紫，甚则出现喘汗致脱，亡阳、亡阴，则病情危笃。

一般而论，实喘易治，虚喘难疗。实喘由于邪气壅阻，祛邪利肺则愈，故治疗较易；虚喘为气失摄纳，根本不固，补之未必即效，每因体虚易感外邪，导致反复发作，往往喘甚而致汗脱，故难治。若实喘邪气闭肺，喘息上气，胸闷如窒，呼吸窘迫，身热不得卧，脉急数者，虚喘见足冷头汗，如油如珠，喘息鼻扇，摇身撷肚，张口抬肩，胸前高起，面赤躁扰，直视便溏，脉浮大急促无根者，为下虚上盛，阴阳离决，孤阳浮越，冲气上逆之危脱证候，必须及时救治，慎重处理。喘证的病因病机演变见图1-4-1。

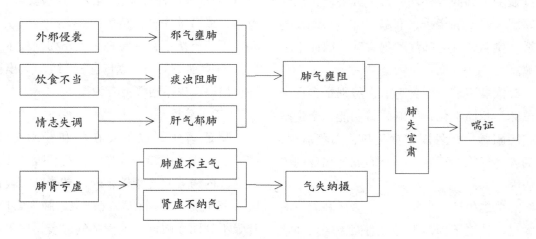

图1-4-1　喘证病因病机演变示意图

【诊断与鉴别诊断】

（一）诊断

1. 以喘促短气、呼吸困难，甚至张口抬肩、鼻翼扇动、不能平卧、口唇发绀为特征。

2. 多有慢性咳嗽、哮病、肺痨、心悸等病史，每遇外感及劳累而诱发。

3. 肺部听诊可闻及干湿性啰音或哮鸣音。

实验室检查如胸部影像学、心电图、肺功能等有助于鉴别心源性或肺源性呼吸困难，同时可以配合血常规、血液生化等检查。

（二）鉴别诊断

1. 气短　喘证与气短同为呼吸异常，但喘证以呼吸困难、张口抬肩，甚至不能平卧为特征；气短亦即少气，呼吸微弱而浅促，或短气不足以息，似喘而无声，亦不抬肩撷肚，不似喘证呼吸困难之甚。如《证治汇补·喘病》说："若夫少气不足以息，呼吸不相接续，出多入少，名曰气短，气短者，气微力弱，非若喘症之气粗奔迫也。"但气短进一步加重，可呈虚喘表现。

2. 哮病　哮病以声响言，为喉中有哮鸣音，是一种反复发作的疾病；喘证以气息言，为呼吸气促困难，是多种急慢性疾病的一个症状。一般说来，哮必兼喘，喘未必兼哮。

知识拓展

左心衰竭引起的呼吸困难，过去称为心源性哮喘，发作时症状与哮喘相似，但其发病机制与病变本质则与哮喘截然不同，为避免混淆，目前已不再使用"心源性哮喘"一词。该病与重症哮喘症状相似，极易混淆。鉴别要点：患者多有高血压、冠状动脉粥样硬化性心脏病、风湿性心脏病等病史和体征，突发气急、端坐呼吸，阵发性咳嗽，常咯出粉红色泡沫痰，两肺可闻及广泛的湿啰音和哮鸣音，左心界扩大，心率增快，心尖部可闻及奔马律。胸部 X 线检查可见心脏增大、肺瘀血征。若一时难以鉴别，可雾化吸入 β_2 受体激动剂或静脉注射氨茶碱，症状缓解后进一步检查。忌用肾上腺素或吗啡。

摘自:《内科学》(第 8 版)

【辨证论治】

（一）辨证要点

1. 辨虚实

见表 1-4-2。

表 1-4-2　喘证虚实辨别表

	虚证	实证
病机	肺肾气虚，土不生金	外邪，痰浊，肝郁
症状	呼吸短促难续，深吸为快，气怯声低，少有痰鸣咳嗽，脉象微弱或浮大中空等	呼吸深长有余，呼出为快，气粗声高，伴有痰鸣咳嗽，脉数有力等

2. 辨寒热

见表 1-4-3。

表 1-4-3　喘证寒热辨别表

	寒证	热证
病因	风寒	风热
症状	痰清稀如水或痰白有沫，面色青灰，口不渴或渴喜热饮，舌淡，苔白滑，脉浮紧或弦迟	痰黄黏稠或虽白而黏，咯吐不利，面色红赤，口渴引饮，舌红，苔黄腻或黄燥，脉象滑数

3. 辨脏腑

见表 1-4-4。

表 1-4-4　喘证的脏腑辨别表

	肺虚	肾虚	心气、心阳虚
症状	劳作后气短不足以息,喘息较轻,常伴面色㿠白、自汗易感冒	静息时亦有气喘,动则更甚,伴有面色苍白、颧红、怕冷、腰膝酸软	喘息持续不已,伴有紫绀、心悸、浮肿、脉结代

（二）治则治法

喘证的治疗原则是按虚实论治。实喘治肺,治以祛邪利气。应区别寒、热、痰、气的不同,分别采用温宣、清肃、祛痰、降气等法。虚喘治在肺肾,以肾为主,治以培补摄纳。针对脏腑病机,采用补肺、纳肾、温阳、益气、养阴、固脱等法。虚实夹杂,下虚上实者,当分清主次,权衡标本,辨证选方用药。

喘证多由其他疾病发展而来,积极治疗原发病,是阻断病势发展,提高临床疗效的关键。

（三）分证论治

实喘

1. 风寒袭肺

（1）症状及分析

喘咳气急,胸部胀闷——风寒上受,内舍于肺,邪实气壅,肺气不宣;

痰多稀薄色白——寒邪伤肺,气不布津,凝聚为痰;

头痛,恶寒,发热,无汗——风寒束表,皮毛闭塞;

舌苔白滑,脉浮紧——风寒在表之征。

（2）治法:解表散寒,宣肺平喘。

（3）主方及分析:麻黄汤合华盖散。

麻黄、桂枝、紫苏叶——温肺散寒,宣肺平喘;

苦杏仁、紫苏子——宣肺止咳,降气化痰;

桑白皮——泻肺平喘;

陈皮、茯苓——理气燥湿,渗湿利水;

甘草——调和诸药。

（4）加减

寒痰较重,痰白清稀量多起沫,加生姜、细辛;

喘而有汗或得汗而喘不平,用桂枝加厚朴杏子汤。

2. 表寒里热

（1）症状及分析

咳逆,息粗,鼻扇,咳嗽,胸部胀痛——寒邪束表,肺有郁热或表寒未解,内已化热,热郁于肺,肺气上逆;

咯痰黏稠不爽——邪热灼津成痰;

形寒,身热,烦闷,身痛——寒束肌表,热为寒郁;

舌苔薄白罩黄,脉浮数——表寒肺热夹杂之象。

（2）治法:解表清里,化痰平喘。

（3）主方及分析:麻黄杏仁甘草石膏汤。

麻黄——宣肺解表;

石膏——清泄里热;

苦杏仁——降气化痰;

甘草——调和诸药。

（4）加减

表寒重,加桂枝;

里热盛,加黄芩、桑白皮;

痰热重，痰黄黏稠量多，加瓜蒌、浙贝母。

3. 痰热郁肺

（1）症状及分析

喘咳气涌，胸部胀痛，痰多而色黄稠——邪热蕴肺，蒸液成痰，痰热壅滞，肃降无权；

血痰——热盛灼伤血络；

烦热，渴饮，咽干，面红，小便赤涩——痰热郁蒸；

大便秘结——肺气不降，腑气不通；

舌质红，脉滑数——属痰热之候。

（2）治法：清热化痰，宣肺平喘。

（3）主方及分析：桑白皮汤。

桑白皮、黄芩、黄连——清泄肺热；

紫苏子、苦杏仁——宣肺止咳，降气化痰；

浙贝母、栀子、法半夏——清化痰热。

（4）加减

身热重，加石膏；

喘甚痰多，黏稠色黄，加葶苈子、海蛤壳、鱼腥草、冬瓜仁、薏苡仁；

腑气不通，痰壅便秘，加草决明、瓜蒌仁、大黄或芒硝。

4. 痰浊阻肺

（1）症状及分析

喘而胸满闷塞，甚则胸盈仰息，咳嗽，痰多黏腻色白，咯吐不利——中阳不运，积湿生痰，痰浊壅肺，肺气失降；

呕恶，食少，口黏——痰湿蕴阻中焦，脾胃不和；

发热，口不渴，有汗——风热犯表，卫表不和；

舌苔厚腻，脉滑——痰浊阻肺之征。

（2）治法：祛痰降逆，宣肺平喘。

（3）主方及分析：二陈汤合三子养亲汤。

法半夏、陈皮、茯苓——燥湿化痰；

紫苏子、白芥子、莱菔子——化痰下气平喘；

甘草——调和诸药。

（4）加减

痰湿较重，舌苔厚腻，加苍术、厚朴；

脾虚，纳少，身疲，便溏，加党参、白术；

痰浊郁而化热，按痰热证治疗。

5. 肝郁肺痹

（1）症状及分析

喘粗气憋，咽中如窒——忧思气结，肝失条达，肝气犯肺，肺失宣降；

胸闷胸痛——肝肺不和；

痰鸣不著，或无痰声——非痰邪阻肺；

精神抑郁，失眠，心悸——心神不安；

舌苔薄，脉弦——为肝郁之候。

（2）治法：开郁降气平喘。

（3）主方及分析：五磨饮子。

槟榔——破气降逆；

乌药——理气顺降；

沉香——降逆平喘；

木香、枳实——疏肝理气。

（4）加减

肝郁气滞较著，加柴胡、郁金、青皮；

有心悸、失眠，加百合、合欢皮、酸枣仁、远志；

气滞腹胀，大便秘结，加用大黄以降气通腑，即六磨汤之意。

虚喘

6. 肺脾两虚

（1）症状及分析

喘促短气，言语乏力，咳声低微——肺气不足；

自汗畏风——肺气虚弱，卫外不固；

面红，口干，盗汗——肺阴虚，虚火上炎；

食少，腹胀，便溏，喘息，痰多——肺脾气虚，健运失司；

舌质红，苔少，脉细数——肺阴虚，虚火上炎。

（2）治法：健脾益气，补土生金。

（3）主方及分析：补中益气汤合生脉散。

人参、黄芪、白术、炙甘草——益气，健脾补肺；

五味子、麦冬——敛肺，养肺，平喘；

当归——养血和营；

陈皮——理气和胃；

升麻、柴胡——升提中气；

甘草——调和诸药。

（4）加减

咯痰稀薄，形寒，口不渴，去麦冬，加干姜；

肺阴虚者，加百合、沙参、玉竹，或用百合固金汤；

脾虚湿浊内聚之咳喘，用六君子汤加干姜、细辛、五味子。

7. 肾阳虚衰

（1）症状及分析

喘促甚，气不接续——久劳伤肾，肾精内亏，气失纳摄；

汗出，肢冷——阳虚阴盛；

腰酸，夜尿多，面浮，胫肿——肾阳虚衰；

舌质淡，脉沉细无力或弦大而虚——肾阳虚衰之征。

（2）治法：温肾纳气。

（3）主方及分析：金匮肾气丸合参蛤散。

干地黄——滋补肾阴；

山茱萸、山药——调补肝脾，滋养肾阴；

肉桂、附子——温补肾阳；

人参、蛤蚧、磁石、沉香——补气纳摄平喘；

茯苓、泽泻、牡丹皮——利水行血，补而不滞。

（4）加减

喘甚而烦躁不安，惊悸，肢冷，汗出如珠，脉浮大无根，或疾数模糊，为阴阳欲绝之危候，急用参附汤合龙骨、牡蛎、桂心、蛤蚧、紫石英、五味子、麦冬，配合黑锡丹。

8. 肾阴不足

（1）症状及分析

喘促乏力——肾阴不足，气不归原；

面赤，耳鸣，咽干，盗汗，尿黄——阴虚火炎；

舌质红，脉细数——肾阴不足之征。

（2）治法：滋阴填精，纳气平喘。

（3）主方及分析：都气丸合河车大造丸。

熟地黄、山茱萸、山药、龟板——滋肾填精；

杜仲、牛膝——补益肝肾；

紫河车、五味子——补肾纳气；

天冬、麦冬——滋阴润燥；

泽泻、茯苓——利水渗湿；

生地黄、黄柏——滋阴降火。

（4）加减

正气不支，气喘较甚，加人参、蛤蚧、诃子。

（四）其他治疗

1. 中成药　咳喘丸、小青龙颗粒：用于风寒袭肺证。

麻杏止咳糖浆：用于表寒里热证。

清气化痰丸：用于痰热壅肺证。

六君子丸、玉屏风颗粒：用于肺脾两虚证。

桂附地黄丸：用于肾阳虚衰证。

左归丸、百令胶囊：用于肾阴不足证。

济生肾气丸：用于阳虚逆饮证。

参附注射液：用于喘脱证。

2. 单方验方　麻黄、五味子、甘草：用于寒喘实喘。

人参胡桃方（人参、胡桃肉、生姜）：用于肾虚型喘证。

3. 穴位贴敷　贴敷药物为白芥子、延胡索、细辛、甘遂等份共研细粉。方法：用新鲜姜汁调制成药饼，分别贴敷在百劳、肺俞、膏肓穴上，并用胶布固定，0.5～2小时后取下，每日1次，6日为一个疗程，有温肺化痰、止咳平喘之功效。

【预防调护】

本病要避风寒、适寒温，尤需防寒保暖，防止受邪而诱发，忌烟酒，远房事，调情志，节饮食，饮食清淡而富有营养，少食黏腻和辛热动火之品，以免助湿生痰；已病则应注意早期治疗，力求根治，平时加强体育锻炼，增强体质，提高机体的抗病能力等有助于预防喘证的发生。

喘证发生时，应卧床休息，或取半卧位休息，充分给氧。密切观察病情变化，保持室内空气新鲜，避免理化因素刺激，做好防寒保暖，饮食应清淡而富营养，消除紧张情绪。

【临证要点】

1. 关注寒热转化、虚实错杂　临床辨证除分清实喘、虚喘之外，还应注意寒热的转化。如实喘中的风寒闭肺证，若风寒失于表散，入里化热，可出现表寒里热证；痰浊阻肺证，若痰郁化热，或痰阻气壅，血行瘀滞，又可呈现痰热郁肺，或痰瘀阻肺证。本病在反复发作过程中，常见虚实错杂，每见邪气尚实而正气已虚，表现肺实肾虚的"下虚上实"证，治当疏泄其上，补益其下，权衡轻重主次。

2. 重视治肾，明辨阴阳　虚喘有补肺、补肾及健脾、养心的不同治法，每多相关，应联系治疗，但肾为气之根，故必须重视治肾，纳气归元，使根本得固。扶正除辨别脏器所属外，须进一步辨清阴阳。阳虚者温养阳气；阴虚者滋阴填精；阴阳两虚者根据主次酌情兼顾。一般而论，以温阳益气为主。

【名医经验】

1. 李东垣辨治喘证经验　李氏认为盛则为喘者，非肺气盛也，喘为肺气有余者，亦非气有余也。气盛当认作气衰，有余当认作不足。肺气壅盛，又为有余，则清肃下行而不喘，以其火入肺，衰与不足而为喘焉。故言盛者，非言肺气盛也，言肺中之火盛也。故泻肺中之火有余也。故泻肺以苦寒之剂，非泻肺也，泻肺中之火，实补肺气也。平素则气和，行动则气喘者，属冲脉之火，滋肾丸主之。

2. 王旭高辨治喘证经验　王氏认为治喘当求其因。古人谓实喘治肺，虚喘治肾，确有见地，然不可执一。实喘治肺，须兼治胃；虚喘治肾，宜兼治肺。如肾气丸、黑锡丹治肾，人参蛤蚧汤治肺，人参胡桃汤肺肾兼治也。

医案分析

夏某，58岁，女。喘证已历多年，既往每届冬令发作加甚。今年自冬至夏，发作持续不已，呼吸困难，动则喘甚，稍有咳嗽，痰少，喉中少有痰鸣，心慌，舌质淡，脉沉细。证属肺肾两虚，痰浊阻气。治拟苏子降气汤加减：肉桂2.5g（后下），炙黄芪12g，当归、钟乳石、炒苏子、法半夏、胡桃肉各10g，陈皮5g，沉香2.5g(后下)，生姜2片。7剂，日1剂。

二诊：补肺纳肾，降气化痰，气喘减轻，但动则仍甚，咳少无痰，舌苔白，脉沉细，面色无华，仍当从肾虚水泛为痰作喘进治。肉桂2.5g（后下），炙黄芪12g，当归、钟乳石、炒苏子、法半夏、胡桃肉各10g，紫石英、熟地黄各12g，诃子5g，沉香2.5g（后下），生姜2片。14剂，日1剂。

三诊：补肺纳气、降气平喘，气喘减轻，咳少，痰不多，唯头昏不适，苔脉如前。原法再进，原方去钟乳石，加枸杞子10g。

患者服上方后，病情缓解，持续4个月气喘未作，是年冬季轻度发作2次，经用上方迅即控制。

摘自：《周仲瑛临床经验辑要》

按：患者以面色无华、气喘、动则喘甚、喉中少有痰鸣音、舌淡、脉沉细为特征，辨证属下虚兼有上盛之喘证，治宜补肺纳肾、降气化痰。以苏子降气汤加减服之，气喘减轻，但动则仍甚，继合真元饮（熟地、当归、甘草）加减，意纳肾气、补肺气，以固本为主，药与证合，故获效较快。三诊时动则喘亦不甚，唯头昏不适，前方去钟乳石，加枸杞子以滋补肝肾、益精明目。继服，病情缓解，症状得到有效控制。

【古籍选录】

《素问·至真要大论》："诸气膹郁，皆属于肺。"

《灵枢·本神》："肺气虚则鼻塞不利，少气。实则喘喝，胸盈仰息。"

《素问·逆调论》："不得卧，卧则喘者，是水气之客也。"

《济生方·喘》："将理失宜，六淫所伤，七情所感，或因坠堕惊恐，渡水跌仆，饱食过伤，动作用力，遂使脏气不和，荣卫失其常度，不能随阴阳出入以成息，促迫于肺，不得宣通而为喘也。"

《丹溪心法·喘》："肺以清阳上升之气，居五脏之上，通荣卫，合阴阳，升降往来，无过不及，六淫七情之所感伤，饱食动作，脏气不和，呼吸之息，不得宣畅而为喘急。亦有脾肾俱虚，体弱之人，皆能发喘。又或调摄失宜，为风寒暑湿邪气相干，则肺气胀满，发而为喘。又因痰气皆能令人发喘。治疗之法，当究其源。如感邪气则驱散之，气郁即调顺之，脾肾虚者温理之，当于各类而求。"

《仁斋直指附遗方论·喘嗽》："有肺虚夹寒而喘者，有肺实夹热而喘者，有水气乘肺而喘者……如是等类，皆当审证而主治之。"

【文献推介】

1. 朱丹溪. 丹溪心法·喘病证治 [M]. 北京：人民卫生出版社，2005.

2. 中华医学会呼吸病学分会哮喘学组，中华医学会全科医学分会. 中国支气管哮喘防治指南（基层版）[J]. 中华结核和呼吸杂志，2013，36（5）：331-336.

3. 谭素娟，艾华，王文言，等. 射干麻黄汤化裁方抗过敏性哮喘的实验研究 [J]. 中医杂志，2000，41（5）：282.

【小结】

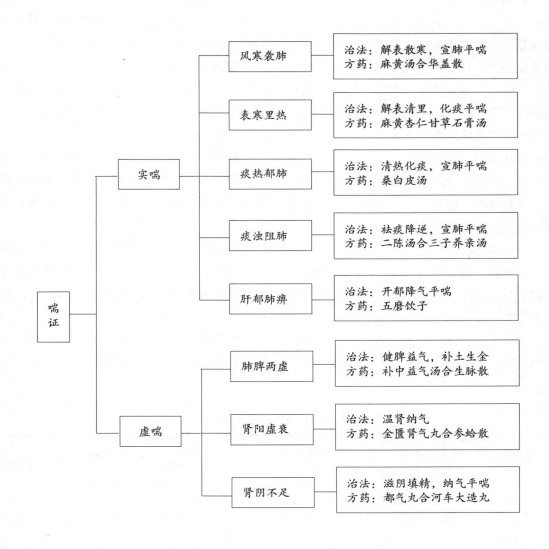

【复习思考题】

1. 为什么说喘证"在肺为实，在肾为虚"？

2. "上实下虚"之喘证的临床表现有哪些，应该如何辨治？

（林琳）

第五节 肺痈

肺痈是以咳嗽、胸痛、发热，咯吐腥臭浊痰，甚则脓血相兼为主症的一种病证，属内痈范畴。西医学中的肺脓肿可参照本节进行辨证施治，化脓性肺炎、肺坏疽，以及支气管扩张、支气管囊肿、肺结核空洞等具有本病特征者，也可参考本节进行辨证施治。肺痈的历史沿革见表1-5-1。

【病因病机】

本病主要是由于素体阳盛，肺经热壅，外感风热火毒，内外合邪，壅滞于肺，热壅肉腐，化脓成痈而致。

（一）病因

1. 外因 感受风热外邪，或风寒袭肺，未得及时表散，郁而化热，自口鼻或皮毛侵犯于肺，肺脏受邪热熏灼，肺气失于清肃，肺络阻滞，以致热壅血瘀，蕴毒化脓而成痈。

2. 内因 平时嗜酒或嗜食辛辣油腻之品，酿湿蒸痰化热，致肺经痰热素盛；或原有肺系疾病，致正气内虚。

（二）病机

本病的病变部位在肺，基本病机为邪热郁肺，蒸液成痰，痰热壅阻肺络，血滞为瘀，而致痰热与瘀血互结，蕴酿成痈，血败肉腐化脓，肺络损伤，脓疡内溃外泄。成痈化脓的病理因素在于热壅血瘀，溃脓期是病情顺和逆的转折点，病理性质属实热证，演变分为初期、成痈期、溃脓期、恢复期四个阶段。肺痈的病因病机演变见图1-5-1。

初期 因风热（寒）之邪侵犯卫表，内郁于肺，或内外合邪，肺卫同病，郁热内蒸，热伤肺气，肺失清肃，出现恶寒、发热、咳嗽等肺卫表证。

成痈期 为邪热犯肺，蒸液成痰，气分热毒浸淫及血，热伤血脉，血为之凝滞，热盛血瘀，蕴酿成痈，表现高热、振寒、咳嗽、气急、胸痛等痰瘀热毒蕴肺的证候。

溃脓期 为痰热与瘀血壅阻肺络，血败肉腐化脓，肺损络伤，脓疡溃破，排出大量腥臭脓痰或脓血痰。（此期为治疗顺逆的转折点）

恢复期 为脓疡内溃外泄之后，邪毒渐尽，病情趋向好转，但因肺体损伤，故可见

表1-5-1 肺痈的历史沿革

朝代	代表医家	代表著作	主要论述
唐	孙思邈	《备急千金要方》	治疗：用苇茎汤清热排脓治疗本病
明	陈实功	《外科正宗》	病机：将肺痈分为初起、已成、溃后三个阶段

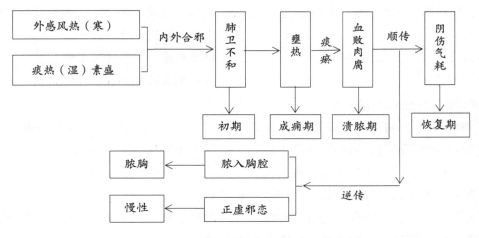

图 1-5-1 肺痈病因病机演变示意图

邪去正虚，阴伤气耗的病理过程，继则正气逐渐恢复，痈疡渐愈合。脓毒不净，邪恋正虚，阴伤气耗，日久不愈，转为慢性。

知识拓展

支气管扩张症是支气管慢性异常扩张的疾病，内科治疗难以使扩张的支气管复原。外科手术切除治疗是根治的方法，但需注意适应证。本病易于反复发作、迁延，炎症可蔓延到邻近肺实质，引起不同程度的肺炎、小脓肿或肺小叶不张。

摘自：《内科学》（第8版）

【诊断与鉴别诊断】

（一）诊断

1. 发病多急，多有感受外邪的病史。常突然出现寒战高热，午后热甚，咳嗽胸痛，咯吐大量腥臭浊痰，甚则脓血相兼。随着脓血的大量排出，身热下降，症状减轻，病情好转，经数周逐渐恢复。如脓毒不净，则持续咳嗽，咯吐脓血臭痰，低热，盗汗，形体消瘦，转入慢性过程。

2. 传统诊断方法：①验痰法：脓血浊痰吐入水中，沉者是痈脓，浮者是痰；②验口味：口吃生黄豆或生豆汁不觉有腥味者；③验爪甲：可见"爪甲紫而带弯"，指端呈鼓杵样。

体格检查、血细胞检查及胸部X片有助于本病的临床诊断，支气管碘油造影，纤维支气管镜检查有助于诊断和鉴别诊断。

（二）鉴别诊断

1. 风温 风温初起多表现为发热、恶寒、咳嗽、气急、胸痛等，与肺痈初期较难鉴别。但风温经正确及时治疗，一般邪在气分而解，多在一周内身热下降，病情向愈。如病经一周，身热不退或更盛，或退而复升，咯吐浊痰，喉中腥味明显，应考虑有肺痈的可能，必要时通过胸部X线摄片等检查有助于诊断。

2. 肺痿 二者病位相同，但肺痈病程短而发病急，形体多实，消瘦不明显，咯吐脓血腥臭，脉数实；肺痿病程长而发病缓，形体多虚，肌肉消瘦，咳唾涎沫，脉数虚。两者实虚有别。另一方面，若肺痈久延不愈，误治失治，痰热蕴结上焦，熏灼肺阴，也可转成肺痿。

【辨证论治】

（一）辨证要点

1. 辨病期 根据病程的不同阶段和临床表现，辨证可分为初期、成痈期、溃脓期、恢复期四个阶段。初期痰白或黄，量少，质黏，出现恶寒、发热、咳嗽等肺卫表证；成痈期痰呈黄绿色，量多，质黏稠，有腥臭，出现高热、振寒、咳嗽、气急、胸痛等痰热瘀毒蕴肺的证候；溃脓期表现为排出大量腥臭脓痰或脓血痰，质如米粥，气味腥臭异常；恢复期痰色较黄，量减少，其质清稀，臭味渐轻，若正气逐渐恢复，痈疡渐告愈合。若溃后脓毒不尽，邪恋正虚，则病情迁延。

2. 辨病势顺逆 溃脓期是病情顺和逆的转折点。顺证为溃后声音清朗，脓血稀释而渐少，臭味转淡，饮食知味，胸胁少痛，身体不热，坐卧如常，脉象缓滑。逆证为溃后音哑无力，脓血如败卤，腥味异常，气喘鼻扇，胸痛，坐卧不安，食少，身热不退，颧红，指甲青紫，脉弦涩或弦急，为肺叶腐败之恶候。

（二）治则治法

肺痈属实热证，治疗以清热祛邪为基本原则。治疗要点：其一是根据病程，分期治疗；其二是脓毒为邪气盘踞之根，重视"有脓必排"的原则；其三是化瘀谨防咯血，补肺重在清养。

（三）分证论治

1. 初期

（1）症状及分析

发热微恶寒——风热袭表，卫表不和；

咳嗽，咯痰，胸痛——风热犯肺，以致卫表失和，肺失宣降；

口干鼻燥——肺开窍于鼻，肺热上受；

舌苔薄黄或薄白，脉浮数而滑——风热犯表之证。

（2）治法：疏散风热，清肺散邪。

（3）主方及分析：银翘散。

金银花、连翘、淡竹叶、芦根——疏风清热；

桔梗、甘草、牛蒡子——轻宣肺气，化痰止咳；

荆芥、淡豆豉、薄荷——疏风解表，透热外出。

（4）加减

内热较甚，身热较重，咯痰黄，口渴者加石膏、黄芩，酌加鱼腥草增强清热解毒之力；

咳甚痰多加苦杏仁、川贝母、前胡、桑白皮、枇杷叶；

胸痛，呼吸不利，加瓜蒌皮、广郁金；

头痛者，可加菊花、桑叶；

燥热伤津者，可加麦冬、天花粉。

2. 成痈期

（1）症状及分析

身热转甚，时时振寒，壮热——邪热入里，热毒内盛；

咳嗽气急，胸满作痛，转侧不利——热毒壅肺，肺气上逆，失于肃降；

咯吐黄浊痰，喉中有腥味，汗出口干——痰浊瘀热熏蒸成痈；

烦躁不安——热毒内滞，上扰于心。

（2）治法：清热解毒，化瘀消痈。

（3）主方及分析：苇茎汤合如金解毒散。

芦根——清肺热；

冬瓜仁——清热化痰，利湿排脓；

薏苡仁——清肺排脓，渗湿；

桃仁——祛瘀散结，润肺滑肠；

桔梗——宣肺祛痰；

黄芩、黄连、黄柏、栀子——清热解毒泻火。

（4）加减

热毒内盛者，加金银花、连翘、鱼腥草、鹿衔草、蒲公英；

痰热郁肺，咯痰黄稠，可加桑白皮、瓜蒌、射干、海蛤壳；

热毒瘀结，痰味异臭者，可加服犀黄丸；

胸闷喘满、咳唾浊痰量多者，宜加瓜蒌、桑白皮、葶苈子；

便秘者，加大黄、枳实；

胸痛甚者，加枳壳、丹参、延胡索、郁金。

3. 溃脓期

（1）症状及分析

咯吐大量脓痰，或如米粥，腥臭——热毒壅盛，血败肉腐，痈脓内溃外泄；

时有咯血——热毒瘀结，肺络损伤；

胸中烦满而痛，气喘——脓毒蕴肺，肺气不利；

身热，面赤，烦渴——热毒内蒸。

（2）治法：排脓解毒。

（3）主方及分析：加味桔梗汤。

桔梗——宣肺祛痰，排脓散结，用量宜大；

银花、甘草——清热解毒；

浙贝母、薏苡仁、橘红——化痰散结排脓；

葶苈子——泻肺除壅；

白及——去腐逐瘀，凉血止血。

（4）加减

加黄芩、鱼腥草、金荞麦、败酱草、蒲公英，以增强清热解毒排脓之功；

脓出不畅者，加用大皂角，亦可口服竹沥液；

气虚无力排脓者，可加黄芪；

咯血者，加白茅根、藕节、丹参、侧柏叶。

4. 恢复期

（1）症状及分析

热降咳轻，脓痰日少，痰转清稀，神振纳佳——脓溃之后，邪毒已去；

胸胁隐痛，难以久卧——因肺损络伤，溃处未敛；

气短乏力，自汗——肺气亏虚；

盗汗，低热，潮热，心烦，口干咽燥——肺阴耗伤，虚热内灼。

（2）治法：益气养阴清肺。

（3）主方及分析：沙参清肺汤合竹叶石膏汤。

黄芪、太子参、粳米、北沙参、麦冬——益气养阴；

石膏、竹叶——清肺泄热；

桔梗、薏苡仁、冬瓜仁、半夏——排脓祛痰消痈；

白及、合欢皮——祛腐消痈止血；

粳米、甘草——养护脾胃，调和诸药。

（4）加减

溃处不敛者，可加阿胶、白蔹；

脾虚食少便溏者，加白术、山药、茯苓；

低热，可酌加功劳叶、青蒿、白薇、地

骨皮；

邪恋正虚，咯痰腥臭脓浊，反复迁延，日久不净，当扶正祛邪，治以益气养阴、排脓解毒，酌加鱼腥草、败酱草、金荞麦，或用桔梗杏仁煎加减。

（四）其他治疗

单方验方 鱼腥草：每次 30～60g，水煎服。用于各期肺痈。

单味金荞麦根：晒干后 250g 加清水或黄酒 1250mL，密封蒸煮 3 小时，得净汁 1000mL，加防腐剂备用。一般肺痈采用水剂；若肺痈不易溃，临床表现高热持续、臭痰排不出或排不尽，则以酒剂为佳，每次 40mL，每日 3 次。

鲜薏苡仁根：60～90g，捣汁，蒸热服，每日 2～3 次。用于肺痈溃脓期。

【预防调护】

凡属肺虚或原有其他慢性疾患，肺卫不固，易感外邪者，当注意寒温适度，起居有节，以防受邪致病；并禁烟酒及辛辣炙煿食物，以免燥热伤肺。本病初期，一旦确诊，应及早治疗，力求在未成脓前得到消散，或减轻病情，以截断疾病发展，多能痊愈而无后遗症状。

对于肺痈患者的护理，应做到安静卧床休息，每天观察记录体温、脉象的变化，咳嗽情况，咯痰的色、质、量、味，注意室温的调节，做好防寒保温。饮食宜清淡，多食蔬菜，高热者可予半流质饮食。多吃水果，如橘子、梨、枇杷、萝卜等，均有润肺生津化痰的作用。每天可用薏苡仁煨粥食之，并取鲜芦根煎汤代茶。忌油腻厚味及一切辛辣刺激海腥之物，如辣椒、韭菜、海虾等，严禁烟酒。

【临证要点】

1. 清肺贯穿始终，重视"有脓必排"的原则 脓未成应着重清肺消痈；脓已成应排脓解毒。在溃脓期，脓液是否能畅利排出，是治疗成败的关键，当选桔梗为排脓的主药，且用量宜大。必要时配合体位引流。

2. 补肺重在清养 肺痈病久，正气受损，脓液瘀血为人体精气阴血所化，大量排出，更伤正气，治当补肺扶正。但本病为热毒所伤，正损以阴伤气耗为主，补肺应重在清养，不可滥用温补，以免伤阴助热，加重病情。

3. 保持大便通畅 因肺与大肠相表里，大便通可不致腑热上攻，以利肺气宣降，热毒之邪得从大便而解。

4. 防止发生大咯血 本病在成痈溃脓时，若病灶部位有较大的肺络损伤，要警惕患者大咯血的可能，一方面准备支气管镜，以便气道被咯血阻塞时进行插管抽吸血液，防止窒息。另一方面，观察血压，注意出现气随血脱的危象，当按照"血证"治疗，采取相应的急救措施。

5. 防止窒息发生 对有明显痰液阻塞征象者，必要时可经纤维支气管镜冲洗吸引；对有异物者需要纤维支气管镜摘除异物。痈脓破溃流入胸腔，可形成脓胸恶候，表现为持续高热，咳嗽胸痛，呼吸困难，脉细而数，其预后较差。当予大剂清热解毒排脓之品，必要时可做胸腔穿刺引流。

6. 外科手术的必要 分清病程的长短，如迁延转为慢性，内科治疗效果不佳，病程在 3 个月以上，有手术指征者，可转外科处理。

【名医经验】

洪广祥辨治肺痈经验　洪氏认为肺痈病位在肺，热郁是形成痰热瘀阻、化腐成脓的病理基础。临床表现以邪热盛实的证候为主，但脓疡溃后，或病势迁延，又可出现气阴耗伤，或正虚邪恋之象。因此，肺痈的治疗，要突出清热、排脓，其中清热法尤为重要，贯穿肺痈治疗全过程。治疗中再辅以化瘀、扶正，常起事半功倍之效。

1. 清热　清热是肺痈基本治法。可分为清宣与清泄两个方面。①清宣，即清热宣肺，主要用于肺痈初期。麻黄是关键药之一，一取其宣肺而泄邪热，是"火郁发之"之义；其与清热药配伍，还可起到防止寒凉药物郁遏肺气的作用，有利于邪热消散。如寒热交作，加柴胡、黄芩以调和寒热；胸痛明显，加郁金、瓜蒌皮以宽胸止痛；内热渐甚，加石膏（先煎）、黄芩以清泄里热；咯痰不畅，加浙贝母、远志以豁痰。②清泄，即清泄肺热，主要用于肺痈成脓期及溃脓期的热毒壅盛阶段。常选用效大力专泄热之品如鱼腥草、败酱草、大黄、虎杖、蒲公英、黄芩等。

2. 排脓　排脓法主要用于成痈化脓期。影响肺痈疗效的主要原因是排脓不畅，所以有脓必排是治疗本病的重要原则。排脓方法有三：一为透脓，用于脓毒壅盛而排脓不畅者。洪老在辨证用药的前提下，常重用皂角刺、金荞麦、桔梗以加大穿透排脓的力度。二为清脓，即清除脓液之意，是本病排脓常规治法，目的是加速脓液的清除，以缩短疗程，促进愈合。常用清脓药如薏苡仁、冬瓜仁、桔梗、浙贝母、瓜蒌皮、桃仁等以清除脓液。三为托脓，主要用于溃脓期，如气虚而无力排脓者可配合托脓法。常用托脓药如黄芪、党参，或太子参、棉花根以益气托脓。但在毒盛正不虚的情况下，不可施用托脓法，否则不但无益，反使病势加剧，而犯"实实"之戒。

3. 化瘀　肺痈病机为热郁血瘀。在肺痈成脓及溃脓期，清热及排脓法中辅以化瘀之品，常见疗效。洪老认为，化瘀可改善肺部缺氧，促进血流通畅和脓液的排出，从而有利于炎症的吸收和痈脓的消散。常选用牡丹皮、赤芍、鬼箭羽、大血藤、桃仁、郁金、三七等化瘀之品。但对出血量多者，又不宜使用，可改投蒲黄、花蕊石、三七、茜草、藕节等既能活血又能止血之品。

4. 扶正　扶正法主要适用于肺痈恢复期，或病情迁延，邪恋正虚者。肺痈见虚证，多以气阴两虚为主，重在清养补肺，但不可忽视补脾，因脾为肺之母，补脾能助肺益气，有利于补肺生肌，促进痈疡愈合。常选养阴清肺汤合沙参麦冬汤化裁，纳差者，加鸡内金、豆蔻；胸闷痛者，加郁金、瓜蒌皮。对于溃疡后脓液一度清稀而复转臭浊，或腥臭脓血迁延日久，反复不尽，时轻时重者，此为邪恋正虚，脓毒未尽，虚实错杂，仍须配合清热、排脓药，切忌单纯补益，以致邪留不去，而使病情缠绵难愈。

【古籍选录】

《金匮要略·肺痿肺痈咳嗽上气病脉证并治》："风伤皮毛，热伤血脉；风舍于肺，其人则咳，口干喘满，咽燥不渴，时唾浊沫，时时振寒。热之所过，血为之凝滞，蓄结痈脓，吐如米粥，始萌可救，脓成则死。"

《张氏医通·肺痈》："肺痈溃后，脓痰渐稀，气息渐减，忽然臭痰复盛，此余毒未净，内气复发……但虽屡发而势渐轻可，可许收功，若屡发而痰秽转甚，脉形转疾者终成不起也。"

《医门法律·肺痿肺痈门》："凡治肺痈病，以清肺热，救肺气，俾其肺叶不致焦腐，其生乃全。故清一分肺热，即存一分肺气，而清热必须涤其壅塞，分杀其势于大肠，令秽浊脓血日渐下移为妙。"

《杂病源流犀烛·肺病源流》："凡患肺痈，手掌皮粗，气急脉数，颧红鼻煽，不能饮食者。皆不治。"

【文献推介】

1. 楚华. 脓解毒法治疗肺痈 31 例 [J]. 实用中医内科杂志，2003，17（3）：224.

2. 殷人易，徐红日，李猛，等. 从"肺痈"谈老年人肺炎的中医认识 [J]. 中国中医急症 2011，20（12）：1922-1923.

3. 金亚诚. 天丁透脓治肺痈 [J]. 江西中医药，2003，34（241）：45.

4. 黄勤. 大黄牡丹皮汤治疗肺脓疡 [J]. 河南中医，2001，21（2）：13.

【小结】

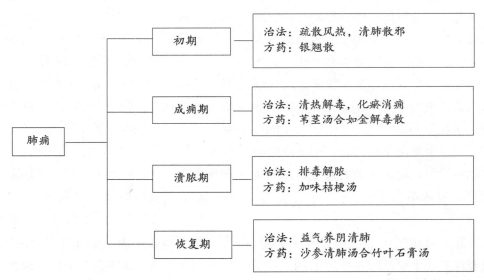

【复习思考题】

1. 肺痈初期的症状与风温极为类似，临床应如何鉴别？

2. 在肺痈的治疗过程中如何运用解毒排脓之法？

3. "凡治肺痈病，以清肺热，救肺气，俾其肺叶不致焦腐，其生乃全。故清一分肺热，即存一分肺气"，所以，临床治疗常宜选用哪些药？

（赵莉娟）

第六节　肺痨

肺痨是以咳嗽、咯血、潮热、盗汗及身体逐渐消瘦为主症的一种病证，具有传染性。西医学的肺结核可参照本节进行辨证论治。肺痨的历史沿革见表1-6-1。

表1-6-1　肺痨的历史沿革

朝代	代表医家	代表著作	主要论述
东晋	葛洪	《肘后备急方》	病因：传染性
元	朱丹溪	《丹溪心法》	病机：痨瘵主乎阴虚
	葛可久	《十药神书》	治疗：中国现存第一部治疗肺痨的专著
明	虞抟	《医学心悟》	治疗："杀虫"和"补虚"

【病因病机】

本病的发生是由于正气不足，感染痨虫，侵蚀肺脏所致的具有传染性的一种慢性虚弱性疾患。

（一）病因

1. 感染痨虫　是发病的外因。即现代医学之"结核杆菌"，是发病的唯一外因。痨虫具有传染性，最易侵入肺脏，损伤肺阴，而传染途径是经口鼻、气管到肺脏。

知识拓展

古人所称的"痨虫"即今日所见的病原菌结核杆菌。肺结核是由结核杆菌引起，痰里查出结核分枝杆菌的患者是传染源。传播途径是结核分枝杆菌通过咳嗽、喷嚏、大笑、大声谈话等方式经飞沫传播。婴幼儿、老年人、人免疫缺陷病毒感染者、免疫抑制剂使用者、慢性疾病免疫力低下患者等都是结核病的易感人群。

2. 正气虚弱　是发病的内因。正气虚弱禀赋不足，或后天嗜欲无度，酒色不节，忧思劳倦，损伤脏腑，或大病久病之后失于调治，如麻疹、外感久咳及产后等，耗伤气血津液，或居无定所，阴暗潮湿，营养不良，体虚不复，均可致气血不足，正气虚弱，成为痨虫入侵引起发病的主要内因，也是发病的基础。

（二）病机

本病的病变部位在肺，与脾肾两脏的关系最为密切，也可涉及心肝。其基本病机为阴虚，由于脏腑之间有互相资生和制约的关系，肺脏亏虚日久，必然会影响其他脏腑，发展可导致肺肾两虚，相火内炽；或肺阴虚与脾气虚同时出现。此外，也可致肝火偏旺，上逆侮肺，甚则肺虚不能佐心，而心肝肺脾肾同病。病程长短不一，如正气较强，则能抗御痨虫，使病变局限于肺部，而逐渐趋于好转。如正气虚弱，则往往由一脏之虚而发展成多脏亏虚，病变由轻转重。故正气强弱则不仅是发病的关键，也是肺痨传变、转归的决定性因素。肺痨的病因病机演变见 图1-6-1。

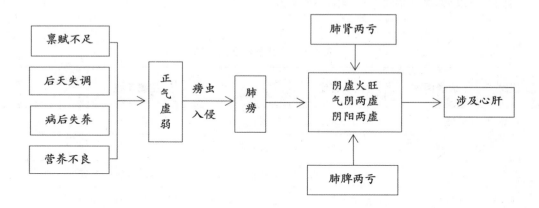

图1-6-1 肺痨病因病机演变示意图

【诊断与鉴别诊断】

（一）诊断

1.咳嗽、咯血、潮热、盗汗、身体明显消瘦者。

2.常有与肺痨患者的长期接触史；或为流动人口，居无定所者。

痰涂片或培养结核菌是诊断肺痨的最可靠依据。胸部X线片，呼吸功能检查有助于了解病情的发展程度。

（二）鉴别诊断

1.肺痿 肺痿是肺部多种慢性疾患，如肺痈、肺痨、咳嗽等病日久导致肺叶痿弱不用而成，临床以咳吐浊唾涎沫为主症，不具传染性。

2.肺痈 肺痨和肺痈都有咳嗽、发热、汗出。但肺痈是肺叶生疮，形成脓疡，临床以咳嗽、发热、胸痛、咯吐腥臭浊痰，甚则脓血相兼为主要特征的一种疾病，为急性病，病程较短。而肺痨起病缓慢，病程较长，为慢性病，具有传染性。

【辨证论治】

（一）辨证要点

首先辨病机属性。本病以肺阴亏虚为主为先，如进一步演变发展，则表现为阴虚火旺，或气阴耗伤，甚或阴阳两虚。病变部位初期在肺，阴虚火旺者常肺肾两虚，气阴耗伤者多肺脾同病；久延病重，由气及阳，阴阳两虚者属肺脾肾三脏皆损，并涉及心肝。

（二）治则治法

补虚培元和治痨杀虫是肺痨的基本治疗原则。治疗要点：其一是杀虫以抗结核药物为主，坚持早期、联用、适量、规律和全程使用敏感药物的原则；其二是滋阴润肺为主，重视补脾助肺，培土生金；其三是虚中多夹实，治疗宜兼顾。

知识拓展

杀虫主要是针对病因治疗，根据临床验证和药理实验研究，很多中药有不同程度的抗痨杀菌作用，如白果、百部、黄连、黄芩、大蒜、冬虫夏草、功劳叶、苦参、地骨皮等。这些药物都可配合在主方中使用。但是，中药杀痨虫的作用强度，从目前看来尚不够满意，应以抗结核西药为主，以免错过治疗时机。如遇药物过敏者，或因为抗痨药的副作用不能坚持治疗者，可选用具有抗痨杀虫作用的中草药。

（三）分证论治

1. 肺阴亏损

（1）症状及分析

干咳，或咳少量黏痰，咳声短促，胸闷乏力——痨虫蚀肺，损伤肺阴，阴虚肺燥，肺失滋润，清肃失调；

痰中有时带血，如丝如点，色鲜红——肺损络伤；

手足心热，皮肤灼热——阴虚生热，虚热内灼；

皮肤干灼，咽干口燥，大便秘结——阴虚津少，无以上承；

舌边尖红，苔薄少津，脉细或兼数——阴虚有热之象。

（2）治法：滋阴润肺，清热杀虫。

（3）主方及分析：月华丸。

沙参、麦冬、天冬、生地黄、熟地黄——滋阴润肺；

百部、川贝母——润肺止咳；

阿胶、三七——止血和营；

桑叶、菊花——清肃肺热；

山药、茯苓——甘淡健脾益气，培土生

金，以资生化之源。

（4）加减

痰中带血，加白及、白茅根、藕节、仙鹤草；

低热不退，加银柴胡、功劳叶、地骨皮；

口干咽燥，加玉竹、百合；

神疲食少，加太子参。

2. 阴虚火旺

（1）症状及分析

咳呛、气急——肺虚及肾，肺肾阴伤，虚火内迫，气失润降而上逆；

痰少质黏——虚火灼津，炼液成痰；

反复咯血，色鲜量多——虚火伤络，迫血妄行；

午后潮热、颧红骨蒸、五心烦热、失眠多梦——肺肾阴虚，君相火旺；

盗汗——营阴夜行于外，虚火迫津外泄；

梦遗失精——相火偏旺，扰动精室；

月经不调——阴血亏耗，冲任失养；

形体日瘦——阴精亏损，不能充养身体；

舌红少苔，脉细数——阴虚内热。

（2）治法：补益肺肾，滋阴降火。

（3）主方及分析：百合固金汤合秦艽鳖甲散。

百合、麦冬、玄参、生地黄——滋阴润肺生津；

当归、白芍、熟地黄——养血柔肝；

桔梗、川贝母、甘草——清热化痰止咳；

秦艽、青蒿、柴胡（改用银柴胡）、地骨皮——退热除蒸；

鳖甲、知母、乌梅、当归——滋阴清热。

（4）加减

加白及、百部，以止血杀虫；

加龟甲、阿胶、五味子，增加滋肾养阴之功；

咯痰量多黄稠，加桑白皮、海蛤壳、鱼腥草清化痰热；

咯血不止，加紫珠草、牡丹皮、大黄炭或十灰散；

盗汗多，加煅牡蛎、煅龙骨、浮小麦；

心烦失眠，加酸枣仁、夜交藤、珍珠。

3. 气阴耗伤

（1）症状及分析

咳嗽无力——肺脾同病，阴伤及气，清肃失司，肺不主气；

痰中夹血，血色淡红——气阴两虚，肺虚络损，虚火不著；

午后潮热、盗汗、颧红——肺阴不足，阴虚内热；

气短声低，神疲倦怠，面色萎黄——子盗母气，肺脾两虚，宗气不足；

舌质嫩红，边有齿印，脉细弱而数，苔薄或剥——气阴两虚之象。

（2）治法：养阴润肺，益气健脾。

（3）主方及分析：保真汤。

人参、黄芪、白术、茯苓、甘草——补益肺脾之气；

麦冬、天冬、生地黄、五味子——滋阴润肺；

熟地黄、白芍、当归、赤芍——养血活血；

知母、黄柏、地骨皮、柴胡、莲心——清虚热；

陈皮、厚朴、姜、枣——理气运脾。

（4）加减

加白及、百部、冬虫夏草，以补肺杀虫、止咳止血；

咳嗽痰稀，加紫菀、款冬花温润止嗽；

咯血，加阿胶、仙鹤草、三七；

便溏，腹胀，食少，并去知母、黄柏、生地黄、熟地黄、当归，加扁豆、山药、薏苡仁、莲肉。

4. 阴阳两虚

（1）症状及分析

咳逆、喘息、少气——肺虚失降，肾虚不纳；

声嘶或失音——肺虚失润，金破不鸣；

劳热骨蒸、潮热盗汗——肺肾阴虚，虚火内盛；

形体羸弱，大肉尽脱——精气虚损，无以充养形体；

口舌生糜——虚火上炎；

面浮肢肿——脾肾两虚，水失运化，外溢于肌肤；

心慌、唇紫——病及于心，心失所养，血行不畅；

五更泄泻、自汗、肢冷、形寒——脾肾两虚，肾虚不能温煦脾土，阳虚生外寒；

男子滑精阳痿——精亏失养，命门火衰；

女子经少、经闭——精血不足，冲任失充；

舌质嫩红少津，或淡胖边有齿痕，脉微细而数，或虚大无力——阴阳俱衰之象。

（2）治法：温补脾肾，滋阴养血。

（3）主方及分析：补天大造丸。

人参、黄芪、白术、山药、茯苓——补

益肺脾之气；

枸杞子、熟地黄、白芍、龟甲——培补肺肾之阴；

鹿角胶、紫河车、当归——滋补精血以助阳气；

酸枣仁、远志——宁心安神。

（4）加减

加麦冬、阿胶、五味子、山茱萸，滋养肺肾；

肾虚气逆喘息，可配冬虫夏草、紫石英；

心悸，加柏子仁、丹参、五味子；

便溏，予参苓白术散；

五更泄泻，予四神丸；

阳痿遗精，加煅龙骨、煅牡蛎、金樱子、芡实、莲须；

女子月经不调或经闭，加芍药、丹参、牡丹皮、益母草。

【预防调护】

肺痨的预后主要取决于患者正气的盛衰、病情的轻重和治疗是否及时。若诊断及时，早期治疗，可逐渐康复；若误诊失治，邪气壅盛，或耐药力增加，病情可加重，甚至恶化，由肺虚渐及脾、肾、心、肝，由阴及气及阳，形成五脏皆损。故早期诊断，及时做相关检查，避免误诊漏诊，非常关键。在药物治疗的同时，肺痨患者还应注意饮食、摄生等综合治疗，这对于病情缓解和康复都具有重要作用。平素保养元气，爱惜精血，增强正气是防止被传染的重要措施。

【临证要点】

1. 重视"培土生金"，补脾助肺　因脾为生化之源，为肺之母，脾上输水谷精微以养肺，由肺再布散全身，"痨虫"蚀肺，除直接耗伤肺阴外，肺虚耗夺母气以自养易致脾虚，而伴见疲乏、食少、便溏等脾虚症状；脾虚不能化水谷为精微上输以养肺，则肺更虚，互为因果，终致肺脾同病，故治疗上除养阴润肺外，当重视补脾助肺，培土生金，以畅化源，药以山药、黄精、茯苓、白术、白扁豆、莲子、薏苡仁、谷芽、橘红等甘淡甘平之品为宜。

2. 在辨证基础上配合抗痨杀虫药物　肺痨的治则之一是抗痨杀虫，现一般均首选抗结核西药治之，但根据药理实验结果分析和临床验证，许多中草药也有不同程度的抗痨杀菌作用，如百部、白及、黄连、大蒜、冬虫夏草、功劳叶、葎草、猫爪草等，均可在辨证的基础上结合辨病，适当选用，特别是对抗结核菌耐药者更应重视中药治疗，对于提高疗效、减轻症状、减轻抗结核药副作用确有很大的帮助。

【名医经验】

雷芳玉等对肺结核进行辨病论治　分为肺阴虚、肺气虚、肺阳虚、肺肾阴虚、肺脾两虚、肝火刑肺、心肺两虚、阴亏阳损8个主要类型，总结出扶正固本、抑菌祛邪、培土生金、滋养肝肾、活血化瘀、标本兼治6点立法配伍原则，充分发挥中医特色，中西医结合，优势互补，相得益彰。高冰等结合支气管纤维镜下表现辨证，通过对140例确诊的支气管结核的镜下观察，可以分为热毒郁肺、血败肉腐型，气滞血瘀、痰凝湿阻型和气血不足、气阴亏虚型。根据中医理法可以制定相应的治疗方案，提高中医药的疗效。中医药辨证治疗肺结核咯血，根据患者临床症状、舌象、脉象，辨证分型为风寒袭肺型、风热犯肺型、燥热犯肺型、肝火犯肺型及阴虚型，治疗 1 周内止血率达 98%，临床疗效明显好于对照组。

【古籍选录】

《素问·玉机真脏论》："大骨枯槁，大肉陷下，胸中气满，喘息不便，内痛引肩项，身热，脱肉破䐃……肩髓内消。"

《外台秘要·传尸方》："传尸之疾……莫问老少男女，皆有斯疾……不解疗者，乃至灭门。"

《备急千金要方·九虫》："劳热生虫在肺。"

《丹溪心法·痨瘵》："痨瘵主乎阴虚。"

《医学入门·痨瘵》："潮、汗、咳嗽，或见血，或遗精，泄分轻重，轻者六症间作，重者六症兼作。"

【文献推介】

1. 王胜圣，周杰，董芳，等. 肺结核中医证候规律及其与客观指标相关性的研究[J]. 中医临床研究，2011，15（3）：13.

2. 张尊敬，刘忠达，李权，等. 初治肺结核中医辨证分型相关因素研究[J]. 浙江中医杂志，2011，46（4）：242.

3. 黄洁，尉理梁. 百合固金汤治疗耐多药结核病 33 例观察[J]. 浙江中医杂志，2009，44（6）：427.

4. 赵霞，赵烨，朱国强，等. 中药在治疗肺结核中的作用及地位[J]. 实用中医内科杂志，2005，19（6）：506.

5. 刘杰民，黄贵华，纪云西，等. "脾为之卫"的理论内涵与免疫学外延探讨[J]. 新中医，2011，43（5）：3-7.

【小结】

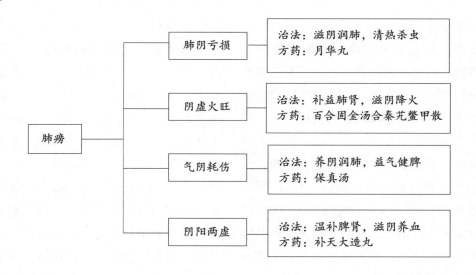

【复习思考题】

1. 治疗肺痨，在调补脏器时，应当注意什么？

2. 简述肺痨在病理上由肺传脾肾的演变过程。

（赵莉娟）

第七节 肺胀

肺胀是由多种慢性肺系疾病反复发作，迁延不愈，肺脾肾三脏虚损，从而导致痰瘀阻结，气道不畅，肺气壅滞，肺叶胀满，不能敛降，临床以喘息气促、咳嗽、咯痰、胸部膨满、憋闷如塞，或唇甲紫绀、心悸浮肿为主要表现的病证。严重者可出现昏迷、痉厥、出血、喘脱等危重证候。西医学中的慢性阻塞性肺疾病、支气管哮喘可参照本节进行辨证论治，支气管扩张、矽肺、重度陈旧性肺结核等合并肺气肿、慢性肺源性心脏病具有本病特征者，也可参考本节进行辨证论治。肺胀的历史沿革见表1-7-1。

表 1-7-1　肺胀的历史沿革

朝代	代表医家	代表著作	主要论述
战国—西汉	—	《黄帝内经》	病名：首提"肺胀"病名 病机：虚
元	朱丹溪	《丹溪心法》	病因病机：痰瘀阻碍肺气 临床表现：肺胀而嗽，或左或右，不得眠
清	李用粹	《证治汇补》	治疗：分虚实两端

【病因病机】

本病的发生多因久病肺虚，致痰瘀潴留，肺气壅滞，气不敛降，还于肺间，胸膺胀满而成，逐渐损及脾肾与心，每因复感外邪诱使病情发作或加剧。

（一）病因

1. 久病肺虚　内伤久咳、久哮、久喘、肺痨等慢性肺系疾患迁延失治，痰浊壅肺，日久导致肺虚，成为发病的基础。此外，长期吸烟、吸入粉尘，亦是损伤肺脏，肺失宣降的重要因素。

2. 屡感外邪　久病肺虚，痰瘀内结，卫外不固，易致六淫外邪反复乘袭，是肺胀日益加重的主要原因。六淫之中以风寒、风热多见，尤以风寒常见，故肺胀在冬春寒冷季节最易复发。

（二）病机

本病的病变部位在肺，继则影响脾、肾，后期病及于心。肺病及脾，子耗母气，脾失健运，导致肺脾两虚。肺为气之主，肾为气之根，肺肾金水相生，肺病及肾。肺与心脉相通，助心行血，肺虚或痰浊阻滞，治节失职，血循不利，病久肺病及心。

本病的发病机理，主要与痰浊、水饮与血瘀相关。痰浊的产生，由于肺气郁滞，脾失健运，肾虚不能蒸化，津液不归正化而成。瘀血的产生，主要因痰浊内阻，气滞血瘀；心阳气虚损，血失推动，脉失温煦所致。但一般早期以痰浊为主，渐而痰瘀并见，终至痰浊、血瘀、水饮错杂为患。

本病的病理性质多属标实本虚，但有偏实、偏虚的不同，且多以标实为急。外感诱发时则偏于邪实，平时偏于本虚。正虚与邪实多互为因果，如阳气不足，卫外不固，易感受外邪；证属阴虚者则外邪、痰浊易从热化，故虚实证候常夹杂出现。由于本病痰浊、水饮与血瘀内阻，肺、脾、肾虚损，脏腑功能失调，机体防御功能低下，故最易复感外邪，诱使病情发作和加重。肺胀的病因病机演变见图 1-7-1。

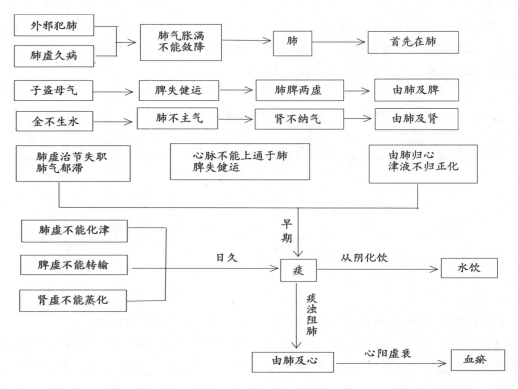

图 1-7-1　肺胀病因病机演变示意图

【诊断与鉴别诊断】

（一）诊断

1. 典型临床表现为喘息气促、咳嗽、咯痰、胸部膨满、憋闷如塞等。

2. 病程缠绵，时轻时重，病久可见面色、唇甲青紫，心悸，脘腹胀满，肢体浮肿，胸水，腹水，甚至喘脱等危重证候。严重者可见昏迷、抽搐或出血等症。

3. 有慢性肺系疾患病史及反复发作史。一般经 10～20 年形成本病，发病年龄多为老年，中青年少见。

4. 常有诱发因素，如外感、过劳、郁怒等。

肺部体格检查、胸部 X 线或 CT、肺功能、心电图、超声心动图、血气分析等有助于诊断。

（二）鉴别诊断

见表 1-7-2。

【辨证论治】

（一）辨证要点

1. 辨标本虚实　肺胀辨证以虚实为纲。一般感邪时病情活动偏于标实，平时病情稳

表 1-7-2　肺胀与哮病、喘证相鉴别

	肺胀	哮病	喘证
起病特点	多种慢性肺系疾病反复发作，迁延不愈，因外感诱发	常由气候突变、饮食不当、情志失调、劳累等诱发，间歇发作，突然起病，迅速缓解	多有慢性咳嗽、哮病、肺痨、心悸等病史，每遇外感及劳累而诱发
基本病机	肺脾肾三脏虚损，后期病久于心，痰瘀阻结，气道不畅，肺气壅滞，肺叶胀满，不能敛降	宿痰伏肺，遇诱因引触，痰阻气道，气道挛急，肺失宣降，肺气上逆	肺失宣降，肺气上逆，或肺肾出纳失常而致肺气壅塞
主症	喘息气促，咳嗽，咯痰，胸部膨满，憋闷如塞，或唇甲紫绀，心悸浮肿	喉中哮鸣有声，轻度咳嗽或不咳	呼吸困难，甚至张口抬肩、鼻翼扇动、不能平卧
体征	肺气肿体征，肺部哮鸣音或痰鸣音及湿啰音	肺部听诊可闻及哮鸣音，或伴有湿啰音	两肺可闻及干湿性啰音

定偏于本虚。标实为外邪、痰饮、瘀血，早期以痰浊为主，渐而痰瘀并重，并可兼见气滞、水饮错杂为患。本虚为肺、脾、肾三脏虚损，重症患者痰瘀壅阻，正气虚衰，本虚与标实并重。

2. 辨脏腑阴阳　肺胀以肺、脾、肾虚损为本。早期以气虚或气阴两虚为主，病位在肺、脾、肾；后期气虚及阳，或可出现阴阳两虚，或阴竭阳脱之证，以肺、肾、心为主。

（二）治则治法

治疗当根据感邪时偏于标实，平时偏于本虚的不同，选用扶正与祛邪的不同治则。标实者，以外邪、痰浊、水饮、瘀血等为突出，根据病邪的性质，分别采取祛邪宣肺（辛温、辛凉）、降气化痰（温化、清化）、温阳利水（通阳、淡渗）、活血祛瘀，甚或开窍、息风、止血等法，或酌情数法兼用。本虚者，当以补养心肺、益肾健脾为主，或

气阴兼调，或阴阳兼顾。正气欲脱时则应扶正固脱，救阴回阳。虚实夹杂者，应扶正与祛邪共施，根据标本缓急，扶正与祛邪当有所侧重。

（三）分证论治

1. 外寒里饮

（1）症状及分析

咳逆喘满不得卧，气短气急，咯痰白稀量多，呈泡沫状，胸部膨满——痰饮阻遏，肺气壅滞，肺气上逆；

口干不欲饮，面色青黯，周身酸楚，头痛，恶寒，无汗——气机郁遏，津液不布；阳郁不伸，血行瘀滞；寒邪束表；

舌质黯淡，舌苔白滑，脉浮紧——内有饮邪，外有束寒。

（2）治法：温肺散寒，化饮降逆。

（3）主方及分析：小青龙汤。

麻黄、桂枝、干姜、细辛——解表散寒化饮；

半夏、甘草——祛痰降逆；

五味子、白芍——散中有收。

（4）加减

表寒不著，咳嗽胸闷气喘为主，用射干麻黄汤；

饮郁化热，烦躁而喘，脉浮，用小青龙加石膏汤；

痰涎壅盛，见咳喘不能平卧，苔滑腻者，可用三子养亲汤合葶苈大枣泻肺汤；

兼肺肾气虚，加人参、黄芪、蛤蚧、沉香、紫石英；

兼血瘀，加桃仁、红花、丹参、当归。

2. 痰浊阻肺

（1）症状及分析

胸满，咳嗽痰多，色白黏腻或呈泡沫，短气喘息，稍劳即著——痰浊阻肺，肺气壅塞，肺失宣降；肺气虚弱，故短气喘息，稍劳即著；

怕风易汗，脘腹痞胀，纳少，泛恶，便溏，倦怠乏力——肺虚卫表不固；痰浊内蕴，脾失健运；

舌质淡或淡胖，苔薄腻或浊腻，脉滑——痰浊内盛之象。

（2）治法：燥湿化痰，降逆平喘。

（3）主方及分析：二陈汤合三子养亲汤。

紫苏子、白芥子、莱菔子——化痰降气平喘；

半夏、陈皮——燥湿化痰；

茯苓、甘草——健脾益气。

（4）加减

胸满，气喘难平，加葶苈子、苦杏仁；

兼见面唇晦黯、质紫黯、舌下青筋显露、舌苔浊腻者，可用涤痰汤加丹参、地

龙、红花、水蛭；

痰壅气喘减轻，倦怠乏力，纳差，便溏，加党参、黄芪、砂仁、木香；

兼怕风易汗者，合用玉屏风散。

3. 痰热郁肺

（1）症状及分析

咳逆喘息气粗，胸满，咯痰黄或白，黏稠难咯——痰热郁肺，肺闭气逆；

身热，烦躁，目睛胀突，溲黄，便干，口渴欲饮；或发热微恶寒，咽痒疼痛，身体酸楚，汗出——痰热扰心，热炽津伤，风热侵袭肺卫；

舌红，苔黄腻，脉滑数——痰热内郁。

（2）治法：清肺化痰，降逆平喘。

（3）主方及分析：越婢加半夏汤。

麻黄——宣肺平喘；

石膏——清泄肺热；

生姜、半夏——化痰降逆；

大枣、甘草——扶正祛邪。

（4）加减

痰热内盛，胸满气逆，痰胶黏不易咯出者，加鱼腥草、桑白皮、海蛤壳，或用桑白皮汤；

喉中痰鸣，喘息不得平卧者，加射干、葶苈子；

腑气不通，腹满便秘者，加大黄、芒硝；

口干舌燥者，加天花粉、芦根、麦冬。

4. 痰蒙神窍

（1）症状及分析

神志恍惚，表情淡漠，嗜睡，或烦躁不安，谵妄，撮空理线，或昏迷——痰浊上蒙，痰热扰神；

或肢体瞤动，抽搐，咳逆喘促，咯痰黏

稠或黄黏不爽，或伴痰鸣——痰浊或痰热蕴肺，痰热内耗营阴，肝风内动；

舌质淡或红，苔白腻或黄腻，脉细滑数——痰热内蕴。

（2）治法：涤痰，开窍，息风。

（3）主方及分析：涤痰汤。

半夏、茯苓、橘红、胆南星——涤痰息风；

竹茹、枳实——清热化痰；

石菖蒲——开窍化痰；

人参——扶正防脱；

生姜、甘草——护胃调和。

（4）加减

痰浊蒙窍，加至宝丹；

痰热闭窍，加安宫牛黄丸；

伴肝风内动、肢体瞤动抽搐，可用紫雪丹，加用钩藤、全蝎、羚羊角粉；

热结大肠腑气不通者，酌加大黄、芒硝；

热伤血络，皮肤黏膜出血、咯血、便血色鲜，加水牛角、生地黄、牡丹皮、紫珠叶，或合用犀角地黄汤；

痰热内盛，喘咳痰黄，加黄芩、桑白皮、葶苈子、天竺黄、竹沥。

5. 肺肾气虚

（1）症状及分析

呼吸浅短难续，甚则张口抬肩，倚息不能平卧，咳嗽，痰白如沫，咯吐不利，胸满闷窒——肺肾两虚，气失摄纳；痰饮阻肺；

声低气怯，心慌，形寒汗出，面色晦黯，或腰膝酸软，小便清长，或尿后余沥，或咳则小便自遗——肺病及心，心阳不振；肾虚不固，膀胱失约；

舌淡或黯紫，苔白润，脉沉细虚数无力，或有结、代——肺肾两虚之征。

（2）治法：补肺纳肾，降气平喘。

（3）主方及分析：补虚汤合参蛤散。

人参、黄芪、白术、茯苓、甘草——补益肺脾；

蛤蚧、五味子——补肾纳气，镇摄平喘；

干姜、半夏——温肺化饮；

厚朴、陈皮——理气化痰。

（4）加减

喘逆甚，加磁石、沉香、紫石英；

怕冷，舌质淡，加桂枝、细辛、钟乳石；

兼阴伤低热，舌红苔少者，加麦冬、玉竹、生地黄、知母；

颈脉动甚，面唇青紫明显，舌紫黯，加当归、丹参、红花、地龙；

心动悸，脉结代，合用炙甘草汤；

面色苍白、冷汗淋漓、四肢厥冷、脉微欲绝者，乃喘脱危象，急用参附汤加沉香、紫石英、五味子等送服参蛤散。

6. 阳虚水泛

（1）症状及分析

喘咳不能平卧，咯痰清稀，胸满气憋——水凌心肺；

面浮，下肢肿，甚则一身悉肿，尿少，脘痞，纳差，心悸，怕冷，面唇青紫——肺脾肾阳气衰微，脾失健运，气不化水，水邪泛滥，阳虚血脉失于温煦而瘀滞；

舌胖质黯，苔白滑，脉沉虚数或结、代——阳虚水停之征。

（2）治法：温肾健脾，化饮利水。

（3）主方及分析：真武汤合五苓散。

附子、桂枝、生姜——温肾通阳；

白术、茯苓、猪苓、泽泻、生姜——健脾利水；

白芍——敛阴。

（4）加减

血瘀甚，发绀明显者，加泽兰、红花、丹参、赤芍、益母草、五加皮；

水肿势剧，上渍心肺，心悸喘满，倚息不得卧者，加沉香、牵牛子、椒目、葶苈子；

面色苍白、冷汗淋漓、四肢厥冷、脉微欲绝者，乃喘脱危象，急用参附汤加沉香、紫石英、五味子等送服参蛤散；

本证治疗实为标急治标之法，待水去饮化后可参肺肾气虚证论治。

（四）其他治疗

1. 中成药 小青龙汤颗粒：适用于外寒里饮证。

三子止咳胶囊：适用痰浊阻肺证。

痰热清注射液、鲜竹沥口服液：适用于痰热郁肺证。

醒脑静注射液：适用于痰蒙神窍证。

金水宝胶囊、金匮肾气丸：适用于肺肾气虚证。

2. 单方验方 补元汤：黄芪、党参、白术、陈皮、当归、升麻、柴胡、山茱萸、锁阳。适用于肺胀之宗气不足证。

蠲哮汤：葶苈子、青皮、陈皮、槟榔、大黄、生姜、牡荆子、鬼箭羽。适用于肺胀之痰瘀伏肺证。

3. "冬夏并治"穴位贴敷 用白芥子、延胡索、甘遂、细辛等，磨成粉，姜汁调敷。选取膻中、肺俞、脾俞、肾俞、膏肓，或辨证选穴。

【预防调护】

秋冬寒冷季节注意保暖，避免感受外邪。调节情志，保持乐观，使气血调和。避免劳欲过度，应顾护真精。平时应常服用扶正固本方药增强正气，提高机体抗病能力。调节饮食，以清淡而富于营养之食物为主，忌食辛辣香燥、酸咸肥甘、生冷发物、酒等。戒烟是预防本病的重要措施之一。

肺胀的预防应重视调治原发病，积极治疗外感，尤其对老年、久病体虚的患者，凡近期内咳喘突然加剧，痰色变黄，舌质变红，虽无发热恶寒表证，亦要考虑复感外邪病情加重的可能，应及时诊治，阻断病势的发展。注意保持病人气道通畅，防止痰液阻塞气道；严密观察血压、脉搏等的变化，警惕内闭外脱等危笃病情的出现。病程中出现大出血者，有气随血脱，亡阴亡阳之虞，应严密观察病情变化，做好急救准备。

【临证要点】

1. 祛瘀是肺胀的重要治法 痰瘀互结是肺胀的基本病理，临床各种实证、虚证的不同证型都存在瘀血病理，在本病的治疗中，合理地使用活血化瘀法对提高本病的临床疗效具有重要意义。

2. 温阳利水适可而止 温阳利水是阳虚水泛证的首要治法，但利水要适度，过度利水则有损伤正气之虞，利水之后应以补益肺肾为主。

3. 痰蒙神窍紧急开闭防脱 临证常用的"三宝"是本证的常用药物，开闭应及早进行，但要顾及正气，如正气虚弱明显，则不能一味开窍，可于汤药中加人参或加服独参汤防止外脱。若出现面色苍白、冷汗淋漓、四肢厥冷、脉微欲绝者，乃喘脱危象，可用参附注射液、生脉注射液等静脉推注、滴注，以补气纳肾、回阳固脱。

【名医经验】

洪广祥辨治肺胀经验　洪氏在治疗慢性阻塞性肺疾病（以下简称"慢阻肺"）时，提出本虚标实、虚实夹杂是慢阻肺证候的基本特点。急性加重期或症状稳定期，虚中夹实或实中夹虚的证候表现全程都可兼见。急性加重期中医辨证多为外感风寒引动痰瘀宿根，呈现外寒内饮为主的证候，稳定期中医认为多呈现阳气虚弱和痰瘀伏肺为主的证候。提出了大补宗气在慢阻肺防治中的重要性，鲜明而具体地阐述了补益宗气能明显改善慢阻肺呼吸肌疲劳和营养障碍的观点。

医案分析

案例：患者某，男，61岁，1998年10月6日初诊。患咳嗽气喘20余年。每遇气候转凉、劳累易发作，冬季发作尤甚。病情反复发作，且症状逐渐加重。近又犯病已缠绵月余，症见咳嗽痰多，痰白质稀多泡沫，日咯痰量约100mL以上。胸闷气憋，动则气喘加重，甚则倚息不能平卧，伴怯寒背冷、神疲乏力、纳差便软、脘腹作胀、口唇及舌质暗红而润，舌苔白黄厚腻，脉虚弦滑，右关弦滑甚，右寸浮细滑，左寸脉弱。证属寒饮伏肺，阳气虚弱，兼夹风寒。治宜解表化饮、温经散寒。方用小青龙汤合苓桂术甘汤加减：麻黄10g，桂枝10g，干姜10g，细辛3g，法半夏10g，五味子10g，白芍10g，生姜10g，大枣6枚，胡芦巴10g，补骨脂15g。二诊：喘咳基本缓解，痰量每日有

10余口，以白黏痰为主，脉浮已去。说明标实证已获控制，拟改用补益肺脾、温阳护卫法。方用补中益气汤合益气温阳护卫汤（经验方）加减以治本虚：黄芪30g，党参30g，白术10g，当归10g，升麻10g，柴胡10g，炙甘草10g，陈皮10g，桂枝10g，白芍10g，生姜10g，大枣6枚，胡芦巴10g，补骨脂15g。7剂，每日1剂。以提高机体免疫调节能力，减少反复发作，控制病势发展。

摘自：《中国现代百名中医临床家丛书·洪广祥》

按：本例是急性加重期，为寒饮伏肺，气阳虚弱，外感风寒而引发。故以小青龙汤解表化饮，苓桂术甘汤以温阳化饮，再加芪附汤以益气温阳，从而达到祛邪以扶正、祛邪不伤正的目的，较好地贯穿了治疗慢阻肺应坚持实施补虚泻实的原则，故取效甚速。

【古籍选录】

《素问·大奇论》："肺之壅，喘而两胠满。"

《金匮要略·肺痿肺痈咳嗽上气病》："上气喘而躁者，属肺胀。"

《诸病源候论·气病诸候》："肺主于气，邪乘于肺则肺胀，胀则肺管不利，不利则气道涩，故上气喘逆，鸣息不通。"

《证治汇补·咳嗽》："肺胀者，动则喘满，气急息重，或左或右，不得眠者是也。如痰夹瘀血碍气，宜养血以流动乎气，降火以清利其痰，用四物汤加桃仁、枳壳、陈皮、瓜蒌、竹沥。又风寒郁于肺中，不得发越，喘嗽胀闷者，宜发汗以祛邪，利肺以顺

气，用麻黄越婢加半夏汤。有停水不化，肺气不得下降者，其症水入即吐，宜四苓散加葶苈、桔梗、桑皮、石膏。有肾虚水枯，肺金不敢下降而胀者，其症干咳烦冤，宜六味丸加麦冬、五味。"

【文献推介】

1. 洪广祥. 慢性阻塞性肺疾病的辨证施治 [J]. 中华中医药杂志，2007，22（7）：454-459.

2. 洪广祥. 论宗气与慢性阻塞性肺疾病 [J]. 中医药通报，2006，5（1）：5-8.

3. 洪广祥. 中国现代百名中医临床家丛书·洪广祥 [M]. 北京：中国中医药出版社，2007.

4. 陈亚红，王辰. 2015年更新版GOLD慢性阻塞性肺疾病诊断、治疗和预防的全球策略简介 [J]. 中国医学前沿杂志（电子版），2015，7（2）：34-39.

【小结】

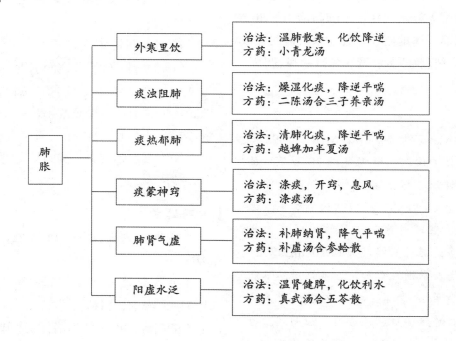

肺胀	外寒里饮	治法：温肺散寒，化饮降逆　方药：小青龙汤
	痰浊阻肺	治法：燥湿化痰，降逆平喘　方药：二陈汤合三子养亲汤
	痰热郁肺	治法：清肺化痰，降逆平喘　方药：越婢加半夏汤
	痰蒙神窍	治法：涤痰，开窍，息风　方药：涤痰汤
	肺肾气虚	治法：补肺纳肾，降气平喘　方药：补虚汤合参蛤散
	阳虚水泛	治法：温肾健脾，化饮利水　方药：真武汤合五苓散

【复习思考题】

1. 如何正确处理肺胀标本缓急、治标治本的关系？

2. 肺胀变证有哪些？当如何辨治？

（薛汉荣）

第八节　肺痿

肺痿是指肺叶痿弱不用，临床以咳吐浊唾涎沫，常伴有气短气促为主症的肺脏慢性虚损性疾患。病位在肺，与脾胃、心、肾密切相关。西医学中的肺间质纤维化可参照本节进行辨证论治，肺硬变、肺不张、矽肺等具有本病特征者，也可参考本节进行辨证论治。肺痿的历史沿革见表1-8-1。

表 1-8-1　肺痿的历史沿革

朝代	代表医家	代表著作	主要论述
东汉	张仲景	《金匮要略》	病名：首提"肺痿"病名 病因病机："热在上焦""肺中虚冷" 临床表现："寸口脉数，其人咳，口中反有浊唾涎沫" 治疗：甘草干姜汤、麦门冬汤
唐	孙思邈	《备急千金要方》	治疗：生姜甘草汤、甘草汤
	王焘	《外台秘要》	治疗：炙甘草汤
清	喻嘉言	《医门法律》	治疗：清燥救肺汤

【病因病机】

本病的病因为久病伤肺和误治津伤，由于津气亏虚，肺失濡养所致。

（一）病因

1. 久病损肺　久嗽、肺痨、肺痈、消渴及热病之后，肺津大伤，肺失濡养；或内伤久咳、冷哮、久喘等，肺气日耗，渐而伤阳，肺中虚冷，气不化津，肺失濡养，日渐枯萎。

2. 误治津伤　因医者误治，滥用汗、吐、下等治法，重亡津液，肺津大亏，肺失濡养，发为肺痿。也可转为虚寒之候。

3. 粉尘伤肺　职业活动吸入大量生产性粉尘，痼结不解，伤津耗气，肺失去宣降，久则气滞痰凝血瘀，渐至肺络痹阻，累及心肾发为肺痿。

（二）病机

本病的病变部位在肺，但与脾、胃、肾、心等脏密切相关。由于久病热灼伤肺，或误治津伤，致肺津大伤，肺失濡养，肺叶渐痿不用，变生涎沫；或久病肺脏虚损，肺气日耗，渐而伤阳，肺中虚冷，气不化津，以致肺叶枯萎。肺气虚寒可兼脾气虚损，肺痿日久，肺病及肾，肺不主气，肾不纳气，肺气壅滞，不能调节心血运行，心脉瘀阻，影响血脉气血运行。

本病的发病机理，概而言之，以虚为本，也有本虚标实。热在上焦，阴虚生内热，肺燥津枯，脾胃上输津液不归正化，煎熬成涎沫；肺中虚冷，气不化津，不能温化布散脾胃上输之津液，肺失所养，反聚为涎沫。

本病的病理性质有肺燥津伤（虚热）和肺气虚冷（虚寒）之分，两者可相互转化。虚热肺痿日久，阴损及阳，可见气阴两虚，或出现寒热夹杂现象。肺痿的病因病机演变见图1-8-1。

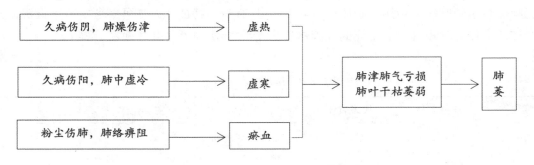

图1-8-1　肺痿病因病机演变示意图

【诊断与鉴别诊断】

（一）诊断

1.以咳吐浊唾涎沫为主症。唾呈细沫稠黏，或白如雪，或带白丝，咳嗽，或不咳，气短，或动则气喘。虚热者痰黏稠易咯血，虚冷者痰清稀多见。

2.有内伤久咳、痰热、肺痨、肺痈、久嗽、冷哮久延等病史。

胸部X线片、肺功能、血气分析、高分辨率CT（HRCT）、支气管肺泡灌洗、肺组织学检查有助于诊断。

（二）鉴别诊断

肺痿需与肺痨、肺痈相鉴别（表1-8-2）。

表1-8-2　肺痿鉴别诊断

	肺痿	肺痨	肺痈
起病特点	肺部多种慢性疾病长期不愈肺叶痿弱不用，发病缓，病程长	具有传染性，后期出现干咳、咳吐涎沫等症者，已转属肺痿之候	肺经痰热素盛或正气内虚的基础上，外感风热毒邪，发病急，病程短
基本病机	肺虚，津气失于濡养致肺叶痿弱不用	正气不足，感染痨虫	风热毒邪壅滞于肺，热壅血瘀，血败肉腐，肺叶生疮
主症	咳吐浊唾涎沫	咳嗽、咯血、潮热、盗汗，形体逐渐消瘦	咳则胸痛，咳吐腥臭脓血痰
体征	肺部可闻及velcro啰音	听诊时呼吸音减低，或为支气管肺泡呼吸音，锁骨上下、肩胛间区多见	肺部可闻及湿性啰音

【辨证论治】

（一）辨证要点

本病应辨虚寒虚热。虚热证易火逆上气，常伴咳逆喘息，痰黏而稠，不易咯出，容易咯血；虚寒证为肺中虚冷，上不制下，小便频数或遗尿。虚热肺痿日久，阴损及阳，复感外邪，上热下寒，出现咽干，泄利不止，形寒气短。

（二）治则治法

本病治疗总以补肺生津为原则。虚热者以生津清热，虚寒者以温肺益气。治疗应时时注意保护津液，重视调理脾肾。寒热夹杂既养阴清热，又益气祛寒，协调阴阳，以平为期；治疗时还应重视调理脾肾；兼血瘀内阻，配活血化瘀之品。

（三）分证论治

1. 虚热

（1）症状及分析

咳吐浊唾涎沫，其质黏稠，不易咯出，胶黏长丝不断，或痰中带有血丝，或咳甚而咯血，其色鲜红，或气急喘促——肺阴不足，虚热灼津成痰；阴虚火旺，热伤血络；火逆上气；

咽干而燥，渴喜凉饮；形体消瘦，皮毛干枯；或见潮热盗汗，手足心热，腰膝酸软；或见心悸虚烦，失眠多梦——燥热伤津，灼伤肺络；阴津枯竭无力充养肌肤；肺肾阴虚，虚火内盛；心肾阴虚，君火上炎；

舌红而干，脉虚数——肺阴不足，阴虚火旺。

（2）治法：滋阴清热，润肺生津。

（3）主方及分析：麦门冬汤合清燥救肺汤。

人参、甘草、大枣、粳米——益气生津，甘缓补中；

桑叶、石膏——清泄肺经燥热；

阿胶、麦冬、火麻仁——滋肺养阴；

苦杏仁、枇杷叶、半夏——化痰止咳，下气降逆。

（4）加减

咳吐浊黏痰，口干欲饮，加知母、川贝母、天花粉；

津伤甚，加沙参；

潮热，加银柴胡、地骨皮；

火盛出现虚烦、呛咳、呕逆，去大枣，加竹茹、淡竹叶。

2. 虚寒

（1）症状及分析

咯吐涎沫，清稀量多，不渴，短气不足以息——肺气虚寒，气不化津，津反为涎；

头眩，神疲乏力，食少，形寒——肺虚及脾，肺脾气虚；

小便数，或遗尿——上虚不能治下，膀胱失约；

舌质淡，脉虚弱——气虚有寒。

（2）治法：健脾益气，温中祛寒。

（3）主方及分析：甘草干姜汤合四君子汤。

甘草、干姜——温肺脾；

人参、大枣、白术、茯苓——甘温补脾，益气生津。

（4）加减

唾多遗尿，加益智仁、白果；

肾虚不能纳气，加钟乳石、五味子；

脾胃虚弱者，加六君子汤；

兼肾阳不足，可用拯阳理劳汤。

3. 上热下寒

（1）症状及分析

咯吐涎沫，或咳吐脓血，咽干而燥，或气急喘促——肺阴不足，虚火灼津，热伤血络；

下利泄泻，肢凉，形寒气短——脾肾阳虚；

舌淡红，苔薄白；脉虚数——肺阴不足，肾阳亏虚。

（2）治法：寒热平调，温清并用。

（3）主方及分析：麻黄升麻汤。

麻黄、升麻——发越郁火；

石膏、知母、黄芩、玉竹、天冬——养阴润肺以清上热；

白术、干姜、茯苓、桂枝、甘草——健脾除下寒；

当归、白芍——养阴和营。

（4）加减

尿频，加益智仁、菟丝子；

气短，难续加紫石英、蛤蚧。

4. 肾虚血瘀

（1）症状及分析

咯吐涎沫，喘促短气，呼多吸少，动则尤甚——肺不主气，肾失摄纳；

胸胁胀痛憋闷，唇青面紫——肺气壅滞，瘀血内阻；

舌质暗红或有瘀斑、瘀点，脉虚而涩——肾虚血瘀之征。

（2）治法：纳气定喘，活血化瘀。

（3）主方及分析：都气丸合血府逐瘀汤。

六味地黄汤——滋补肾阴；

五味子——纳肾气；

桃红四物汤——活血化瘀；

四逆散——疏肝理气；

桔梗——开胸膈之结气；

川牛膝——导瘀血下行。

（4）加减

偏阴虚，合人参蛤蚧散；

偏阳虚，合参蛤散。

（四）其他治疗

1. 中成药 养阴益肺通络丸：用于肺气阴两虚兼痰瘀证。

六君子丸、香砂六君子丸：用于脾胃虚弱证。

百灵胶囊、金水宝胶囊：用于肺肾两虚证。

2. 单方验方 温肺化纤汤：麻黄、白芥子、炮姜炭、肉桂、熟地黄、鹿角胶、桃仁、红花、川芎、地龙、土鳖虫。适用于肺痿之肺虚寒证。

保肺化纤丸：党参、五味子、玉竹、远志、生地黄、丹参、红花、川贝母、山楂、墨旱莲、山茱萸。适用于肺痿之气阴两虚、血脉瘀阻证。

3. 艾灸疗法 温通经络、行气活血。适用于阳气不足，阴寒内盛的患者。选用肺俞、膏肓俞、大椎、足三里、气海等腧穴。

【预防调护】

积极治疗原发病，如喘咳、肺痈、肺痨等。改善环境卫生，消灭烟尘等空气污染。戒烟，减少对呼吸道的刺激，减轻咳嗽的发作，对预防肺痿有重要意义。加强锻炼，增强体质，提高机体的抗病能力。避免过食黏腻肥甘之品，以免助痰生湿，加重病情。

【临证要点】

1. 重视调补脾胃 脾胃为后天之本、肺金之母，培土有助于生金。阴虚者宜补胃津以润燥，使胃津能上输以养肺；气虚者宜补脾气以温养肺体，使脾能转输精气以上承。肾为气之根，司摄纳，补肾可以助肺纳气。

2. 用药禁忌 本病早期忌用升散辛燥温热之品，以免助火伤津；亦忌苦寒滋腻，慎用祛痰峻剂，宜缓图取效。有瘀血征象者，应使用活血化瘀法，但禁用破血之品。

3. 肺痿变证治疗 肺痿病复感外邪，易生变证，出现呼吸窘迫、喘脱，甚则阴阳离决而亡。治疗当扶阳固脱、镇摄肾气，可用参附汤加紫石英、磁石、沉香、蛤蚧等。若出现呼吸微弱，间断难续，或叹气样呼吸，汗出如洗，烦躁内热，口干颧红，舌红无苔，脉细微而数，或散或芤，汗出如洗不敛，四肢厥冷等阴竭阳脱者。治疗当益气救阴、回阳固脱，可用生脉散合参附汤，加山茱萸、肉桂等。并可用参附注射液、生脉注射液等静脉推注、滴注救急。

【名医经验】

吴银根辨治肺痿的经验 吴氏以中医络脉理论为指导，认为本病的病位在肺络，病机为肺络痹阻，痰瘀互结。虚、痰、瘀是其主要病理特点，以通补肺络为大法，主张络虚宜通补，采用祛痰通络、活血化瘀、温阳益气、滋阴补肾等治法，善用峻烈、有毒和虫类药物。

医案分析

张某，女，48岁。半年前开始咳嗽不愈，经肺科医院胸片及肺CT检查诊断为间质性肺疾病，入院治疗，经检查排除肺部恶性肿瘤。现口服醋酸泼尼松片（强的松）每日30mg，仍咳嗽，夜间尤甚，侧卧症状加重，声哑，喘促，苔薄白，脉弦滑。证属肺络痹阻，治拟祛痰通络、益

气活血。药用：三棱15g，莪术15g，姜黄10g，胡颓子叶15g，女贞子30g，半夏15g，胆南星15g，金荞麦30g，蜈蚣3g，全蝎3g，海藻15g，黄荆子30g，重楼10g，党参30g，黄芪20g。服前药14剂后，夜间咳嗽明显好转，白天咳嗽仍剧烈，多曾阵咳，痰不易咯出，气促，右胁肋前胸部疼痛，苔薄，脉弦细。继服30剂，咳嗽、气促均明显改善，肺CT复查，病灶较治疗前明显吸收。守法继续调治，2个月后激素逐渐减量，病情稳定。

摘自：《吴银根辨治间质性肺疾病验案分析》，出《辽宁中医杂志》（2013）

按： 本案以祛痰通络、益气活血为主要治法，取得了良好的疗效。方中三棱、莪术破血化瘀。吴银根教授认为本病为痰瘀阻络，凶险恶疾，非烈药而效难达。对于阻痹肺络之瘀血，非三棱、莪术等破血之品不能为功，其中三棱化瘀之力优于莪术，而理气之力莪术优于三棱，两者相伍，理气化瘀、破血消坚，对瘀血内阻之患，疗效卓著。久病宜搜剔络邪，故用蜈蚣、全蝎等虫类药物窜通经络，搜剔络邪，从而达到"血无凝着，气可宣通"的目的。络虚最宜通补，方中黄芪、党参、生地黄、女贞子益气养阴、补肾填精。络痹唯宜辛通，辛能行气破血逐痰，方中半夏与胆南星两者均辛、温，有毒。半夏消痰散结，南星专走经络，善祛风痰，两者生用其效更宏。金荞麦、重楼等清热解毒，其中重楼苦，微寒，有小毒，清热解毒、凉肝泻火。紫菀、款冬花、胡颓子叶、黄荆子止咳平喘。

【古籍选录】

《金匮要略·肺痿肺痈咳嗽上气病脉证治》:"问曰:热在上焦者,因咳为肺痿。肺痿之病,从何得之?师曰:或从汗出,或从呕吐,或从消渴,小便利数,或从便难,又被快药下利,重亡津液,故得之。"

《诸病源候论·咳嗽病诸候》:"肺主气,为五脏上盖,气主皮毛,故伤于风邪,风邪伤于腑脏,而气血虚弱,又论因劳役大汗之后,或经大下而亡津液,津液竭,肺气壅塞,不能宣通诸脏之气,因成肺痿。"

《证治汇补·胸膈门》:"久嗽肺虚,寒热往来,皮毛枯燥,声音不清,或嗽血线,口中有浊唾涎沫,脉数而虚,为肺痿之病。

因津液重亡,火炎金燥,如草木亢旱而枝叶萎落也。治宜养血润肺,养气清金。初用二地二冬汤以滋阴,后用门冬清肺饮以收功。"

《医门法律·肺痈肺痿门》:"大要缓而图之,生胃津,润肺燥,下逆气,开积痰,止浊唾,补真气以通肺之小管,散火热以复肺之清肃。"

【文献推介】

1. 薛梅红. 朱良春治疗间质性肺炎经验 [J]. 中医杂志, 2006, 47(7): 493.

2. 石克华, 熊必丹, 吴银根. 吴银根辨治间质性肺疾病验案分析 [J]. 辽宁中医杂志, 2013, 40(3): 551-553.

【小结】

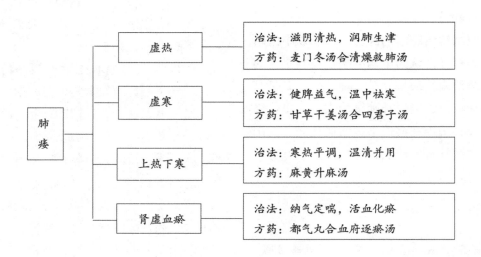

【复习思考题】

1. 如何辨别肺痿变证?当如何治疗?

2. 肺痿病理因素为痰浊、瘀血,如何理解?

（薛汉荣）

第九节 失音

失音，亦称"喑"，是以语声嘶哑或语声不出为主要临床表现的一种病证。现代西医学中的急性喉炎、慢性喉炎、喉脓肿、白喉及喉部结节、息肉等疾病引起的声音嘶哑皆可参照本节进行辨证论治。失音的历史沿革见表1-9-1。

表1-9-1 失音的历史沿革

朝代	代表医家	代表著作	主要论述
隋	巢元方	《诸病源候论》	病因病机：风冷之气客于会厌；风冷伤于肺
唐	孙思邈	《备急千金要方》	病因病机：风寒之气客于中，滞而不发 治疗：从表而治
宋	杨士瀛	《仁斋直指方》	病位：心、肺、肾。心为声音之主，肺为声音之门，肾为声音之根
金	刘完素	《宣明论方》	病因病机：燥火伤金而致失音 治疗：从寒凉论治
明	楼英	《医学纲目》	病因病机：邪入于阴，搏则为喑 病名：舌喑与喉喑
清	林珮琴	《类证治裁》	治法：虚实论治

【病因病机】

本病的发生与感受外邪、诸劳内伤、情志刺激及外伤等原因相关。病机总属会厌开合不利。失音有虚实之分，感受外邪，阻塞肺窍，会厌开合不利，而致失音，属实，为"金实不鸣"；久病致肺阴不足或肾阴亏虚，咽喉声道失于滋润，而致失音，属虚，为"金破不鸣"。

（一）病因

1. 感受外邪 六淫之邪，或袭肌表，或从口鼻入侵，邪郁于肺，肺失宣畅，会厌开合不利，音不能出，以致卒然音哑。

2. 诸劳内伤 酒色过度伤肾，久嗽迁延伤肺，乱运神机伤心，劳倦厚味伤脾，忧思抑郁伤肝，五脏伤损，则气血津精匮乏，精不化气则血少气弱无力鼓动气道，阴血津液亏虚则声道燥涩不利，故声音嘶哑。

3. 情志刺激 大惊大恐，或因忧思郁怒，导致气机一时郁闭，声音不出。

4. 外伤筋脉 因意外创伤，损伤筋脉，气血运行不畅，声带运动失灵，发为本病。

5. 用声过度 用声过久，损伤声道，气津两耗，津不上承，导致失音。

（二）病机

本病病位在会厌，病变主要在肺系，同时与五脏关系密切。因肺主气，上通咽喉，共为声音之门户，外邪侵袭首先犯肺，与五脏的功能相关。同时情志刺激、气机郁滞及用声过强、过多而损伤声道，气津两耗，也可导致失音的发生。

本病的发病机理有"金实不鸣"与"金破不鸣"之分，因肺开窍于鼻，外合皮毛，故无论风寒、风热、气滞痰凝，皆可使肺失宣达，会厌开合不利而失音，此"金实不鸣"也。而肺为肾母，母子相倚，金水相涵，诚如《医学读书记》所谓"水之生金，如珠之在渊"。一旦肾阴亏损，龙相火腾，必上扰肺金，会厌不能正常开合而失音，此"金破不鸣"也。同时失音与其他脏腑关系也比较密切。

本病的病理性质有虚实之分，如明代张景岳在《景岳全书·声喑》中提出："声音出于脏气，凡脏实则声弘，脏虚则声怯，故凡五脏之病皆能为喑。"失音的病因病机演变见图 1-9-1。

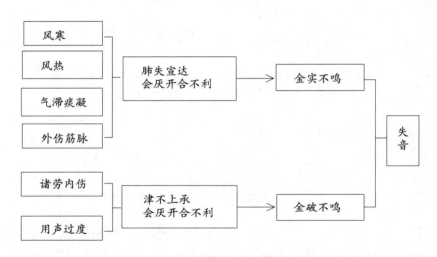

图 1-9-1　失音病因病机演变示意图

【诊断与鉴别诊断】

（一）诊断

1. 临床上多以声音嘶哑或语声不出为主要表现。

2. 由外感引起者，多兼有发热恶寒、头痛无汗、鼻塞咳嗽，或发热不寒、头痛有汗等外感表证，多为暴喑；由内伤引起者，多伴有慢性虚劳久病，常伴乏力、气短等全身亏损证候，多为久喑。

详细询问病史及声带检查、喉镜检查、实验室检查有助于明确病因。

（二）鉴别诊断

1. 先天失音　两者都有语声嘶哑或声音嘶哑等症状，但是先天性失音多由声带发育不良或缺如，喉室带发音困难所引起。普通失音多继发于其他疾病之后，原发疾病治疗之后症状很快缓解。声带检查有助于鉴别。

2. 舌喑　失音是指声音嘶哑，出声不能，但舌体动态转运自如。舌喑多系中风之后，导致气血运行不畅，致舌体不能自如转运，而咽喉发声尚可，多伴有肢体活动障碍。详细询问病史有助于鉴别。

【辨证论治】

（一）辨证要点

1. 辨虚实

见表 1-9-2。

表 1-9-2　失音辨虚实

	实	虚
发病特点	起病急，病程短	起病缓，病程长
病因病机	风寒、风热、气滞痰凝等实邪，致肺失宣达	久病体虚、肺肾阴虚，使津液不能上乘

2. 辨外感与内伤

见表 1-9-3。

表 1-9-3　失音辨外感与内伤

	外感	内伤
病名	暴喑	久喑
病因	外感病史	内伤病史
兼证	发热恶寒、头痛无汗、鼻塞咳嗽，或发热不寒、头痛有汗等症	形寒肢冷、倦怠乏力、五心烦热、腰膝酸软等虚弱证候

（二）治则治法

失音的治疗当分清邪正虚实。张景岳曰："实者其病在标，因窍闭而喑也；虚者其病在本，因内夺而喑也。"故本病在临床中应首辨其虚实。实证多急，猝然而起，多因邪气闭塞。但邪气有风寒之闭，属肺本经的外感病；有火邪之闭，则属于"心火乘肺"之病变。此外，还有气逆之闭，属"木火刑金"，乃肝旺反侮肺金之病变；有痰涎之闭，属"土盛及金"的病变。故实证之治法，可散、可清、可顺、可消。

虚证多缓，渐积而成，多因精气之虚。有"肺燥金伤"，本脏自病者；有肾阴不足，"子盗母气"，肾病及肺者。故虚证治法宜润、宜养、宜滋、宜补。

一般来说，金实易治，因其病程较短，邪闭在标，正气存内，多可药到病除；金破难医，因其病程多长，病因复杂，多为内伤劳怯所致，常涉及多个脏腑，正气虚亏，难求速效。

（三）分证论治

1. 风寒闭郁

（1）症状及分析

恶寒，发热，无汗，头痛——风寒外袭，卫表失合；

突然失音嘶哑，或语声不出——风寒之邪客于会厌，开合不利；

鼻塞，咳嗽，咽痒——风邪束肺，肺失宣降；

舌苔薄白，脉浮紧——风寒表证之象。

（2）治法：疏风散寒，宣肺开闭。

（3）主方及分析：三拗汤。

麻黄——发散表邪，宣利肺气；

苦杏仁——宣降肺气，止咳平喘；

甘草——调和诸药，兼能利气。

（4）加减

恶寒发热、无汗重者，重用麻黄、荆芥；

鼻塞重者，加辛夷、苍耳子；

咳嗽痰多者，加川贝母、陈皮。

2. 风热上壅

（1）症状及分析

发热，恶寒，头痛——风热邪气，客于肌表，卫表失常；

失音嘶哑，或语声不扬，咽痛——风热上壅，会厌开合不利；

咳嗽，咯痰——风热闭肺，肺失宣降；

舌红，苔薄黄，脉浮数——风热表证之征。

（2）治法：解风清热，宣肺利音。

（3）主方及分析：桑菊饮。

桑叶、菊花、薄荷——疏散风热，利咽开音；

桔梗、苦杏仁——宣降肺气；

连翘、芦根——清热解毒，生津止渴；

甘草——调和诸药。

（4）加减

口干、口渴明显者，加天花粉、麦冬；

咽痛者，加牛蒡子、桔梗、射干；

发热重者，加连翘、板蓝根、大青叶。

3. 燥邪犯肺

（1）症状及分析

声音嘶哑，喉痒，鼻干——燥邪伤津，津液不能上承，肺气不得宣降；

干咳无痰，鼻燥咽干——燥邪犯肺，肺气不宣；

小便黄，大便干结——津亏之象；

舌红苔黄，脉浮细数——风燥犯表之象。

（2）治法：清燥润肺开音。

（3）主方及分析：清燥救肺汤。

桑叶、石膏——清宣肺燥，透邪外出；

人参、麦冬、阿胶、火麻仁——益气养阴，生津润肺开音；

苦杏仁、枇杷叶——苦降肺气。

（4）加减

恶寒发热者，加菊花、薄荷；

口渴多饮者，加芦根、天花粉；

大便干结者，加郁李仁、瓜蒌子。

4. 肝郁气滞

（1）症状及分析

声嘶，发生于暴怒，或情志刺激之后——肝失疏泄，气机不畅，气闭于咽喉会厌；

胸胁胀闷，偶有胁痛——气机不畅，不通则痛；

舌淡，苔白，脉弦——肝气郁结之象。

（2）治法：疏肝理气，解郁开音。

（3）主方及分析：逍遥散。

柴胡——疏肝解郁；

当归、白芍——养血敛阴，柔肝止痛；

白术、茯苓、甘草——益气健脾；

薄荷——透达肝经郁热。

煨姜——温胃和中。

（4）加减

口苦，舌红，苔黄明显者，加栀子、黄连；

呃逆，太息明显者，加佛手、香附、陈皮。

5. 阳虚寒凝

（1）症状及分析

声音嘶哑，发音不扬——寒凝气滞于咽喉会厌，发声不畅；

形寒肢冷——阳虚不能卫外，或寒气客于肌表；

脘腹喜温喜按，小便清长——寒气客于胃肠；

舌淡，苔白，脉沉细——阳虚寒凝

之象。

（2）治法：温肾散寒，通利肺窍。

（3）主方及分析：麻黄附子细辛汤。

麻黄、细辛——辛散寒邪，通利肺窍；

附子——温肾散寒。

（4）加减

便干咽燥，里热已起者，可选大黄附子汤，兼苦寒泄热；

咯痰明显者，加陈皮、茯苓以健脾化痰。

6. 气虚不足

（1）症状及分析

声音嘶哑日久不愈，时轻时重，声带闭合不全——气虚无力鼓动声带，故发音不利；

咳嗽气短，倦怠懒言——肺气不足；

便溏，食后腹胀——脾气虚；

心悸气短——心气虚；

舌淡，苔白，脉细弱——气虚不足之象。

（2）治法：益气升阳，佐以开音。

（3）主方及分析：补中益气汤。

黄芪、人参、炙甘草、白术——益气健脾；

当归——养血和营；

陈皮——理气和胃；

升麻、柴胡——升阳举陷。

（4）加减

心悸气短者，加茯神、莲子；

大便稀溏，久泻者，加山药、白术、炮姜。

7. 肺肾阴虚

（1）症状及分析

声音沙哑，动则声嘶，午后较重——阴

亏虚火上炎，夺津耗液，会厌失养；

虚烦不寐，五心烦热——心肾阴虚，水火不济；

口干咽燥——阴虚津少不能上承；

舌红，苔少，脉细数——阴虚内热之象。

（2）治法：滋肾润燥，益肺开音。

（3）主方及分析：百合固金汤。

生地黄、熟地黄——滋阴养血；

百合、麦冬、玄参、当归、白芍、川贝母——滋阴润肺，兼能清虚热；

桔梗——载药上行；

甘草——调和诸药。

（4）加减

痰多色黄者，加瓜蒌皮、桑白皮、胆南星；

咳喘甚者，加苦杏仁、款冬花、五味子；

咯血重者，加白及、白茅根、仙鹤草。

（四）其他治疗

中成药　复方鱼腥草片、西瓜霜润喉片：用于风热上壅证。

利咽灵片、清音丸：用于燥邪犯肺证。

逍遥丸、柴胡疏肝散：用于肝郁气滞证。

右归丸：用于阳虚寒凝证。

补中益气丸：用于气虚不足证。

左归丸、六味地黄丸：用于肺肾阴虚证。

【预防调护】

失音发生之时，恰当合理的治疗有利于康复，但是预防调护也尤为重要。《喉证要旨》载："今欲防喉症，莫如使血无热，欲血无热，当慎其居处，节其饮食，时其药饵而调之。居处之法，春夏宜凉，冬时宜温，温清适中，常如秋深；衣被欲轻，风火欲避，烈焰寒冰，当知所忌；至于饮食，淡泊最宜，熏炙寒冷，皆伤肺，血气凝迫，火热郁伏，始于皮毛，中于经络，既入三焦，有感斯作。"明确地告诫人们要注意饮食起居、日常卫生等以预防喉病的发生。

治疗期间，忌食生冷，辛辣炙煿之品，禁烟酒；同时保持起居有常，心情舒畅，加强锻炼，有利于疾病的康复。

【临证要点】

1. 首辨虚实，注意虚证 失音中也往往夹有实邪；实证失音也常常包含本身的阴虚、气虚，故在辨证论治的过程中要区别对待。无论虚实，皆易伤阴，故治疗用药应重视保阴护津，勿过投或误投辛热燥烈之品，以免更伤其阴而增其疾。滋阴用药又当清轻不滋腻，使之无碍脾胃之运化。

2. 调理脏腑 《仁斋直指方》云："肺为声音之门，肾为声音之根。"《黄帝素问宣明论方·诸证标目》云："肾虚内夺，则为喑痱。"故在治疗调护的过程中，多从肺肾辨证论治，同时也要重视调理其他脏腑。

3. 灵活应用活血化瘀 治疗期间要注意"久病入络""久病多瘀"。中医认为，寒凝、气滞、气虚等均可导致血瘀发生。因此，在治疗失音时多配合理气散结、活血化瘀等药物以提高疗效。

【名医经验】

李振华辨治失音经验 李氏认为，失音有虚实之分。外感属实，为"金实不鸣"，由感受外邪，阻塞肺窍，会厌开合不利，而至失音；内伤属虚，为"金破不鸣"，多系久病，由肺阴不足或肾阴亏虚，咽喉声道失于滋润，而致失音。临床分为暴喑和久喑：暴喑多因邪气壅遏，肺气郁闭，其病属实；久喑多因肺肾阴虚，声道失润，或气虚鼓动无力，其病属虚。

医案分析

吴某，男，40 岁。2009 年 7 月 31 日初诊。2005 年因情绪不畅后出现声音沙哑，喉镜查有息肉，曾经手术 2 次。MRI 查见：咽部淋巴结环增生，现自觉咽干不舒，有痰，能咯出，不咳，舌苔淡黄薄腻，质暗，有黏沫，中裂，脉细滑。江苏省人民医院病理示：黏膜急慢性炎伴鳞状上皮中–重度不典型增生，并见灶性炎性坏死。拟从热毒痰瘀壅结、津伤液耗治疗。处方：南沙参、北沙参各 12g，天冬、麦冬各 10g，桔梗 9g，生甘草 3g，泽漆 15g，山慈菇 15g，肿节风 20g，冬凌草 20g，玉蝴蝶 5g，凤凰衣 8g，金果榄 6g，山豆根 6g，生蒲黄（包）10g，炙僵蚕 10g，龙葵 20g，蚤休 15g。上方 14 剂，每日 1 剂，水煎，早晚分服。

二诊：2009 年 8 月 21 日，声音沙哑，咽干，语言费力，服上药后大便偏溏。舌苔淡黄腻，质暗，脉细。处方：原方去金果榄和山豆根，改冬凌草剂量为 15g，加诃子肉 10g，蝉蜕 5g，太子参 10g。

三诊：2009 年 9 月 11 日，咽喉干涩，有痰不多，声音沙哑，二便调，寐差。舌苔黄薄腻，质暗红，脉细。处方：初诊方去山豆根，加鱼腥草 20g，白残花 5g，首乌藤 20g，川百合 12g，知母 6g，诃子肉 10g，蝉蜕 5g，太子参 10g。三诊以后声音沙哑渐渐好转，定期复查喉镜未有明显异常。在初诊原方基础上，继续加减调理，巩固疗效。

摘自：《周仲瑛教授从痰瘀辨治失音验案2则》，出《中医药导报》（2010）

按：《内经》曰："人之卒然忧患而无音。"《景岳全书》指出："惊恐膹郁，卒然致喑者，肝之病也。"肝为刚脏，体阴而用阳，性喜条达，郁怒伤肝，则肝气不舒，气滞不畅，津液不归正化，痰瘀互结，治疗失宜变为癌毒，遏阻会厌而失音。本例患者诊断为喉癌，因痰瘀壅结，癌毒为患，伤津耗液，有阴虚之象，取"沙参麦冬汤"加味，以南沙参、北沙参、天冬、麦冬清燥润肺滋阴，金果榄、山豆根、蚤休清利咽喉，同时有清热毒之效也；玉蝴蝶、凤凰衣开音利咽；泽漆、山慈菇、肿节风、冬凌草、炙僵蚕、龙葵、生蒲黄等药化瘀散结；桔梗利咽，同时为舟楫之使药，引诸药上行咽喉。本例患者因喉部肿瘤而致失音，其中山豆根、蚤休、泽漆、山慈菇、冬凌草、炙僵蚕、龙葵又有抗癌解毒之效。

【古籍选录】

《灵枢·忧恚无言》："人卒然无音者，寒气客于厌，则厌不能发，发不能下，至其开阖不致，故无音。"

《素问·气交变大论》："岁火不及，寒乃大行，民病五邪……邪入于阴，转则为喑。"

《诸病源候论·风病诸候下》："中冷声嘶者，风冷伤于肺之所为也。肺主气，五脏同受气于肺，而五脏有五声，皆禀气而通之，气为阳，若温暖则阳气和宣，其声通畅。风冷为阴，阴邪搏于阳气，使气道不调流，所以声嘶也。"

《备急千金要方·风懿第六》："风寒之气客于中，滞而不能发，故喑不能言。及喉痹失音，皆风邪所为也，入脏皆能杀人。"

《黄帝素问宣明论方·诸燥总论》："燥干者，今肺之本燥，金受热化，以成燥涩也……火热耗损血液，元府闭塞，不能浸润，金受火郁，不能发声。"

《古今医统》："舌为心之苗，心痛舌不能转，则不能语言，暴病者尚可医治，久病者不可治也，故心为声音之主者此也。肺者属金，主清肃，外司皮膝，风寒外感者，热郁于内，则肺金不清，咳嗽而声哑，故肺为声音之门者此也。肾者人身之根本，元气发生之主也，肾气一亏，则元气寝弱而语言喑者有之。"

【文献推介】

1. 蒙慧菊，梁逸，何月洁，等.慢性咽炎的治疗与预防研究进展[J].中国临床新医学，2013，6（12）：1221—1225.

2. 王海军，王亮.李振华教授治疗内伤发热、失音经验[J].中医学报，2012，27（4）：413—415.

【小结】

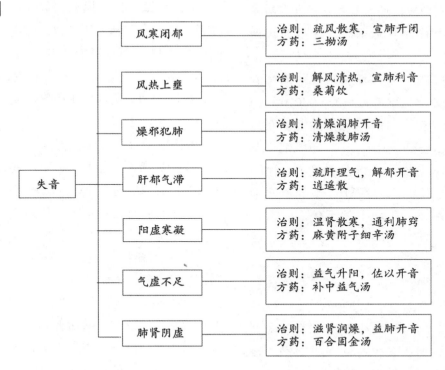

风寒闭郁 —— 治则：疏风散寒，宣肺开闭
方药：三拗汤

风热上壅 —— 治则：解风清热，宣肺利音
方药：桑菊饮

燥邪犯肺 —— 治则：清燥润肺开音
方药：清燥救肺汤

失音 —— 肝郁气滞 —— 治则：疏肝理气，解郁开音
方药：逍遥散

阳虚寒凝 —— 治则：温肾散寒，通利肺窍
方药：麻黄附子细辛汤

气虚不足 —— 治则：益气升阳，佐以开音
方药：补中益气汤

肺肾阴虚 —— 治则：滋肾润燥，益肺开音
方药：百合固金汤

【复习思考题】

1. 如何理解"金实不鸣"与"金破不鸣"？

2. 如何理解"肺为声音之门，肾为声音之根"？

（郑玉玲）

第十节 鼻渊

鼻渊是指因外邪侵袭或脏腑失调所致的以鼻流浊涕、量多不止，常伴鼻塞、头痛、嗅觉减退为主要特征的病证。是鼻科常见病、多发病之一，本病可分为急鼻渊和慢鼻渊，急鼻渊是发病急，病程较短的一种急性疾病；而慢鼻渊多因急鼻渊的失治转变而成，是一种经久不愈的慢性疾病。本病病位在鼻窍，与肺、脾胃、肝胆、肾密切相关。

西医学中的鼻窦炎可参照本节进行辨证论治。鼻渊的历史沿革见表1-10-1。

【病因病机】

鼻渊的发生，外因常以风邪为主，并多夹杂寒、热、湿等邪气，久而蕴毒化浊。内因常因饮食劳倦失常、恚怒失节或外邪传里导致肺、脾、胆、肝肾功能失调，内外合邪，邪聚鼻窍而为病。

（一）病因

1. 外邪袭肺 风热外袭伤肺，或风寒外犯，郁而化热，导致肺失清肃，邪聚鼻窍为病。

2. 七情所伤 情志不遂，胆失疏泄，气郁化火，胆火循经上犯，移热于脑，伤及鼻窍，或邪热犯胆，胆热上蒸鼻窍为病。

3. 饮食内伤 饮食失节，过食肥甘厚味，导致湿热内生，困遏脾胃，运化失常，

表 1-10-1　鼻渊的历史沿革

朝代	代表医家	代表著作	主要论述
战国—西汉	—	《黄帝内经》	病名：首提"鼻渊"病名 病因病机：胆热移脑，或肺热
元	朱丹溪	《丹溪心法》	病因病机：痰火 治疗：南星、半夏、黄芩、辛夷
明	张三锡	《医学准绳六要》	病因病机：阳明伏火
	陈实功	《外科正宗》	病名：脑漏、脑渗、历脑
清	孙一奎	《医旨绪余》	病因病机：阳明痰火
	陈复正	《幼幼集成》	病名：脑崩 治疗：辛夷散

湿热邪毒循经熏蒸鼻窍为病。

4.久病体弱　久病失养，导致肺脏虚损，肺卫不固，易为邪犯，邪滞鼻窍为病；或素体脾弱，运化失健，升清降浊失常，湿浊内生，内聚鼻窍为病。或湿热火毒之邪久羁，渐而伤阴，损及肝肾，虚火内生，上炎灼津为痰，滞留、灼伤鼻窍而为病。

（二）病机

本病病位在鼻，但与肺、脾胃、胆、肝肾等脏腑密切相关。由于外邪侵袭、饮食失常、情志不遂等原因致风热、湿热、痰浊、瘀毒等病邪壅滞鼻窍而发病，病久体弱，导致肺脾虚弱、肝肾亏损，邪气久羁。

基本病机为虚实夹杂，急性期以实为主，慢性期以虚实夹杂多见。病理性质以热为主，有实热、虚热之分，实热以风热外袭、胆腑郁热、脾胃湿热为主，虚热以肝肾阴亏，虚火上炎多见。病理因素以风、湿、热、浊为主。鼻渊的病因病机演变见图1-10-1。

【诊断与鉴别诊断】

（一）诊断

1.以浊涕量多为主要症状，可流向鼻前孔，也可向后流入咽部，常同时伴有鼻塞及嗅觉减退，或可伴头痛，头痛部位常局限于前额、鼻根部或颌面部。急性期常伴有恶寒、发热、周身不适、食欲不振等全身外感症状，慢性期常可见头晕、疲倦、纳差、耳鸣、腰膝酸软、记忆力减退、注意力不集中等临床表现。

2.急性期鼻黏膜充血肿胀，以中鼻甲及中鼻道为甚，鼻腔内有大量黏膜或脓性鼻涕积留；与鼻窦部位相应的体表局部压痛，可伴有红肿。慢性期亦可见鼻黏膜充血肿胀或肥厚，鼻甲肥大，腔内有脓性分泌物，甚或呈息肉样变。

3.可有伤风鼻塞或鼻窒等病史。

上颌窦穿刺冲洗、鼻窦 X 线片或 CT 检查可协助本病诊断。

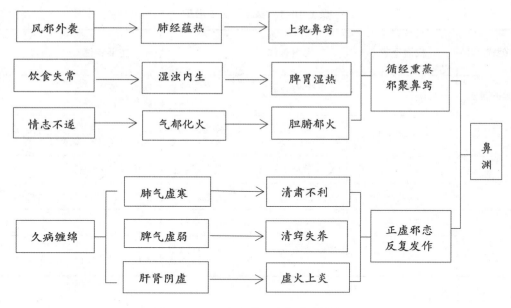

图 1-10-1　鼻渊病因病机演变示意图

（二）鉴别诊断

1. 鼻窒　鼻窒亦可出现流涕、鼻塞、头痛等类似于鼻渊的症状，但鼻窒以鼻塞为主要临床表现，流涕较少，体检以下鼻甲肿胀为主，脓性分泌物不多，病程一般较长。鼻渊病程可长可短，以大量流浊涕为突出表现，可兼有鼻塞，体检时以中鼻甲肿胀为主，中鼻道或嗅裂可见较多脓涕。

2. 鼻鼽　鼻鼽亦可出现鼻塞、流涕，常伴鼻痒、喷嚏，以突然和反复发作为特征，且常为流清涕；鼻渊以流浊涕为主要表现，可资鉴别。

【辨证论治】

（一）辨证要点

1. 辨虚实　一般急性起病多属实证，久病多属虚实夹杂证。实证当辨风、湿、热、浊、瘀等邪气的轻重。虚证当辨气虚、阴虚、阳虚的属性，以及虚在何脏，本病以气虚多见，阴虚次之，阳虚少见。

2. 辨病性　鼻涕的形色气味、鼻腔黏膜颜色及肿胀程度、头痛性质可为辨病理性质提供重要依据，涕多质黏多属湿盛，黄涕多属热盛，黄脓涕多属热毒盛，涕腥臭多属浊气盛。鼻腔黏膜红肿较甚，多为实热证，若淡红肿胀，多为虚证；若瘀黯多夹瘀，鼻黏膜肿胀较甚、湿润甚则息肉样变，多为湿重。头剧痛、跳痛，则多为风热，锐痛多为瘀；头隐痛多为阴虚。

（二）治则治法

本病以分期论治为原则。急性期多以外邪袭肺、胆腑郁热、脾胃湿热为主，当以攻邪为主，慢性期以肺气虚寒、脾气虚弱、肝肾阴虚为主，当攻补兼施。

本病具体治法则应随证治之。外邪袭肺，常用苍耳子散和银翘散，疏风清热、宣通鼻窍；胆腑郁热，常用龙胆泻肝汤，清泻胆热、利湿通窍；脾胃湿热，常用甘露消毒丹，清热利湿、化浊通窍；肺气虚寒，常用温肺止流丹，温补肺脏、益气通窍；脾气虚弱，常用参苓白术散，健脾利湿、益气通窍；肝肾阴虚，常用杞菊地黄丸加减，滋补肝肾、降火通窍。

（三）分证论治

急性期

1. 风邪袭肺

（1）症状及分析

鼻流黏涕，或涕黄而量多不止，鼻塞时作，或持续不止，或不闻香臭——多因风热犯肺或风寒化热，上壅鼻窍，清窍失宣；

鼻黏膜充血肿胀，中鼻甲肿大，中鼻道或嗅沟有脓液，或颧额胀痛——热邪上壅，清窍失宣；

发热、微恶风寒，头痛、咽痛——邪犯肺卫，正邪相争，营卫失和，肺气不利；

舌质红，苔薄白或黄，脉浮数，或寸浮——外邪袭肺之象。

（2）治法：疏风清热，宣通鼻窍。

（3）主方及分析：苍耳子散合银翘散。

苍耳子、辛夷、白芷——辛散通窍，祛湿化浊；

薄荷、牛蒡子——辛凉通窍，疏风散热；

银花、连翘——疏散风热；

荆芥、淡豆豉——祛风散寒；

芦根、竹叶——清热除烦；

桔梗、甘草——清热排脓。

（4）加减

涕黄热盛，口干，汗多者，加栀子、黄芩；

涕多腥臭，浊邪盛者，加鱼腥草、佩兰、鱼脑石；

鼻塞持续，鼻涕黏稠，湿邪盛者，加广藿香、薏苡仁；

咽痛者，加射干、牛蒡子；

咳嗽痰黄，脉兼滑，痰多者，加浙贝母、黄芩、瓜蒌。

2. 胆腑郁热

（1）症状及分析

脓涕量多，色黄或黄绿，或有腥臭味，鼻塞，或嗅觉减退，或头痛剧烈——胆腑郁热，循经上犯，壅滞鼻窍；

或烦躁易怒，口苦，咽干，目眩，寐少梦多，小便黄赤——胆腑郁热，肝气不疏；

鼻黏膜充血肿胀，中鼻道、嗅沟或鼻底可见有黏性或脓性分泌物潴留，或头额、眉棱骨或颌面部叩痛或压痛——胆腑郁热，循经上犯，熻灼气血，熏腐黏膜；

舌质红，苔黄，或兼厚腻，脉弦数——胆腑郁热，肝胆不疏之象。

（2）治法：清泄胆热，利湿通窍。

（3）主方及分析：龙胆泻肝汤。

柴胡——疏泄胆气；

龙胆、黄芩、栀子——清泻肝胆之火；

泽泻、车前子、木通——清热利湿；

生地黄、当归——柔肝滋阴养血，防止过用苦寒药伤正；

甘草——调和诸药。

（4）加减

鼻塞甚者，加苍耳子、辛夷、薄荷；

头痛者加菊花、蔓荆子。

3. 脾胃湿热

（1）症状及分析

鼻塞重而持续，鼻涕黄浊而量多，或嗅觉减退，头昏闷，或头重胀——脾胃湿热，循经上蒸鼻窍，清窍失宣；

倦怠乏力，胸脘痞闷，纳呆食少，小便黄赤——脾胃湿热，运化失权；

检查见鼻黏膜红肿，尤以肿胀更甚，中鼻道、嗅沟或鼻底见有黏性或脓性分泌物，颌面、额头或眉棱骨压痛——脾胃湿热，循经上蒸鼻窍；

舌质红，苔黄腻，脉涩或兼数——湿热之象。

（2）治法：清热利湿，化浊通窍。

（3）主方及分析：甘露消毒丹。

广藿香、石菖蒲、薄荷——芳香化浊宣窍；

白豆蔻——行气醒脾；

滑石、茵陈、黄芩、连翘、木通——清热利湿；

浙贝母、射干——化痰散结。

（4）加减

鼻塞甚者，加苍耳子、辛夷；

鼻涕带血者，加仙鹤草、白茅根、栀子炭。

慢性期

4. 肺气虚寒

（1）症状及分析

鼻塞或重或轻，鼻涕黏白，稍遇风冷则鼻塞加重，鼻涕增多，喷嚏时作，嗅觉减退——肺气虚弱，无力托邪，邪滞鼻窍，清窍失养；

气短乏力，语声低微，面色苍白，自汗畏风，咳嗽痰多——肺气不足，肺卫不固，腠理疏松；

检查见鼻黏膜淡红肿胀，中鼻甲肥大或息肉样变，中鼻道可见有黏性分泌物——肺气虚弱，无力托邪，邪滞鼻窍；

舌质淡、苔薄白，脉弱——肺气虚寒之象。

（2）治法：温补肺脏，益气通窍。

（3）主方及分析：温肺止流丹。

人参、甘草——温补肺气；

桔梗、鱼脑石——排脓通窍；

细辛、荆芥——散寒通窍；

诃子——敛肺气。

（4）加减

头额冷痛，加羌活、白芷、川芎；

畏寒，易自汗，遇寒加重者，加防风、桂枝、白芍、黄芪。

5. 脾气虚弱

（1）症状及分析

鼻涕白黏或黄稠，量多，嗅觉减退，鼻塞较重——脾气虚弱，健运失职，湿浊上犯，停聚鼻窍；

食少纳呆，腹胀便溏，脘腹胀满，肢困乏力，面色萎黄，头昏重，或头闷胀——脾虚湿困，升降失常，运化失权；

检查见鼻黏膜淡红，中鼻甲肥大或息肉样变，中鼻道、嗅沟或鼻底见有黏性或脓性分泌物潴留——脾气虚弱，健运失职，湿浊上犯，停聚鼻窍；

舌淡胖，苔薄白，脉细弱或寸脉弱——脾气虚弱之象。

（2）治法：健脾利湿，益气通窍。

（3）主方及分析：参苓白术散。

人参、白术、茯苓、甘草、山药——补脾益气；

白扁豆、薏苡仁——健脾除湿，芳香醒脾；

陈皮、砂仁——行气燥湿；

桔梗——开宣肺气，祛痰排脓。

（4）加减

芳香通窍法当活用，常加苍耳子、辛夷；

大便水泄，次数较多者，加诃子、乌梅；

腹胀，矢气则舒者，加木香、枳壳。

6.肝肾阴虚

（1）症状及分析

鼻流浊涕，量少，头脑空痛——火热稽留伤阴，或脓涕久流，竭耗阴液，损及肝肾，虚火内生，上炎滞鼻，灼伤鼻窦；

头晕耳鸣，健忘失眠，手足心热，腰膝酸软——肝肾阴虚，清窍失养，阴虚生内热；

鼻肌膜微红微肿，或下鼻甲萎缩，鼻窦肌膜增厚或萎缩——火热稽留伤阴，或脓涕久流，竭耗阴液，损及肝肾，虚火内生，上炎滞鼻，灼伤鼻窦；

舌红少苔，脉细或细数——阴虚之象。

（2）治法：滋补肝肾，降火通窍。

（3）主方及分析：杞菊地黄汤。

熟地黄、山茱萸、山药、枸杞子——滋补肝肾之阴；

菊花、牡丹皮——清肝热；

泽泻、茯苓——利湿。

（4）加减

鼻塞不通者，加苍耳子、辛夷；

心烦失眠者，加麦冬、酸枣仁；

鼻涕带血者，加墨旱莲、栀子炭。

（四）其他治疗

1.中成药　银翘解毒片、辛夷鼻炎丸：用于外邪袭肺证。

霍胆丸、龙胆泻肝丸：用于胆腑郁热证。

清胃黄连丸、甘露消毒丹：用于脾胃湿热证。

玉屏风散：用于肺气虚寒证。

参苓白术散、香砂六君丸：用于脾气虚弱证。

杞菊地黄丸：用于肝肾阴虚证。

2.局部治法　鼻渊中药治疗可配合辨证施用滴鼻、熏鼻、鼻窦穿刺冲洗、针刺、灸疗、局部按摩方法以增强疗效，改善症状。

知识拓展

鼻内镜手术

鼻内镜手术是目前治疗鼻窦炎的常用手术方式。鼻内镜手术是利用高分辨、可变换视角的Hopkins内镜开展鼻窦手术，使鼻腔、鼻窦，尤其是深部的手术能在直视下进行。且利于一些凹陷和裂隙内的病灶清理，可恢复鼻窦的通气和引流功能。在直视下手术组织损伤少，出血少，术中视野清晰，可以避免一些并发症的发生，成为常规鼻窦手术的补充。适应证包括：①额窦较大囊肿，侵及筛窦而且鼻腔内可见中鼻道膨出或中鼻甲呈现光滑的膨隆者。②蝶窦病变包括蝶窦囊肿、蝶窦真菌病或蝶窦内占位性病变。③筛窦炎症、鼻顶筛窦息肉，经多次手术仍有复发者。④筛蝶窦内异物。⑤上颌窦病变行上颌窦活检术，或慢性复发性上颌窦炎经保守治疗无效。⑥鼻痒、打嚏、流清水涕者可经鼻内镜下行鼻内翼管神经切除术。

【预防调护】

积极锻炼身体，增强体质，提高抗病能力，预防感冒。避免过度饮酒、恣食辛燥肥甘厚腻之品，以免助痰火生湿，加重病情。及时清除鼻涕，保持鼻道通畅。注意擤鼻涕方法，忌强力擤涕，防止发生耳病。及时积极治疗鼻病，防止迁延日久转为慢性病，甚则病邪内陷，引发其他疾病，迁延难愈。

【临证要点】

1. 灵活运用芳香通窍法 本病病位主要在鼻窍，局部症状突出，辨证选方用药之时，当灵活运用芳香通窍法，各型均可适当加入苍耳子、薄荷、白芷等芳香通窍之品。

2. 重视局部辨证 重视局部辨证在临证中的指导价值，如鼻腔黏膜充血较甚，可加桑白皮、地骨皮等清泄肺热之品；若鼻腔黏膜苍白、水肿，可酌加细辛、桂枝等辛散温通之品；若鼻甲肥大、呈息肉样变，可酌加桃仁、赤芍等活血行瘀之品。

3. 慢性期当攻补兼施 本病慢性期以长期流浊涕为主，有虚实两端，主要病机为脾失健运，湿浊内生，当重视健脾化湿，常选用太子参、白术、山药、白扁豆、薏苡仁健脾祛湿，广藿香、佩兰、石菖蒲、白豆蔻、砂仁等芳香透湿。对于肝肾阴虚者，慎过用滋补之品。

【名医经验】

熊大经辨治鼻渊经验 熊氏根据中医理论和历代各家学说，结合自己多年的临床实践，提出了"重肝胆"思想。熊氏认为下鼻甲及下鼻道属于肺，中鼻甲及中鼻道属于肝、胆，鼻前庭属于脾、胃等。在窥鼻器检查下鼻渊的主要局部临床表现为：中鼻道鼻腔黏膜充血肿胀，中鼻道可见黏性或脓性分泌物储留。鼻渊虽然临床证型复杂，可见到肝胆病变、肺脏病变、脾胃病变等，但多以肝胆湿热为主。胆之经脉起于目内眦，曲折布于脑后，其气上通于脑，脑下通颃，颃之下为鼻；胆为中精之府，其性刚烈，故因肝气郁结，胆失疏泄，气郁化火，上犯鼻窍，平素喜食肥甘、嗜酒之人，内蕴之湿热上犯鼻窍；或肺热壅盛，内传肝胆，循经上犯，蒸灼鼻窍。胆气和平则脑、颃、鼻俱得安康。确立清胆泄热、芳香通窍的治法，常用黄芩、柴胡、川芎、白芷、枳壳、瓜蒌、广藿香为基本方，辨证加减治疗鼻渊。

医案分析

张某，男，51岁，2006年11月12日初诊。感冒后出现左侧鼻塞、流浊涕半个月，伴身疲乏力、头昏头痛、口苦咽干、夜间多梦、大便困难、小便黄、舌红苔腻微黄、脉弦滑。曾抗炎治疗一周（具体用药不详），疗效不佳。查见：双中鼻道鼻内黏膜红肿，双下鼻甲Ⅰ度肿大，左中鼻道见较多黄稠分泌物。鼻窦X线片示左侧上颌窦炎。诊断：鼻渊。证型：肝胆湿热。处方：柴胡、黄芩、川芎、枳壳、法半夏、白芷、瓜蒌各15g，广藿香、豆蔻各10g，3剂，水煎服。以清胆泄热、芳香通窍。二诊（2006年11月22日）：患者诉头昏、鼻塞明显好转，脓涕减少，自觉夜间鼻塞严重，苔黄，脉弦。上方去法半夏、豆蔻、广藿香，加丹参10g，钩藤15g，川牛膝30g，桔梗15g，2剂以通窍活血排脓。两周后诸症消失，复查鼻窦X线片示双侧上颌窦未见异常。

摘自：《"重肝胆"的思想在鼻渊诊疗

中的意义——熊大经教授治疗鼻渊经验浅谈》，出《中医耳鼻喉科学研究杂志》（2009）

按： 本案诊断为鼻渊，依据临床表现属肝胆湿热型。治以清胆泄热、芳香通窍为法，方中黄芩燥湿泻火，清少阳邪热，是直折火热之本。柴胡有疏肝解郁、退热升阳、和解少阳等功能，能使外感侵入半表半里之邪出表而解，柴胡"苦以发之"，是散火热之标。二者合用，为治少阳邪热的专剂。川芎为血中气药，有行气活血、开郁的作用，上行头目，下行血海。白芷祛风止痛、辛散通窍，为治鼻病要药。枳壳、瓜蒌行气理气，广藿香、豆蔻芳香化浊透湿，以解鼻腔之壅塞。法半夏加强除湿之功，诸药合用，共奏清胆泄热、芳香通窍的作用。

【古籍选录】

《素问·至真要大论》："赤气后化，流水不冰，热气大行，介虫不复，病痱胕疮疡、痈疽痤痔，甚则入肺，咳而鼻渊。"

《医学摘粹·七窍病类》："如中气不运，肺金壅满，即不感风寒，而浊涕时下者，此即鼻渊之谓也，而究其本源，总由土湿胃逆，浊气填塞于上，肺是以无降路矣。"

《辨证录·鼻渊门》："人有鼻塞不通，浊涕稠黏，已经数年，皆以为鼻渊而火结于脑也，谁知是肺经郁火不宜。"

【文献推介】

1. 邱宝珊，林玲玲.王士贞教授治疗鼻渊经验 [J]. 中医药学刊，2006，24（10）：1795—1796.

2. 王士贞.中医耳鼻咽喉科学 [M].2 版.北京：中国中医药出版社，2007：127.

【小结】

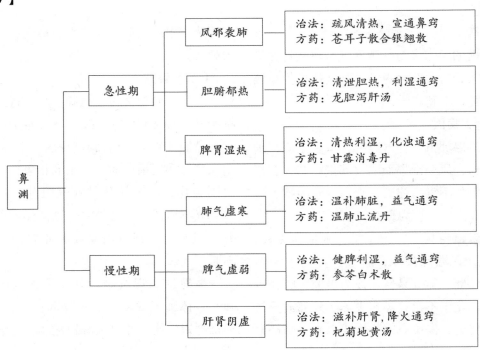

【复习思考题】

1. 如何理解鼻渊治疗"重视肝胆"？
2. 鼻渊辨治分虚实，如何把握？

（薛汉荣）

第十一节　鼻鼽

鼻鼽是由于脏腑虚损、卫表不固所致的，以反复发作性鼻痒、喷嚏、流清涕、鼻塞等为主要特征的病证。本病为临床常见病和多发病。可常年发病，亦可呈季节性发作。西医的变应性鼻炎、血管运动性鼻炎、嗜酸性粒细胞增多性非变应性鼻炎等疾病可参考本节进行辨证施治。鼻鼽的历史沿革见表 1-11-1。

表 1-11-1　鼻鼽的历史沿革

朝代	代表医家	代表著作	主要论述
隋	巢元方	《诸病源候论》	病因病机：肺脏虚冷
唐	孙思邈	《备急千金要方》	病因病机：脑冷肾寒 治疗：治鼻塞脑冷清涕出方
宋	赵佶	《圣济总录》	病因病机：肺脏虚寒，寒气上达
金	刘完素	《素问玄机原病式》	病因病机：鼻痒、喷嚏由于火热侵及阳明经所致
清	林珮琴	《类证治裁》	治疗：苍耳子散

【病因病机】

鼻鼽的发生多与外感邪气、禀赋特异等因素有关，可交互为患，其基本病机为津液停聚，肺窍不利。

（一）病因

1. 外感邪气　肺气虚寒，卫表不固，则腠理疏松，风寒乘虚而入，邪聚鼻窍，邪正相搏，肺气不宣，津液停聚，遂致喷嚏、流清涕、鼻塞等，发为鼻鼽。

2. 禀赋特异　肾阳不足，则摄纳无权，气不归元，温煦失职，腠理、鼻窍失于温煦，则外邪、异气易侵而发为鼻鼽；脾为后天之本，化生不足，鼻窍失养，外邪或异气从口鼻侵袭，停聚鼻窍而发为鼻鼽；肺经素有郁热，肃降失职，邪热上犯鼻窍，亦可发为鼻鼽。

（二）病机

本病的病位在鼻，与肺、脾、肾三脏关系密切。鼻为肺之外窍，"肺气通于鼻，肺和则鼻能知香臭"。若肺气虚弱，卫表不固，则风寒等邪气乘虚而入，正邪相争，祛邪外出则鼻痒、喷嚏频作；邪气阻肺，肺失清肃，气不摄津，津液外溢，则清涕不断；津液壅阻鼻窍，则鼻内黏膜肿胀苍白、鼻塞不通。

鼻鼽的病理机制为外感风寒，风热犯肺，素体肺气虚弱，复感外邪；饮食不洁，损伤脾胃，或小儿先天脾胃虚弱；先天不足或久病致肾元亏虚，最终导致肺、脾、肾三脏功能失调。内外因相合而致肺气不足，鼻窍闭塞；肺失肃降，宣降失司；脾气虚弱，运化失司；肾元亏虚，摄纳无权，寒水上犯则津液水湿聚于鼻窍而发为鼻鼽。因此，本病多为本虚标实，以内虚为本，外感为标，单纯外感致病者甚少。鼻鼽的病因病机演变见图1-11-1。

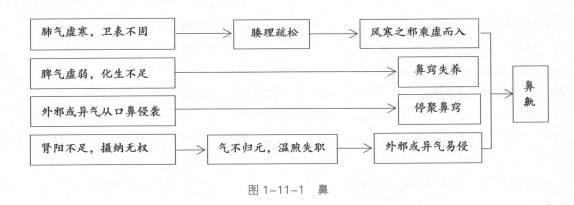

图 1-11-1 鼻

【诊断与鉴别诊断】

（一）诊断

1. 部分病人有过敏史或家族病史。

2. 本病发作时主要表现为鼻痒、喷嚏频频、清涕如水、鼻塞，具有突然发作和反复发作的特点。

3. 发作期鼻黏膜多为灰白或淡蓝色，亦可充血色红，鼻甲肿大，鼻道有较多水样分泌物。间歇期以上特征不明显。

（二）鉴别诊断

1. 伤风鼻塞 伤风鼻塞为感受风寒之邪所致，也可见鼻塞、喷嚏、流涕、咳嗽、舌淡苔白、脉浮，但常伴有发热恶寒、头痛、肢体酸痛等全身症状，病程较短，数天后可愈。而本病发作突然，往往在气候突变或异气异物刺激时发作，因情绪波动、精神紧张、劳欲过度诱发或加重，有反复发作史，经久不愈，且全身症状较少，可资鉴别。

2. 鼻窒 鼻窒是长期持续鼻塞，或间歇性、交替性鼻塞，鼻涕量多为主要症状。或伴有头昏、记忆力减退、失眠、耳鸣、耳内闭塞感等症。病程较长，疲劳、感寒后症状加重。与本病虽有诸多相似，但症状不尽相同，根据兼症，不难鉴别。

【辨证论治】

（一）辨证要点

1. 辨标本 一般认为，其急性发作期属标证，间歇期属本证；发作状态属标证，缓解状态属本证。病机为肺冷或肺寒者属标，病机为脏腑郁热者，亦属标证，病机为脏腑亏虚者属本证。急性发作期或发作状态多属肺寒或郁热，而以肺寒者多，郁热者少。间歇期或缓解状态多属脏腑亏虚证。

2. 辨寒热 根据自觉症状、小便、鼻黏膜色泽、舌质、脉率等症状与体征进行辨析。寒属虚寒，热乃郁热。一般认为属肺经郁热，或肺与阳明郁热，亦可认为有膀胱郁热或阴虚生热者。属寒者，畏寒肢冷，小便清，鼻黏膜色泽淡或紫，舌质偏淡或有齿痕，脉缓细弱。属热者，或有口苦咽干，心烦，小便黄，大便结，鼻黏膜暗红，舌苔微黄，脉缓有力或略数。辨寒热者，诸症不必悉具。

3. 辨脏腑 主要是辨别脏腑病位及其病机。其病位以肺、脾、肾居多，亦有从胃、肝、膀胱等脏腑认识者。病位在肺、脾、肾者，多属气阳虚证，亦认为有肺经郁热或肾阴亏虚证。病位在胃、膀胱、心者，多属郁热证；在肝者，多属寒热往来证。

（二）治则治法

急则治标，缓则治本。一般认为，急性发作期，尤其季节性发作期，其辨证多属标证，病机与肺寒关系密切，治当以温肺为主，常用方如小青龙汤、桂枝汤之类；其缓解期，如季节性发作期过后，其辨证属于本证，病机与肺、脾、肾阳气虚关系密切，治当温肾、健脾、补益肺气。

（三）分证论治

1. 寒邪犯肺

（1）症状及分析

鼻痒，喷嚏，鼻塞——寒邪袭表，肺失宣降，正盛邪实；

清涕如水——肺失清肃，津液外溢；

恶寒，发热——寒邪犯肺，卫外失常；

舌淡，苔薄白，脉浮紧——寒邪犯表之象。

（2）治法：辛温解表，宣通鼻窍。

（3）主方及分析：荆防败毒散。

羌活、独活、荆芥、防风、前胡——发散风寒，除湿止痛；

川芎、柴胡——行气活血，兼能止痛；

枳壳、茯苓——理气行水；

桔梗、甘草——宣肺利咽。

（4）加减

鼻塞流涕重者，可加辛夷、苍耳子；

表寒重者，加麻黄、桂枝；

肢体酸痛，身热不扬者，加独活、羌活。

2. 气虚外感

（1）症状及分析

鼻痒，喷嚏频频——肺气虚寒，卫表不固为本，风寒乘虚而入为标，邪正相争，争而不胜；

清涕如水——肺失清肃，气不摄津，津液外溢；

鼻塞，嗅觉减退——水湿停聚鼻窍；

畏风怕冷，自汗——水湿停聚，肺卫不固，腠理疏松；

咳嗽痰稀——风寒束肺，肺气不宣；

气短懒言，语声低怯，面色苍白——肺气虚弱，精微无以输布；

舌质淡，舌苔薄白，脉虚弱——气虚外感之象。

（2）治法：温肺散寒，益气固表。

（3）主方及分析：温肺止流丹。

细辛、荆芥——疏风散寒；

人参、甘草、诃子——补肺敛气；

桔梗、鱼脑石——散结除涕。

（4）加减

鼻痒甚，可酌加僵蚕、蝉蜕；

畏风怕冷，清涕如水者，可酌加桂枝、干姜、大枣。

3. 脾虚气弱

（1）症状及分析

鼻痒，喷嚏频频——脾气虚弱，清阳不升，鼻窍失养为本，风寒、异气乘虚而袭，正邪相争，争而不胜；

鼻塞，清涕连连，下鼻甲肿大，黏膜淡白——脾气虚弱，水湿不运，停聚鼻窍；

腹胀便溏，食少纳呆——脾胃虚弱、受纳、腐熟、输布之功能失职；

少气懒言，四肢倦怠乏力——脾气虚弱，精微不能送达四肢；

舌质淡，舌体胖，舌边有齿痕，脉弱——脾气虚之征。

（2）治法：益气健脾，升阳通窍。

（3）主方及分析：补中益气汤。

人参、黄芪、白术、炙甘草——健脾益气；

陈皮——理气健脾，使补而不滞；

当归——养血；

升麻、柴胡——升举中阳。

（4）加减

腹胀便溏，清涕如水，点滴而下者，可酌加山药、干姜、砂仁；

畏风怕冷，遇寒则喷嚏频频者，可酌加防风、桂枝。

4. 肾阳虚弱

（1）症状及分析

鼻痒，喷嚏频作——肾阳不足，外邪及异气易从鼻窍、皮肤肌表入侵，正邪相争，争而不胜；

清涕长流不止，鼻塞，下鼻甲肿大，黏膜苍白——肾阳虚弱，气化失职，寒水上泛鼻窍；

形寒肢冷，小便清长，面色苍白，腰膝酸软，神疲倦怠，遗精早泄——肾阳虚之象；

舌质淡，舌苔白，脉沉细——阳虚之象。

（2）治法：温补肾阳，化气行水。

（3）主方及分析：真武汤。

附子——温肾助阳，以化气行水；

茯苓、白术——健脾利水；

生姜——温散水气；

白芍——酸敛止嚏。

（4）加减

喷嚏多，清涕长流不止者，可酌加乌梅、五味子；

遇风冷即打喷嚏、流清涕者，可加黄芪、防风；

兼腹胀、便溏者，可酌加黄芪、人参、砂仁。

（四）其他治疗

1. 中成药　玉屏风散：用于气虚外感证。

2. 外治法　滴鼻法：可选用芳香通窍的中药滴鼻剂滴鼻。

嗅法：可用白芷、川芎、细辛、辛夷共研细末，置瓶内，时时嗅之。

吹鼻法：可用碧云散吹鼻，亦可用大皂角研极细末吹鼻。

塞鼻法：细辛膏，棉裹塞鼻。

3. 针灸疗法　体针选迎香、印堂、风池、风府、合谷等为主穴，以上星、足三里、禾髎、肺俞、脾俞、肾俞、三阴交等为配穴。每次主穴、配穴各选1～2穴，用补法，留针20分钟。

灸法选足三里、命门、百会、气海、三阴交、涌泉、神阙、上星等穴，悬灸或隔姜灸，每次2～3穴，每穴20分钟。

4. 贴敷治疗　耳穴贴压选神门、内分泌、内鼻、肺、脾、肾等穴，以王不留行子贴压以上穴位，两耳交替。

穴位注射可选迎香、合谷、风池等穴，

药物可选当归注射液、丹参注射液，或维生素 B_1、维丁胶性钙、胎盘组织液等，每次 1 穴（双侧），每穴 0.5～1mL。

穴位贴敷可用斑蝥打粉，取少许撒于胶布，敷贴于内关或印堂穴，约 12～24 小时后取下（亦可视皮肤反应程度而定）。若有水疱可待其自然吸收，或可用注射器抽吸水疱。

【预防调护】

保持环境清洁卫生，避免或减少粉尘、花粉等的刺激。有过敏史的患者，应避免接触或进食易引起机体过敏反应之物，如羽毛、兽毛、蚕丝、海鲜等。本病经积极防治，可控制症状，但容易反复。部分病人可并发鼻息肉、哮喘等疾病。

【临证要点】

1. 重在益气固表 肺开窍于鼻，外合皮毛，主持一身之气。肺气不足，表卫不固，腠理疏松，风气乘虚而入，鼻窍为之不利。故治疗鼻鼽重在益肺气、固表卫，肺气得充，腠理致密，风邪不得侵入，则鼻鼽不会发作。

2. 适当予以补肾 肺为气之主，肾为气之根，肾气不足则肺气亦不足，故适当加入补肾药物，如山茱萸、黄精之类，必要时，只要辨证正确，也可选用紫河车等温肾助阳药，或选用真武汤。

3. 巧施活血泻火 肺朝百脉，肺与血液循环有关。在临床上，有的病人病情反复发作，病程日久，鼻塞日重，检查可见鼻黏膜淡紫或暗紫，肿胀明显，舌质偏暗，舌下脉络迂曲，可加活血化瘀药物，如桃仁、红花、川芎、当归、丹参等；也有的病人头胀、头痛，检查发现鼻黏膜充血明显，可用牡丹皮、赤芍等凉血泻火之剂。

【名医经验】

1. 干祖望调理脾胃治鼻鼽 干氏认为一切疾病的过程都是正邪斗争的过程，脾胃气壮，正气必充，邪不能及；脾胃失健，诸病靡至。脾胃在鼻鼽的生理、病理、治病、防病方面都至关重要。干氏在综合脾胃学说的基础上，从脾胃论治鼻鼽，获得良效。《内经》云："清阳出上窍，浊阴出下窍。"干氏认为头面清窍的视、听、嗅、味完全靠清阳之气来濡养温通，一旦升清降浊的机能发生障碍，清阳不升，浊阴不降，五官就会被浊阴之气弥漫笼罩，致清窍不清，鼻不能嗅。因升清降浊之功主要由脾胃所主，又因鼻高居头面部，故干老常用益气升阳法来治疗鼻塞等病症。"诸窍空清统于土"，干氏这一独特的学术见解，无疑是对中医鼻鼽理论的丰富，为中医治疗鼻鼽开辟了广阔天地。

2. 李淑良扶正祛邪治鼻鼽 李氏在临床辨证的同时尤其重视"培补脾土"，遵《内经》"脾不及，则九窍不通"之论述，并将其用于指导临床实践，认为在鼻鼽的治疗中，必须注意健脾、培补后天，常用白扁豆、莲子入药，健脾又化湿，后天健，则病易消。对于变应性鼻炎尤其是季节性变应性鼻炎，李氏认为风寒异气在该病的发病中起着举足轻重的作用，因此，在扶正的同时，特别注意祛风药物的应用，常用祛风散邪之高良姜、羌活、防风等药，给邪以出路。扶正祛邪用法得当，贵在适中，才能取得满意的疗效。

医案分析

谢某，女，22 岁。1976 年 9 月 24 日初诊。主诉：半年来晚间临睡前和晨间起床时鼻痒流清涕，喷嚏连作数十次，十分难受，要用热毛巾敷鼻部方稍觉舒适。3 个月来头顶痛，腰痛，深呼吸时胸痛和右胁痛，肝功能检查未见异常。月经期准，经期头昏、下腹痛甚。平素怕冷，穿衣要比常人多。胃纳正常，大便干结，每日 1 次，小便正常，睡眠多梦。诊查：今天中午自觉微微发热，体温 37.1℃。舌质红，苔少，脉细数。

既有肾虚，复感风热。治法：先清风热，再补肾气。处方：桑叶 12g，菊花 12g，龙胆 12g，桔梗 9g，甘草 6g，板蓝根 12g，薏苡仁 12g，冬瓜仁 12g，白芍 9g，2 剂。

9 月 29 日二诊：发热已退，口淡，口水多，舌淡红，质嫩，苔白。处方：党参 12g，白术 9g，茯苓 12g，炙甘草 5g，熟地黄 12g，制何首乌 12g，菟丝子 12g，枸杞子 12g，覆盆子 12g，香附 9g，陈皮 5g，佛手 9g。建议散步活动，由每日坚持 10 分钟，逐步增加至每日 1 小时，以不感觉疲劳为度。

10 月 26 日三诊：偶有喷嚏两三次，头痛、痛经均减轻，月经期可以上班，上方加续断 12g 继服。

11 月 2 日四诊：精神好，诸痛已除，上方去香附、佛手，加山药 12g，桑寄生 15g。

1 月 24 日五诊：药后鼻鼽已痊愈，随访 3 年无复发。

摘自：《中国现代名中医医案精华·杨志仁医案》

按：患者素有怕冷、腰痛，先天即有肾阳不足，阳虚则摄纳无权，气不归元，温煦失职，腠理、鼻窍失于温煦，而发鼻鼽。经期头昏、下腹痛甚，乃肾阳不能温煦而痛。近日又感风热，正邪交争，而正亦不虚，故微微发热。治疗则先清风热，再补肾气固先天。一诊处以桑菊饮后发热已退。患者发病是以肾气虚、肾阳不足为本，故二诊以补肾气、固先天为主，以四君子汤加熟地黄、制何首乌、菟丝子、覆盆子等药以益气补肾、滋养先天，同时合疏肝理气止痛之香附、陈皮、佛手。三诊时诸证均已减轻，守上方加减继服，五诊时鼻鼽已痊愈。随访 3 年无复发。

【古籍选录】

《素问·至真要大论》："少阴之复，燠热内作，烦躁鼽嚏。"

《灵枢·口问》："人之嚏者，何气使然？岐伯曰：阳气和利，满于心，出于鼻，故为嚏。"

《诸病源候论·鼻病诸候》："肺气通于鼻，其脏有冷，冷随气入乘于鼻，故使津涕不能自收。"

《辨证录·鼻渊门》："兹但流清涕而不腥臭，正虚寒之病也。热症宜用清凉之药，寒症宜用温和之剂，倘概用散而不用补，则损伤肺气，而肺金益寒，愈流清涕矣。方用温肺止流丹。"

【文献推介】

1. 中华耳鼻咽喉头颈外科杂志编辑委员会. 变应性鼻炎诊断和治疗指南 [J]. 中华耳

鼻咽喉头颈外科杂志，2016，51（1）：6-23.

2．杨玉萍，晁恩祥．国医大师晁恩祥教授从风论治呼吸疾病理论 [J]．中华中医药杂志 2014，29（12）：3702-3704.

3．许庚．耳鼻咽喉科疾病临床诊断与治疗方案 [M]．北京：科学技术文献出版社，2011：190-192.

【小结】

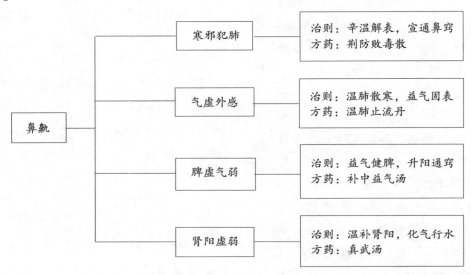

【复习思考题】

1.简述"培土生金"法在鼻鼽中的应用。

2.如何理解《内经》中所述"脾不及，则九窍不通"？

（蒋士卿）

第十二节　瘾疹

瘾疹是一种皮肤出现红色或苍白色风团，时隐时现的瘙痒性、过敏性皮肤病。其特点为：皮肤出现瘙痒性风团，发无定处，骤起骤退，消退后不留任何痕迹。西医学中的荨麻疹可参考本节进行辨证论治。瘾疹的历史沿革见表 1-12-1。

【病因病机】

本病病因复杂，总由禀赋不耐，毒邪侵袭而致。或因气血虚弱，卫外不固，风邪乘虚侵袭所致；或因饮食不慎而发；或由七情内伤，营卫失和导致；或因药物、生物制品、慢性感染病灶、昆虫叮咬、肠道寄生虫而发。

（一）病因

1.外邪侵袭　引起本病的外邪以风邪最为常见。风常与寒或热相兼，风寒之邪外侵，客于肌表，而致营卫不和；风热之邪郁于腠理，引起营卫失调。此外，外邪也包括蚊虫叮咬、接触花粉及其他过敏物质等侵袭肌肤，腠理失常，发为本病。

2.饮食不慎　因食海鲜、辛辣刺激等

表 1-12-1　瘾疹的历史沿革

朝代	代表医家	代表著作	主要论述
战国—西汉	—	《黄帝内经》	病名：瘾疹
东汉	张仲景	《金匮要略》	病名：瘾疹 病因病机："邪气中经""风气相搏"
隋	巢元方	《诸病源候论》	病名：风瘙疹、隐疹，并把瘾疹进一步分为"赤疹""白疹"
宋	陈言	《三因极一病证方论》	治疗："内则察其脏腑虚实""外则分其寒暑风湿，随证调之"

物，致湿热内蕴，积热动风，郁于肌肤，发为本病；或因服用某种药物，致使毒热蕴结，积热生风，郁于肌肤，发为本病。

3. 情志内伤　情志抑郁，肝气不舒，郁而化火，火热生风，风窜肌表而发病，或情志不遂，心经郁而化火，火热伤血，蒸于肌表而发本病。

4. 久病体虚　平素体虚或久病、大病，或冲任不调，肝肾不足，以致气血虚弱，血虚则生风生燥，游溢肌肤，而发本病。

（二）病机

本病的病位在肌肤，与肺关系最为密切，另外也与心、脾、肝、肾等脏腑相关。肺主皮毛，因此本病首先当责之于肺；饮食不慎，脾胃虚弱，胃肠积热动风，郁于肌表所致；或是情志抑郁，肝气不舒，郁而化火，火热生风，风窜肌表而发病；或是情志不遂，心经郁而化火，火热伤血，蒸于肌表而发病；抑或是肝肾不足，冲任失调，气血亏虚，生风生燥，游溢肌肤所致。

本病的发病机理为风邪侵袭肌肤，营卫失和所致。本病初起多为实证，或由风寒、风热外袭，客于肌表，致营卫失和而发病；或由情志内伤，化火生风而致；或由湿热蕴

结生风，郁于肌表而发病。病久则多因气血两虚、冲任失调等致血虚生风生燥，游溢肌肤而发病。

本病的病理性质有虚有实，实证日久易致气血亏虚，生风生燥，而转化为虚证；虚证亦可夹杂有实证，而表现出虚实夹杂证。本病实证预后一般较好，而虚证则反复发作，迁延数月，经年不断。瘾疹的病因病机演变见图 1-12-1。

【诊断与鉴别诊断】

（一）诊断

1. 发病突然，皮损可发生于任何部位，为大小不等的红色或白色风团，形态不一，可为圆形、类圆形或不规则形，境界清楚，一般迅速消退，不留痕迹，以后不断成批出现，时隐时现。发生在眼睑、口唇、阴部等组织疏松处的游风，浮肿边缘不清而无其他皮疹，其局部不痒或轻微痒感，或麻木胀感，水肿经 2～3 天消退，也有持续更长时间者，消退后不留痕迹。

2. 自觉灼热，瘙痒剧烈。部分患者可有怕冷、发热等症状；如侵犯消化道黏膜，可伴有恶心呕吐、腹痛、腹泻等症状；喉头和支气管受累时可导致喉头水肿及呼吸困难，

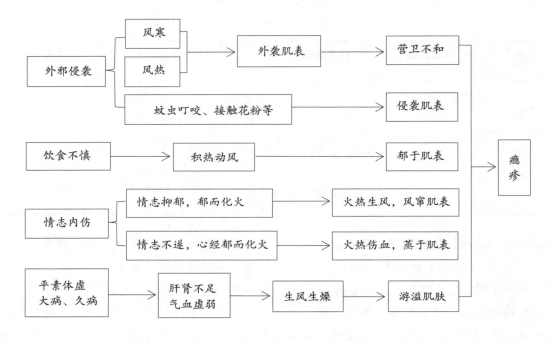

图 1-12-1 瘾疹病因病机演变示意图

有明显气闷窒息感，甚至发生晕厥。

3. 部分患者以钝器在皮肤上划后，局部出现与划痕一致的风团，即皮肤划痕试验阳性。

4. 本病可以发生于任何年龄、季节。

5. 根据病程长短，可分为急性和慢性两种。急性者发作数天至 1～2 周；慢性者反复发作，迁延数月，经年不断。

血常规检查嗜酸性粒细胞升高，或有白细胞总数及中性粒细胞的百分比增高。

（二）鉴别诊断

1. 丘疹性荨麻疹　丘疹性荨麻疹为散在的风团性丘疹或小水疱，瘙痒剧烈，数日后消退；好发于四肢、臀、腰等处；夏季儿童多见。瘾疹是皮肤上出现红色或苍白色的瘙痒性风团，发无定处，骤起骤退，消退后不留任何痕迹；可以发生于任何年龄、季节。

2. 荨麻疹形血管炎　风团持续时间的长短，消退后是否留痕迹是二者的主要鉴别点。荨麻疹性血管炎多见于中年妇女，皮肤风团持续时间长，超过 24 小时，甚至数日不消退，风团触之有浸润，消退后有色素沉着；常伴有不规则发热、关节疼痛，化验有低补体血症。瘾疹出现的红色或苍白色的瘙痒性风团，发无定处，骤起骤退，消退后不留任何痕迹；可以发生于任何年龄、任何季节。

【辨证论治】

（一）辨证要点

1. 辨病证虚实　瘾疹实证多为风寒、风热、湿热偏盛，或为情志内伤所致，临床表现为风团片大，风团色白或红，遇寒或遇热加重，瘙痒剧烈，急性发作，病程短，常发作数天至 1～2 周；而虚证多为冲任不调、肝肾不足、气血亏虚所致，临床表现为风团、瘙痒反复发作，迁延日久，午后或夜间加剧，病程长，呈慢性。

2. 辨病邪偏盛　由于病邪的偏盛，瘾疹会有不同的表现，临床中应加以辨证。若风寒偏盛，则瘾疹风团色白，遇寒加重，得暖则减；若风热偏盛，则瘾疹风团鲜红，灼热剧痒，遇热加重，得冷则减；若湿热偏盛，则风团片大、色红、瘙痒剧烈；发疹的同时伴脘腹疼痛，恶心呕吐，神疲纳呆，大便秘结或泄泻；若是久病血虚而致，则风团、瘙痒反复发作，迁延日久，午后或夜间加剧，同时伴心烦易怒、口干、手足心热。

3. 辨病情缓急　瘾疹急性者多为初发，病程短，常发作数天至 1 ～ 2 周；慢性者多为痼疾，病程长，反复发作，迁延数月，经年不断。急性者多为实证；慢性者多为虚证。

（二）治则治法

瘾疹的治疗原则，实证重在祛邪，以疏风祛邪为基本原则，对于风寒、风热、湿热偏盛者，则要分别配合散寒、清热、祛湿泄热等法；虚证病久，反复发作，多以血虚生风为主，治疗应以祛风和养血为要，二者要同时兼顾。

瘾疹的具体治法当分证而行。风寒束表，治宜祛风散寒、调和营卫，方用桂枝麻黄各半汤；风热犯表，治宜辛凉解表、疏风清热，方用消风散；胃肠湿热，治宜疏风解表、通腑泄热，方用防风通圣散；血虚风燥，治宜养血祛风、润燥止痒，方用当归饮子。

（三）分证论治

1. 风寒束表

（1）症状及分析

风团色白，遇寒加重，得暖则减——风寒外袭，客于肌表，营卫不和；

恶寒无汗怕冷——寒性阴冷；

口不渴——阴津未伤；

舌淡红，苔薄白，脉浮紧——风寒束表之象。

（2）治法：祛风散寒，调和营卫。

（3）主方及分析：桂枝麻黄各半汤。

桂枝、麻黄、白芍、苦杏仁——解表散寒，调和营卫；

生姜、大枣——顾护胃气；

炙甘草——补益中气，调和诸药。

（4）加减

关节疼痛，加威灵仙、独活；

瘙痒剧烈，加地肤子、蛇床子。

2. 风热犯表

（1）症状及分析

风团鲜红，灼热剧痒，遇热加重，得冷则减——风热外袭，客于肌表，营卫失调；

灼热剧痒——风性善行，风盛痒剧；

伴有发热、恶寒——风热外袭，营卫不和；

咽喉肿痛——风热壅肺；

舌质红，苔薄白或薄黄，脉浮数——风热犯表之象。

（2）治法：辛凉解表，疏风清热。

（3）主方及分析：消风散。

荆芥、防风、牛蒡子、蝉蜕——辛散透达，疏风散邪；

苦参、石膏、知母——清热燥湿；

当归、生地黄、火麻仁——养血活血，凉血息风；

苍术——祛风燥湿；

木通——渗利湿热；

甘草——清热解毒，调和诸药。

（4）加减

风团鲜红灼热，加牡丹皮、赤芍；

口渴，加玄参、天花粉；

瘙痒剧烈，加地肤子、蛇床子；

大便秘结，加大黄、枳实。

3. 胃肠湿热

（1）症状及分析

风团片大、色红、瘙痒剧烈——胃肠湿热，积热动风，郁于腠理；

伴脘腹疼痛、恶心呕吐、神疲纳呆、大便秘结或泄泻——湿热蕴结，胃失和降；

舌质红，苔黄腻，脉弦滑数——湿热内蕴之象。

（2）治法：疏风解表，通腑泄热。

（3）主方及分析：防风通圣散。

防风、荆芥、薄荷、麻黄、生姜——疏风解表，透疹；

大黄、芒硝——破结通便；

栀子、滑石——降火利水；

黄芩、连翘、桔梗、石膏——清泄里热；

川芎、当归、芍药——补血活血；

白术——健脾燥湿；

甘草——缓急和中。

（4）加减

大便稀，去大黄、石膏、栀子，加薏苡仁、茯苓；

恶心呕吐，加半夏、茯苓、竹茹；

有肠道寄生虫，加乌梅、使君子、槟榔。

4. 血虚风燥

（1）症状及分析

风团、瘙痒反复发作，迁延日久——血虚日久，肌肤失养，化燥生风，搏于肌肤；

午后或夜间加剧——血虚日久，阴血不足，虚火内生，热扰阴分；

伴心烦易怒、口干、手足心热——阴血不足，虚火内生；

舌红少津，脉沉细——血虚津伤、虚热内生之象。

（2）治法：养血祛风，润燥止痒。

（3）主方及分析：当归饮子。

当归、川芎、白芍、生地黄——养血活血，和血通络；

制何首乌——滋阴养血；

荆芥穗、防风、蒺藜——疏风解表；

黄芪——益气固表，托毒外泄；

甘草——调和诸药。

（4）加减

心烦失眠，加酸枣仁、首乌藤；

瘙痒较甚，加地肤子、蛇床子、苦参。

（四）其他治疗

1. 中成药　荆防败毒散（颗粒）：用于风寒束表证。

银翘散（颗粒）：用于风热犯表证。

防风通圣丸：用于胃肠湿热证。

2. 单方验方　多皮饮：地骨皮、五加皮、牡丹皮、大腹皮、木槿皮、桑白皮、白鲜皮、茯苓皮、冬瓜皮、扁豆皮、干姜皮。适用于亚急性、慢性荨麻疹的治疗。

五皮五藤饮：牡丹皮、白鲜皮、地骨皮、桑白皮、海桐皮、首乌藤、钩藤、海风藤、青风藤、天仙藤。适用于慢性荨麻疹的治疗。

3. 外治法

炉甘石洗剂外搽。

香樟木或晚蚕沙 30～60g，煎汤熏洗。

【预防调护】

瘾疹的发作常因外邪侵袭、饮食不慎、情志刺激等因素诱发或加重。故预防本病发作，应注意规避外邪尤其是风邪的侵袭，自我调摄寒温；禁用或禁食某些对机体过敏的药物或食物，积极防治某些肠道寄生虫病，饮食宜清淡，忌食鱼、虾、蟹、葱、蒜、酒等腥膻、辛辣之物；调畅情志，保持积极向上的心态；起居有常，加强体育锻炼，增强体质。治疗期间要慎起居、避风邪、畅情志，避免患处不良刺激，如搔抓、热水烫洗等，注意保持局部皮肤的清洁。已治愈者应坚持服药一段时间，避免诱发因素，防止复发。慢性瘾疹者，应调整好心态，积极治疗，争取早日治愈。

【临证要点】

1. 注意应用祛风药　"风为百病之长，善行而数变"，瘾疹的发作多与风邪有关，不论内风、外风，在临证时都应注意应用疏风祛邪的药，如荆芥、防风、苍耳子、羌活、蝉蜕、僵蚕等。运用祛风药既可祛内外风，又可止痒，并且还可加速气血的流通，有助于瘾疹的康复。

2. 合理配伍行血药　"治风先治血，血行风自灭"，在临证时酌加一些行血药，使血行则病可除，行血药可以是补血药如当归、熟地黄，可以是活血药如桃仁、红花，也可以是凉血药如生地黄、赤芍等。慢性瘾疹反复发作，经年不断，乃瘾疹日久，血虚生风，治疗时可适当加入养血活血药，如当归、桃仁、赤芍等药。

【名医经验】

1. 赵炳南祛卫风治瘾疹　赵老将荨麻疹分为急性荨麻疹和慢性荨麻疹，认为二者均与卫分风邪为患有关，而风邪既可偏于风热，也可偏于风寒，故在治疗用药方面需明辨风热与风寒。对于风热型荨麻疹，赵老常用荆芥、防风、薄荷、蝉蜕、浮萍、桑叶、菊花；风热轻证以桑菊饮为主进行加减；风寒型荨麻疹，常用麻黄、防风、荆芥、苦杏仁、干姜皮、浮萍、蝉蜕；慢性荨麻疹，在加强针对内因以治本的同时，也常运用祛风药，常选用荆芥、防风、蒺藜、麻黄。

2. 李振华辨病机治瘾疹　李老认为荨麻疹的发病机制为外感和内伤。急性发作主要是由于素体脾虚，或肠胃湿热，湿留皮肤，复感风邪而发。湿性黏滞，湿为阴邪易阻滞气机，病多缠绵难愈，导致气血瘀滞，所以治疗时应注意"治风先治血，血行风自灭"理论的应用。慢性荨麻疹为气血不足，卫外不固，复感风邪而发病，与肺脾的关系密切。外邪侵袭首先侵犯皮毛，病邪犯肺，久病则致肺气虚，皮肤腠理疏松，卫外不固。脾主肌肉，运化水湿，脾虚失运，水湿运化失常，湿邪停滞，导致荨麻疹缠绵难愈，反复发作。总之，治疗本病要处理好祛湿、活血、祛风的三大治法的使用。

医案分析

朱某，男，68岁。初诊日期：2000年5月22日。

5个月前无明显诱因而两下肢皮肤出现红色和苍白色相间之风团，大小不一，时隐时现，发时瘙痒，服抗过敏西药无效，反复发作。近两日双下肢瘾疹又作，转求中医诊治。诊见双下肢有红白相间之疹块，大如指甲，小如芝麻，腰背亦有少量瘾疹，搔之痒甚，入暮尤剧，胃纳欠佳，大便日行2～3次，粪质如糊，小便时黄，舌质淡，边有齿印，舌苔薄黄腻，脉细。辨证为脾虚生风，气不化湿，予健脾理气化湿之剂。处方：广藿香10g，紫苏叶10g，炒苍术10g，白术10g，防风10g，白芷10g，赤芍10g，苦参10g，苍耳草15g，葛根15g，地肤子15g，白鲜皮15g，陈皮6g，厚朴6g，乌梅6g，10剂。6月2日二诊时瘾疹显著减轻，大便仍欠实，易汗。效不更方，原方加生黄芪10g，10剂。6月13日复诊时瘾疹已完全控制，未见复作，仍有汗多，大便不实等症状，初诊方加黄芪、炒神曲各10g，10剂以善其后。2001年9月因他病来就诊，诉瘾疹无反复。

摘自:《周仲瑛教授诊治皮肤病经验拾零》，出《江苏中医药》（2002）

按：瘾疹，俗称风疹块，即现代医学之"荨麻疹"，一般认为本病是由于对某些物质过敏所致，可因饮食不慎、药物及生物制品过敏、慢性病灶感染、昆虫叮咬、寄生虫感染、情志所伤、外风侵袭等因素诱发。而本案患者却无明显诱因，且反复发作达五个月之久，实属临床罕见。周师诊治时，推本求源，抓住胃纳欠佳、大便日行2～3次、粪质如糊、舌淡而有齿印等脾气虚弱症状，认为系脾虚湿浊内生，怫郁于皮毛腠理之间，化热生风发为瘾疹；因湿性重浊向下，故以下肢为甚。组方时选用苍术、白术、陈皮、厚朴健脾燥湿；广藿香、白芷、葛根健脾升清，以助气化湿；紫苏叶、防风、苍耳草疏散风热；苦参、地肤子、白鲜皮清热祛湿止痒；赤芍凉血退疹；乌梅酸能生津，可防疏散清利太过伤阴。二诊、三诊时更加黄芪、神曲增强健脾升清之功。由于先生辨证精确，选药精当，病虽疑难，竟收全功。

【**古籍选录**】

《素问·四时刺逆从论》："少阴有余，病皮痹隐轸。"

《金匮要略·中风历节病脉证并治》："邪气中经，则身痒而瘾疹。"

《金匮要略·水气病脉证并治》："风气相搏，风强则为隐疹，身体为痒，痒为泄风，久为痂癞。"

《诸病源候论·风瘙身体隐轸候》："邪气客于皮肤，复逢风寒相折，则起风瘙轸。若赤轸者，由凉湿折于肌中之热，热结成赤轸也。得天热则剧，取冷则灭也。白轸者，由风气折于肌中热，热与风相搏所为。白轸得天阴雨冷则剧，出风中亦剧，得晴暖则灭，着衣身暖亦瘥也。"

《三因极一病证方论·瘾疹证治》："世医论瘾疹，无不谓是皮肤间风……内则察其脏腑虚实，外则分其寒暑风湿，随证调之，无不愈。"

《医宗金鉴·外科心法要诀》："此证俗名鬼饭疙瘩，由汗出受风，或露卧乘凉，风邪多中表虚之人。初起皮肤作痒，次发扁疙瘩，形如豆瓣，堆累成片，日痒甚者，宜服秦艽牛蒡汤；夜痒重者，宜当归饮子服之。外用烧酒浸百部，以蓝布蘸擦之，谨避风凉自效。"

【**文献推介**】

1. 李敏，张苍，蔡念宁. 赵炳南调和阴阳治疗慢性荨麻疹经验探析 [J]. 中国中西医结合皮肤性病学杂志，2009，8（6）：361-362.

2.霍焕民.针刺放血疗法治疗慢性荨麻疹疗效观察[J].中国针灸，2014，34（1）：41-43.

【小结】

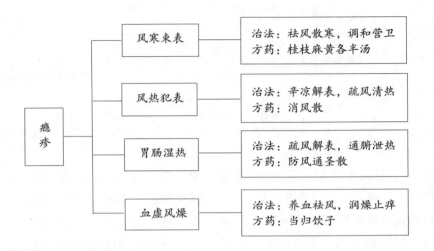

【复习思考题】

1.试从"肺主皮毛"角度论治瘾疹。

2.如何理解"治风先治血，血行风自灭"在治疗瘾疹中的应用？

（蒋士卿）

第十三节　湿疹

湿疹，也称"湿疮"，是一种过敏性炎症性皮肤病。其特点是：皮损对称分布，多形损害，剧烈瘙痒，有渗出倾向，反复发作，易成慢性等。根据病程可分为急性、亚急性、慢性三类。根据皮损形态不同，名称各异，如浸淫全身，滋水较多者，称为浸淫疮；以丘疹为主者，称为血风疮或粟疮。根据发病部位的不同，其名称也不同，如发于耳部者，称为旋耳疮；发于手足部者，称为

病疮；发于阴囊部者，称为肾囊风；发于脐部者，称为脐疮；发于肘、膝弯曲部者，称为四弯风；发于乳头者，称为乳头风。本病男女老幼皆可发病，但以先天禀赋不耐者为多，无明显季节性，但冬季常复发。西医学中的湿疹与本节所论之湿疹相似，可参考本节辨证论治。湿疹的历史沿革见表1-13-1。

【病因病机】

（一）病因

常因禀赋不足、饮食失节、情志内伤，或过食辛辣刺激荤腥动风之物，脾胃受损，健运失职，湿热内生，又兼外受风邪，致风、湿、热邪搏结于肌肤所致，或气血虚弱，生风生燥，肌肤失养所致。

1.禀赋不足　脾胃素虚，健运不利，湿热内生，卫外不固，兼受风邪，致风、湿、热邪搏结于肌肤而发病。

表 1-13-1 湿疹的历史沿革

朝代	代表医家	代表著作	主要论述
东汉	张仲景	《金匮要略》	病名：浸淫疮 治疗：黄连粉
隋	巢元方	《诸病源候论》	病名：浸淫疮、湿癣候、㿔疮候 病因病机：内热外虚、风湿犯肤
明	陈实功	《外科正宗》	病名：血风疮 病因病机：风热、湿热、血热三者交感而生 治疗：内服消风散加牛膝、黄柏，外搽解毒雄黄散或如意金黄散
清	吴谦	《医宗金鉴》	病名：浸淫疮、肾囊风、绣球风 治疗：升麻消毒饮、消风散、消风导赤汤等

2. 饮食失节 因食海鲜、辛辣刺激等物，致湿热内生，蕴于肌肤，发为本病。

3. 情志内伤 忧思伤脾，脾失健运，湿邪内生，浸淫肌肤而发病；或情志不遂，肝郁不舒，气机壅滞，郁而化热，上攻肌表，发为本病；抑或是情志过极，心火亢盛，血热生风，风窜肌表而发病。

4. 病后体虚 久病、大病，冲任不调，肝肾不足，致血虚则生风生燥，肌肤失养所致。

（二）病机

本病的病变部位在肌肤，与肺、心、脾、肝、肾等脏腑相关。肺主皮毛，因此本病与肺密切相关；心火亢盛，血热生风，风窜肤表而发病；脾虚湿盛，浸淫肌肤，或与风、热等邪搏结于肌肤而发病；抑或是肝肾不足，冲任失调，气血亏虚，生风生燥，肌肤失养而发病。

本病的发病机理主要为风、湿、热邪阻滞肌肤所致。急性者以风湿热邪蕴于肌肤为主；亚急性者多由脾虚湿恋或阴血已伤，湿热仍存所致；慢性者则多病久耗伤阴血，血

虚风燥，乃致肌肤甲错。发于小腿者常由经脉松弛，气血运行不畅，湿热蕴阻，肤失濡养所致。

本病的病理性质有虚有实，急性、亚急性者一般多为实证，慢性者一般多为虚证，实证日久易转化为虚证，虚证中也可夹杂有实证，而表现出虚实夹杂证。本病急性者预后一般较好，若治疗不当，急性者常易发展为亚急性或慢性，而亚急性者也会因治疗不当，而发展为慢性，慢性则反复发作，迁延数月，经年不断。湿疹的病因病机演变见图1-13-1。

【诊断与鉴别诊断】

（一）诊断

本病发病前常无明显的外因接触史，发病部位可局限，亦可泛发全身，皮疹一般具有多形性、对称性、瘙痒性、渗出性、反复性、易成慢性等特点，不同时期或不同部位有其相应的特点。

1. 急性湿疹

（1）起病较快，皮疹常呈对称性、原发性，可有红斑、潮红、丘疹、丘疱疹、水

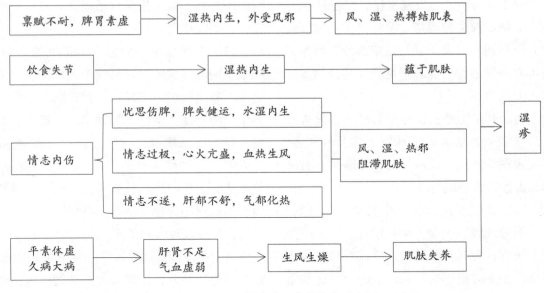

图 1-13-1　湿疹病因病机演变示意图

疱、脓疱、流滋、结痂等多形性表现。

（2）可发于身体的任何部位，亦可泛发全身，但常发于头面、耳后、手足、阴囊、外阴、肛门等，多呈对称分布。

（3）皮损多为密集的粟粒大小的丘疹、丘疱疹，基底潮红。由于搔抓，丘疹、丘疱疹或水疱顶端抓破后流滋、糜烂及结痂，皮损中心较重，外周有散在丘疹、红斑、丘疱疹，故边界不清。病变常为片状或弥漫性，无明显边界。

（4）自觉瘙痒剧烈，搔抓、肥皂热水烫洗、饮酒、进食辛辣发物均可使皮损加重，瘙痒加剧，重者影响睡眠。搔抓染毒可致糜烂、渗液、化脓，并可发生臀核肿大等全身症状。

（5）急性湿疹如未转为慢性，则 1～2 个月后，痂皮脱落而愈。

2. 亚急性湿疹

（1）多由急性湿疹未能及时治疗，或处理失当，病程迁延所致。亦可初发即呈亚急性湿疹。

（2）皮损较急性湿疹轻，以丘疹、结痂、鳞屑为主，仅有少量水疱及轻度糜烂。

（3）自觉剧烈瘙痒，夜间尤甚。

3. 慢性湿疹

（1）常因急性和亚急性湿疹处理不当，长期不愈，或反复发作而成。部分病人一开始即表现为慢性湿疹的症状。

（2）皮损多局限于某一部位，如小腿、手足、肘窝、腘窝、外阴、肛门等处。表现为皮肤肥厚粗糙，触之较硬，色暗红或紫褐，皮纹显著或呈苔藓样变。皮损表面常附有鳞屑，伴抓痕、血痂、色素沉着，部分皮损可出现新的丘疹或水疱，抓破后有少量流滋。发生于手足及关节部位者，常易出现皲裂，自觉疼痛，影响活动。

（3）自觉瘙痒，呈阵发性，夜间或精神紧张、饮酒、进食辛辣发物时瘙痒加剧。

（4）病程较长，反复发作，时轻时重。

4.特定部位的湿疹　湿疹由于病因和性质有所不同，好发于某些特定部位，临床表现可有一定的特异性。常见特定部位的湿疹有以下几种：

（1）耳部湿疹：又称旋耳疮。多发生在耳后皱襞处，也可见于耳轮上部及外耳道，皮损表现为红斑、流滋、结痂及皲裂，有时带脂溢性，常两侧对称。

（2）头部湿疹：多由染发剂、生发剂、洗发剂等刺激所引起。呈弥漫性，甚至累及整个头皮，可有脓性流滋，覆以或多或少的黄痂，痂多时可将头发黏结成团，或化脓染毒，发生臭味，甚至可使头发脱落。

（3）面部湿疹：常见于额部、眉部、耳前等处。皮损为淡色或微红的斑，其上有或多或少的鳞屑，常对称分布，自觉瘙痒。由于面部经常洗擦或应用化妆品刺激，病情易反复发作。

（4）乳房湿疹：主要见于女性。损害局限于乳头，表现为潮湿、糜烂、流滋，上覆以鳞屑，或结黄色痂皮，反复发作可出现皲裂、疼痛、瘙痒，一般不化脓。

（5）脐部湿疹：皮损为位于脐窝的鲜红或暗红色斑片，或有糜烂、流滋、结痂，皮损边界清楚，不累及外周正常皮肤，常有臭味，自觉瘙痒，病程较长。

（6）手部湿疹：由于手是暴露部位，接触致病因素机会较多，故手部湿疹极为常见。好发于手背及指端掌面，可蔓延至手背和手腕部，皮损形态多样，边界不清，表现为潮红、糜烂、流滋、结痂。至慢性时，皮肤肥厚粗糙。因手指经常活动而皲裂，病程较长，顽固难愈。

（7）阴囊湿疹：为湿疹中常见的一种。局限于阴囊皮肤，有时可延至肛周，甚至阴茎部。有潮湿型和干燥型两种，前者表现为整个阴囊肿胀、潮红、轻度糜烂、流滋、结痂，日久皮肤肥厚，皮色发亮，色素加深；后者潮红、肿胀不如前者，皮肤浸润变厚，呈灰色，上覆鳞屑，且有裂隙，因经常搔抓而有不规则小片色素消失，瘙痒剧烈，夜间更甚，常影响睡眠和工作。

（8）小腿湿疹：好发于小腿下 1/3 内侧，常伴有青筋暴露，皮损呈局限性暗红色，弥漫密集丘疹、丘疱疹，糜烂、流滋，日久皮肤变厚，色素沉着。常伴发小腿溃疡。部分患者皮损中心色素减退，可形成继发性白癜风。

（9）钱币状湿疹：是湿疹的一种特殊类型，因其皮损似钱币状而得名。常发于冬季，与皮肤干燥同时发生。皮损好发于手足背、四肢伸侧、肩、臀、乳房等处。皮损为红色小丘疹或丘疱疹，密集而呈钱币状，滋水较多。慢性者皮肤肥厚，表面有结痂及鳞屑，皮损的周围散发丘疹、水疱，常呈"卫星状"。自觉瘙痒剧烈，反复发作，不易治愈。

皮肤斑贴试验或血液过敏原检查有助于寻找致敏原。

（二）鉴别诊断

1.接触性皮炎　需与急性湿疹鉴别（表1-13-2）。

表 1-13-2　接触性皮炎与急性湿疹鉴别表

	急性湿疹	接触性皮炎
病因	常不明确	常有明显的病因
部位	不固定，常对称发生	常限于接触部位
皮疹	多形性，丘疹、水疱等，边界弥漫不清	较单一，有水肿、水疱，境界清楚
接触史	不明确	有
主要症状	瘙痒剧烈	痒或灼热感
转归	常有复发倾向	去除病因则较快痊愈，不再接触即不复发

2. 牛皮癣　需与慢性湿疹相鉴别。牛皮癣好发于颈项、肘、尾骶部，皮损分布常不对称；有典型的苔藓样变，皮损倾向干燥；无多形性损害。慢性湿疹皮损多局限于某一部位，如小腿、手足、肘窝、膝窝、外阴、肛门等处；表现为皮肤肥厚粗糙，触之较硬，色暗红或紫褐，皮纹显著或呈苔藓样变；皮损表面常附有鳞屑，伴抓痕、血痂、色素沉着，部分皮损可出现新的丘疹或水疱，抓破后有少量流滋；并且患者自觉瘙痒，呈阵发性，夜间或精神紧张、饮酒、食辛辣发物时瘙痒加剧。

3. 手足癣　需与手足部湿疹鉴别。手足癣皮损界限清楚，常呈堤状改变，从单侧手掌、足趾或趾间发病，刮取皮损部鳞屑做真菌镜检呈阳性。手足部湿疹，好发于手足背、指端掌面、胫前、足踝等处，皮损形态多样，边界不清，表现为潮红、糜烂、流滋、结痂，至慢性时，皮肤肥厚粗糙，且病程较长，顽固难愈。

【辨证论治】

（一）辨证要点

1. 辨病情缓急　湿疹急性者多为实证，病程较短，临床表现为皮损常为对称性、原发性、多形性，皮损为多数密集的粟粒大小的丘疹、丘疱疹，基底潮红，丘疹、丘疱疹或水疱顶端抓破后流滋、糜烂及结痂，皮损中心较重，外周有散在丘疹、红斑、丘疱疹；亚急性者多为急性期治疗不当所致，一般为实证，临床表现为皮损以丘疹、结痂、鳞屑为主，仅有少量水疱及轻度糜烂；慢性期多为急性、亚急性期治疗不当，长期不愈，或反复发作而成，也有部分病人一开始即表现为慢性湿疹的症状，临床表现为皮肤肥厚粗糙，触之较硬，色暗红或紫褐，皮纹显著或呈苔藓样变。皮损表面常附有鳞屑，伴抓痕、血痂、色素沉着，部分皮损可出现新的丘疹或水疱，抓破后有少量流滋。

2. 辨病证虚实　湿疹急性、亚急性者发病快，病程短，一般为实证，皮损表现为皮损潮红，有丘疱疹，灼热瘙痒无休，抓破后渗液流脂水或有糜烂渗出；慢性者发病较缓，病程长，皮损表现为皮损色暗或色素沉着，或皮损粗糙肥厚，剧痒难忍。

（二）治则治法

湿疹以利湿止痒为基本原则，同时标本兼顾，内外兼治。急性者以清热利湿为主；亚急性者以健脾利湿或滋阴除湿为主；慢性者以养血润肤为主。

湿疹的具体治法当分证而行。湿热蕴肤，治宜清热利湿、解毒止痒，方用龙胆泻肝汤；脾虚湿蕴，治宜健脾利湿、祛湿止痒，方用除湿胃苓汤；阴虚湿热，治宜滋阴养血、除湿止痒，方用滋阴除湿汤；血虚风燥，治宜养血润肤、祛风止痒，方用当归饮子。

（三）分证论治

1. 湿热蕴肤

（1）症状及分析

发病快，病程短——湿热浸淫，热重于湿；

皮损潮红，有丘疱疹，灼热瘙痒无休，抓破渗液流脂水——湿热毒邪蕴蒸肌肤；

伴心烦口渴、身热不扬、大便干、小便短赤——湿热内扰，热毒伤津；

舌红，苔薄白或黄，脉滑或数——湿热蕴结之象。

（2）治法：清热利湿，解毒止痒。

（3）主方及分析：龙胆泻肝汤。

龙胆、黄芩、栀子——清热燥湿，泻下焦湿热；

车前子、泽泻、木通——利水化湿，清热解毒；

柴胡——疏肝理气，防苦寒伤肝；

生地黄、当归——清热养阴，养血补血；

甘草——补益中气，调和诸药。

（4）加减

热盛，加大青叶、黄柏；

瘙痒剧烈，加地肤子、白鲜皮、蝉蜕、苦参；

水疱破后流滋多，加土茯苓、茯苓；

皮疹鲜红灼热，加玄参、赤芍。

2. 脾虚湿蕴

（1）症状及分析

发病较缓，皮损潮红，有丘疹，瘙痒，抓后糜烂渗出，可见鳞屑——脾虚生湿，湿毒浸淫肌肤；

伴纳少、腹胀便溏、易疲乏——脾失健运，湿阻中焦；

舌淡胖，苔白腻，脉濡缓——脾虚湿盛之象。

（2）治法：健脾利湿，祛湿止痒。

（3）主方及分析：除湿胃苓汤。

苍术、厚朴、陈皮——燥湿健脾；

猪苓、泽泻、茯苓、白术——健脾利湿；

木通、滑石、栀子——清热利湿；

防风——祛风止痒；

肉桂——温化水湿；

甘草——补益中气，调和诸药。

（4）加减

糜烂渗出多，加土茯苓、茯苓；

瘙痒重，加苦参、地肤子、白鲜皮。

3. 阴虚湿热

（1）症状及分析

发病缓慢，病程较长，皮损浸润，干燥脱屑，瘙痒剧烈，略有渗液——阴血不足，湿热内蕴；

伴午后颧红，心烦盗汗，口干口苦，小便短赤——阴虚热扰，湿热中阻；

舌质红，少苔或无苔，脉细弦滑——阴虚湿热之象。

（2）治法：滋阴养血，除湿止痒。

（3）主方及分析：滋阴除湿汤。

川芎、白芍、当归、熟地黄——养血补血；

柴胡、黄芩、陈皮——疏肝理气，健脾燥湿；

知母、川贝母、地骨皮——滋阴清热；

泽泻——利水渗湿；

甘草——清热解毒，调和诸药。

（4）加减

干燥甚，加生地黄、女贞子；

瘙痒甚，加苦参、地肤子、白鲜皮。

4. 血虚风燥

（1）症状及分析

病程久，反复发作，皮损色暗或色素沉着，或皮损粗糙肥厚，剧痒难忍，遇热或肥皂水洗后瘙痒加重——血虚日久，阴血不足，生风生燥，肌肤失养；

伴有口干不欲饮——阴血不足；

纳差，腹胀——脾虚不运；

舌淡，苔白，脉弦细——血虚风燥之象。

（2）治法：养血润肤，祛风止痒。

（3）主方及分析：当归饮子。

当归、川芎、白芍、生地黄——养血活血，和血通络；

制何首乌——滋阴养血；

荆芥穗、防风、蒺藜——疏风解表；

黄芪——益气固表，托毒外泄；

甘草——调和诸药。

（4）加减

皮肤粗糙肥厚，加丹参、益母草、蒺藜、防风、地肤子、乌梢蛇；

瘙痒不能入眠，加珍珠母、徐长卿、首乌藤、酸枣仁。

（四）其他治疗

1. 中成药　龙胆泻肝丸：用于湿热浸淫证。

参苓白术散：用于脾虚湿蕴证。

湿毒清胶囊：用于血虚风燥证。

2. 单方验方　皮癣汤：生地黄、当归、赤芍、黄芩、苦参、苍耳子、白鲜皮、地肤子、生甘草。适用于丘疹性湿疹的治疗。

芳香化湿汤：广藿香、佩兰、苍术、陈皮、茯苓、泽泻、白鲜皮、地肤子。适用于亚急性湿疹，钱币形湿疹，慢性湿疹之胃纳不馨、消化不良、大便溏薄的治疗。

3. 外治法　急性湿疹：可选用苦参、黄柏、地肤子、荆芥等煎汤湿敷，或用三黄洗剂外搽。急性湿疹后期滋水减少时，可选黄连膏外搽，或青黛散油调外涂。

亚急性湿疹：可选用 5% 黑豆馏油软膏外搽，青黛散油调外涂。

慢性湿疹：可选用 10% ～ 20% 黑豆馏油软膏外搽，或选用紫草、蛇床子、当归等煎汤熏洗。

【预防调护】

湿疹的预防应尽可能地寻找发病或诱发加重的原因，详细了解病史、生活工作环境、精神因素等。可做过敏原检查，如皮内试验、斑贴过筛试验等，以发现可能的致敏原，并避免接触诱发湿疹的各种因素，如花粉、燃料、汽油、油漆等。保持皮肤清洁，防止皮肤感染，劳逸结合，保持乐观稳定的情绪。

湿疹的护理应尽可能避免外界不良刺激，如热水烫洗，忌用肥皂等刺激物洗患处，避免搔抓，以防感染。患病期间应忌食鱼、虾等发物及辛辣、酒等刺激之物。

【临证要点】

1. 重视健脾利湿法　湿疹是风、湿、热三邪搏结于肌肤而导致，但湿邪在湿疹的发病中占有重要因素。《内经》有云："诸湿肿满，皆属于脾。"因此，要重视健脾在湿疹治疗中的作用。健脾、利湿、清热、解毒等法，随证运用，主次分明，均可取得显著的疗效。

2. 适当运用引经药　湿疹发病部位较多，在临证时可针对不同部位病变，适当加入引经药，如头面上肢部位，可加入荆芥、桑枝、羌活等药；下肢部位，可加入川牛膝、独活、木瓜等药；乳房部位，可加入清肝、疏肝之药，如柴胡、郁金等药。

【名医经验】

1. 赵炳南运脾化湿治湿疹　赵氏将本病分为急性期、亚急性期及慢性期。急性、亚急性期在临床上均有较明显的湿象，其发病机理为湿热内蕴，或湿重于热，或热重于湿。在治疗上赵氏惯用除湿胃苓汤，并根据热与湿的轻重不同进行加减。湿疹的慢性期，皮肤出现干燥、粗糙、肥厚、角化等一系列燥象而无水泡、渗出、糜烂等情况。赵氏认为此期乃疾病迁延日久，湿邪停滞，日久化燥，肌肤失养，是导致慢性肥厚性皮肤病的关键。故仍以治湿为本，常用薏苡仁、茯苓皮、白扁豆、苍术、白术等健脾祛湿，车前子、猪苓、防己、泽泻、萆薢等利湿。

2. 李辅仁健脾利湿治湿疹　李氏认为湿疹虽然是体内蕴湿与湿热外邪相搏结而发病，其表现有热盛、湿盛、血虚风燥等不同，在治疗上多用清热、利湿、凉血、健脾等法则，但其根本均有脾失健运，水湿内蕴，湿困脾土的一面，故李氏在治疗上重视健脾利湿。热盛型，病急，标为重，"急则治其标"，清热利湿凉血为主，可少佐健脾燥湿之品。湿盛型、血虚风燥型，其本为脾虚湿困，应健脾利湿，佐以清热、凉血。

医案分析

张某，女性，29 岁。初诊：1993 年 6 月。主诉：颜面躯干四肢大片红色丘疹 3 天。无明显诱因发生，初发于大腿，渐延及躯干颜面，融合成片，渗水不多，灼热，瘙痒阵作，伴有心烦口渴、胃纳不佳、大便干结、小便黄赤，舌红苔白。中医诊断：粟疮；西医诊断：湿疹。辨证为心火内盛，血热生风。予皮炎汤（经验方，由生地黄、牡丹皮、赤芍、生石膏、知母、黄芩、金银花、连翘、淡竹叶、甘草等组成）6 剂，皮疹大部分消退，干燥发痒，辨证为血虚阴伤，改服滋阴除湿汤，10 剂而皮疹全部消退，未再复发。

摘自：《朱仁康辨证治疗皮肤湿疹》，出《中国中药杂志》（2007）

按：《内经》曰："诸痛痒疮，皆属于心。"心主火，主血脉，心火内炽，血热由生，故身起红粟。心烦口渴，大便干结，小便黄赤为一派血热之象。以皮炎汤清心火、利小便。皮疹大部消退后，尚见干燥作痒，故以滋阴润燥除湿收功。

【古籍选录】

《金匮要略·疮痈肠痈浸淫病脉证并治》："浸淫疮，从口流向四肢者，可治；从四肢流来入口者，不可治。""浸淫疮，黄连粉主之。"

《诸病源候论·疮病诸候》："浸淫疮，是心家有风热，发于肌肤。初生甚小，先痒后痛而成疮，汁出，侵溃肌肉；浸淫渐阔，乃遍体。其疮若从口出，流散四肢者，则轻；若从四肢生，然后入口者，则重。以其渐渐增长，因名浸淫也。"

《外科正宗·血风疮》："血风疮，乃风热、湿热、血热三者交感而生。发则搔痒无度，破流脂水，日渐沿开。甚者内服消风散加牛膝、黄柏，外搽解毒雄黄散或如意金黄散俱可敷之。如年久紫黑坚硬，气血不行者，用针砭去黑血，以神灯照法熏之，以解郁毒，次以前药敷之方效。"

《疡科心得集·辨湿毒疮肾脏风疮论》："湿毒疮……此因脾胃亏损，湿热下注，以致肌肉不仁而成；又或因暴风疾雨，寒湿暑热侵入肌肤所致。"

【文献推介】

1. 赵恩道. 赵炳南学术经验浅谈 [J]. 北京中医药，2009，28（6）：417-421.

2. 郭菁怡，张明. 中医药治疗湿疹临床进展 [J]. 辽宁中医药大学学报，2015，16（3）：240-243.

3. 程宏斌，伍景平，艾儒棣，等. 论"心火脾湿受风而成"为湿疮病机本质 [J]. 辽宁中医杂志，2013，40（3）：471-473.

【小结】

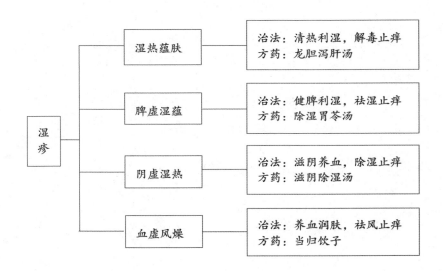

【复习思考题】

1. 如何理解"诸痛疮疡，皆属于心。诸湿肿满，皆属于脾"在治疗湿疹中的应用？

2. 湿邪在湿疹发病中占有重要地位，"治湿不利小便，非其治也"对我们治疗本病用药有何指导意义？

（蒋士卿）

第二章

心系病证

心主血脉，亦主神明，在体合脉，其华在面，开窍于舌，在液为汗，在志为喜，其经脉属心络小肠。心之本脏病多因外邪侵袭、饮食不节、情志所伤、禀赋不足、年老体虚、久病失养等所致，证候特征主要表现为心脉血液运行障碍和情志思维活动异常。依据心的生理功能和病机变化特点，临床上将心悸、胸痹、心衰、不寐等归属为心系病证。

心为"君主之官""五脏六腑之大主"，心系病证常可引起其他脏腑功能失调；同时，其他脏腑的病变，也可影响心的功能，临床上常相兼为病，如心脾两虚证、心肾不交证、心肾阳虚证、心肺气虚证、心肝血虚证等。

心系病证的诊断，主要采取望、闻、问、切诊法和必要的现代技术手段，如心电图、心电图运动负荷试验、心脏彩超、冠状动脉造影、核素心肌显像，以及实验室检查等手段，获取相关疾病信息，根据诊断标准做出相应诊断。

心系病证实证的治疗，宜损其有余，兼用重镇安神。心火亢盛者，宜清心安神；心脉痹阻者，宜化瘀通络；痰蒙心神者，宜涤痰开窍；痰火扰神者，宜泻火涤痰。虚性病证，当补其不足，兼以养心安神。心气虚、心阳虚者，宜益心气、温心阳；心血虚、心阴虚者，宜滋心阴、养心血；心阳暴脱者，宜回阳救逆。同时注意阴中求阳，阳中求阴；攻补兼施，脏腑兼顾。

第一节　心悸

心悸是以病人自觉心中悸动、惊惕不安、甚则不能自主为主症的一种病证，每因情志波动或劳累过度而发作，发作时常伴有胸闷、气短，甚至喘促、眩晕、晕厥等表现，脉象或数，或迟，或结，或代。病情较轻者为惊悸，病情较重者为怔忡，可呈持续性。西医学中的各种原因引起的心律失常，如心动过速、心动过缓、期前收缩、心房颤动或扑动、病态窦房结综合征、房室传导阻滞等各种原因引起的心律失常，表现以心悸为主症者，均可参照本病辨证论治。心悸的历史沿革见表2-1-1。

表 2-1-1　心悸的历史沿革

朝代	代表医家	代表著作	主要论述
战国—西汉	—	《黄帝内经》	病名：惊、惕、惊骇、惊惑、惊躁 病因病机：宗气外泄，心脉不通，突受惊恐，复感外邪 表现："心中憺憺大动""心惕惕如人将捕之""心如悬若饥状"
东汉	张仲景	《金匮要略》《伤寒论》	病名：首提"心悸"病名 病因病机：惊扰、水饮、虚劳及汗后受邪 表现：心动悸，脉结代 治疗：炙甘草汤
宋	严用和	《济生方》	病名：首提"怔忡"病名
宋	成无己	《伤寒明理论》	病因病机：水停于心下及心气虚
元	朱丹溪	《丹溪心法》	治疗：朱砂安神丸
明	虞抟	《医学正传》	表现：对惊悸、怔忡的区别与联系做了详尽描述
清	林珮琴	《类证治裁》	病因病机：心气不足，鼓动无力，心失所养，发为心悸
清	王清任	《医林改错》	治疗：血府逐瘀汤

【病因病机】

心悸多因感受外邪、七情内伤、药食不当、体虚劳倦，致邪滞心脉、心神不宁或正气不足、心神失养而发病。

（一）病因

1. 感受外邪　风寒湿痹日久，复感外邪，内舍于心，痹阻心脉；或风湿热邪，内侵心脉；温病疫毒，灼伤营阴，或邪毒内扰心神，均可发为心悸。

2. 七情内伤　平素心虚胆怯，突遇惊恐，心神动摇，不能自主而心悸；长期忧思不解，阴血暗耗，心失所养而悸；或化火生痰，痰火扰心，心神不宁而悸。此外，怒则气上，恐则精却，阴虚于下，火逆于上，动撼心神而悸。

3. 药食不当　药物过量，或毒性较剧，耗伤心气，损伤心阴，引起心悸；或嗜食醇酒厚味、煎炸炙煿，蕴热化火生痰，痰火上扰心神而发为心悸。

4. 体虚劳倦　禀赋不足，素体虚弱，或久病伤正，耗损心之气阴，或劳倦伤脾，生化乏源，气血阴阳亏乏，脏腑功能失调，致心神失养，发为心悸。

（二）病机

心悸病位在心，与肝、脾、肾、肺四脏密切相关。若肝失疏泄，气滞血瘀，或气郁化火，心脉不畅，心神被扰，而发心悸；若脾胃虚弱，心之气血化生乏源，或脾失健运，痰湿内扰心神，亦可发为心悸；或肾阴不足，不能上制心火，或肾阳亏虚，心阳失于温煦，均可发为心悸；或热毒犯肺，内舍于心，或肺气亏虚，不能助心治节，心脉运行不畅，亦可悸动不安。基本病机为气血阴阳亏虚，心失所养；或饮、瘀、痰、火扰心，心神不宁。

本病病理性质有虚实两端，虚实之间可以相互夹杂或转化。实证日久，病邪伤正，可兼见气、血、阴、阳之亏损；虚证也可因虚致实，兼见实证表现。比如临床上阴虚者常兼见火盛或痰热，阳虚易夹杂水饮、痰湿，气血不足者，易见气滞、血瘀、痰浊。

预后转归主要取决于本虚标实的程度及治疗当否等因素。如患者气血阴阳虚损程度较轻，病损脏腑单一，呈偶发、阵发，治疗及时得当，病证多能向愈；反之，若病久阴损及阳，或阳损及阴，可出现气血不足、气阴两虚、阴阳俱虚之候，脉象可见过数、过迟、频繁结代或乍疏乍数等。若病情恶化，心阳暴脱，则可出现喘促、水肿、厥、脱等危候，预后较差。心悸的病因病机演变见图2-1-1。

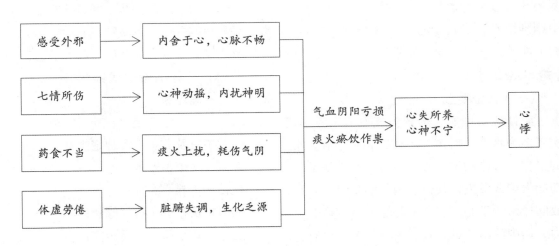

图 2-1-1 心悸病因病机演变示意图

【诊断与鉴别诊断】

（一）诊断

1. 自觉心中悸动不安，心搏异常，或快或慢，或跳动过重，或忽跳忽止，呈阵发性或持续性，神情紧张，心慌不安，不能自主。

2. 可伴有胸闷不舒、头晕乏力、心烦寐差等症；中老年患者，可伴有心胸疼痛，甚则喘促，汗出肢冷，严重者可发生晕厥、猝死。

3. 常由情志刺激、劳倦、寐差、饮酒、饱食、喝浓茶或咖啡等因素诱发。

4. 可见数、促、结、代、缓、沉、迟等脉象。

心电图、动态心电图、心脏彩超等检查有助于明确诊断。

（二）鉴别诊断

1. 惊悸与怔忡 心悸分为惊悸与怔忡。大凡惊悸发病，多与情绪因素有关，多为阵发性，病来虽速，病情较轻，实证居多，病势轻浅，可自行缓解，不发时如常人；怔忡多由久病体虚、心失所养所致，无明显诱因亦可发生，常持续发作，甚则心中惕惕不能自控，活动后加重，每属虚证，或虚中夹实，病来虽渐，病情较重。惊悸日久不愈，亦可形成怔忡。

2. 奔豚　奔豚发作之时，亦觉心胸躁动不安。《难经·五十六难》云："发于小腹，上至心下，若豚状，或上或下无时。"称之为肾积；《金匮要略·奔豚气病脉证治》云："奔豚病，从少腹起，上冲咽喉，发作欲死，复还止，皆从惊恐得之。"可见，心悸为心中剧烈跳动，发自于心；奔豚乃发自少腹，向上冲逆。

【辨证论治】

（一）辨证要点

心悸应辨虚实，虚者为气血阴阳亏虚，实者多为水饮、瘀血、痰火，并应分清虚实的主次。心悸病位在心，也可导致其他脏腑功能失调或亏损，其他脏腑的病变也可直接或间接影响于心。临床上心悸见有神疲、乏力、动则汗出、脉虚者，为心气虚；见有头晕乏力、口唇色淡、脉细者，为心血虚；见有少寐多梦、五心烦热、脉细数者，为阴虚；见有四末不温、畏寒喜暖者为阳虚；见有胸闷痞满、渴不欲饮、小便短少、形寒肢冷者，多夹水饮；见痛有定处、唇甲青紫、舌紫斑、脉涩或结代者，多夹瘀血；见胸闷烦躁、口干口苦、便秘尿赤、舌红苔黄、脉弦滑者，多为痰火。临床常虚实夹杂，应仔细辨别。

（二）治则治法

心悸由气血阴阳亏虚、心神失养所致者，治当补益气血、调理阴阳，配合应用养心安神之品。心悸因于水饮、瘀血、痰火等

实邪所致者，治当逐水饮、化瘀血、清痰火等，配合应用重镇安神之品。临床上心悸表现为虚实夹杂时，灵活应用益气养血、滋阴温阳、祛痰涤饮、活血化瘀、清心泻火等法，同时配合养心安神或重镇安神之法。

（三）分证论治

1. 心虚胆怯

（1）症状及分析

心悸不宁——心虚胆怯，突受惊吓，心惊神摇，心神不能自主；

善惊易恐，坐卧不安，不寐多梦而易惊醒，恶闻声响——心不藏神，心中惕惕；

食少纳呆——心病及脾，脾失健运；

苔薄白，脉细略数或细弦——心气不足，心血亏虚之象。

（2）治法：镇惊定志，养心安神。

（3）主方及分析：安神定志丸。

龙齿——镇惊安神；

茯神——养心安神；

人参、茯苓——益气健脾；

远志、石菖蒲——开窍安神。

（4）加减

气短乏力，头晕目眩，动则为甚，静则悸缓，为心气虚损明显，重用人参，加黄芪以加强益气之功；

兼心阳不振，用肉桂易桂枝，加附子；

兼心血不足，加阿胶、制何首乌、龙眼肉；

兼心气郁结，心悸烦闷、精神抑郁者，加柴胡、郁金、合欢皮；

兼气虚夹湿，加泽泻，重用白术、茯苓；

兼气虚夹瘀，加丹参、川芎、红花、郁金。

2. 心血不足

（1）症状及分析

心悸气短，动则尤甚——心血不足，不能养心，动则更耗气血；

头晕目眩，面色无华——气血不能上荣；

失眠健忘——血虚则神明无主；

倦怠乏力——血亏气虚；

舌淡红，脉细弱——心血不充之象。

（2）治法：补血养心，益气安神。

（3）主方及分析：归脾汤。

黄芪、人参、白术、炙甘草——益气健脾；

当归、龙眼肉、大枣——补养心血；

茯神、远志、酸枣仁——宁心安神；

木香、生姜——理气醒脾。

（4）加减

若心动悸而脉结代者，乃气虚血少，血不养心，宜用炙甘草汤；

气虚甚，加黄芪；

血虚甚，加当归、熟地黄；

阳虚甚而汗出肢冷，加附子、黄芪、煅龙骨、煅牡蛎；

阴虚甚，重用麦冬、地黄，加沙参、玉竹、石斛；

自汗盗汗，加麻黄根、煅龙骨、煅牡蛎、糯稻根；

纳呆腹胀，加陈皮、麦芽、神曲、山楂、鸡内金、枳壳；

失眠多梦，加合欢皮、首乌藤、柏子仁；

热病后期心阴受损而心悸，生脉散加减。

3. 阴虚火旺

（1）症状及分析

心悸而烦，易惊不得安寐——肾阴不足，不能上济于心，虚火上扰心神；

五心烦热，口干，盗汗——阴虚生内热，虚火灼津；

腰酸——阴亏于下；

急躁易怒，耳鸣，头晕目眩——阳扰于上；

舌红少津，苔少或无，脉象细数——阴虚火旺之象。

（2）治法：滋阴清火，养心安神。

（3）主方及分析：天王补心丹合朱砂安神丸。

生地黄、玄参、麦冬、天冬——滋阴清热；

当归、丹参——补血养心；

人参、炙甘草——补益心气；

黄连——清热泻火；

朱砂、茯苓、远志、酸枣仁、柏子仁——安养心神；

五味子——收敛心气；

桔梗——载药上行。

（4）加减

肾阴亏虚，虚火妄动，遗精腰酸，加龟甲、熟地黄、知母、黄柏，或加服知柏地黄丸；

阴虚而火热不明显，可单用天王补心丹；

阴虚复有瘀热，加赤芍、牡丹皮、桃仁、红花、郁金。

知识拓展

本证多见于甲状腺功能亢进、心肌炎、风湿性心脏病、植物神经功能紊乱等引起的快速性心律失常，临床以滋阴降火、养心安神为法；

应据阴虚与火旺之轻重，辨别以滋阴为主还是清心降火为主；

朱砂有毒，不宜用量过大及长期服用，建议用其他药物替代使用；

滋阴药物大量长期使用易致碍胃，注意配合理气药物。

4. 心阳不振

（1）症状及分析

心悸不安——病久体虚，损及心阳，心失温养；

胸闷气短，动则尤甚——胸中阳气不足，动则耗气；

面色苍白，形寒肢冷——心阳虚衰，血液运行迟缓，肢体失于温煦；

急躁易怒，耳鸣，头晕目眩——阳扰于上；

舌淡苔白，脉象虚弱或沉细无力——心阳不振之象。

（2）治法：温补心阳，安神定悸。

（3）主方及分析：桂枝甘草龙骨牡蛎汤合参附汤。

桂枝、附子——温振心阳；

人参——益气助阳；

炙甘草——益气养心；

龙骨、牡蛎——重镇安神定悸。

（4）加减

形寒肢冷，重用人参、黄芪、附子、肉桂；

大汗出，重用人参、黄芪、煅龙骨、煅牡蛎、山茱萸益气敛汗，或用独参汤煎服；

兼见水饮内停，加葶苈子、五加皮、车前子、泽泻；

若夹瘀血，可加丹参、赤芍、川芎、桃仁、红花；

兼见阴伤，加麦冬、玉竹、五味子；

心阳不振，心动过缓者，重用桂枝。

5. 水饮凌心

（1）症状及分析

心中悸动——肾阳虚不能化水，水邪内停，上凌于心；

眩晕——饮阻中焦，清阳不升；

胸闷痞满——气机不利；

渴不欲饮，小便短少，下肢浮肿——水饮内停，水津不布；

形寒肢冷——阳气失于温煦；

恶心、呕吐——饮邪上逆；

舌淡胖，苔白滑，脉象弦滑或沉细而滑——肾阳不足，水饮凌心之象。

（2）治法：温阳化饮，宁心安神。

（3）主方及分析：苓桂术甘汤。

茯苓——淡渗利水；

桂枝、炙甘草——通阳化气；

白术——益气助阳。

（4）加减

恶心呕吐，加半夏、陈皮、生姜；

肺气不宣，水饮犯肺，咳喘、胸闷，加杏仁、前胡、桔梗宣通肺气，葶苈子、香加皮、防己泻肺利水；

兼见瘀血，加当归、丹参、川芎、泽兰、益母草；

因心肾阳虚而致浮肿、尿少、阵发性夜间咳喘或端坐呼吸，当用温阳利水之剂，如真武汤。

6. 心脉瘀阻

（1）症状及分析

心悸不安——心脉瘀阻，心失所养；

胸闷不舒——瘀阻心阳，胸阳被遏；

心痛时作，痛如针刺——瘀血内停，心脉挛急不通；

唇甲青紫，舌质紫暗或有瘀斑，脉涩或结或代——瘀血内阻，脉络瘀滞之象。

（2）治法：活血化瘀，理气通络。

（3）主方及分析：桃仁红花煎合桂枝甘草龙骨牡蛎汤。

桃仁、红花、丹参、赤芍、川芎、乳香——活血化瘀；

延胡索、香附、青皮——理气通脉止痛；

生地黄、当归——养血活血；

桂枝、甘草——通心阳；

龙骨、牡蛎——镇心神。

（4）加减

气滞甚，加柴胡、枳壳；

气虚甚，加黄芪、党参、人参；

血虚甚，加制何首乌、枸杞子、熟地黄；

阴虚甚，加麦冬、玉竹、女贞子；

阳虚甚者，加附子、肉桂、淫羊藿；

络脉痹阻，胸部窒闷，加沉香、檀香、降香；

痰浊壅滞，胸满闷痛，苔浊腻，加瓜蒌、薤白、半夏、陈皮；

胸痛甚，加延胡索、五灵脂、蒲黄、三七。

7. 痰火扰心

（1）症状及分析

心悸时发时止——痰火扰心，蒙蔽心窍，心神不宁；

受惊易作——惊则气乱，痰随气涌；

胸闷烦躁，痰多黏稠，口干口苦——气郁痰火互结于心胸，耗伤津液；

大便秘结，小便短赤，舌红，苔黄腻，脉弦滑——痰火壅盛之象。

（2）治法：清热化痰，宁心安神。

（3）主方及分析：黄连温胆汤。

半夏、陈皮、竹茹——清化痰热，和胃降逆；

黄连——苦寒泻火，清心除烦；

枳实——下气行痰；

茯苓——健脾祛湿；

大枣、甘草——调和脾胃。

（4）加减

痰热郁结，大便秘结较重，加大黄；

心悸重，加珍珠母、石决明、磁石；

火郁伤阴，加麦冬、玉竹、天冬、生地黄；

若热象不显，痰浊阻滞心气，而见心悸短气、胸痞胀满、痰多，或食少腹胀、舌苔白腻或黄腻、脉弦滑者，可用导痰汤加酸枣仁、柏子仁、远志；

若见脾虚夹痰心悸者，可加半夏、陈皮、谷芽、麦芽、豆蔻。

（四）其他治疗

1. 中成药 安神定志丸：用于心虚胆怯证。

归脾丸、人参归脾丸：用于心血不足证。

天王补心丸：用于阴虚火旺证。

参松养心胶囊、稳心颗粒：用于心血瘀阻证。

2. 单方验方 玉竹 15g，水煎服，30 天为一疗程，适用于心悸具有阴虚证候者。

苦参煎剂：苦参、益母草各 20g，炙甘草 15g，水煎服，适用于心悸而脉数或促者。

【预防调护】

心悸每因劳倦、七情、药食不当而诱发，故患者应适当锻炼，劳逸结合，保证生活有规律，保持精神乐观、情绪稳定，避免诱发或加重心悸。饮食有节，进食营养丰富而易消化吸收食物，平素饮食忌过饱、过饥，戒烟酒、浓茶，宜低脂、低盐饮食，心阴虚者忌食辛辣炙煿，心阳虚者忌过食生冷，水饮凌心者宜少食盐，瘀血、痰火者忌过食肥甘。

心悸病势缠绵，应坚持长期治疗。积极治疗原发病，如胸痹、痰饮、肺胀、喘证、痹证等，对预防心悸发作具有重要意义。应及早发现变证、坏病先兆症状，配合心脏电生理检查，积极做好防治。

【临证要点】

1. 辨证结合辨病，采取针对性治疗 心悸应结合辨病，功能性心律失常多由植物神经功能失常所致，以快速型多见，辨证多为气阴两虚，治以益气养阴、重镇安神为法。器质性心脏病的心律失常，多见于冠心病、风心病、病毒性心肌炎，冠心病以气虚血瘀为主，治以益气活血，配以化痰；风心病以"通"为主要治则，以活血化瘀通络为主要治法；病毒性心肌炎治疗不可忽视"邪毒"因素，在益气养阴、活血通络基础上加用清热解毒之剂，如大青叶、紫花地丁、苦

参、黄连等。缓慢型心律失常病机主要为心肾阳气虚弱，推动气血运行无力，应以补心气、温肾阳为法，用麻黄附子细辛汤、保元汤合生脉散为主。

2. 心律失常的急危重症及处理 临床中恶性心律失常患者病情变化迅速，猝死风险较高，积极预防心律失常突发事件的发生，是临床工作的重要问题。一般来说，室性早搏有以下征象：多源性室早、频发室早、二联律以及"R on T 现象"（早搏的 R 波落在前一个心动周期的 T 波上），必须严密观察，及时处理。室性心动过速是严重心律失常，必须立即处理以防发生心室颤动。心室颤动是心律失常中最为严重的情况，心脏已经失去泵血作用，必须立即予以胸外心脏按压复苏，争分夺秒给予电除颤救治。对重症心律失常患者，应采用综合疗法，如温阳益气、养阴复脉、活血化瘀等药物与西药联合应用。根据临床情况，合理使用心脏电复律、经导管射频消融及起搏器、除颤器植入技术等。

【名医经验】

1. 朱良春辨治心悸经验 朱氏认为心悸凡阳虚者，脉多见濡细、迟缓或结代；阴虚者，脉多见细数或促；阴阳两虚者，脉多细或结代。阳虚，可用桂枝、鹿角、鹿角霜等；阴虚，重用柏子仁、麦冬、玉竹等；而炙甘草补中兼通，无论阴虚、阳虚均可重用。辨证当与辨病结合，若心律失常是由病毒性心肌炎引起，除应及早采用补心气或益心阴之法外，还当佐入清热解毒之品，常以生脉散为主方，加玉竹、柏子仁、功劳叶养阴通络，琥珀镇静解毒，板蓝根、连翘、白花蛇舌草、甘草清热解毒。

2. 阮士怡辨治心悸经验　阮氏认为心悸是疾病的外在表现，其本质是脏腑功能失调，气血虚损，夹有痰浊瘀血阻滞血脉，而发为心悸。指出人到中年，处于"三阳脉衰于上""肾气不足"的生理变化阶段，易形成脾气不足，健运失职，肾气亏损，气化温煦失常，从而导致水津不布，湿浊不化，积聚成痰，凌心伤脉而为心悸。心悸发病机理在于"脾肾虚衰，痰浊停滞"，并从"益肾健脾、涤痰复脉"立法治疗心悸，擅长运用桑寄生、茯苓、墨旱莲、淫羊藿、茵陈、五加皮、车前草等药味，经临床观察和动物实验均证明具有良好的治疗效果，尤其对缓慢型及室性早搏之类的心律失常效果更好。

医案分析

患者，男，42岁，于2012年6月19日就诊。

主诉：早搏、发作性室性心动过速9年。

患者于2002年因饮酒首次引发室性心动过速，当时心率达260次/分钟，于某医院行射频消融术，术后情况良好。2010年又因饮酒诱发室性心动过速，心率180次/分钟，再次行射频消融术，术后服用盐酸莫雷西嗪片50mg，每日3次，门冬氨酸钾镁片2片，每日2次，美托洛尔片12.5mg，每日2次。现患者近1个月来，每日晨起9：00—9：30、下午6：00—7：00发作心慌、早搏，伴头晕、心前区疼痛、后背疼痛、颈项僵硬，纳寐可，大便每日1～3次，成形，小便调。舌暗红苔黄腻，脉沉。既往史：高血压史

2年，血压110/90mmHg。证属痰浊瘀阻，上扰心神。治以清热利湿、活血化痰、安神以定悸。处方：茵陈20g，苍术15g，萆薢20g，女贞子15g，墨旱莲15g，苦参15g，降香15g，五灵脂15g，延胡索15g，丹参30g，郁金15g，葛根15g，干姜15g，法半夏15g，黄连12g，龙齿30g。水煎3次，分2日4次服。10剂之后，患者心慌症状明显减轻，平日阴天常诱发心中不适，此次阴天未有发作，舌苔转薄。上方去萆薢，加茯苓15g，玉竹20g，再服10剂之后，心慌症状又减，精力亦较前好，唯有左胸发紧。上方加厚朴15g，继服10剂以善后。

摘自：《张伯礼治疗心悸经验》，出《中医杂志》(2014)

按：患者心悸发作频繁，每于饮酒后发作，乃其本为痰湿之体，酒助湿热，上扰心神而作悸。反复发作，痰湿郁久而生瘀滞，痰瘀互结，遂心悸缠绵不愈，其表现为舌暗红、苔黄腻，脉沉。又痰瘀阻滞，气机血行不畅，遂发心前区疼痛以及后背疼痛、颈项僵硬。因此以茵陈、苍术、萆薢清热化痰湿，降香、五灵脂、延胡索、丹参、郁金活血化瘀且行气止痛。干姜、半夏、黄连辛开苦降，调理中焦枢机，治痰湿之源。又以女贞子、墨旱莲、苦参、龙齿达滋阴潜阳、清热安神之效。后期加入茯苓、玉竹，亦为固护气阴之法，诸法合用，标本兼治，故得良效。

知识拓展

心律失常紧急处理的总体原则：

血流动力学第一原则　在国际心肺复苏和其他相关指南中，都明确提出处理心律失常时要首先考虑血流动力学状态。快速心律失常如果不稳定，则应该紧急终止这种心律失常，治疗措施常采用电复律；对血流动力学稳定的心律失常，则可以有充分的时间和手段明确诊断，并给予相应处理。

重视基础疾病和诱因　心律失常必须放在疾病整体中去考虑，重视基础心脏病和诱因，合并器质性心脏病与否不但与预后有关，而且在处理上也可能很不相同。基础疾病的治疗是改善预后的根本。

正确权衡效益与风险　对危及生命的心律失常应采取积极的措施加以控制，追求抗心律失常治疗的有效性，挽救生命；对非威胁生命的心律失常，则更多需要考虑治疗措施的安全性，过度治疗反而导致新的风险。

治疗与预防兼顾　对心律失常本身的处理尽量避免联合或序贯应用两种或两种以上静脉抗心律失常药物，减少药物的促心律失常作用。

摘自：（中国）《心律失常紧急处理专家共识》（2013）

【古籍选录】

《伤寒论·辨太阳病脉证并治》："伤寒脉结代，心动悸，炙甘草汤主之。"

《金匮要略·惊悸吐衄下血胸满瘀血病脉证并治》："寸口脉动而弱，动即为惊，弱则为悸。""心下悸者，半夏麻黄丸主之。"

《景岳全书·怔忡惊恐》："怔忡之病，心胸筑筑振动，惶惶惕惕，无时得宁者是也……此证唯阴虚劳损之人乃有之，盖阴虚于下，则宗气无根，而气不归源，所以在上则浮撼于胸臆，在下则振动于脐旁，虚微者动亦微，虚甚者动亦甚。凡患此者，速宜节欲节劳，切忌酒色。"

《冯氏锦囊秘录·杂证大小合参卷十二》："怔忡者，心中跳动不安，惕惕如人将捕……若时作时止者，或痰因火动也，瘦人是血少，肥人多属痰，若真觉心跳者，尤属血少，宜四物朱砂安神丸之类，如因惊而得者，盖惊则神出舍，舍空则痰生也。"

《医学衷中参西录·论心病治法》："有其惊悸恒发于夜间，每当交睫于甫睡之时，其心中即惊悸而醒，此多因心下停有痰饮……宜清痰之药与养心之药并用，方用二陈汤加当归、菖蒲、远志，煎汤送服朱砂细末三分。有热者加玄参数钱，自能安枕稳睡而无惊悸矣。"

【文献推介】

1. 史宇广，单书健. 心悸怔忡专辑——当代名医临证精华 [M]. 北京：中医古籍出版社，1999.

2. 马妍，江丰，崔远武，等. 张伯礼治疗心悸经验 [J]. 中医杂志，2014，（12）：1003-1006.

【小结】

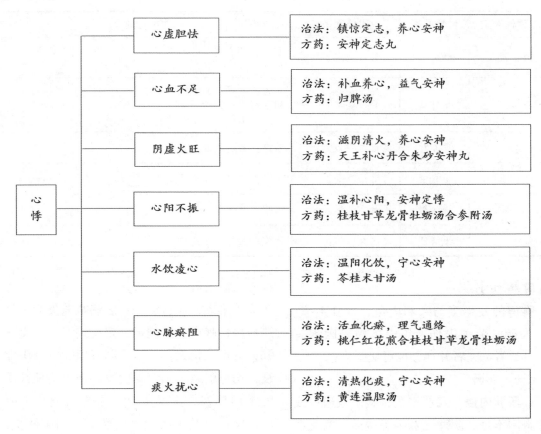

	心虚胆怯	治法：镇惊定志，养心安神 方药：安神定志丸
	心血不足	治法：补血养心，益气安神 方药：归脾汤
	阴虚火旺	治法：滋阴清火，养心安神 方药：天王补心丹合朱砂安神丸
心悸	心阳不振	治法：温补心阳，安神定悸 方药：桂枝甘草龙骨牡蛎汤合参附汤
	水饮凌心	治法：温阳化饮，宁心安神 方药：苓桂术甘汤
	心脉瘀阻	治法：活血化瘀，理气通络 方药：桃仁红花煎合桂枝甘草龙骨牡蛎汤
	痰火扰心	治法：清热化痰，宁心安神 方药：黄连温胆汤

【复习思考题】

1. 简述心悸的概念及其诊断要点。

2. 如何理解心悸中医病机虚实两端及其相互转化？

（毛静远）

第二节　胸痹

胸痹是以胸部闷痛，甚则胸痛彻背，喘息不得卧为主症的一种病证。轻者仅感胸闷如窒，呼吸欠畅，多持续数分钟，一般不超过15分钟，经休息或治疗后症状可在短时间内缓解；严重者心痛彻背，背痛彻心，持续不能缓解。据历代文献记载，胸痹有广义、狭义之分，广义者可涉及胃脘痛等多种疾病，狭义者指由心之病变引起的疾病，后者为本节主要讨论的内容。西医学中冠状动脉粥样硬化性心脏病之心绞痛、心肌梗死以及心包炎等疾病，表现胸痹临床特征者，均可参照本节辨证论治。胸痹的历史沿革见表2-2-1。

表 2-2-1 胸痹的历史沿革

朝代	代表医家	代表著作	主要论述
战国—西汉	—	《黄帝内经》	病名："心痛""卒心痛""厥心痛""真心痛" 治疗：针刺、食薤
东汉	张仲景	《金匮要略》	病名：首提"胸痹"病名 病因病机：阳微阴弦 治疗：瓜蒌薤白半夏汤等十首专方
元	危亦林	《世医得效方》	治疗：苏合香丸
明	王肯堂	《证治准绳》	治疗：失笑散及大剂桃仁、红花、降香
清	陈念祖	《时方歌括》	治疗：丹参饮
	王清任	《医林改错》	治疗：血府逐瘀汤

【病因病机】

胸痹的发生多与寒邪内侵、饮食不节、情志失调、劳倦内伤、年迈体虚等因素有关，可二者、三者并存，也可交互为患。

（一）病因

1.寒邪内侵 寒邪侵袭，胸阳被遏，或素体胸阳不足，阴寒之邪乘虚侵袭，寒凝血涩，胸痹而痛。

2.饮食不节 恣食肥甘厚味，或嗜烟酒，脾胃受伤，运化失职，聚湿生痰，痰浊痹阻心脉，而发胸痹。

3.情志失调 郁怒伤肝，忧思伤脾，气机郁结，心脉失畅，痹阻不通而发胸痹。

4.劳倦内伤 劳倦伤脾，气血生化乏源，或积劳伤阳，心肾阳微，心脉失养，故拘急作痛。

5.年迈体虚 中老年人，肾气渐虚，心之阴阳气血亦亏，心脉失养；或阴寒痰饮之邪乘虚侵袭，心脉痹阻，俱可致胸痹。

（二）病机

胸痹的基本病机为心脉痹阻。病位主要在心，涉及肝、脾、肾等脏。心主血脉，心病失于推动，血行瘀滞；肝病疏泄失职，气滞血瘀；脾虚失其健运，聚生痰湿，气血乏源；肾虚藏精失常，或肾阴亏虚，或肾阳虚衰，均可引致心脉痹阻而发胸痹。病理性质为本虚标实，虚实夹杂。本虚有气虚、阴虚、阳虚，并可表现气阴两虚、阴阳两虚，甚至阴竭阳脱；标实为血瘀、气滞、痰浊、寒凝，又可交互为病，如气虚血瘀、气滞血瘀、寒凝气滞、痰瘀交阻等。

病机转化可因实致虚，亦可因虚致实，虚实夹杂是其常见病理状态。痰瘀踞于心胸，胸阳痹阻，病延日久，每可耗气伤阳，向心气不足或阴阳并损转化；阴寒凝结，气失温煦，伤及阳气，病向心阳虚衰转化；痰阻脉络，血行滞涩，留瘀日久，心气痹阻，遏抑心阳。此三者皆因实致虚。心气不足，鼓动无力，易为风寒邪气所伤；心肾阴虚，津不化气，水亏火炎，炼液为痰；心阳虚衰，阴阳并损，阳虚生外寒，寒痰凝络。此三者皆由虚致实。

胸痹治疗及时得当，可获较长时间稳定缓解，如反复频繁发作，则病情较为严重顽固。若失治误治或调理不当，病情进一步发展，心脉骤然闭塞，可发为真心痛；若心气不足，鼓动无力，可发为心悸；若心肾阳虚，水饮凌心射肺，则发为心衰，属危重病证。胸痹的病因病机演变见图2-2-1。

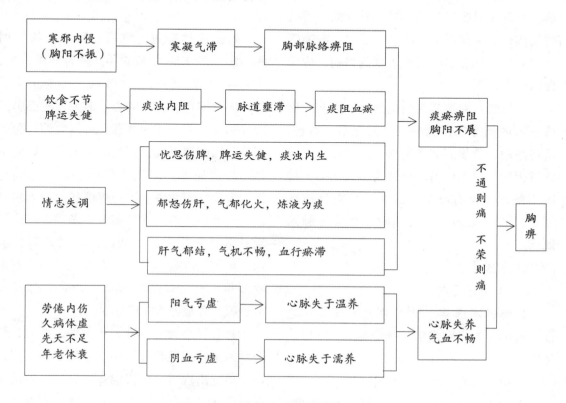

图2-2-1 胸痹病因病机演变示意图

【诊断与鉴别诊断】

（一）诊断

1. 膻中或心前区憋闷疼痛，甚则痛彻肩背、咽喉、左上臂内侧、胃脘部等部位，呈反复发作或持续不解，常伴有心悸、气短、自汗，甚则喘息不得卧。

2. 胸闷、胸痛历时数分钟不等，一般不超过15分钟，经休息或治疗后症状可在短时间内缓解。严重者可见疼痛剧烈，持续不解，汗出肢冷，面色苍白，唇甲青紫，心跳加快，或脉律失常、厥脱等危候，多属真心痛，可发生猝死。

3. 多见于中年以上，常因操劳过度、抑郁恼怒或多饮饱食、感受寒冷而诱发。近年来发病人群有年轻化趋势。

心电图（包括动态心电图、标测心电图、运动试验心电图等）、心功能测定、心肌坏死标记物、血清酶学、冠状动脉造影等检查有助于明确诊断。

（二）鉴别诊断

1. 胃脘痛 不典型胸痹者，疼痛有时放射至心下胃脘部，极易与胃脘痛混淆。但胸痹多为闷痛，常在休息、服药后得以缓解。胃脘痛以胀痛为主，局部有压痛，持续时间较长，常伴泛酸、嘈杂、嗳气、呃逆等胃部症状。真心痛有时亦表现为胃痛，应予警惕。

2. 悬饮 胸痹多为胸闷痛，并可向左肩或左臂内侧等部位放射，常因受寒、饱餐、情绪激动、劳累而突然发作，历时短暂，休息或用药后得以缓解。悬饮为胸胁胀痛，持续不解，多伴有咳唾、转侧、呼吸时疼痛加重，肋间饱满，并有咳嗽、咯痰等肺系证候。

【辨证论治】

（一）辨证要点

1. 辨标本虚实 胸痹总属本虚标实之证，辨证首先辨别虚实，分清标本。本虚应区别气血阴阳亏虚的不同，标实应区别血瘀、气滞、痰浊、寒凝的不同。

本虚者：心胸隐痛而闷，因劳累而发，伴心慌、气短、乏力，舌淡胖嫩，边有齿痕，脉沉细或结代者，多属心气不足；隐痛时作时止，缠绵不休，动则多发，伴口干、舌淡红而少苔、脉沉细而数者，多属气阴两虚表现；心痛憋闷、心悸盗汗、虚烦不寐、腰酸膝软、舌红少津、脉细数或促代者，多属心肾阴虚；若绞痛兼见胸闷气短、四肢厥冷、神倦自汗、脉沉细，多属心肾阳虚。

标实者：刺痛固定不移，痛有定处，夜间多发，舌紫暗或有瘀斑，脉结代或涩，多由心脉瘀阻所致；闷重而痛轻，兼见胸胁胀满、善太息，憋气，苔薄白，脉弦者，多属气滞心胸；胸部窒闷而痛，伴体胖多痰、身体困重，苔腻，脉弦滑或弦数者，多属痰浊痹阻；胸痛如绞，遇寒则发，或得冷加剧，伴畏寒肢冷，舌淡苔白，脉细，多为寒凝心脉所致。

2. 辨疼痛部位、性质、程度及持续时间 疼痛限于胸膺部位者，多为气滞血瘀；放射至肩背、脘腹，或臂臑，多为正虚邪阻；胸痛彻背、背痛彻心，多为寒凝心肺或阳气暴脱。闷痛或为气滞，或属痰浊；隐痛而闷，因劳累而发，多属心气不足。灼痛主热，绞痛属寒。刺痛为瘀阻心脉。隐痛时作，常为气阴两虚。胸痹疼痛初次或偶尔发作、痛处不定者，病情多轻、多浅；疼痛迁延日久或频繁发作、痛处固定者，病情多深、多重；疼痛瞬息即逝者多轻，持续不止者多重，若持续半小时以上，兼见脉律失常、厥脱者常为重症或危候。

真心痛是胸痹的进一步发展，可见于西医学的急性心肌梗死，属于急危重症。当有以下情况出现时，需警惕真心痛：疼痛持续不止，达二十分钟以上；有的疼痛剧烈，可引及肩背、左臂、腮、咽喉、脘腹等处，可伴气短、喘息、心悸、手足欠温或冷、自汗出、精神委顿，或有恶心呕吐、烦躁、脉细或沉细，或有结代。常由过度疲劳、情志刺激、饱食、寒温不调以及其他疾病等诱发。

知识拓展

在 2012 年欧洲心脏病学大会上，代表美国心脏病学院（ACC）、美国心脏协会（AHA）、欧洲心脏协会（ESC）及世界心脏联盟（WHF）四大心血管权威社团的 52 个任务小组联合发表了第三版

"心肌梗死全球定义"，将心肌梗死分为5型：

1型：自发性心肌梗死

由于动脉粥样斑块破裂、溃疡、裂纹、糜烂或夹层，引起一支或多支冠状动脉血栓形成，导致心肌血流减少或远端血小板栓塞伴心肌坏死。患者大多有严重的冠状动脉病变，少数患者冠状动脉仅有轻度狭窄甚至正常。

2型：继发于心肌氧供需失衡的心肌梗死

除冠状动脉病变外的其他情形引起心肌需氧与供氧失平衡，导致心肌损伤和坏死，例如冠状动脉内皮功能异常、冠状动脉痉挛或栓塞、心动过速/过缓性心律失常、贫血、呼吸衰竭、低血压、高血压伴或不伴左心室肥厚。

3型：心脏性猝死

心脏性死亡伴心肌缺血症状和新的缺血性心电图改变或左束支阻滞，但无心肌损伤标志物检测结果。

4a型：经皮冠状动脉介入治疗（PCI）相关心肌梗死

基线心脏肌钙蛋白（cTn）正常的患者在PCI后cTn升高超过正常上限5倍；或基线cTn增高的患者，PCI术后cTn升高≥20%，然后稳定下降。同时发生：①心肌缺血症状；②心电图缺血性改变或新发左束支阻滞；③造影示冠状动脉主支或分支阻塞或持续性慢血流或无复流或栓塞；④新的存活心肌丧失或节段性室壁运动异常的影像学表现。

4b型：支架血栓形成引起的心肌梗死

冠状动脉造影或尸检发现支架植入处血栓性阻塞，患者有心肌缺血症状和（或）至少1次心肌损伤标志物高于正常上限。

5型：外科冠状动脉旁路移植术（CABG）相关心肌梗死

基线cTn正常患者，CABG后cTn升高超过正常上限10倍，同时发生：①新的病理性Q波或左束支阻滞；②血管造影提示新的桥血管或自身冠状动脉阻塞；③新的存活心肌丧失或节段性室壁运动异常的影像学证据。

摘自：*Third universal definition of myocardial infarction*，出 *J Am Coll Cardiol*（2012）

（二）治则治法

胸痹的治疗原则为急则治其标，缓则治其本，或标本同治。标实当通，针对血瘀、气滞、痰浊、寒凝而活血化瘀、疏理气机、泄浊豁痰、辛温通阳，尤重活血通脉。本虚宜补，权衡气血阴阳亏虚之不同，或补气温阳，或养血滋阴，尤重补气滋阴。真心痛发作，应采取紧急救治，以免发生猝死。临证必须辨清证候之危重顺逆，一旦发现脱证之先兆，宜采用中西医结合治疗，可尽早投用益气固脱之品。

知识拓展

冠心病的西药治疗

1. 减轻症状、改善缺血的药物

（1）硝酸酯类药物

硝酸酯类药物为内皮依赖性血管扩张

剂，能减少心肌耗氧和改善心肌灌注，从而改善心绞痛症状。

（2）β受体阻滞剂

β受体阻滞剂抑制心脏β肾上腺素能受体，从而减慢心率、减弱心肌收缩力、降低血压，以减少心肌耗氧量，减少心绞痛发作和增加运动耐量。β受体阻滞剂能降低心肌梗死后稳定性心绞痛患者死亡和再梗死的风险。

（3）钙拮抗剂

钙拮抗剂可改善冠状动脉血流，减少心肌耗氧，进而缓解心绞痛，对变异型心绞痛或以冠状动脉痉挛为主的心绞痛，钙拮抗剂是一线药物。

（4）其他药物

曲美他嗪具有优化线粒体能量代谢、保护心肌细胞的作用，可缓解心肌缺血和心绞痛；尼可地尔是一种钾通道开放剂，对稳定性心绞痛治疗可能有效；伊伐布雷定可降低静息心率和运动心率，降低心肌耗氧量。

2. 改善预后的药物

（1）阿司匹林

服用阿司匹林可降低心肌梗死、脑卒中或心血管性死亡危险，除非有禁忌证，建议每天服用阿司匹林75～150mg；不能耐受阿司匹林者可改用氯吡格雷。阿司匹林的禁忌证包括：阿司匹林过敏，活动性胃肠道出血和需要积极治疗的消化性溃疡病，在过去6周内颅内出血。

（2）β受体阻滞剂

β受体阻滞剂能够改善稳定冠心病患者心绞痛症状，降低病死率；β受体阻滞剂的使用剂量应个体化，以能缓解症状，心率不低于50次/分钟为宜。

（3）调脂治疗

他汀类药物能有效降低总胆固醇（TC）和低密度脂蛋白胆固醇（LDL-C），减少心血管事件，降低病死率，延缓斑块进展，具有稳定斑块和抗炎等有益作用。在采用强化降脂时，应严密监测转氨酶及肌酸激酶等生化指标，及时发现药物可能引起的肝脏损害和肌病。

（4）血管紧张素转换酶抑制剂（ACEI）

在稳定性心绞痛患者的治疗中，ACEI有益于治疗心肌梗死后左室功能不全，或合并高血压、2型糖尿病或慢性肾脏病的患者。不能耐受者应用血管紧张素Ⅱ受体拮抗剂（ARB）替代。

摘自：《慢性稳定性心绞痛诊断与治疗指南》

（三）分证论治

1. 心脉瘀阻

（1）症状及分析

心胸刺痛，部位固定——瘀血阻滞，心脉不通，不通则痛；

入夜尤甚——血属阴，夜亦属阴，则入夜尤甚；

或心痛彻背，背痛彻心，或痛引肩背——心脉循行肩背，心气通于背俞；

或伴胸闷、心悸——瘀血阻滞，胸阳不振；

情绪激动、惊恐时加剧——喜则气缓，怒则气上，气机失调，血行受累；

唇甲紫绀——瘀血内阻，气机不畅；

舌质紫暗，或有瘀斑、瘀点、薄白苔，或舌下静脉曲张色暗，脉沉涩，或弦涩，或结代脉——瘀血内阻，气机不畅之象。

（2）治法：活血化瘀，通脉止痛。

（3）主方及分析：血府逐瘀汤。

桃仁、红花、当归、赤芍、川芎——活血化瘀；

生地黄——清热凉血，与当归相合，养阴润燥，使瘀祛而阴血不伤；

牛膝——引瘀血下行；

柴胡——疏肝解郁，升达清阳；

桔梗、枳壳——桔梗开宣肺气，枳壳开胸行气，一升一降，调整气机，气行血行；

甘草——甘缓和中止痛。

（4）加减

心脉瘀阻轻证，可用丹参饮；

瘀血痹阻较重，胸痛剧烈，加乳香、没药、郁金、降香、丹参；

血瘀气滞并重，胸闷痛甚，加丹参、没药、乳香、川楝子、延胡索、青皮；

气虚血瘀，伴自汗乏力、气短脉弱，宜人参养营汤合桃红四物汤；

寒凝血瘀或阳虚血瘀，伴畏寒肢冷，脉沉细或沉迟，加桂枝或肉桂、细辛、高良姜、薤白。

2. 气滞心胸

（1）症状及分析

心胸满闷，疼痛阵发，部位不固定，情志不遂易诱发或加重，得嗳气或矢气则舒——气机郁滞、心脉不和之象，嗳气或矢气，可使气机暂时得通，故诸症稍减；

善太息，或焦虑易怒，或神情默默——肝失疏泄，气机郁滞；

嗳气、胃脘胀闷——肝气失疏，脾胃失和；

或见月经不调，经前乳房胀痛明显——肝气郁结，血海失调，经络不和；

或见唇干、易怒、面红、反酸——气滞化热；

正常舌或暗舌，苔薄或薄腻；或见舌边尖红，脉弦——气滞则血行缓慢，可见暗舌；若气滞化热，则舌边尖发红；肝气郁结，脉道失和，则脉弦。

（2）治法：疏肝理气，活血通络。

（3）主方及分析：柴胡疏肝散。

柴胡、枳壳——疏肝理气；

陈皮、香附——理气开郁；

川芎——活血通络；

白芍、炙甘草——酸甘化阴，缓急止痛。

（4）加减

气滞胀痛明显，加川楝子、延胡索、青皮；

肝郁化热，心烦易怒，口干便秘，舌红苔黄，脉弦数，宜加味逍遥散；

肝热犯胃，见呕吐、嗳气、口苦，加黄连、吴茱萸；

伴便秘，可用当归龙荟丸；

兼血瘀，胸闷疼痛明显，加三七粉、丹参饮或失笑散；

兼紧张、焦虑、不寐者，加珍珠母、龙齿、磁石；

恶心呕吐，加旋覆花、半夏、生姜。

3. 痰浊痹阻

（1）症状及分析

心胸窒闷疼痛，闷重痛轻——痰阻心脉，胸阳失展，气机不畅；

多见形体肥胖，肢体沉重——痰浊困脾，脾气不运；

痰多气短，遇阴雨天而易发作或加重——痰为阴邪，痰湿同源，重浊黏腻，气阻不畅；

伴倦怠乏力，纳呆便溏，口黏，恶心，咯吐痰涎——痰浊内蕴，脾失健运，互为因果；

舌胖大紫暗，苔白腻或白滑，脉滑——痰浊内阻，血行不畅。

（2）治法：通阳泄浊，豁痰开结。

（3）主方及分析：瓜蒌薤白半夏汤。

瓜蒌——化痰，宽胸散结；

薤白——豁痰下气，通阳散结；

半夏——化痰降逆；

白酒——清扬行药势以助通气调脉。

（4）加减

痰郁化热，痰黏色黄，大便干，苔黄腻，可用黄连温胆汤；

痰热伤津，加生地黄、麦冬、沙参；

大便干结，加大黄、桃仁；

痰瘀交阻，胸闷如窒，心胸隐痛或绞痛阵发，合桃红四物汤；

痰浊闭塞心脉，猝然剧痛，可用苏合香丸。

4. 寒凝心脉

（1）症状及分析

猝然心痛如绞，或心痛彻背，背痛彻心，多因感寒发病或加重——阴寒凝滞，胸阳阻遏，心脉拘急；

心悸，胸闷，气短，呼吸困难或端坐呼吸——阴寒凝滞，胸阳不展；

形寒肢冷，面色苍白，甚则汗出、呕吐——寒伤阳气，失于温煦；

正常舌或见苍白舌、紫舌、肿胀舌，苔薄白或白腻，脉沉迟而紧，或可见结脉、代脉——阴寒凝滞，阳气不运之象。

（2）治法：宣痹通阳，散寒止痛。

（3）主方及分析：瓜蒌薤白白酒汤合当归四逆汤。

桂枝、薤白、细辛——辛温通阳，散寒宣痹；

瓜蒌——化痰散结，宣痹降逆；

当归、白酒、通草——活血通络；

白芍、炙甘草、大枣——酸甘化阴，缓急止痛。

（4）加减

阴寒极盛，胸痛剧烈，心痛彻背，背痛彻心，痛无休止，伴有身寒肢冷、气短喘息、脉沉紧或沉微者，为胸痹之重证，宜乌头赤石脂丸加荜茇、高良姜、细辛；

疼痛剧烈，面色苍白，四肢不温，冷汗自出，微脉，为心阳虚衰，可舌下含化苏合香丸或冠心苏合香丸；

血瘀明显，加丹参、赤芍、郁金；

呼吸困难，痰液清稀较重，加生姜、陈皮、茯苓、杏仁、豆蔻。

5. 心气不足

（1）症状及分析

疼痛隐隐，时痛时止——气虚推动无力，血行不畅，血瘀气滞；

胸闷，呼吸气短，倦怠乏力，声低懒言，面色㿠白，自汗，活动尤甚——气虚之象；

心悸，不寐——心气不足，心神失养；

舌胖大有齿痕，苔薄白，脉细弱或结代脉——气虚之象。

（2）治法：温补心气，振奋胸阳。

（3）主方及分析：保元汤。

党参、黄芪——健脾益气，以补养心气；

炙甘草——益气宁心，甘润缓急；

肉桂——引火归元；

生姜——温中散寒。

（4）加减

心脾两虚明显者，治宜归脾汤。

气虚症状较重，人参易党参，重用黄芪；

不寐明显，加柏子仁、首乌藤；

自汗明显，加牡蛎、麻黄根、浮小麦。

6. 气阴两虚

（1）症状及分析

心胸隐痛，时发时止——心气不足，阴血亏耗，血行瘀滞；

心悸气短，动则益甚，伴倦怠乏力、声音低微、易汗出——气虚心脉失养，推动固摄乏力；

心烦头晕，或手足心热——阴血亏虚，阴虚火旺；

舌淡红，胖大边有齿痕，少苔或无苔，脉虚细缓或结代——气虚舌淡胖大，脉虚无力；阴不足少苔或无苔，脉细或结代。

（2）治法：益气养阴，活血通脉。

（3）主方及分析：生脉散合人参养营汤。

人参、黄芪、白术、茯苓、炙甘草——大补元气，通利经脉；

熟地黄、麦冬、当归、白芍——滋阴养血；

远志、五味子、陈皮——养心安神和胃；

肉桂——温通心阳。

（4）加减

偏于气虚，宜用生脉散合保元汤；

偏于阴血虚，宜用生脉散合炙甘草汤；

兼有血瘀，宜用生脉散合丹参饮；

心脾两虚，纳呆、失眠，加半夏健脾和胃，茯神、柏子仁、酸枣仁收敛心气、养心安神。

7. 心肾阴虚

（1）症状及分析

胸痛隐隐，时痛时止——阴虚血滞，瘀滞痹阻；

五心烦热，盗汗，面部或两颧潮红，口干咽干，便秘——阴虚火旺；

心悸，不寐——阴虚火旺，心肾不交；

腰酸膝软，头晕耳鸣，心烦易怒——阴虚阳亢，水不涵木；

舌干红，少苔或无苔，脉细数——阴虚内热，瘀血阻络，脉气不畅。

（2）治法：滋阴清火，养心和络。

（3）主方及分析：天王补心丹。

生地黄、玄参、天冬、麦冬——滋阴降火；

人参、炙甘草、茯苓——补益心气；

柏子仁、酸枣仁、五味子、远志、朱砂——交通心肾，宁心安神；

丹参、当归——滋养心血而通心脉；

桔梗——引使之品，载药上行。

（4）加减

血瘀明显，加丹参、川芎、牡丹皮、赤芍、郁金；

阴不敛阳，虚火内扰心神，虚烦不寐，舌红少津，宜黄连阿胶汤合酸枣仁汤；

兼头晕目眩、腰酸膝软、遗精盗汗、心悸怔忡、口燥咽干，宜左归饮；

兼低热、头晕眼花、面红等阳亢症状，加钩藤、石决明、牡蛎、龟甲、鳖甲、珍珠母、龙骨。

8. 心肾阳虚

（1）症状及分析

胸闷疼痛，多有窒息感、紧缩痛，常因寒冷诱发或加重——阳气虚衰，胸阳不振，气机痹阻，血行瘀滞；

心悸，自汗，呼吸短促，严重的可见哮喘或端坐呼吸——心肾阳虚，开阖失常，水饮凌心射肺；

畏寒、神倦乏力——阳虚形神失于温养；

面色苍白，唇甲淡白或青紫，四肢厥冷，或见水肿，下肢尤甚——心肾阳虚，胸阳阻遏，水气不化；

舌淡胖或青紫，苔白腻或水滑，脉沉细或沉微——心肾阳虚，水饮不化，瘀血内停。

（2）治法：补肾益气，温补心阳。

（3）主方及分析：参附汤合右归饮。

人参——大补元气；

附子、肉桂——温补肾阳，振奋心阳；

炙甘草——益气复脉；

熟地黄、山茱萸、山药——补益肾精，以阴中求阳；

枸杞子、杜仲——益肾强腰脊。

（4）加减

阳虚寒凝较重，胸痛剧烈，加花椒、吴茱萸、高良姜、附子；

心肾阳虚，寒饮射肺，呼吸困难，端坐呼吸，咳唾泡沫痰，宜真武汤加黄芪、汉防己、猪苓、车前子；

阳损及阴，阴阳两虚，加麦冬、五味子；

阳虚欲脱，四肢厥逆，宜四逆汤合参附汤。

（四）其他治疗

1. 中成药 血府逐瘀丸、丹参片、复方丹参滴丸：用于心脉瘀阻证。

柴胡疏肝丸、舒肝丸、木香顺气丸：用于气滞心胸证。

丹蒌片：用于痰浊痹阻证。

柏子养心丸：用于心气不足证。

生脉饮：用于气阴两虚证。

左归丸、六味地黄丸：用于心肾阴虚证。

金匮肾气丸：用于心肾阳虚证。

2. 单方验方 邓氏温胆汤（邓铁涛验方）：竹茹 10g，枳壳 6g，橘红 6g，法半夏或胆南星 10g，茯苓 12g，甘草 6g，丹参 12g，党参 15g（若口干，改党参为太子参 30g）。适用于痰浊血瘀型胸痹患者。

补肾通阳活血方（刘志明验方）：制何首乌、桑椹、瓜蒌、薤白、三七等。适用于肾阴亏虚、心阳痹阻之胸痹患者。

【预防调护】

胸痹常因寒冷刺激、情绪激动、饮食过饱、劳累过度等诱发或加重。故预防胸痹发作，应注意防寒保暖；调摄精神，保持心情平静愉快；调节饮食，忌过食肥甘，宜低盐清淡饮食，保持大便通畅；戒除吸烟、酗酒；劳逸结合，坚持适当活动；保证睡眠，做到动中有静，动而有节。

胸痹发病时要加强巡视，密切观察舌脉、体温、呼吸、血压及精神情志变化；必要时给予吸氧、心电监护及保持静脉通道；同时做好各种抢救准备。

【临证要点】

1. 以通为主，通补结合 胸痹的治疗原则为急则治其标，缓则治其本，或标本同治。标实当通，"通"法有芳香温通、理气通阳、豁痰泄浊、活血化瘀，尤重活血化瘀。"通"可用苏合香丸、麝香保心丸、瓜蒌薤白半夏汤、血府逐瘀汤、失笑散、复方丹参制剂等。本虚宜补，权衡气血阴阳亏虚之不同，或补气温阳，或养血滋阴，尤重补益心气心阴。"补"可用八珍汤、当归补血汤、左归丸等。胸痹多为虚实夹杂，因此，治疗应通补结合，或交替应用。

2. 灵活应用活血化瘀 本病主要病机为心脉痹阻，活血化瘀法常贯穿始终，但需结合辨证，有所侧重。瘀血的形成，可由正气亏损、气虚阳虚或气阴两虚，亦可因寒凝、痰浊、气滞而致，加之本病具有反复发作、病程久的特点，临床纯血瘀者实属少见，多表现为气虚血瘀、痰瘀交阻或气滞血瘀等夹杂证候，故应在活血化瘀中伍以益气、养阴、化痰、理气之品。常用丹参、鸡血藤、当归、赤芍、郁金、川芎、泽兰、川牛膝、三七等活血养血之品，慎用、少用破血攻伐之品，以免伤及正气，痛止须扶正养营，方可巩固疗效。

【名医经验】

1. 路志正调理脾胃治胸痹 路氏从现今膳食结构、生活条件和生活节律等变化出发，认为"饮食失调，损伤脾胃"是胸痹发病关键。脾胃为后天之本，胸痹的发生、发展、转归、预后，都与脾胃功能状态密切相关。脾胃损伤常见气虚、血少、湿蕴、痰阻、血瘀等证，而发生胸痹。胸痹辨证以虚实为纲，以虚为本，由虚致实，虚证辨在气在血，实证辨属湿属痰。一般由虚生痰，痰阻生瘀。路氏认为调理脾胃法是胸痹的治本之道，"调中央以通达四旁"，运用健运中气、调脾养血、醒脾化湿、健脾涤痰、温阳理中等法，使脾胃健旺则气血化生，脾运行则痰湿化、瘀血消、脉道畅、胸阳展而痹窒除。

2. 颜德馨益气活血治胸痹 颜氏宗仲景阳微阴弦之旨，认为胸痹主要是由于各种原因造成阳气功能虚衰，心之气血运行不畅，瘀血痰浊痹阻心胸而成。治疗着眼于"通"，但不妄投攻破，重在补益心脾、培补宗气，调畅气血而安脏腑，自拟益心汤（党参、丹参、黄芪各15g，葛根、赤芍、川芎各9g，决明子30g，石菖蒲4.5g，降香3g）以益气养心、活血通络，用于治疗冠心病心绞痛、心肌梗死等，能较快地缓解临床症状。

医案分析

肖某，女，76岁，2009年10月30日初诊。主诉：胸痛、胸闷反复发作5年余，加重7天。患者5年前因受寒后诱发胸痛，每次持续数分钟，含服硝酸甘油后可缓解。当地医院查心电图示：心肌缺血改变，诊断为：冠心病。后症状时有反复，7天前劳累后再发且较前加重。既往高血压病史10余年，高脂血症病史7年余，十二指肠溃疡病史20余年。现症：胸痛隐隐，胸闷，气短乏力，喜温饮，昼时汗出，汗后不恶风，腰膝酸痛，头晕健忘，寐艰梦扰，纳少便调，舌紫暗有裂纹，苔白腻，脉沉缓。

诊断为胸痹，气阴两虚、痰瘀互结。治宜补气养阴、化湿辟秽、活血止痛。处方：广藿香15g，佩兰15g，豆蔻12g，砂仁12g，降香15g，五灵脂15g，延胡索15g，丹参30g，郁金15g，女贞子15g，墨旱莲15g，浮小麦30g，五味子6g，酸枣仁30g，首乌藤30g，龙齿30g。10剂，水煎服。

复诊，腻苔大减，胸痛已无，偶感胸闷，口干气短，夜寐欠安。上方去广藿香、佩兰，加太子参15g，麦冬15g以益气养阴扶正，达标本兼治之功。继服10剂善后。

摘自：《张伯礼治疗冠心病经验》，出《中医杂志》（2011）

按：患者年高，下焦精血亏虚不能养心，阴虚血行滞涩，气虚运血无力，久则络虚不荣，兼之气虚水湿不化，聚生痰浊，久则痰瘀阻络，故症见胸痛隐隐、胸闷、气短乏力。舌紫暗有裂纹、苔白腻，亦为气阴两虚、痰瘀互结之征。选女贞子、墨旱莲、五味子以补气养阴通络、填精化血敛汗；藿香、佩兰、豆蔻及砂仁化湿辟秽、醒脾开胃；合降香、五灵脂、延胡索、丹参行气养血活血止痛。兼见艰寐梦扰，噩梦纷纭属心血不足，神失所养，阳亢不潜之征，故合酸枣仁、夜交藤及龙齿以养血和血、潜镇安神。再加太子参、麦冬以益气养阴扶正，达标本兼治之功。

【古籍选录】

《金匮要略·胸痹心痛短气病脉证治》："夫脉当取太过不及，阳微阴弦，即胸痹而痛，所以然者，责其极虚也，今阳虚知在上焦，所以胸痹、心痛者，以其阴弦故也。""胸痹之病，喘息咳唾，胸背痛，短气，寸口脉沉而迟，关上小紧数，瓜蒌薤白白酒汤主之。""胸痹，不得卧，心痛彻背者，瓜蒌薤白半夏汤主之。""胸痹心中痞，留气结在胸，胸满，胁下逆抢心，枳实薤白桂枝汤主之，人参汤亦主之。""心痛彻背，背痛彻心，乌头赤石脂丸主之。"

《诸病源候论·心痛病诸候》："心为诸脏主，其正经不可伤，伤之而痛者，则朝发夕死，夕发朝死，不暇展治。其久心痛者，是心之支别络，为风邪冷热所乘痛也。"

《太平圣惠方·治心痹诸方》："夫思虑烦多则损心，心虚故邪乘之，邪积不去，则时害饮食，心中愊愊如满，蕴蕴而痛，是谓心痛。"

《玉机微义·心痛》："然亦有病久气血虚损及素劳作羸弱之人患心痛者，皆虚痛也。"

【文献推介】

1. 陈可冀，张敏州，霍勇. 急性心肌梗死中西医结合诊疗专家共识 [J]. 中国中西医结合杂志，2014，34（4）：389-3945.

2. 宋军，路志正. 路志正调理脾胃法治疗胸痹的方药运用规律研究 [J]. 中国中医基础医学杂志，2009，15（2）：123-124.

3. 高宇，张军平，阮士怡. 阮士怡教授治疗冠心病临证经验 [J]. 天津中医药，2011，28（1）：5-6.

4. 李彬，毛静远，江丰，等. 张伯礼治疗冠心病痰瘀互结证对药应用举隅 [J]. 中医杂志，2013，54（11）：910-912.

【小结】

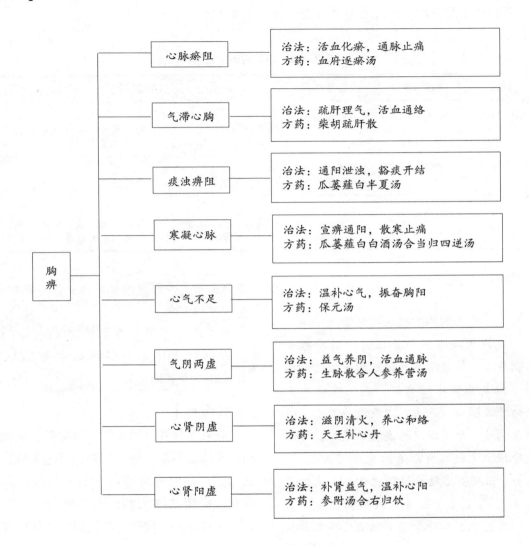

【复习思考题】

1. 结合《金匮要略》，简述"阳微阴弦"的含义。

2. 简述胸痹的中医辨证分型及治疗用药。

（张伯礼）

第三节　心衰

心衰是以气短或喘息、乏力、心悸为主症的一种病证，多伴发于胸痹、心悸、眩晕、喘证等疾病，是各种心脏疾病的最终转归，亦可见于其他脏腑疾病的危重阶段。心衰好发于中老年人，随着人口老龄化加剧，心衰发病率也在不断上升，其预后通常较差。西医学中的急性和慢性心力衰竭均可参照本节进行辨证论治。心衰的历史沿革见表2-3-1。

表 2-3-1　心衰的历史沿革

朝代	代表医家	代表著作	主要论述
战国—西汉	—	《黄帝内经》	病名："心胀""心痹""心咳"等 病因病机："夫不得卧，卧则喘者，是水气之客也" 临床表现："若心气虚衰，可见喘息持续不已"
东汉	张仲景	《金匮要略》《伤寒论》	病名："心水""支饮" 治疗：真武汤、葶苈大枣泻肺汤等
西晋	王叔和	《脉经》	病名：首提"心衰"病名 临床表现："心衰则伏，肝微则沉，故令脉伏而沉" 治疗："固转孔穴，利其溲便，遂通水道，甘液下流"

知识拓展

心力衰竭的概念和分型

心力衰竭是指由于任何心脏结构或功能异常，导致心室充盈或射血能力受损的一组复杂临床综合征，其主要临床表现为呼吸困难、乏力，以及液体潴留。心力衰竭是一个不断发生发展的过程，可分成阶段A（仅具有心衰的危险因素）、阶段B（出现心脏结构性变化但无心衰临床症状）、阶段C（出现心脏结构性变化且有心衰症状）和阶段D（难治性终末期心衰）。阶段A、B的治疗仍以干预危险因素和原发病为主，在此不再赘述，本节论述的心衰相当于阶段C和D。

临床有多种心衰分型，根据发生的时间、速度、危重程度可分为慢性心衰和急性心衰；根据射血分数是否正常还可分为射血降低的心衰，射血分数介于中间和射血分数正常/保留的心衰；根据累及心脏部位可分为左心衰、右心衰、全心衰竭；根据心输出量可分为低排血量性心衰和高排血量性心衰。

摘自：《中国心力衰竭诊断和治疗指南2014》《2016欧洲心脏病学会（ESC）急慢性心力衰竭指南》

【病因病机】

心衰多与外感风寒湿、风湿热、疫毒之邪，或饮食不节、情志失调、劳逸失度、年老久病、禀赋异常等因素有关。气血阴阳虚衰，脏腑功能失调，心失所养，心血不运，导致血瘀、痰浊、水饮痹阻心脉而发生心衰。

（一）病因

1.外邪侵袭　久居潮湿之地，风寒湿邪内侵，损伤经脉而为痹，复迁延，内舍于心，则血瘀内阻，阻遏心阳，心气鼓动乏力，心脉痹阻而发病。或外感风湿热、疫毒之邪，内陷心包，损及于心，以致心之阴血耗伤，阳气衰竭，脉络不利，痹阻心脉，发为心衰。

2. 饮食不节 饮食过量，偏嗜肥甘厚味，或饥饱无常，日久损伤脾胃，导致运化失司，痰浊、水饮内生，上泛于心，心脉痹阻，遏阻心阳而发心衰。吸烟、酗酒，损伤肺胃，易致痰热内蕴，痹阻心脉，也可导致心衰。

3. 情志失调 忧思恼怒，情志过极，心肝之气郁滞，血脉运行不畅，心之营运失常，发为心衰。

4. 劳逸失度 体劳过度，劳则气耗，损伤心气，推动无力；过逸少动，心气内虚，血运瘀滞，心阳受遏，发为心衰。

5. 年老久病 年老体虚，或久患胸痹、心悸、真心痛、眩晕、肺胀、消渴等病，肾之元阴元阳亏耗，阴虚则不能上济心火，阳虚则不能鼓舞心阳，心血失运，发为心衰。

6. 禀赋异常 母体在妊娠早期感染邪毒，胎儿心脏受损，易致先天性心脏病，血不循常道，日久可发心衰。先天禀赋不足，精血虚于里，卫气弱于外，腠理失固，风寒湿热乘虚而入，反复感邪，诱发心衰。

（二）病机

心衰病位在心，与肺、脾、肾、肝密切相关。肺为气之主，肾为气之根，心气虚可累及肺肾；肺失肃降，肾不纳气，又可加重心气虚衰。脾阳不振，脾失健运，痰浊、水饮内停，既可凌心犯肺，又能耗伤心气，使悸喘加重。心行血，肝藏血，肝失疏泄则藏血异常，导致心血瘀阻更甚，进一步损伤心气甚至心阳，而发为心衰。

心衰病理性质总属本虚标实、虚实夹杂，本虚以气虚、阴虚、阳虚为主，标实以瘀血、痰浊、水饮为主。心衰初期以气虚为主，逐步发展成气阴两虚或阳气亏虚，进而导致阴阳两虚，最终出现亡阴亡阳，阴阳离决。瘀血、痰浊、水饮可以出现在心衰的各个时期，与气血阴阳虚损互为因果，恶性循环，直接影响心衰的形成、演变与预后。急性心衰多标实邪盛，本虚不支，甚至阴竭阳脱；慢性心衰本虚明显，标实不甚；二者常呈动态转化。心衰的病因病机演变见图2-3-1。

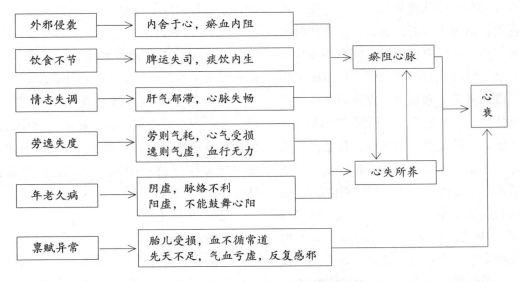

图 2-3-1 心衰病因病机演变示意图

【诊断与鉴别诊断】

（一）诊断

1. 气短或喘息、乏力、心悸为本病主要特征。

2. 轻者为气短或喘息、乏力、心悸，动则加剧或夜间憋醒，端坐后缓解。重者喘悸不得卧，咳嗽咯痰，可伴粉红色泡沫痰，尿少，肢肿或全身水肿。甚者张口抬肩，烦躁不安，大汗淋漓，四肢厥冷，唇甲青紫，脉虚数或微弱。常伴乏力、神疲、腹胀、纳呆、便溏。

3. 中老年人多见，多有胸痹、眩晕、心悸、喘证、消渴等病史，亦可见于其他脏腑疾病的危重阶段。感受外邪、饮食不节、劳倦过度、情志失调常诱发、加重心衰。

BNP（B 型脑钠肽）或 NT-proBNP（N-末端脑钠肽前体）、超声心动图、胸部 X 线、心电图、冠状动脉造影、心脏核磁、心脏核素心肌灌注显像等检查有助于本病的诊断。

（二）鉴别诊断

1. 哮病 哮病多发于中青年患者，既往多有肺部疾患伴伏痰夙根，常因外感、食物、花粉或情志失调等因素诱发。发作时喉中哮鸣有声，呼吸急促困难，间歇期则如常人。心衰发作时虽有呼吸急促，但以中老年多见，既往多有心系疾患，发作时喉中无哮鸣，病情稳定后不耐劳乏，仍需注意调护。

2. 喘证 喘证是呼吸困难，甚至张口抬肩，鼻翼扇动，不能平卧的一种病证，严重者可致喘脱。心衰亦可以"累肺作喘"，但喘证病位主要在肺、肾，累及于心者少见。喘证可分虚实，实喘为外邪壅肺，多无内伤，虚喘多由内伤，外无表证，而心衰以虚为本，常因外感诱发加重，二者不难鉴别。

【辨证论治】

（一）辨证要点

1. 分轻重缓急 急性心衰常见突发严重憋喘、不能平卧，或咯粉红色泡沫痰，面色苍白或青灰，口唇发绀，汗出肢冷，脉虚数，或神昏，甚则阳气暴脱，冷汗淋漓，四肢厥逆，脉微欲绝，严重者阴阳离决。如正确、及时救治，能有效缓解症状。若处理不当或延误，可危及生命。慢性心衰由各种心脏病发展而来，多伴有胸痹、心悸、眩晕等病，起病缓慢，常见气短或喘息、乏力、心悸、头晕、腹胀、尿少肢肿等症状，常反复发作、进行性加重，终末期心衰预后不良。

2. 辨标本虚实 心衰为本虚标实之证，本虚以气虚为本，或兼阴虚、阳虚，终至阴阳两虚，标实指瘀血、痰浊、水饮。临证须当明辨。

3. 明脏腑病位 心衰以心为本，与肺、脾、肾、肝诸脏密切相关。病在心则心悸、失眠多汗、气短乏力；累及肺则咳嗽咯痰、气逆喘促；累及脾者腹胀、纳呆、大便异常；累及肾则尿少肢肿。

（二）治则治法

心衰治疗应分清标本缓急，补虚泻实。根据邪正关系，或补或攻或攻补兼施。

补虚首当补益心气，或兼以养阴、温阳，养心为本，兼顾五脏。标实治疗中，活血化瘀贯穿治疗全程，常配合化痰、利水诸法。还要注意消除病因或诱因，坚持防治结合。

（三）分证论治

1. 气虚血瘀

（1）症状及分析

气短或喘息，乏力，伴倦怠懒言、自

汗、语声低微——心肺气虚；

心悸——心气不足，心失所养，心神不宁；

面色及口唇紫暗、舌质紫暗（或有瘀斑、瘀点或舌下脉络迂曲青紫）——瘀血内阻之象；

舌体不胖不瘦，苔白，脉沉、细或无力——气虚之象。

（2）治法：益气活血化瘀。

（3）主方及分析：保元汤合血府逐瘀汤。

人参、黄芪——益气强心；

肉桂——辛热补阳，温通血脉；

桂枝、甘草、生姜——助阳益气；

桃仁、红花、川芎、赤芍——活血化瘀；

柴胡、桔梗、枳壳、川牛膝——行气活血；

当归、生地黄——养血活血。

（4）加减

气虚甚者，黄芪加量或加党参、白术；

血瘀甚者，加丹参、三七、地龙；

心悸、自汗，加龙骨、牡蛎；

咳喘、咯痰，加葶苈子、半夏；

尿少肢肿，加茯苓、泽泻、车前子；

胁痛积块，用膈下逐瘀汤加减。

2. 气阴两虚血瘀

（1）症状及分析

气短或喘息，自汗乏力——心肺气虚；

心悸—气阴两虚，心失所养，心神不宁；

口渴、咽干——心阴亏虚，津液不足；

盗汗、手足心热——阴虚内热；

面色及口唇紫暗、舌质紫暗（或有瘀斑、瘀点或舌下脉络迂曲青紫）——瘀血内阻之象；

舌体瘦，少苔，或无苔，或剥苔，或有裂纹，脉细数无力或结代——阴虚之象。

（2）治法：益气养阴活血。

（3）主方及分析：生脉散合血府逐瘀汤。

人参——益气强心；

麦冬、五味子——滋阴养心安神；

桃仁、红花、川芎、赤芍——活血化瘀；

柴胡、桔梗、枳壳、川牛膝——行气活血；

当归、生地黄——养血活血；

甘草——益气以调和诸药。

（4）加减

阴虚甚者，将人参换用太子参或西洋参，或加玉竹、黄精、山茱萸；

伴虚烦不寐者，加酸枣仁、首乌藤；

心动悸、脉结代者，炙甘草汤加减。

3. 阳气亏虚血瘀

（1）症状及分析

气短或喘息，乏力——心肺气虚；

怕冷喜温，胃脘、腹、腰、肢体冷感——肾阳亏虚，失于温煦；

冷汗——阳气亏虚，卫外不固；

面色及口唇紫暗、舌质紫暗（或有瘀斑、瘀点或舌下脉络迂曲青紫）——瘀血内阻之象；

舌体胖大，或有齿痕，脉细、沉、迟无力——心脾气虚或阳气亏虚。

（2）治法：益气温阳活血。

（3）主方及分析：真武汤合血府逐瘀汤。

附子、生姜——温通心肾；

茯苓、白术——健脾利水；

桃仁、红花、川芎、赤芍——活血化瘀；

柴胡、桔梗、枳壳、川牛膝——行气活血；

当归、生地黄——养血活血。

（4）加减

阳虚甚者，加桂枝、淫羊藿。

4. 阴竭阳脱

（1）症状及分析

心悸喘憋不得卧——久患心疾，心阴枯竭，阳无所附，心阳虚脱；

呼吸气促，张口抬肩——心气涣散，肺气不敛；

大汗淋漓，四肢厥冷——阳气外脱，心液外泄；

尿少或无尿——津液乏源；

舌淡胖而紫——阳虚血瘀之象；

脉沉细欲绝或浮大无根——阴竭阳脱。

（2）治法：益气回阳固脱。

（3）主方及分析：四逆加人参汤。

人参——益气；

生附子——回阳救逆；

炙甘草、干姜——鼓舞心阳。

（4）加减

阴竭，加山茱萸、麦冬敛阴固脱；

喘甚，加五味子、蛤蚧纳气平喘；

冷汗淋漓，加龙骨、牡蛎潜阳敛汗；

四肢厥冷，脉细微而迟，用麻黄附子细辛汤加人参、黄芪。

此时宜急诊或住院治疗，采用中西医结合救治。

如上述四型患者兼见咳嗽、咯痰、胸满、腹胀、面浮、肢肿、小便不利，舌苔润滑，或腻，或有滑脉等痰饮证表现，宜合用葶苈大枣泻肺汤或五苓散等方药以化痰利水。痰浊甚者，加瓜蒌、薤白、半夏、陈皮、苦杏仁；水饮甚者，加茯苓皮、泽泻、车前子（草）、大腹皮、五加皮；若痰饮化热，可加黄芩、黄连、竹茹、桑白皮。

（四）其他治疗

1. 中成药 芪苈强心胶囊、参附强心丸、心宝丸：适用于阳气亏虚血瘀证。

补益强心片：适用于气阴两虚血瘀证。

2. 单方验方 补阳还五汤：黄芪、当归尾、赤芍、地龙、川芎、红花、桃仁。适用于气虚血瘀者，尤其是合并中风者。

参附龙牡汤：人参、生附子、龙骨、牡蛎。适用于阴阳俱竭，阳越于上，汗出肢冷，面色浮红者。

己椒苈黄丸：防己、花椒、葶苈子、大黄。适用于水饮积聚脘腹，肠间有声，腹满便秘，小便不利，口干舌燥者。

知识拓展

心力衰竭的西医学治疗

心衰的治疗目标不仅是改善症状、提高生活质量，更重要的是针对心肌重构的机制，防止和延缓心肌重构的发展，从而降低心衰的病死率和住院率。

1. 射血分数降低心衰的治疗 主要包括一般治疗、药物治疗及非药物治疗。

（1）一般治疗包括去除诱发因素、监测体重、调整生活方式等。

（2）药物治疗如无禁忌证，推荐联合应用血管紧张素转换酶抑制剂或血管紧张素Ⅱ受体拮抗剂、β受体阻滞剂、醛固酮受体拮抗剂等治疗心衰，以改善远期预后。有液体潴留证据的所有心衰患者均应给予利尿剂。其他药物如地高辛、伊伐布雷定等根据相关指南推荐使用。

（3）非药物治疗主要包括心脏再同步化治疗、植入型心律转复除颤器、心脏再同步化并植入心脏复律除颤器、左室辅助装置、心脏移植等，但均应严格掌握适应证。

2.射血分数保留/正常心衰的治疗　主要针对症状、并存疾病及危险因素，采用综合性治疗，如应用利尿剂消除液体潴留和水肿以缓解肺淤血，改善心功能；控制和治疗其他基础疾病和合并症，如积极控制血压、控制慢性房颤的心室率、积极治疗糖尿病、针对冠心病患者行血运重建术治疗等。

摘自：《中国心力衰竭诊断和治疗指南（2014）》

【预防调护】

积极治疗原发病，如冠心病、高血压、伴有快速心室率的房颤等。积极控制危险因素，如控制血压、血糖、血脂、体重指数到理想水平；控制饮水量、限钠、戒烟及限酒。保持心态平和，避免激动、焦虑、紧张、抑郁、过度思虑等不良情绪。急性心衰患者宜半卧位休息，并密切观察病情变化，注意血压、心率、呼吸、出入量及双下肢水肿的情况；保持大便通畅；防寒保暖，防止感冒及肺部感染。慢性心衰患者应从身心、运动、营养、社会支持等多方面进行护理，整体调护以改善预后，降低心衰住院风险。

慢性心衰患者根据个体情况，适当锻炼身体，建议气功、太极拳、八段锦等运动，不但能促进气血运转，增强抗病能力，而且能锻炼心脏，提高心脏储备力，起到治本作用。但需要注意，中医学认为劳则气耗，过度劳累可致心气更虚，故应强调进行合理适当的运动，以患者自觉舒适为度，并循序渐进，不断提高患者运动耐量，促进心功能康复。运动时注意避风寒、防外感，做好准备活动。

【临证要点】

1.区分标本缓急　急性心衰病情危重，常需住院或急诊治疗，既要积极固护气阴或阳气以治本，也需加强活血、化痰、利水、解表、清热以治标，必要时需急救回阳固脱；慢性心衰病情相对稳定，应以益气、养阴或温阳固本调养为主，酌情兼以活血化瘀、化痰利水以治标。

2.论治谨守病机　心衰处于不断发展的过程中，其气血阴阳的偏胜偏衰随着疾病的发展或治疗用药的不当而不断变化，治疗时应把握整体、注重个体特点，灵活辨证。如阳气亏虚血瘀证，经过温阳利水治疗后，可能会出现气阴两伤、阴血不足，这时在温阳的同时应配以益气养阴之药。或长期应用活血化瘀药物可能伤及气血，因此，化瘀的同时不忘扶正。又如临床对于心衰的治疗，往往是中西药并用，服用利尿剂后，患者水肿改善，不能误以为患者无水饮的症状，另一方面也当注意利尿伤阴，应重视补阴，在化裁用药上应考虑周全。所以在治疗该病时，应抓住本质，随证施治，切忌刻板教条。

【名医经验】

1. 邓铁涛辨治心衰经验　邓氏强调心衰病机为"五脏皆致心衰,非独心也","本虚标实,以心阳亏虚为本,瘀血水停为标",治疗上主张"阴阳分治,以温补阳气为上",代表方为暖心方(红参、附子、薏苡仁、橘红等)与养心方(人参、麦冬、法半夏、茯苓、三七等),前者重在温心阳,后者重在养心阴,分别用于阳气虚和气阴两虚的心衰患者。邓氏亦提出"心衰从脾论治"的学术观点,认为心脾功能失调是导致痰瘀病理产物的重要因素,并喜用参苓白术散或补中益气汤加五爪龙、人参、三七、丹参、陈皮研末长期服用,长期调护心脾。

2. 阮士怡辨治心衰经验　阮氏认为"心"对机体的各脏腑活动起着主导和协调作用,若心脉受阻,则各脏腑功能活动失调,产生水液代谢障碍,以致聚湿生痰成饮或水液外渗肌肤而发生水肿。大部分心功能不全的病人存在着血液的微循环障碍,进一步增加了心脏的负荷,不利于心脏功能的恢复。提出"软坚涤痰强心"治疗法则,研制了新生脉散片。新生脉散片中党参、麦冬、丹参,益气滋阴养血;配北五加皮,祛邪胜湿强心;夏枯草、昆布、海藻、炙鳖甲,软坚散结涤痰;苦杏仁、紫菀,更增其涤痰之效;泽泻、茯苓,利水消肿宁心安神。全方合用,共奏"软坚涤痰强心"之效。

医案分析

患者吴某,男性,52岁,退休人员。

因"反复心悸气促2年余,加重伴头晕2天"于2001年1月10日入院。患者2年前无明显诱因出现心慌,劳累后气促,2个月前上述症状加重,伴有恶心、乏力、少尿,某医院诊为"扩张型心肌病,心功能Ⅲ级""急性肾功能衰竭",经治好转。2天前上症再次加重,伴头晕、血压低(50/20mmHg)入院。入院症见:气促心悸,神萎困倦,气短息微,头晕,呕恶,纳食即吐,口渴欲饮,大便3日未行,肢体尚温。舌嫩,色暗,苔浊,尺脉弱,余脉虚。查体:神清,精神极差,半卧位,唇稍紫绀,颈静脉稍充盈,双肺呼吸音稍粗,双肺底少许湿啰音。心率140次/分钟,律不齐,心尖区可闻及SM4/6级吹风样杂音。腹稍膨隆,腹软,肝右肋下2指,腹部叩诊移动性浊音(±),双下肢不肿。血生化检测示:血肌酐249μmol/L,尿素氮23.7mmol/L。心电图示:心房扑动,频发室性早搏,心肌劳损。拟治以益气养阴、化浊行瘀,具体处方如下:橘红6g,法半夏12g,茯苓15g,枳壳6g,竹茹10g,党参30g,北黄芪12g,田七末(冲服)3g,麦冬10g,五味子6g,白术5g,生姜2片,益母草30g,甘草5g。3剂,水煎服。

二诊:头晕、呕恶已愈,气促、心悸大减,小便频数量多,口干饮多,双下肢始现浮肿,按之凹陷,脉虚,尺脉弱,舌质嫩、暗。血压正常,查肾功能示:血肌酐156μmol/L,尿素氮8mmol/L。继治以益气养阴、化浊行瘀,在原方基础上加石斛12g,另以生人参10g炖服,继服7剂。

三诊:小便量多,次数减少,肢肿腹

胀尽退，无气促，纳食如常，口稍干，稍觉疲劳，大便正常。查体：血压130/70mmHg，心律84次/分，查肾功能：血肌酐125μmol/L，尿素氮8mmol/L。临床症状好转出院，继以二诊方调理。

摘自：《邓铁涛教授从脾论治慢性充血性心力衰竭经验》，出《河北中医》（2001）

按：本例患者总属气阴两虚，痰瘀互结，枢机不利。治宜益气养阴、化浊行瘀。二诊患者诸症皆减轻，反见肢肿，盖因胃气来复，患者引水自救，但中焦运化、肾主水、心化气行水等功能仍未及恢复，加之痰瘀未去，阻碍水液的正常运化，故入水不化，津液泛于肢体，治疗应抓住气阴两虚、痰瘀阻络的病机关键。现口干、尿多，慎防伤津，加石斛、人参生津。

【古籍选录】

《金匮要略·痰饮咳嗽病脉证并治》："咳逆倚息，短气不得卧，其形如肿，谓之支饮。""支饮不得息，葶苈大枣泻肺汤主之。"

《诸病源候论·水肿病诸候》："赤水者，先从心肿，其根在心。……白水者，先从脚肿，上气而咳，其根在肺。……皆由荣卫痞涩，三焦不调，腑脏虚弱所生。虽名证不同，并令身体虚肿，喘息上气，小便黄涩也。"

【文献推介】

1. 中华医学会心血管病学分会，中华心血管病杂志编辑委员会. 中国心力衰竭诊断和治疗指南2014[J]. 中华心血管病杂志，2014，42（2）：98-122.

2. 毛静远，朱明军. 慢性心力衰竭中医诊疗专家共识[J]. 中医杂志，2014，55（14）：1258-1260.

3. 毛静远. 中医药在心力衰竭治疗中的应用研究述评[J]. 中西医结合心脑血管病杂志，2015，13（1）：3-5，38.

【小结】

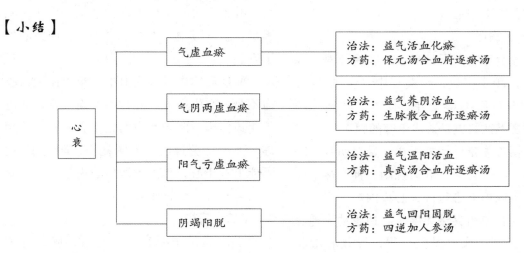

心衰
- 气虚血瘀 —— 治法：益气活血化瘀　方药：保元汤合血府逐瘀汤
- 气阴两虚血瘀 —— 治法：益气养阴活血　方药：生脉散合血府逐瘀汤
- 阳气亏虚血瘀 —— 治法：益气温阳活血　方药：真武汤合血府逐瘀汤
- 阴竭阳脱 —— 治法：益气回阳固脱　方药：四逆加人参汤

【复习思考题】

1. 简述心衰的临床辨证要点。

2. 简述心衰的辨证分型及治疗方药。

（毛静远）

第四节 不寐

不寐是以经常不能获得正常睡眠为特征的一类病证，主要表现为睡眠时间、深度的不足。轻者入睡困难，或寐而不酣，时寐时醒，或醒后不能再寐；重则彻夜不寐。西医学中的神经官能症、更年期综合征、慢性消化不良、贫血、动脉粥样硬化症等以不寐为主要临床表现时，可参照本节进行辨证论治。不寐的历史沿革见表 2-4-1。

表 2-4-1 不寐的历史沿革

朝代	代表医家	代表著作	主要论述
战国—西汉	—	《黄帝内经》	病名：不得卧、目不瞑 病因病机：邪气客于脏腑，卫气行于阳，不能入阴
东汉	张仲景	《金匮要略》	病名：不得眠、不得卧 方剂：酸枣仁汤
明	张景岳	《景岳全书》	病机：有邪、无邪
	李中梓	《医宗必读》	病因：气虚、阴虚、痰滞、水停、胃不和
	戴思恭	《证治要诀》	病因：年高人阳衰不寐

【病因病机】

不寐多因饮食不节，情志失常，劳倦、思虑过度及病后、年迈体虚等因素，导致心神不安，神不守舍。

（一）病因

1. 饮食不节 暴饮暴食，宿食停滞，脾胃受损，酿生痰热，壅遏于中，痰热上扰，胃气失和，而不得安寐。此外，浓茶、咖啡、酒之类饮料也是造成不寐的因素。

2. 情志失常 情志不遂，暴怒伤肝，肝气郁结，肝郁化火，邪火扰动心神，神不安而不寐；或由五志过极，心火内炽，扰动心神而不寐；或由喜笑无度，心神激动，神魂不安而不寐；或由暴受惊恐，导致心虚胆怯，神魂不安，夜不能寐。

3. 劳逸失调 劳倦太过则伤脾，过逸少动亦致脾虚气弱，运化不健，气血生化乏源，不能上奉于心，以致心神失养而失眠。或因思虑过度，伤及心脾，心伤则阴血暗耗，神不守舍；脾伤则食少纳呆，生化之源不足，营血亏虚，不能上奉于心，而致心神不安。

4. 病后体虚 久病血虚，年迈血少，心血不足，心失所养，心神不安而不寐。亦可因年迈体虚，阴阳亏虚而致不寐。若素体阴虚，兼因房劳过度，肾阴耗伤，阴衰于下，不能上奉于心，水火不济，心火独亢，火盛神动，心肾失交而神志不宁。

（二）病机

不寐病位主要在心，与肝、脾、肾关系密切。因血之来源，由水谷精微所化，上奉于心，则心得所养；受藏于肝，则肝体柔和；统摄于脾，则生化不息；调节有度，化而为精，内藏于肾，肾精上承于心，心气下交于肾，阴精内守，卫阳护于外，阴阳协调，则神志安宁。如思虑、劳倦伤及诸脏，精血内耗，心神失养，神不内守，阳不入阴，每致顽固性不寐。

不寐的病理变化，总属阳盛阴衰，阴阳失交。一为阴虚不能纳阳，一为阳盛不得入于阴。不寐的病理性质有虚实之分。若肝郁化火，或痰热内扰，则心神动摇，神不安宅，病以实证为主；若心脾两虚，气血不足，或由心胆气虚，触事易惊，或由心肾不交，水火不济，则心神失养，神不安宁，病多属虚证，但久病可表现为虚实兼夹，或为瘀血所致。不寐失治误治可发生病机转化，如肝火扰心证病情加重，火热伤阴耗气，则由实转虚；心脾两虚者，饮食不当，更伤脾胃，使气血愈虚，食积内停，而见虚实夹杂；如温燥太过，易致阴虚火旺；属心肾不交者，可进一步发展为心火独亢，肾水更虚之证。不寐的病因病机演变见图 2-4-1。

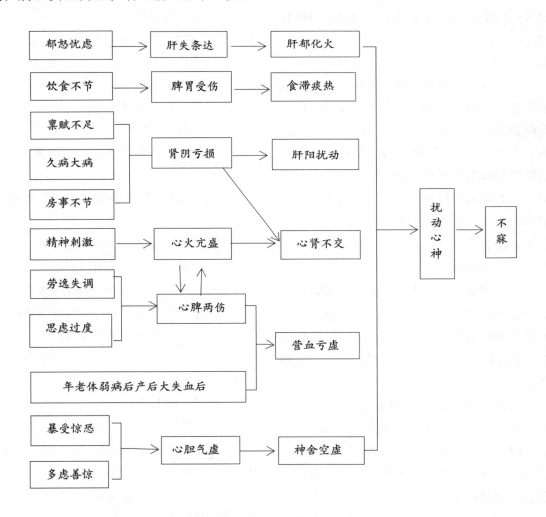

图 2-4-1　不寐病因病机演变示意图

【诊断与鉴别诊断】

（一）诊断

1. 轻者入寐困难或寐而易醒，醒后不寐，连续3周以上，重者彻夜难眠。

2. 常伴有头痛、头昏、心悸、健忘、神疲乏力、心神不宁、多梦等症。

3. 本病证常有饮食不节，情志失常，劳倦、思虑过度，病后体虚等病史。

相关检查如临床可检测多导睡眠图：①测定其平均睡眠潜伏期时间延长（长于30分钟）；②测定实际睡眠时间减少（每夜不足6.5小时）；③测定觉醒时间增多（每夜超过30分钟）。

（二）鉴别诊断

不寐应与一时性失眠、生理性少寐、他病痛苦引起的失眠相区别。不寐是指单纯以失眠为主症，表现为持续的、严重的睡眠困难。若因一时性情志影响或生活环境改变引起的暂时性失眠不属病态。至于老年人少寐早醒，亦多属生理状态。若因其他疾病痛苦引起失眠者，则应以祛除有关病因为主。

【辨证论治】

（一）辨证要点

本病辨证首分虚实。虚证，多属阴血不足，心失所养，临床特点为体质瘦弱、面色无华、神疲懒言、心悸健忘；实证为邪热扰心，临床特点为心烦易怒、口苦咽干、便秘溲赤。

次辨病位，病位主要在心。由于心神的失养或不安，神不守舍而不寐，且与肝、胆、脾、胃、肾相关。如急躁易怒而不寐，多为肝火内扰；脘闷苔腻而不寐，多为胃腑宿食，痰热内盛；心烦心悸，头晕健忘而不寐，多为阴虚火旺，心肾不交；面色少华，肢倦神疲而不寐，多属脾虚不运，心神失养；心烦不寐，触事易惊，多属心胆气虚等。

（二）治则治法

治疗当以补虚泻实、调整脏腑阴阳为原则。实证泻其有余，如疏肝泻火、清化痰热、消导和中；虚证补其不足，如益气养血、健脾补肝益肾。在此基础上安神定志，如养血安神、镇惊安神、清心安神。

（三）分证论治

1. 肝火扰心

（1）症状及分析

不寐多梦，甚则彻夜不眠，急躁易怒——情志抑郁，肝失条达，气郁化火，上扰心神；

头晕头胀，目赤耳鸣——肝火上冲；

口干而苦——胆汁上溢；

不思饮食，便秘溲赤——肝郁乘脾，脾失健运；

舌红苔黄，脉弦而数——肝郁化火之征。

（2）治法：疏肝泄热，镇心安神。

（3）主方及分析：龙胆泻肝汤。

龙胆、黄芩、栀子——清肝泻火；

木通、泽泻、车前子——清利湿热；

当归、生地黄——滋阴养血；

柴胡——疏畅肝胆之气，并可引诸药入肝胆；

甘草——调和诸药。

（4）加减

胸闷胁胀、善太息者，加香附、郁金、佛手、绿萼梅以疏肝解郁；

头晕目眩、头痛欲裂、不寐躁怒、大便秘结者，可用当归龙荟丸。

2. 痰热扰心

（1）症状及分析

心烦不寐——水湿痰饮内停，痰郁化热，痰热上扰，扰动心神；

胸闷脘痞，泛恶嗳气——痰湿中阻；

头重，目眩——痰浊蒙蔽清阳；

舌偏红，苔黄腻，脉滑数——痰热壅盛之象。

（2）治法：清化痰热，和中安神。

（3）主方及分析：黄连温胆汤。

半夏、陈皮、茯苓、枳实——健脾化痰，理气和胃；

黄连、竹茹——清心降火化痰；

甘草——调和诸药。

（4）加减

伴胸闷嗳气、脘腹胀满、大便不爽、苔腻脉滑，加用半夏秫米汤和胃健脾降气；

若饮食停滞，胃中不和，加神曲、焦山楂、莱菔子；

宿食停滞较甚，嗳腐吞酸，脘腹胀痛，用保和丸以和中安神；

经久不寐或彻夜不寐，大便秘结，用礞石滚痰丸降火泄热、逐痰安神。

3. 心脾两虚

（1）症状及分析

不易入睡，多梦易醒，心悸健忘——心血不足，血不养心，神不安舍；

神疲，头晕目眩，面色少华，四肢倦怠——气血亏虚，失于濡养；

食少，腹胀，便溏——脾虚失健；

舌淡苔薄，脉细无力——气虚血少之象。

（2）治法：补益心脾，养血安神。

（3）主方及分析：归脾汤。

人参、白术、甘草——益气健脾；

当归、黄芪——补气生血；

远志、酸枣仁、茯神、龙眼肉——补心益脾安神；

木香——行气健脾；

生姜、大枣——调和脾胃，以资化源。

（4）加减

心血不足较甚者，加熟地黄、白芍、阿胶以养心血；

不寐较重者，加五味子、首乌藤、合欢皮、柏子仁养心安神，或加龙骨、牡蛎、琥珀以镇静安神；

兼见脘闷纳呆、苔腻，重用白术，加苍术、半夏、陈皮、茯苓、厚朴以健脾燥湿、理气化痰；

若产后虚烦不寐，或老人夜寐早醒而无虚烦者，多属气血不足，亦可用本方。

4. 心肾不交

（1）症状及分析

心烦不寐，入睡困难，心悸多梦——肾阴不足，不能上济于心，心火独旺；

头晕耳鸣，腰膝酸软——肾精亏耗，髓海失养；

潮热盗汗，五心烦热，咽干少津——心肾不交，阴虚火旺；

男子遗精，女子月经不调——肾虚精关不固；

舌红少苔，脉细数——肾精亏损之征。

（2）治法：滋阴降火，交通心肾。

（3）主方及分析：六味地黄丸合交泰丸。

熟地黄、山茱萸、山药——滋补肝肾，填精益髓；

泽泻、茯苓、牡丹皮——健脾渗湿，清

泻相火；

黄连——清心降火；

肉桂——引火归元。

（4）加减

心阴不足为主者，可用天王补心丹以滋阴养血、补心安神；

心烦不寐，彻夜不眠者，加朱砂、磁石、龙骨、龙齿重镇安神。

5. 心胆气虚

（1）症状及分析

虚烦不寐，胆怯心悸——心胆气虚，神不内守；

触事易惊，终日惕惕——心胆俱怯，决断无权；

气短自汗，倦怠乏力——心胆气虚；

舌淡，脉弦细——心胆气虚之象。

（2）治法：益气镇惊，安神定志。

（3）主方及分析：安神定志丸合酸枣仁汤。

人参、茯苓、甘草——益心胆之气；

茯神、远志、龙齿、石菖蒲——化痰宁心、镇惊安神；

川芎、酸枣仁——调血养心；

知母——清热除烦。

（4）加减

心肝血虚，惊悸汗出者，重用人参，加白芍、当归、黄芪以补养肝血；

肝不疏土，胸闷，善太息，纳呆腹胀者，加柴胡、陈皮、山药、白术以疏肝健脾；

心悸甚，惊惕不安者，加龙骨、牡蛎、朱砂以重镇安神。

（四）其他治疗

1. 中成药

龙胆泻肝丸、柴胡舒肝丸：用于肝火扰心证。

二陈丸、香砂六君子丸：用于痰热扰心证。

归脾丸、人参归脾丸、柏子养心丸：用于心脾两虚证。

六味地黄丸、左归丸、交泰丸：用于心肾不交证。

安神定志丸、枣仁安神胶囊：用于心胆气虚证。

2. 单方验方

酸枣仁 10g ～ 15g，捣碎，水煎后，晚上临睡前顿服。

酸枣仁 10g，麦冬 6g，远志 3g，水煎后，晚上临睡前服用。

【预防调护】

不寐属心神病变，重视精神调摄和讲究睡眠卫生具有实际的预防意义。积极进行心理情志调整，克服过度的紧张、兴奋、焦虑、抑郁、惊恐、愤怒等不良情绪，做到喜怒有节，保持精神舒畅，尽量以放松的、顺其自然的心态对待睡眠，反而能较好地入睡。

睡眠患者的护理，首先帮助患者建立有规律的作息制度，从事适当的体力活动或体育锻炼，增强体质，持之以恒，促进身心健康。其次养成良好的睡眠习惯。晚餐要清淡，不宜过饱，更忌浓茶、咖啡及吸烟。睡前避免从事紧张和兴奋的活动，养成定时就寝的习惯。另外，要注意睡眠环境的安宁，床铺要舒适，卧室光线要柔和，并努力减少噪音，去除各种可能影响睡眠的外在因素。

【临证要点】

1. 注意调整脏腑气血阴阳的平衡 如补益心脾，应佐以少量醒脾运脾药，以防碍脾；交通心肾，用引火归元的肉桂其量宜轻；益气镇惊，常须健脾，慎用滋阴之剂；疏肝泻火，注意养血柔肝，以体现"体阴用阳"之意。"补其不足，泻其有余，调其虚实"，使气血调和，阴平阳秘，脏腑功能得以恢复。

2. 强调在辨证论治基础上施以安神镇静 安神的方法有养血安神、清心安神、育阴安神、益气安神、镇惊安神、安神定志等不同，可随证选用。同时消除顾虑及紧张情绪，保持精神舒畅。

3. 活血化瘀法的应用 长期顽固性不寐，临床多方治疗效果不佳，伴有心烦，舌质偏暗，有瘀点者，依据古训"顽疾多瘀血"的观点，可从瘀论治，选用血府逐瘀汤加减。

【名医经验】

路志正从脾胃论治不寐 路氏治疗不寐主要从五脏藏神的理论着手，尤重视脾胃对五神的影响。认为从病因病机上看，主要有虚、实和虚实夹杂三种情况。虚者为脾虚不运，心肝血虚，神失所养，不寐由生；实者或因气滞，或因湿痰阻，影响脾胃气机，扰动心神而不寐；而虚实夹杂，多为脾胃虚弱、气血不足与气滞、食滞、湿浊、痰热等邪实并存。辨证分型主要有脾胃虚弱血不养心、脾虚不运痰湿阻滞、脾虚湿阻痰热扰心、胃腑不和心神不宁等。临证常以健脾益气养心、化痰降浊、和胃温胆宁心等法调理中州、并以达到安神的目的。

医案分析

张某，女，45岁。1963年1月初诊。患者失眠、耳鸣十余年，疲劳和月经来潮前则甚，有时头晕痛，精神紧张时则龄齿，诊为精神衰弱。纳差无味，腹胀噫气，大便日行三四次。脉两寸沉细，左关弦大，右关沉迟，尺沉弱，舌质淡，苔白腻。拟以阴虚脾弱，肝脾失调治疗，宜养阴柔肝兼调理脾胃。处方：白人参三钱，茯苓二钱，白术一钱半，炙甘草一钱，黄精三钱，炒酸枣仁三钱，山药二钱，山茱萸一钱半，桑寄生三钱，木瓜一钱半，龙眼肉二钱，松节三钱，地骨皮三钱。七剂，隔日一剂。

二诊：精神转好，耳鸣、失眠减轻。饮食增加，大便正常，脉已不弦大，舌质正常，继续养阴潜阳。上方以五倍量，加龟甲三两，枸杞子一两，熬成膏，每晚一勺，冲服。

三诊：服药后病情再减，继以柏子养心丸二十九，早晚各一丸，丸剂缓调。

摘自：《蒲辅周医疗经验》

按：本例患者纳差无味，腹胀噫气，大便日行三四次，疲劳和月经来潮前则甚，有脾弱阴虚之象，结合舌脉，判断病在肝脾为主，属阴虚脾弱、肝脾失调所致，宜养阴柔肝兼调理脾胃，以人参、茯苓、白术、炙甘草四君子汤加减为主。据患者症状，脾弱故用地骨皮易牡丹皮，黄精易地黄；舌淡苔白腻，为脾弱不化湿之象，加松节燥血中之湿。病情好转后，用柏子养心丸，养心安神而调理。

【古籍选录】

《灵枢·邪客》："夫邪气之客人也，或令人目不瞑，不卧出者，何气使然？……今厥气客于五脏六腑，则卫气独卫其外，行于阳，不得入于阴。行于阳则阳气盛，阳气盛则阳跷陷；不得入于阴，阴虚，故目不瞑。黄帝曰：善。治之奈何？伯高曰：补其不足，泻其有余，调其虚实，以通其道，而去其邪，饮以半夏汤一剂，阴阳已通，其卧立至。"

《古今医统大全·不寐候》："痰火扰乱，心神不宁，思虑过伤，火炽痰郁，而致不眠者多矣。有因肾水不足，真阴不升而心阳独亢，亦不得眠。有脾倦火郁，夜卧遂不疏散，每至五更随气上升而发躁，便不成寐，此宜快脾发郁，清痰抑火之法也。"

《医效秘传·伤寒诸证论》："夜以阴为主，阴气盛则目闭而安卧，若阴虚为阳所胜，则终夜烦扰而不眠也。心藏神，大汗后则阳气虚，故不眠。心主血，大下后则阴气弱，故不眠。热病邪热盛，神不清，故不眠。新瘥后，阴气未复，故不眠。若汗出鼻干而不得眠者，又为邪入表也。"

《医学心悟·不得卧》："有胃不和卧不安者，胃中胀闷疼痛，此食积也，保和汤主之；有心血空虚卧不安者，皆由思虑太过，神不藏也，归脾汤主之；有风寒邪热传心，或暑热乘心，以致躁扰不安者，清之而神自定；有寒气在内而神不安者，温之而神自藏；有惊恐不安卧者，其人梦中惊跳怵惕是也，安神定志丸主之；有痰湿壅遏神不安者，其症呕恶气闷，胸膈不利，用二陈汤导去其痰，其卧立安。"

【文献推介】

1. 卢世秀，苏凤哲．路志正从脾胃论治失眠[J].北京中医药，2011，30（1）：15-16.

2. 徐云生．邓铁涛教授治疗失眠的经验[J].新中医，2000，32（6）：5-6.

3. 陈曦，孙杰．周仲瑛教授治疗失眠病机与药物关系探讨[J].辽宁中医药大学学报，2011（13）5：57-59.

【小结】

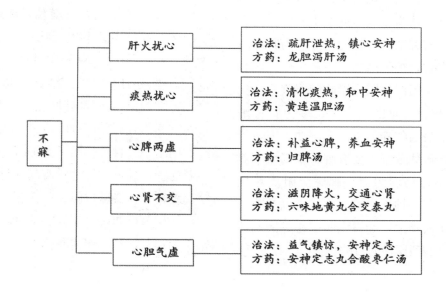

【复习思考题】

1. 试述不寐的病机及辨治原则？
2. 如何理解"胃不和则卧不安"？

【附】多寐

多寐指不分昼夜，时时欲睡，呼之即醒，醒后复睡的病证，亦称"嗜睡""多卧""嗜眠""多眠"等。

本病的病位在心、脾，与肾关系密切，多属本虚标实。本虚主要为心、脾、肾阳气虚弱，心窍失荣；标实则为湿邪、痰浊、瘀血等阻滞脉络，蒙塞心窍。李东垣在《脾胃论·卷上·肺之脾胃虚论》中指出："脾胃之虚，怠惰嗜卧。"《丹溪心法·中湿》指出："脾胃受湿，沉困无力，怠惰好卧。"指出脾胃亏虚和脾胃受湿均可导致多寐。

总之，多寐的病机关键是湿、浊、痰、瘀困滞阳气，心阳不振；或阳虚气弱，心神失荣。病变过程中各种病理机制相互影响，如脾气虚弱，运化失司，水津停聚而成痰浊，痰浊、瘀血内阻，又可进一步耗伤气血，损伤阳气，以致心阳不足，脾气虚弱，虚实夹杂。西医的发作性嗜睡病、神经官能症、某些精神病，其临床症状与多寐类似者，可参考本病证辨证论治。现将多寐的主要证治分述如下。

1. 湿盛困脾

（1）症状及分析

头蒙如裹，昏昏嗜睡——湿邪外束，内困脾土，运化失司，湿浊停留，清阳不升；

肢体沉重，偶伴浮肿——湿浊困脾；

胸脘痞满，纳少，泛恶——湿阻中州；

舌苔腻，脉濡——湿浊困脾之象。

（2）治法：燥湿健脾，醒神开窍。

（3）主方及分析：平胃散。

苍术——燥湿健脾；

陈皮——理气和胃，燥湿醒脾；

厚朴——行气除满，且可化湿；

甘草——调和诸药；

生姜、大枣——和胃降逆，补脾益气，调和脾胃。

2. 瘀血阻滞

（1）症状及分析

神倦嗜睡——瘀血阻滞，阳气痹阻；

头痛头晕——瘀血阻络；

病程较久，或有外伤史——久病脉络瘀滞或跌仆损伤而致；

脉涩，舌质紫暗或有瘀斑——瘀血阻滞之象。

（2）治法：活血通络。

（3）主方及分析：通窍活血汤。

赤芍、川芎、桃仁、红花——活血化瘀；

生姜、黄酒——温通以助行血；

老葱、人工麝香——开窍醒脑；

大枣——顾护正气。

3. 脾气虚弱

（1）症状及分析

嗜睡多卧，饭后尤甚——脾虚气弱，运化无权，脾气不足，清阳不升；

纳少便溏，面色萎黄，倦怠乏力——脾运不健；

苔薄白，脉虚弱——脾虚气弱之象。

（2）治法：健脾益气。

（3）主方及分析：香砂六君子汤。

党参、茯苓、白术、甘草——健脾益气；

半夏、陈皮——化痰和中；

香附、砂仁——理气醒脾。

4. 阳气虚衰

（1）症状及分析

心神昏浊，倦怠嗜卧，精神疲乏懒言——年高病久，肾气亏虚，命门火衰，阳气虚衰；

畏寒肢冷，面色㿠白——阳气不足，失于温煦；

健忘——髓海不足；

脉沉细无力，舌淡苔薄——阳气虚衰。

（2）治法：益气温阳。

（3）主方及分析：附子理中丸合人参益气汤。

附子、干姜——温补脾肾之阳；

黄芪、人参、白术、炙甘草——大补元气；

熟地黄、五味子、白芍——滋补阴液，阴中求阳；

柴胡、升麻——升阳，以助清气上升。

（周亚滨）

第三章

脑系病证

《灵枢·海论》云："脑为髓之海，其输上在于其盖，下在风府。"头为"诸阳之会"，手足三阳经上会于头，足阳明经、足太阳经、督脉和跷脉等经络通过眼系、巅顶部、风府穴和腮部等部位出入于脑。眼耳口鼻舌等外窍皆位于头面，与脑相通。

脑的生理主要是藏髓、主元神、司知觉运动，为诸阳之会。所谓"脑为髓之海"，具有藏而不泻的功能特点，属奇恒之腑；"脑为元神之府"，主管人的精神、意识、思维活动；"脑为清阳之府"，主司人的视、听、言、嗅、动等感觉运动。诚如清·邵同珍《医易一理·脑》所云："脑者人身之大主""脑气筋人五官脏腑，以司视听言动""人身能知觉运动，及能记忆古今，应对万物者，无非脑之权也"。

脑的病理主要表现为髓海不足，元神失养，或痰瘀火扰，脑气不通，神明不清，则发痴呆；气血逆乱，横窜经脉，脑脉闭阻或血溢脑脉，则发中风；重阴重阳，神明逆乱，则癫狂；肝气逆乱，神不守舍，则癫痫；筋脉失养，虚风内动，则颤振；经气壅遏或经脉失养，则头痛眩晕；阴虚阳盛，阳不入阴，则不寐多梦。诚如《灵枢·海论》云："髓海有余，则轻劲多力，自过其度；髓海不足，则脑转耳鸣，胫酸眩冒，目无所见，懈怠安卧。"因此，脑系病证大致可分为脑体（髓减）、脑用（神伤）、脑脉（络阻）和脑窍（知动失常）等类别。临床上中风、痴呆、头痛、眩晕、癫狂、痫证、颤证、不寐等皆属于脑系病证范畴。

脑系病证的诊断主要采取望、闻、问、切诊法和必要的现代技术，如神经影像学、神经心理学及神经功能检查等手段，获取相关疾病信息，根据诊断标准做出相应诊断，并在此基础上进行分期、辨证。

脑系病证的治疗当分虚实，脑体、脑用多虚证，当以补虚为主；脑脉、脑窍多实证，当以泻实为主。补虚有补肾、健脾、益气、养血诸法，泻实有息风、化痰、清热、开窍、活血、化瘀、通络诸法，临床上可针对不同病证，辨证施用。

第一节 头痛

头痛，亦称头风，是以自觉头部疼痛为特征的一种常见病证。既可单独出现，亦可伴见于多种疾病的过程中。西医学中的偏头痛、紧张性头痛、丛集性头痛及外伤性头痛等，可参考本节辨证论治。头痛的历史沿革见表 3-1-1。

表 3-1-1　头痛的历史沿革

朝代	代表医家	代表著作	主要论述
战国—西汉	—	《黄帝内经》	病名："首风""脑风" 病因：外感与内伤
东汉	张仲景	《伤寒论》	证候：太阳、阳明、少阳、厥阴病头痛 治疗：吴茱萸汤
金	李东垣	《兰室秘藏》	分型：外感头痛和内伤头痛
元	朱丹溪	《丹溪心法》	治疗：如不愈各加引经药，太阳川芎，阳明白芷， 少阳柴胡，太阴细辛，厥阴吴茱萸
清	王清任	《医林改错》	治疗：瘀血头痛，血府逐瘀汤

【病因病机】

（一）病因

头痛的发生，一般可分为外感、内伤两类。若感受外邪，上犯巅顶，阻遏清阳；或内伤诸疾，导致脏腑功能失调，气血逆乱，痰瘀阻窍；或外伤久病，导致气滞血瘀或气血亏虚，脑脉失养，皆可引发头痛。

1. 感受外邪　多因起居不慎，感受风、寒、湿、热外邪，邪气上犯巅顶，清阳之气受阻，气血不畅，清窍壅滞，而发为头痛。又因风为百病之长，故六淫之中，以风邪为主要病因，多兼夹寒、湿、热而致病。

2. 情志失调　忧郁恼怒，情志不遂，肝失条达，气郁化火，阳亢火升，上扰清空，发为头痛。若肝火郁久，耗伤阴血，肝肾亏虚，肝失濡养，水不涵木，肝阳上亢，亦可引发头痛。

3. 先天不足或房事不节　禀赋不足，或房劳过度，使肾精久亏。肾主骨生髓，髓上通于脑，脑髓有赖于肾精的不断化生。若肾精久亏，脑髓空虚，则会发生头痛。若阴损及阳，肾阳虚弱，清阳不展，亦可发为头痛，此类头痛临床较为少见。

4. 饮食劳倦及体虚久病　脾胃为后天之本、气血生化之源。若脾胃虚弱，气血化源不足，或病后正气受损，营血亏虚，不能上荣于脑髓脉络，可致头痛发生。若因饮食不节，嗜酒太过，或过食辛辣肥甘，脾失健运，痰湿内生，阻遏清阳，上蒙清窍而为痰浊头痛。

5. 头部外伤或久病入络　跌仆闪挫，头部外伤，或久病入络，气血滞涩，瘀血阻于脑络，不通则痛，发为头痛。

（二）病机

本病的病变部位在脑。脑为髓海，依赖于肝肾精血和脾胃精微物质的充养，故内伤头痛多与肝、脾、肾三脏的功能失调有关。

本病的发病机理，概而论之，外感多责之于风、寒、湿、热，内伤多责之于气、血、痰、瘀、虚，其既可单独为因，也可相兼为害，导致经气不通，不通则痛，或经脉失养，不荣则痛。

本病的病理性质有虚实两端，且可相互转化。外感头痛一般起病较急，痛势剧烈，病程较短，病性多属表属实，病因是以风邪为主的六淫邪气，预后较好。内伤头痛大多起病较缓，病程较长，病性较为复杂，一般来说，气血亏虚、肾精不足之头痛属虚证，肝阳、痰浊、瘀血所致之头痛多属实证。虚实在一定条件下可以相互转化，如痰浊中阻日久，脾胃受损，气血生化不足，营血亏虚，不荣头窍，可转为气血亏虚之头痛。肝郁日久化热，阳热伤阴，肾虚阴亏，可转为肾精亏虚的头痛，或阴虚阳亢，虚实夹杂。各种头痛迁延不愈，病久入络，又可转变为瘀血头痛。头痛的病因病机演变见图3-1-1。

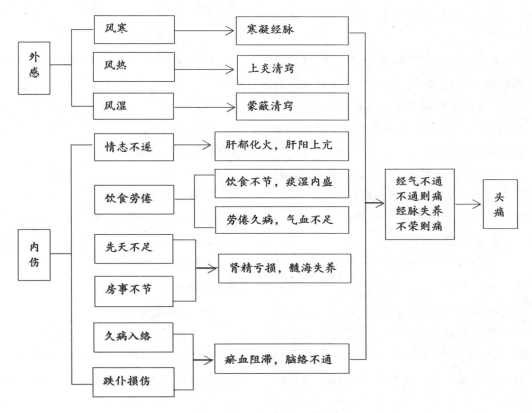

图3-1-1 头痛病因病机演变示意图

【诊断与鉴别诊断】

（一）诊断

1. 以头部疼痛为主要症状，可发生在前额、两颞、巅顶、枕项或全头等部位，头痛较甚者，可伴见恶心呕吐、畏光、烦躁等症。

2. 一般起病较急、病势较剧，呈掣痛、跳痛、灼痛、重痛或痛无休止，且有外感史并伴外感表证，为外感头痛；一般起病缓慢、反复发作，病程较长，呈胀痛、刺痛、空痛、昏痛或隐隐而痛，多无外感史，为内伤头痛。外伤性头痛多有头部外伤史。

必要时进行精神和心理检查，同时结合头颅CT或MRI检查、脑电图检查以及腰椎穿刺脑脊液检查等，有助于对头痛原因进行鉴别。

知识拓展

偏头痛诊断标准

1. 偏头痛不伴先兆

A. 至少 5 次疾病发作符合标准 B ～ D。

B. 每次疼痛持续 4 ～ 72 小时（未治疗或治疗无效）。

C. 至少具有下列之中两个特征：①单侧性；②搏动性；③程度为中度或重度（日常活动受限或停止）；④因日常的体力活动加重，或导致无法进行日常运动（如走路或爬楼梯）。

D. 发作期间至少具有下列的一项：①恶心和 / 或呕吐；②畏光和怕声。

E. 不能归因于另一疾病。

2. 偏头痛伴典型先兆

A. 至少 2 次疾病发作符合标准 B ～ D。

B. 先兆包括以下症状至少一种，但没有运动机能减弱：①完全可逆的视觉症状，包括阳性的表现（如点状色斑或线形闪光幻觉）和 / 或阴性的表现（如视野缺损）；②完全可逆的感觉症状，包括阳性的表现（如针刺感）和 / 或阴性的表现（如麻木）；③完全可逆的言语困难性语言障碍。

C. 以下标准至少 2 项：①双侧视觉症状和 / 或单侧感觉症状；②至少一种先兆症状逐渐发展历时 ≥ 5 分钟和 / 或不同的先兆症状相继出现历时 ≥ 5 分钟；③每种症状持续 ≥ 5 分钟且 ≤ 60 分钟。

D. 头痛符合无先兆偏头痛的标准 B ～ D，开始时伴有先兆症状发生，或在先兆发生后 60 分钟以内出现。

E. 不能归因于另一疾病。

3. 偏头痛其他类型

摘自：《原发性头痛（偏头痛）诊断标准》，出 2004 年 HIS《国际头痛疾病分类》第二版（ICHD－Ⅱ）

（二）鉴别诊断

1. 眩晕　头痛与眩晕可单独出现，也可同时出现，二者对比，头痛之病因有外感与内伤两方面，眩晕则以内伤为主。临床表现，头痛以疼痛为主，实证较多；而眩晕则以昏眩为主，虚证较多。

2. 真头痛　真头痛为头痛的一种特殊重症，其特点为起病急骤，多表现为突发的剧烈头痛，持续不解，阵发加重，手足逆冷至肘膝，甚至呕吐如喷、肢厥、抽搐，本病凶险，应与一般头痛区别。

【辨证论治】

（一）辨证要点

1. 辨外感与内伤　外感头痛因外邪致病，属实证，起病较急，一般疼痛较剧，多表现为掣痛、跳痛、灼胀痛、重痛，痛无休止。内伤头痛以虚证或虚实夹杂证为多见，如起病缓慢，疼痛表现为隐痛、空痛、昏痛，痛势悠悠，遇劳加重，时作时止，多属虚证；如因肝阳、痰浊、瘀血所致者属实，表现为头昏胀痛，或昏蒙重痛，或刺痛钝痛，痛点固定，常伴有肝阳、痰浊、瘀血的相应证候。

2. 辨头痛部位　太阳头痛，痛在脑后，下连于项；阳明头痛，在前额部及眉棱骨处；少阳头痛，在头之两侧，并连及于耳；厥阴头痛，多在巅顶部位，或连目系；太阴、少阴头痛多以全头疼痛为主。临证尚可见偏头痛，也称"偏头风"，常以一侧头痛暴作为特点，痛势剧烈，可连及眼、齿，痛止则如常人，反复发作，经久不愈。多系肝经风火上扰所致。

（二）治则治法

头痛的发生，实者多属"不通则痛"，虚者多属"不荣则痛"。外感头痛属实证，以风邪为主，故治疗主以疏风，兼以散寒、清热、祛湿。内伤头痛多属虚证或虚实夹杂证，虚者以滋阴养血、益肾填精为主；实证当平肝、化痰、行瘀；虚实夹杂者，酌情兼顾并治。

（三）分证论治

外感头痛

1. 风寒头痛

（1）症状及分析

头痛连及项背，常有拘急收紧感——风寒外袭，邪客太阳经脉，循经上犯；

或伴恶风畏寒，遇风尤剧——风寒伏留经筋，卫阳被伤；

得温则减——风寒为阴邪，故得温则减；

舌质暗，苔薄白，脉紧或浮紧——风寒外袭，寒凝血涩之象。

（2）治法：疏散风寒止痛。

（3）主方及分析：川芎茶调散。

川芎——善行头目，活血通窍，祛风止痛，为治头痛之要药；

羌活、白芷、细辛、荆芥、防风——辛温散寒，疏风止痛；

薄荷——轻扬升浮，可清利头目；

甘草、清茶——调和诸药，清上而

降下。

（4）加减

恶寒明显者，加麻黄、桂枝；

寒邪侵于厥阴经脉，见巅顶头痛、干呕、吐涎沫、四肢厥冷，苔白，脉弦者，宜用吴茱萸汤去人参，加藁本、川芎、细辛、法半夏；

寒邪客于少阴经脉，症见头痛、足寒逆、背冷、脉沉细，宜麻黄附子细辛汤加白芷、川芎。

2. 风热头痛

（1）症状及分析

头胀痛较剧，面红目赤——风热之邪伏留阳经，上扰清窍；

发热恶风——风热郁于肌表；

得冷则缓，遇热加剧——热为阳邪，得冷则缓，遇热则两阳相助故疼痛加剧；

舌质红，苔薄黄，脉浮数——风热外袭之征。

（2）治法：疏风清热和络。

（3）主方及分析：芎芷石膏汤。

石膏——既清肺胃郁热，又能解肌透表；

菊花——透表泄热，清利头目；

川芎、白芷——祛风止痛；

羌活、藁本——散风胜湿止痛，可入太阳、厥阴经。

（4）加减

风热夹湿，头痛且重，胸闷口渴者，加广藿香、佩兰、黄连；

发热甚者，酌减藁本、羌活用量，加金银花、栀子；

便干便秘者，加少量大黄，以通为度；

兼心烦急躁者，加牡丹皮、栀子、

玄参。

3. 风湿头痛

（1）症状及分析

头痛如裹，肢体困重——风湿之邪，上蒙头窍，困遏清阳；

胸闷纳呆，大便或溏——湿邪困脾，清阳不升；

苔白腻，脉濡——湿邪内蕴。

（2）治法：祛风胜湿通窍。

（3）主方及分析：羌活胜湿汤。

羌活、独活、藁本——除湿而止头痛；
防风、蔓荆子——祛风散寒止痛；
川芎——活血止痛；
甘草——调和诸药。

（4）加减

胸闷脘痞、腹胀便溏显著，加苍术、厚朴、陈皮、广藿香；

恶心、呕吐，加半夏、生姜；

纳呆食少者，加麦芽、神曲。

内伤头痛

4. 肝阳头痛

（1）症状及分析

头胀痛伴眩晕——肝肾阴亏，肝阳上亢，风阳循经上扰头窍；

头两侧痛——两侧属少阳，巅顶属厥阴，故这两处头痛较常见；

心烦易怒，目赤口苦——肝胆之火上炎；

情志刺激后加剧——肝火阵旺而头痛加剧；

舌红，苔黄，脉弦有力——肝火偏亢之象。

（2）治法：平肝潜阳。

（3）主方及分析：天麻钩藤饮。

天麻、钩藤、石决明——平肝潜阳，镇肝息风；

杜仲、桑寄生——补益肝肾；

川牛膝、益母草——引火下行；

栀子、黄芩——清热泻火；

首乌藤、茯神——宁心安神。

（4）加减

肝火炎上，症见头痛剧烈、目赤口苦、急躁、便秘溲黄，加夏枯草、龙胆、大黄；

肝肾亏虚，水不涵木，症见头晕目涩、视物不明，遇劳加重，腰膝酸软，加枸杞子、白芍、山茱萸。

5. 血虚头痛

（1）症状及分析

头痛隐隐——气血亏虚，不得上荣，脑髓失养；

心悸失眠，面色少华，神疲乏力——中气不足，生化乏源；

遇劳加重——劳则伤气耗血，每于劳累后诱发或加重；

舌质淡，苔薄白，脉细弱——气血虚少之征。

（2）治法：养血滋阴，和络止痛。

（3）主方及分析：加味四物汤。

当归、生地黄、白芍——养阴补血；

川芎、菊花、蔓荆子、黄芩——清利头目以止痛；

甘草——调和诸药。

（4）加减

手足不温，便溏畏寒，用理中汤加肉桂、制何首乌；

血虚甚者，可选用当归补血汤；

心悸、失眠、健忘，改用归脾汤加减；

气虚为甚者，可用补中益气汤加蔓荆子、白芷。

6. 痰浊头痛

（1）症状及分析

头痛且闷重，或全头麻木而痛——脾失健运，聚湿生痰，痰浊中阻，风痰上扰清空，清阳不升；

胸脘痞闷，呕恶痰涎——痰浊中阻胸膈，浊气不降反而上逆；

每遇阴天头痛沉重发作或加剧——遇阴天则脾阳受困，清阳不升益甚；

舌胖嫩，苔腻，脉缓或濡滑——脾虚痰湿中阻之征。

（2）治法：健脾燥湿，化痰降逆。

（3）主方及分析：半夏白术天麻汤。

天麻——平肝息风；

半夏、橘红——燥湿化痰；

茯苓、白术、生姜、大枣、炙甘草——健脾化湿和胃。

（4）加减

舌苔水滑，水湿盛，合用五苓散；

脘腹胀满，苔白腻而厚，合用平胃散；

纳差食少，胸闷脘痞，加焦三仙、砂仁；

痰郁化火，用温胆汤加黄连、黄芩、天竺黄。

7. 肾虚头痛

（1）症状及分析

头脑空痛，眩晕耳鸣，记忆力差——肾主藏精而生髓，脑为髓海，肾虚精少，不能上荣充脑，髓海空虚；

腰膝酸软——腰为肾之府，肾虚故腰膝酸软；

遗精，女子则带脉失束而带下——肾虚精关不固；

腰以下畏寒，肢冷——肾阳虚；

苔薄，脉沉细无力——肾虚之征。

（2）治法：养阴补肾，填精生髓。

（3）主方及分析：大补元煎。

熟地黄、山茱萸、山药、枸杞子——滋肾填精；

杜仲——补益肝肾；

人参、当归——补益气血；

甘草——调和诸药。

（4）加减

头痛而晕，头面烘热，面颊红赤，时伴汗出，去人参，加知母、黄柏；

头痛畏寒，面色㿠白，四肢不温，腰膝无力，舌淡，脉细无力，用右归丸或金匮肾气丸加减；

遗精，带下，尿频，加芡实、桑螵蛸、沙苑子、覆盆子；

脾肾阳气俱虚，加理中丸；

心肾不交证，用交泰丸。

8. 瘀血头痛

（1）症状及分析

头痛如锥刺，痛处固定不移——久痛入络，或脑脉损伤，瘀血停留，阻滞脑窍脉络，气血不能上荣于头目；

妇女痛经——瘀血阻络，妇人经行不畅；

舌质紫暗，脉弦或细涩——瘀血之征。

（2）治法：活血通窍，通络止痛。

（3）主方及分析：通窍活血汤。

桃仁、红花、赤芍、川芎——活血化瘀；

人工麝香——通窍醒神；

葱白、生姜、黄酒——通阳宣窍。

（4）加减

痛甚，加全蝎、地龙；

妇女痛经，加益母草、延胡索、泽兰、桂枝；

兼痰浊阻络，加白芥子、石菖蒲、半夏。

知识拓展

头痛（偏头痛）中医临床路径分型论治

一、证候诊断

1. 肝阳上亢证　头痛而胀，或抽掣跳痛，上冲巅顶，面红耳赤，耳鸣如蝉，心烦易怒，口干口苦，或有胁痛，夜眠不宁，舌红，苔薄黄，脉沉弦有力。

2. 痰浊内阻证　头部跳痛伴有昏重感，胸脘满闷，呕恶痰涎，苔白腻，脉沉弦或沉滑。

3. 瘀血阻络证　头部跳痛或如锥如刺，痛有定处，经久不愈，面色晦黯，舌紫或有瘀斑、瘀点，苔薄白，脉弦或涩。

4. 气血两虚证　头痛而晕，遇劳则重，自汗，气短，畏风，神疲乏力，面色㿠白，舌淡红，苔薄白，脉沉细而弱。

5. 肝肾亏虚证　头痛，颧红，潮热，盗汗，五心烦热，烦躁失眠，或遗精，性欲亢进，舌红而干，少苔或无苔，脉细弦或细弦数。

二、治疗方案

（一）辨证选择口服中药汤剂

1. 辨证选择口服中药汤剂

（1）肝阳上亢证

治法：平肝潜阳，息风止痛。

推荐方药及参考剂量：颅痛饮加减。生石决明（先煎）30g，珍珠母（先煎）30g，白芍12g，蒺藜12g，葛根20g，蔓荆子12g，白芷9g，丹参9g，薄荷10g。

（2）痰浊内阻证

治法：燥湿化痰，降逆止痛。

推荐方药及参考剂量：半夏白术天麻汤加减。半夏10g，白术12g，天麻10g，陈皮10g，茯苓10g，甘草3g，生姜3片，大枣3枚。

（3）瘀血阻络证

治法：活血化瘀，行气止痛。

推荐方药及参考剂量：桃红四物汤加味。桃仁10g，红花10g，川芎15g，生地黄10g，当归10g，白芍30g，羌活10g，独活10g，鸡血藤30g，白芷15g，细辛3g，防风10g，泽泻10g，薏苡仁30g。

（4）气血两虚证

治法：补气养血，缓急止痛。

推荐方药及参考剂量：八珍汤加减。川芎10g，熟地黄15g，当归10g，白芍10g，白术10g，党参10g，茯苓10g，甘草10g，黄芪20g，鸡血藤30g。

（5）肝肾亏虚证

治法：滋养肝肾，育阴潜阳。

推荐方药及参考剂量：镇肝熄风汤加减。牛膝15g，玄参10g，龟甲（先煎）15g，白芍15g，茵陈5g，生麦芽5g，赭石（先煎）30g，天冬15g，甘草5g，川楝子5g，龙骨（先煎）30g，牡蛎（先煎）30g。

2. 辨证选择口服中成药　可辨证配合

选用中成药，也可在头痛缓解后使用中成药维持治疗，如正天丸（胶囊）、川芎茶调丸（散、颗粒、片）、元胡止痛片（胶囊、颗粒、滴丸）、养血清脑颗粒、镇脑宁胶囊等。

摘自：国家中医药管理局《头痛（偏头痛）发作期中医临床路径》

（四）其他治疗

1. 中成药

川芎茶调丸：用于风寒头痛。

芎菊上清丸：用于风热头痛。

泻青丸：用于风湿头痛。

镇脑宁：用于肝阳化风夹痰瘀内阻之头痛。

牛黄降压丸：用于肝阳上亢，肝火痰热内扰之头胀痛。

十全大补丸、人参养荣丸：用于血虚头痛。

半夏天麻丸：用于痰浊头痛。

六味地黄丸、金匮肾气丸、杞菊地黄丸：用于肾虚头痛。

正天丸：对各种头痛，尤其瘀血性头痛效佳。

2. 外治法

根据病情可选择塞鼻法，选用活血、通络、止痛等中药研细末后，用布袋包少许药末塞鼻。左侧头痛塞右鼻孔，右侧头痛塞左鼻孔，发作时用。如用川芎、白芷、制远志各50g，冰片7g，共为细末，和匀，用布袋包少许药末塞鼻。也可采用搐鼻法，将中药研末后，每次用少许药末吸入鼻内。

知识拓展

头痛（偏头痛）疗效评价标准

1. 发作期疗效评价参照以下标准（参考 European Federation of Neurological Societies 2006 年 *EFNS guideline on the drug treatment of migraine report of an EFNS task Force*、2009 年 *guideline on the drug treatment of migraine revised report of an EFNS task force*）：

（1）治愈：用药24小时内疼痛消失，其后48小时内头痛无再次发作。

（2）有效：用药24小时内头痛症状从中度、重度减轻到轻度，其后48小时内并维持疼痛减轻。

（3）无效：用药72小时内头痛无明显缓解。

2. 随访期疗效评价按以下标准：记录治疗前后头痛每4周平均发作次数、每4周平均头痛天数以及头痛程度的分级，并根据积分法判定疗效。

$$疗效指数（n）= \frac{前分 - 后分}{前分} \times 100\%$$

临床控制：临床症状、体征积分改善 ≥ 95%。

显效：70% ≤ 临床症状、体征积分改善 < 95%。

有效：30% ≤ 临床症状、体征积分改善 < 70%。

无效：临床症状、体征积分改善 < 30%。

摘自：国家中医药管理局《头痛（偏头痛）发作期中医临床路径》

【预防调护】

头痛患者宜注意休息，保持环境安静，光线不宜过强。

外感头痛由于外邪侵袭所致，故平时当顺应四时变化，寒温适宜，起居定时，参加体育锻炼，以增强体质，抵御外邪侵袭。

内伤所致者，宜情绪舒畅，避免精神刺激，注意休息。肝阳上亢者，禁食肥甘厚腻、辛辣发物，以免生热动风，而加重病情。肝火头痛者，可用冷毛巾敷头部。因痰浊所致者，饮食宜清淡，勿进肥甘之品，以免助湿生痰。精血亏虚者，应加强饮食调理，多食脊髓、牛乳、蜂乳等血肉有情之品。各类头痛患者均应禁烟戒酒。

此外，尚可选择合适的头部保健按摩法，以疏通经脉、调畅气血，防止头痛发生。

【临证要点】

1. 引经药的应用　临床治疗头痛，除根据辨证论治原则外，还可根据头痛的部位，照经络循行路线，选择引经药，可以提高疗效。如，太阳头痛选用羌活、蔓荆子、川芎；阳明头痛选用葛根、白芷、知母；少阳头痛选用柴胡、黄芩、川芎；厥阴头痛选用吴茱萸、藁本等。

2. 虫类药的应用　部分慢性头痛，病程长，易反复，经年难愈，病人可表现为头部刺痛、部位固定、面色暗滞、舌暗脉涩等症，治疗时可在辨证论治的基础上，选配全蝎、蜈蚣、僵蚕、地龙、土鳖虫等虫类药，以祛瘀通络、解痉定痛、平肝息风。虫类药可入汤剂煎服，亦可研细末冲服，因多有小毒，故应严格掌握用量，不可过用。以全蝎为例，入汤剂多用3～5g，研末吞服用1～2g，散剂吞服较煎剂为佳，蝎尾功效又较全蝎为胜。亦可将全蝎末少许置于痛侧太阳穴，以胶布固定，可止痛。

3. 偏头痛的特点与治疗　偏头痛，又称偏头风，临床颇为常见。其特点是疼痛暴作，痛势甚剧，半侧头痛，或左或右，或连及眼齿，呈胀痛、刺痛或跳痛，可反复发作，经年不愈，痛止如常人。可因情绪波动，或疲劳过度而引发。偏头痛的病因虽多，但与肝阳偏亢，肝经风火上扰关系最为密切。偏头痛的治疗多以平肝清热、息风通络为法，选用菊花、天麻、黄芩、白芍、川芎、白芷、石膏、珍珠母、藁本、蔓荆子、钩藤、全蝎、地龙等药。肝火偏盛者，加龙胆、夏枯草、栀子、牡丹皮等；若久病入络，见面色晦滞、唇舌紫暗瘀斑者，可合血府逐瘀汤，并酌加全蝎、蜈蚣、土鳖虫等，以散瘀通络、搜剔息风。

4. 真头痛的辨治　真头痛一名，首见于《难经》，在《难经·六十难》中对真头痛有如下描述："入连脑者，名真头痛。"后世王肯堂对此亦有精辟论述："天门真痛，上引泥丸，旦发夕死，夕发旦死。脑为髓海，真气之所聚，卒不受邪，受邪则死不治。"说明真头痛起病急暴，病情危重，预后凶险，若抢救不及时，可迅速死亡。真头痛常见于现代医学中因颅内压升高而导致的以头痛为主要表现的各类危重病症，如高血压危象、蛛网膜下腔出血、颅内硬膜下出血等。临证当辨别病情，明确诊断，多法积极救治。

【名医经验】

颜德馨化瘀升清治疗头痛　颜氏根据王清任《医林改错》中"瘀血内阻"的思想，以及张景岳"瘀血有所留及，病久至羸"的观点，常以化瘀升清为要，作为其治疗头痛的指导思想，常以自拟基本方治之。处方：羌活、当归、白芍、桃仁、红花各9g，川芎30g，生地黄12g，蜈蚣粉冲服0.5g，全蝎粉冲服1g。每天1剂，水煎分2次温服。随证加减：头痛游走不定，一日数发，加石楠叶、蜂房各9g；伴目赤头胀、口苦咽干者，加望江南、蔓荆子各9g，苦丁茶15g；烦热作呕者，加左金丸（吞服）3g，旋覆花9g，赭石30g；精神萎靡、纳呆，舌苔白腻，加苍术、法半夏各9g。上药中川芎量可由9g用至60g，适当加羌活祛风，引药上行。若前额痛加白芷，巅顶痛加藁本。虫类药蜈蚣、全蝎搜剔瘀阻络道之邪有殊功，宜提倡使用。治疗善后应服养血和血药，以强身巩固。

医案分析

刘某，女，42岁。1991年8月6日初诊。患偏头痛18年，每于气候变化或劳累时诱发，月经前后加剧，做脑电图、脑血流图、X线摄片等检查均正常。就诊时适值经期，头痛剧作，右侧颞部跳痛，痛连目眶，患者精神委顿，面色暗滞，经来不畅、色暗夹块，伴有腹痛，舌紫苔薄白，脉沉涩。证属邪风久羁入络，血瘀阻于清窍。治宜祛风活血。药用：羌活9g，川芎9g，生地黄15g，赤芍9g，桃仁9g，当归9g，红花9g。每日1剂，水煎服。5剂后经来见畅，色也较鲜，旋即腹痛减轻，头痛小安，唯脉沉涩未起，舌紫未退，宿瘀久伏之证，原方加石楠叶9g，蜂房9g，乌梢蛇9g，全蝎粉15g，蜈蚣粉15g，研末和匀另吞。再服1周，头痛即止，脉沉涩也起，舌紫见淡。随访1年，病未再发。

摘自：《国医大师验案良方·心脑卷》

按：颜老调治此案，辨证精心，立法严谨，组方缜密，用药巧妙。全方邪正兼顾，活中有补，散中有养，抓住"风邪夹瘀，久病入络"这一关键病机，治法以搜风驱邪、活血逐瘀、通络止痛为首务，且用药轻灵通达，力专效宏，故效如桴鼓，药进5剂，即见显效。效不更方，守方加虫蚁搜剔之品，续服1周，长达18年之沉疴痼疾，霍然而愈。随访1年，病未再发。

【古籍选录】

《成方便读·卷一》："夫人之所赖以生者，血与气耳，而医家之所以补偏救弊者，亦唯血与气耳。故一切补气诸方，皆从四君化出；一切补血诸方，又当从此四物而化也。补气者，当求之脾肺；补血者，当求之肝肾。地黄入肾，壮水补阴，白芍入肝，敛阴益血，二味为补血之正药。然血虚多滞，经脉隧道不能滑利通畅，又恐地、芍纯阴之性，无温养流动之机，故必加以当归、川芎，辛香温润，能养血而行血中之气者以流动之。总之，此方乃调理一切血证，是其所长，若纯属阴虚血少，宜静不宜动者，则归、芎之走窜行散，又非所宜也。"

《济生方·头痛论治》："偏正头痛，妇人气盛血虚，产后失血过多，气无所主，皆致头痛。"

《医林改错·血府逐瘀汤所治症目》："查患头痛者无表证，无里证，无气虚、痰饮等证，忽犯忽好，百方不效，用此方（血府逐瘀汤）一剂而愈。"

【文献推介】

1. 黄小星，陈宝田，陈敏，等.237 例成人偏头痛中西医完全病史研究 [J]. 中国全科医学，2013，16（7）：828-831.

2. 高尚社.国医大师路志正教授治疗头痛验案赏析 [J]. 中国中医药现代远程教育，2013，11（18）：10-13.

3. 高尚社.国医大师郭子光教授辨治头痛验案赏析 [J]. 中国中医药现代远程教育，2011，09（10）：9-10.

4. 李军，周海哲.国医大师张学文教授治疗头痛医案分析 [J]. 国际中医中药杂志，2010，32（5）：475-476.

【小结】

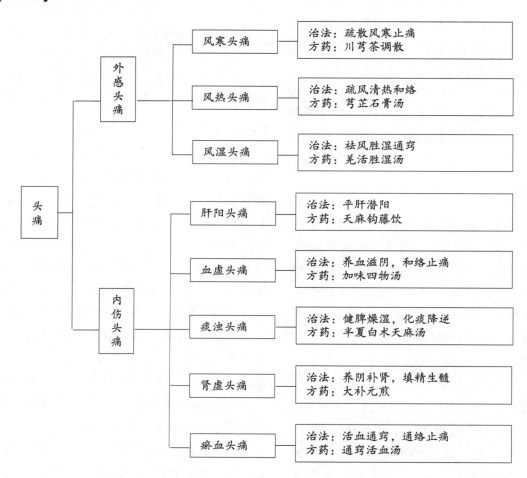

【复习思考题】

1. 如何理解头部多风、头部多瘀、头部多湿、头部多虚？

2. 头痛治疗中，如何选择使用虫类药物？

（秦建增）

第二节　眩晕

眩晕是以目眩与头晕为主要表现的病证。目眩是指眼花或眼前发黑，头晕是指感觉自身或外界景物旋转。二者常同时并见，故统称为"眩晕"。轻者闭目即止；重者如坐车船，旋转不定，不能站立，或伴有恶心、呕吐、汗出，甚则仆倒等症状。眩晕是临床常见症状，西医学中的良性阵发性眩晕、后循环缺血、梅尼埃病、高血压具有本病特征者，可参考本节进行辨证论治。眩晕的历史沿革见表3-2-1。

表 3-2-1　眩晕的历史沿革

朝代	代表医家	代表著作	主要论述
战国—西汉	—	《黄帝内经》	病名：眩冒 病因病机：诸风掉眩，皆属于肝
东汉	张仲景	《金匮要略》	病因：心下有支饮，其人苦冒眩，泽泻汤主之
元	朱丹溪	《丹溪心法》	病因：无痰则不作眩
明	虞抟	《医学正传》	转变：眩运者，中风之渐也
	张景岳	《景岳全书》	病因：眩运一证，虚者居其八九，而兼火兼痰者，不过十中一二耳

【病因病机】

眩晕的发生主要与情志不遂、年老体弱、饮食不节、久病劳倦、跌仆坠损以及感受外邪等因素有关，内生风、痰、瘀、虚，导致风眩内动、清窍被扰或清阳不升，脑窍失养而突发眩晕。

（一）病因

1.情志不遂　肝为刚脏，体阴而用阳，其性主升主动。忧郁恼怒太过，肝失条达，肝气郁结，气郁化火，肝阴耗伤，风阳易动，上扰头目，发为眩晕。

2.年高肾亏　肾为先天之本，主藏精生髓，脑为髓之海。若年高肾精亏虚，髓海不足，无以充盈于脑；或体虚多病，损伤肾精肾气；或房劳过度，阴精亏虚，均可导致髓海空虚，发为眩晕。若肾阴素亏，水不涵木，肝阳上亢，肝风内动，亦可发为眩晕。

3.久病劳倦　脾胃为后天之本，气血生化之源。若久病体虚，脾胃虚弱，或失血之后，耗伤气血，或饮食不节，忧思劳倦，均可导致气血两虚。气虚则清阳不升，血虚则清窍失养，皆可发为眩晕。

4.饮食不节　若平素嗜酒无度，暴饮暴食，或过食肥甘厚味，损伤脾胃，以致健运失司，水谷不化，聚湿生痰，痰湿中阻，则清阳不升，浊阴不降，致清窍失养而引起眩晕。

5.跌仆坠损　跌仆坠损而致头脑外伤，或久病入络，瘀血停留，阻滞经脉，而致气血不能上荣于头目，清窍失养而发眩晕。

（二）病机

本病的病位在脑，其病变与肝、脾、肾三脏相关。肝乃风木之脏，其性主动主升，若肝肾阴亏，水不涵木，阴不维阳，阳亢于上，或气火暴升，上扰头目，则发为眩晕。脾为后天之本，气血生化之源，若脾胃虚弱，气血亏虚，清窍失养，或脾失健运，痰浊中阻，或风阳夹痰，上扰清空，均可发为眩晕。肾主骨生髓，脑为髓海，肾精亏虚，髓海失充，发为眩晕。

本病的发病机理，概括起来主要有风、痰、虚、瘀诸端，以内伤为主。因于风者，多责之情志不遂，气郁化火，风阳上扰。因于痰者，多责之恣食肥甘，脾失健运，痰浊中阻，清阳不升，所谓"无痰不作眩"。因于虚者，多责之年高体弱，肾精亏虚，髓海空虚，或久病劳倦，饮食衰少，气血生化乏源，甚合"无虚不作眩"。若风、痰、虚日久，久病入络，或因跌仆外伤，损伤脑络，皆可因瘀而眩。在临床上，上述诸因常相互影响，或相兼为病。

在眩晕的病变过程中，各个证候之间相互兼夹或转化。如脾胃虚弱，气血亏虚而生眩晕，而脾虚又可聚湿生痰，二者相互影响，临床上可以表现为气血亏虚兼有痰湿中阻的证候。如痰湿中阻，郁久化热，形成痰火为患，甚至火盛伤阴，形成阴亏于下，痰火上蒙的复杂局面。再如肾精不足，本属阴虚，若阴损及阳，或精不化气，可以转为肾阳不足或阴阳两虚之证。此外，风阳每夹有痰火，肾虚可以导致肝旺，久病入络形成瘀血，故临床常形成虚实夹杂之证候。若中年以上，阴虚阳亢，风阳上扰，往往有中风晕厥的可能。眩晕的病因病机演变见图3-2-1。

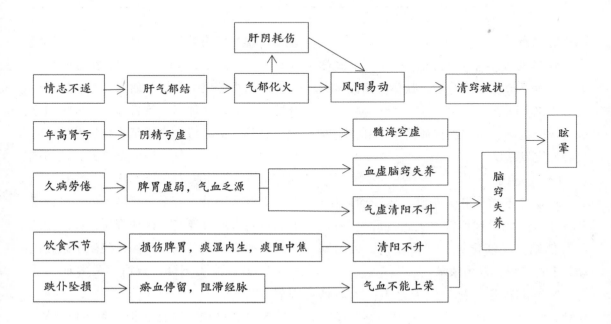

图 3-2-1　眩晕病因病机演变示意图

【诊断与鉴别诊断】

（一）诊断

1. 头晕目眩，视物旋转，轻者闭目即止，重者如坐车船，甚则仆倒。

2. 可伴有恶心、呕吐、汗出、耳鸣、耳聋、心悸以及面色苍白、眼球震颤等表现。

3. 多见于 40 岁以上人群。起病较急，常反复发作，或慢性起病逐渐加重。

4. 多有情志不遂、年高体虚、饮食不节或跌仆损伤等病史。

颈椎 X 线片、经颅多普勒、颅脑 CT 和 MRI 扫描、血常规及血液系统检查等有助于对本病病因的诊断。

（二）鉴别诊断

1. 中风　中风以猝然昏仆，不省人事，伴有口舌歪斜、半身不遂、失语；或不经昏仆，以口舌歪斜和半身不遂为特征。中风昏仆与眩晕之仆倒相似，且眩晕多为中风先兆，但眩晕患者无半身不遂、昏仆不省人事、口舌歪斜及舌强语塞等表现。

2. 厥证　厥证以突然昏仆，不省人事，或伴有四肢厥冷为特点，发作后一般在短时间逐渐苏醒，醒后无偏瘫、失语、口舌歪斜等后遗症，严重者也可一厥不复而死亡。眩晕发作重者也有欲仆或晕眩仆倒表现，与厥证相似，但一般无昏迷不省人事的表现。

3. 痫证　痫证以突然仆倒，昏不知人，口吐涎沫，两目上视，四肢抽搐，或口中如作猪羊叫声，移时苏醒，醒后一如常人为特点。痫证昏仆与眩晕甚者之仆倒相似，且其发前多有头晕、乏力、胸闷等先兆，发作日久常有神疲乏力、眩晕时作等症状表现，故应与眩晕鉴别，其要点为痫证昏仆必有昏迷不省人事，且伴口吐涎沫、两目上视、抽搐、口中如作猪羊叫声等症状。

【辨证论治】

（一）辨证要点

1. 辨相关脏腑　眩晕病位在脑，与肝、脾、肾三脏功能失调密切相关，但与肝关系尤为密切。若为肝气郁结者，兼见胸胁胀痛、时有叹息；肝火上炎者，兼见目赤肿痛、急躁易怒、胁肋灼痛；肝阴不足者，兼见目睛干涩、五心烦热、潮热盗汗；肝阳上亢者，兼见头胀痛、面色潮红、急躁易怒、腰膝酸软；肝风内动者，兼见步履不稳、肢体震颤、手足麻木等表现。临床以肝阳上亢者多见。因于脾者，若脾胃虚弱，气血不足者，兼见纳差乏力、面色㿠白；若脾失健运，痰湿中阻者，兼见纳呆呕恶、头重如裹、舌苔腻浊诸症。因于肾者，多属肾精不足，兼见腰酸腿软、耳鸣耳聋、健忘呆钝等症。

2. 辨标本虚实　凡病程较长，反复发作，遇劳即发，伴两目干涩、腰膝酸软，或面色㿠白、神疲乏力、脉细或弱者，多属虚证，由精血不足或气血亏虚所致。凡病程短，或突然发作，眩晕重，视物旋转，伴呕恶痰涎、头痛、面赤、形体壮实者，多属实证。其中，痰湿所致者，见头重昏蒙、胸闷呕恶、苔腻脉滑；瘀血所致者，见头昏头痛、痛点固定、唇舌紫暗、舌有瘀斑；肝阳风火所致者，见眩晕、面赤、烦躁、口苦、肢麻震颤，甚则昏仆，脉弦有力。

（二）治则治法

眩晕的治疗原则是补虚泻实、调整阴阳。眩晕多属本虚标实之证，一般在眩晕发作时以治标为主，眩晕减轻或缓解后，常需标本兼顾。虚者当滋养肝肾、补益气血、填精生髓；实证当平肝潜阳、清肝泻火、化痰行瘀。

（三）分证论治

1. 肝阳上亢

（1）症状及分析

头晕头痛——肝阳上亢，上冒清空；

劳则头晕、头痛加剧——劳则伤肾，肾阴亏虚，肝阳更盛；

面部潮红，急躁易怒，少寐多梦——肝火上亢，扰动心神；

口干口苦，舌质红，苔黄，脉弦——肝阳上亢之征。

（2）治法：平肝潜阳，清火息风。

（3）主方及分析：天麻钩藤饮。

天麻、钩藤、石决明——平肝息风，重镇潜阳；

川牛膝、益母草——引火下行，使亢盛之阳复为平衡；

黄芩、栀子——清泄肝火；

杜仲、桑寄生——补益肝肾；

夜交藤、朱茯神——养血安神。

（4）加减

肝火偏盛，面红、目赤、咽痛明显者，加龙胆、牡丹皮，或改用龙胆泻肝汤加石决明、钩藤；

肝阳化风，见眩晕欲仆、头痛如掣等，羚羊角粉吞服，牡蛎、赭石入煎，或用羚羊角汤加减。

2. 气血亏虚

（1）症状及分析

头晕目眩——气虚则清阳不展，血虚则脑失所养；

劳累则甚——劳则气耗；

唇甲不华，发色不泽——血虚失濡；

心悸少寐——血不养心，心神不安；

神疲懒言，面色㿠白，纳少——脾胃气虚，运化失司；

舌淡胖嫩，且边有齿印，苔少或薄白，脉细弱——气血虚弱之征。

（2）治法：补益气血，健运脾胃。

（3）主方及分析：十全大补汤。

人参、黄芪——大补元气；

白术、茯苓、生姜——健脾益气；

熟地黄、白芍、当归、川芎、大枣——补益肝肾，滋阴养血；

肉桂——引火归元；

甘草——调和药性。

（4）加减

畏寒肢冷，唇甲淡白者，去地黄、枸杞子、牛膝，加干姜、附子。

3. 肾精不足

（1）症状及分析

头晕而空，精神萎靡——精髓不足，不能上充于脑；

少寐，多梦，健忘——肾精不足，心肾不交；

腰酸耳鸣，齿摇发脱——腰为肾之府，齿为骨之余；

遗精——肾虚封藏固摄失职；

颧红咽干，烦热形瘦，舌嫩红，苔少或光剥，脉细数——肾精不足，阴不维阳，虚热内生；

四肢不温，形寒怯冷，舌质淡，脉沉细无力——精虚无以化气，肾气不足，日久真阳亦衰。

（2）治法：补肾养精，充养脑髓。

（3）主方及分析：左归丸。

熟地黄、山药、山萸黄、枸杞子、川牛

膝、菟丝子——滋阴补肾；

鹿角胶、龟甲胶——血肉有情之品，峻补精髓。

（4）加减

阴虚有内热者，加炙鳖甲、知母、黄柏、牡丹皮、菊花、地骨皮；

阳虚者，加巴戟天、淫羊藿；

遗精频频者，加莲须、芡实、桑螵蛸、蒺藜、覆盆子。

4. 痰湿中阻

（1）症状及分析

头眩不爽，头重如蒙——痰浊中阻，气机阻滞，清阳不升，浊阴不降；

胸闷恶心而时吐痰涎——中焦气机阻滞；

少食多寐——脾阳不振；

舌胖苔浊腻或白腻厚而润，脉滑或弦滑，或濡缓——痰浊中阻。

（2）治法：燥湿祛痰，健脾和胃。

（3）主方及分析：半夏白术天麻汤。

天麻——平肝息风；

半夏、橘红——燥湿化痰；

茯苓、白术、生姜、大枣、炙甘草——健脾化湿和胃。

（4）加减

眩晕较甚，呕吐频作者，加赭石、旋覆花、胆南星；

舌苔厚腻，水湿潴留者，合用五苓散；

脘闷不食者，加蔻仁、砂仁；

兼耳鸣重听者，加生葱、石菖蒲、远志。

5. 瘀血阻窍

（1）症状及分析

眩晕时作——瘀血内阻，络脉不通，气

血运行不畅，脑失所养；

心悸不寐，健忘神疲，恍惚——瘀血阻遏脉道，脉不舍神，心神失养；

唇紫，舌有瘀斑，脉涩——内有瘀血之征。

（2）治法：祛瘀生新，活血通络。

（3）主方及分析：血府逐瘀汤。

当归、川芎、赤芍、桃仁、红花、川牛膝——活血化瘀通络；

柴胡、桔梗、枳壳——疏理气机，取气为血帅，气行则血行之意；

生地黄——滋阴清热，使活血而不伤血；

甘草——调和诸药。

（4）加减

兼气虚身倦无力，少气自汗者，加黄芪，且应重用（30g以上）；

兼畏寒肢冷者，加附子、桂枝；

兼虚热内生，骨蒸潮热，肌肤甲错者，去桔梗、枳壳，加牡丹皮、黄柏、知母、玄参，重用生地黄。

（四）其他治疗

1. 中成药　脑立清：用于肝阳上亢眩晕。

补中益气丸：用于气血亏虚眩晕。

六味地黄丸：用于肾精不足眩晕。

礞石滚痰丸：用于痰湿中阻眩晕。

愈风宁心片：用于瘀血阻窍眩晕。

2. 单方验方　（1）血虚眩晕：艾叶45g，黑豆30g，煲鸡蛋服食；或川芎10g，鸡蛋1只，煲水服食；或桑椹15g，黑豆12g，水煎服。

（2）肾精不足眩晕：羊头1只（包括羊脑），黄芪15g，水煮服食；或胡桃肉3个，鲜荷蒂 1 枚捣烂，水煎服；或桑寄生 120g，水煎服。

（3）瘀血眩晕：生地黄 30g，钩藤 30g，益母草 60g，小蓟 30g，白茅根 30g，夏枯草 60g，山楂 30g，红花 9g，地龙 30g，草决明 30g。以水浓煎 160mL，1 次服 40mL，1 日 2 次。

【预防调护】

眩晕的发生，多与饮食不节、劳倦过度、情志失调等因素有关，因此，预防眩晕之发生，应避免和消除能导致眩晕发生的各种内、外致病因素。要坚持适当的体育锻炼，增强体质；保持心情舒畅，情绪稳定，防止七情内伤；注意劳逸结合，避免体力和脑力的过度消耗；饮食有节，防止暴饮暴食，过食肥甘醇酒及过咸伤肾之品，尽量戒烟戒酒。

眩晕发病后要及时治疗，注意休息，严重者当卧床休息；注意饮食清淡，保持情绪稳定，避免突然、剧烈的体位改变和头颈部运动，以防眩晕症状加重，或发生昏仆。有眩晕史的病人，当避免剧烈体力活动，避免高空作业。

【临证要点】

1. 眩晕从肝论治　经曰"诸风掉眩，皆属于肝"，肝木旺，风气盛，则头目眩晕，故眩晕之病与肝关系最为密切。其病位虽主要在肝，但由于病人体质因素及病机演变的不同，可表现肝气郁结、肝火上炎、肝阴不足、肝阳上亢和肝风内动等不同的证候。因此，临证当根据病机选择应用疏肝、清肝、养肝、平肝、镇肝诸法。

2. 警惕"眩晕乃中风之渐"　眩晕一证在临床中较为多见，其病变以虚实夹杂为主，其中因肝肾阴亏，肝阳上亢而导致的眩晕最为常见，此型眩晕若肝阳暴亢，阳亢化风，可夹痰夹火，窜走经络，病人可以出现眩晕头胀、面赤头痛、肢麻震颤，甚则昏倒等症状，当警惕有发生中风的可能。必须严密监测血压、神志、肢体肌力、感觉等方面的变化，以防病情突变。还应嘱咐病人忌恼怒急躁，忌肥甘醇酒，按时服药，控制血压，定期就诊，监测病情变化。

3. 部分病人可配合手法治疗　部分眩晕病人西医诊断属颈椎病者，临证除给予药物治疗外，还可以适当配合手法治疗，以缓解颈椎病的症状。还应嘱病人注意锻炼颈肩部肌肉，避免突然、剧烈地改变头部体位，避免高空作业。

【名医经验】

颜正华辨治眩晕经验　颜氏认为，眩晕一病的发生与肝、脾、肾三脏的功能失常密切相关，而三者中又与肝的关系最为密切。颜氏认为，眩晕的病因病机虽多变，但总以虚实为纲。虚为病之本，实为病之标。然虚有气虚、血虚、阴虚、阳虚之分，实有风、火、寒、湿、瘀、痰之别。它们既可独见，亦可并见。临床所见之证往往虚实错杂。因此，临床诊治眩晕应详加辨析，抓住病因病机的关键所在。

医案分析

患者某，男，70 岁。退休工人。初诊时间：2000 年 8 月 1 日。主诉：眩晕阵作 40 年。现病史：近因与家人生气而出现眩晕、心悸、胸闷等不适，自测血压为 150/120mmHg，遂前往西医医院就诊，曾应用西药降压药治疗，症状改善不明显。

现眩晕，心悸，胸闷，脘腹胀痛，进食后欲吐，前额胀痛，双下肢浮肿，口干欲饮，小便不利。纳差，眠可，大便可，日一行。舌红，苔薄黄，舌下青紫，脉弦滑。既往有前列腺肥厚病史。辨证：肝阳上逆，上扰清阳。治法：平抑肝阳。处方：蒺藜12g，天麻6g，菊花10g，赤芍、白芍各10g，苏梗10g，香附10g，陈皮10g，炒枳壳10g，鱼腥草（后下）30g，土茯苓30g，白茅根30g，益母草30g，丹参30g。7剂。水煎服，每日1剂。经四诊调治，患者服药35剂后，诸症均释。

摘自：《国医大师颜正华眩晕治验举隅》，出《中华中医药杂志》（2010）

按：颜教授认为，本案属水不涵木，肝阳偏亢，风阳升动所表现的本虚标实证候。肝阳化风，肝风内动，上扰头目，则眩晕。肝阳亢逆无制，气血上冲，则见前额胀痛。肝主疏泄，肝性失柔，情志失疏，故急躁易怒。恼怒后可致气火内郁，暗耗阴液，而阴不能制阳，故加重诸症。本案患者因病程迁延不愈，阴损及阳，而出现肾阳虚衰无以温化水气而致双下肢浮肿及排尿困难。颜教授在治疗本案时，以平抑肝阳为主，兼以滋补肾阴为治疗原则。方中蒺藜为甘温之品，补肾固精、养肝明目，为君药；天麻、菊花合用而具平抑肝阳作用，赤芍清肝活血，白芍柔肝养血，丹参活血调经，3药合用共奏平肝之效，上述5味药加强蒺藜平抑肝阳的作用，同为臣药；苏梗、香附、陈皮、炒枳壳4药合用起行气疏肝的作用以调畅气机，恢复肝之疏泄功能，为佐使药。另外，颜教授考虑到患者久病阴损及阳而致双下肢水肿、小便不利等临床表现，故加入鱼腥草、土茯苓、白茅根、益母草等除湿利水消肿药。颜教授辨证准确，组方精当，故而收到良好的临床疗效。

【古籍选录】

《类证治裁·眩晕论治》："良由肝胆乃风木之脏，相火内寄，其性主动主升；或由身心过动，或由情志郁勃，或由地气上腾，或由冬藏不密；或由高年肾液已衰，水不涵木；或由病后精神未复，阴不吸阳，以致目昏耳鸣，震眩不定。"

《丹溪心法·头眩》："头眩，痰挟气虚并火，治痰为主，挟补气药及降火药。无痰则不作眩，痰因火动。"

《景岳全书·眩运》："丹溪则曰无痰不能作眩，当以治痰为主，而兼用它药。余则曰无虚不能作眩，当以治虚为主，而酌兼其标。"

【文献推介】

1. 江耀广，梁自平.《类证治裁》眩晕医案分析[J].四川中医，2009，27（7）：49-50.

2. 李怡然，张艳.张仲景从痰饮论治眩晕[J].实用中医内科杂志，2014，28（8）：1-2.

【小结】

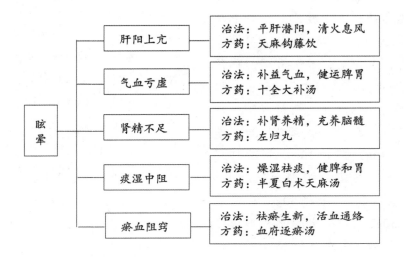

【复习思考题】

1. 如何理解"无风不作眩""无痰不作眩"和"无虚不作眩"？

2. 如何理解"眩晕乃中风之渐"？

（秦建增）

第三节 中风

中风，又称"卒中"，是以半身不遂、肌肤不仁、口舌歪斜、言语不利，甚则突然昏仆、不省人事为主要表现的病证。因其发病骤然，变化迅速，有"风性善行而数变"的特点，故名中风。中风发病率高、病死率高、致残率高，严重危害着中老年人的健康。西医学中的脑卒中属本病范畴，可参照本节辨证论治。中风的历史沿革见表3-3-1。

【病因病机】

中风的发生主要因内伤积损、情志过极、饮食不节、体态肥盛等，引起虚气留滞，或肝阳暴涨，或痰热内生，或气虚痰湿，引起内风旋动，气血逆乱，横窜经脉，直冲犯脑，导致血瘀脑脉或血溢脉外，发为中风。

（一）病因

1. 内伤积损　随着年龄老化，正气自虚，或久病迁延，或恣情纵欲，或劳逸失度，损五脏之气阴，气虚则无力运血，脑脉瘀滞；阴虚则不能制阳，内风动越，突发本病。

2. 情志过极　七情所伤，肝气郁结，气郁化火，或暴怒伤肝，肝阳暴涨，内风动越，或心火暴甚，风火相煽，血随气逆，引起气血逆乱，上冲犯脑，血溢脑脉或血瘀脑脉而发为中风，尤以暴怒引发本病者最为多见。

3. 饮食不节　过食肥甘厚味醇酒，伤及脾胃，酿生痰热，痰瘀互阻，积热生风，导致脑脉瘀滞而发中风。近人张寿颐《中风斠诠·论昏瞀猝仆之中风无一非内因之风》

表 3-3-1　中风的历史沿革

朝代	代表医家	代表著作	主要论述
战国—西汉	—	《黄帝内经》	病名：仆击、薄厥、大厥、偏枯 病因病机：与虚邪外袭、膏粱饮食、情绪失控等有关 临床表现：偏枯，身偏不用，舌即难言
东汉	张仲景	《金匮要略》	病名：始有"中风"病名及专篇 病因病机："风之为病""络脉空虚，贼邪不泻" 临床表现：肌肤不仁，重不胜，不识人，舌即难言，口吐涎 治疗：扶正祛邪
宋	陈无择	《三因极一病证方论》	临床表现：半身不遂，手脚瘫痪，涎潮昏塞，口眼㖞斜，肌肤不仁，痹瘁挛僻
	—	《太平惠民和剂局方》	治疗：开窍法治闭证，苏合香丸、至宝丹
金	刘完素	《素问玄机原病式》	病因病机：以"内风"立论，主"心火暴甚"
	李东垣	《医学发明》	病因病机：以"内风"立论，主"正气自虚"
元	朱丹溪	《丹溪心法》	病因病机：以"内风"立论，主"湿痰生热"
明	王履	《医经溯洄集》	病因病机：因于风者，真中风也。因于火、因于气、因于湿者，类中风
	张景岳	《景岳全书》	病因病机：提出"中风非风"，认为中风乃"内伤积损"所致 治疗：培补真阴，以救其本
	李中梓	《医宗必读》	临床表现：将中风明确分为闭证和脱证
清	程钟龄	《医学心悟》	病因病机：凡真中之证，必连经络，多见歪斜偏废之候
	叶天士	《临证指南医案》	病名：提出"内风" 病因病机：独创"肝阳化风""阳化内风" 治疗：缓肝之急以息风，滋肾之液以驱热
	王清任	《医林改错》	病因病机：提出"气虚血瘀而成"病机 治疗：创"补阳还五汤"之益气化瘀治法
近代	张锡纯	《医学衷中参西录》	病名：分中风为"脑充血"和"脑贫血"
	张寿颐	《中风斠诠》	病因病机：肝阳上升，气血奔涌，冲激入脑，扰乱神经

云:"肥贵人则膏粱之疾。"

4. 体态肥盛 肥盛之人多气衰痰湿,易致气血郁滞,因风阳上扰而致血瘀脑脉,发为中风。如清代沈金鳌《杂病源流犀烛·中风源流》云:"肥人多中风。"

此外,现代研究发现寒冷等环境因素也是导致中风高发的诱因,即古人所谓中风之"外因",但从临床来看,本病以"内因"为主。

（二）病机

本病的病变部位在脑,涉及心、肝、脾、肾等多个脏腑。中风急性期,以半身不遂、口舌歪斜、肌肤不仁为主症而无神昏者,为病在经络,伤及脑脉,病情较轻;初起即见神识昏蒙或谵语者,为病入脏腑,伤及脑髓,病情较重。如果起病时神清,但三五日内病情逐渐加重,出现神识昏蒙或谵语者,则是病从经络深入脏腑,病情由轻转重。反之亦然。然而,若风阳痰火,上冲于脑,导致气血逆乱,蒙蔽清窍,则见猝然昏倒,不省人事,肢体拘急等中脏腑之闭证;若风阳痰火炽盛,耗灼阴精,阴损及阳,阴竭阳亡,阴阳离决,则出现口开目合、手撒肢冷、气息微弱等中脏腑之脱证。这些都是中风的重证,可危及患者生命。

中风的发病机理,概而论之,主要有风、火（热）、痰、瘀、虚五端。在一定条件下相互影响,相互转化,引起内风旋动,气血逆乱,横窜经脉,直冲犯脑,导致血瘀脑脉或血溢脉外而发中风。风痰入络,血随气逆,横窜经脉,瘀阻脑脉,则发中风,甚则阳极化风,风火相煽,气血逆乱,直冲犯脑,血溢脉外,神明不清,可致中风神昏。此外,气虚而无力帅血,导致血液留滞不行,血瘀脑脉而发中风,即所谓"虚气留滞";阴虚则不能制阳,内风动越,上扰清窍,也发本病。临床上,五端之间常互相影响,或兼见或同病,如气虚与血瘀并存,痰浊和瘀血互结等。

本病的病理性质主要有虚实两端,常相互转化。急性期以风、火（热）、痰、瘀为主,常见风痰上扰、风火相煽、痰瘀互阻、气血逆乱等"标"实之象。恢复期及后遗症期则以虚中夹实为主,多见气虚血瘀、阴虚阳亢,或血少脉涩、阳气衰微等"本"虚之征。通常情况下,若病情由实转虚,为病情趋于稳定;若病情由虚转实,常见外感或复中之证,则提示病情波动或加重。

此外,中风后可因气郁痰阻而出现情绪低落、寡言少语等郁证之象,也可因元神受损而并发智能缺损或神呆不慧、言辞颠倒等中风神呆表现,还可因风阳内动而出现发作性抽搐、双目上视等痫证表现。凡此种种,都是中风的并病或变证,可参考郁证、痴呆、痫证等章节。中风的病因病机演变见图3-3-1。

【诊断与鉴别诊断】

（一）诊断

1. 急性起病,发展迅速,具备"风性善行而数变"的特点。

2. 具备突发半身不遂、肌肤不仁、口舌歪斜、言语謇涩、神识昏蒙主症中2项,或主症1项加次症2项,如头晕、目眩、头痛、行走不稳、呛水呛食、目偏不瞬。

3. 症状和体征持续24小时以上。

4. 多发于年龄在40岁以上者。

头颅MRI或CT扫描发现责任病灶,有助于本病的诊断。

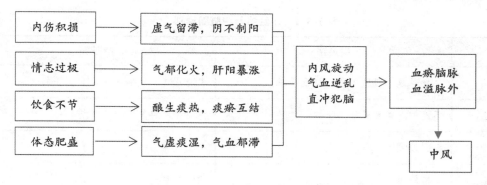

图 3-3-1　中风病因病机演变示意图

根据病灶性质可分为缺血性中风（梗死病灶）和出血性中风（出血病灶）；根据病情程度，可分为中经络（中风无神志异常）和中脏腑（中风有神志异常）；根据病程时间，可分为急性期（发病后 2 周以内，中脏腑可至 1 个月）、恢复期（2 周到 6 个月内）和后遗症期（6 个月以上）。

知识拓展

> **急性缺血性脑卒中的诊断标准**
>
> （1）急性起病。
>
> （2）局灶性神经功能缺损，少数为全面神经功能缺损。
>
> （3）神经功能缺损症状和体征持续数小时以上。
>
> （4）脑 CT 或 MRI 有责任梗死病灶。
>
> （5）脑 CT 或 MRI 排除脑出血和其他病变。
>
> 参考 TOAST 标准，结合病史、实验室、脑病变和血管病变等检查资料确定病因。
>
> 摘自：《2010 年中国急性缺血性脑卒中诊治指南》

（二）鉴别诊断

1. 口僻　口僻以口眼歪斜、口角流涎、言语不清为主症，常伴外感表证或耳背疼痛，并无半身不遂、口舌歪斜等症。不同年龄均可罹患。

2. 厥证　厥证昏仆不省人事时间一般较短，多伴有面色苍白、四肢逆冷，一般移时苏醒，醒后无半身不遂、口舌歪斜、言语不利等症。

3. 痉证　痉证以四肢抽搐、颈项强直，甚至角弓反张为特征，严重时可出现昏迷，但无半身不遂、口舌歪斜、言语不利等症状。

4. 痿证　痿证一般起病缓慢，多表现为双下肢痿躄不用，或四肢肌肉萎缩，痿软无力，与中风之半身不遂不同。

【辨证论治】

（一）辨证要点

1. 辨中经络与中脏腑

见表 3-3-2。

2. 辨闭证与脱证

见表 3-3-3。

3. 辨顺势与逆势

中风急性期中脏腑者有顺势和逆势之

表 3-3-2　中经络与中脏腑辨别

	中经络	中脏腑
症状特征	半身不遂，肌肤不仁，口舌歪斜	半身不遂，肌肤不仁，口舌歪斜
神志表现	不伴神志昏蒙或神志恍惚	伴有神志昏蒙或神志恍惚
病变部位	病位较浅	病位较深
病情程度	病情较轻	病情较重

表 3-3-3　闭证与脱证辨别

	闭证	脱证
病性	邪闭于内，多为实证	阳脱于外，多为虚证
症状、舌、脉	神识昏蒙，牙关紧闭，肢体强痉 阳闭：兼面赤身热，口臭气粗，躁扰不宁，舌红苔黄腻，脉弦滑数 阴闭：兼面白唇暗，四肢不温，静卧不烦，痰涎壅盛，舌淡苔白腻，脉沉滑或缓	昏聩不语，目合口张，肢体松懈，手撒遗尿，鼻鼾息微，汗多肢冷，舌痿，脉微欲绝

象。起病即中脏腑，或突然神昏、四肢抽搐不已，或背腹骤然灼热而四肢发凉，及至手足厥逆，或见戴阳及呕血，均属逆象，病情危重，预后不良。若神志转清，病情由中脏腑向中经络转化，病势为顺，预后多好。

（二）治则治法

中风急性期，当急则治其标，以祛邪为主，常用平肝息风、化痰通腑、活血通络等治法。中脏腑者，当以醒神开窍为治则，闭证宜清热开窍或化痰开窍，脱证则回阳固脱，如内闭外脱并存，则醒神开窍与扶正固本兼用。

多数患者经过积极治疗后，病情可逐渐恢复或缓解。但也有部分患者留有半身不遂、肌肤不仁、言语不利、吞咽困难等后遗症，辨证多见虚实夹杂，治宜攻补兼施。如中风瘫痪可见肢体强痉而屈伸不利之硬瘫，为阴血亏虚、筋膜拘急所致，常用建瓴汤，以育阴息风、养筋缓急；若肢体瘫软而活动不能之软瘫，为气虚血瘀、筋膜弛缓所致，常用补阳还五汤，以益气活血、强筋振痿。若两者兼夹，宜虚实并治，如大活络丹，调理气血、滋补肝肾、祛瘀化痰、息风通络。若舌强言謇，或言语不清，或舌暗不语，伸舌多偏斜，属风痰入络，舌窍不利，可用神仙解语丹，以祛风除痰开窍。

（三）分证论治

中经络

1. 风阳上扰

（1）症状及分析

半身不遂，肌肤不仁——肝阳暴涨，风阳上扰，血随气逆，血瘀脑脉或血溢脉外；

口舌歪斜，或言语謇涩，舌强不语——风阳上扰，舌络瘀滞；

急躁易怒，头痛，眩晕，面红目赤，口苦咽干——风阳上扰，经脉不利；

尿赤，便干，舌红少苔或苔黄——阴不足而化热之象；

脉弦数——肝阳上扰。

（2）治法：清肝泻火，息风潜阳。

（3）主方及分析：天麻钩藤饮。

天麻、钩藤、石决明——平肝息风，镇肝潜阳；

川牛膝、益母草——引火下行；

黄芩、栀子——清肝泻火；

杜仲、桑寄生——补益肝肾；

朱茯神、首乌藤——宁心安神。

（4）加减

头痛较重，减杜仲、桑寄生，加川芎、木贼、菊花、桑叶；

伴急躁易怒，加牡丹皮、白芍、珍珠母；

兼便秘不通，减杜仲、桑寄生，加大黄、玄参；

风火之邪挟血上逆，加生地黄、牡丹皮、赤芍。

2. 风痰入络

（1）症状及分析

肌肤不仁，甚则半身不遂——肝风夹痰，上扰清窍，流窜经络，导致脑脉瘀阻；

口舌歪斜，言语不利，言语謇涩或不语——舌络瘀滞，神机不用；

头晕目眩——风痰扰动清阳；

舌质暗淡，舌苔白腻，脉弦滑——肝风夹痰瘀之象。

（2）治法：息风化痰，活血通络。

（3）主方及分析：半夏白术天麻汤。

天麻——平肝息风；

半夏、橘红——燥湿化痰；

茯苓、白术、生姜、大枣、炙甘草——健脾化湿和胃。

（4）加减

眩晕较甚且痰多者，加胆南星、天竺黄、珍珠；

肢体麻木，甚则肢体刺痛，痛处不移，加丹参、桃仁、红花、赤芍；

便干便秘，加大黄、黄芩、栀子；

风痰瘀结，日久化热，不宜久服本方，以免过于温燥，助热生火。

3. 痰热腑实

（1）症状及分析

半身不遂，肌肤不仁——肝风挟痰热，上窜经络；

口舌歪斜，言语不利或言语謇涩——舌络瘀滞，神机不用；

头晕目眩，吐痰或痰多，腹胀、便干或便秘——痰热阻于中焦，升清降浊受阻；

舌质暗红或暗淡，苔黄或黄腻，脉弦滑或兼数——痰热之象。

（2）治法：化痰通腑。

（3）主方及分析：星蒌承气汤。

胆南星、瓜蒌——清热化痰；

生大黄、芒硝——通腑泄浊。

（4）加减

痰涎较多，合用竹沥汤，即竹沥、生葛汁、生姜汁相合；

头晕较重，加天麻、钩藤、菊花、珍珠母；

舌质红而烦躁不安，彻夜不眠者，加生地黄、麦冬、柏子仁、首乌藤；

少数患者服用星蒌承气汤后，仍腑气不通，痰热腑实甚者，可改投大柴胡汤。

4. 气虚血瘀

（1）症状及分析

半身不遂，肌肤不仁——正气自虚，气虚则运血无力，脑脉瘀阻；

口舌歪斜，言语不利，或謇涩或不语——舌络瘀滞，神机不用；

面色无华，气短乏力，自汗——气虚不摄，血不上荣；

口角流涎，心悸，便溏——心脾两虚；

手足或偏身肿胀——气虚血瘀，经脉壅滞；

舌质暗淡，舌苔薄白或白腻，脉沉细、细缓或细弦——气虚血瘀之征。

（2）治法：益气扶正，活血化瘀。

（3）主方及分析：补阳还五汤。

生黄芪——重用以补气；

当归尾、赤芍、川芎、桃仁、红花、地龙——养血活血，化瘀通络。

（4）加减

心悸，气短，乏力明显，加党参、太子参、红参；

肢体肿胀或麻木、刺痛等血瘀重者，加莪术、水蛭、鬼箭羽、鸡血藤；

肢体拘挛者，加水蛭、桑枝；

肢体麻木者，加木瓜、伸筋草、防己；

上肢偏废者，加桂枝、桑枝；

下肢偏废者，加续断、桑寄生、杜仲、牛膝。

5. 阴虚风动

（1）症状及分析

半身不遂，一侧手足沉重麻木——肝肾阴虚，肝阳偏亢，肝风挟痰上扰，流窜经络；

口舌歪斜，舌强语謇——舌络瘀滞，神机不用；

平素头晕头疼，耳鸣目眩，双目干涩，腰膝腿软，急躁易怒，少眠多梦——阴虚而阳亢，导致上盛下虚；

舌质红绛或暗红，少苔或无苔，脉细弦或细弦数——阴虚阳亢之征。

（2）治法：滋养肝肾，潜阳息风。

（3）主方及分析：镇肝熄风汤。

龙骨、牡蛎、赭石——镇肝潜阳；

白芍、天冬、玄参、龟甲——滋阴潜阳；

牛膝——引血下行，滋补肝肾；

川楝子、茵陈、麦芽——清肝舒郁；

甘草——调和诸药。

（4）加减

痰盛者，去龟板加胆南星、竹沥；

心中烦热者，加黄芩、石膏；

心烦失眠者，加黄连、莲子心、栀子、首乌藤；

头痛重者，加川芎、石决明、夏枯草、珍珠母。

中脏腑

1. 阳闭

（1）症状及分析

突然昏仆，不省人事——肝阳暴亢，阳升风动，血随气逆而上涌，上蒙清窍；

牙关紧闭，口噤不开，两手握固，大小便闭，肢体强痉，兼有面赤身热，气粗口臭，躁扰不宁——风火相煽，痰热内闭；

舌苔黄腻，脉弦滑而数——皆由邪热使然。

（2）治法：清热化痰，开窍醒神。

（3）主方及分析：羚羊角汤合安宫牛黄丸。

羚羊角、菊花、夏枯草、蝉蜕——清肝息风；

柴胡、薄荷——疏肝理气；

石决明、龟甲——平肝潜阳；

白芍——敛阴柔肝；

生地黄、牡丹皮——凉血清热；

安宫牛黄丸——辛凉开窍醒脑。

（4）加减

痰盛神昏者，可合用至宝丹，或清宫汤送服本方；

阳闭证兼有抽搐者，可加全蝎、蜈蚣或可合用紫雪丹。

2.阴闭

（1）症状及分析

突然昏倒，不省人事——痰湿上犯，蒙蔽清窍；

牙关紧闭，口噤不开，两手握固，大小便闭，肢体强痉——痰湿阻络；

面白唇黯、四肢不温、静卧不烦——阳虚于内；

舌苔白腻——湿痰内盛；

脉沉滑——阳虚痰重。

（2）治法：温阳化痰，开窍醒神。

（3）主方及分析：涤痰汤合苏合香丸。

制南星、制半夏、陈皮、枳实、茯苓——除痰理气；

石菖蒲、竹茹——开窍豁痰；

人参、生姜、甘草——补气和中；

苏合香丸——辛香解郁开窍。

（4）加减

四肢厥冷，加桂枝；

兼有风象，加天麻、钩藤；

见戴阳证，乃属病情恶化，宜急进参附汤、白通加猪胆汁汤（鼻饲）。

3.脱证

（1）症状及分析

突然昏倒，不省人事，目合口张、鼻鼾息微、手撒遗尿——正气虚脱，五脏之气衰弱欲绝；

汗多不止，四肢冰冷——阴阳离决之象；

舌痿，脉微欲绝——元气败脱之征。

（2）治法：回阳固脱。

（3）主方及分析：参附汤。

人参、生附子——回阳固脱。

（4）加减

汗出不止者，加黄芪、煅龙骨、煅牡蛎、山茱萸、五味子；

阳气恢复后，如患者又见面赤足冷、虚烦不安、脉极弱或突然脉大无根，是由于真阴亏损，阳无所附而出现虚阳上浮欲脱之证，可用地黄饮子加减。

（四）其他治疗

1.中成药　天麻钩藤颗粒/丸：用于风阳上扰证。

半夏天麻丸、天丹通络胶囊：用于风痰入络证。

麻仁润肠丸、麻仁软胶囊：用于痰热腑

实，大便不通者。

补阳还五口服液、三七通舒胶囊：用于气虚血瘀证。

六味地黄丸、杞菊地黄丸：用于阴虚风动证。

安宫牛黄丸、清开灵口服液：用于阳闭证。

苏合香丸：用于阴闭证。

参附注射制剂：用于阳脱证。

2. 康复训练 中风患者应该尽早进行康复训练。在患者神志清楚，生命体征平稳，且不伴有严重精神、行为异常及其他严重并发症、合并症的情况下，即可进行康复训练。康复训练应当选择正确的方法，并且持之以恒，循序渐进。中风急性期患者，应尽量保持良肢位，并定时变换体位。对于意识不清或不能进行主动运动的患者，应进行被动关节活动度维持训练，预防关节挛缩和促进运动功能恢复。对于意识清楚并可以配合的患者，可在康复治疗师的指导下，逐步进行体位变化的适应性训练、平衡反应诱发训练及抑制肢体痉挛的训练等。对言语不利、吞咽困难的患者应进行言语、吞咽功能的训练。

【预防调护】

首先，针对中风的危险因素采取预防性干预措施，如避免内伤积损，减少情志过极，改变不良饮食习惯，控制体重增加，坚持适当运动等，以减少中风的发生风险。对于已经罹患中风的人群，应当积极采取治疗性干预措施，以预防中风再次发生和中风后痴呆、抑郁、癫病等继发病证的发生，降低病残率和病死率。

其次，中风急重症患者多"五不能"，如说话、翻身、咯痰、进食、大小便均不能自主，宜采取针对性调护措施。包括：①严密观察，精心护理，积极抢救，以促进病情向愈，减少后遗症。②采取良肢位卧床休息，同时密切观察神志、瞳神、气息、脉象等情况，若体温超过 39℃，可物理降温，并警惕抽搐、呃逆、呕血及虚脱等变证发生。④保持呼吸道通畅，防止肺部、口腔、皮肤、会阴等部位感染。④尽早进行康复训练，可采取针灸、推拿及相关功能训练，如语言、运动、平衡等训练，并指导病人自我锻炼，促进受损功能的恢复。

【临证要点】

1. 诊断之要，首在分清中风之缺血与出血 急性中风的分类诊断，除四诊合参之外，还应及时借助头颅 MRI 或 CT 等理化检查，明确是缺血性还是出血性，这对于急性期的治疗选择极为重要。缺血性中风急性期可采用活血化瘀法为主治疗，而对于出血性中风急性期则应慎用活血化瘀法。

2. 治疗之法，需辨证施治而非偏用一法 如张锡纯《医学衷中参西录·医论》云："今之治偏枯者多主气虚之说，而习用《医林改错》补阳还五汤。"然而，中风偏瘫有因于阴血亏虚、筋膜拘急，也有因于气虚血瘀、筋膜弛缓，临床宜辨证施治，不宜偏用补气。"若不知如此治法，唯确信王清任补阳还五之说，于方中重用黄芪，其上升之血益多，脑中血管必将至破裂不止也，可不慎哉！"

3. 临证之师，当参悟古今而非拘泥教材 唐代孙思邈《备急千金要方·治诸风方》根据中风临床特征首分四类："一曰偏枯，二曰风痱，三曰风懿，四曰风痹。"元末明初王履《医经溯洄集·中风辨》根据中风病因来源继分两类，即"真中风"与"类中风"。清代程钟龄《医学心悟·类中风》根据中风症状特点提出分类标准："凡真中之证，必连经络，多见歪斜偏废之候。"此即所谓"偏枯"，分型有中经络和中脏腑之别。类中风不以歪斜偏废为主要特征，分型有"风痱""风懿""风痹"之异。诚如清代林珮琴《类证治裁·中风论治》所云："《千金》引岐伯论中风，大法有四：一曰偏枯，半身不遂也；二曰风痱，四肢不收也；三曰风懿，奄忽不知人，舌强不能言也；四曰风痹，诸痹类风状也。"可见，本节中风的辨证论治主要针对真中风，而对于类中风尚需参阅相关文献。

【名医经验】

化痰通腑法治疗中风急性期的临床经验 20世纪70年代，任继学在金元时期张从正提出的中风中脏腑用三化汤经验基础上，大胆实践，提出在中风发病72小时内先投三化汤（大黄、枳实、厚朴、羌活）加生蒲黄、桃仁、大皂角水煎服之，得利停服，取得了显著疗效。王永炎随后研究发现，急性脑卒中半数以上存在痰热腑实，并创制了星蒌承气汤并用于治疗中风急性期痰热腑实证，取得了显著疗效。他总结出化痰通腑法临床应用的三大指征：①便干便秘；②舌苔黄腻；③脉弦滑。同时指出通下后腑气通畅的指标一是大便通泻，二是舌苔的变化，舌苔要转为薄白苔，舌质转为淡红，此为顺，可停止通下。若黄苔或黄腻苔持续不退，需继续通腑，此时可改用大柴胡汤通腑泄热；若是黄苔或黄腻苔迅速剥落而舌质转红绛，此为逆，为复中风之危候。还指出通

下不可太过，若通下过程中，患者出现心慌、气短、自汗、口干、舌红少津、脉沉缓等表现，甚或肛门总有少量大便，说明通下太过，或用通下剂过早。这些经验有力推动了中医药治疗中风的临床进展。

医案分析

太塘程晓山，程松谷从弟也。客湖州，年四十，悬弧之日，湖中亲友举贺，征妓行酒，宴乐月余。一日忽言曰：近觉两手小指及无名指掉硬不舒，亦不为用。口角一边常牵扯引动，幸为诊之。六脉皆滑大而数，浮而不敛。其体肥，其面色苍紫。予曰：据脉滑大为痰、数为热、浮为风。……君善饮，故多湿。近又荒于色，故真阴竭而脉浮，此手指不舒，口角牵扯，中风之症已兆也。所喜面色苍紫，其神藏，虽病犹可治。切宜戒酒色，以自保爱。……以二陈汤加滑石为君，芩连为臣，健脾消痰，撤湿热从小便出；加胆南星、天麻以定其风，用竹沥、姜汁三拌三晒，仍以竹沥打糊为丸，取竹沥引诸药入经络化痰。外又以天麻丸滋补其筋骨，标本两治。服二料，几半年，不唯病痊，且至十年无恙。迨行年五十，湖之贺者如旧，召妓宴乐者亦如旧，甘酒嗜音，荒淫而忘其旧之致病也。手指、口角牵引、掉硬尤甚，月余中风，左体瘫痪矣。归而逆予诊之，脉皆洪大不敛，汗多不收，呼吸气促。予曰：此下虚上竭之候。盖肾虚不能纳气归原，故汗出如油喘而不休，虽和缓无能为矣，阅二十日而卒。

摘自：《孙文垣医案·新都治验》

按：患者素食肥甘，恣情声色，致使酿生痰热，灼伤肾阴，阴虚风动，挟痰浊上扰，入阻脉络，故中风，证属本虚标实，治以温胆汤加天麻丸等，化痰清热、滋阴潜阳，标本同治近半年之久，竟十年无恙。后因年逾五十，又纵欲过度，致使肾精耗竭，无以收敛元阳，导致阴阳离决而卒。

【古籍选录】

《灵枢·刺节真邪论》："虚邪偏客于身半，其入深，内居营卫，营卫稍衰，则真气去，邪气独留，发为偏枯。"

《金匮要略·中风历节病脉证并治》："夫风之为病，当半身不遂，或但臂不遂者，此为痹。脉微而数，中风使然。"

《临证指南医案·中风》："今叶氏发明内风，乃身中阳气之变动。肝为风脏，因精血衰耗，水不涵木，木少滋荣，故肝阳偏亢，内风时起，治以滋液息风、濡养营络、补阴潜阳……或风阳上窜，痰火阻窍，神识不清，则有至宝丹芳香开窍，或辛凉清上痰火……"

【文献推介】

1. 王永炎，严世芸.实用中医内科学·脑系病证 [M].2 版.上海：上海科学技术出版社，2009.

2. 田金洲.王永炎院士查房实录·古代中风的诊断及分类探讨 [M].北京：人民卫生出版社，2015.

3. 中华医学会神经病学分会脑血管病学组.2010 年中国急性缺血性脑卒中诊治指南 [J].中华神经科杂志，2010，43（2）：146-152.

【小结】

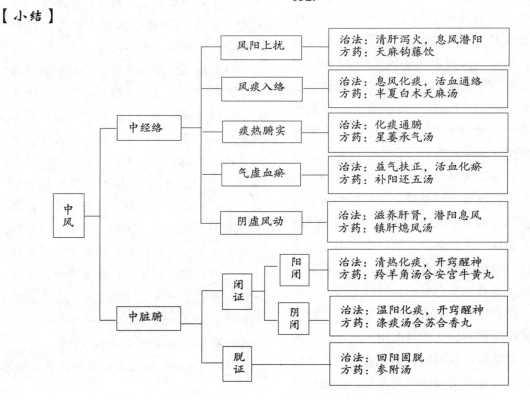

【复习思考题】

1. 中风之中经络与中脏腑如何鉴别？

2. 简述中风急性期痰热腑实证和气虚血瘀证的症状、病机、治法和方药。

（田金洲）

第四节 痴呆

痴呆，又称呆病，是一种以获得性智能缺损为主要特征的病证，其损害的程度足以干扰工作或日常生活活动。随着人口老龄化，痴呆已经成为老年人的常见病和多发病，是老年人的主要致死原因之一。西医学中的阿尔茨海默病、血管性痴呆可参照本节进行辨证论治，路易体痴呆、额颞叶痴呆、帕金森病性痴呆、麻痹性痴呆、中毒性脑病等具有本病特征者，也可参考本节进行辨证论治。痴呆的历史沿革见表3-4-1。

表 3-4-1 痴呆的历史沿革

朝代	代表医家	代表著作	主要论述
明	张景岳	《景岳全书》	病名：首提"痴呆"病名 病因病机：郁结，或善愁，或以不遂，或以思虑，或以疑惑，或以惊恐 临床表现：言辞颠倒，举动不经，或多汗，或善愁，其证则千奇百怪，无所不至 治疗：速扶正气为主，宜七福饮，或大补元煎
清	陈士铎	《辨证录》	病名：设"呆病"专篇 病因病机：呆病成于郁，呆病成于痰 治疗：开郁化痰
	王清任	《医林改错》	病因病机：高年无记性者，脑髓渐空
	吴鞠通	《吴鞠通医案》	病名：首提"中风神呆"病名 临床表现：神呆不语，前能语时，自云头晕，左肢麻，口大歪
	张乃修	《张聿青医案》	临床表现：右半不遂，神呆不慧
	叶天士	《临证指南医案》	临床表现：初起神呆遗溺

知识拓展

1907年，德国医生阿诺伊斯·阿尔茨海默博士在德国西南精神病学会上，报道了世界上第一例阿尔茨海默病。这是一位伴有局灶性体征、幻觉和妄想的进行性痴呆的51岁女性患者，名叫奥古斯丁。该患者去世后，阿尔茨海默医生进行了尸体检查，发现患者大脑内有大量的老年斑（SP）和神经纤维缠结（NTF）。1910年，阿尔茨海默医生的启蒙老师、德国精神病学家埃米尔·克瑞佩林医生在他主编的一本很有影响的《精神病学》教材第8版中，把阿尔茨海默医生报道的这个疾病命名为"阿尔茨海默病"，从此奠定了阿尔茨海默病作为一个疾病单元的临床和病理基础。阿尔茨海默病是最常见的痴呆原因，占所有原因痴呆的60%～80%。

摘自：《阿尔茨海默病的诊断与治疗》

【病因病机】

本病的发病多因先天不足，或后天失养，或年迈体虚，或久病不复，导致肾虚精少，髓海不足，元神失养，而渐致痴呆；或因久郁不解，或中风外伤，或外感热毒等，导致损伤脑络，脑气不通，神明不清，而突发痴呆。

（一）病因

1. 先天不足 先天禀赋不足或遗传因素在痴呆发病中起着重要作用。禀赋不足，髓海不充，不能继年，延至成年，或因衰老、情志、饮食、劳逸等后天因素影响，而致髓海渐空，元神失养，发为痴呆。

2. 后天失养 起居失宜、饮食失节、劳逸失度或久病不复，都可导致脾胃受损，既不能化生气血精微，充养脑髓，又可能聚湿生痰，蒙蔽清窍，神明不清而成痴呆。

3. 年老肾虚 人至老年，肾气日衰，精气欲竭，脑髓失充，元神失养，故发呆病。诚如清代陈士铎《辨证录·呆病门》所云："人有老年而健忘者……人以为心血之涸，谁知肾水之竭乎。"

4. 久郁不解 清代陈士铎《辨证录·呆病门》认为在情志致呆中，尤以久郁为甚，所谓"郁之既久而成呆"。一方面，木郁土衰，痰浊内生，痰蒙清窍，发为痴呆；另一方面，久郁化火，炼液成痰，迷蒙清窍，发为痴呆。

5. 中风外伤 如中风后，瘀血气滞而成痴呆者，乃瘀阻脑络，脑气不通，使脑气与脏气不相连接，神明不清所致。如清代吴鞠通《吴鞠通医案·中风》云："中风神呆不语，前能语时，自云头晕，左肢麻，口大歪。"此外，颅脑外伤或产道损伤或外感热毒，损伤脑络，使脑气与脏气不相连接，神明不清而发痴呆。

（二）病机

本病的病变部位在脑，与心、肝、脾、肾功能失调密切相关，其中以肾虚为本。脾肾亏虚，气血不足，精髓无源，或年老肾衰，精少髓减，使髓海渐空，元神失养而发痴呆。与此同时，痰浊、瘀血、火热等留滞于脑，损伤脑络，导致脑气不通或脑气与脏气不相连接，神明不清，故发痴呆。

本病的发病机理，概而言之，主要有虚、痰、瘀等方面，且互为影响。一是髓海不充，脾肾亏虚，气血不足，导致髓海渐空，元神失养而致呆，即所谓"呆病成于虚"。二是木郁土衰，聚湿生痰，痰迷清窍而致呆，即所谓"呆病成于痰"。三是瘀血气滞，脑络瘀阻，脑气不通或脑气与脏气不相连接而成呆，即所谓"呆病成于瘀"。

本病的病理性质有虚实两端，且相互转化。初期多虚，证候表现为髓海不足、脾肾亏虚、气血不足，临床表现以智能缺损症状为主，少见情志异常症状，病情相对稳定，即平台期特征；中期虚实夹杂，证候表现为痰浊蒙窍、瘀血阻络、心肝火旺，一般智能缺损症状较重，常伴情志异常症状，病情明显波动，即波动期特征；后期因痰浊、瘀血、火热久蕴而生浊毒所致，正衰邪盛，但证候表现多以正气虚极和热毒内盛为主，病情明显恶化，临床表现为智能丧失殆尽，且兼神愈如寐，或知动失司，或形神失控，或虚极风动症状，即下滑期特征。临床上，由虚转实，多为病情加重；由实转虚，常为病情趋缓；而极虚极实，则提示病情恶化。临床上肾虚几乎贯穿于疾病始终，而痰浊对肾虚、髓减、气虚、血瘀等具有叠加作用，所谓"痰气独盛，呆气最深"（《辨证录·呆病门》）。其预后"有可愈者，有不可愈者，亦在乎胃气元气之强弱，待时而复，非可急也"（《景岳全书·杂病谟》）。痴呆的病因病机演变见图 3-4-1。

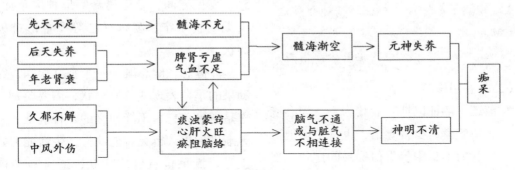

图 3-4-1 痴呆病因病机演变示意图

【诊断与鉴别诊断】

（一）诊断

1. 善忘，包括短期记忆或长期记忆减退。

2. 智能缺损，包括失语（如找词困难、语言不连贯、错语）、失认（如不能辨认熟人或物体）、失用（如动作笨拙、系错纽扣）、执行不能（如反应迟钝，或完成任务困难等）等 1 项或 1 项以上损害。

3. 生活能力下降，即生活或工作能力部分或完全丧失。

4. 除外引起智能缺损的其他原因，如郁证、癫狂、谵妄等。

神经心理学检查有助于本病的临床诊断和鉴别，而详问病史、MRI 扫描或 PET 或脑脊液检查等有助于痴呆的原因鉴别。

根据痴呆的原因可分为老人呆病（隐匿起病，渐进性加重）和中风神呆（突然发病，波动样病程）。

知识拓展

DSM-IV-TR 痴呆诊断标准（APA, 2000）

A. 发生多个认知领域功能障碍，包括以下两方面：

1. 记忆功能障碍，也是主要的早期表现（学习新信息或回忆以往已获得信息的能力障碍）。

2. 至少同时具有以下认知功能损害之一：

a. 失语 语言障碍，可以表现为叫不出人名或物名。

b. 失用 运动和感觉正常，能够理解指令，但不能按指令完成相应的动作。

c. 失认 感觉功能正常却不能认知或识别物体。

d. 执行功能障碍 包括抽象思维，计划、启动、程序化、监督和终止复杂行为的能力。

B. 上述认知功能障碍（A1 和 A2）必须严重到足以干扰社会或职业功能，且与以往相比明显下降。

C.认知功能障碍不只是发生在谵妄过程中。

D.上述认知功能障碍不能由其他精神障碍疾病（如重度抑郁症、精神分裂症等）解释。

摘自:《中国痴呆诊疗指南》

（二）鉴别诊断

1.郁证 郁证以抑郁症状为主，如心境不佳、表情淡漠、少言寡语，也常主诉记忆减退、注意力不集中等类似痴呆的症状，临床上称之为假性痴呆。但仔细询问病史，会发现患者大多思路清晰、逻辑性强、无生活失能情况，抗抑郁治疗有明显效果。痴呆以智能症状为主，如善忘、智能缺损、生活失能，抑郁情绪或有或无，抗抑郁治疗无明显效果，可资鉴别。

2.癫狂 癫狂早期即以沉闷寡言、情感淡漠、语无伦次或喃喃自语、静而少动等情志失常为主；或以喧扰不宁、烦躁不安、妄见妄闻、妄思妄行，甚至狂越等形神失控症状为主；迁延至后期，也会发生智能缺损。但痴呆早期即以善忘、智能缺失、生活失能等症状为主，中后期会有烦躁不安、急躁易怒、妄见妄闻、妄思离奇等形神失常症状，少见喧扰不宁、妄行狂越等严重形神失控症状。

3.健忘 健忘既是一个独立疾病，又是痴呆的早期表现或首发症状，需要鉴别。健忘是遇事善忘、不能回忆的一种病证，一般无渐进加重，也无智能缺失，生活能力始终正常。痴呆也有健忘症状，通常有渐进加重，且智能缺失，生活能力同时受损。跟踪随访，有助于鉴别。

【辨证论治】

（一）辨证要点

1.识病期

见表3-4-2。

2.分缓急

见表3-4-3。

3.辨虚实

见表3-4-4。

表3-4-2 痴呆分期辨别

	平台期	波动期	下滑期
临床特征	以智能缺损为主，多无行为症状，日常生活尚自理	智能缺损较重，常见行为症状，但躯体性日常生活能力相对保留	智能丧失殆尽，且具神愦如寐、知动失司、行为失控、虚极生风症状之一，但躯体性日常生活能力相对保留
核心症状	（1）善忘 （2）迷路 （3）找词或命名困难或言语不清 （4）反应迟钝	（1）平台期症状 （2）急躁易怒，烦躁不安 （3）攻击行为，行为异常 （4）妄闻妄见，妄思离奇	（1）迷蒙昏睡，无欲无语，不识人物 （2）神呆遗尿，二便失禁，不从指令 （3）躁扰不宁，甚至狂越，谵语妄言 （4）肢体僵硬或蜷缩，或颤动或痫痉
判断标准	具备4项中2项	具备4项中2项	具备4项中2项
病情程度	轻度	中度	重度
病变性质	多见虚证	常见虚实夹杂证	呈现极虚极实之象

表 3-4-3　痴呆缓急辨别

	缓者	急者
发病特点	起病缓慢，渐进加重，病程较长	起病突然，阶梯样加重，病程较短
病因病机	多与禀赋、衰老、肾虚、血少有关	多与卒中、外伤、七情、外感有关
预后	久病渐显，多属痼疾难治	新病突发，多可逐渐恢复

表 3-4-4　痴呆虚实辨别

	虚证	实证
病机	髓海不充、脾肾两虚、气虚血亏	痰浊、瘀血、火热、毒盛
舌、脉、症状	苔少、脉细无力、腰膝酸软、少气无力、汗出心悸、面色不华等	苔厚、脉弦滑、头晕目眩、心烦易怒、目干口苦、大便秘结等

（二）治则治法

分期论治指引了本病不同阶段的治疗重点。平台期以肾虚为主，补肾为法；波动期以痰浊为主，重在治痰；下滑期以热毒为主，解毒为急。各期常相互交叉或重叠，治法方药应随机调整，如波动期常因脾虚而痰盛，化痰时须兼补脾；下滑期常因虚极而毒盛，重剂清热解毒时，勿忘大补元气。

本病的具体治法则随证施用。髓海不足，常用七福饮滋补肝肾，生精养髓。脾肾两虚，常用还少丹温补脾肾。气血不足，常用归脾汤益气健脾。痰浊蒙窍，常用洗心汤化痰开窍。瘀阻脑络，常用通窍活血汤活血化瘀。心肝火旺，常用天麻钩藤饮清心平肝。热毒内盛，常用黄连解毒汤清热解毒。

（三）分证论治

平台期

1. 髓海不足

（1）症状及分析

忘失前后，兴趣缺失，兴居怠惰，或倦

怠嗜卧——脑髓不足，元神失养；

行走缓慢，动作笨拙，甚则振掉，腰胫酸软，齿枯发焦——髓海亏虚，髓不养骨；

脑转耳鸣，目无所见——髓不养脑，脑窍失司；

舌瘦色淡，脉沉细——阴虚髓减之象。

（2）治法：滋补肝肾，生精养髓。

（3）主方及分析：七福饮。

熟地黄、当归、酸枣仁——滋补肝肾，养血安神；

人参、白术、炙甘草——益气健脾；

远志——化痰益智。

（4）加减

加鹿角胶、龟甲胶、阿胶和山茱萸、知母等，加强滋补肝肾、生精养髓之力；

心烦、溲赤、舌红少苔、脉细而弦数，用六味地黄汤或左归丸；

头晕、耳鸣、目眩或视物不清，加天麻、钩藤、珍珠母、煅牡蛎、菊花、生地黄、枸杞子。

2. 脾肾亏虚

（1）症状及分析

迷惑善忘，兴趣缺失，反应迟钝，易惊善恐——髓海空虚，元神失养；

食少纳呆，或呃逆不食，口涎外溢，四肢不温——脾胃亏虚，气血不足；

小便混浊，夜尿频多，或二便失禁——脾肾两虚，不能固摄；

舌质淡白，舌体胖大，舌苔白，脉沉细弱，两尺尤甚者——脾肾两虚之象。

（2）治法：温补脾肾，养元安神。

（3）主方及分析：还少丹。

肉苁蓉、巴戟天、小茴香——助命火，补肾气；

熟地黄、山茱萸、枸杞子、牛膝、杜仲、楮实子——补益肝肾，生髓益智；

茯苓、山药、大枣——益气健脾，生精益髓；

石菖蒲、远志——化痰开窍；

五味子——敛阴安神。

（4）加减

呃逆不食，口涎外溢，加白术、生黄芪、清半夏、炒麦芽；

夜尿频多，加菟丝子、蛇床子；

二便失禁，加益智仁、桑螵蛸。

3. 气血不足

（1）症状及分析

善忘茫然，找词困难，不识人物，言语颠倒——气血不足，元神失养；

多梦易惊，少言寡语——气血亏虚，心失所养；

倦怠少动，面唇无华，爪甲苍白——气虚不动，血虚不荣；

纳呆食少，大便溏薄——脾虚不升，胃滞不降，运化失司；

舌淡苔白，脉细弱——气血不足，心脾两虚之象。

（2）治法：益气健脾，养血安神。

（3）主方及分析：归脾汤。

人参、炙黄芪、白术、茯苓、炙甘草——健脾益气；

龙眼肉、当归、大枣——养血补心；

酸枣仁、远志——宁心安神；

木香——理气醒脾；

生姜——调和脾胃。

（4）加减

脾虚日重，加茯苓、山药；

入睡困难或夜间行为异常，加柏子仁、首乌藤、珍珠、煅牡蛎、莲子心。

波动期

4. 痰浊蒙窍

（1）症状及分析

多忘不慧，表情呆滞，迷路误事，不言不语，忽歌忽笑，洁秽不分，亲疏不辨——痰浊蒙窍，神明不清；

口吐痰涎，纳呆呕恶，体胖懒动——脾虚痰盛之象；

舌苔黏腻浊，脉弦而滑——脾虚痰盛之征。

（2）治法：化痰开窍，养心安神。

（3）主方及分析：洗心汤。

半夏、陈皮——燥湿化痰；

人参、甘草、附子——益气健脾，助阳化气；

石菖蒲——化痰开窍；

酸枣仁、茯神——宁心安神；

神曲——和胃消食。

（4）加减

舌质红而舌苔黄腻，可加清心滚痰丸，待痰热化净，再投滋补之剂；

言语颠倒，歌笑不休，甚至反喜污秽，可改用转呆丹。

5. 瘀阻脑络

（1）症状及分析

喜忘，神呆不慧或不语，反应迟钝，动作笨拙，或妄思离奇——瘀阻脑络，使脑气与脏气不相连接，神机失用；

头痛难愈，面色晦暗——血瘀气滞，经脉挛急；

常伴半身不遂、口眼歪斜、偏身麻木、言语不利——血脉瘀阻，流窜经络；

舌紫瘀斑，脉细弦或沉迟——瘀血之征。

（2）治法：活血化瘀，通窍醒神。

（3）主方及分析：通窍活血汤。

桃仁、红花、赤芍、川芎——活血化瘀；

人工麝香——通窍醒神；

葱白、生姜、黄酒——通阳宣窍。

（4）加减

通血络非虫蚁所不能，加全蝎、蜈蚣之类；

化络瘀非天麻三七所不能，加天麻、三七；

病久气血不足，加当归、生地黄、党参、黄芪；

病久血瘀化热，常致肝胃火逆，加钩藤、菊花、夏枯草。

6. 心肝火旺

（1）症状及分析

急躁易怒，烦躁不安——心肝火旺，情志异常；

妄闻妄见、妄思妄行，或举止异常，噩梦或梦幻游离或梦寐喊叫——肝旺血热，魂神不宁；

头晕目眩，头痛，耳鸣如潮——肝阳上亢，经脉不利；

口臭，口疮，尿赤，便干——火盛生毒，肝胃不和；

舌红或绛，苔黄或黄腻，脉弦滑或弦数——心肝火旺之征。

（2）治法：清心平肝，安神定志。

（3）主方及分析：天麻钩藤饮。

天麻、钩藤、石决明、栀子、黄芩——平肝潜阳，清热泻火；

杜仲、桑寄生——补益肝肾；

川牛膝、益母草——引火下行；

首乌藤、茯神——宁神安魂。

（4）加减

失眠多梦，减杜仲、桑寄生，加莲子心、丹参、酸枣仁、合欢皮；

妄闻妄见、妄思妄行，去杜仲、桑寄生，加生地黄、山茱萸、牡丹皮、珍珠；

苔黄黏腻，加天竺黄、郁金、胆南星；

便秘，加酒大黄、枳实、厚朴；

烦躁不安，加黄连解毒汤或口服安宫牛黄丸。

下滑期

7. 热毒内盛

（1）症状及分析

无欲无言，迷蒙昏睡，不识人物——痰迷热闭，神愦如寐；

神呆遗尿，或二便失禁，或身体蜷缩不动——脾肾虚极，知动失司；

躁扰不宁，甚则狂越，或谵语妄言——火扰毒盛，形神失控；

肢体僵硬，或颤动，或痫痉——阴虚内热，虚极生风；

舌红绛少苔，苔黏腻浊，或腐秽厚积，脉数——热毒内盛之征。

（2）治法：清热解毒，通络达邪。

（3）主方及分析：黄连解毒汤。

黄连——清解上焦之热毒；

黄芩——清解中焦之热毒；

黄柏——清解下焦之热毒；

栀子——清解三焦之热毒。

（4）加减

痰迷热闭，神愦如寐，加石菖蒲、郁金、天竺黄等，或合用至宝丹；

火扰毒盛，形神失控，可合用安宫牛黄丸；

阴虚内热，虚极生风，合紫雪丹或生地黄、天麻、地龙、全蝎、蜈蚣。

（四）其他治疗

1. 中成药　左归丸：用于髓海不足证。

还少胶囊、复方苁蓉益智胶囊、右归丸：用于脾肾亏虚证。

归脾丸、人参养荣丸：用于气血不足证。

二陈丸、香砂六君子丸：用于痰浊蒙窍证。

通窍活血胶囊、血府逐瘀丸：用于瘀阻脑络证。

天智颗粒：用于心肝火旺证。

黄连解毒丸、安脑丸、牛黄清心丸：用于热毒内盛证。

2. 单方验方

（1）还神至圣汤：人参、白术、茯神、生酸枣仁、木香、天南星、荆芥、甘草、良姜、附子、枳壳、石菖蒲。适用于因木郁土衰，痰积于中不化而致呆病者。

（2）苏心汤：白芍、当归、人参、茯苓、半夏、炒栀子、柴胡、附子、生酸枣仁、吴茱萸、黄连。适用于气血两虚兼痰郁而致呆病者。

【预防调护】

痴呆的预防首先是针对痴呆的危险人群，即在无症状期采取必要的措施干预痴呆的危险因素，可以减缓发病和延缓发展。清淡饮食、常喝绿茶、快步行走等具有延缓或预防痴呆的作用。其次是针对痴呆的前驱期人群，即轻度认知损害阶段，其表现以轻微的健忘为特征，应积极治疗并跟踪随访，对延缓其发展为痴呆具有重要意义。

痴呆的调护是一项繁重的劳动，调护内容包括精神调理、智能训练、饮食调节、身体运动等，这些也是治疗必不可少的辅助方法。帮助病人维持或恢复有规律的生活习惯，饮食宜清淡。同时，要帮助病人正确认识和对待疾病，解除情志因素刺激。对轻症病人，应进行耐心细致的智能训练，使之逐渐恢复或掌握一定的生活和工作技能；对重症病人，应进行生活照料，防止因大小便自遗及长期卧床引发褥疮、感染等；要防止病人自伤或他伤，防止跌倒而发生骨折，或外出走失等。

【临证要点】

1. 痴呆诊断三步骤　首先，确认是否有智能缺损，可从病史和临床表现来判断；其次，判断是否智能缺损严重到干扰了日常生活活动，可通过询问患者和照料者获得；再次，排除引起智能缺损的其他原因如郁证、癫狂等。临床上，诊断在前，分期紧随，最后辨证。痴呆有两个主要类型，即老人呆病和中风神呆。痴呆分期有平台期、波动期和下滑期。

2.痴呆应分期治疗　老人呆病发病之初，多见肾虚之象，随着病情发展，可见痰气独盛，呆气愈深，因此早期治疗应以补肾为主，中期以化痰为法。中风神呆发病之始，多见血瘀之象，随着病情进展，或痰浊，或阳亢，或肾虚，常交替重叠，因此早期治疗常用化瘀之法，中期或化痰，或潜阳，或补肾，兼而有之。但无论老人呆病还是中风神呆，其末期都不外正气虚极和邪气极盛两端，治疗当清热解毒而佐以大补元气，或大补元气而佐以清热解毒。

【**名医经验**】

民国之前尚未形成痴呆治疗的完整体系。直至1994年王永炎发表《老年性痴呆辨治》一文，首次提出了痴呆的辨证施治方案。该方案将痴呆分为6个证候类型，即髓海不足、肝肾阴虚、脾肾不足、痰浊阻窍、瘀血内阻、心肝火旺，分别给予补肾益髓汤（验方）补肾养髓、填精养神；知柏地黄丸滋阴养血、补益肝肾；还少丹或归脾汤或肾气丸补肾健脾、益气生精；转呆丹或洗心汤健脾化痰、豁痰开窍；通窍活血汤或桃红四物汤活血化瘀、开窍醒神；黄连解毒汤清热泻火、安神定志。21世纪初，王永炎与张伯礼共同完成了益肾化浊法治疗轻中度血管性痴呆的临床研究，并指导完成了补肾化痰活血法治疗轻中度阿尔茨海默病的临床研究，从临床上验证了益肾化浊法或补肾化痰活血法治疗痴呆的有效性，对痴呆防治具有一定的指导意义。

医案分析

人有终日不言不语，不饮不食，忽笑忽歌，忽愁忽哭，与之美馔则不受，与之粪秽则无辞；与之衣不服，与之草木之叶则反喜，人以为此呆病，不必治也。然而呆病之成，必有其因，大约其始也，起于肝气之郁；其终也，由于胃气之衰。肝郁则木克土，而痰不能化，胃衰则土制水，而痰不能消，于是痰积于胸中，盘踞于心外，使神明不清，而成呆病矣。治法开郁逐痰、健胃通气，则心地光明，呆景尽散也。

方用洗心汤：人参（一两），茯神（一两），半夏（五钱），陈皮（三钱），神曲（三钱），甘草（一钱），附子（一钱），菖蒲（一钱），生枣仁（一两）。

水煎半碗灌之，必熟睡，听其自醒，切不可惊醒，反至难愈也。……不知呆病之来，其始虽成于郁，然郁之既久而成呆，其从前之郁气，久则尽亡之矣。故但补胃气以生心气，不必又始肝气以舒郁气也。

此症用还神至圣汤亦神：人参（一两），白术（二两），茯神、生枣仁（各五钱），广木香、天南星、荆芥（各三钱），甘草、良姜、附子、枳壳（各一钱），菖蒲（五分）。

水煎灌之，听其自卧，醒来前症如失。

摘自：《辨证录·呆病门》）

按：本证起于肝气之郁，肝气郁则木克土，脾胃弱则痰不化，痰浊积于胸中，蒙蔽清灵之窍，使神明不清，故痴呆诸症丛生。治疗以健脾化痰、开窍安神为主，方用洗心汤加减。该方补正与攻痰并重，补正是益脾胃之气以生心气，攻痰是扫荡干扰心宫之浊邪，再加养心安神之品，以治痴呆。

【古籍选录】

《千金翼方·养老大例第三》："人五十以上，阳气始衰，损与日至，心力渐退，忘失前后，兴居怠惰。"

《寿世保元·健忘》："夫健忘者……益主于心脾二经。心之官则思，脾之官亦主思，此由思虑过度，伤心则血耗散，神不守舍；伤脾则胃气衰惫，而疾愈深。"

《辨证录·呆病门》："人有老年而健忘者，近事多不记忆，虽人述其前事，犹若茫然，此真健忘之极也，人以为心血之涸，谁知肾水之竭乎。"

【文献推介】

1. 王永炎，张伯礼.血管性痴呆现代中医临床与研究·三期七证对治疗的提示 [M]. 北京：人民卫生出版社，2003.

2. 田金洲，王永炎，张伯礼，等.中国痴呆诊疗指南·诊断标准与评估量表 [M]. 北京：人民卫生出版社，2012.

3. 田金洲，王永炎，时晶，等.王永炎院士查房实录·痴呆分期辨证施治共识方案 [M]. 北京：人民卫生出版社，2015.

【小结】

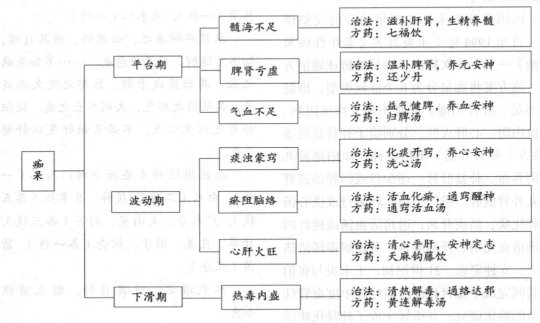

【复习思考题】

1. 如何理解"痰气独盛，呆气最深"和"治呆无奇法，治痰即治呆"的学术思想？

2. 如何理解"补肾即益智"和"治痰即治呆"的学术思想？

（田金洲）

第五节 痫证

痫证，又称为"癫痫"，是以发作性神情恍惚，甚则仆倒，不省人事，强直抽搐，口吐涎沫，两目上视或口中怪叫，移时苏醒，一如常人为主症的一种病证。痫证是反复发作的神志异常疾病，发作前可伴眩晕、胸闷等先兆，发作后常有疲倦乏力等症状。西医学中的癫痫，无论特发性癫痫，或继发性癫痫，均可参照本节进行辨证论治。痫证的历史沿革见表3-5-1。

表 3-5-1　痫证的历史沿革

朝代	代表医家	代表著作	主要论述
战国—西汉	—	《黄帝内经》	病名：胎病、癫疾 病因病机：此得之在母腹中时，其母有所大惊，气上而不下，精气并居，故令子发为癫疾也
隋	巢元方	《诸病源候论》	分类：风痫、惊痫、食痫、痰痫
元	朱丹溪	《丹溪心法》	病因病机：无非痰涎壅塞，迷闷孔窍
清	叶天士	《临证指南医案》	治疗：痫之实者，用五痫丸以攻风，控涎丸以劫痰，龙荟丸以泻火；虚者，当补助气血，调摄阴阳，养营汤、河车丸之类主之

【病因病机】

（一）病因

痫证的发生，大多由于先天因素，七情失调，脑部外伤，饮食不节，劳累过度，或患他病致脑窍损伤之后而发病。诸多病因造成脏腑功能失调，风、火、痰、瘀闭塞清窍，积痰内伏，偶遇诱因触动，则脏气不平，阴阳失衡而致气机逆乱，元神失控而发病。

1. 先天因素　痫证之始于幼年者多见，与先天因素有密切关系。母体突受惊恐，导致气机逆乱或精伤而肾亏，易发生痫证。母体服药不当，易成为发病的潜在因素。

2. 七情失调　主要责之于惊恐。突受大惊大恐，造成气机逆乱，痰浊随气上逆，蒙蔽清窍；或五志过极化火生风，或肝郁日久化火生风，风火夹痰上犯清窍，元神失控，发为本病。

3. 脑部外伤　由于跌仆撞击，或出生时难产，均能导致脑窍受损，瘀血阻络，经脉不畅，脑神失养，发为痫证。

4. 其他　或因六淫之邪所干，或因饮食失调，或因患他病后，脏腑受损，均可导致积痰内伏。若触动积痰，生热动风，壅塞经络，闭塞心窍，上扰脑神，发为痫证。

（二）病机

病位在脑，与心、肝、脾、肾等脏密切相关。病理因素涉及风、火、痰、瘀等，以痰邪最为重要，每由风、火触动，痰瘀内阻，蒙蔽清窍而发病。

本病的发病机理总以痰为主，其中痰浊内阻，脏气不平，阴阳偏胜，气机逆乱，元神失控是病机的关键所在。

本病的病理性质有虚实两端，且相互转化。发病初期，以痰瘀阻窍，肝郁化火生风，风痰闭阻，或痰火炽盛等实证为主；久发耗伤正气，首伤心脾，继损肝肾，可致心肾亏虚；或气血不足，而见心脾两虚。日久痰瘀凝结胶固，表现虚实夹杂，则治愈较难，甚至神情呆滞，智力减退。痫证的病因病机演变见图3-5-1。

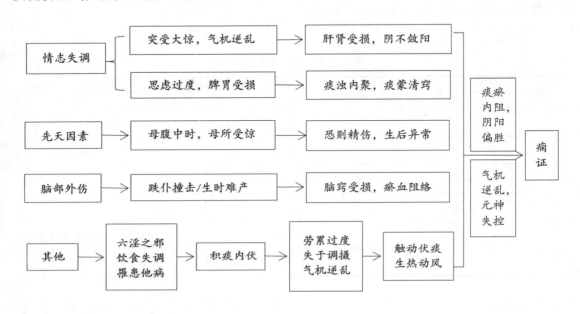

图3-5-1　痫证病因病机演变示意图

【诊断与鉴别诊断】

（一）诊断

1. 慢性、反复发作性、短暂性神情恍惚，甚则突然仆倒，昏不知人，口吐涎沫，两目上视，肢体抽搐，或口中怪叫，移时苏醒，一如常人，且苏醒后对发作时情况全然不知。

2. 任何年龄、性别均可发病，但多在儿童期、青春期或青年期发病。

3. 发作前可有眩晕、胸闷、叹息等先兆症状，发作后常伴疲乏无力。

4. 多有家族史或产伤史或脑部外伤史，老年人可有中风史，每因惊恐、劳累、情志过极等诱发。

脑电图是诊断痫证的主要实验室检查方法，对痫证发作类型确定具有重要作用。脑电图可检测到发作期较慢的不规则棘-慢波或尖-慢波等阳性表现。对继发性痫证，应根据病史、体格检查及脑电图的改变，选择相应的检查方法以明确之。疑有占位病变时可做头颅CT、MRI等检查。

根据发作特征，可分为大发作、小发作、局限性发作。大发作以神志障碍、全身抽搐为特点；小发作临床表现为短暂意识丧失，多见于儿童和少年期。局限性发作，可见多种形式，如口、眼、手等局部抽搐而不伴意识障碍，多数在数秒至数分钟即止。

（二）鉴别诊断

1. 中风　痫证大发作与中风病均有突然仆倒、昏不知人等症状，但痫证有反复发作史，发时口吐涎沫、两目上视、四肢抽搐，或作怪叫声，可自行苏醒，无半身不遂、口舌歪斜等症，而中风则仆地无声，昏迷持续时间长，醒后常有半身不遂等后遗症。

2. 厥证　厥证除见突然仆倒，昏不知人主症外，还有面色苍白、四肢厥冷，或见口噤、握拳、手指拘急，而无口吐涎沫、两目上视、四肢抽搐和病作怪叫之见症，临床上不难区别。

3. 痉证　两者都具有四肢抽搐等症状，但痫证仅见于发作之时，兼有口吐涎沫，病作怪叫，醒后如常人。而痉证多见持续发作，伴有角弓反张、身体强直，经治疗恢复后，或仍有原发疾病的存在。

【**辨证论治**】

（一）辨证要点

1. 辨病性　来势急骤，神昏猝倒，不省人事，口噤牙紧，颈项强直，四肢抽搐者，病性属风；发作时口吐涎沫，气粗痰鸣，呆木无知，发作后或有情志错乱、幻听、错觉，或有梦游者，病性属痰；有猝倒啼叫、面赤身热、口流血沫，平素或发作后有大便秘结、口臭苔黄者，病性属火；发作时面色潮红、紫红，继则青紫，口唇紫绀，或有颅脑外伤、产伤等病史者，病性属瘀。

2. 辨病情轻重　判断本病之轻重要注意两个方面：一是病发持续时间之长短，一般持续时间长则病重，短则病轻；二是发作间隔时间之久暂，即间隔时间短暂则病重，间隔时间长久则病轻。其临床表现的轻重与痰浊之浅深和正气之盛衰密切相关。

3. 辨阳痫、阴痫　痫证发作时有阳痫、阴痫之分。发作时牙关紧闭，伴面红、痰鸣声粗、舌红脉数有力者多为阳痫；面色晦暗或萎黄、肢冷、口无怪叫或叫声低微者多为阴痫。阳痫发作多属实，阴痫发作多属虚。

（二）治则治法

急则治其标，缓则治其本，痫证治疗首当分清标本虚实、轻重缓急。频繁发作，以治标为主，着重清泻肝火、豁痰息风、开窍定痫；平时则补虚以治其本，宜益气养血、健脾化痰、滋补肝肾、宁心安神。

（三）分证论治

1. 风痰闭阻

（1）症状及分析

发病前常有眩晕，头昏，胸闷，乏力，痰多，心情不悦——痰浊中阻，气机不畅；

突然跌倒，神志不清，或精神恍惚——肝风内动，挟痰横窜，气血逆乱于胸中，心神失守；

抽搐吐涎，或伴尖叫，喉中痰鸣，口吐涎沫——内风挟痰窜扰筋脉，上扰清窍；

舌质红，苔白腻，脉多弦滑有力——风痰内盛。

（2）治法：涤痰息风，开窍定痫。

（3）主方及分析：定痫丸。

天麻、全蝎、僵蚕——平肝息风镇痉；

川贝母、胆南星、姜半夏、竹沥、石菖蒲——涤痰开窍而降逆；

琥珀、茯神、远志、朱砂——镇心安神定痫；

茯苓、陈皮、生姜——健脾益气化痰；

丹参、麦冬——理血育阴，清心润燥；

甘草——调和诸药。

（4）加减

眩晕、目斜视，加龙骨、牡蛎、磁石、珍珠母。

2. 痰火扰神

（1）症状及分析

平时急躁易怒，心烦失眠，咯痰不爽，口苦咽干，便秘溲黄——气郁化火，痰浊蕴结，痰火内盛；

昏仆抽搐，吐涎，或有吼叫——痰火扰神；

舌红，苔黄腻，脉弦滑而数——痰火内盛。

（2）治法：清热泻火，化痰开窍。

（3）主方及分析：龙胆泻肝汤合涤痰汤。

龙胆、黄芩、栀子——泻肝火；

姜半夏、胆南星、竹茹、橘红、枳实——理气涤痰；

人参——健脾益气化痰；

泽泻、通草、车前子——清热利湿；

柴胡——疏畅气机；

石菖蒲——清心开窍；

生地、当归——和血养肝；

甘草——调和诸药。

（4）加减

肝火动风，加天麻、石决明、钩藤、地龙、全蝎。

3. 瘀阻脑络

（1）症状及分析

平素头晕头痛，痛有定处，多继发于颅脑外伤、产伤、颅内感染性疾患后——瘀血阻窍，脑络闭塞；

单侧肢体抽搐，或一侧面部抽动——瘀血阻滞，筋脉失养；

颜面口唇青紫，舌质暗红或有瘀斑，舌苔薄白，脉涩或弦——瘀阻脑络。

（2）治法：活血化瘀，息风通络。

（3）主方及分析：通窍活血汤。

赤芍、川芎、桃仁、红花——活血化瘀；

人工麝香——通阳开窍，活血通络；

老葱、生姜、黄酒——通阳宣窍。

（4）加减

痰涎偏盛，加半夏、胆南星、竹茹。

4. 心脾两虚

（1）症状及分析

神疲乏力——脾虚生化乏源，气血不足；

眩晕，胸闷，纳呆，气短，大便溏薄——脾虚不运，聚湿生痰，升降失调；

心悸，失眠多梦——血虚不能养心；

舌质淡，苔白腻，脉沉细而弱——心脾两虚，痰盛于内。

（2）治法：补益气血，健脾宁心。

（3）主方及分析：六君子汤合归脾汤。

人参、茯苓、白术、炙甘草、炙黄芪——健脾益气；

陈皮、姜半夏、木香——理气化痰降逆；

当归、龙眼肉——养血和血；

酸枣仁、远志、五味子——养心安神。

（4）加减

痰浊盛而恶心呕吐痰涎，加胆南星、姜竹茹、瓜蒌、石菖蒲、旋覆花；

便溏者，加薏苡仁、白扁豆、炮姜；

夜游者，加龙骨、牡蛎、生铁落。

5. 心肾亏虚

（1）症状及分析

痫证频发，神思恍惚，面色晦暗，健忘

失眠——心肾俱亏，肾精不足，髓海失养；

心悸，头晕目眩——血虚不能上荣；

两目干涩，耳轮焦枯不泽，腰膝酸软——肾精虚亏；

大便干燥——阴亏大肠失其濡润；

舌质淡红，脉沉细而数——精血不足。

（2）治法：补益心肾，潜阳安神。

（3）主方及分析：左归丸合天王补心丹。

熟地黄、山药、山茱萸、菟丝子、枸杞子——补益肝肾；

鹿角胶、龟甲胶——峻补精血；

牛膝——补肾强腰；

人参、茯苓——益气宁心；

酸枣仁、五味子——收敛心气而安心神；

柏子仁、远志、朱砂——养心安神；

玄参、天冬、麦冬——甘寒滋润，清虚火；

丹参、当归——补血、养血；

牡蛎、鳖甲——滋阴潜阳。

（4）加减

神思恍惚，持续时间长，加阿胶；

心中烦热，加焦栀子、莲子心；

大便干燥，加玄参、天花粉、当归、火麻仁。

（四）其他治疗

中成药 癫痫平片：用于风痰闭阻证。

龙胆泻肝丸合涤痰丸：用于痰火扰神证。

归脾丸合香砂六君子丸：用于心脾两虚证。

左归丸合天王补心丹：用于心肾亏虚证。

【预防调护】

痫证发生多与母亲在孕期内外邪干忤及七情、饮食、劳倦等失调有关；在出生过程中，胎儿头部外伤也能导致。因此，特别要注意母亲孕期卫生，加强孕妇自身保健，避免胎气受损。加强休止期治疗，预防再发。应针对患者病后存在不同程度的正虚参以调治，如调脾胃、和气血、健脑髓、顺气涤痰、活血化瘀等。同时饮食宜清淡，保持精神愉快，起居有常，劳逸适度。

加强护理，发作时注意观察神志改变、抽搐频率、脉搏的快慢与节律、舌之润燥、瞳孔之大小、有无发绀及呕吐。二便是否失禁等情况，并详加记录。对昏仆抽搐的病人，凡有义齿者均应取下，并用裹纱布的压舌板放入病人口中，防止咬伤唇舌，同时加用床挡，以免翻坠下床。休止期患者，不宜驾车、骑车，不宜高空、水上作业，避免脑外伤。

【临证要点】

1."间者并行，甚者独行"原则 临床实践证明，本病大多是在发作后进行治疗的，治疗的目的，旨在控制其再发作。应急则治其标，采用豁痰顺气法，顽痰胶固需辛温开导，痰热胶着须清化降火，其治疗着重在风、痰、火、虚四个字上。当控制本病发作的方药取效后，一般不应随意更改（改治其本），否则往往可导致其大发作。在痫证发作缓解后，应坚持标本并治，守法守方，持之以恒，服用3～5年后再逐步减量，方能避免或减少发作。

2.辛热开破法的应用 辛热开破法是针对痫痰难化这一特点而制定的治法。痰浊闭阻，气机逆乱是本病的核心病机，故治疗多以涤痰、行痰、豁痰为大法。然而痫证之痰，异于一般痰邪，具有深遏潜伏，胶固难化，随风气而聚散之特征，非一般祛痰与化痰药物所能涤除。辛热开破法则采用大辛大热的川乌、半夏、南星、白附子等具有振奋阳气、推动气化作用的药物，以开气机之闭塞、破痰邪之积聚、捣沉痫之胶结，从而促进顽痰消散，痫证缓解。

3. 虫类药的应用　虫类药具有良好的减轻和控制发作的效果，对各类证候均可在辨证处方中加用，因此类药物入络搜风，息风止痉，非草木药所能代替，药如全蝎、蜈蚣、地龙、僵蚕、蝉蜕等。如另取研粉吞服效果尤佳。

【名医经验】

1. 印会河论治痫证经验　印氏认为痫证分为原发和继发两大类。临床常见类型为外伤痫证和风痰发痫：①外伤常导致瘀血停留，由于瘀血而导致"风象"发生，故见昏眩仆倒、抽搐强直、口角流涎。常因瘀血内阻，腑气不通。治疗采用化瘀活血法，应用抵当汤加味。②风痰发痫证，无外伤史，见失眠、多梦、心烦等症，治疗以豁痰息风为法，方用定痫丸（作汤剂）。

2. 李寿山论治痫证经验　李氏论治痫证首先分为阳痫和阴痫。发作期急则治其标，阳痫应用风引汤加减，阴痫应用柴胡加龙骨牡蛎汤加减。病情缓解后，阳痫应用止痫丹，阴痫用五味止痫散，因寄生虫导致的痫证合服化虫丸，瘀血证明显的应用血府逐瘀汤。

医案分析

> 张某，男，46岁。在战争中被炮弹炸伤头部，后发生抽搐。10余年来，先由半个月发一次，发展到一日发生数次，抽搐动风，逐渐加重。经多方治疗，疗效不显著。来诊后给予化瘀活血法治疗。方用水蛭12g，虻虫9g，桃仁12g，大黄9g，䗪虫9g，地龙15g，僵蚕9g，全蝎6g，蜈蚣2条，花蕊石20g。初用时有2～3天发作转甚，随即逐渐病情好转。约服药30剂后，抽搐发作停止。继续观察4个月，病情逐渐稳定，嘱其回原籍修养。以原方制成蜜丸，继续巩固疗效，后未见复发。
>
> 　　　摘自：《中医内科新论》
>
> **按**：本例病人，采用"抓主症"方法，见外伤痫证，即应用化瘀活血法，方以抵当汤加息风活血之品，取得较好疗效，因本病发无定时，病程一般较长，虽近期疗效较好，还需长期服药以巩固疗效。

【古籍选录】

《古今医鉴·五痫》："夫痫者有五等，而类五畜，以应五脏，发则猝然倒仆，口眼相引，手足搐搦，背脊强直，口吐涎沫，声类畜叫，食倾乃苏。原其所由，或因七情之气郁结，或为六淫之邪所干，或因受大惊恐，神气不守，或自幼受惊，感触而成，皆由痰迷心窍，如痴如愚。治之不须分五，俱宜豁痰顺气，清火平肝。"

《证治准绳·癫狂痫总论》："痫病发则昏不知人，眩仆倒地，不省高下，甚至瘛疭抽掣，目上视，或口眼㖞斜，或口作六畜之声。"

《临证指南医案·癫痫》："痫病或由惊恐，或由饮食不节，或由母腹中受惊，以致内脏不平，经久失调，一触积痰，厥气内风，猝焉暴逆，莫能禁止，待其气反然后已。"

《刘惠民医案选·癫痫》："本病机理可概括为脏腑机能失调，阴阳升降失职，以致风、痰、火、气四者交杂，但以脏腑病变为主，与肝、脾、心、肾关联密切。如肝肾阴虚，水不涵木，木旺化火，热极生风，肝风

内动，出现肢体抽搐、角弓反张。若脾虚不能运化，津液水湿积聚成痰，痰迷心窍，则出现神不守舍，意识丧失。"

【文献推介】

1. 熊继柏. 熊继柏临证医案实录 [M]. 北京：中国中医药出版社，2009.

2.American Epilepsy Society. Evidence-Based Guideline：Treatment of Convulsive Status Epilepticus in Children and Adults：Report of the Guideline Committee of the American Epilepsy Society. Epilepsy Currents，2016，16（1）：48-61.

【小结】

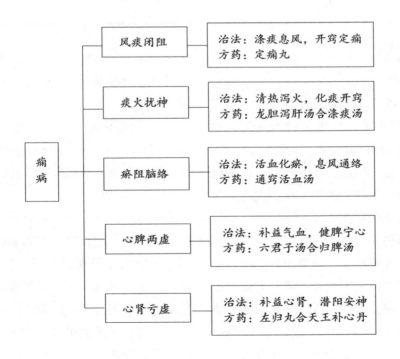

【复习思考题】

1. 如何理解《丹溪心法·痫》中提出的痫证"无非痰涎壅塞，迷蒙孔窍"而成？

2. 如何理解"皆由惊动，使脏气不平"而发生痫证？

（王健）

第六节 癫狂

癫病是以精神抑郁、表情淡漠、沉默呆钝、语无伦次、静而多喜为主症的病症；狂病是以精神亢奋、狂躁不安、喧扰不宁、骂詈毁物、动而多怒为主症的病症。因二者在临床症状上不能截然分开，又能相互转化，故以癫狂并称。西医学中的精神分裂症、双相情感障碍、躁狂发作可参考本节进行辨证论治。癫狂的历史沿革见表3-6-1。

表 3-6-1 癫狂的历史沿革

朝代	代表医家	代表著作	主要论述
战国—西汉	—	《黄帝内经》	病因病机："诸躁狂越，皆属于火""得之忧饥""得之大怒""得之有所大喜" 治疗："夺其食""服以生铁落为饮"
元	朱丹溪	《丹溪心法》	病因病机："癫属阴，狂属阳……大率多因痰结于心胸间"
清	王清任	《医林改错》	病机："癫狂……乃气血凝滞脑气" 治疗：癫狂梦醒汤

【病因病机】

（一）病因

癫狂的发生与七情内伤、饮食失节、禀赋不足等因素相关。病机关键为气滞、痰结、瘀血等损及脏腑功能，导致阴阳失衡，"重阳者狂，重阴者癫"，痰气瘀结，蒙蔽脑窍或心肝脾虚，神明失养而发癫，或为火热扰窍，神明错乱而发狂。

1. 七情内伤 久郁、久思、大怒等情志因素，一方面久郁气滞，渐致血行瘀滞，脑气凝滞，元神之府失于充养；另一方面思虑过度，损伤心脾，生化乏源，气血不能上荣于脑，元神失养而发癫狂；此外，猝受惊恐，损伤肝肾，或大怒伤肝，引动肝火，上冲犯脑，致使元神逆乱，发为癫狂。

2. 饮食失节 嗜食肥甘膏粱，损伤脾胃，运化失司，聚湿成痰，郁而化火，上扰心神；或痰与气结，阻蔽神明；或与瘀血相伍，痹阻心窍；或贪杯好饮，素有内湿，郁而化热，充斥胃肠，腑热上冲，扰动元神而发病。

3. 先天不足 胎儿在母腹中因禀赋异常，脏气不平，生后一有所触，则气机逆乱，阴阳失调，神机失常而发病。

（二）病机

本病的病变部位主要在脑，涉及心、肝、脾胃，久而伤肾。本病多因脏腑功能失调，阴阳失于平秘，进而产生气滞、痰结、瘀血等蒙蔽脑窍，或心肝脾虚，神明失养而发癫，或火热扰窍，神明错乱而发狂。

癫与狂的发病机理各有不同。癫多为痰气郁结，蒙蔽神机，久则心脾耗伤，气血不足；狂为痰火上扰，神明失主，久则火盛伤阴，心肾失调。

本病的病理性质以气、痰、火、瘀为主，四者有因果兼夹的关系，且多以气郁为先。肝气郁结，肝失条达，气郁生痰；或心脾气结，郁而生痰，痰气互结，则蒙蔽神机；如气郁化火，炼液为痰，或痰火蓄结阳明，则扰乱神明。病久气滞血瘀，凝滞脑气，又每兼瘀血为患。故本病初起多属实证，久则虚实夹杂。癫证痰气郁而化火，可转化为狂证；狂证日久，郁火宣泄而痰气留结，又可转化为癫证，故两者不能截然分开。癫狂的病因病机演变见图3-6-1。

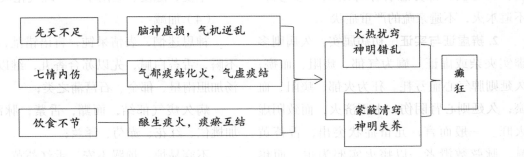

图 3-6-1　癫狂病因病机演变示意图

【诊断与鉴别诊断】

（一）诊断

1.癫证以神情抑郁，表情淡漠，静而少动，沉默呆钝，或喃喃自语，语无伦次为主要症状；狂证以神情亢奋，狂躁刚暴，喧扰不宁，毁物打骂，动而多怒为主要症状。

2.有癫狂家族史，或暴受惊恐，或突遭变故，或脑外伤史，或久郁、久思、易怒病史。

3.不同年龄和性别均可发病，但青壮年女性多见。

4.排除药物、中毒、外感原因所致。

癫狂目前还没有肯定的实验室诊断方法，主要根据病史及临床症状。头颅CT、MRI、外周血白细胞计数、脑脊液等检查可排除其他相关疾病。

（二）鉴别诊断

1.郁证　癫证和郁证均与五志过极、七情内伤有关，临床表现有相似之处。然郁证以心情抑郁、情绪不宁、胸胁胀闷、急躁易怒、心悸失眠、喉中如有异物等自我感觉异常为主，或悲伤欲哭，数欠伸，犹如神灵所作，但神志清楚，有自制能力，不会自伤或伤及他人。癫证亦见喜怒无常，多语或不语等症，但一般已失去自我控制力，神明逆乱，神志不清。

2.痴呆　癫证与痴呆症状表现亦有相似之处，然痴呆以智能低下为突出表现，以神志呆滞、愚笨迟钝为主要证候特征，其部分症状可自制，其基本病机是髓减脑衰，神机失调，或痰浊瘀血，阻痹脑脉。

【辨证论治】

（一）辨证要点

1.辨癫证与狂证　癫证初期以情感障碍为主，表现情感淡漠，生活懒散，少与人交往，喜静恶动。若病情进一步发展，可出现思维障碍，情绪低下，沉默寡言，学习成绩下降，直至丧失生活和工作能力。病情更甚者，可出现淡漠不知，喃喃自语，终日闭户，不知饥饱。狂证初期以情绪高涨为主，多见兴奋话多，夜不寐，好外走，喜冷饮，喜动恶静。病情进一步发展，渐至频繁外走，气力倍增，刚暴易怒，登高而歌，自高贤，自尊贵，部分患者亦可出现呼号骂詈，不避水火，不避亲疏的严重症状。

2. 辨虚证与实证　初病属实，久病则多虚实夹杂或虚证。癫为气郁、痰阻、血瘀久延则脾气心血亏耗。狂为火郁、痰阻、血瘀，久延则心肾阴伤，水不济火，而致阴虚火旺。一般而言，亢奋症状突出，舌苔黄腻，脉弦数滑者，以痰火实邪为主，而焦虑、不眠、精神疲惫，舌红少苔或无苔，脉细数者，以正虚为主。

（二）治则治法

癫证与狂证治疗总以调整阴阳为主要原则，以平为期。本病初期多以邪实为主，治当理气解郁、畅达神机、降（泄）火豁痰、化瘀通窍；后期以正虚为主，治当补益心脾、滋阴养血、调整阴阳。

（三）分证论治

癫证

1. 痰气郁结

（1）症状及分析

精神抑郁，表情淡漠，沉默呆钝，时时太息，言语无序，或喃喃自语，秽洁不分——肝气被郁，脾失健运，痰浊阻蔽神明；

多疑多虑，喜怒无常——痰扰心神；

不思饮食——痰浊中阻；

舌红苔腻而白，脉弦滑——痰气郁结。

（2）治法：理气解郁，化痰醒神。

（3）主方及分析：逍遥散合顺气导痰汤。

柴胡、白芍、当归——疏肝养血；

茯苓、白术、甘草——健脾益气；

枳实、木香、香附——理气解郁；

半夏、陈皮、胆南星——理气化痰。

（4）加减

神思迷惘，表情呆钝，言语错乱，目瞪不瞬，舌苔白腻，先以苏合香丸，继以四七汤加胆南星、郁金、石菖蒲之类；

病久痰气郁结，面黯，舌紫，脉沉涩，加桃仁、红花、赤芍、泽兰；

不寐易惊，烦躁不安，舌红苔黄，脉滑数者，温胆汤加黄连合白金丸加减。

2. 心脾两虚

（1）症状及分析

神思恍惚，魂梦颠倒，善悲欲哭，言语无序——癫病日久，心血内亏，心神失养；

心悸易惊，肢体困乏，饮食锐减——脾失健运，血不养心；

舌淡，苔薄白，脉沉细无力——心脾两虚，气血俱衰。

（2）治法：健脾益气，养心安神。

（3）主方及分析：养心汤合越鞠丸。

人参、黄芪、炙甘草——健脾益气；

香附、神曲、苍术、半夏、茯苓——醒脾化湿；

当归、川芎——养血补血；

茯神、远志、柏子仁、酸枣仁、五味子——宁心安神；

肉桂——引药入心；

栀子——清热除烦。

（4）加减

心气耗伤，营血内亏，悲伤欲哭，加小

麦、大枣；

气阴两虚，加太子参、麦冬；

神情恍惚，心悸易惊，加龙齿、磁石；

病久脾肾阳虚，反应及动作迟钝，嗜卧、四肢欠温，面色苍白，舌淡，脉沉细，加肉桂、附子、巴戟天、仙茅、淫羊藿。

狂证

1. 痰火扰神

（1）症状及分析

性情急躁，头痛失眠——五志化火，鼓动阳明痰热，上扰清窍；

狂乱无知，骂詈号叫，不避亲疏，逾垣上屋，或毁物伤人，气力愈常，不食不眠——阳明独盛，扰乱心神，神机逆乱；

苔多黄腻或黄燥而垢，脉弦大滑数——痰火壅盛。

（2）治法：清心泻火，涤痰醒神。

（3）主方及分析：生铁落饮。

生铁落、朱砂——镇心宁神；

胆南星、浙贝母、橘红、连翘——清热涤痰；

石菖蒲、远志、茯苓、茯神——开窍安神；

钩藤——清热平肝；

玄参、天冬、麦冬、丹参——养心血，固心阴，活瘀血。

（4）加减

阳明腑热，大便燥结，舌苔黄燥，脉实大，加用小承气汤；

烦热渴饮，加石膏、知母、天花粉、生地黄；

久病面色晦滞，狂躁不安，行为乖异，舌质青紫有瘀斑，脉沉弦，加牡丹皮、赤芍、大黄、桃仁、水蛭；

神志较清，痰热未尽，心烦不寐，温胆汤合朱砂安神丸。

2. 痰热瘀结

（1）症状及分析

癫狂日久不愈，面色晦滞而秽，头痛——瘀血阻窍；

情绪躁扰不安，多言不序，恼怒不休，甚至登高而歌，弃衣而走，妄见妄闻，妄思离奇，心悸而烦——痰热扰神；

舌质紫暗，有瘀斑，少苔或苔薄黄而干，脉弦细或细涩——痰热瘀结。

（2）治法：豁痰化瘀，调畅气血。

（3）主方及分析：癫狂梦醒汤。

半夏、胆南星、陈皮、桑白皮、紫苏子、大腹皮——理气豁痰，降逆下气；

柴胡、香附、青皮——疏肝理气；

桃仁、赤芍、丹参、通草——活血化瘀；

甘草——调和诸药。

（4）加减

蕴热者，加黄连、黄芩；

不饥不食者，加白金丸。

3. 火盛阴伤

（1）症状及分析

癫狂久延，时作时止，势已较缓，妄言妄为，呼之已能自制，但有疲惫之象——气虚；

烦惋焦躁，寝不安寐——阴伤而虚火旺盛，扰乱心神；

形瘦，面红而秽，口干便难——虚火上炎；

舌尖红无苔，有剥裂，脉细数——阴虚内热。

（2）治法：滋阴降火，安神定志。

（3）主方及分析：二阴煎合琥珀养心丹。

黄连、灯心草、竹叶、通草、人工牛黄——清心泻火；

生地黄、麦冬、玄参、当归——滋阴养血；

人参、茯神、酸枣仁、柏子仁、远志、石菖蒲——交通心肾，安神定志；

龙齿、琥珀、朱砂——镇心安神。

（4）加减

痰火未平，舌苔黄腻，质红，加胆南星、天竺黄；

不寐，加孔圣枕中丹。

（四）其他治疗

中成药 控涎丸：用于癫证伏痰较甚者。

养心丸合越鞠丸：用于癫证心脾两虚证。

礞石滚痰丸合安宫牛黄丸：用于狂证痰火壅盛证。

大黄䗪虫丸合癫狂梦醒汤：用于狂证有蓄血内结者。

朱砂安神丸合二阴煎、琥珀养心丹：用于狂证心火亢盛证。

【预防调护】

移情易性等精神疗法是预防癫狂的有效方法。如防止环境的恶性刺激，保持光线明亮，这对保持患者智力、活跃情绪、增加社会接触和消除被隔离感有益。鼓励拜会亲友、谈心、读报、听收音机或看轻松娱乐性的电视节目。病房布置家庭化，以免医院的白色标志引起患者负性情绪。加强妇幼保健工作。首先加强母亲孕期的卫生，避免惊恐等精神刺激，其次对有阳性家族史者应当劝其不再生育子女。

癫狂要注重精神护理。正确对待病人的各种病态表现，不应讥笑、讽刺病人。对重症病人的打人、骂人、自伤、毁物等症状，要采取防护措施，必要时专人照顾。对拒食患者根据其特点进行劝导、督促，可喂食或鼻饲，以保证营养供给。

【临证要点】

1. 注意癫狂先兆症状 癫狂病患者在发病前，往往有精神异常的先兆症状出现。如本病患者平素性格内向，心情抑郁，若遇有情志不遂或猝受惊恐而出现神情淡漠，沉默不语，或喜怒无常，坐立不安，睡眠障碍，夜梦多，饮食变化等症状者，均应考虑癫狂的可能，应及时就诊，力争早期诊断、早期治疗。

2. 吐下逐痰法的应用 癫狂的基本病理因素为痰，或痰凝气滞，或痰郁化火。故初病体实，饮食不衰者，可予吐下劫夺，荡涤痰浊，如大黄、礞石、芒硝、芫花之类。若痰浊壅盛，胸膈瞀闷，口多痰涎，脉滑大有力，形体壮实者，可先用三圣散取吐，劫夺痰涎，倘吐后形神俱乏，宜及时饮食调养。

3. 活血化瘀法的应用 癫狂日久，气滞痰凝，影响血运，形成痰瘀胶结，痰为瘀之基，瘀亦能变生痰浊，痰夹瘀血，形成宿疾，潜伏脏腑经络之中，每因触动而发，遂成灵机逆乱，神志失常。因此，学者将癫狂责之痰浊血瘀为主而加以辨证论治，选用活血化瘀法治疗，常用的有破血下瘀的桃仁承气汤，理气活血的血府逐瘀汤、癫狂梦醒汤、通窍活血汤等。

4. 开窍法的应用 本病总由痰闭心窍，蒙蔽神志所致，故开窍法的应用十分重要。

癫属痰气为主，可予温开，药用苏合香丸；狂属痰火上扰，可予凉开，药用安宫牛黄丸、至宝丹等。

【名医经验】

1.刘炳凡论治癫狂经验 刘氏癫与狂是两种常见的精神失常疾病。癫，俗称"文痴"；狂，俗称"武痴"。《难经》曰："重阳者狂，重阴者癫。"狂与癫，其源则同也。狂，则少卧而不饥，妄言妄笑，甚则逾墙上屋，其候多躁而常醒；癫，则或歌或哭，如醉如痴，甚至不知秽洁，其候多静而常昏。推其原因，狂由于大惊大怒，癫由于积忧积郁，皆内脏不平，"阳并于阴，阴并于阳"所致。狂之实者宜折火，狂之虚者宜壮水；癫之实者宜开痰清心，癫之虚者宜养神通志。二者都重在治病必须治人的"精神疗法"。

2.何任治疗癫狂经验 ①围绕心肝两脏，善于使用经方。何氏认为，《伤寒论》中治疗气郁厥证的四逆散、"虚烦不得眠、心中懊恼"的栀子豉汤，《金匮要略》中治疗百合病的百合地黄汤、"妇人脏躁"的甘麦大枣汤都是治疗癫狂的适用方剂。②着眼病理产物，治法重在化痰祛瘀。"百病多由痰瘀作祟"，何氏在治疗这类疾病时非常重视理气化痰、活血祛瘀的作用，常用泽兰，认为本药除祛瘀作用之外，还有行气等疗效。③分清标本缓急，注意思想引导。何氏面对癫狂病人时，总是鼓励为先，循循善诱，给予精神上的"安全感"和"归属感"，使病人树立良好的心态，从心理上根除疾病的影响。

医案分析

患者某，女，21岁。患者2年前因特殊经历刺激导致精神失常。2年来终日嬉笑怒骂，忽而引吭高歌，忽而哭泣流泪，西医诊断为精神分裂症，反复出入院已达8次，疗效均不理想。患者前来就诊时，难以端坐，其家长代为叙述病情，谓患者记忆力差，易于烦躁，发作时轻则毁物，重则打人，因服用锂剂等西药，口唇、双手颤动不止，月经多瘀块而无腹痛。观之舌黯苔腻，舌下静脉紫黯明显，脉弦滑。治宜安神定志、祛瘀化痰。处方：焦山栀10g，淡豆豉15g，百合30g，干地黄20g，小麦40g，甘草10g，大枣30g，桃仁10g，姜半夏10g，苏梗10g，桑白皮10g，大腹皮10g，陈皮10g，小青皮10g。每日1剂，每剂2煎，上下午分服。经治疗1个月，狂躁情绪发作由原来每日2～3次减少至隔天1次，唯歌唱哭泣仍时有发作。"效不变法，验不更方"，故仍按原方治疗。患者再诊时按上方，加泽兰、赤芍续服，病情稳步好转。2年后随访，谓西药镇静剂已减量，2年中仅住院1次，近1年已未见高歌哭泣。

摘自：《国医大师何任治疗精神类疾病经验》，出《中华中医药杂志》（2011）

按：上案应用栀子豉汤、百合地黄汤、甘麦大枣汤合方，同时应用了化痰的姜半夏，又使用了祛瘀润肠的桃仁，实际上是一剂祛瘀为主兼以化痰的"癫狂梦醒汤"。

【古籍选录】

《素问·阳明脉解》："阳明者……病甚则弃衣而走，登高而歌，或至不食数日，逾垣上屋，所上之处，皆非其素所能也。……四支者，诸阳之本也，阳盛则四支实，实则能登高也。……热盛于身，故弃衣欲走也。……阳盛则使人妄言骂詈，不避亲疏而不欲食，不欲食故妄走也。"

《素问·宣明五气论》："邪入于阳则狂，邪入于阴则痹，搏阳则为癫疾。"

《难经·五十九难》："狂癫之病，何以别之？然，狂疾之始发，少卧而不饥，自高贤也，自辨智也，自倨贵也，妄笑好歌乐，妄行不休是也。癫疾始发，意不乐，僵仆直视。其脉三部阴阳俱盛是也。"

《证治汇补·癫狂》："二症之因，或大怒而动肝火，或大惊而动心火，或痰为火升，升而不降，壅塞心窍，神明不得出入，主宰失其号令，心反为痰火所役。一时发越，逾垣上屋，持刀杀人，裸体骂詈，不避亲疏，飞奔疾走，涉水如陆，此肝气太旺，木来乘心，名之曰狂，又谓之大癫。法当抑肝镇心，降龙丹主之。若抚掌大笑，言出不伦，左顾右盼，如见神灵，片时正性复明，深为赧悔，少顷态状如故者。此膈上顽痰，泛滥洋溢，塞其道路，心为之碍。痰少降则正性复明，痰复升则又举发，名之曰癫。法当利肺安心，安神滚痰丸主之。"

【文献推介】

1. 赵绍琴. 赵绍琴临证400法 [M]. 北京：人民卫生出版社，2006.

2. American Psychiatric Association. The American Psychiatric Association Practice Guidelines for the Psychiatric Evaluation of Adults. Am J Psychiatry. 2015 Aug 1, 172（8）：798-802.

【小结】

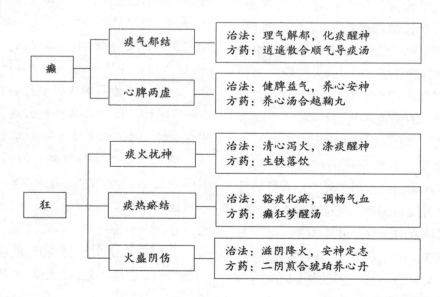

【复习思考题】

1. 如何理解《丹溪心法·癫狂》中提出的癫狂"大率多因痰结于心胸间"？

2. 如何理解"气血凝滞脑气"可致癫狂的发生？

（王健）

第七节 颤证

颤证，亦称"振掉""颤振""震颤"，是以头部或肢体摇动颤抖，不能自制为主要临床表现的一种病证。轻者表现为头摇动或手足微颤，重者可见头部振摇，肢体颤动不止，甚则肢节拘急，失去生活自理能力。根据本病的临床表现，西医学中帕金森病、帕金森综合征、肝豆状核变性、小脑病变、甲状腺功能亢进等具有颤证临床特征的疾病，均可参照本节辨证论治。颤证的历史沿革见表 3-7-1。

表 3-7-1 颤证的历史沿革

朝代	代表医家	代表著作	主要论述
战国—西汉	—	《黄帝内经》	病名：振掉 病因病机：诸风掉眩，皆属于肝 临床表现："其病摇动""掉眩巅疾""掉振鼓栗"
明	楼英	《医学纲目》	病名：颤振 病因病机："风火相乘""以风入于肝脏经络""此证多由风热相合，亦有风寒所中者，亦有风夹湿痰者"
	孙一奎	《赤水玄珠》	治疗："气虚颤振，用参术汤""清上补下"

【病因病机】

颤证发生多与年老体虚、情志过极、饮食不节、劳逸失当等因素有关。肝风内动，筋脉失养为颤证病机关键。

（一）病因

1.年老体虚 中年之后，脾胃渐损，肝肾亏虚；或禀赋不足，肾精虚损，脏气失调；或罹患沉疴，久病体弱，气血阴阳不足，筋脉失养，虚风内动。

2.情志过极 郁怒伤肝，气滞血瘀，或肝郁化火生风，或思虑太过，气血化源不足；或因脾虚不运，聚湿生痰，扰动筋脉或筋脉失养。

3.饮食不节 恣食膏粱厚味或嗜酒，损伤脾胃，聚湿生痰而动风；或因饥饱无常，过食生冷，损伤脾胃，气血生化乏源，致使筋脉失养而发为颤证。

4.劳逸失当 行役劳苦，或房事劳欲太过，肝肾亏虚，虚风内动；或贪逸少动，使气缓脾滞而气血日减，筋脉失于调畅发为颤证。

（二）病机

本病的病变部位在脑，与肝、肾、脾等脏关系密切。"肝主身之筋膜"，为风木之脏，肝风内动，筋脉不能任持自主而发颤证。肝肾乙癸同源，若水不涵木，肾虚髓减，脑髓不充，下虚则高摇。若脾胃受损，土不载木，亦可致风木内动。

本病的发病机理为气血阴精亏虚，不能濡养筋脉；或痰浊、瘀血壅阻经脉，气血运行不畅，筋脉失养；或热甚动风，扰动筋脉，而致肢体拘急颤动。病性为本虚标实。本为气血阴阳亏虚，其中以阴津精血亏虚为主；标为风、火、痰、瘀。

本病的病理性质有虚实两端，且相互转化。发病初期，本虚之象并不明显，常见风、痰、热等标实证；病程较长，年老体弱，其肝肾亏虚、气血不足等本虚之象逐渐突出。日久可导致络脉瘀阻，出现肢体僵硬、动作迟滞乏力等现象。颤证的病因病机演变见图3-7-1。

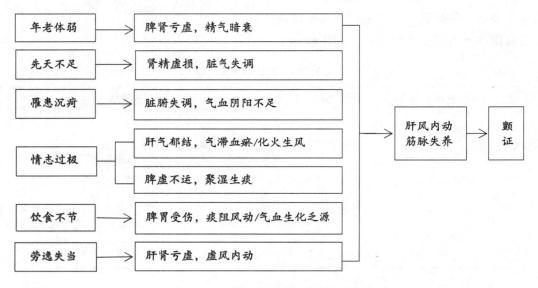

图 3-7-1　颤证病因病机演变示意图

【诊断与鉴别诊断】

（一）诊断

1. 头部及肢体颤抖、摇动，不能自制，甚者颤动不止，四肢拘急。

2. 常伴动作笨拙、活动减少、多汗流涎、语言缓慢不清、烦躁不寐等症状。

3. 多发生于中老年人，一般呈隐袭起病，逐渐加重，不能自行缓解。部分病人发病与情志有关，或继发于脑部病变。

颅脑 CT、MRI 等影像学检查，有助于诊断因脑部疾病引起的颤证；角膜 K-F 环检查，血清铜蓝蛋白、尿铜、肝铜的测定，有助于诊断因铜代谢性障碍引起的颤证；检测甲状腺功能，有助于诊断因内分泌疾病引起的颤证。

（二）鉴别诊断

瘛疭 瘛疭即抽搐，多见于急性热病或某些慢性疾病急性发作，抽搐多呈持续性，有时伴短阵性间歇，手足屈伸牵引，弛纵交替，部分病人可有发热、两目上视、神昏等症状；颤证是一种慢性疾病过程，以头颈、手足不自主颤动、振摇为主要症状，手足颤抖动作幅度小，频率较快，而无肢体抽搐牵引和发热、神昏等症状，再结合病史分析，二者不难鉴别。

【辨证论治】

（一）辨证要点

颤证要辨清标本虚实。肝肾阴虚、气血不足为病之本，属虚；风、火、痰、瘀等病理因素多为病之标，属实。

一般震颤较剧，肢体僵硬，烦躁不宁，胸闷体胖，遇郁怒而发者，多为实证；颤抖无力，缠绵难愈，腰膝酸软，体瘦眩晕，遇烦劳而加重者，多为虚证。但病久常标本虚实夹杂，临证需仔细辨别其主次偏重。

（二）治则治法

初期治疗当以清热、化痰、息风为主；病程较长，治疗当滋补肝肾、益气养血、调补阴阳为主，兼以息风通络。由于本病多发于中老年人，多在本虚的基础上导致标实，因此治疗更应重视补益肝肾，治病求本。

（三）分证论治

1. 风阳内动

（1）症状及分析

肢体颤动——风阳扰动筋脉；

眩晕耳鸣，面赤烦躁——肝郁化火生风，上扰头面；

口苦而干——肝郁化火伤阴，阴津不足；

易怒，心情紧张时颤动加重——郁怒伤肝，阴不潜阳，阳亢化风；

舌质红，苔黄，脉弦——风阳内动之象。

（2）治法：镇肝息风，舒筋止颤。

（3）主方及分析：天麻钩藤饮合镇肝熄风汤。

天麻、钩藤、石决明、赭石、龙骨、牡蛎——镇肝息风止颤；

生地黄、白芍、玄参、龟甲、天冬——育阴清热，潜阳息风；

牛膝、杜仲、桑寄生——滋补肝肾；

黄芩、栀子——清热泻火；

首乌藤、茯神——宁心安神；

益母草——引火下行；

川楝子、茵陈、麦芽——疏肝解郁；

甘草——调和诸药。

（4）加减

肝火偏盛，焦虑心烦，加龙胆、夏枯草；

痰多者，加竹沥、天竺黄；

肾阴不足，虚火上扰，眩晕耳鸣，加知母、黄柏、牡丹皮；

心烦失眠，加酸枣仁、柏子仁、丹参；

颤动不止，加僵蚕、全蝎。

2. 痰热风动

（1）症状及分析

肢体震颤麻木——痰热内蕴，阳盛化风，筋脉失于约束；

头晕目眩——痰热挟风上扰；

胸脘痞闷，泛恶，口苦口黏，甚则口吐痰涎——痰湿内盛；

舌体胖大，有齿痕，舌质红，舌苔黄腻，脉弦滑数——痰热之象。

（2）治法：清热化痰，平肝息风。

（3）主方及分析：导痰汤合羚角钩藤汤。

半夏、胆南星、川贝母——清热化痰；

羚羊角、桑叶、钩藤、菊花——平肝息风止颤；

生地黄——育阴清热；

白芍、甘草——柔肝缓急止颤；

橘红、茯苓、枳实——健脾理气。

（4）加减

痰湿内聚，加大皂角、白芥子；

震颤较重，加珍珠母、石决明、全蝎；

心烦易怒，加天竺黄、牡丹皮、郁金；

胸闷脘痞，加瓜蒌皮、厚朴、苍术；

肌肤麻木不仁，加地龙、伸筋草；

神识呆滞，加石菖蒲、远志。

3. 气血亏虚

（1）症状及分析

肢体震颤麻木——气血两虚，筋脉失于濡养；

神疲乏力，动则气短，纳呆——气虚无力运行水谷精微；

眩晕，健忘——血虚不能上荣清窍；

心悸——血虚不能养心；

舌体胖大，舌质淡红，舌苔薄白滑，脉沉濡无力或沉细弱——气血亏虚之征。

（2）治法：益气养血，濡养筋脉。

（3）主方及分析：人参养营汤。

人参、白术、黄芪、茯苓、炙甘草——健脾益气；

熟地黄、当归、白芍、大枣——滋阴补血；

肉桂、陈皮、生姜——助阳理气，鼓舞气血生长；

五味子、远志——养心安神。

（4）加减

气虚运化无力，湿聚成痰，加半夏、白芥子、胆南星；

血虚心神失养，心悸，失眠，健忘，加酸枣仁、柏子仁；

气虚血滞，肢体颤抖，疼痛麻木，加鸡血藤、丹参、桃仁、红花。

4. 髓海不足

（1）症状及分析

头摇肢颤，持物不稳——肾精亏虚，髓海不足，虚风内动；

头晕目眩，耳鸣，善忘，神呆，痴傻——髓海不足，脑失所养；

舌质红，舌苔薄白，或红绛无苔，脉象细数——髓海不足之象。

（2）治法：填精补髓，育阴息风。

（3）主方及分析：龟鹿二仙膏合大定风珠。

龟甲胶、鳖甲、牡蛎、钩藤、鸡子黄、阿胶——育阴潜阳，平肝息风；

枸杞子、鹿角胶、生地黄、白芍、麦冬、火麻仁——补益肝肾，滋阴养血润燥；

人参、龙眼肉——益气，养血，安神；

五味子、甘草——酸甘化阴以安神。

（4）加减

肝风甚，肢体颤抖，眩晕较著，加天麻、全蝎、石决明；

阴虚火旺，兼见五心烦热，躁动失眠，便秘溲赤，加黄柏、知母、牡丹皮、玄参；

肢体麻木，拘急强直，重用白芍、甘草，加木瓜、僵蚕、地龙。

5. 阳气虚衰

（1）症状及分析

头摇肢颤——阳气衰微，筋脉失于温煦；

动则气短，懒言，自汗——气虚；

畏寒肢冷，筋脉拘挛，小便清长或自遗，大便溏——脾肾阳虚，不能温养四末或膀胱气化不利；

舌质淡，舌苔薄白，脉沉迟无力——阳气虚衰。

（2）治法：补肾助阳，温煦筋脉。

（3）主方及分析：地黄饮子。

附子、肉桂、巴戟天、肉苁蓉——补肾温阳；

山茱萸、熟地黄——补肾填精；

茯苓、生姜、石菖蒲、远志——补气健脾，祛痰除湿；

石斛、麦冬——滋阴益胃；

五味子——固肾涩精。

（4）加减

大便稀溏，加干姜、肉豆蔻；

心悸，加远志、柏子仁。

（四）其他治疗

中成药 天麻钩藤颗粒：用于肝阳偏亢，肝风上扰证。

清开灵口服液：用于痰热证。

归脾丸：用于气血亏虚证。

龟鹿二仙膏：用于髓海不足证。

右归丸：用于肾阳亏虚证。

【预防调护】

预防颤证应注意生活调摄，保持情绪稳定、心情舒畅，避免忧思郁怒等不良精神刺激，饮食宜清淡而富有营养，忌暴饮暴食及嗜食肥甘厚味，戒除烟酒等不良嗜好。此外，避免中毒、中风、颅脑损伤对预防颤证发生有重要意义。

颤证病人生活要有规律，保持心情愉快和情绪稳定。平时注意加强肢体功能锻炼，适当参加力所能及的体育活动，如太极拳、八段锦、内养功等。病室应保持安静，通风好，温湿度宜人。对卧床不起的患者，注意帮助其翻身，经常进行肢体按摩，以防发生褥疮，一旦发生褥疮，要及时处理，按时换药，保持创口干燥，使褥疮早日愈合。

【临证要点】

1. 以病机关键为指导，标本兼治 颤证病在筋脉，与肝、脾、肾关系密切，肝风内动，筋脉失养是其基本病机。肝藏血主筋；脾为气血生化之源，主肌肉；肾藏精生髓，肝、脾、肾亏损，则阴精不足，筋脉失养而致肢体震颤。因此，养肝健脾益肾是治本之法。痰浊瘀血阻滞经脉，气血不畅，筋脉失

养者，据"血行风自灭"之理，临证当用养血活血、化痰祛瘀通脉之品，对提高治疗效果有重要意义。

2. 息风法贯穿颤证治疗始终 颤证属"风病"范畴，临床对各证型的治疗均可在辨证的基础上配合息风之法，而清热、平肝、滋阴、潜阳等也常与息风相伍，常用的药物有钩藤、蒺藜、天麻、珍珠母、龙骨、牡蛎、全蝎、蜈蚣、僵蚕等。其中虫类药不但息风定颤，且有搜风通络之功。正如叶天士所言："久病邪正混处其间，草木不能见效，当以虫蚁疏通逐邪。"运用虫类药物，以焙研为末吞服为佳，入煎剂则效逊。临床证明，羚羊角粉在颤证的治疗上有肯定的疗效，久颤不愈者可配合应用，但其价格较贵，临证可用山羊角代替。

3. 年高病久，治宜缓图 因老年体衰，加之震颤日久，脏腑气血失调，病理变化复杂，往往难以迅速收效，欲过分求速反易招致诸多变证，故治疗只宜缓缓图之，慎用耗伤气血阴阳等攻伐之品。如能减轻症状，控制发展，则应坚持治疗。

【名医经验】

1. 胡建华补虚治疗颤证（帕金森病） 胡氏认为本病成因，乃由肝肾亏虚，筋骨失养所致。因此，必须以补虚为治本之法。同时需标本兼顾。在病情稳定好转后，亦可改用成药调理，如河车大造丸、全鹿丸、左归丸、健步丸。上述中成药，均有补益肝肾作用，可与汤药交替配合使用。合理的生活调摄，对震颤麻痹的预防治疗，具有重要意义，尤其注意精神调摄，更为重要。

2. 张羹梅平肝柔肝、养血息风治疗颤证（帕金森病） 张羹梅认为本病多为筋之

病。肝主筋，肝血充盈才能淫气于筋；筋之病故属肝与血，如果肝血不足，阴不制阳，而致肝阳偏亢，肝风内动，产生震颤的临床表现。治疗可应用平肝柔肝、养血息风法。药用龙骨、牡蛎、珍珠母以平肝，当归、赤白芍以柔肝，生熟地黄、枸杞子、石斛以养肝，用制何首乌配合当归、熟地黄、芍药、桃仁、红花等补血活血之品，与平肝养肝药同用，能起到很好的祛风、息风作用。

医案分析

男患者，77岁。患者于4年前出现右侧手足颤抖，以后症状逐步加重。长期服用"美多巴"。刻诊见头脑手足颤抖，无法正常书写，步履艰难不稳，僵直前冲，面容呆板，便秘，腰酸，神疲乏力。脉濡细，舌质紫暗，苔薄黄腻。处方：熟地黄12g，山茱萸12g，桑寄生12g，炒杜仲12g，天麻9g，钩藤20g，炙僵蚕9g，大白芍30g，全当归15g，红花4.5g，丹参30g，独活9g，党参15g，胆南星20g。全蝎粉2g，分2次吞服。患者服药14剂，即感步履较前轻松，能持杖行走。原方加减，连服9个月，患者行走明显改善。美多巴片已由原先每天服3片，减为每天1.5片。随访1年，病情稳定。

摘自：《碥石集·第三辑》

按：本例高龄患震颤麻痹，表现症状以四肢颤抖、肢体僵直为主。究其成因，乃由肝肾亏虚，筋骨失养所致。因此，应用熟地黄、山茱萸等补益肝肾，以党参、当归、白芍等益气养血以治本；以天麻、钩藤、全蝎等以治标，标本兼顾，取得显效。

【古籍选录】

《素问·脉要精微论》："头者精明之府，头倾视深，精神将夺矣。背者胸中之府，背曲肩随，府将坏矣。腰者肾之府，转摇不能，肾将惫矣。……骨者髓之府，不能久立，行则振掉，骨将惫矣。"

《素问·至真要大论》："筋骨掉眩清厥，甚则入脾……头项痛重，而掉瘈尤甚，呕而密默，唾吐清液，甚则入肾，窍泻无度。"

《医碥·颤振》："颤，摇也；振，战动也，亦风火摇撼之象。………风木盛则脾土虚，脾为四肢之本，四肢乃脾之末，故曰风淫末疾。风火盛而脾虚，则不能行其津液，而痰湿易停聚，当兼去痰……风火交盛者，摧肝丸。气虚者，参术汤。心血虚，补心丸。夹痰者，导痰汤加竹沥。老人战振，定振丸。"

【文献推介】

1. 佘靖. 碥石集（第三辑）[M]. 上海：上海中医药大学出版社，2002.

2. 张羹梅. 江南名医医案精选－张羹梅医案 [M]. 上海：上海科学技术出版社，2008.

3. 中华医学会神经病学分会帕金森病及运动障碍学组，中国医师协会神经内科医师分会帕金森病及运动障碍专业委员会. 中国帕金森病的诊断标准（2016版）[J]. 中华神经科杂志，2016，49（4）：268-271.

【小结】

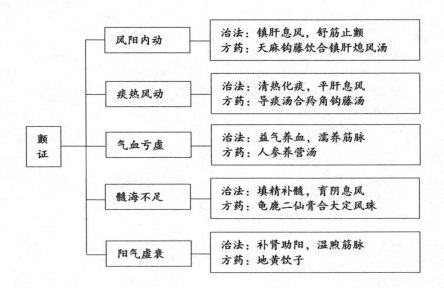

颤证	风阳内动	治法：镇肝息风，舒筋止颤 方药：天麻钩藤饮合镇肝熄风汤
	痰热风动	治法：清热化痰，平肝息风 方药：导痰汤合羚角钩藤汤
	气血亏虚	治法：益气养血，濡养筋脉 方药：人参养营汤
	髓海不足	治法：填精补髓，育阴息风 方药：龟鹿二仙膏合大定风珠
	阳气虚衰	治法：补肾助阳，温煦筋脉 方药：地黄饮子

【复习思考题】

1. 如何理解"诸风掉眩，皆属于肝"？

2. 如何理解"老年阴血不足，少水不能制盛火"可致颤证的发生？

（王健）

第四章

脾胃系病证

脾与胃同居中焦，为气血生化之源，在饮食物的受纳、消化及水谷精微的吸收、输布等生理过程中起重要作用。脾和胃两个脏腑，具有表里关系，主宰着消化和吸收的功能。胃为水谷之海，主受纳、腐熟食物，脾则通过吸收运送胃部消化完成之水谷精微，布散全身，濡养机体。

脾主运化（包括运化谷物和运化水液）、主统血、主升清，喜燥恶湿；胃主受纳腐熟水谷、主降浊，喜润恶燥。二者同居中焦，互为表里，以膜相连，在生理功能上关系密切，共同完成对食物的消化吸收、精微物质的输布及糟粕的下行。此外，二者一升一降，共同起到维持和升举内脏的作用。

在病理状态下，两者亦相互影响，脾湿则其气不升，胃燥则其气不降。临床上胃脘痛、胃痞、呕吐、腹痛、泄泻、痢疾、呃逆、噎膈、便秘等均属于脾胃系病证。若脾失健运或升清不利，水谷化而不运，湿浊内生，阻碍气机或下注肠道，可致泄、痢；胃失濡润或胃气失和，通降失职，或胃气痞塞，或不通则痛而致痛、胀、痞；或胃气上逆而致呕吐、呃逆，若挟秽浊之气上逆，则为口臭、口疮；或胃气不降、腑气不通，可致便秘之症。

脾胃系病证的诊断主要采取望、闻、问、切诊法和必要的现代技术，如消化道内镜检查、消化道钡餐造影、彩色多普勒超声、腹部CT等手段，获取相关疾病信息，根据诊断标准做出相应诊断，并在此基础上进行分期、辨证。

脾胃系病证较多，且往往相互兼夹出现，故临证辨证复杂多端，虚实相兼，寒热错杂，治疗上强调"治中焦如衡，非平不安"，《素问·至真要大论》亦云："必先五胜，疏其血气，令其调达，而致和平。"临床辨治时应根据疾病发生、发展、变化过程，确定其中起主导作用的脏腑及病理生理改变，灵活应用补通结合、升清润燥、辛开苦降等治疗大法。另外，脾胃系病证与身心疾病关系密切，故宜佐以畅达情志，心肝同调之法，每得良效。

第一节　胃脘痛

胃脘痛，又称"胃痛"，指以胃脘部疼痛为主要症状的病证，常伴见胃脘部痞闷胀满、嗳气、吞酸、嘈杂、恶心、呕吐、纳呆等脾胃症状。胃脘痛是临床上常见的一种病证，西医的急、慢性胃炎，胃、十二指肠溃疡病，十二指肠炎，胃黏膜脱垂，胃癌，胃神经官能症等以上腹部疼痛为主症的疾病，均可参考本节进行辨证论治。胃脘痛的历史沿革见表4-1-1。

表 4-1-1　胃脘痛的历史沿革

朝代	代表医家	代表著作	主要论述
战国—西汉	—	《黄帝内经》	病名：首次记载"胃脘当心而痛" 病因病机：饮食自倍，肠胃乃伤；寒气客胃 临床表现："胸膈不利，心痛痞满""痛而呕也"
东汉	张仲景	《金匮要略》	治疗：大建中汤、附子粳米汤、芍药甘草汤、吴茱萸汤、小建中汤及黄芪建中汤
唐	孙思邈	《备急千金要方》	病名：有九种心痛之说，即虫心痛、注心痛、风心痛、悸心痛、食心痛、饮心痛、冷心痛、热心痛、去来心痛。实际上包括了胃痛，是对心胃痛按照病因和临床表现做出的归类
金	李东垣	《兰室秘藏》	病名：设"胃脘痛门"专篇 治疗：草豆蔻丸、神圣复气汤、麻黄豆蔻丸
元	朱丹溪	《丹溪心法》	病名：指出前人所为"心痛"，实指胃脘痛 治疗："诸痛不可补气"；以寒、热、气、湿、痰积、死血、虚、虫八类辨证论治
明	张景岳	《景岳全书》	病因病机：因虫、因火、因痰、因血

知识拓展

胃脘痛多见于急慢性胃炎，而慢性胃炎则多见胃脘痛。慢性胃炎的组织学变化有：炎症、化生、萎缩、异型增生。其中化生指胃黏膜表层上皮和腺上皮被杯状细胞和幽门腺所取代。其分布范围越广，发生胃癌的危险性越高。萎缩指病变扩展至腺体深部，腺体破坏、数量减少，固有层纤维化，黏膜变薄。根据是否伴有化生而分为非化生性萎缩及化生性萎缩等，以胃角为中心，波及胃窦及胃体的多灶萎缩发展为胃癌的风险增加。异型增生又称不典型增生，指细胞在再生过程中过度增生和分化缺失，世界卫生组织国际癌症研究协会推荐使用的术语是"上皮内瘤变"。异型增生是胃癌的癌前病变，根据异型程度分为轻、中、重三度，轻者常可逆转为正常；重度者有时与高分化腺癌不易区别，应密切观察。

摘自：《内科学》（第8版）

【病因病机】

胃脘痛的病位在胃，但与肝、脾的关系至为密切。胃与脾以膜相连，胃主受纳、腐熟水谷，以和降为顺；脾主饮食精微的运化转输，以上升为常。二者同为后天之本，仓廪之官，在生理上相互配合，在病理上亦相互影响，如劳倦内伤、饥饱无常，每多脾胃同病。肝属木，为刚脏，喜条达，主疏泄。肝气横逆，木旺乘土，或中土壅滞，木郁不达；或肝火亢炽，迫灼胃阴；或肝血瘀阻，胃失滋荣，故胃病亦多关乎肝。根据以上认识，胃脘痛的病因病机大致可以归纳为以下几点。

（一）病因

1.外淫侵袭，直犯胃土 六淫之邪，侵袭人体，邪气亢盛或胃土本虚，皆可直中，则胃腑气机郁滞，不通而痛。如《素问·举痛论》所言："经脉流行不止，环周不休，寒气入经而稽迟……客于脉中则气不通，故卒然而痛。"故虽谓六淫，寒邪十之八九。

2.情志不遂，郁怒伤肝 忧思恼怒，情志不畅，则肝郁气滞，疏泄失职，可分为太过与不及。太过者，肝气横逆犯胃，克犯中土，则气机阻滞，甚则肝木挟火，迫灼胃络，悉致疼痛；不及者，肝胆内郁，不能助脾胃运化，饮食不归正化，亦阻滞气机，不通则痛。

3.饮食不节，饥饱失常 暴饮暴食，或饥饱无常，最易损伤脾胃之气，耗伤胃之阴液，所谓"饮食自倍，肠胃乃伤"。或过食生冷，寒积胃脘，气血凝滞不通，而致胃寒作痛；或恣食肥甘辛辣，以致湿热中阻，而致胃热作痛，久则热邪伤阴，胃络失荣作痛；或过饮烈酒，在阳盛之体，酿生湿热，在阴盛之体，闭阻清阳，皆致胃痛。

4.劳倦多思，后天失养 "脾为后天之本"，素体脾胃虚弱，或后天劳倦内伤，思虑过度（思则伤脾），则脾胃失养，不荣则痛。诚如《素问·调经论》所云："有所劳倦，形气衰少，谷气不盛，上焦不行，下脘不通。"脾胃气虚，气虚不运，亦可气机郁滞，不通而痛；气虚及阳，寒从内生，寒凝作痛。气虚及阴，"脾不能为胃行其津液"，胃阴不得充养而作痛。

（二）病机

本病当分急性与慢性，急性者多有明显诱因，如受凉、暴食之类，则病机多属寒凝、食积。慢性者则是反复发作，病机特点是气机郁滞，虚实相兼，寒热错杂（慢性胃痛急性发作亦应从此辨治）。

虚者有气虚、阳虚、阴虚，气虚、阳虚多见；实有气滞、痰湿、血瘀、食积，气滞、痰湿多见；胃主腐熟、脾主运化，虚者腐熟、运化不及则食滞内停，饮食不归正化，酿痰生湿；"久病入络"，则易血瘀，"久病必虚"，则易由实致虚，故虚实多相夹杂。

"脾主升清，胃主降浊"，气虚、阳虚者，清阳不升，则浊阴不降，阴邪内郁，久而化热，又"阳虚生内寒"，故易致寒热错杂。此外，无论肝郁、痰湿、食积、血瘀，或因于寒，或因于热，皆可影响脾胃升降之气机，以致郁滞。故核心病机总为气机郁滞，虚实相兼，寒热错杂。胃脘痛的病因病机演变见图4-1-1。

【诊断与鉴别诊断】

（一）诊断

1.本病以胃脘部疼痛为主要症状，疼痛的类型、程度、时间各有不同，有胀痛、闷痛、绞痛、钝痛、灼痛、冷痛、饱痛、饥痛、刺痛、隐痛、剧痛以及食前或食后疼痛、夜间疼痛等。

2.可伴有脘腹胀满、嗳气吞酸、嘈杂、恶心呕吐、不思食、大便或结或溏等症状，以及倦怠乏力、面黄、消瘦、失眠等全身症状。

3.急性者多有明显诱因，如受凉、暴食之类，痛势较甚，一般呈冷痛、绞痛、灼痛等；慢性者可长期反复发作，病程较长，缠绵不愈，可呈钝痛、饥痛、隐痛等，亦可因外邪诱发，出现病证兼夹。

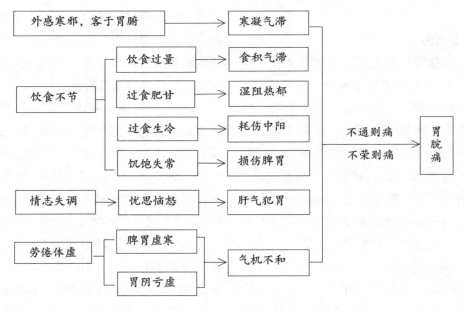

图 4-1-1　胃脘痛病因病机演变示意图

必要时可以进行钡餐造影（GI）、腹部CT以及内镜检查等，可有助于对胃脘痛的病因鉴别，除外器质性疾病者，宜排查精神心理状态。

知识拓展

功能性胃肠病是一组表现为慢性或反复发作的胃肠道症状，而无器质性改变的胃肠道功能性疾病，临床表现主要是胃肠道（包括咽、食管、胃、胆道、小肠、大肠、肛门）的相关症状。诊断标准：①有上腹痛、上腹灼热感、餐后饱胀和早饱症状之一种或多种，呈持续或反复发作的慢性过程（罗马Ⅲ标准规定病程超过6个月，近3个月症状持续）；②上述症状排便后不能缓解（排除症状由肠易激综合征所致）；③排除可解释症状的器质性疾病。

根据临床特点，罗马Ⅲ标准将本病分为两个临床亚型：①上腹痛综合征：上腹痛和（或）上腹灼热感；②餐后不适综合征：餐后饱胀和（或）早饱。两型可有重叠。

摘自：《内科学》（第8版）

（二）鉴别诊断

1. 心痛　古代文献常把胃脘痛与心痛混称，其实二者疼痛的部位、性质程度、伴随症状以及疾病的预后均有很大不同。胃脘痛的病位在胃脘，即上腹部；而心痛的病位则在胸中。胃脘痛以钝痛、隐痛为常见，亦有疼痛剧烈如针刺者，但一般不如心痛之剧烈；心痛的疼痛表现为绞痛如割，痛彻胸背。胃脘痛常伴有脘腹胀满、嗳气吞酸、嘈杂、恶心呕吐、纳呆等脾胃病症状；心痛常伴有心悸、胸憋闷、气短，病人常有濒死的感觉。胃脘痛一般预后较好；心痛一般病情较重，特别是"真心痛"，其疼痛之持续不已者，每每"夕发旦死，旦发夕死"，甚至危殆立至。

2. 腹痛 腹痛与胃脘痛主要是疼痛部位之异。贲门部为上脘，幽门部为下脘，上脘、下脘之间为中脘，三部统称胃脘，胃脘痛即指脘腹部的疼痛。腹痛则包括胁腹、大腹、少腹等部位的疼痛，是指胃脘以下、耻骨毛际以上部位的疼痛。

【辨证论治】

（一）辨证要点

1. 辨缓急

见表 4-1-2。

表 4-1-2　胃脘痛缓急辨别

	缓者	急者
发病特点	胃痛渐发	胃痛暴作
病因病机	肝郁气滞，木旺乘土，或脾胃虚弱，土壅木郁，而致肝胃不和，气滞血瘀	外受寒邪，或恣食生冷，或暴饮暴食，以致寒伤中阳；或积滞不化，胃失通降，不通则痛

2. 辨寒热

见表 4-1-3。

表 4-1-3　胃脘痛寒热辨别

	寒者	热者
伴随症状	脘腹胀满拒按，纳呆，或隐隐作痛，喜温喜按，遇冷加剧，四肢不温	烦渴思饮，恶热喜凉，溲赤，便结
病因病机	寒性凝滞收引，胃失健运	热结火郁，胃失通降
舌脉	苔白，脉弦紧；舌淡苔薄，脉弱	苔黄少津，脉象弦数

3. 辨虚实

见表 4-1-4。

表 4-1-4　胃脘痛虚实辨别

	虚证	实证
疼痛特点	痛而不胀，喜温喜按，饥则痛甚，痛徐而缓，痛处不定	胃痛而胀，喜凉拒按，食后痛甚，痛剧而坚，固定不移
伴随症状	大便不闭结，或便溏，脉虚气少	大便闭结不通；脉实气逆
病程	久病体衰	新病体壮
治疗	用攻法治疗加重	用补法治疗不效

（二）治则治法

本病的主要病机特点是气机郁滞，虚实相兼，寒热错杂，故治疗宜疏导气机、补虚泻实、平调寒热。

1. 疏导气机，通则不痛 胃脘痛发病的基本病理亦是"不通则痛"，治疗上多用通法，使脾胃纳运升降复常，气血调畅，其痛自已。清代高士宗指出："通之之法，各有不同，调气以和血，调血以和气，通也；上逆者使之下行，中结者使之旁达，亦通也；虚者助之使通，寒者温之使通……"故因于寒凝者当散寒行气；因于湿热者当清热利湿；因于食积者当消积导滞；因于肝郁者当疏肝理气；因于血瘀者当活血化瘀。尤其对于"久痛入络"者需用辛润通络之法。

2. 辛开苦降，平调寒热 寒热错杂，中焦枢机不利。《素问·至真要大论》曰："寒淫所胜，平以辛热……热淫所胜，平以咸寒，佐以苦甘。"故常以干姜、半夏、桂枝等辛温之品助脾升清，以黄连、黄芩、栀子等苦寒之品佐胃降浊，如此则升降有序，阴阳无所偏胜。

3. 扶助脾胃，从本论治 胃痛日久，脾胃多虚，当细辨而分治。脾胃虚弱者当健脾益气；中阳不足者当温阳益气；阴津亏损者当养阴益胃。如果辨证准确，可收不止痛而痛自止的效果。相反，见痛止痛，从标论治，往往事倍功半。

4. 行气止痛，中病即止 胃痛多兼气滞，所以常用辛香理气药，一般应中病即止，不可过剂，叶天士谓"胃为阳明燥土，喜润恶燥"，过则易耗伤气阴，故可用理气之柔剂，如佛手、香橼、绿萼梅等。

（三）分证论治

1. 寒凝气滞

（1）症状及分析

胃痛甚剧，每因受寒感凉或饮食生冷而得之或加重——寒积脘腹，凝滞气血；

性喜热食，畏寒喜暖，得热痛减——寒象；

舌苔白，脉弦紧或弦迟——寒凝胃腑。

（2）治法：温胃散寒，行气止痛。

（3）主方及分析：良附丸合吴茱萸汤。

高良姜、吴茱萸——温阳散寒止痛；

香附——行气止痛；

人参、大枣、生姜——补气助行。

（4）加减

寒重者，加肉桂、荜茇、荜澄茄；

气滞较甚，胀痛并见者，可选用青皮、陈皮、甘松、九香虫、佛手、枳壳、木香；

如寒热身痛有表证或兼有腹泻者，属外感风寒，内伤暑湿者，可用藿香正气散；

如寒邪郁久化热，寒热夹杂，症见胸痞脘胀，不思食，恶心呕吐，胃脘疼痛，有灼热感，口苦口干，舌红，苔黄腻，脉濡数者，用半夏泻心汤。

2. 饮食积滞

（1）症状及分析

胃脘胀满疼痛拒按——食滞中焦，纳化失常，胃失和降；

嗳腐吞酸，呕吐，不思食，大便秘结——食积胃脘，浊气上逆，腑行不畅；

舌苔厚腻而浮，刮之可去，脉滑——食积内阻之象。

（2）治法：消导行滞，和胃止痛。

（3）主方及分析：保和丸。

山楂——消油腻肉滞；

神曲——消酒食陈腐之积；

莱菔子——宽畅胸腹，消面食积滞，导滞通腑；

陈皮、半夏、茯苓——理气和胃；

连翘——散结清热。

（4）加减

便溏次多，应重用茯苓；

便秘或后滞不爽，需重用莱菔子；

胃痛连及腹痛，大便秘结或里急后重、黏滞不爽，此积滞在肠，宜配合使用木香槟榔丸或枳实导滞丸。

3. 肝郁气滞

（1）症状及分析

胃脘攻撑胀痛，痛连两胁，遇怫郁烦恼则痛或痛甚——肝郁气滞，横逆犯胃；

胸闷嗳气，善太息——气郁不舒，胃失和降；

舌淡红或暗，舌苔薄白，脉弦——肝郁气滞，气血运行不畅。

（2）治法：疏肝理气，和胃止痛。

（3）主方及分析：逍遥散合柴胡疏肝散。

柴胡——疏肝解郁；

白芍、甘草、当归、川芎——养血活血，柔肝，缓急止痛；

香附、枳壳、陈皮——理气止痛；

白术、茯苓——扶土抑木。

（4）加减

痛甚，加金铃子散，以增强理气解郁止痛之功，亦可加香橼、佛手、玫瑰花、绿萼梅；

若见目光忧郁，神情默默，悲伤欲哭，并用甘麦大枣汤。

4. 肝胃郁热

（1）症状及分析

胃脘灼痛，泛酸，嘈杂——肝郁生火，邪热犯胃；

口苦口干，烦躁易怒，或牙龈红肿，舌红苔黄——肝胆火热上炎，迫灼津液；

脉弦数——肝胃郁热之征。

（2）治法：疏肝和胃，泄热止痛。

（3）主方及分析：加味逍遥散合清胃散。

牡丹皮、栀子、黄连——清肝泻火；

柴胡、薄荷——疏肝；

白芍、当归、生地黄——养血滋阴；

陈皮——理气和胃；

茯苓、甘草——健脾和中。

（4）加减

火热内盛，灼伤胃络而导致吐血，伴见面赤、便秘、心烦，可用大黄黄连泻心汤；

伤阴明显，可并用一贯煎和沙参麦冬汤；

热中夹湿，伴舌苔黄腻、恶心、胸闷纳呆、渴不欲饮、肢体困重者，根据湿热偏颇，可选用藿朴夏苓汤、连朴饮、黄连温胆汤之类加减。

5. 瘀血阻络

（1）症状及分析

胃脘痛如针刺或刀割，痛处固定，拒按——气滞血瘀，瘀血阻滞；

吐血、黑便——久病入络，血不循经；

舌质紫暗或有瘀斑，脉涩——血瘀之象。

（2）治法：活血化瘀，理气止痛。

（3）主方及分析：丹参饮合失笑散。

丹参——和血；

檀香——调气；

砂仁——和中；

蒲黄、五灵脂——行血活血，消瘀止痛。

（4）加减

痛甚，加延胡索、乳香、没药；

兼见气滞，加枳壳、青皮、佛手以行气；

气虚者，可加白术、黄芪、山药以益气；

血瘀气滞疼痛较剧者，可用血府逐瘀汤或膈下逐瘀汤。

6. 脾胃虚寒

（1）症状及分析

胃脘隐痛，喜暖喜按——脾胃阳虚，纳运不健，胃失温煦，中寒内生；

时泛清水，食少，乏力——脾胃虚寒之象；

手足欠温——阳气虚衰，不能达于四肢；

便溏——脾运失司；

舌淡、脉弱——中焦虚寒，阳气不足之象；

（2）治法：健脾益气，温中助阳。

（3）主方及分析：黄芪建中汤。

黄芪——补中益气；

饴糖、桂枝——补虚健中，通阳散寒；

芍药、甘草——和中缓急止痛；

生姜、大枣——健脾胃而和荣卫。

（4）加减

胃寒痛甚，方中桂枝改肉桂，并可加良附丸、吴茱萸汤以增强温中散寒、行气止痛之效；

泛吐清水较多者，可加艾叶、陈皮、半夏、茯苓；

吐酸水者，可去饴糖加左金丸、瓦楞子、海螵蛸。痛止之后，可服用六君子汤或香砂六君子汤以温健脾胃，巩固疗效。

7. 胃阴亏虚

（1）症状及分析

胃脘灼痛，口燥咽干，烦渴思饮——胃阴受灼，下及肾水，胃液枯槁，郁火内盛；

大便干——阴伤肠燥；

舌红少津，脉弦细数——阴虚内热的征象。

（2）治法：养阴益胃，缓急止痛。

（3）主方及分析：芍药甘草汤合一贯煎。

芍药、甘草——酸甘化阴，缓急止痛；

生地黄、沙参、麦冬、枸杞子——滋阴益胃；

当归、川楝子——理气活血止痛。

（4）加减

津枯便秘，加大生地黄、当归的用量；

便溏，则需酌量减少甘润之品，并配伍茯苓、白术、山药；

阴虚兼有内热，烦闷口干，欲呕，可投竹叶石膏汤；

口渴明显，加芦根、石斛、天花粉。

（四）其他治疗

1. 中成药　仲景胃灵片、安中片：用于寒凝气滞型胃痛；

胃苏颗粒：用于肝郁气滞型胃痛；

附子理中丸：用于脾胃虚寒型胃痛；

玄胡止痛颗粒：用于瘀血阻络型胃痛。

2. 单方验方　良姜末三分，米汤调下。治寒凝气滞之胃痛。

二味散：小茴香 30g，枳壳 15g，炒研末，盐酒调服，每次 6g。治气滞胃痛。

砂仁 30g，研为细末，以水调成糊状，涂于患者脐窝处，每 2～3 天更换 1 次。治饮食停滞型胃痛。

【预防调护】

胃脘痛之起，多与情志不遂、饮食不节有关。因此，在预防上要重视精神与饮食的调摄。情绪宜保持愉快、开朗，饮食切忌暴饮暴食，或饥饱不匀；如必要时可少食多餐，以清淡易消化的食物为宜。舌苔黄腻、灰腻，久而不化者，应限制肥甘厚味，烈性酒尤当禁忌；舌质光红无苔或舌红苔少者，要忌食辛辣刺激性食物。胃痛持续不已者，应及时就医，必要时进流质或半流质饮食。

在护理方面，如胃痛持续不已，疼痛较剧烈者，应卧床休息，缓解后始可下床活动。出现大量黑便，或吐血、便血，或胃痛突然引起满腹剧烈疼痛，应及时住院治疗。内服汤药，对虚寒性胃痛，宜温服，并宜在疼痛发作前服药；对虚热性胃痛，则宜稍凉服。如患者呕吐，可在服药前用鲜生姜擦舌面，汤药改作多次分服。有些丸药质地较硬，则须用温开水化开服用。

【临证要点】

1. 胃脘痛的常用治法 温法：温散、温补、温通、温化、温涩等法。清法：清化、清解、清润、清凉等法。补法：温补、平补、润补、补涩等法。通法：疏通、通降、温通、润降、通瘀等法。胃脘痛用药的配伍特点：寒热配伍，补通并用，升降结合，润燥相济。

2. 寒邪致痛临床常见 张景岳认为胃痛"因寒者常居其八九，因热者十唯一二"。临床上，慢性胃痛虽表现为寒热错杂，气机郁滞，但因"寒主收引""寒主痛"，故仍以寒为主，治当以辛开为主、苦降为辅，且"苦寒容易败胃"，切记虚虚实实之戒；若病人患有消化性溃疡，尤其是活动期，则应慎用桂枝等辛温动血之品；虚实夹杂则宜健脾益气、理气养胃。各证候之间在病因病机上均常可相互关联、相互影响，甚至互为因果。故临证须分析主次矛盾，从而立法处方，不致偏倚。

【名医经验】

1. 熊继柏调气理气治胃脘痛 熊氏认为胃脘痛的治法虽多，但均离不开疏肝理气、疏通气机、和降胃腑，从而达到止痛的目的。他指出辨治胃痛，必审证候虚实；其次详察疼痛性质；治胃脘痛之实证必须理气止痛。肝气宜调畅、胃气喜和降，熊氏常用四逆散合金铃子散为基本方以疏肝和胃、调理气机，方中柴胡疏肝气，枳实降浊气，二者升降相伍，调气行气，除痞消滞；芍药配甘草一则酸甘化阴，制理气药辛温之性，以防耗气伤阴；二则舒挛缓急定痛。

2. 许鑫梅提出从郁治胃脘痛 许氏认为现代人生活工作压力大容易引发情志问题，继而由郁生胃痛。具体分为：以疏肝理气、解郁和胃治肝胃气郁证，常以柴胡疏肝散合左金丸加川楝子、郁金等加强理气解郁之力；以活血化瘀、理气解郁治血瘀郁滞证，常以血府逐瘀汤加减，意取四逆散疏肝解郁，桃红四物汤活血化瘀兼养血；以清肝泻火、泄热解郁治火郁热结证，方选加味逍遥散合左金丸加减；以健脾和中、清胃消郁治食郁停滞证，方选半夏泻心汤加减；以化痰开郁、行气散结治痰郁气结证，方选小陷胸汤加味；以清热利湿、和胃消郁治湿郁热蕴证，常以藿朴夏苓汤加减。

医案分析

吴某，男，42岁。初诊：1962年9月12日。

患十二指肠溃疡已13年，秋、冬、春季节之交，易发胃脘疼痛。经钡餐透视十二指肠球部有龛影，大便潜血阳性，最近胃痛，以空腹为重，精神不佳，大便正常，小便时黄，脉弦急，舌红苔少黄，属肝胃不和，治宜调和肝胃。处方：

柴胡4.5g，白芍6g，枳实4.5g，炙甘草3g，黄连1.8g，吴茱萸0.6g，青皮4.5g，木香1.5g，高良姜2.4g，大枣4枚。

复诊：9月17日。

药后胃痛稍减，大便不爽，小便稍黄，寐差。脉弦数，舌红苔黄腻。属湿热尚盛，胃气未复，治宜调肝胃、清湿热。处方：

炒苍术4.5g，香附4.5g，川芎4.5g，焦栀子4.5g，建曲6g，厚朴4.5g，炒枳壳 4.5g，茵陈 6g，郁金 4.5g，石斛 9g，广木香 1.5g，通草 3g，鸡内金 6g，3 剂，煎服法同前。

三诊：9 月 26 日。

胃痛基本消失，食纳增加，脉缓有力，舌边微有薄黄薄腻苔。续宜和胃，以资巩固。处方：

赤石脂 30g，乌贼骨 30g，香橼 15g，炙甘草 30g，炮鸡内金 60g。

共为细末和匀，每服 1.5g，日服 2 次，白开水送下。

摘自：《蒲辅周医疗经验》

按：本案为十二指肠球部溃疡所致的胃痛。患者病程十余载，空腹疼痛为重，辨证属虚。胃虚得食，则暂助正气以抗邪，而空腹时正气更虚故痛增。秋冬加重，盖秋冬属阴，"阳杀阴藏"，故辨证偏于阳虚。然患者春天亦加重，次因春应肝，肝木得其令而旺，且土虚则木乘，故亦作痛。又患者精神不佳，脉弦急，舌红苔少黄，则为肝郁化热证，肝胃不和之象。是故治疗宜以疏肝清热、理气和胃为主，散寒止痛为辅。蒲老选用四逆散加青皮、木香疏肝理气和胃，左金丸清散郁热，高良姜散寒止痛。药后肝郁得疏，胃痛稍减，但因大便不爽，舌苔黄腻，出现湿热中阻之象。故治除续调肝胃之外，需兼清湿热之法。二诊易以柴胡疏肝散合平胃散加减：香附、川芎、枳壳、郁金疏肝行气，苍术、厚朴、木香燥湿理气，栀子、通草、茵陈清热化湿，建曲、鸡内金消食助运，石斛清热养胃。辨证准确，效如桴鼓，仅三剂胃痛基本消失，纳食增加，黄腻苔减，三诊时改以散剂缓调以巩固疗效。所用之散剂，乌贼骨制酸通血脉，赤石脂生肌调中，香橼疏肝理气，鸡内金助运消食，炙甘草和中止痛，综合全方，有祛瘀止痛，愈合溃疡之效，且研为细末，用量小，服用方便，用于溃疡病所致的慢性胃痛调治，值得借鉴仿效。

【古籍选录】

《素问·六元正纪大论》："木郁之发……民病胃脘当心而痛。"

《景岳全书·心腹痛》："胃脘痛证，多有因食、因寒、因气不顺者，然因食因寒，亦无不皆关于气，盖食停则气滞，寒留则气凝。所以治痛之要，但察其果属实邪，当以理气为先。"

《临证指南医案·胃脘痛》："所云初病在经，久痛入络，以经主气，络主血，则可知其治气、治血之当然也。凡气既久阻，血亦应病，循行之脉络自痹，而辛香理气、辛柔和血之法，实为对待必然之理。"

《证治汇补·心痛》："服寒药过多，致脾胃虚弱，胃脘作痛。"

【文献推介】

1. 姚欣艳，李点，何清湖，等.熊继柏教授辨治胃痛经验 [J]. 中华中医药杂志，2015，01：143-145.

2. 林迪卫.许鑫梅教授治疗胃痛的经验总结 [D]. 广州中医药大学，2013.

【小结】

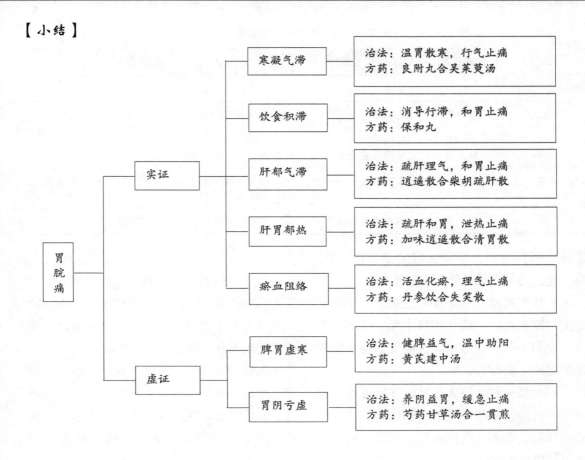

【复习思考题】

1. 如何理解叶天士在《临证指南医案》中提出的"辛柔和血之法"治疗胃痛？

2. 如何理解《医学真传·心腹痛》所谓的"通之之法"，在临床中如何具体运用？

（胡鸿毅）

第二节 胃痞

胃痞是指以心下痞塞、胸膈满闷、触之无形、不痛为主症的病证。多因起居失调、饮食不化、气郁痰凝、脾胃虚弱，导致脾失健运，升降失常而成。胃痞作为临床证候，主要包括西医的慢性胃炎、胃神经官能症、消化不良等疾病；在其他疾病过程中，如出现胃痞的症状者，亦可参照本节辨证论治。胃痞的历史沿革见表4-2-1。

【病因病机】

胃痞的发生多与误下伤中、饮食阻滞、痰气壅塞、七情失和，或平素脾胃虚弱等有关，各种致病因素往往互相关联。基本病机为脾胃升降失司。

（一）病因

1. 误下伤中 伤寒邪在肌表，医者反攻其里，以致误下伤中，邪气乘虚结于心下，而成胃痞。此外，也有伤寒之邪，由表及里，入于胃脘，而为胃痞不能饮食者。

2. 饮食阻滞 由于过饥过饱，或恣食

表 4-2-1　胃痞的历史沿革

朝代	代表医家	代表著作	主要论述
战国—西汉	—	《黄帝内经》	病名：否、满、否塞、否隔
东汉	张仲景	《伤寒论》	定义：但满而不痛者，此为痞 治疗：半夏泻心汤
隋	巢元方	《诸病源候论》	病名：八痞、诸痞
宋	—	《太平惠民和剂局方》	治疗：攻邪用木香槟榔丸、匀气散、平胃散； 补虚用参苓白术散
金	李东垣	《内外伤辨惑论》	治疗：辛开苦降；洁古方枳术丸

生冷，损伤中阳，影响脾胃的纳、化、升、降，遂致心下痞满不舒，饮食不进。

3.痰气壅塞　多由脾胃失健，不能运化水湿，酿生痰浊，痰气壅塞中焦，使清阳不升，浊阴不降，而为胀满；痰气上逆于胸中清旷之地，而为心下痞。

4.七情失和　情志失和，气机乖乱。如多思则气结，暴怒则气上，悲忧则气郁，惊恐则气乱，等等。气机逆乱，升降不利，于是可见胃痞等病证。

5.脾胃虚弱　平素脾胃不健，中气久虚，或饥饱不匀，或食生冷硬物，或肥甘厚味不节，或病中过用寒凉克伐之剂，重耗脾胃之气，或病后胃气未复，皆能导致胃纳呆钝，脾运失健，而为滞塞痞满。

（二）病机

本病的病变部位在胃，与肝、脾、心功能失调密切相关，其中以脾运失司为本。脾胃素虚，失于健运，内外之邪乘而袭之，使脾之清阳不升、胃之浊阴不降而致本病。

本病的病理因素复杂多端，有邪热、食滞、痰湿、气郁、虚损等方面，且多互为兼夹。临证宜分虚实两端，实痞多由邪热、食滞、湿浊、气郁等所致，虚痞以脾胃虚弱为主。

胃痞一证，若能正确治疗，多能获愈。倘若迁延不愈，导致脾胃虚弱，亦有转成气虚中满之臌胀者，则其预后欠佳。胃痞的病因病机演变见图 4-2-1。

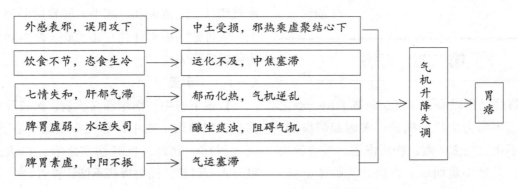

图 4-2-1　胃痞病因病机演变示意图

【诊断与鉴别诊断】

（一）诊断

1. 以胃脘部胀满不舒，但外无胀急之形，触之无痛为主要表现。

2. 可伴有嗳气、反酸、呕恶、大便不调等表现。

必要时可以进行钡餐造影（GI）、腹部CT以及内镜检查等，可有助于对胃痞的病因鉴别，除外器质性疾病者，宜排查精神心理状态。

知识拓展

功能性消化不良罗马Ⅲ诊断标准

1. FD诊断标准

必须包括以下1条或多条：①餐后饱胀不适；②早饱感；③上腹痛；④上腹烧灼感。并且没有可解释症状的器质性疾病（包括胃镜检查）的证据。诊断前症状出现至少6个月，近3个月满足以上标准。

2. FD分型诊断标准

（1）EPS（上腹痛综合征）诊断标准，必须符合以下所有条件：①至少为中等程度的上腹部疼痛或烧灼感，至少每周发生1次；②疼痛呈间断性；③疼痛非全腹性，不放射或不在腹部其他区域／胸部出现；④排便或排气不能缓解；⑤不符合胆囊或Oddi括约肌功能障碍诊断标准。支持诊断的条件有：①疼痛可为烧灼样，但不向胸骨后传导；②疼痛常由进餐诱发或缓解，但也可发生于空腹状态；③可能同时存在PDS。

（2）PDS（餐后不适综合征）诊断标准，必须包括以下1条或2条：①正常量进食后出现餐后饱胀不适，每周至少发生数次；②早饱感阻碍正常进食，每周至少发生数次。支持诊断的条件有：①上腹胀或餐后恶心或过度嗳气；②可同时存在EPS。以上2型可有重叠。

摘自：《功能性消化不良的中西医结合诊疗共识意见》，出《中国中西医结合杂志》（2011）

（二）鉴别诊断

胃痞应与臌胀、胸痹、结胸等病证鉴别。

1. 臌胀 臌胀后期可出现腹内胀急难耐等症状，并见腹部胀大之形，按之如鼓，常可合并出现心、肝、脾、肾等多脏腑并病表现；胃痞则是心下或胸脘自觉满闷不舒，而外无胀急之形可察。

2. 胸痹 胸痹是指胸中痞塞不通，因而引起胸膺部内外疼痛的一类病证。临床以胸闷、胸痛、短气三大症状为主。如《金匮要略·胸痹心痛短气病脉证并治》说："胸痹不得卧，心痛彻背""胸痹之病，喘息咳唾，胸背痛，短气"；胃痞则是指心下痞塞满闷，虽然亦可因影响胸中清阳流通而出现阻塞不舒，但并无胸痛等表现，二者不难鉴别。

3. 结胸 结胸是指从心下至少腹硬满而痛，手不可近的一类疾患；胃痞则但满而不痛，手亦可按。

【辨证论治】

（一）辨证要点

1. 辨标本虚实 胃痞有虚实之异，有邪者为实，无邪者为虚，实者邪气实，虚者正气虚。实痞多由邪热、食滞、湿浊、气郁等诱因所致，虚痞以脾胃虚弱为主；骤然胸中痞闷，乃肝气与食滞而成，为实；过服克伐药物，日久耗伤脾胃之气，或兼见脉虚大无力，为虚。

2. 辨饮食口味　口淡属寒湿或脾胃气虚；口甜为湿热蕴脾或脾气虚；口苦为肝胆湿热或胃热；口酸为伤食或肝胃郁热；常感饥饿嘈杂，多为胃热；少有饥饿感，多属脾虚。

（二）治则治法

凡治胃痞，首先要分辨虚实，以一般治法而论，亦不外虚者补之、实者泻之，审证确实，才能避免虚虚实实之误。但本病临床上以虚实互见为多，所以消补兼施之法最为常用。

由于本病主要表现为心下痞满不舒，故一般常用理气通导之法，但应中病即止，不宜长期服用；对于虚证，误过用理气通导，则虚者更虚，脾胃纳化不行，则痞满益剧。

（三）分证论治

实痞

1. 邪热内结

（1）症状及分析

心下痞满，胃脘灼热——误下伤中，邪热乘虚而入，或由中焦气滞日久郁而化热；

心中烦热，口苦口渴——邪热犯心，上炎口舌；

小溲短赤，大便秘结——邪热灼伤阴液，膀胱气化失司，大肠失于濡润；

舌红苔黄，脉滑数——热盛之象。

（2）治法：泄热消痞，和胃开结。

（3）主方及分析：大黄黄连泻心汤。

大黄——泄热消导；

黄连、黄芩——清热，清除胃中结热，

使痞气自消。

（4）加减

心中烦热者，加瓜蒌、栀子；

口苦口渴者，加连翘、瓜蒌；

腹胀便秘者，加枳实、芒硝。

2. 饮食积滞

（1）症状及分析

胸脘痞满，痞塞不舒，腹满拒按——胃气壅塞，脾气不能健运，食滞聚而不散；

嗳腐吞酸，或恶心呕吐——胃失和降，胃之浊气上逆；

能食而大便不通——久郁而化热，热积于胃则消谷善饥，积于肠则耗灼大肠津液；

舌苔厚浊，脉弦滑——胃失和降，食滞上逆。

（2）治法：消导和胃。

（3）主方及分析：保和丸。

山楂——消油腻肉滞；

神曲——消酒食陈腐之积；

莱菔子——宽畅胸腹，消面食积滞，导滞通腑；

陈皮、半夏、茯苓——理气和胃；

连翘——散结清热。

（4）加减

食积较重，痞满胀痛，加枳实、厚朴；

食积化热，烦躁，加黄连；

大便秘结，加大黄、槟榔；

食积而脾虚，加白术。

3. 痰湿内阻

（1）症状及分析

胸脘痞塞，满闷不舒——脾不运化，胃失顺降，使痰湿内生；

头目眩晕，胸闷不饥，恶心欲吐——痰湿阻于中焦，清浊升降失常，清阳不升，浊气上逆，蒙蔽清空；

身重倦怠——湿性重着；

咯痰不爽——痰浊阻肺，肺失宣降，肺气上逆；

舌苔浊腻，脉滑——痰湿之象。

（2）治法：祛湿化痰，顺气宽中。

（3）主方及分析：二陈平胃散。

半夏、陈皮、苍术——燥湿健脾，理气化痰；

厚朴——除满宽胸；

茯苓——益脾助运；

甘草——和中。

（4）加减

调理气机升降，加前胡、枳壳或枳实、桔梗、旋覆花、薤白；

心下痞硬，嗳气不除，加旋覆花、赭石；

素有痰结气聚，又感风寒，表邪仍在，酌用香苏散；邪传上焦，尚未入胃，酌用柴胡枳桔汤。

4. 肝郁气滞

（1）症状及分析

胸脘不舒，痞塞满闷，两胁作胀——气机阻滞不畅，肝木郁而不伸；

心烦易怒——肝气被郁而不得条达；

善太息——肝气郁滞，胸中气机不利；

舌苔薄白，脉弦——肝气阻滞，疏泄失常，气郁不利。

（2）治法：疏肝解郁，理气消滞。

（3）主方及分析：柴胡疏肝散。

柴胡、香附、川芎——疏肝行气；

白芍——养血柔肝；

陈皮、枳壳、甘草——理气和中。

（4）加减

肝火偏旺者，加龙胆、栀子；

嗳气频作者，可加旋覆花、赭石；

气逆胁胀，胸膈痞满，宜解肝煎；

气虚之体，而兼肝郁气滞，宜四磨汤。

虚痞

5. 脾胃虚弱

（1）症状及分析

胸脘不舒，痞塞胀满——脾胃阳微，中寒不运，胸失清旷；

不知饥，不欲食——脾胃虚弱，纳化功能呆钝；

四肢不暖，喜热喜按，得温则舒，大便稀溏——脾胃虚寒；

气短乏力，体倦懒言——中气久虚，精微不化；

舌淡苔白，脉沉细或虚大无力——脾胃虚寒。

（2）治法：补气健脾，升清降浊。

（3）主方及分析：补中益气汤。

黄芪、党参、白术、炙甘草——鼓舞脾胃清阳之气；

陈皮——理气化滞；

当归——养血和营；

升麻、柴胡——协同参、芪，升举清阳。

（4）加减

阳虚，加附子；

偏于脾胃阳虚，宜用理中汤；

中寒甚者，合吴茱萸汤；

脾胃虚弱系由于命门火衰所致，用理中汤加肉桂、附子。

（四）其他治疗

1. 中成药　健胃消食片：饮食积滞型胃痞。

二陈丸：痰湿内阻型胃痞。

越鞠丸、柴胡疏肝丸、逍遥丸：肝郁气滞型胃痞。

补中益气丸：脾胃虚弱型胃痞。

2. 外用烫熨法　麸皮一两，拌炒生姜渣五钱，炒热后用布包裹，揉熨患处，适用于脾胃虚弱，脏寒痞满。

3. 温热摩腹法　双手烘热，按摩患处，兼有腹胀便秘者宜顺时针按摩；便溏、腰酸者宜逆时针按摩。

【预防调护】

平时应注意生活调摄，尤其是饮食和精神方面。做到饮食有时，勿饥饱无常，忌贪食生冷，少食辛辣煎炸之品，戒除烟酒嗜好。尽量避免烦恼忧虑及情绪紧张，以防其伤肝损脾。同时要注意劳逸结合，避免劳累。可适当参加体育锻炼和有益于身心的文体活动。在发病时，宜进易消化之食物，忌食粗粮、花生、豆制品等容易产气生胀之品，饮食宜细嚼慢咽，少饮汤类。餐后可放松站立 20 分钟左右并以手轻摩脘腹，顺时针方向按摩数十次后再逆时针方向按摩，交替进行，得嗳气饱嗝，或失气通畅后再躺卧；兼有胃下垂、体质瘦弱者，餐后不宜立即大量运动。要注意口腔保健，有牙齿松动脱落者应及时修补，保证咀嚼正常。病情较重、持续不解者，应及时就医，以防痰饮内留，变生幽门梗阻等。

【临证要点】

1. 用药轻宣灵动，补通结合　本病常见食后饱胀、嗳气、泛恶、胃痛等症状，如果用药不注意轻灵流通，则可使症状加剧。本病虽着重在于脾胃，而实与肝郁、气滞、血瘀有关，《临证指南医案》指出"肝为起病之源，胃为传病之所"，因此虽见脾胃气虚而用党参、黄芪、白术、炙甘草之类以益气健脾，也须配以陈皮、半夏、木香之属以理气和胃；虽见胃阴亏虚而用石斛、麦冬、沙参等品以清养胃阴，亦当佐以川楝子、绿萼梅、佛手等药以疏肝醒胃。

2. 疏利气机，善调升降，兼顾寒热　脾气宜升，胃气宜降，无论外感和内伤，均可因邪气相结而导致升降不调，导致寒热错杂。可参考《伤寒论》用半夏泻心汤治疗心下痞，以辛开苦降、寒热兼顾。同时，升提药常与益气药同用，如升麻、柴胡、党参、黄芪、枳实等。枳实苦降破气，《神农本草经》认为枳实能"长肌肉，利五脏，益气，轻身"，确有补气升清作用。临证用药，枳实用于补气升清，可与参、芪、升、柴相配；用于破气降气，可与青皮、降香、厚朴、川楝子相配。和降药常与泻肝药同用，如旋覆花、赭石、黄连、吴茱萸等。偏寒者加生姜、紫苏叶；偏热者加竹茹、枇杷叶。在用升提或和降药时，均可配伍白芍，柔养以制肝木之旺，有很好的缓急止痛作用。

3. 病证结合，灵活加减　痞满一证变证颇多，可随胃病日久，酿生湿热，或久病由气及血，变生瘀滞，故应结合相关西医检查手段，评估病情发展阶段，随证加减用药。如经胃镜病理学检查，提示肠腺上皮化生者，可以根据不同症状，选用八月札、生薏苡仁、莪术、菝葜等，以预防恶变。一般认为莪术破血祛瘀作用较峻，其实其药性平和，含芳香挥发油，能直接兴奋胃肠道，有很好的健胃作用，同时可化瘀消痞，止痛作用颇佳，乃治疗本病的常用药物。出现胃热征象者，宜配合使用清热药，蒲公英最为适宜，其性味甘而不甚苦寒，入胃经，可清热而不伤胃。

知识拓展

功能性消化不良（FD）与精神心理治疗

FD 患者通常长期在综合医院内科或神经科治疗，但由于该症具有神经症躯体形式障碍的基本特点，又常伴有焦虑和抑郁等情绪障碍，应用内科一般的常规治疗往往难以获得满意疗效，故心理因素在胃肠动力紊乱发病中的作用越来越引起胃肠病学专家的注意，其可能通过影响内脏感觉功能、胃运动功能等而影响 FD 患者的消化道症状。

心理治疗包括心理干预和心理药物治疗。心理干预治疗在于指导患者改变认识，让患者把注意力指向外部世界，不要集中于指向自身内部感觉，也不应局限于应用药物治疗缓解症状，指导其找到引发症状的潜在心理社会因素，学会消除不良情绪的方法。心理药物治疗主要包括抗焦虑或抗抑郁的药物治疗，包括三环类、单胺氧化酶拮抗剂、四环类和选择性 5- 羟色胺再摄取抑制剂等。

【名医经验】

张介眉辨治胃痞的经验 张氏在中医药防治胃痞方面具有独到见解，认为胃痞与脾胃升降失司关系最为密切，提出"善别虚实，进退适时"的辨证方针和三证九方的辨证体系，并自拟半夏调中方协调脾胃升降治疗痞满。张介眉认为"肠胃为市，无物不受，无物不入"。由于生活习惯的变化，人们常常冰啤酒与火锅同食，寒热饮食同下，很容易导致寒热错杂之痞证，治疗上应寒热并治以平衡阴阳，补虚泻实而标本兼治，辛开苦降以促脾胃升降。

方中半夏姜制以助脾升发，且增强止呕之功。用太子参代替人参或党参，功似人参而力薄，为补气药中一味平补之品，具有性平柔润、补而不滞的特点；更重要的是张介眉认为太子参是所有参类中唯一兼有除痞之功的，其他参类虽能补脾气，却易致壅塞；基于"治痞方中慎用致痞之药"的原则，故以太子参易人参。

胃秉喜润恶燥之性，张氏认为原方中干姜过于温燥唯恐耗气伤精，故在临床运用时用炮姜易干姜，取炮姜擅温而少燥、力专辛开之妙。又从"肺主气，肺气利，则诸气皆利"的观点出发，加入苦杏仁，既可宣发肺气而助气机升降，又"肺与大肠相表里"，润肠通便而和降胃气；更加厚朴行气宽中、消痞除满。

诸药合用，着眼于整体调节，以辛开苦降立法，通过开上、畅中、降下三焦并治，达到寒热并治、补虚泻实、升降协调，从整体上调节胃肠功能状态。

在药物配比上，张氏主张平调为主，以和为度，用中药的性能去调节脾胃功能：

1. 调节脾胃升降。因六腑以通为顺、以降为要，黄芩（8～10g），黄连（6～8g），剂量之和大于炮姜（2～4g）的量，取苦降大于辛开之意。

2. 调节脾胃寒热。舌苔由脾胃之气蒸化胃中食浊而成，舌苔黄白相间，为寒热错杂辨证要点。苔黄腻或者白腻也是本方适应证，临床用药要注意根据舌苔颜色黄白的程度调整寒热药剂量的偏重。如果是白腻苔多，则适当增加炮姜的用量，减少芩、连用量；如果是黄腻苔多，则减炮姜用量，增芩、连用量，意在以药物的寒热比例变化调节脾胃寒热程度。

3. 调节脾胃虚实。方中甘草、太子参补益中焦，因甘草易致中满，故用量宜轻，多为6g，使补而不致满。

医案分析

霍某，女，60岁，农民。长期胃胀，经胃镜、B超、CT等检查，除发现有慢性胃炎外，未确诊他病，长期胃胀、胃满，服用中西药物数年，未见明显改善。现症见：胃脘胀满，纳呆厌食，气短懒言，神疲乏力，畏寒肢冷，小便清长，大便秘结，舌淡胖，边有齿痕，脉沉细无力。

证属脾胃阳虚，升降失调，治宜温脾益胃，方用四逆汤加味：

附子（先煎2小时）30g，炮姜30g，炙甘草10g，红参10g，砂仁30g，3剂，水煎服，每天1剂。服药之后，胃口大开，脘腹胀满消失大半，气力大增，精神转佳，数十年来未有之好转，大喜过望，要求再服10剂，以求彻底改善，巩固治疗。

摘自：《中医火神派医案新选——傅文录医案》

按：胃脘胀满临床上十分常见，一般多从气滞着眼，施以行气、破气之法，然有效有不效者，即如本例"服用中西药物数年，未见明显改善"。主要原因在于胀有虚实之分，实胀自有实证可辨，可予行气、破气之法；虚胀自有虚象，即如本例脉症一派虚寒表现。《内经》云"脏寒生满病"，虚胀之证，多由脾胃虚寒引起，由于误治伤正，久病及肾，最终导致肾元亏损。所以治从扶阳补肾下手，所谓"塞因塞用"，方选四逆汤加味，初服即见显效顺理成章，显示了"病有万端，治之但扶其真元"理念的效力。

【古籍选录】

《素问·阴阳应象大论》："清气在下，则生飧泄；浊气在上，则生䐜胀。"

《伤寒论·辨太阳病脉证并治》："伤寒五六日，呕而发热者，柴胡汤证具，而以他药下之，柴胡证仍在者，复与柴胡汤。此虽已下之，不为逆，必蒸蒸而振，却发热汗出而解。若心下……但满而不痛者，此为痞，柴胡不中与之，宜半夏泻心汤。"

《诸病源候论·痞噎病诸候》："诸痞者，营卫不和，阴阳隔绝，脏腑痞塞而不宣通，故谓之痞。""其病之候，但腹纳气结胀满，闭塞不通。"

《丹溪心法·痞》："胀满内胀而外亦有形；痞者内觉痞闷，而外无胀急之形也。"

《景岳全书·痞满》："凡有邪有滞而痞者，实痞也；无物无滞而痞者，虚痞也。"

《类证治裁·痞满论治》："伤寒之痞，从外之内，故宜苦泄；杂病之痞，从内之外，故宜辛散。……痞虽虚邪，然表气入里，热郁于心胸之分，必用苦寒为泻，辛甘为散，诸泻心汤所以寒热互用也。杂病痞满，亦有寒热虚实之不同。"

【文献推介】

1. 冯云霞，时昭红，郝建军. 张介眉教授辨治痞满经验探析 [J]. 辽宁中医药大学学报，2014（4）：109-110.

【小结】

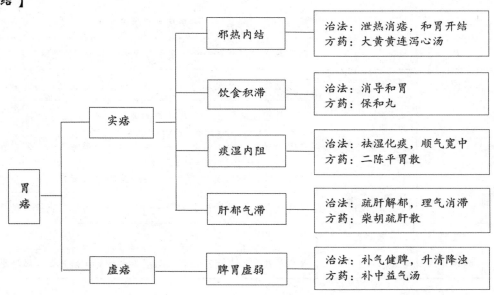

邪热内结　治法：泄热消痞，和胃开结　方药：大黄黄连泻心汤

饮食积滞　治法：消导和胃　方药：保和丸

痰湿内阻　治法：祛湿化痰，顺气宽中　方药：二陈平胃散

肝郁气滞　治法：疏肝解郁，理气消滞　方药：柴胡疏肝散

脾胃虚弱　治法：补气健脾，升清降浊　方药：补中益气汤

胃痞　实痞　虚痞

【复习思考题】

1. 如何理解"诸腹胀满，皆属于热"？（可参考李东垣相关著作论述）

2. 试述胃痞与臌胀的鉴别要点。两者之间是否存在联系？

3. 如何理解胃痞与精神治疗？（请结合中医五行理论进行分析）

（胡鸿毅）

第三节　呕吐

呕吐，又名"吐逆"，是指食物或痰涎等由胃中上逆而出的病证。古人谓：有声有物谓之"呕"；有物无声谓之"吐"；有声无物谓之"哕"（干呕）；只吐涎沫谓之"吐涎"。由于临床呕与吐常兼见，难以截然分开，故合称呕吐。本病乃胃失和降，气逆于上所起，凡外感、内伤，或饮食失节以及他病有损于胃者，皆可发为呕吐。至于妊娠恶阻，则属于妇科范畴，本节不予讨论。呕吐可见于西医多种疾病，最常见的如急性胃炎、贲门痉挛、幽门痉挛、肝炎、胰腺炎、胆囊炎，以及某些急性传染病或颅脑疾患等。当此等疾病出现以呕吐为主症时，可参考本节有关辨证论治内容。至于肠梗阻、消化道肿瘤、尿毒症等伴发呕吐时，除可参考本节外，尚可参照噎膈、关格、癃闭等节内容进行辨证论治。呕吐的历史沿革见表4-3-1。

表 4-3-1 呕吐的历史沿革

朝代	代表医家	代表著作	主要论述
东汉	张仲景	《伤寒论》	太阳中风之"干呕"——桂枝汤调和营卫以散风邪
			少阳病之"心烦喜呕"——小柴胡汤和解枢机
			厥阴病之"吐蛔"——乌梅丸之苦辛酸并用以安蛔
			厥阴病之"寒格"——干姜黄芩黄连人参汤苦辛通降，益胃止呕
		《金匮要略》	"干呕吐逆，吐涎沫"——半夏干姜散温中止呕
			"食已即吐者"——大黄甘草汤泻火降逆
			"呕而肠鸣，心下痞者"——半夏泻心汤苦降辛开，调中和胃
			"诸呕吐，谷不得下者"——小半夏汤降逆安胃
			"胃反，吐而渴欲饮水者"——茯苓泽泻汤化饮止呕
唐	孙思邈	《备急千金要方》	药物：凡呕者多食生姜，此是呕家圣药
清	程钟龄	《医学心悟》	若拒格饮食，点滴不入者，必用姜水炒黄连以开之，屡用屡效

知识拓展

急性胃炎也称糜烂性胃炎、出血性胃炎、急性胃黏膜病变，在胃镜下见胃黏膜糜烂和出血。组织学上，通常可见胃黏膜急性炎症；但也有些急性胃炎仅伴很轻、甚至不伴有炎症细胞浸润，而以上皮和微血管的异常改变为主，称为胃病。临床表现常有恶心、呕吐、上腹痛、胀满和食欲不振等；重症可有呕血、黑便、脱水、酸中毒或休克，轻者可无症状，仅在胃镜检查时发现。

摘自：《内科学》（第8版）

【病因病机】

本病的发病多因饮食不节，或外感邪气，或脾胃失养，或情志不遂，导致胃失和降，胃气上逆，发为呕吐。

（一）病因

1. 外邪犯胃 由于感受风寒暑湿火热之邪或秽浊之气侵犯脏腑，使胃失和降，水谷随气逆而上，即发生呕吐。一般来说，猝然而呕吐的，多是邪客胃腑，在长夏为暑湿之邪所干，在秋冬乃风寒所犯。然而，在外邪所致呕吐中，又以寒邪致病最多，这是因为寒邪最容易损耗中阳，使邪气凝聚胸膈，动扰胃腑之故。

2. 饮食所伤 由于饮食不节，温凉失调，饥饱无常，因过食生冷油腻不洁食物，饮食停滞不化，伤及胃腑，致胃气不降，便上逆为呕吐；或因脾胃运化失常，水谷不能化生精微，停痰留饮，积于中脘，痰饮上逆，亦可发生呕吐。

3.肝郁犯胃　情志怫逆，木郁不达，肝气横逆犯胃，以致肝胃不和，胃气上逆而作呕吐。诚如《景岳全书·呕吐》所云："气逆作呕者，多因郁怒致动肝气，胃受肝邪，所以作呕。"至于忧思伤脾，脾失健运，食难运化，胃失和降而发生呕吐的，是情志失调所致呕吐的另一种表现。

4.脾胃虚弱　由于脾胃虚寒，中阳不振，不能腐熟水谷，升降失常，引起呕吐；或因病后胃阴不足，失其润降，亦可引起呕吐。

5.其他　如胃有痈脓，服食有毒食物或药物，以及蛔虫扰胃等，都可引起呕吐。

（二）病机

呕吐的病变脏腑主要在胃，但与肝、胆、脾有密切的关系。肝气郁结，或胆腑郁热，横逆犯胃，胃气上逆；或胃阴不足，胃失濡降，气逆作呕；脾气亏虚，纳运无力，胃虚气逆，久则气虚及阳；或脾阳素虚，水谷不归正化，痰饮内生，阻碍胃阳，升降失常，胃气上逆。

发病机理总为胃失和降，胃气上逆。病理性质不外虚实两类，实证因外邪、食滞、痰饮、肝气等邪气犯胃，以致胃气痞塞，升降失调，气逆作呕；虚证为脾胃气阴亏虚，运化失常，不能和降。其中又有阳虚、阴虚之别。一般初病多实；若呕吐日久，损伤脾胃，脾胃虚弱，可由实转虚；亦有脾胃素虚，复因饮食所伤，而出现虚实夹杂之证。

暴病呕吐一般治疗较易，预后良好。久病呕吐，多属正虚，或虚实夹杂，病程较长，且易反复发作，较为难治。若呕吐不止，饮食难进，易变生他证，预后不良；如久病、大病之中，出现呕吐，食不能入，面色㿠白，肢厥不回，脉微细欲绝，此为阴损及阳，脾胃之气衰败，真阳欲脱之危证。呕吐的病因病机演变见图4-3-1。

【**诊断与鉴别诊断**】

（一）诊断

1.本证以呕吐宿食痰涎，或苦味、酸味、水液诸物，或干呕等症状为主要诊断依据。

2.常可兼呃逆嗳气、反酸等其他胃气上逆的症状。

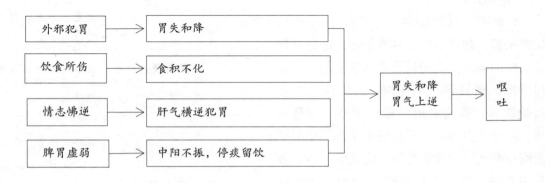

图4-3-1　呕吐病因病机演变示意图

X线上消化道钡餐检查,可以明确器质性病变、功能性病变的诊断。电子胃镜检查,可了解有无肿瘤及炎症、溃疡、狭窄等器质性病变,一般能明确病变性质。必要时取活体组织,做病理检查,以明确诊断。其中在胃镜下活检做病理组织检查是诊断本病的金标准。注意大量呕吐可导致水电解质代谢紊乱,需予以补充水电解质等对症治疗。

知识拓展

特殊类型的胃炎中有一种为感染性胃炎,大多数非 Hp 感染的感染性胃炎患者机体存在免疫缺陷,如获得性免疫缺陷病毒感染、大剂量应用糖皮质激素和免疫抑制剂、化疗期间或之后及垂危状态。细菌感染多由葡萄球菌、α-溶血性链球菌或大肠杆菌引起,病毒感染则多由巨细胞病毒引起。临床表现均可有发热、恶心、呕吐、突发上腹痛,细菌感染引起化脓性炎症则还可见呕吐物呈脓样、含有坏死黏膜。

摘自:《内科学》(第8版)

(二)鉴别诊断

1.反胃 反胃又称"胃反",是以食后脘腹胀满、朝食暮吐、暮食朝吐,宿食不化为特征的病证。由于反胃多属缓慢起病,缠绵难愈,使脾胃长期受损,人体缺乏水谷精微营养,故病者可见形体消瘦、面色少华、神倦乏力等症。反胃可见于幽门梗阻等疾病;呕吐则有虚实之别,实证呕吐,多数起病急剧,食入即吐,或不食亦吐;虚证呕吐,多数时吐时止,无一定规律,或干呕恶

心,但多吐出当日之食物、呕吐病变部位主要在胃,乃由胃气上逆、升降失调所致。

2.噎膈 噎膈的证候主要是饮食咽下困难。轻者食物间或可入,但量不多;重者水饮可入,食物难入;更严重的汤水难下,虽或勉强吞下,其人日益消瘦,面色苍黄,津液枯槁,大便秘结如羊屎状,与呕吐表现不同;呕吐病变部位主要在胃,而噎膈病变部位主要在食道、贲门;预后不同,一般呕吐,多数能治愈,预后较好;而噎膈多数预后不良,治疗困难。

3.霍乱 霍乱的临床特征为起病急骤,来势凶险,上吐下泻,腹痛,泻下如米泔,病人迅即消瘦,肢冷脉沉微。而呕吐多不伴有腹泻,亦少有危在顷刻之变,除非是剧烈呕吐不止,在短时间内造成阴津枯竭,阳气欲绝的危候。这些都可作鉴别。

【辨证论治】

(一)辨证要点

1.辨虚实

见表4-3-2。

表4-3-2 呕吐虚实辨别

	虚证	实证
病机	脾胃虚寒,胃阴不足	外感,食积,肝气犯胃
症状特征	发病缓慢,病程较长,量少无力,气短懒言	发病急骤,病程较短,量多有力,脘胀纳呆
舌、脉	舌红或舌淡,苔少,脉细无力等	苔厚,脉弦或滑等

2.辨主症和兼症

见表4-3-3。

表 4-3-3　呕吐主症和兼症辨别

	主症	兼症
寒凝	呕吐物清稀，遇寒加重，得温则缓	腹痛
食滞	呕吐酸腐，多夹有未消化的食物	胀闷
气逆	呕吐或干呕，情志不遂加重	胀痛连于胁下
外感	突然呕吐，呕吐较急	头痛恶寒
虚寒	泛吐清水，食后稍安	畏寒肢冷等虚寒征象

3. 辨可下与禁下

见表 4-3-4。

表 4-3-4　呕吐可下与禁下辨别

	禁下	可下
病机	食积、气逆、外感、虚证	阳明腑实证
原因	呕吐病在胃，不应用下药攻肠；属虚者，下之更有虚竭之弊；属外感者，当逐邪外达，其呕自止，攻里则恐引邪深入	下既不通，势必上逆而呕，通其大便可折其上逆之势

（二）治则治法

呕吐病机主要是胃失和降，气逆于上。治疗上对于邪实所致呕吐者，大抵重在祛邪，冀其邪去正安。如外邪犯胃者，宜疏邪解表和胃；饮食停积者宜消食导滞；痰饮内阻者宜温化痰饮；肝气犯胃者宜调肝解郁，兼以和胃降逆。

偏于虚者重在扶正，对脾胃虚寒者宜温运脾胃，对胃阴不足者宜养阴润燥，并兼降逆止呕。治疗呕吐要注意药物的配伍宜忌，一般含油质多及有腥臭气味之药物，多不宜

用作止呕之剂，如瓜蒌子、桃仁、阿魏等。而陈皮、生姜、法半夏、赭石等，多为治呕要药，可辨证选用。

（三）分证论治

实证

1. 外邪犯胃

（1）症状及分析

突然呕吐，来势较急——六淫之邪，动扰胃腑，阻遏中焦，使胃失和降，浊气上逆；

感受寒邪：发热头痛恶寒，舌苔薄白，脉浮紧——邪束肌表，温煦不足；

感受热邪：发热恶风，头痛口渴，舌质红，舌苔薄黄，脉浮数——邪犯肌表，热伤津液；

感受暑湿：胸脘痞闷，故舌苔黄腻，脉象濡数——暑湿秽浊之气阻于胸腹，气机失宣。

（2）治法：疏解表邪，和胃降逆。

（3）主方及分析：风寒犯胃者可用藿香正气散为主方加减；风热犯胃者用银翘散加减；暑湿致呕者可用新加香薷饮为主方加减。

广藿香、紫苏叶、白芷、厚朴——疏邪化浊；

半夏曲、陈皮、茯苓、大腹皮——降逆和胃；

白术、茯苓——健脾运湿；

桔梗——宣肺利膈；

甘草、生姜、大枣——内调脾胃，外和营卫。

（4）加减

如兼夹宿食，症见胸闷、腹胀者，可

去白术、甘草、大枣,加神曲、麦芽、鸡内金;

风热犯胃用银翘散,可去桔梗之升提,加竹茹、陈皮。

2. 饮食停滞

(1)症状及分析

呕吐酸腐——食滞停积,使脾胃运化失常,中焦气机受阻,胃气上逆,食随逆上;

脘腹胀满作痛——食伤胃脘,积滞内阻,不通则痛;

大便或溏或结,舌苔厚腻,脉滑——食滞停阻之征。

(2)治法:消食化滞,和胃降逆。

(3)主方及分析:保和丸。

神曲、山楂、莱菔子——消食化滞;

陈皮、半夏、茯苓——和胃降逆;

连翘——清积滞中伏热。

(4)加减

胃热甚者,可加芦根、黄连;

胃寒甚者,可去连翘加干姜、砂仁;

如积滞较多,腹满便秘者,可加大黄、枳实;

如属饮食不洁之物或饮食过量,症见脘腹疼痛,欲吐不得吐者,可先用盐水(温开水加食盐适量)内服,随用鹅毛或棉签探喉取吐,因势利导,冀其邪去病除。

3. 痰饮内阻

(1)症状及分析

呕吐清水痰涎——痰饮内停,中焦气机阻滞,痰饮随胃气上逆;

脘闷不食——中阳不振,食入不化;

头眩心悸——痰饮内停,清阳不升,清窍失养;

舌苔白腻,脉滑——痰饮内停之象。

(2)治法:温化痰饮,和胃降逆。

(3)主方及分析:二陈汤合苓桂术甘汤。

陈皮、半夏、橘红——燥湿化痰,和胃降逆;

白术、茯苓、甘草——健脾祛湿;

桂枝——温化痰饮。

(4)加减

如痰郁化热,阻遏中焦,胃失和降而出现口苦胸闷、恶心呕吐,舌红,苔黄腻,脉滑数,可用温胆汤。

4. 肝气犯胃

(1)症状及分析

呕吐吞酸,嗳气频作,胸胁满痛——肝气不舒,横逆犯胃,胃失和降;

烦闷不舒——气郁化热,热聚胸膈;

舌边红,苔薄腻,脉弦——肝气郁滞之象。

(2)治法:疏肝理气,和胃降逆。

(3)主方及分析:初起可用半夏厚朴汤;如气郁化热,可用四逆散合左金丸。

紫苏叶——行气开郁;

厚朴——降气除满;

半夏、茯苓、生姜——降逆止呕,健脾和胃;

柴胡、芍药、枳实、甘草——疏肝理气,降逆和胃;

黄连、吴茱萸——寒热平调,降逆止呕。

(4)加减

气郁化热、烦闷不舒,呕吐酸水,可用四逆散合左金丸疏肝理气、清热止呕;若兼大便干结,腑气不通,可加大黄;

火郁伤阴,症见口燥咽干、胃中灼热、舌红少苔者,宜适当少用香燥药,酌加沙参、石斛；

胃气虚弱，常因情志刺激，精神紧张而发生呕吐的，可用旋覆代赭汤补虚降逆、和胃止呕；

呕吐苦水之"呕胆"证，则应清泻胆火、降胃止呕，可用二陈汤加黄芩、黄连、生姜。

虚证

5. 脾胃虚寒

（1）症状及分析

饮食稍有不慎，即易作呕——脾胃虚寒，中阳不振，腐熟与运化无能；

面色㿠白，倦怠无力，四肢不温——脾胃阳虚，气不外达；

渴不欲饮或口淡不渴——中焦虚寒，气不化津；

大便溏薄——脾虚失于健运；

舌质淡，苔白润，脉细弱——虚寒之象。

（2）治法：温中健脾，和胃降逆。

（3）主方及分析：理中丸或六君子汤。

人参、干姜——辛甘化阳，温中健脾；

白术、茯苓——健脾燥湿；

炙甘草——健脾和中。

（4）加减

呕吐痰涎清水者，可加桂枝、吴茱萸；

泛吐清水，又兼脘冷肢凉者，可加附子、肉桂。

6. 胃阴不足

（1）症状及分析

呕吐反复发作，或时作干呕、恶心，似饥而不欲食——胃阴耗伤，以致胃失濡养，气失和降；

口燥咽干——津液不得上承；

舌红津少，脉细数——津液耗伤，阴虚有热之象。

（2）治法：养阴润燥，降逆止呕。

（3）主方及分析：麦门冬汤。

麦冬——清火养阴；

半夏——降逆止呕；

人参、甘草、大枣、粳米——益气生津。

（4）加减

如阴伤过甚，半夏剂量不宜过大，以免温燥劫阴，并可酌加石斛、天花粉，增加生津养胃作用；

呕吐频作者，可加生姜、竹茹、陈皮、枇杷叶；

大便干结者，加火麻仁、白蜜。

（四）其他治疗

1. 中成药　藿香正气液（水、丸、胶囊）、小柴胡颗粒：外邪犯胃证。

保和丸：饮食积滞证。

二陈丸：痰饮内阻证。

清心滚痰丸：肝气犯胃证。

理中丸、附子理中丸、六君子丸：脾胃虚寒证。

养胃舒颗粒：胃阴不足证。

2. 单方验方　生姜嚼服，适用于干呕吐逆不止。

干呕不息，蔗汁温服半升，日三次，入姜汁更佳。

胃冷呕逆，气厥不通，母丁香三个，陈皮一块，去白，水煎热服。

【预防调护】

预防本病，要注意"虚邪贼风，避之有时"，需要注意饮食卫生，不食生冷不洁食物，不过食肥甘厚味之品，不饥饱无度，以免损伤脾胃。要注意精神调摄，保持心情舒畅，避免肝气横逆，犯胃作呕。保护脾胃正气，使脾胃功能正常，便能达到"四季脾旺不受邪"的目的。

发生呕吐时，要注意适当休息，注意病者寒温适宜，食物要易于消化，宜清淡，少量多餐。服食止呕中药，宜少量渐进，过多过快服药常可导致将所服药液吐出；如果少量服食仍呕吐时，可于药液中加入姜汁少许。若呕吐剧烈，粥汤入胃即吐出之危重病者，系胃气衰败，可用《景岳全书·呕吐》篇人参煮粥食之之法，此取人参粥以救胃气。对于病情较重，神志不清的患者，呕吐时需将其头部转向一侧，以免呕吐物吸入呼吸道而致窒息。

此外，中医食疗对于呕吐的防治亦有良好疗效。如外邪犯胃者，可用鲜生姜煎汤加适量红糖热服。食滞内停者，可予焦山楂、鸡内金等开水调服。肝气郁结者，可用佛手、陈皮等煎汤代茶服用。脾气虚弱者，可用山药、大枣、黄芪等煮食。胃阴不足者，可用五汁饮或鲜白茅根、石斛等煎汤代茶饮用。

【临证要点】

1. 呕吐辨证以虚实为纲　呕吐是以胃失和降，气逆于上所致的一种病证，可出现在许多疾病的过程中。临床辨证以虚实为纲。实证多见于外邪犯胃、饮食停滞、肝气犯胃、痰饮内阻。前两种证型多表现为突然发病，后两者则反复发作。虚证多见于脾胃气虚、脾胃阳虚及胃阴不足，多见呕吐时作时止，伴有恶寒怕冷，或口舌干燥，或倦怠乏力等不同症状。虚实之间常可相互转化或相互兼夹。

2. 呕吐虚实证的治疗　一般暴病呕吐多属邪实，治宜祛邪为主。久病呕吐多属正虚，治宜扶正为主。此外，胃为阳明燥土，喜润恶燥，不可过用香燥之品耗伤胃阴，宜多用甘平、甘淡之品，如白扁豆、石斛、玉竹。

【名医经验】

1. 单兆伟从肝肺论治呕吐　单氏认为呕吐虽是胃气上逆所致，但究其病因，可能因肝失疏泄或肺失宣肃所致，且肝肺为气机左升右降之枢纽，故而疏肝降肺可治疗呕吐。单氏善用加味连苏饮，方中黄连与紫苏叶相伍，一清一散，可清其湿热、泄其胃热、复其升降，黄连配合吴茱萸，寓"左金丸"之意，治肝火犯胃所致呕吐；豆蔻辛温，化湿行气宽中、温胃止呕。全方寒温并用，辛开苦降，共治湿热互结，肺失肃降，肝气犯胃，胃气上逆之呕吐。单氏还指出药物用量比例当根据临床实际灵活变化，方中一苦三辛，可根据病证之寒热轻重，调节二者之用药比例，从而改变方剂的寒热属性。如吐酸者往往属于胃寒，主用豆蔻；吞酸吐苦者，多属于胃热，主用黄连。

2. 袁红霞运用经方治疗呕吐经验　袁氏认为呕吐实证有三：少阳不和胆郁犯胃、胃肠实热、痰饮内停，其中以纳呆、胁肋不适者，属少阳不和，方用小柴胡汤；胃肠实热，食已即吐者，以大黄甘草汤治之；痰饮内停，水湿为患，见有呕吐痰涎、水入则吐者，则多用小半夏加茯苓汤、五苓散。虚者有二，分气虚与虚寒，气虚者选用旋覆代赭汤，其症多伴有胃痛隐隐、乏力短气、倦怠等气虚表现；而肝胃虚寒者，则多见干呕吐涎沫，甚则头目眩晕之症，宜投以吴茱萸汤。至于寒热交争、虚实错杂之呕吐，袁氏善用半夏泻心汤平调阴阳。此外，重视本病的后期调养，伤及胃气者，常以《外台》茯苓饮、异功散、六君子汤等益气养胃以复中气；伤及气阴者则以建中汤、麦门冬汤之属滋胃养液以固胃气。

医案分析

王某，女，18岁，学生。初诊：1974年3月5日。

患呕吐已1年余，食后胃中不舒，渐渐吐出不消化物，无酸味，吐尽方舒。吐后又觉饥嘈，略进饮食，泛吐如前，形体消瘦，大便艰难（X线胃肠检查无异常发现），口干。舌质红，脉细弱。由于精神刺激，饥饱失调，引起呕吐不止，导致气阴两伤，上逆之气，从肝而出，损伤脾胃。先用顺气降逆、泻肝养胃之法。

旋覆花（包）9g，煅赭石12g，北沙参9g，麦冬9g，金铃子9g，半夏9g，陈皮6g，姜竹茹9g，谷芽12g，枳壳4.5g，3剂。

二诊：3月8日。呕吐略减，胃嘈如前，前方加黄连1.5g，7剂。

三诊：3月15日。呕吐逐步减轻，处方无变动。原方7剂。

四诊：3月23日。呕吐已止，大便亦通，饮食渐进，先进豆浆、稀粥，渐渐能食软饭，胃中较舒，但神疲，舌红无苔，脉细。可见脾胃已伤，气阴未复，再与益气生津、健脾和胃之法，方用《金匮》麦门冬汤加减。麦冬9g，半夏4.5g，

党参9g，甘草3g，陈皮4.5g，香谷芽12g。此方嘱连服10剂，巩固疗效。并注意饮食不宜过量，以防复发。

摘自：《黄文东医案》

按：本案呕吐已年余，虚实夹杂，寒热错杂，病情较为复杂。食入呕吐，吐尽方舒，胃气上逆是为实；形体消瘦，脉象细弱，生化不足是为虚；食入反出，谷食不化，腐熟无权是为寒；舌红口干，饥嘈便秘，是为热。究其因，患者系一年轻女性，胃气上逆之初，为肝气所犯，肝胃失和所致，日久损伤脾胃，气阴两虚，脾失健运，胃失和降，故迁延年余。治疗固宜降逆补虚、益气养阴，但以何为先呢？若以补虚为主，因患者食入呕吐，吐尽方舒，补益之药难被吸收，焉能奏效？故应以顺气降逆为主，补虚扶正为辅，补虚中又应偏重于滋养胃阴，兼养胃气，若温补入胃，恐阴伤内热更著，呕吐亦难减轻，甚或更剧。首诊选用了旋覆代赭汤、温胆汤、麦门冬汤化裁：以旋覆花、赭石顺气降逆作为主药，竹茹、枳壳、陈皮、半夏助之理气和胃止呕，加金铃子助之泄肝利气降逆；用沙参、麦冬滋养胃阴，谷芽养胃气为辅。3剂后呕吐即见减轻，因胃嘈如前，略加黄连清热泻火。至四诊时呕吐已止，诸症均减。最后以养阴益气、健脾和胃的麦冬加陈皮、谷芽调养善后。此案成功的经验告诉我们，对于虚实寒热夹杂之患者，一是辨证时应分清主次，二是用药时应权衡利弊，攻补温凉得当，则即使陈年痼疾，也有可能较快获愈。

【古籍选录】

《素问·脉解》:"太阳所谓病胀者……食则呕者,物盛满而上溢,故呕也。"

《灵枢·四时气》:"邪在胆,逆在胃,胆液泄,则口苦,胃气逆,则呕苦,故曰呕胆。"

《伤寒论·辨太阳病脉证并治》:"太阳病,过经十余日,反二三下之,后四五日,柴胡证仍在者,先与小柴胡汤;呕不止,心下急,郁郁微烦者,为未解也,与大柴胡汤,下之则愈。"

《金匮要略·呕吐哕下利病脉证并治》:"呕而胸满者,吴茱萸汤主之。""呕而肠鸣,心下痞者,半夏泻心汤主之。""诸呕吐,谷不得下者,小半夏汤主之。""食已即吐者,大黄甘草汤主之。"

《诸病源候论·呕哕病诸候》:"呕吐者,皆由脾胃虚弱,受于风邪所为也。"

《三因极一病证方论·呕吐叙论》:"呕吐虽本于胃,然所因亦多端,故有寒热饮食血气之不同,皆使人呕吐。"

《症因脉治·呕吐论》:"呕以声响名,吐以吐物言。有声无物曰呕,有物无声曰吐,有声有物曰呕吐,皆阳明胃家所主。"

【文献推介】

1. 侯玉涛,张硕,铉力,等.单兆伟运用加味连苏饮治疗呕吐的经验[J].山西中医,2014,09:9-23.

2. 刘思毅,许云姣,袁红霞.袁红霞运用经方治疗呕吐经验举隅[J].山西中医,2013,10:5-6.

【小结】

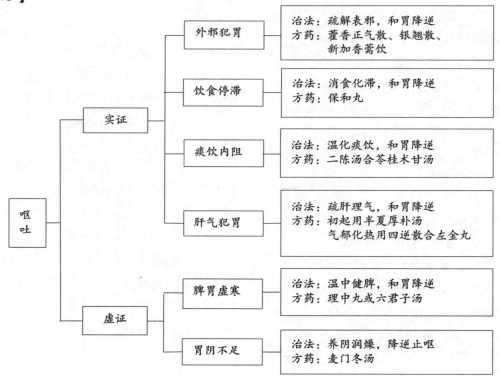

【复习思考题】

1. 如何理解薛生白在《湿热病篇》中以"苏叶黄连汤"治疗呕吐，体现了怎样的一种治法？

2. 如何理解肝胃不和之呕吐，肝气横逆客犯于胃与肝气郁结不助胃运在病机上有何区别？在治法方药上又该如何选用？

（胡鸿毅）

第四节 呃逆

呃逆是指气逆上冲，出于喉间，呃呃连声，声短而频，不能自止的病证。俗称打嗝。呃逆可单独发生，亦可作为兼症见于其他疾病，呈连续或间歇性发作。其证有虚实之分，多因寒邪、胃火、气郁痰滞，或中焦及下元亏损，致使胃气上逆动膈，失于和降所致。正常人可因进食过快、进食刺激性食物和吸入冷空气而导致短暂性的发作。西医学中各种因素引起的膈肌痉挛，如累及延髓的严重脑部疾病，尿毒症，胸腹疾病，部分胸、腹腔手术后炎症刺激膈神经者，癔症和神经性膈肌痉挛，以及消化性溃疡、反流性食管炎、胃食管裂孔疝、吞气症影响膈肌功能等病症均可参照本节进行辨证论治。呃逆的历史沿革见表4-4-1。

【病因病机】

呃逆的发生主要因饮食不节导致胃中寒冷或实热蕴中，或情志失和、肝气犯胃，或脏腑亏虚，致使胃失和降。

（一）病因

1. 饮食不当　食冷或进食太快太饱，烟酒无度，或因病而服寒凉药物过多，寒气蕴蓄中焦，损伤胃阳；或过食辛热炙煿，燥热内盛，阳明腑实，气不顺行，气逆动膈而发生呃逆。

表4-4-1　呃逆的历史沿革

朝代	代表医家	代表著作	主要论述
战国—西汉	—	《黄帝内经》	病名：哕 病因病机：胃失和降 治疗：以草刺鼻、突然惊恐
东汉	张仲景	《金匮要略》	病因病机：胃寒气闭、胃虚有热 治疗：橘皮汤、橘皮竹茹汤等方
宋	陈无择	《三因极一病证方论》	病因病机：首提与膈病有关
元	朱丹溪	《丹溪心法》	病因病机：胃寒所生、热呃、其他病发呃
明	秦景明	《症因脉治》	病因病机：外感呃逆、内伤呃逆
明	张景岳	《景岳全书》	病因病机：寒呃、热呃、虚脱之呃 治疗：温散、降清
明	程钟龄	《医学心悟》	病因病机：痰饮、气郁、火气上冲、大病 治疗：扁鹊丁香散、橘皮竹茹汤

2.情志不和 恼怒伤肝，气机不利，以致肝气横逆犯胃，胃失和降；或因气郁化火，灼津成痰，使气滞与痰浊互结，升降失常。

3.脾肾阳虚 多因大病久病之后，或素体不足，年高体弱，脾肾阳气虚弱，胃气衰败，清气不升，浊气不降，气逆动膈而发生呃逆。凡老人、虚人、妇人产后或大病之后而患呃逆，皆是病深之候。

4.胃阴不足 热病耗伤胃阴，或汗吐下太过，损伤胃津，致使胃中阴液不足，失于濡润，则虚火上炎，和降失常而发生本病。

（二）病机

呃逆的病位在膈，病变的关键脏腑在胃，还与肝、脾、肺、肾诸脏腑有关。基本病机为胃失和降，膈间气机不利，胃气上逆动膈，故发呃逆。

病理性质有虚实之分，实证多为寒凝、火郁、气滞、痰阻，致胃失和降；虚证由脾肾阳虚或胃阴耗损等正虚气逆所致。但亦有虚实夹杂并见者。

呃逆之症，预后轻重差别较大。若是单纯性呃逆，偶然发作，大都轻浅，预后良好；若出现在急、慢性疾病过程中，病情多较重；若见于重病后期，正气甚虚，呃逆不止，呃声低微，气不得续，饮食不进，脉沉细伏者，多属胃气将绝，元气欲脱的危候，极易生变。呃逆的病因病机演变见图4-4-1。

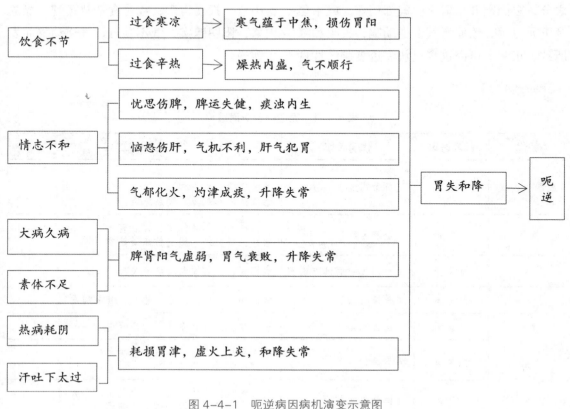

图4-4-1 呃逆病因病机演变示意图

【诊断与鉴别诊断】

（一）诊断

1. 本病以气逆上冲，喉间呃呃连声，令人不能自制为主要症状。

2. 呃声或疏或密，间歇时间无定，有连续呃逆七八声而暂止者，有连续呃逆而难止者，亦有几分钟或半小时呃一声者。

3. 急重病证后期或年老正虚患者出现呃逆断续不继，呃声低微，饮食难进及脉沉细伏者，是元气衰败之危笃证候。

须排除中枢性疾病、代谢性疾病如脑血管意外、脑肿瘤，尿毒症、酒精中毒等，尤其须排除膈肌周围病变如心肌梗死，以防耽误病情危及生命。

（二）鉴别诊断

1. 干呕 呃逆与干呕在病机上均属胃气上逆，但症状其实不同：干呕病位在胃，但闻呕声，不见呕物；呃逆病位在胃动膈，气逆上冲，喉间呃呃连声，声短而频，不能自制。

2. 嗳气 呃逆与嗳气在病机上也同属胃气上逆，并且两者通常都属不能自制之症。但嗳气是指胃中气体上逆，经口而出，可闻及酸腐气味，或一二声或数声；呃逆声长而不频，连续性差；由于胃中内郁之气因嗳而伸，往往嗳气之后可得松快之感，而呃逆绝无快感。

【辨证论治】

（一）辨证要点

1. 辨轻重 询问病史，了解病因，以辨别呃逆是否因饮食情志一时气逆而发，抑或因疾病脏腑功能失调而致。轻者一时发作，无有兼症，呃逆止后如常人，经治易愈，甚或可以不治自愈；急重病证后期或年老正虚患者出现呃逆断续不继，呃声低微，饮食难进及脉沉细伏者，是元气衰败之危笃证候，务要细心注意病情变化。

2. 辨虚实寒热 大抵实证呃声响亮有力，连续发作；虚证呃声低长，时断时续，气虚无力；寒证呃声沉缓，兼见面青、肢冷、便溏；热证呃声高响而短，兼见面红、肢热、烦渴、便结。

（二）治则治法

呃逆的治疗原则为审因求本、止呃治标。呃逆轻者可以不治而愈；唯呃逆屡犯，或病深及脾肾者，务要究其所因，正确施治。大抵寒呃可温可散，寒去气自舒也；热呃可清可降，火静气自平也；气滞痰阻之呃应化痰顺气；阳明腑实肠道不通者可下之；若声小息微，脉见微弱者，多宜补益，其中阳气虚弱宜温补脾肾；胃阴不足宜养胃生津。在重病中出现的呃逆，为元气衰败之证，应急扶持元气，以顾其本。由于呃逆的病机必由胃气上逆动膈而成，故无论何种证型，在审因求本的同时，均应加入和胃止呃、平降气逆之品以治标。

（三）分证论治

实证

1. 胃中寒冷

（1）症状及分析

呃声沉缓有力——寒邪阻遏，胃失和降；

遇寒愈甚，得热则减，喜饮热汤，厌食冷物——阴寒凝滞，气机不行；

常兼胸膈及胃脘不适——胃气不和，食不运化；

舌苔白，脉迟缓——阴寒凝滞于胃。

（2）治法：温中祛寒，降逆止呕。

（3）主方及分析：丁香散。

丁香、柿蒂——降逆止呕；

良姜——温中散寒；

炙甘草——益气安中。

（4）加减

寒气较重，脘腹胀痛者，加吴茱萸、肉桂、乌药；

寒凝食滞，脘闷嗳腐者，加莱菔子、制半夏、槟榔；

寒凝气滞，脘腹痞满者，加枳壳、厚朴、陈皮；

气逆较甚，呃逆频作者，加刀豆子、旋覆花、赭石。

2. 胃火上逆

（1）症状及分析

呃声洪亮有力，冲逆而出——阳明热盛，胃火上冲；

口臭烦渴，多喜冷饮——阳明热壅，灼伤胃津；

大便秘结，小便短赤——热邪内郁，肠间燥结；

舌苔黄，脉滑数——胃热内盛。

（2）治法：清火降逆，和胃止呃。

（3）主方及分析：竹叶石膏汤。

竹叶、石膏——清泄胃火；

沙参、麦冬——养胃生津；

粳米、甘草——调养胃气；

制半夏——和胃降逆。

（4）加减

加柿蒂、竹茹，增强降逆止呃功效；

腑气不通，痞满便秘者，合用小承气汤；

胸膈烦热，大便秘结，可用凉膈散。

3. 气滞痰阻

（1）症状及分析

常因情志不畅而诱发或加重——肝气郁结失条达，逆乘脾胃，胃气上冲；

伴有脘闷，胁胀满——肝郁气滞；

食少嗳气脘闷——气郁化火，灼津成痰，气痰互阻；

舌苔薄腻，脉象弦滑——气滞痰阻。

（2）治法：理气化痰，降逆止呃。

（3）主方及分析：五磨饮子。

木香、乌药——解郁顺气；

枳实、沉香、槟榔——宽中降气。

（4）加减

可加丁香、赭石，增强降逆止呃之效；

肝郁明显者，加川楝子、郁金；

口苦心烦，气郁化热者，加栀子、黄连；

气逆痰阻，昏眩恶心者，用旋覆代赭汤加陈皮、茯苓；

气滞日久成瘀，瘀血内结，胸胁刺痛，久呃不止者，用血府逐瘀汤。

虚证

4. 脾肾阳虚

（1）症状及分析

呃声低弱，气不接续，泛吐清水，便溏——脾胃阳气受损，气虚而逆；

腰膝无力，手足不温——病深及肾，肾阳衰微；

舌质淡，苔白润，脉细弱——阳虚。

（2）治法：温补脾肾，和胃降逆。

（3）主方及分析：丁香散合吴茱萸汤、附子理中汤。

丁香、柿蒂——降逆除呃；

附子、吴茱萸、干姜——温脾肾之阳；

党参、白术、炙甘草——健脾益气，振奋脾胃。

（4）加减

嗳腐吞酸，夹有食滞者，加神曲、麦芽；

脘腹胀满，脾虚气滞者，加法半夏、陈皮；

呃声难续，气短乏力，中气大亏者，可加黄芪；

病久及肾，肾阳亏虚，形寒肢冷，腰膝酸软，呃声难续者，加肉桂、补骨脂、刀豆子。

5. 胃阴不足

（1）症状及分析

呃声短促而不连续——胃津耗损，气机不降；

口干舌燥，烦渴不安——虚热内扰；

舌质红，苔少而干，脉细数——阴虚。

（2）治法：益气养阴，和胃止呃。

（3）主方及分析：橘皮竹茹汤合益胃汤。

沙参、麦冬、生地黄、冰糖、玉竹——甘寒生津，滋养胃阴；

人参——补气生津；

陈皮、竹茹——清热化痰；

生姜、大枣——和胃降逆；

甘草——和胃。

（4）加减

咽喉不利，阴虚火旺，胃火上炎者，加石斛、芦根；

神疲乏力，气阴两虚者，加西洋参、山药。

（四）其他治疗

1. 中成药　四磨汤：用于胃火上逆证。

逍遥丸、柴胡疏肝散：用于气滞痰阻证。

六味地黄丸、右归丸：用于脾肾阳虚证。

保和丸：用于胃阴不足证。

2. 单方验方　柿蒂 9g，水煎服。或柿蒂 7 个，烧存性，研末，酒调服。亦可用柿霜，每服 4.5g，开水调服。

枇杷叶 30～90g，刷去毛，以水 2 碗，浓煎 1 碗服，渣再煎服。或枇杷叶 100g，甘松 50g。水煎服，日 1 剂。

丁香 10g，生姜汁、蜂蜜各等量。将丁香研为细末，贮瓶密封备用。用时取药末适量，用生姜汁和蜂蜜调和如膏状，敷于患者脐孔内，盖以纱布，胶布固定。每天换药 1 次。本方适用于呃逆日久不愈。

知识拓展

胃食管反流病治疗新理念与方法

1. 一般治疗　生活方式的改变应作为治疗的基本措施。如抬高床头 15～20cm，减少食用脂肪、巧克力、茶、咖啡，忌烟草、酒精，同时避免睡前 3 小时饱食。

2. 药物治疗　治疗目的是减少反流，缓解症状，降低反流物质对黏膜损害，增强食管黏膜抗反流防御功能，达到治愈食管炎，防止复发，预防和治疗主要并发症的作用。①H_2 受体阻滞药：如西咪替丁、雷尼替丁、法莫替丁、尼扎替丁等；②质子泵抑制药：如奥美拉唑、埃索美拉唑、雷贝拉唑、兰索拉唑、泮托拉唑等；③促动力药：如潘立酮、西沙必利、左舒必利、红霉素等；④黏膜保护药：硫糖铝、铝碳酸镁等；⑤其他药物：阿托品、吗啡、CCKa 拮抗药、NG－单甲基－L－精氨酸、Baclofen 等；⑥联合治疗：抑酸药和促动力药联合；⑦维持治疗：PPI 维持治疗。

3. 外科手术治疗　凡长期服药无效、需终身服药者、不能耐受扩张者、需反复扩张者都可考虑行外科手术。Belsey、Nissen 及 Hill 胃底折叠术是目前临床上使用最广泛的三种抗反流手术。手术的目的是建立腹段食管，在胃食管连接处以胃底肌肉包围食管下段建立一个"活瓣"以提高 LES 压力。

4. 内镜下治疗　内镜操作总体上可分为缝补、植入或注射合成药物，以及射频能量传递到胃食管交界处。

5. 胃食管反流病常见的并发症有食管狭窄、食管溃疡、食管短缩及 Barrett's 食管等。对于轻微的食管狭窄，可以通过饮食限制及药物治疗改善。短期单纯性狭窄可以用 Teflon 扩张器治疗。如果狭窄进行性加重，每 4～6 个月宜扩张一次，必要时可行支架置入治疗。部分患者亦可行外科抗反流手术。

摘自：《消化内科学高级教程》

【预防调护】

注意寒温适宜，不要过食生冷及辛热煎炸之物，避免烟酒过度，保持情志舒畅。患病用药，寒凉温燥中病即止，不可过投。要积极治疗危笃重病，以防出现元气衰败之呃逆。

轻症呃逆无须特别治疗和护理。若呃逆频频发作，则饮食要进易消化食物，粥面中可加姜汁少许，以温宣胃阳、降气止呃。虚弱病人因服食补气药过多而频频呃逆者，可用陈皮、竹茹煎水温服。

【临证要点】

1. 辨病论治与辨证论治相结合　呃逆一证，总由胃气上逆动膈而成，故治疗以理气和胃、降逆止呃为基本治法，选用柿蒂、丁香、制半夏、竹茹、旋覆花等。肺气宣通有助于胃气和降，遣方时可以加入桔梗、枇杷叶、苦杏仁之品。因寒邪蕴蓄者，当温中散寒；因燥热内盛者，当清其燥热；因气郁痰阻者，当理气开郁除痰；因脾胃虚弱者，当补其脾胃。若由饮食不当所致者，当调其饮食，宜进食清淡、易消化之品，忌食生冷、辛辣；由外邪所致者，当注意起居有常，避免外邪侵袭；由情志不遂所致者，当畅其情志，避免过喜、暴怒等精神刺激；由久病体虚所致者，当扶正补虚，同时积极治疗原发病。

2. 顽固性呃逆的治疗注重理气活血　气行则血行，气滞则血瘀。久患呃逆不愈，当属气机不畅日久，久病入络，血行瘀阻，气滞血瘀之证。故治疗在理气和胃、降逆止呃基础之上，当结合应用活血化瘀之法，调理气血，使血行气顺，膈间快利，呃逆自止，临证以血府逐瘀汤加减，可加祛风通络之品，如地龙、全蝎等，尤适合中风合并呃逆者。

3. 除药物外，宜结合穴位按压、取嚏、针灸等　呃逆一证，病情轻重差别极大，轻者只需简单处理，如取嚏法，指压内关、合谷、人迎等穴位，可不药而愈；持续性或反复发作者，也可配合针灸治疗，如针刺足三里、中脘、膈俞、内关等穴位。

【名医经验】

1. 陈莲舫从肝肾阴虚治呃逆　陈氏认为久病呃逆或常法治疗不效之呃逆多属真阴不足，肝肾阴火，挟冲脉上逆，症见呃逆频频无休息，时觉气自少腹而上，脉小弦数。陈氏多以都气饮佐以摄纳法治之。摄纳法常以紫石英、沉香、肉桂、核桃肉温肾纳气，刀豆子下气止呃。其中沉香辛温散寒，味苦质重性降，善温胃降逆而止呃，诸药配伍是以纳气为重而温肾为次。共奏摄气降逆止呃之功。

2. 郑寿全以阴阳为纲辨治呃逆　郑氏认为呃逆从阴阳辨证，无非阴虚、阳虚及元气将绝三种病机。阳虚者，由中宫之阳不足，以致阴邪格拒于中，阻其呼吸往来接续之机；阴虚者，盖以阴虚由于火烧火旺，火邪格拒于中，阻其上下交接之气。阳虚者其人安静，不食不渴，治以温中降逆，理中汤合吴茱萸、半夏治之。盖脾不升清则胃不降逆，两者相辅相成，故理中助脾辛开，自有助胃气自降之功。阴虚者其人躁烦，饮冷恶热，二便不利，宜苦寒降逆为主，如大小承气汤之类。盖阴虚则津亏，肠腑不利则胃气不降，六腑以通为顺，以降为和，腑气一通则呃逆自止，并认为不宜仅对症用丁香、柿蒂、橘皮、半夏、竹茹等药，应重视治病求本。

医案分析

龚某，男，70 岁，干部。某年 4 月 21 日初诊。

患者自 4 月 5 日起呃逆频作，呃声响亮，时有气从小腹或胁肋上冲咽喉，其气臭秽，胸闷憋气，胃纳减少，稍多进食更不舒适，性情急躁，大便日行 2 次，成形，小便黄。

既往史：有高血压病史 10 年。

体格检查：神清，形体较瘦，血压 130/90mmHg，两肺正常，心率 96 次/分，律齐，主动脉瓣区第二心音亢进，腹部平软，无压痛，肝脾肋下未及，未触及包块。舌质暗，苔秽腻，脉沉弦微数。

实验室检查：暂无。

治宜疏肝和胃降逆，佐以消食。方用旋覆代赭汤加减。

旋覆花（包煎）9g，赭石（先煎）15g，半夏 9g，陈皮 9g，茯苓 12g，柿蒂 9g，炒麦芽 15g，神曲 12g，甘草 6g。

方取旋覆代赭汤降气和胃止呃，方中旋覆花、赭石降肝胃之逆气；因气逆食阻，正气不虚，故去人参、大枣以防壅滞气机；加茯苓、陈皮与半夏相合理气和胃化痰；另配柿蒂降逆平呃；麦芽、神曲消食化滞。

摘自：《蒲辅周医案》

按：患者以呃逆频作为主要表现，故诊断明确，但应与嗳气鉴别。两者同属胃气上逆，有声无物之证。嗳气特点是声长而沉缓，为气从胃中上逆；呃逆为声短而频，其音发自喉间，为胃气上逆动膈所致。患者虽属高龄，但呃声响亮有力，发作频繁，病程尚短，其脉虽沉而弦微数，其纳虽减而舌苔却现秽腻，当属实证。患者性素急躁，发病与情志有关，以致肝气横逆，引动胃气不降而为呃；肝脉循少腹布胁肋，厥气横逆，以致时时气从小腹或胁肋上冲，频频发作并见胸闷憋气、脉弦微数；其气臭秽、胃纳减少、稍多进食更不舒适、苔秽腻为食积不化，脾失健运之象。治疗时抓住肝胃气逆的同时，必须考虑食滞因素，积滞不化则气机升降无从彻底恢复，因此方中消食化滞之品是有画龙点睛的功效。

【古籍选录】

《素问·至真要大论》："阳明之复，清气大举……呕苦咳哕烦心……太阳之复，厥气上行……唾出清水，及为哕噫……诸逆冲上，皆属于火。"

《万病回春·呃逆》："若胃火上冲而逆，随口应起于上膈，病者知之，易治也；自脐下上冲，直出于口者，阴火上冲，难治。"

《诸病源候论·呕哕病诸候》："脾胃俱虚，受于风邪，故令新谷入胃，不能传化，故谷之气与新谷相干，胃气则逆，胃逆则脾胀气逆，因遇冷折之，则哕也。"

《丹溪心法·咳逆》："咳逆为病，古谓之哕，近谓之呃，乃胃寒所生，寒气自逆而呃上。"

《临证指南医案·呃》："肺气郁痹及阳虚浊阴上逆，亦能为呃。每以开上焦之痹，及理阳驱阴，从中调治为法。"

《类证治裁·呃逆论治》："呃逆皆是寒热错杂，二气相搏，故治之亦多寒热相兼之剂，如丁香、柿蒂并投之类。"

【文献推介】

1. 林三仁. 消化科高级教程 [M]. 北京：人民军医出版社，2009.

2. 周仲瑛. 中医内科学 [M]. 北京：中国中医药出版社，2007.

3. 张小萍，陈明人. 中医内科医案精选 [M]. 上海：上海中医药大学出版社，2001.

4. 秦伯未. 清代名医医案精华 [M]. 上海：上海科学技术出版社.

5. 郑寿全. 医法圆通 [M]. 北京：中国中医药出版社，2009.

【小结】

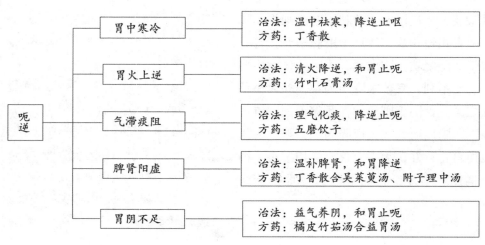

【复习思考题】

1. 如何区别"嗳气"和"呃逆"？

2. 如何理解"肺气郁痹及阳虚浊阴上逆，亦能为呃"，又该如何处方论治？

（胡鸿毅）

第五节 噎膈

噎膈是由于食管干涩或食管狭窄而造成的以吞咽食物梗噎不顺，甚则食物不能下咽入胃，食入即吐为主要表现的一种病证。噎即噎塞，指食物下咽时噎塞不顺；膈为格拒，指食管阻塞，饮食格拒不能下咽入胃，食入即吐。噎属噎膈之轻证，可以单独为病，亦可为膈的前驱表现，故临床统称为噎膈。噎膈多发病于中老年人。西医学中的食管癌、贲门癌与本病关系密切，其他如贲门痉挛、食管憩室、食管炎、弥漫性食管痉挛等疾病，出现吞咽困难等表现时，可参考本节辨证治疗。噎膈的历史沿革见表4-5-1。

表4-5-1 噎膈的历史沿革

朝代	代表医家	代表著作	主要论述
战国—西汉	—	《黄帝内经》	病名：膈、鬲、膈中、隔塞、膈气 病因：津液及情志 病机：三阳结谓之膈
隋	巢元方	《诸病源候论》	病名：首提"噎"证之名，首先提出"五膈"和"五噎" 病因：精神、情志
元	朱丹溪	《脉因证治》	治法：提出润养津血、降火散结
明	张景岳	《景岳全书》	病因：劳逸、酒色、年龄、脾肾亏损 治法：温脾滋肾
清	叶天士	《临证指南医案》	病因：脘管窄隘

【病因病机】

噎膈的发生，与饮食不节、情志不遂及久病年老有密切关系。

（一）病因

1. 七情内伤 忧思伤脾，脾伤则气结，运化失司，水湿内停，滋生痰浊，痰气相搏，阻于食道；恼怒伤肝，肝伤则气郁，气郁则血停，瘀血阻滞食道，致使气滞、痰阻、血瘀郁结食道，饮食噎塞难下而成噎膈。如《医宗必读·反胃噎塞》云："大抵气血亏损，复因悲思忧恚。……饮食难进，噎塞所由成也。"

2. 饮食所伤 嗜酒无度、过食肥甘、恣食辛辣，可助湿生热，酿成痰浊，阻塞食道；或津伤血燥，失于濡润，食道干涩，均可引起咽下噎塞而成噎膈。如《医碥·反胃噎膈》曰："酒客多噎膈，饮热酒者尤多，以热伤津液，咽管干涩，食不得入也。"此外，饮食过热、食物粗糙、食物发霉既可损伤食道脉络，又可损伤胃气，气滞血瘀阻于食道而成噎膈。

3.阴津亏耗　脏腑虚弱，阴虚液竭，食道干涩而成噎膈。如《景岳全书·噎膈》载："酒色过度则伤阴，阴伤则精血枯涸，气不行则噎膈病于上，精血枯涸则燥结病于下。"年老肾衰，精血枯涸，食道失养，干涩枯槁，发为此病。如《医贯·噎膈》曰："唯男子年高者有之，少无噎膈。"

（二）病机

噎膈病位在于食道，属胃气所主，所以其病变脏腑关键在胃，又与肝、脾、肾有密切关系，因三脏与胃、食道皆有经络联系，脾为胃行其津液，若脾失健运，可聚湿生痰，阻于食道。胃气之和降，赖肝之条达，若肝失疏泄，则胃失和降，气机郁滞，甚则气滞血瘀，食管狭窄。中焦脾胃赖肾阴、肾阳的濡养和温煦，若肾阴不足，失于濡养，食管干涩，均可发为噎膈。反之噎膈由轻转重，常病及脾、肝、肾，变证从生。肝、脾、肾功能失调，导致气、痰、血互结，津枯血燥而致的食管狭窄、食管干涩是噎膈的基本病机。

噎膈以内伤饮食、情志所伤、年老肾亏为主因，且三者之间相互影响，互为因果，共同致病，使气滞、痰阻、血瘀三种邪气阻于食道，而使食管狭窄。也可造成津伤血耗，失于濡润，食道干涩，食饮难下。

本病以气滞、痰阻、血瘀为标实，津枯血燥为本虚，在病机性质上表现为本虚标实。本病初起与痰气交阻为主，多属实证。病情发展则痰、气、瘀三者交结，继则化火伤阴而成津亏热结之证，为虚实夹杂之候。病至晚期，阴津干涸，食道胃腑失于濡养，或阴损及阳，脾肾阳气衰败，痰气瘀结益甚，发展为本虚标实，正虚为主之证。噎膈的病因病机演变见图4-5-1。

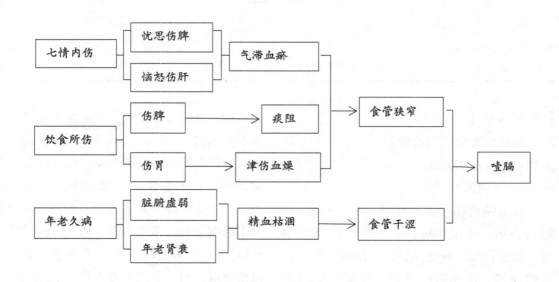

图4-5-1　噎膈病因病机演变示意图

【诊断与鉴别诊断】

（一）诊断

1. 初起咽部或食道内有异物感，进食时有停滞感，继则咽下梗噎，甚至食不得入或食入即吐。

2. 常伴有胃脘不适、胸膈疼痛，甚则形体消瘦、肌肤甲错、精神疲惫等。

3. 起病缓慢，常表现为由噎至膈的病变过程，常由饮食、情志等因素诱发，多发于中老年男性，特别是在高发地区。

X 线上消化道钡餐检查，以明确器质性病变、功能性病变的诊断。电子胃镜检查，了解有无肿瘤及炎症、溃疡、狭窄等器质性病变，一般能明确病变性质。必要时取活体组织，做病理检查，以明确诊断。其中，在胃镜下活检做病理组织检查是诊断本病的金标准。

（二）鉴别诊断

1. 呕吐　二者均有呕吐症状。但呕吐无吞咽困难和梗阻症状；噎膈则为饮食难下，食管、胃口有噎塞梗阻，且呈进行性加重。

2. 反胃　二者均有呕吐的症状。但噎膈多属阴虚有热，初起无呕吐，后期格拒，系食管狭窄而致，吞咽食物阻塞不下，食入即吐。噎膈至食入即吐的格拒阶段，病情较重，预后不良。反胃多系阳虚有寒，饮食有顺利咽下入胃，经久复出，朝食暮吐，暮食朝吐，宿谷不化，病证较轻，预后良好。

3. 梅核气　二者均见咽中梗塞不舒的症状。但噎膈多为痰、血瘀阻食道，乃有形之物瘀阻于食道，自觉咽中噎塞，饮食咽下梗阻，甚则食饮不下。梅核气则属痰气交阻于咽喉，自觉咽中有物梗塞，吐之不出，咽之

不下，但饮食咽下顺利，无噎塞感，系气逆痰阻于咽喉，为无形之邪。

【辨证论治】

（一）辨证要点

1. 辨明虚实　因忧思恼怒，饮食所伤，寒温失宜，而致气滞血瘀，痰浊内阻者为实；因热邪伤津，多郁多思，年老肾虚，而致津枯血燥，气虚阳微者属虚。新病多实，或实多虚少；久病多虚，或虚中夹实。吞咽困难，梗塞不顺，胸膈胀痛者多实；食道干涩，饮食难下，或食入即吐者多虚。然而临证时，多为虚实夹杂之候，尤当详辨。

2. 分清标本　噎膈以正虚为本，气滞、痰阻、血瘀为标实。初起以标实为主，可见梗塞不舒、胸膈胀满、嗳气频作等气郁之证；胸膈疼痛，痛如针刺，痛处不移等瘀血之候；胸膈满闷、泛吐痰涎等痰阻的表现。后期以正虚为主，出现形体消瘦、皮肤干枯、舌质红少津等津亏血燥之候；面色㿠白、形寒气短、面浮足肿等气虚阳微之征。临证时应仔细辨明标本的轻重缓急。

（二）治则治法

噎膈的病机性质表现为本虚标实，故治当急则治标、缓则治本。本病初起以标实为主，重在治标，以理气、化痰、消瘀为法，并可少佐滋阴养血润燥之品。后期以正虚为主，重在扶正，以滋阴养血、益气温阳为法，也可少佐理气、化痰、消瘀之药。在临床上还应注意治标当顾护津液，不可过用辛散香燥之品。治本应保护胃气，不宜多用滋腻温燥之品。

噎膈重症汤水不入，可采用药物直肠给药。

知识拓展

对于食管重度狭窄的病人，我们可应用直肠滴注法给药。其优势在于：一则通便，可解除病人的痛苦，甚至还能缓解食道梗阻的症状；二则解决了继续使用中药的途径；三则可通过此途径纠正脱水、酸中毒以及改善营养状况等，在一定程度上代替了静脉输液。我们所用的中药，应建立在辨证论治的基础上，再注重润下及补益药的配合，而大黄、芒硝不应禁忌，在临床上使用润肠丸、增液承气汤常可发挥良好的疗效。若直肠滴注插管越浅，则不经肝脏解毒的比例就越高，此时肝脏负担减轻了，而自身中毒的危险性却增大了。故肿瘤科常用的一些有毒中药，我们应谨慎选用种类及数量。

摘自：《食管贲门癌患者便秘的中药直肠滴注治疗》，出《中西医结合杂志》（1984）

（三）分证论治

1. 痰气交阻

（1）症状及分析

吞咽困难，胸膈痞满——痰气交阻，食道不利；

情志舒畅可减轻，精神抑郁则加重——气结初期；

口干咽燥，大便艰涩——气结津液不能上承，且郁热伤津；

嗳气呃逆，呕吐痰涎——痰气交阻于中，胃气上逆；

舌质红，苔薄腻，脉弦滑——气郁痰阻，兼有郁热伤津之象。

（2）治法：开郁化痰，润燥降气。

（3）主方及分析：启膈散。

丹参、郁金、砂仁壳——化瘀解郁，理气和胃；

沙参、川贝母、茯苓——养阴生津，化痰散结；

荷叶、杵头糠——升津降浊，以和胃气。

（4）加减

加瓜蒌、陈皮，以增行气化痰之力；

加麦冬、玄参、天花粉、白蜜，以增生津润燥之功；

嗳气者，可加沉香、陈皮；

呕吐食物与痰涎的混合物，可用旋覆代赭汤；

痰气瘀结、痞塞满闷，可选用四七汤、温胆汤、导痰汤、来复丹；

大便不通，可选用增液承气汤生津润下，但应中病即止，以免伤津。

2. 津亏热结

（1）症状及分析

吞咽时梗涩而痛，尤以进食固体食物为甚——胃津亏耗，食道失于濡润；

食物反出——热结痰凝，阻于食道；

口燥咽干，大便干结，渴欲冷饮——热结灼津，胃肠枯槁；

五心烦热，形体消瘦，肌肤枯燥——胃不受纳，无以化生精微；

舌质红而干，或有裂纹，脉弦细而数——均为津亏热结之象。

（2）治法：滋阴养血，润燥生津。

（3）主方及分析：沙参麦冬汤。

沙参、麦冬、玉竹——清热滋阴，润肺胃之燥；

桑叶、天花粉——养阴泄热；

白扁豆、甘草——健脾和胃。

（4）加减

肠中燥结，大便不通者，可酌用大黄甘草汤泄热存阴，但宜中病即止，以免重伤津液；

胃火炽盛，格拒不入者，可用黄芩、黄连、栀子、竹茹、枇杷叶、芦根、天花粉。

3. 瘀血内结

（1）症状及分析

胸膈疼痛，食不得下，食入即吐，甚至滴水难进——痰瘀内结，阻于食道或胃口，道路窄狭，甚则闭塞不通；

大便干结，坚如羊屎——阴伤肠燥；

吐下如赤豆汁，或便血——瘀热伤络，血渗脉外；

形体消瘦，肌肤枯燥——长期饮食不入，化源告竭；

肤色暗黑——瘀血内阻；

舌质紫暗，少津，脉细涩——血亏瘀结之象。

（2）治法：破结行瘀，滋阴养血。

（3）主方及分析：通幽汤。

生地黄、熟地黄、当归——滋阴养血；

桃仁、红花——破结行瘀；

甘草——益脾和中；

升麻——升清降浊；

槟榔——下行而破气滞。

（4）加减

加三七、丹参、赤芍、五灵脂，祛瘀通络；

加海藻、昆布、浙贝母、瓜蒌、黄药子，软坚化痰；

加牛乳汁，润其燥；

呕吐痰涎者，加莱菔子、生姜汁；

气滞血瘀，胸膈胀痛者，或用血府逐瘀汤；

服药即吐，难于下咽，可先服玉枢丹，其后再服汤剂；

气虚者，加党参、黄芪。

4. 气虚阳微

（1）症状及分析

吞咽受阻，饮食不下，泛吐涎沫——阴损及阳，脾肾阳微，饮食无以受纳和运化，浊气上逆；

面色㿠白，形寒气短，面浮肢肿而腹胀便溏——脾肾衰败，阳气衰微，气化功能丧失，寒湿停滞；

舌质淡，苔白，脉细弱——气虚阳微之象。

（2）治法：温补脾肾，益气回阳。

（3）主方及分析：温脾用补气运脾汤，温肾用右归丸。

①补气运脾汤

人参、黄芪、白术、茯苓——补气益脾；

半夏、陈皮、生姜——和胃降逆；

砂仁——化湿开胃，温脾止泻；

甘草、大枣——补益气血，调和诸药。

②右归丸

肉桂、附子、鹿角胶——温补肾阳，填精补髓；

熟地黄、山茱萸、菟丝子、枸杞子、杜仲——滋阴益肾；

山药、当归——补气养血。

（4）加减

加入旋覆花、赭石，增强降逆止吐之力；

中气下陷，少气懒言，可用补中益气汤；

脾虚血亏，心悸气短，可用十全大补汤

加减。

（四）其他治疗

1. 中成药

逍遥丸：用于痰气交阻证。

六味地黄丸：用于津亏热结证。

大黄䗪虫丸、鳖甲煎丸：用于瘀血内结证。

附子理中丸：用于气虚阳微证。

2. 单方验方

北京中医药大学治疗食管癌验方：生地黄、赤芍、牡丹皮、枸杞子、山茱萸、猪茯苓、地骨皮、石斛、天花粉、白花蛇舌草、半枝莲、干蟾皮、元参、知母。适用于热毒伤阴型噎膈。

木香通气饮子：木香、青皮、陈皮、槟榔、白芷、萝卜子、广藿香、甘草、人参、枳壳。适用于一切气病噎塞，食饮不下。

【预防调护】

避免进食热烫、粗糙、发霉及咸腐的食物。戒烟酒，争取早期诊断及时治疗。保持心情舒畅，避免过度劳累。管理用水，防止污染，减少水中亚硝酸盐含量。

加强护理，预防食管黏膜损伤和水肿。饮食宜进食清淡易消化之品，避免辛辣刺激性食物。做好病人的心理护理，克服紧张、悲观、恐惧等不良情绪。

【临证要点】

1. 分期治疗顾护津液　在本病的治疗过程中，除根据具体病情立法用药外，还必须注意顾护津液及胃气。疾病初期，阴津未必不损，故治疗当顾护津液，辛散香燥之药不可多用，以免生变。后期津液枯槁，阴血亏损，法当滋阴补血。但滋腻之品亦不可过用，当顾护胃气，防滋腻太过有碍于脾胃，

胃气一绝，则诸药罔效。所以养阴，可选用沙参、麦冬、天花粉、玉竹等，不能用生地黄、熟地黄之辈，以防腻胃碍气，并配合白术、山药、木香、砂仁等健脾益气、芳香开胃。

2. 祛邪重在痰瘀热毒内结　噎膈之病病机复杂，多兼有瘀血、顽痰、气滞、热郁诸多因素，阻碍胃气，单一证候出现的机会很少，所以在治疗时应统筹兼顾。若久病瘀血在络，化瘀用三棱、莪术、桃仁、红花，宜配合虫类药物搜络祛邪。方中可加用全蝎、蜂房、蜈蚣、壁虎等，搜剔削坚、散结避恶解毒。若胸膈痞满者，可加用枳实、厚朴、柿蒂、刀豆子等开胸顺气、降逆和胃。若津伤热结者，可加白花舌蛇草、菝葜、冬凌草、山慈菇、半枝莲、山豆根、白英等清热解毒、和胃降逆。另外可加入皂刺、海藻、昆布、浙贝母、瓜蒌等以软坚化痰。

3. 及早检查确定病性　噎膈的病变范围较广，故应及早做相关检查，明确疾病的性质。食道痉挛属于功能性疾病，治疗以调理气机、和胃降逆为主。食道炎、贲门炎属于炎症性疾病，治宜清热解毒、理气和胃之法。食管癌、贲门癌则为恶性肿瘤，早期无转移及严重并发症，应积极采用手术治疗，配合中药益气扶正、化痰活血、解毒散结。因为这三种情况疾病性质不同，治疗方法不同，预后转归也不同，须把握病性，采用相应的治疗方法，提高临床疗效。

4. 噎膈后期的治疗　噎膈至脾肾俱败阶段，一般宜先进温脾益气之剂，以救后天生化之源，待能稍进饮食与药物后，再以暖脾温肾之方，汤丸并进，或两方交替服用。在此阶段，如因阳竭于上而水谷不入，阴竭于

下而二便不通，称为关格，系开阖之机已废，为阴阳离决的一种表现，应静脉给予营养物质、中药注射液等。

【名医经验】

张锡纯平冲降逆治噎膈 噎膈之证虽有贲门枯干者，有痰瘀互结者，有冲气上逆者，有血瘀者。但张氏认为，脾胃为后天之本，气血生化之源，脾胃损伤则中气虚弱，不能撑悬贲门，痰涎壅滞，冲气上逆，故不能受食。治疗重在平冲降逆，仿仲景旋覆代赭汤之义，自拟"参赭培气汤"。本方重用赭石以开胃镇冲，人参驾驭之，使气旺气行则贲门流通顺畅。半夏、知母、当归、天冬佐以降胃气、滋阴润燥、生津、祛痰。

医案分析

肖叟，六十七岁。得膈证五六月，病渐加剧，饮水亦难下。大便干燥不易下，多日不行。脉弦长有力，右部尤甚。

张氏治以自拟方"参赭培气汤"：党参六钱，天冬四钱，赭石一两，清半夏三钱，苁蓉四钱，知母五钱，当归身三钱，柿霜饼五钱，服药后含化徐徐嚼之。服数剂后，饮食见顺，脉亦稍和，觉胃口仍有痰涎堵塞。上方加清半夏三钱。连服十剂，饮食大顺，脉亦复常，大便亦较易。上方减赭石之半。又服数剂，大便一日两次。上方去赭石、柿霜饼、当归、知母，加於术三钱。服数剂后，觉胃中消化力稍弱。此时痰涎已清，又觉胃口似有疙瘩，稍碍饮食之路。於术改用六钱，又加鸡内金（捣细）二钱，佐於术以健运脾胃，以消胃口之障碍。连服十余剂痊愈。

摘自：《张锡纯医案》

按：此为膈证，冲气上逆过甚，导致胃气不降反升，故初诊以平冲降逆为主，治以"参赭培气汤"；复诊时仍有痰涎堵塞，故加半夏燥湿化痰、和胃降逆；三诊，因脉复常，故赭石减半；后因脾胃虚弱，故加大白术用量，加鸡内金以增强健脾胃之力。

【古籍选录】

《医宗必读·反胃噎塞》："大抵气血亏损，复因悲思忧恚。则脾胃受伤，血液渐耗，郁气生痰，痰则塞而不通，气则上而不下，妨碍道路，饮食难进，噎塞所由成也。"

《临证指南医案·噎膈反胃》："酒湿厚味，酿痰阻气，遂令胃失下行为顺之旨，脘窄不能纳物。"

《金匮翼·噎膈反胃统论》："噎膈之证，大都年逾五十者，是津液枯槁者居多。"

【文献推介】

1. 陈颢.食管癌术后化疗配合中药调理临床观察[J].中华中医药学刊，2014，06：1527-1531.

2. 周之毅，张淑娟，阿提坎·卡吾力，等.食管癌放疗患者舌脉象及证型的客观化研究[J].辽宁中医杂志，2015，10：1844-1847.

3. 吕翠田，牛亚南，陈玉龙，等.食管癌中医证素特点及组合规律的文献研究[J].时珍国医国药，2015，10：2457-2459.

【小结】

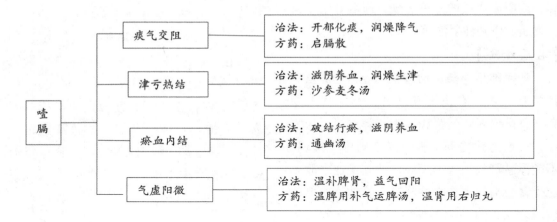

【复习思考题】

1. 如何理解"三阳结谓之膈"？
2. 噎膈出现关格重症如何辨治？

（荣震）

第六节 腹痛

腹痛是指以胃脘以下、耻骨毛际以上的部位发生疼痛为主症的病证。腹部分大腹、小腹和少腹。脐以上为大腹，属脾胃；脐以下为小腹，属肾、大小肠、膀胱、胞宫；小腹两侧为少腹，属肝、胆。西医学的肠易激综合征、消化不良、胃肠痉挛、不完全性肠梗阻、肠粘连、肠系膜血管病变、腹型癫痫、腹型过敏性紫癜、卟啉病、泌尿系结石、腹内疝、急慢性胰腺炎、肠道寄生虫病等内科疾病以腹痛为主要表现者，可参考本节辨治。腹痛的历史沿革见表4-6-1。

【病因病机】

感受外邪、饮食所伤、情志失调及素体阳虚等，均可导致气机阻滞，脉络痹阻或经脉失养而发生腹痛。

（一）病因

1. 外感邪气 外感风、寒、暑、热、湿、蛔虫之邪，侵入腹中，均可引起腹痛。伤于风寒则寒凝气滞，经脉受阻，不通则痛。若伤于暑热，或寒邪不解，郁而化热，或湿热壅滞，以致气机阻滞，腑气不通而见腹痛。

2. 饮食不节 暴饮暴食，饮食停滞，纳运无力；过食肥甘厚腻，或辛辣，酿生湿热，蕴蓄胃肠；或恣食生冷，寒湿内停，中阳受损，均可损伤脾胃，腑气通降不利而发生腹痛。

3. 情志失调 情志不遂，则肝失条达，气机不畅而痛作，《证治汇补·腹痛》谓："暴触怒气，则两胁先痛而后入腹。"若气滞日久，血行不畅，瘀血内生；或跌仆损伤，络脉瘀阻；或腹部术后，血络受损，均可形成腹中血瘀，中焦气机升降不利，不通则痛。

4. 阳气素虚 素体脾阳亏虚，虚寒中生，渐致气血生成不足，脾阳虚馁而不能温养，出现腹痛，甚至病久肾阳不足，相火失

表 4-6-1 腹痛的历史沿革

朝代	代表医家	代表著作	主要论述
战国—西汉	—	《黄帝内经》	病名：腹痛 病因病机：寒、热邪气客于胃肠
东汉	张仲景	《金匮要略》	病因病机：病者腹满，按之不痛为虚，痛者为实，可下之。舌黄未下者，下之黄自去 治疗：脾胃虚寒、水湿内停——附子粳米汤；寒邪攻冲——大建中汤
宋	杨士瀛	《仁斋直指方论》	证型：寒热、死血、食积、痰饮、虫积
金	李东垣	《医学发明》	病机：痛则不通 治疗："痛随利减，当通其经络，则疼痛去矣"；按三阴经及杂病进行辨证论治
明	—	《古今医鉴》	治疗：是寒则温之，是热则清之，是痰则化之，是血则散之，是虫则杀之
清	王清任	《医林改错》	病因：瘀血 治疗：理气活血。瘀血在中焦——血府逐瘀汤；瘀血在下焦——膈下逐瘀汤

于温煦，脏腑虚寒，腹痛日久不愈。

（二）病机

腹痛病位在腹，有脐腹、胁腹、小腹、少腹之分，病变脏腑涉及肝、胆、脾、肾、膀胱、大小肠等。

本病的病理性质有寒热、虚实之分。脏腑气机阻滞，气血运行不畅，经脉痹阻，"不通则痛"；阳气不运，气血不足，脏腑经脉失养，不荣而痛。感受寒邪，嗜食生冷，均可致寒邪凝滞，气机阻滞，出现暴急腹痛；暑湿之邪内侵，或嗜食辛辣肥腻，或误食不洁之物，湿热内结而作痛；或蛔虫内扰，或暴饮暴食，宿食滞于中焦，腑气不通而生痛；肝失疏泄，横逆侵犯脾胃而致腹痛；气滞日久，导致血瘀，或跌仆损伤，腹部手术，亦可致气滞血瘀，脉络不通而痛；

饮食伤脾，或素体脾虚，气血亏虚，内失温养，不荣则痛。但寒热虚实多相互交错，相互转化。如寒痛缠绵发作，可寒郁化热；热痛日久，治疗不当，可转化为寒，成为寒热交错之证；素体脾虚不运，再因饮食不节，食滞中阻，可成虚中夹实之证；气滞影响血脉流通可致血瘀，血瘀可影响气机而致气滞。

此外，急性暴痛，治不及时，或治不得当，气血逆乱，可致厥脱之证；若湿热蕴结肠胃，蛔虫内扰，或术后气滞血瘀，可造成腑气不通，腹痛拒按之阳明腑实证；气滞血瘀日久，可变生积聚。腹痛的病因病机演变见图4-6-1。

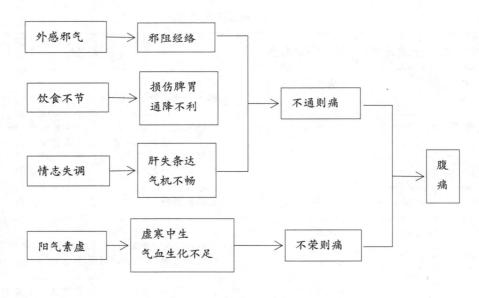

图 4-6-1 腹痛病因病机演变示意图

【诊断与鉴别诊断】

（一）诊断

1.腹部疼痛，即以胃脘以下、耻骨毛际以上部位疼痛为主要表现。

2.疼痛性质可各异，如急性腹痛、慢性腹痛等，其发作或加重常与饮食、情志、受凉等因素有关。

3.注意与腹痛相关的病因或症状，如涉及肠腑，可伴有腹泻或便秘；疝气之少腹痛可引及睾丸；膀胱湿热可见腹痛牵引前阴、小便淋沥、尿道灼痛；蛔虫作痛多伴嘈杂吐涎，时作时止；瘀血腹痛常有外伤或手术史；少阳病表里同病腹痛可见痛连腰背，伴恶寒发热、恶心呕吐。

根据性别、年龄、婚况，起病经历，与饮食、情志、受凉等的关系，以鉴别何脏何腑受病。必要时，可做血常规、尿、血淀粉酶检查，以及消化道钡餐、B 超、胃肠镜检查等。

（二）鉴别诊断

1.**胃痛** 胃处腹中，与肠相连，腹痛常伴有胃痛的症状，胃痛亦时有腹痛的表现，常需鉴别。胃痛部位在心下胃脘之处，常伴有恶心、嗳气等胃病见症；腹痛部位在胃脘以下，上述症状在腹痛中较少见。

2.**其他内科疾病中腹痛** 许多内科疾病常见腹痛的表现，但均以其本病特征为主，此时的腹痛只是该病的症状。如痢疾之腹痛，伴有里急后重，下痢赤白脓血；积聚之腹痛，以腹中包块为特征。而腹痛病证，当以腹部疼痛为主要表现。

3.**外科腹痛** 内科腹痛常先发热后腹痛，疼痛不剧，痛不明显，腹部柔软，痛无定处；肠痈腹痛多后发热，疼痛剧烈，痛有定处，多居于右下腹部，压痛明显；见腹痛拒按，呕吐，大便不通等多属外科阳明腑实证。

4.**妇科腹痛** 妇科腹痛多在小腹，与经、带、胎、产有关，如痛经、先兆流产、宫外孕、输卵管破裂等，应及时进行妇科检查，以明确诊断。

【辨证论治】

（一）辨证要点

1. 辨腹痛性质　腹痛拘急，疼痛暴作，痛无间断，坚满急痛，遇冷痛剧，得热则减者，为寒痛；痛在脐腹，痛处有热感，时轻时重，或伴有便秘，得凉痛减者，为热痛；腹痛时轻时重，痛处不定，攻冲作痛，伴胸胁不舒、腹胀、嗳气或矢气则胀痛减轻者，属气滞痛；少腹刺痛，痛无休止，痛处不移，痛处拒按，常夜间加剧者，伴面色晦黯，为血瘀痛；因饮食不慎，脘腹胀痛，嗳气频作，嗳后稍舒，痛甚欲便，便后痛减者，为伤食痛；暴痛多实，伴腹胀、呕逆、拒按；虚痛病程较久，痛势绵绵，喜揉喜按。

2. 辨急缓　突然发病，腹痛较剧，伴随症状明显者，多因外感时邪，饮食不节，蛔虫内扰等，属急性腹痛；发病缓慢，病程迁延日久，腹痛绵绵，痛势不甚，多由内伤情志，脏腑虚弱，气血不足，属慢性腹痛。

3. 辨部位　腹痛在少腹多属肝经病证；脐以上大腹疼痛，多为脾胃病证；脐以下少腹多属膀胱及大小肠病证。

（二）治则治法

治疗腹痛多以"通"字立法，应根据辨证的虚实寒热、在气在血，确立治法。

实者，急则治其标，宜"通"，即调血以和气，调气以和血，可为通；虚者助之使通；寒者温之使通；下者使之上行，中结者使之旁达，均属"通"的范畴。在通法的基础上，结合审证求因，标本兼治。如对虚痛，应温中补虚、益气养血，不可滥施攻下。对于久痛入络，绵绵不愈之腹痛，可采取辛润活血通络之法。

（三）分证论治

1. 寒邪内阻

（1）症状及分析

腹痛拘急，遇寒痛甚，得温痛减，口淡不渴，形寒肢冷，小便清长，大便清稀或秘结——寒邪凝滞，中阳被遏，脉络痹阻；

舌质淡，苔白腻，脉沉紧——寒象。

（2）治法：散寒温里，理气止痛。

（3）主方及分析：良附丸合正气天香散。

高良姜、干姜、紫苏叶——温中散寒；

乌药、香附、陈皮——理气止痛。

（4）加减

脐中痛不可忍，喜温喜按，手足厥逆，脉微欲绝者，为肾阳不足，寒邪内侵，宜用通脉四逆汤；

少腹拘急冷痛，苔白，脉沉紧，为下焦受寒，厥阴之气失于疏泄，宜用暖肝煎；

腹中冷痛，手足逆冷，且又身体疼痛，为内外皆寒，宜用乌头桂枝汤；

腹中雷鸣切痛，胸胁逆满，呕吐，属寒气上逆者，宜用附子粳米汤。

2. 湿热壅滞

（1）症状及分析

腹痛拒按，烦渴引饮，大便秘结，或溏滞不爽，潮热汗出——湿热内结，气机壅滞，腑气不通；

小便短黄——湿热内蕴，膀胱气化不利；

舌质红，苔黄燥或黄腻，脉滑数——湿热之象。

（2）治法：泄热通腑，行气导滞。

（3）主方及分析：大承气汤。

大黄——攻下燥屎；

芒硝——咸寒泄热，软坚散结；

厚朴、枳实——导滞消痞。

（4）加减

燥热不甚，湿热偏重，大便不爽，去芒硝，加栀子、黄芩；

痛引两胁，加郁金、柴胡；

腹痛剧烈，寒热往来，恶心呕吐，大便秘结，用大柴胡汤表里双解。

3. 饮食积滞

（1）症状及分析

脘腹胀满，疼痛拒按，嗳腐吞酸，恶食呕恶，痛而欲泻，泻后痛减，或大便秘结——食滞内停，气机失调，升降不利；

舌苔厚腻，脉滑——食积，胃中腐败之气上蒸；

（2）治法：消食导滞，理气止痛。

（3）主方及分析：枳实导滞丸。

大黄、枳实、神曲——消食导滞；

黄芩、黄连、泽泻——清热化湿；

白术、茯苓——健脾助运。

（4）加减

腹痛胀满，加厚朴、木香；

兼大便自利、恶心呕吐，去大黄，加陈皮、半夏、苍术；

食滞不重，腹痛较轻，宜用保和丸。

4. 肝郁气滞

（1）症状及分析

腹痛胀闷，痛无定处，痛引少腹，或兼痛窜两胁，时作时止，得嗳气、矢气则舒，遇忧思恼怒则剧——肝气郁结，气机不畅，不通则痛；

舌质红，苔薄白，脉弦——肝郁气滞之象。

（2）治法：疏肝解郁，理气止痛。

（3）主方及分析：柴胡疏肝散。

柴胡、枳壳、香附、陈皮——疏肝理气；

芍药、甘草——缓急止痛；

川芎——行气活血。

（4）加减

气滞较重，胸胁胀痛，加川楝子、郁金；

痛引少腹睾丸，加橘核、荔枝核、川楝子；

腹痛肠鸣，气滞腹泻，可用痛泻要方；

少腹绞痛，阴囊寒疝，可用天台乌药散；

肝郁日久化热，加牡丹皮、栀子、川楝子清肝泄热。

5. 瘀血内停

（1）症状及分析

腹痛较剧，痛如针刺，痛处固定，经久不愈——瘀血内停，气机阻滞；

舌质紫黯，脉细涩——脉络不通。

（2）治法：活血化瘀，和络止痛。

（3）主方及分析：血府逐瘀汤。

桃仁、红花、川牛膝、川芎、赤芍——祛瘀活血；

当归、生地黄、甘草——养血和营；

柴胡、枳壳、桔梗——理气止痛。

（4）加减

腹部术后作痛，加泽兰、延胡索、蒲黄、五灵脂；

跌仆损伤作痛，加没药、三七；

瘀血日久发热，加丹参、牡丹皮、王不

留行；

下焦蓄血，大便色黑，可用桃核承气汤；

兼有虚寒，腹痛喜温，加小茴香、干姜、肉桂。

6. 中虚脏寒

（1）症状及分析

腹痛绵绵，时作时止，喜温喜按——气血不足，失于温养；

形寒肢冷，神疲乏力，气短懒言，胃纳不佳，面色无华，大便溏薄——中阳不振，气血亏虚；

舌质淡，苔薄白，脉沉细——中虚脏寒之象。

（2）治法：温中补虚，缓急止痛。

（3）主方及分析：小建中汤。

桂枝、生姜——温阳散寒；

饴糖、大枣——甘温补中；

芍药、炙甘草——缓急止痛。

（4）加减

腹中大寒，呕吐肢冷，可用大建中汤温中散寒；

腹痛下利，脉微肢冷，脾肾阳虚，可用附子理中汤；

大肠虚寒，积冷便秘，可用温脾汤；

中气大虚，少气懒言，可用补中益气汤。

（四）其他治疗

1. 中成药

藿香正气液（丸、胶囊）：用于外感风寒、内伤湿滞或夏伤暑湿所致腹痛者。

附子理中丸：用于中脏虚寒者。

枳实导滞丸、保和丸：用于饮食积滞证。

良附丸：用于寒凝气滞证。

元胡止痛片：用于气滞血瘀证。

香连化滞丸：用于湿热壅滞者。

牛黄清火丸、牛黄解毒丸：适用于热结腹痛。

2. 单方验方

木香流气饮：适用于气滞腹痛。

三合汤：良附丸、百合汤、丹参饮组成，适用于肝郁气滞寒凝所致者。

四合汤：三合汤再加失笑散，适用于肝郁气滞寒凝而兼血瘀者。

鲜姜红糖饮：适用于虚寒腹痛。

【预防调护】

腹痛多与饮食失调有关，平素宜饮食有节，忌暴饮暴食，忌生冷不洁食物，少食辛辣、油腻之品；养成良好的饮食习惯，饭前洗手，细嚼慢咽。饭后不宜立即参加体育活动。

腹痛患者宜解除思想顾虑，疼痛剧烈者宜卧床休息，宜进食易消化、富有营养的食物；虚寒者宜进热食；热证宜进温食；食积腹痛者宜暂禁食或少食。医生须密切注意患者的面色、腹痛部位、性质、程度、时间、腹诊情况，二便及伴随症状，并须观察腹痛与情绪、饮食寒温等因素的关系。如见腹痛剧烈、拒按、冷汗淋漓、四肢不温、呕吐不止等症状，须警惕出现厥脱证，应立即处理，以免贻误病情。

【临证要点】

1. 灵活运用温通之法　温通法是以辛温或辛热药为主体，配合其他药物，借其能动能通之力，以收通则不痛之效的治疗方法。温通法每需与他药共用：①与理气药为伍，如良附丸中高良姜与香附同用，温中与理气相辅相成，对寒凝气滞引起的腹痛十分适宜。②与养阴补血药相合，刚柔相济，也可发挥温通止痛作用，如当归四逆汤中桂枝、细辛与当归、白芍同用，小建中汤中桂枝与白芍同用均属此类配伍方法。③与活血祛瘀药配用，如少腹逐瘀汤，在活血化瘀的同时使用小茴香、干姜、肉桂等辛香温热之品，来化解滞留于少腹的瘀血。④与补气药相配，温阳与补气相得益彰，如附子理中汤，既用党参、白术，又用附子、干姜，对中虚脏寒的腹痛切中病机。⑤与甘缓药同用，常用甘草、大枣、饴糖等味甘之品，使其温通而不燥烈，缓急止痛而不碍邪。

2. 清热通腑法治疗急性热证腹痛　清热通腑法是以清热解毒药（如金银花、黄连、黄芩等）与通腑药（如大黄、虎杖、枳实、芒硝等）为主体，以"通则不痛"为原则，现代用来治疗急慢性胰腺炎取得良好成效。清热解毒药可苦寒泄热解毒，通腑药则泄热通便、荡涤肠胃，共奏清热散结、外泄积滞之功，其痛自消。对于不完全性肠梗阻患者，可予调胃承气汤加减，加用木香、槟榔等理气之品，达理气通腑之效。本法应用，中病即可，不可过用。

【名医经验】

何任辨治腹痛经验　何氏认为腹痛之症，有多种辨证方法。①从经络言，人身背为阳，腹为阴。腹痛在中脘属太阴；在小腹左右，属厥阴；在脐腹正中属少阴、冲任。②就性质言，腹部猝痛（急性腹痛），应区别热痛、寒痛、寒热交错痛、血虚痛等。③就新久、虚实言，暴痛非热，久痛非寒。虚痛喜按，实痛拒按。此外，尚有就气血、脏腑而分者。何氏临诊常以上述各说对照合参

之。主要以其证象与脉候结合，认为凡腹痛通常多见弦脉。弦脉夹见细小，大多见于猝痛；而见沉伏脉者，则腹痛多夹气滞。诚然，辨别腹痛，主要还应结合证情及面色、舌色、唇色等细辨，然后投治，方可适应。

医案分析

　　一友偶患伤寒，将及月余矣。因食糯团子，为食所伤，自用自专，竟服消食降气之剂，有伤元气。此时稍进粥一杯许，则腹左右痛不可忍，必待手按摩之，此痛方止。余到，问目下所服何方？彼云：补中益气汤。正合愚意，然痛不止者何故？盖以多用木香之故也。气多弱而反欲行气，焉有不痛之理。余即以此方去木香一味，加参一钱，服药而痛竟立止矣，食欲大进矣。乃知医之长短，止在药之一二味也。

摘自：《医验大成》

按：此案为秦景明经治脾胃虚弱腹痛案。患者伤寒数月未愈，中焦脾胃有损，复食糯团子伤食后，误服消食降气之剂，更伤脾胃。一医用补中益气汤，其辨证立法正确。因患者病程迁延较久，且又复伤脾胃，补中益气汤原方中木香行气止痛，专治气滞诸痛，现患者脾胃气弱而仍行其气，故疼痛不止。秦氏减去理气止痛的木香，加重健脾益气的人参，故而收效。

【古籍选录】

《灵枢·邪气脏腑病形》："大肠病者，肠中切痛而鸣濯濯，冬日重感于寒即泄，当脐而痛……小肠病者，小腹痛，腰脊控睾而痛，时窘其后。"

《金匮要略·血痹虚劳病脉证并治》："虚劳里急，悸，衄，腹中痛，梦失精，四肢酸疼，手足烦热，咽干口燥，小建中汤主之。"

《伤寒论·辨太阴病脉证并治》："本太阳病，医反下之，因而腹满时痛者，属太阴也，桂枝加芍药汤主之；大实痛者，桂枝加大黄汤主之。"

《寿世保元·腹痛》："治之皆当辨其寒热虚实，随其所得之证施治。若外邪者散之，内积者逐之，寒者温之，热者清之，虚者补之，实者泻之，泻则调之，闭则通之，血则消之，气则顺之，虫则迫之，积则消之，加以健理脾胃、调养气血，斯治之

要也。"

《景岳全书·心腹痛》："凡治心腹痛证，古云痛随利减，又曰通则不痛，此以闭结坚实者为言。若腹无坚满，痛无结聚，则此说不可用也。其有因虚而作痛者，则此说更如冰炭。"

【文献推介】

1. 陈治水，张万岱，危北海，等. 肠易激综合征中西医结合诊治方案（草案）[J]. 中国中西医结合消化杂志，2005，13（1）：65-67.

2. 孙红文. 培土泄木法治疗腹泻型肠易激综合征疗效观察 [J]. 现代中西医结合杂志，2011，20（1）：56-57.

【小结】

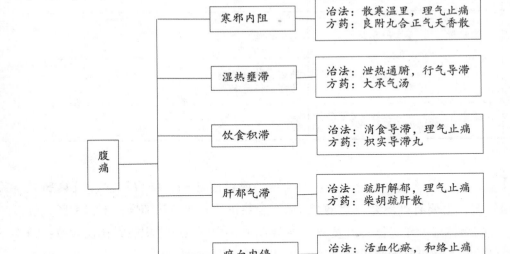

腹痛

- 寒邪内阻　治法：散寒温里，理气止痛　方药：良附丸合正气天香散
- 湿热壅滞　治法：泄热通腑，行气导滞　方药：大承气汤
- 饮食积滞　治法：消食导滞，理气止痛　方药：枳实导滞丸
- 肝郁气滞　治法：疏肝解郁，理气止痛　方药：柴胡疏肝散
- 瘀血内停　治法：活血化瘀，和络止痛　方药：血府逐瘀汤
- 中虚脏寒　治法：温中补虚，缓急止痛　方药：小建中汤

【复习思考题】

1. 如何理解"不通则痛""不荣则痛"及其对临床辨治腹痛的意义？

2. 情志失调可致腹痛和泄泻，其发病机制和治疗原则有何区别？

（王颖）

第七节 便秘

便秘是指多种原因导致大肠传导功能失常，使大便排出困难，排便间隔时间延长，或大便干结难解，或虽有便意而排出不畅为主要临床表现的病证。便秘既是一种独立病证，又是在多种急慢性疾病过程中经常出现的一种症状，本节仅讨论前者。本节便秘主要与西医学中功能性便秘关系密切。直肠及肛门疾病及机械性梗阻所致便秘，可谨慎参照本病辨治。便秘的历史沿革见表4-7-1。

表 4-7-1 便秘的历史沿革

朝代	代表医家	代表著作	主要论述
战国—西汉	—	《黄帝内经》	病机：脾胃受寒，或肠中有热 病位：肾施二便
东汉	张仲景	《金匮要略》	发病机制：分为寒、热、虚、实 治疗：承气类方、麻子仁丸、厚朴三物汤 外治法：蜜煎导、猪胆汁导、灌肠
隋	巢元方	《诸病源候论》	病机：与五脏有关
唐	张景岳	《景岳全书》	病机：阳虚便秘
金	李东垣	《兰室秘藏》	病因：饮食劳逸 治疗：不可妄用泻药
清	陈士铎	《石室秘录》	病机：与肺有关

【病因病机】

便秘病因较多，主要有外感寒热之邪、内伤饮食情志、病后体虚、年迈体衰以及劳逸失度等。便秘的基本病机是大肠传导功能失职，导致邪滞大肠。

（一）病因

1.寒邪内侵 外感寒邪，直中肠胃，恣食生冷，凝滞胃肠，或过服寒凉，阴寒内结，均可导致阴寒内盛，凝滞胃肠，胃肠传导失常，糟粕不行，而成"冷秘"。

2.饮食不节 过食醇酒厚味，或过食辛辣，或过服热药，肠胃积热，或热病之后，余热留恋，或肺热肺燥，下移大肠，或素体阳盛，均可致肠胃积热，耗伤津液，肠道干涩失润，粪质干燥，难以排出，形成"热秘"。

3.情志内伤 忧愁思虑，脾伤气结，或抑郁恼怒，肝郁气滞，或久坐少动，气机不利，均可导致腑气郁滞，通降失常，传导失职，糟粕内停，不得下行，或欲便不出，或出而不畅，或大便干结而成气秘。

4.体虚衰老 年老体衰，正气自耗，渐致气虚阳衰，或素体虚弱，阳气不足，或久病产后，正气未复，或过食生冷，损伤阳气，或苦寒攻伐，伤阳耗气，均可导致气虚阳衰，气虚则大肠传导无力，阳虚则肠道失于温煦，阴寒内结，便下无力，使排便时间延长，形成便秘。素体阴虚，津亏血少，或病后产后，阴血虚少，或失血夺汗，伤津亡血，或年高体弱，阴血亏虚，或过食辛香燥热，损耗阴血，均可导致阴亏血少，血虚则大肠不荣，阴亏则大肠干涩，肠道失润，大便干结，便下困难，而成便秘。过劳耗气、伤津，进则阳损阴伤，则致虚秘；过逸则气血不行，津液失于推动，敷布失常，可致气滞便秘、痰结便秘、痰阻便秘。

（二）病机

本病病位在大肠，并与脾、胃、肺、肝、肾密切相关。脾虚失于运化，大肠传导功能失常，糟粕内停而成便秘；胃与肠相连，胃热炽盛，下传大肠，燔灼津液，大肠热盛，燥屎内结，而成便秘；肺与大肠相表里，肺之燥热下移大肠，则大肠传导功能失常，而成便秘；肝气郁滞，则气滞不行，腑气不能畅通而成便秘；肾主五液而司二便，若肾阴不足，则肠道失润，若肾阳不足则大肠失于温煦而传送无力，都可致大便不通，导致便秘。便秘的病因病机演变见图4-7-1。

【诊断与鉴别诊断】

（一）诊断

1. 以排便间隔时间延长，间隔3天以上，粪便干燥坚硬、排出困难为主症。

2. 若排便间隔时间正常，但粪质干燥，排出困难或粪质并不干硬，由于气血虚弱，临厕努挣乏力，排出不尽亦属本病。

3. 便秘而浊气不降，可引起腹胀，甚至腹痛，头晕头胀，脘闷嗳气，食欲减退，睡眠不安，心烦易怒等症。

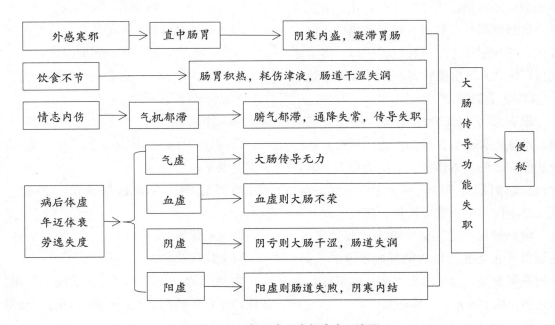

图4-7-1 便秘病因病机演变示意图

4. 多见于年老、大病久病体弱、体质偏盛偏衰者。

直肠及肛门测压、胃肠通过试验（GITT）、气囊排出试验（BET）及肛管超声检查，有助于了解肠道功能；结肠镜检查或钡灌肠有助于确定肠道有无器质性病变。

（二）鉴别诊断

积聚 积聚、便秘均可在腹部出现包块。但便秘者，常出现在左下腹，而积聚的包块在腹部各处均可出现；便秘多可扪及条索状物，积聚则形状不定；便秘之包块排便后消失，积聚之包块则与排便无关。

【辨证论治】

（一）辨证要点

本病首辨寒热虚实。总的来说，以虚实为纲，冷秘、热秘、气秘属实，阴阳气血不足所致的虚秘则属虚。本病发病初期多以实或虚一种为主或相兼为病，如肠胃积热与气机郁滞可以并见，阴寒积滞与阳气虚衰可以相兼；随病情发展，常互相转化、虚实并见，气机郁滞日久化热，可导致热结；热结日久，耗伤阴津，又可转化成阴虚。虚实之间可以转化，可由虚转实，亦可因虚致实。

（二）治则治法

根据便秘实证邪滞大肠，腑气闭塞不通，虚证肠失温润，推动无力，导致大肠传导功能失常的基本病机，本病治疗当分虚实而治。原则是实证以祛邪为主，据热、冷、气秘之不同，分别施以泄热、温散、理气之法，辅以导滞之品，标本兼治，邪去便通；虚证以养正为先，依阴阳气血亏虚的不同，主用滋阴养血、益气温阳之法，酌用甘温润肠之药，标本兼治，正盛便通。

其六腑以通为用，大便干结，解便困难，可用下法，但应在辨证论治基础上以润下为基础，个别证型虽可暂用攻下之药，也以缓下为宜，以大便软为度，不得一见便秘，便用大黄、芒硝、巴豆、牵牛之属。

（三）分证论治

1. 肠胃积热

（1）症状及分析

大便干结——胃热炽盛，下传大肠，燔灼津液，大肠热盛，燥屎内结；

腹胀腹痛——燥屎内结，不通则痛；

面红身热——气血得热则行，热盛而血脉充盈，血色上荣；

口干口臭，心烦不安，小便短赤——胃热炽盛，化热生火；

舌红——胃热炽盛，热盛致气血沸涌，舌体脉络充盈，见舌红；

苔黄——胃热夹饮食积滞之浊气上升，热邪熏灼；

脉滑数——胃热炽盛。

（2）治法：泄热导滞，润肠通便。

（3）主方及分析：麻子仁丸。

大黄、枳实、厚朴——通腑泄热；

麻子仁、苦杏仁、白蜜——润肠通便；

芍药——养阴和营。

（4）加减

苔薄，口干，为津液已伤，加生地黄、玄参、麦冬；

易怒目赤，为兼郁怒伤肝，加服更衣丸。

2. 气机郁滞

（1）症状及分析

大便干结，或不甚干结，欲便不得出，或便而不畅，肠鸣矢气——腑气郁滞，通降失常，传导失职；

腹中胀痛，胸胁满闷——气机郁滞，气血运行不畅，不通则痛；

嗳气频作，饮食减少——肝气郁滞，肝木乘土，脾胃失和；

舌苔薄腻——气机郁滞；

脉弦——气机郁滞，脉道失和。

（2）治法：顺气导滞。

（3）主方及分析：六磨汤。

木香——调气；

乌药——顺气；

沉香——降气；

大黄、槟榔、枳实——破气行滞。

（4）加减

腹胀，或腹胀痛，加厚朴、香附、柴胡、莱菔子；

苔黄，或口干，加黄芩、栀子、龙胆；

或呕或吐，加半夏、旋覆花、赭石；

善太息，忧郁寡言，加白芍、柴胡、合欢皮；

跌仆损伤，腹部术后，便秘不通，属气滞血瘀，加桃仁、红花、赤芍。

3. 阴寒积滞

（1）症状及分析

大便艰涩，腹痛拘急，胀满拒按，胁下偏痛——阴寒内盛，凝滞胃肠，传导失常，糟粕不行，不通则痛；

手足不温——寒遏阳气，失于温煦；

呃逆呕吐——浊气不降逆而向上；

舌苔白腻——阴寒凝滞，阳气不运，水湿不化；

脉弦紧——阴寒凝滞，阳气不运。

（2）治法：温里散寒，通便导滞。

（3）主方及分析：大黄附子汤。

附子——温经散寒；

大黄——荡除积滞；

细辛——散寒止痛。

（4）加减

腹胀，或积滞较重，加枳实、厚朴；

腹中冷痛，加干姜、小茴香。

4. 气虚失运

（1）症状及分析

粪质并不干硬，也有便意，但临厕排便困难，需努挣方出——气虚则大肠传导无力；

汗出短气，便后乏力，体质虚弱，面白神疲，肢倦懒言——气虚无以濡养肢体；

舌淡苔白——气虚血液不能营运于舌中；

脉弱——气虚失运，血脉空虚。

（2）治法：补气润肠，健脾升阳。

（3）主方及分析：黄芪汤。

黄芪——补气升清，推动腑气；

火麻仁、白蜜——润肠通便不伤正；

陈皮——理气助推动。

（4）加减

疲乏无力重，或年老，加红参、白术；

气息较弱，或短气，加用生脉散。

5. 血虚失养

（1）症状及分析

大便干结，排出困难——血虚则大肠不荣，肠道失润；

面色无华，口唇色淡——血虚肢体失养；

心悸气短，健忘——血虚心神失养；

舌淡苔白——血虚不能濡养舌体；

脉细——血虚脉道失充。

（2）治法：养血润肠。

（3）主方及分析：润肠丸。

当归、生地黄——滋阴养血；

火麻仁、桃仁——润肠通便；

枳壳——通腑下气。

（4）加减

舌苔薄，为阴血虚，加玄参、制何首乌、枸杞子；

兼气虚，加白术、党参、黄芪。

6. 阴虚失润

（1）症状及分析

大便干结，如羊屎状——阴亏则大肠干涩，肠道失润；

形体消瘦，头晕耳鸣，心烦失眠，潮热盗汗——阴虚火旺；

腰酸膝软——兼肝肾不足；

舌红少苔——阴虚火旺；

脉细数——阴虚内热，脉虽数而无力。

（2）治法：滋阴润肠通便。

（3）主方及分析：增液汤。

玄参、麦冬、生地黄——滋阴润肠，生津通便。

（4）加减

阴虚较重，加芍药、玉竹、石斛；

燥积难下，加火麻仁、柏子仁、瓜蒌子；

胃阴不足，口干口渴者，用益胃汤；

兼肝肾阴虚，加枸杞子、黄精、制何首乌、决明子。

7. 阳虚失温

（1）症状及分析

大便或干或不干，皆排出困难——肠道失于温煦，阴寒内结，便下无力；

小便清长——阳虚失于气化；

面色㿠白，四肢不温——阳虚失于温煦；

腹中冷痛，得热痛减，腰膝冷痛——阳虚生寒，寒主收引，不通则痛；

舌淡苔白——阳虚，气血运化无力，无以濡养舌体；

脉沉迟——阳气不足，鼓动血行无力。

（2）治法：温阳润肠通便。

（3）主方及分析：济川煎。

肉苁蓉、牛膝——温补肾阳，润肠通便；

当归——养血润肠；

升麻、泽泻——升清降浊；

枳壳——宽肠下气。

（4）加减

阳虚生寒，加肉桂；

脾阳不足，中焦虚寒，合用理中汤；

肾阳不足所致便秘，合用金匮肾气丸或右归丸。

（四）其他治疗

1. 中成药　六味安消胶囊、木香顺气丸：可与其他处方配合使用。

半硫丸：阳虚便秘。

补中益气丸：中气下陷便秘。

大补元煎：日久肾气不足。

五仁丸：血虚已复，大便仍干燥者。

六味地黄丸：肾阴不足，腰酸膝软者。

2. 单方验方　番泻叶 3～9g 开水泡服，代茶饮，用于肠胃积热型便秘。

芦荟取全汁酌量饮用，适用于便秘体质强实者。

蜜煎导疗法：对于老年便秘、血虚便秘、阴虚便秘，久积不解，或欲急通便者，可用此法。取适量蜂蜜，砂锅内熬煮浓缩至稠膏状，取出，捻搓成小指头大小，置肛门内。也可加入适量皂角粉，熬膏，制丸备用。

【预防调护】

多饮水，适当多食粗粮、蔬菜、水果，避免辛辣之食。增加体力活动，加强腹肌锻炼，避免久坐少动。便秘与睡眠有密切关系。良好的睡眠有助于脾胃运化功能正确，从而维持正常排便。积极治疗引起便秘的其他疾病。

由气机不畅而致便秘者，可时常揉压脐腹部，顺时针、逆时针交替进行。早起早睡、定时排便。保持心情舒畅，戒忧思恼怒。长期便秘者，时常调意，精神内守，有助于减轻症状。不要过度用力排便。

【临证要点】

1. 便秘虽小，事关重大 便秘常以众多疾病的一个症状的形式出现，人们不常予以重视。《黄帝内经》说："凡治病必察其下，适其脉，观其意志与其病也……"这就把大小便排泄的情况放在了疾病诊察的首位。研究表明，便秘与多种疾病的发生发展密切相关，如消化系统的肠道肿瘤、胃肠反流性疾病、胆汁淤积性疾病等；代谢性疾病如糖尿病、肥胖、高脂血症、代谢综合征等；心血管系统疾病如高血压、冠心病、充血性心力衰竭等；脑血管疾病如脑卒中；五官疾病如眼底出血、耳鼓膜破裂等。临床应当对便秘加以重视。

2. 关于通泻药的应用 ①便秘用适量的通便泻下药是必要的，但也要根据患者的病情而定。如属热结便秘，用适量苦寒泻下药可迅速通腑泄热而取得良效。燥结便秘则不宜苦寒泻下，而应予润下通便，并以缓下，避免伤阴。②对于阴虚血少、阳气不足之便秘，则不可轻用泻下之药以图一时之快，以免重伤正气而加重病情。正如《兰室秘藏·大便结燥门》所言："大抵治病，不可一概用巴豆、牵牛之类下之，损其津液，燥结愈甚，复下复结，极则以至引导于下而不通，遂成不救。"③苦寒泻下之药一般中病即止，不宜久用。反复长期应用，多伤阳气，更耗阴血。对于慢性习惯性便秘，切不可反复急下。无论老、弱、病、妇，如需反复、长期使用通便药，宜以润下通便为主，常需根据辨证施以补气、养阴、补血、助阳等治本之药。

【名医经验】

路志正调理脾胃治疗便秘 路氏认为便秘虽出自肠道，但根在脾胃。治疗便秘重点在于调理脾胃升降，把握运、降、润、通几个方面，坚持运中有降、降中有通、通中有润的原则。临床采用健脾和胃、健脾祛湿、健脾益气养血、温中健脾、芳化湿浊、疏肝健脾等治法，总以调理脾胃为核心。

医案分析

胡某，女，58岁，汉族，已婚，2006年9月12日初诊。主诉便秘25年。来诊时症状：便秘，大便量少，胃脘胀满，纳差，疲乏无力，不喜饮水，水入则烧心、呕吐，失眠，喜甜食及冰激凌，面色晦滞，舌淡，苔薄白，脉虚弦。既往有高血压、高血脂、结肠息肉、胃下垂病史。

患者脾胃虚弱，脾失健运，胃失和降而致便秘。中医诊断：便秘，脾胃虚弱。西医诊断：结肠功能性不蠕动。治以健脾益气、和胃畅中。药用：太子参20g，白术30g，炒山药15g，谷芽20g，麦芽20g，焦山楂12g，炒神曲12g，厚朴12g，当归12g，桃仁9g，苦杏仁9g，佛手10g，炒莱菔子12g，炒枳实12g，紫菀12g，桔梗10g，八月札12g，白芍12g。14剂，水煎服。

药后大便秘结较前好转，原大便4～5日一次，现1～2日一次，胃脘胀满减轻，纳食尚可，仍寐不实，小便量少，不喜饮水，舌质淡，边有齿痕，苔薄白，脉沉滑。虽见初效，仍有脾虚失运之象，上方去太子参、桃仁、苦杏仁、八月札，加西洋参10g（先煎），生何首乌12g，炒莱菔子改为15g，炒枳实改为15g。再进14剂。药后便秘基本消除，胃脘胀满明显好转。

摘自：《路志正教授从脾胃论治便秘临床经验》，出《世界中西医结合杂志》（2009）

按：久病多虚，纳差、乏力、大便量少、脉虚皆属脾胃虚弱之征，土虚则木乘，是故胃脘胀满、易呕吐、脉弦。故本病病机要点在气虚失运，气机郁滞，总以健脾益气、疏肝理气和胃为要。又患者刻下有不喜饮水、水入则烧心呕吐、面色晦滞，知是血瘀水停，酌加活血利水之品。初诊以太子参、白术、山药大补脾胃，厚朴、佛手、枳实、八月札、莱菔子疏肝理气，谷麦芽、焦山楂、神曲健胃消食，酌加当归、桃仁、白芍活血利水。"肺主一身之气，主治节"，肺与大肠相表里，故宣肃肺气则腑气通利，路教授辅以苦杏仁、桔梗、紫菀开宣肺气，诚为画龙点睛之笔。二诊症情见轻，胃纳渐复，故以西洋参益气养阴，加强补气之功，加重莱菔子、炒枳实配以生首乌增强理气润肠之效。调治一月即好转明显。

【古籍选录】

《金匮要略·五脏风寒积聚病脉证并治》："趺阳脉浮而涩，浮则胃气强，涩则小便数，浮涩相搏，大便则坚，其脾为约，麻子仁丸主之。"

《兰室秘藏·大便结燥门》："治病必究其源，不可一概以牵牛、巴豆之类下之。损其津液，燥结愈甚，复下复结，极则以至导引于下而不通，遂成不救。"

《景岳全书·秘结》："秘结证，凡属老人、虚人、阴脏人及产后、病后、多汗后，或小水过多，或亡血、失血、大吐、大泻之后，多有病为燥结者，盖此非气血之亏，即津液之耗。凡此之类，皆须详察虚实，不可轻用芒硝、大黄、巴豆、牵牛、芫花、大戟等药，及承气、神芎等剂。虽今日暂得通快，而重虚其虚，以致根本日竭，则明日之结，必将更甚，愈无可用之药矣。"

【文献推介】

1. 张荣枝，钱海华.便秘的病因及治则浅析[J].医学综述，2014，20（1）：118-120.

2. 杜爱林，姜洪波，陈亚云，等.决明子对便秘小鼠结肠肌电和水通道蛋白3表达的影响[J].中国老年学杂志，2015（8）：2145-2147.

3. 罗昶，吕尚泽，白涛，等.功能性便秘和便秘型肠易激综合征相关生活因素上的差异[J].中华消化杂志，2015（7）：460-464.

【小结】

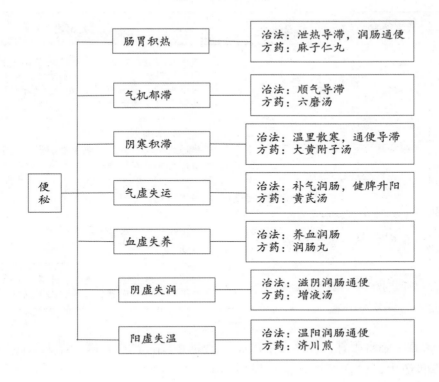

便秘

- 肠胃积热 —— 治法：泄热导滞，润肠通便　方药：麻子仁丸
- 气机郁滞 —— 治法：顺气导滞　方药：六磨汤
- 阴寒积滞 —— 治法：温里散寒，通便导滞　方药：大黄附子汤
- 气虚失运 —— 治法：补气润肠，健脾升阳　方药：黄芪汤
- 血虚失养 —— 治法：养血润肠　方药：润肠丸
- 阴虚失润 —— 治法：滋阴润肠通便　方药：增液汤
- 阳虚失温 —— 治法：温阳润肠通便　方药：济川煎

【复习思考题】

1. 治疗便秘如何体现"肺与大肠相表里"？

2. 临床如何理解"凡治病必察其下"？

（衡先培）

第八节　泄泻

泄泻是以大便次数增多，粪质稀薄或完谷不化，甚至泻出如水样为临床特征的一种病证。泄指大便溏薄，时作时止，病势较缓；泻指大便直下，如水倾注，清稀如水而势急。但临床难以截然分开，多泄、泻并称，统称为泄泻。西医学中的急慢性肠炎、肠结核、肠易激综合征、吸收不良综合征等具有本病特征者也可参考本节辨证论治。应注意的是，本病与西医腹泻的含义不完全相同。泄泻的历史沿革见表4-8-1。

【病因病机】

泄泻的发生原因是多方面的，主要有外感邪气、饮食所伤、情志失调、脾胃虚弱、命门火衰等。这些病因导致脾虚湿盛，脾失健运，大小肠传化失常，升降失调，清浊不分，而成泄泻。

（一）病因

1. 外感邪气　以暑、湿、寒、热较为常见，尤以湿邪致泄者最多。湿困脾土，升降失调，清浊不分而发泄泻。寒邪和暑热之邪直接损伤脾胃，使其功能障碍，但若引起泄泻，必夹湿邪。

表 4-8-1　泄泻的历史沿革

朝代	代表医家	代表著作	主要论述
战国—西汉	—	《黄帝内经》	病名：鹜溏、飧泄、濡泄、洞泄、注下、后泄 病因病机：清气在下，则生飧泄；湿胜则濡泄；诸呕吐酸，暴注下迫，皆属于热；怒则气逆，甚则呕血及飧泄
东汉	张仲景	《金匮要略》	病名：下利 病因病机：虚寒、实热积滞、湿阻气滞 治疗：通脉四逆汤、诃梨勒散、承气汤类
宋	陈言	《三因极一病证方论》	病因病机：外邪、情志失调
明	张景岳	《景岳全书》	病因病机：水谷不分 治疗：利水方剂
	李中梓	《医宗必读》	治疗：治泄九法，即淡渗、升提、清凉、疏利、甘缓、酸收、燥脾、温肾、固涩利水

2. 饮食失宜　恣食肥甘，湿热内生；过食生冷，寒邪伤中；误食腐馊不洁，损伤脾胃。

3. 情志失调　郁怒伤肝，横逆克脾；忧思伤脾，土虚木乘。

4. 脾胃虚弱　素体脾胃虚弱，或长期饥饱失常，或劳倦内伤等，脾胃功能减退，既升降失司，清浊不分，又无力运化精微，聚水成湿。

5. 禀赋不足　由于先天不足，禀赋虚弱；或素体脾胃虚弱，不能受纳运化某些食物，易致泄泻。

（二）病机

本病的病因虽然复杂，但其基本病机变化为脾病与湿盛，致肠道功能失司。病位在肠，主病之脏属脾，同时与肝、肾密切相关。脾主运化，大小肠司泌浊、传导；肝主疏泄，调节中焦升降；肾主命门之火，能暖脾助运，且肾司开阖。以上脏腑功能失职，均可发生泄泻。

本病的病理因素主要为湿邪，湿为阴邪，易困脾阳，故《医宗必读》有"无湿不成泻"之说，可夹寒、夹热、夹滞。

病理性质有虚实之分。实证可见：外感湿邪夹寒直伤脾胃，或湿邪寒化，寒湿困脾而泄；外感暑（热）湿之邪，或湿从热化，损伤脾而致泄；宿食内停，肠道传化失常，发生泄泻；肝气犯胃，横逆侮脾，气机升降失调，运化失职，遂见肝气乘脾之泄泻。有脾虚见证者往往虚实夹杂。久泻者以虚证为主，由于湿困日久，或久病失治，或素体脾胃虚弱，运化无权而致；脾病日久，或因其他原因损伤肾阳，以致脾肾同病，甚者出现命门火衰之五更泄泻。泄泻的病因病机演变见图 4-8-1。

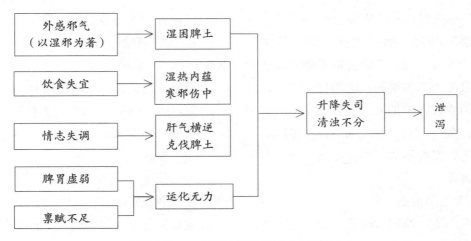

图 4-8-1　泄泻病因病机演变示意图

【诊断与鉴别诊断】

（一）诊断

1. 大便次数增多，粪质稀薄，或完谷不化，甚至泻出如水样，其中以粪质清稀为主要依据。

2. 常兼有腹胀腹痛肠鸣、食少纳呆、小便不利等症状。

3. 起病或缓或急，常有反复发作史。

4. 常因外感寒热湿邪、内伤饮食情志等诱发或加重。

可进行大便常规、大便细菌培养、结肠 X 线及内窥镜等检查，有助于诊断和鉴别诊断。

（二）鉴别诊断

1. **痢疾**　两者均系大便次数增多，粪质稀薄的病证。痢疾以腹痛、里急后重、便下赤白脓血为主症；泄泻以粪质稀薄，甚至泻出如水样为主症。

2. **霍乱**　霍乱是一种猝然起病，吐泻并作的病证。霍乱的发病来势急骤，变化迅速，起病时常先突然腹痛，继则吐泻交作，所吐之物均为未消化之食物，气味酸腐热臭，所泻之物多为黄色粪水，或如米泔，常伴恶寒发热，部分病人因津伤转筋而腹中绞痛，或因吐泻剧烈，而见面色苍白、目眶凹陷、汗出肢冷等津竭阳衰之危候；泄泻则以大便次数增多、粪质稀薄，甚至泻出如水样为主症，一般起病不急骤，病势多无危证。

【辨证论治】

（一）辨证要点

1. **辨寒热虚实**　粪质清稀如水，或稀薄清冷，完谷不化，腹中冷痛，肠鸣，畏寒喜温，常因饮食生冷而诱发者，多属寒证；粪便黄褐，臭味较重，泻下急迫，肛门灼热，常因进食辛辣燥热食物而诱发者，多属热证；病程较长，腹痛不甚且喜按，小便利，口不渴，稍进油腻或饮食稍多即泻者，多属虚证；起病急，病程短，脘腹胀满，腹痛拒按，泻后痛减，泻下物臭秽者，多属实证。

2. **辨轻重缓急**　泄泻而饮食如常为轻证；泄泻而不能食，消瘦，或暴泻无度，或久泄滑脱不禁为重证；急性起病，病程短为急性泄泻；病程长，病势缓为慢性泄泻。

3. 辨脾肝肾 稍有饮食不慎或劳倦过度泄泻即作或复发，食后脘闷不舒，面色萎黄，倦怠乏力，多属脾；泄泻反复不愈，每因情志因素发作或加重，腹痛肠鸣即泻，泻后痛减，矢气频作，胸胁胀闷者，多属肝；五更泄泻，完谷不化，小腹冷痛，腰酸肢冷者，多属肾。

（二）治则治法

泄泻的治疗原则为运脾祛湿。急性泄泻以湿盛为主，重用祛湿，辅以健脾，再依寒湿、湿热的不同，分别采用温化寒湿与清化湿热之法。兼夹表邪、暑邪、食滞者，分别佐以疏表、清暑、消导之剂。慢性泄泻以脾虚为主，当予健脾补虚，辅以祛湿，并根据不同证候，分别施以益气升提、温肾健脾、抑肝扶脾之法。久泻不止者，尚宜固涩。

（三）分证论治

暴泻

1. 寒湿内盛

（1）症状及分析

大便次数增多，粪质稀薄，甚则如水样——寒湿困脾，健运失司，清气不升，水谷不化；

腹痛，肠鸣，脘闷，食少——寒湿困脾，运化不利，肠腑气机不畅；

苔白腻，脉濡缓——脾失健运，湿邪内盛；

若兼外感风寒，则恶寒发热头痛，肢体酸痛，苔薄白，脉浮——风寒袭表，营卫失和，太阳经经气不利。

（2）治法：化湿散寒。

（3）主方及分析：藿香正气散。

广藿香——解表散寒，芳香化湿；

白术、茯苓、陈皮、半夏——健脾除湿；

厚朴、大腹皮——理气除满；

紫苏叶、白芷——解表散寒；

桔梗——宣肺祛痰。

（4）加减

表邪偏重，寒热身痛剧烈，加荆芥、防风，或用荆防败毒散；

湿邪偏重，腹胀肠鸣，小便不利，苔白厚腻，可用胃苓汤；

寒重于湿，腹胀冷痛，可用理中丸加味。

2. 湿热伤中

（1）症状及分析

腹痛泄泻，泻下急迫，粪色黄褐，气味臭秽——湿热困脾，升降失司，气机受阻；

泻而不爽，肛门灼热——湿热下注，阻滞气机；

身热口渴，小便短黄——湿热郁蒸于内，气化不利；

苔黄腻，脉滑数或濡数——湿热之征象。

（2）治法：清肠利湿。

（3）主方及分析：葛根黄芩黄连汤。

葛根——解肌清热，煨用能升清止泻；

黄芩、黄连——苦寒清热燥湿；

甘草——甘缓和中。

（4）加减

热偏重，加金银花、马齿苋；

湿偏重，症见胸脘满闷、口不渴、苔微黄厚腻，加薏苡仁、厚朴、茯苓、泽泻、车前子；

夹食，加神曲、山楂、麦芽；

发热头痛，脉浮等风热表证，加金银花、连翘、薄荷；

在夏暑期间，发热头重，烦渴自汗，小便短赤，脉濡数等，为暑湿侵袭，表里同病，用新加香薷饮合六一散。

3. 食滞肠胃

（1）症状及分析

泻下稀便，臭如败卵，伴有不消化食物——食伤脾胃，健运失司，腐败之物下注；

脘腹胀满，腹痛肠鸣，泻后痛减——食滞胃脘，气机升降失常，阻滞不通；

嗳腐酸臭，不思饮食——胃失和降，腐浊之气夹未消化食物上逆，拒于受纳；

苔垢浊或厚腻，脉滑——胃肠秽浊之气上蒸，食积内停之象。

（2）治法：消食导滞。

（3）主方及分析：保和丸。

神曲、山楂、莱菔子——消食和胃；

半夏、陈皮——理气和胃；

茯苓——健脾祛湿；

连翘——清热散结。

（4）加减

食滞较重，脘腹胀满，泻而不畅者，可因势利导，通因通用，加大黄、枳实、槟榔，或用枳实导滞丸。

久泻

4. 脾胃虚弱

（1）症状及分析

因稍进油腻食物或饮食稍多，大便次数即明显增多而发生泄泻，伴有不消化食物，大便时泻时溏，迁延反复——脾虚湿困，升降失司；

饮食减少，食后脘闷不舒——脾失运化；

面色萎黄，神疲倦怠——脾胃虚弱，气血亏虚；

舌淡苔白，脉细弱——气虚之象。

（2）治法：健脾益气，和胃渗湿。

（3）主方及分析：参苓白术散。

人参、白术、茯苓、甘草——健脾益气；

砂仁、陈皮、桔梗、白扁豆、山药、莲子、薏苡仁——理气健脾化湿。

（4）加减

脾阳虚衰，阴寒内盛，症见腹中冷痛，喜温喜按，手足不温，大便腥秽者，可用附子理中汤；

久泻不愈，中气下陷，症见短气肛坠，时时欲便，解时快利，甚则脱肛者，可用补中益气汤，减当归，重用黄芪、党参。

5. 肾阳虚衰

（1）症状及分析

黎明之前脐腹作痛，肠鸣即泻，泻下完谷，泻后即安——肾阳虚衰，无力温助脾阳以腐熟运化水谷；

小腹冷痛，形寒肢冷，腰膝酸软——肾阳亏虚，温煦无力；

舌淡苔白，脉细弱——阳气亏虚之象。

（2）治法：温补脾肾，固涩止泻。

（3）主方及分析：四神丸。

补骨脂——温阳补肾；

吴茱萸——温中散寒；

肉豆蔻、五味子——收涩止泻。

（4）加减

脾肾阳虚较甚者——加附子、炮姜，或合金匮肾气丸；

年老体弱，久泻不止，中气下陷——加黄芪、党参、白术，亦可合桃花汤。

6. 肝气乘脾

（1）症状及分析

每逢抑郁恼怒，或情绪紧张之时，即发生腹痛泄泻，腹中雷鸣，攻窜作痛，腹痛即泻，泻后痛减，矢气频作——肝失条达，横逆克伐脾土，升降失职；

胸胁胀闷，嗳气食少——肝失疏泄，脾失运化；

舌淡，脉弦——肝郁脾虚之象。

（2）治法：抑肝扶脾，调中止泻。

（3）主方及分析：痛泻要方。

白芍——养血柔肝；

白术——健脾补虚；

陈皮——理气醒脾；

防风——升清止泻。

（4）加减

肝郁气滞，胸胁脘腹胀痛，加柴胡、枳壳、香附；

脾虚明显，神疲食少者，加黄芪、党参、白扁豆；

久泻不止，加乌梅、五倍子、石榴皮等酸收之品。

（四）其他治疗

1. 中成药　藿香正气液（丸、胶囊）：用于寒湿泄泻。

纯阳正气丸：用于中寒泄泻，腹冷呕吐者。

甘露消毒丹：用于暑湿泄泻。

葛根芩连丸：用于湿热伤中者。

参苓白术丸、六君子丸、人参健脾丸：用于脾胃虚弱者。

附子理中丸：用于脾肾阳虚证。

保和丸：用于食滞肠胃证。

2. 单方验方　干姜末以粥送服：适用于水泻。

金樱子水煎液：用于五更泻。

白扁豆研粉吞服：用于肠胃炎引起的上吐下泻。

仙鹤草水煎液：用于饮食不洁所致泄泻。

五倍子研末调成糊状，贴肚脐：用于湿热泄泻者。

大葱食盐炒热，用布包好热敷于腹部、背部或腰部：用于寒泻。

【预防调护】

1. 起居有常，注意调畅情志，保持乐观。慎防风、寒、湿、邪侵袭。

2. 饮食有节，饮食宜清淡、富营养、易消化食物为主，可食用一些对消化吸收有帮助的食物，如山楂、山药、莲子、白扁豆、芡实等。避免进食生冷不洁之品，忌食难消化或清肠润滑食物。

3. 急性泄泻病人要给予流质或半流质饮食，忌食辛热炙煿、肥甘厚味、荤腥油腻食物；某些对牛奶、面筋等不耐受者宜禁食牛奶或面筋。若泄泻而耗伤胃气，可给予淡盐汤、饭汤、米粥以养胃气。若虚寒腹泻，可予淡姜汤饮用，以振奋脾阳、调和胃气。

【临证要点】

1. 本病临床辨证首先辨其虚实缓急　急性者多为实证，以寒湿、湿热、伤食多见，久泻者以肝气乘脾、脾胃虚弱、肾阳虚衰多见，以虚证为主。治疗上总以运脾祛湿为主。暴泻以祛邪为主，风寒外束宜疏解，暑热侵袭宜清化，饮食积滞宜消导，水湿内盛宜分利。暴泻切忌骤用补涩，清热不可过用苦寒。久泻当以扶正为主，脾虚者宜健脾益气，肾虚者宜温肾固涩，肝旺脾弱者宜抑肝扶脾，虚实相兼者以补脾祛邪并施。久泻不宜分利太过，补虚不可纯用甘温。

2."健脾"与"运脾"灵活应用 "湿"是泄泻的主要原因，临床治疗久泻应注意两个方面：①健脾化湿：脾虚失健则运化失常，湿邪内生，故当健脾以化湿，如参苓白术散之类。②运脾化湿：脾为湿困，则气化遏阻，清阳不升，清浊不分，此时应以运脾胜湿为务。运脾者，燥湿之谓，即芳香化湿、燥能胜湿之意，药如苍术、厚朴、广藿香、白豆蔻者是也。临床中以脾虚致泻者宜健脾，以湿困脾致泻者宜运脾，灵活应用最为关键。脾为湿困，中气下陷，则需振兴脾气，宜加入升阳药，使气机流畅，恢复转枢。如升麻、柴胡、羌活、防风、葛根之类，少少与之，轻可去实，若用量大则反而疏泄太过而泄泻更甚。

3.久泻不可利小便 "泄泻不利小便，非其治也"，是指泄泻来势急暴，水湿聚于肠道，洞泻而下，唯有分流水湿，从前阴分利，即利小便而实大便，故适用于暴泻。久泻多为脾虚失运或脏腑生克所致，虽有水湿，乃久积而成，非顷刻之变，轻者宜芳香化之，重者宜苦温燥之，若利小便则伤正气。

4.不轻易用补、涩法 暴泻不可骤涩，恐闭门留寇也。久泻若湿邪未尽，或夹寒、热、痰、瘀、郁、食等病变，万万不可以久泻必虚，或急于求成，忙于补涩。

5.寒热夹错，虚实兼见需辨明 久泻多虚，常理也。但久泻原因复杂，在病程中寒热夹错、虚实互见者常常有之，临证需从复杂多变的症状中把握辨证关键，辨明何者为标、何者为本，掌握先后缓急、攻补时机。如临床上辛开苦降，调和肝脾等法乃为此等病而设。乌梅丸、诸泻心汤、连理汤、黄连汤等可随证施用。

【名医经验】

秦伯未治疗泄泻经验 秦氏认为，泄泻可分外感、内伤，外感以湿邪为主，结合暑、热、寒、食等邪；内伤者，浅在脾，深在肾。辨证有虚证、实证、虚中夹实。实证多见湿热、寒湿和食滞。①湿热泄泻而湿重于热者，用芩芍汤合四苓汤加减（黄芩、白芍、猪苓、白术、枳壳等）；热重于湿者，用葛根芩连汤加减（葛根、黄芩、黄连酌加藿香、连翘、六一散之类）。②寒湿泄泻表里兼证者，用藿香正气散加减；湿邪偏重，泻下多水者，加干姜、车前子、泽泻、砂蔻仁；寒邪直中者宜温散分利，甚者可用四逆汤。③食滞泄泻可用保和丸或枳实导滞丸加减；伤于油腻者，倍用生山楂；伤于生冷者，加砂仁、草果；伤酒食者，加葛花、枳椇子、黄连等。

虚证可见脾阳虚、肾虚和肝旺脾虚。①脾阳虚泄泻者可用理中汤合参苓白术散加减。②肾虚泄泻者用四神丸加味；久泻不止用诃子、石榴皮、赤石脂、禹余粮等。③肝旺脾虚泄泻者每因精神刺激诱发，用痛泻要方加减。

医案分析

赵某，女，23 岁。患者自 1951 年起大便溏泻，时发时止，服多种中西药物，未曾治愈。1961 年冬开始，腹泻次数增多，夜间较频，故请诊治。诊时白天大便二三次，夜间一两次，便前肠鸣腹胀作痛，矢气频泄，窘迫难忍，便后腹内即舒。伴见多汗、手心热、口干思饮、食少、腰酸、下肢沉困、腰部喜温、月经闭阻。脉象沉细，舌质淡，苔白滑腻。

辨证：证系久泻肾虚，寒湿郁热结阻。

治法：采用乌梅丸辛苦甘酸杂合以治久利的方法。

处方：党参 10g，肉桂 5g，黄连 3g，木香 5g，川椒 3g，当归 9g，白芍 9g，炙甘草 5g，四神丸（包煎）18g。

二诊：再服四剂后，腹痛稍轻，余无改善。考虑舌苔白腻而滑，先除下焦沉寒积湿。前方去白芍、四神丸，加苍术、乌药、肉豆蔻、炮姜。

三诊：再服药四剂后，腹痛大减，矢气少，夜间不泻。舌苔化薄。月经来潮，量少色紫。仍予前方，加小茴香温通肾气，诸症向愈。随诊半年腹泻未发。

摘自：《中国现代名中医医案精华·秦伯未医案》

按：本案为秦伯未治久泻经闭。本案病起十多年，泻时多在天明或夜间，并有腰酸肢困、腹部喜温等症，说明下元虚寒，故属肾泄；但结合腹内胀痛，便后即舒，以及掌热、口干、经闭等症，又说明肠胃消化不良，传化失职，兼有肝虚郁热现象，虚实寒热夹杂，寒湿郁热结阻。对此久泻久利证，秦氏常选用乌梅丸法施治，均可取得理想疗效。

【古籍选录】

《伤寒论·辨太阳病脉证并治》："伤寒服汤药，下利不止，心下痞硬。服泻心汤已，复以他药下之，利不止，医以理中与之，利益甚。理中者，理中焦，此利在下焦，赤石脂禹余粮汤主之，复不止者，当利其小便。"

《古今医鉴·泄泻》："夫泄泻者，注下之症也。盖大肠为传送之官，脾胃为水谷之海，或为饮食生冷之所伤，或为暑湿风寒之所感，脾胃停滞，以致阑门清浊不分，发注于下，而为泄泻也。"

《景岳全书·泄泻》："泄泻之病，多见小水不利，水谷分则泻自止，故曰治泻不利小水，非其治也。"

《医学入门·泄泻》："凡泻皆兼湿，初直分理中焦，渗利下焦，又则升提，必滑脱不禁，然后用药涩之。其间有风胜兼以解表，寒胜兼以温中，滑脱涩住，虚弱补益，食积消导，湿则淡渗，陷则升举，随证变用，又不拘于次序，与痢大同。且补虚不可纯用甘温，太甘则生湿，清热亦不可太苦，苦则伤脾。每兼淡剂利窍为妙。"

【文献推介】

1. 薛辉，王庆其 . 结合运气学说辨治泄泻证及医案剖析 [J]. 中国中医基础医学杂志，2010，16（2）：103-104.

2. 张声生，李乾构，魏玮，等 . 肠易激综合征中医诊疗共识意见 [J]. 中华中医药杂志，2010，25（7）：1062-1065.

【小结】

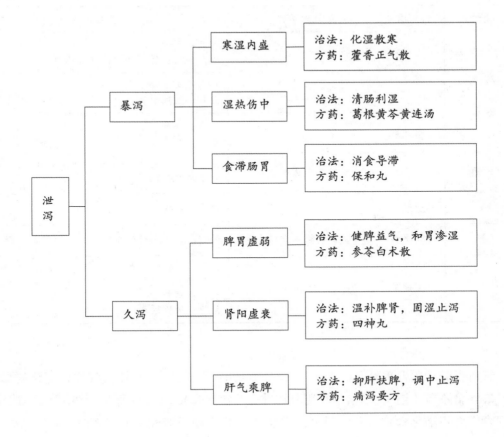

泄泻

暴泻
- 寒湿内盛　　治法：化湿散寒　　方药：藿香正气散
- 湿热伤中　　治法：清肠利湿　　方药：葛根黄芩黄连汤
- 食滞肠胃　　治法：消食导滞　　方药：保和丸

久泻
- 脾胃虚弱　　治法：健脾益气，和胃渗湿　　方药：参苓白术散
- 肾阳虚衰　　治法：温补脾肾，固涩止泻　　方药：四神丸
- 肝气乘脾　　治法：抑肝扶脾，调中止泻　　方药：痛泻要方

【复习思考题】

1. 如何理解"利小便所以实大便"的学术思想在泄泻治疗中的运用？

2. 如何理解"通因通用"治则在泄泻治疗中的应用？

（王颖）

第九节　痢疾

痢疾是以大便次数增多、腹痛、里急后重、痢下赤白黏冻为主要症状的一种病证。本节讨论的内容以西医学中的细菌性痢疾、阿米巴痢疾为主，而临床上溃疡性结肠炎、放射性结肠炎、细菌性食物中毒等出现类似本节所述痢疾症状者，均可参照本节辨证处理。痢疾的历史沿革见表4-9-1。

【病因病机】

痢疾的病因有外感时邪疫毒和饮食不节两方面，病机主要为邪蕴肠腑，气血壅滞，传导失司，脂络受伤而成痢。

（一）病因

1. 外感时邪　病多由感受时令之邪而发病，主要有三类：一为疫毒之邪，内侵胃肠，发病急骤，形成疫毒痢；二为湿热之邪，湿郁热蒸，肠胃气机受阻，发为湿热痢；三为夏暑感寒伤湿，寒湿伤中，胃肠不

表 4-9-1　痢疾的历史沿革

朝代	代表医家	代表著作	主要论述
战国—西汉	—	《黄帝内经》	病名：肠澼、赤沃 病因病机：感受外邪；饮食不节
东汉	—	《难经》	病名：大瘕泄 症状：大瘕泄者，里急后重，数圊而不能便
	张仲景	《伤寒论》	病名：下利 治疗：白头翁汤
东晋	葛洪	《肘后备急方》	病名：以"痢"称本病，"天行毒气，夹热腹痛下痢"
宋	严用和	《济生方》	病名：痢疾
金	刘完素	《素问病机气宜保命集》	治疗：调气则后重自除，行血则便脓自愈
元	朱丹溪	《丹溪心法》	特点：流行性、传染性，"时疫作痢，一方一家，上下相染相似" 病因：湿热 治疗：通因通用

和，气血壅滞，发为寒湿痢。

2. 饮食不节（洁）　平素嗜食肥甘厚味，或误食馊腐不洁之食物，酿生湿热，或夏月恣食生冷瓜果，损伤脾胃，中阳受困，湿热或寒湿、食积之邪内蕴，肠中气机壅阻，气滞血瘀，与肠中腐浊相搏结，化为脓血，而致本病。

（二）病机

本病病位在肠，与脾胃密切相关，可涉及肾。脾胃主受纳运化、升清降浊之职，肠腑司泌浊传导。痢疾多发于夏秋之交，因脾主长夏，此时暑、湿、热三气交蒸，最易伤脾。病因虽有外感与饮食之不同，但两者可相互影响，往往内外交感而发病；邪可从口入，损伤脾胃，积滞于肠腑。

本病初期多为实证。疫毒内侵，毒盛于里，熏灼肠道，耗伤气血，下痢鲜紫脓血，壮热口渴，为疫毒痢。外感湿热或湿热内生，壅滞腑气，下痢赤白，肛门灼热，为湿热痢。寒湿困脾，脾失健运，邪留肠中，气机阻滞，下痢白多赤少，为寒湿痢。下痢日久，可由实转虚或虚实夹杂，寒热并见。疫毒热盛伤津或湿热内郁不清，日久伤阴伤气，或素体阴虚，可成阴虚痢，因营阴不足，故下痢黏稠，虚坐努责，阴亏热灼可出现脐腹灼痛。脾胃素虚而感寒湿患痢，或湿热痢过服寒凉药物致脾虚中寒，寒湿留滞肠中则下痢稀薄带有白冻；日久因脾胃虚寒，化源不足，累及肾阳，关门不固，而见下痢滑脱不禁、腰酸腹冷等虚寒之象。如痢疾失治迁延日久，或治疗不当，收涩太早，关门留寇，酿成正虚邪恋，可发展为下痢时发时止、日久难愈的休息痢。

此外，如湿热、疫毒之气上攻于胃，胃虚气逆，禁口不食，入口即吐，则发为噤口痢，属危象。下痢兼见发热不休，口渴烦躁，气急息粗，甚或神昏谵语，虽见下痢次数减少，而反见腹胀如鼓者，常见于疫毒痢及湿热痢邪毒炽盛，应及时救治。痢疾的病因病机演变见图 4-9-1。

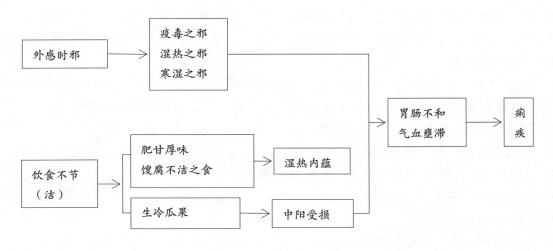

图 4-9-1　痢疾病因病机演变示意图

【诊断与鉴别诊断】

（一）诊断

1. 腹痛，里急后重，大便次数增多，排赤白脓血便。

2. 多有饮食不洁史。

3. 急性起病者多发生在夏秋之交，慢性四季皆可发生。

4. 急性痢疾起病突然，病程短，可伴恶寒、发热等；慢性痢疾起病缓慢，反复发作；疫毒痢病情严重而病势凶险，儿童多见，起病急骤，在腹痛、腹泻尚未出现之时，即有高热神昏、四肢厥冷、面色青灰、惊厥等，而痢下、呕吐并不一定严重。

粪便检查有助于诊断，以大便涂片镜检和细菌培养为主，必要时可做 X 线钡剂造影及直肠、结肠镜检查。

（二）鉴别诊断

泄泻　本病应与泄泻鉴别。两者均多发于夏秋季节，病变部位在胃肠，病因亦有相同之处，症状都有腹痛大便次数增多。痢疾大便次数虽多而量少，排赤白脓血便，腹痛伴里急后重感明显。泄泻大便溏薄，粪便清稀，或如水，或完谷不化，而无赤白脓血便，腹痛多伴肠鸣，少有里急后重感。痢疾为湿热、疫毒、饮食壅滞于肠中，病机关键在肠中壅滞。泄泻以湿邪为主，病机关键在于脾虚湿盛，病位在脾胃。正如《景岳全书》所说："泻浅而痢深，泻轻而痢重，泻由水谷不分，出于中焦，痢以脂血伤败，病在下焦。"

【辨证论治】

（一）辨证要点

1. 辨虚实 痢疾者，最当察虚实。一般来说，初痢及年轻体壮患痢者多实；久痢及年高体弱患痢者多虚。腹痛胀满，痛而拒按，痛时窘迫欲便，便后里急后重暂时减轻者为实；腹痛绵绵，痛而喜按，便后里急后重不减，坠胀甚者，多为虚实夹杂。

2. 辨寒热 大便排出脓血，色鲜红，赤白甚至紫黑，浓厚黏稠腥臭，腹痛，里急后重感明显，口渴喜冷，口臭，小便黄或短赤，舌红苔黄腻，脉滑数者属热；大便排出赤白清稀，白多赤少，清淡无臭，腹痛喜按，里急后重感不明显，面白肢冷形寒，舌淡苔白，脉沉细者属寒。

3. 辨伤气伤血 下痢白多赤少，邪伤气分；赤多白少，或以血为主者，邪伤血分。

（二）治则治法

痢疾的治疗，应根据其病证的寒热虚实，而确定治疗原则。总地来说，热痢清之、寒痢温之、初痢实则通之、久痢虚则补之、寒热交错者清温并用、虚实夹杂者攻补兼施。

痢疾初起之时，以实证、热证多见，宜清热化湿解毒；久痢虚证、寒证，应以补虚温中、调理脾胃、收涩固脱。如下痢兼有表证者，宜合解表剂，外疏内通，夹食滞可配合消导药消除积滞。在应用调气和血法之时，一般赤多重用血药，白多重用气药。在扶正祛邪的辨证治疗中始终应顾护胃气。

此外，对于古今医家提出的有关治疗痢疾之禁忌，如忌过早补涩，忌峻下攻伐，忌分利小便等，均可供临床用药之时结合具体病情参考借鉴。

（三）分证论治

1. 湿热痢

（1）症状及分析

腹部疼痛，里急后重，痢下赤白脓血，黏稠如胶冻，腥臭，肛门灼热——湿热蕴结，熏灼肠道，腑气壅滞，气血瘀滞；

小便短赤——湿热内蕴，膀胱气化不利；

舌苔黄腻，脉滑数——湿热之象。

（2）治法：清肠化湿，调气和血。

（3）主方及分析：芍药汤。

芍药、当归、甘草——行血和营，以治脓血；

木香、槟榔、大黄——行气导滞，以除后重；

黄芩、黄连——清热燥湿解毒；

肉桂——辛温通结。

（4）加减

湿热之毒较甚，加金银花；

痢疾初起，若兼见表证，恶寒发热、头身痛者，荆防败毒散，解表举陷，逆流挽舟；

表邪未解，里热已盛，症见身热汗出，脉象急促者，葛根芩连汤；

痢下赤多白少，口渴喜冷饮，属热重于湿者，宜白头翁汤；

瘀热较重，痢下鲜红者，加地榆、牡丹皮、苦参；

痢下白多赤少，舌苔白腻，属湿重于热者，去当归，加茯苓、苍术、厚朴、陈皮；

兼饮食积滞，嗳腐吞酸，腹部胀满者，加莱菔子、神曲、山楂；

食积化热，痢下不爽，腹痛拒按者，加用枳实导滞丸行气导滞、泄热止痢，乃通因通用之法。

2. 疫毒痢

（1）症状及分析

起病急骤，壮热口渴，头痛烦躁——疫邪热毒，燔灼气血；

恶心呕吐，大便频频，痢下鲜紫脓血——升降失司，热毒燔灼血脉；

腹痛剧烈，后重感——气血瘀滞，腑气不通；

神昏惊厥——邪热深入营血，内扰心神；

舌质红绛，舌苔黄燥，脉滑数——热毒煎熬营阴。

（2）治法：清热解毒，凉血除积。

（3）主方及分析：白头翁汤合芍药汤。

白头翁、黄连、黄柏、秦皮——清热化湿，凉血解毒；

大黄、黄芩——通腑泄热；

芍药、当归、甘草——调营和血；

木香、槟榔——调气导滞；

官桂——性温，少用既可助归、芍行血和营，又可防呕逆拒药，属反佐之用。

（4）加减

加金银花、地榆、牡丹皮增强清热凉血；

热毒秽浊壅塞肠道，腹中满痛拒按，大便滞涩，臭秽难闻，加大黄、枳实、芒硝；

神昏谵语，甚则痉厥，舌质红苔黄糙，脉细数，属热毒深入营血，神昏高热者，用犀角地黄汤、紫雪丹；

热极风动，痉厥抽搐者，加羚羊角、钩藤、石决明；

暴痢致脱，症见面色苍白，汗出肢冷，唇舌紫黯，尿少，脉微欲绝者，急服独参汤或参附汤，加用参麦注射液、参附芪注射液等。

3. 寒湿痢

（1）症状及分析

腹痛拘急，痢下赤白黏冻，白多赤少，或为纯白冻，里急后重——寒湿客肠，气血凝滞，传导失司；

口淡乏味，脘胀腹满，头身困重——寒湿困阻，中阳不运；

舌质或淡，舌苔白腻，脉濡缓——寒湿内阻之象。

（2）治法：温化寒湿，调和气血。

（3）主方及分析：不换金正气散。

广藿香——芳香化湿；

苍术、半夏、厚朴——运脾燥湿；

陈皮、甘草、生姜、大枣——行气散满，健脾和中。

（4）加减

常加木香、枳实，理气导滞；

加炮姜、桂枝，温中散寒；

痢下白中兼赤者，加当归、芍药；

脾虚纳呆者，加白术、神曲；

寒积内停，腹痛，痢下滞而不爽，加大黄、槟榔，配炮姜、肉桂；

暑天感寒湿而痢者，用藿香正气散加减。

4. 阴虚痢

（1）症状及分析

痢下赤白，日久不愈，脓血黏稠——痢久营阴受损；

或下鲜血，脐下灼痛，虚坐努责——阴亏热灼，气随阴亏；

食少，心烦口干——胃阴亏虚，阴津不能上承；

至夜转剧——夜间阳入于阴则阴亏更甚；

舌红绛少津，苔少或花剥，脉细数——阴虚津亏之象。

（2）治法：养阴和营，清肠化湿。

（3）主方及分析：黄连阿胶汤合驻车丸。

黄连、黄芩、阿胶——清热坚阴止痢；

芍药、甘草、当归——养血和营，缓急止痛；

炮姜——制芩、连苦寒太过。

（4）加减

加地榆，凉血止血而除痢；

虚热灼津而见口渴、尿少、舌干者，加沙参、石斛；

痢下血多者，加牡丹皮、墨旱莲、地榆炭；

湿热未清，有口苦、肛门灼热者，加白头翁、秦皮。

5. 虚寒痢

（1）症状及分析

腹部隐痛，缠绵不已，喜按喜温，痢下赤白清稀，无腥臭，或为白冻，甚则滑脱不禁，肛门坠胀，便后更甚——脾肾阳虚，寒湿内生，阻滞肠腑；

形寒畏冷，四肢不温，食少神疲——阳气亏虚，温煦无力；

腰膝酸软——肾阳亏虚；

舌淡苔薄白，脉沉细而弱——阳虚血少之象。

（2）治法：温补脾肾，收涩固脱。

（3）主方及分析：桃花汤合真人养脏汤。

人参、白术、干姜、肉桂——温肾暖脾；

粳米、炙甘草——温中补脾；

诃子、罂粟壳、肉豆蔻、赤石脂——收涩固脱；

当归、白芍——养血行血；

木香——行气止痛。

（4）加减

积滞未尽，少佐消导积滞之品，如枳壳、山楂、神曲；

痢久脾虚气陷，导致少气脱肛，加黄芪、柴胡、升麻、党参。

6. 休息痢

（1）症状及分析

下痢时发时止，迁延不愈，常因饮食不当、受凉、劳累而发，发时大便次数增多，夹有赤白黏冻——病久正伤，邪恋肠腑，传导不利；

腹胀食少，倦怠嗜卧，舌质淡苔腻，脉濡软或虚数——运化失职，气虚血亏湿滞。

（2）治法：温中清肠，调气化滞。

（3）主方及分析：连理汤。

人参、白术、干姜、茯苓、甘草——温中健脾；

黄连——清除肠中湿热余邪。

（4）加减

加枳实、木香、槟榔，行气化滞；

脾阳虚极，肠中寒积不化，遇寒即发，症见下痢白冻，倦怠少食，舌淡苔白脉沉者，用温脾汤以温中散寒、消积导滞；

久痢兼见肾阳虚衰，关门不固者，加肉桂、附子、吴茱萸、五味子、肉豆蔻以温肾暖脾、固肠止痢；

久痢脱肛，神疲乏力，少气懒言，属脾胃虚弱，中气下陷者，可用补中益气汤加减；

下痢时作，大便稀溏，心中烦热，饥不欲食，四肢不温，证属寒热错杂者，可用乌梅丸加减。

（四）其他治疗

保留灌肠 可用黄连、黄柏、白头翁、大黄等水煎100mL，保留灌肠，适用于慢性溃疡性结肠炎、慢性细菌性痢疾。

可用中成药锡类散保留灌肠治疗溃疡性结肠炎。

【预防调护】

对于具有传染性的急性痢疾，采取积极有效的预防措施对于控制痢疾的传播和流行是十分重要的，具体措施包括搞好水、粪的管理、饮食管理、消灭苍蝇等。

药物预防也很有必要，在流行季节，可适当食用生蒜瓣，每次1～3瓣，每日2～3次，或将大蒜瓣放入菜食之中食用。亦可用马齿苋、绿豆适量，煎汤饮用，或马齿苋、陈茶叶共研细末，大蒜瓣捣泥拌和，入糊为丸，如龙眼大小，每次1丸，每日2次，连服1周。

痢疾的调护应重视饮食宜忌，一般宜食清淡易消化之品，忌食荤腥油腻难消化之物。

【临证要点】

1. 暴痢多为实证，久痢多属虚证 实证以湿热痢多见，亦见于寒湿痢；疫毒痢，因病势凶险，应及早救治；虚证有阴虚痢和虚寒痢的不同；对于日久迁延不愈的休息痢，因病情缠绵，往往形成虚实夹杂之势，宜采取综合措施，内外同治。初痢宜通，久痢宜涩，热痢宜清，寒痢宜温，寒热虚实夹杂者宜通涩兼施、温清并用，同时可配合外治灌肠之法，提高疗效。

2. 休息痢的治疗 对反复发作，迁延日久之休息痢，如属阿米巴原虫所致，可在辨证治疗基础上，酌加白头翁、石榴皮，亦可用鸦胆子仁10～15粒，去壳装胶囊，饭后吞服，每日3次，7～10日为一疗程。

3. 湿热痢的治疗 不少单味中草药对于湿热痢疗效较好，如铁苋菜、马齿苋、小凤尾草等，可在辨证遣方时加用上述1～2味药物，或以单味药30g煎服。黄连作为治痢专药，因性味苦寒，故其用量、疗程均应适度，以免日久苦寒伤胃。

【名医经验】

蒲辅周治疗痢疾经验 蒲氏认为治痢需掌握季节。夏季以暑为主，审察暑、湿孰轻孰重，暑重用香薷饮、黄连香薷饮合六一散；脾胃素弱者宜加六和汤加减；湿重选藿香正气散和六一散，白术改苍术，或选用《温病条辨》中的五个加减正气散。秋季以湿燥为主，审察湿与燥孰轻孰重，湿重宜对金饮子合六一散；燥为小寒之气，必有寒热，宜活人败毒散加减；若伏暑兼夹，应用治暑之方。痢疾多兼饮食停滞，可加莱菔子、神曲、山楂、枳壳、槟榔、木香等。蒲氏认为痢疾寒热辨证亦是重点。热利下重用白头翁汤加减。热毒痢疾虽以苦寒攻伐为治则，但须中病即止。寒痢宜理中、四逆辈，下利清谷而有脓血，病属下焦者，宜桃花汤温里固脱。蒲氏认为痢久脾虚下陷或脱肛者，宜补中益气汤加减，脱肛者加鳖头骨（焙干，研细，冲服）。久痢伤及阴血，用连理汤加当归、白芍、阿胶。久利寒热错杂、虚实互见者，用乌梅丸或椒梅汤。痢病愈后，到周年季节而复发病者，称"休息痢"，宜扶正祛邪，攻补兼施，可用古方救绝神丹（当归、白芍、槟榔、广木香、莱菔子、枳壳、甘草、薤白、滑石）。

医案分析

刘某，男，50岁。1960年10月28日初诊。

痢病后，有时复发，这次下痢9日，大便有黏液而不爽，里急后重，日行4～7次，左下腹按之痛，精神疲倦，体重减轻，小便微黄，大便化验有红白细胞，未培养出细菌。舌尖红质淡，苔秽腻，脉两寸沉濡，右关沉迟，左关沉弦，两尺沉滑有力。属中虚脾湿，治宜温中理湿。

处方：台党参6g，苍术（米浸炒）6g，炮干姜3g，炙甘草3g，广皮6g，山茵陈9g，苡仁12g，茯苓9g，泽泻3g，上肉桂（去皮后入）0.9g。3剂，每剂两煎，共取100mL，分2次服，加红糖少许，兑服。

10月31日复诊：药后大便成形，次数、黏液均减，仍有腹胀、下坠感。舌质正红，舌苔已退净，脉缓有力。原方继服3剂，再以丸剂温中健脾、理气化积为治。拟理中汤加味。

处方：台党参30g，白术30g，炮干姜15g，炙甘草15g，上肉桂（去皮）6g，花槟榔15g，炒枳实15g，木香9g，云茯苓60g，炮川楝子15g，台乌药15g，小茴香（盐水炒）6g，砂仁15g。

共为细末，炼蜜为丸，重6g，早晚各服1丸，温开水下。

摘自：《蒲辅周医疗经验》

按：本例有痢疾病史，临床辨证为中虚脾湿，实为慢性痢疾，乃正虚邪恋，寒湿夹杂，故缠绵难愈而复发。以理中汤加味，温中理湿，服药3剂而止。后以本方加味为丸，扶正祛邪，缓图巩固。

【古籍选录】

《素问病机气宜保命集·泻痢论》："后重则宜下，腹痛则宜和，身重则除湿，脉弦则去风。血脓稠黏，以重药竭之。"

《证治要诀·痢》："痢疾古名滞下，以气滞成积，积成痢。治法当以顺气为先，须当开胃，故谓无饱死痢疾也。"

《丹溪心法·痢》："下痢不治之症，下如鱼脑者，半死半生；下如尘腐色者，死；下纯血者，死；下如屋漏水者，死；下如竹筒注者，不治。"

《济生方·痢疾论治》："余每遇此证，必先荡涤肠胃，次正其根本，然后辨其风冷暑湿而为之治法。故伤热而赤者，清之；伤冷而白者，温之；伤风而纯下清血者，则祛逐之；伤湿而下如豆羹汁者，则分利之。又如冷热交并者，则温凉以调之。伤损而成久毒痢者，则化毒以保卫之。"

《寿世保元·痢疾》："凡痢初患，元气未虚，必须下之，下后未愈，随症调之。痢稍久者，不可下，胃气败也。痢多属热，亦有虚与寒者，虚者宜补，寒者宜温。年老及虚弱者，不宜下，大便了而不了者，血虚也，数至圊而不便者，气虚也。"

《类证治裁·痢疾论治》："痢多发于秋，

即《内经》之肠澼也，症由胃腑湿蒸热壅，致气血凝结，挟糟粕积滞，进入大小肠，倾刮脂液，化脓血下注，或痢白，痢红，痢瘀紫，痢五色，腹痛呕吐，口干，溺涩，里急后重，气陷肛坠，因其闭滞不利，故亦名滞下也。"

【文献推介】

1. 王新月，田德禄. 溃疡性结肠炎病因病理特点与中医辨治思路对策 [J]. 北京中医药大学学报，2007，30（8）：554-555.

2. 陈治水，王新月. 溃疡性结肠炎中西医结合诊疗共识 [J]. 现代消化及介入诊疗，2011，16（1）：66-70.

【小结】

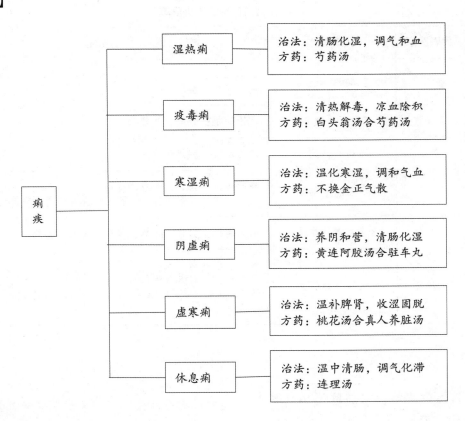

【复习思考题】

1. 如何理解初痢宜通，久痢宜涩，热痢宜清，寒痢宜温，寒热虚实夹杂者宜通涩兼施、温清并用的治疗原则？

2. 如何理解"无积不成痢""痢先当下头"和"痢无止法"的说法？

（王颖）

第十节　口臭

口臭是以口内出气臭秽为主要特征的一种病证，可为他人嗅出，自己能觉出或察觉不出，是由某些口腔疾病（如口糜、口疮、龋齿）和鼻渊、乳蛾、胃火、食滞等病证，或由进食特臭气味的食物所致。口臭是临床上常见的一种病证，涉及范围较广，西医中的生理性口臭以及病理性口臭中源于口腔、上消化道、上呼吸道疾患者的一个症状，可参考本节进行辨证论治。其他严重呼吸系统、内分泌系统、泌尿系统疾病或肿瘤等的特定阶段出现口臭症状的，不属于本节范畴，宜参照相关章节治疗原发病。口臭的历史沿革见表4-10-1。

表4-10-1　口臭的历史沿革

朝代	代表医家	代表著作	主要论述
隋	巢元方	《诸病源候论》	病名：口臭 病因病机：脏腑积热
元	危亦林	《世医得效方》	病因病机：劳倦、气郁
明	李梴	《医学入门》	病因病机：脾热和胃热
明	张景岳	《景岳全书》	病因病机：胃火、食滞、脾虚 治疗：阳证，宜清胃火；阴证，宜补心脾
清	沈金鳌	《杂病源流犀烛》	病因病机：脾热、肺热、心劳、虚火、郁热
清	王清任	《医林改错》	病名：出气臭 病因病机：血瘀所致 治疗：活血祛瘀。提出早服血府逐瘀汤，晚服通窍活血汤，三五日必效

知识拓展

口腔内微生物通过腐败消化口腔内的滞留物质产生挥发性硫化物（volatile sulphur compounds，VSCs），包括硫化氢（H_2S）、甲硫醇（CH_3SH）和二甲基硫（CH_3SCH_3）等，构成了口臭气体的主要成分。因此，绝大部分口臭是由口腔局部因素引起的，包括厚重的舌苔、牙周疾病、暴露的牙髓、开放的龋病、冠周炎、口腔黏膜溃疡、不洁义齿或唾液流量流速降低。非口源性因素主要是一些慢性系统性疾病，包括鼻窦炎、扁桃体炎、胃食管反流症、肺炎、糖尿病等。

摘自：《口臭的流行特征及其有关因素》，出《口腔材料器械杂志》

【病因病机】

口臭的病因主要与饮食习惯或体质状态有关，病机主要为食滞化腐，脏腑积热，邪伏肺胃，或内伤脾胃，湿浊内蕴，升降不调，气机郁滞。

（一）病因

1. 饮食不节　由于暴饮暴食，伤及脾胃，食积不化，腐臭之气上熏，发为口臭；或过食肥甘厚味、酒醴辛热之品等，蕴积化热，而致脾胃积热，浊气上升。《医宗金鉴·口舌证治》曰："口出气臭，则为胃热。"《明医指掌·口齿证》曰："口为脾窍能知味，臭恶应知热在脾。"

2. 邪热壅肺　外感邪热内伏于肺，或脏腑功能不调，内伤诸火壅于肺，均可致邪热郁于肺胃。《诸病源候论·口臭候》云："口臭，由五脏六腑不调，气上胸膈……蕴积胸膈之间而生于热，冲发于口，故令臭也。"

3. 劳倦体衰　素体不足，劳倦日久，思虑不遂，以致脾弱不能化食而生湿浊，或年老体弱，胃阴亏虚，干腐之气上逆发为口臭。《景岳全书·口舌》云："口臭虽由胃火，而亦有非火之异。""若无火脉、火证，而臭如馊腐，或如酸，及胃口吞酸，饮食嗳滞等证，亦犹阴湿留垢之臭。"《三因极一病证方论·口病证治》曰："劳郁则口臭。"

（二）病机

本病病位主要在脾胃，脾主运化，胃主受纳腐熟水谷，两者互为表里。若饮食不节以致胃热壅盛，耗伤津液，津失输布，脾胃积热，运化腐熟水谷功能失常，升降失调，浊气不降，腐热之气上出于口，则发口臭。外感邪热内伏于肺，或内伤诸火壅于肺，均可致邪热上冲；或由素体不足，劳倦日久，脾失健运，浊阴不化上逆，或年老体弱，气阴不足，虚火熏蒸，暗耗津液，久则干腐之气从口腔内发出。邪热内郁，气机不畅，久而气血瘀滞，火热、食积、湿浊与瘀血兼夹，腐臭难化。口臭的病因病机演变见图4-10-1。

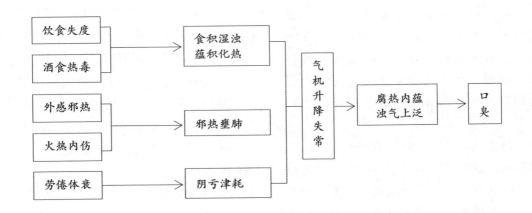

图 4-10-1　口臭病因病机演变示意图

知识拓展

口臭的分类

1.国际分类

1.1 真性口臭：他人能够感觉到的来自口腔的明显异味。生理性口臭：不是身体器官病理性变化引起的口腔异味。病理性口臭：来源于口腔疾患，如未治疗的龋齿、牙周病、舌苔、不洁义齿、肿瘤等引起的口腔异味。来源于全身疾患：由呼吸系统、消化系统、内分泌系统疾患等为原因的口腔异味。

1.2 假性口臭：患者本人自我感觉有口腔异味，检查结果为阴性，可通过心理咨询得到改善者。

1.3 口臭恐怖症：真性口臭和假性口臭患者，通过治疗临床症状消失或缓解，但仍不能消除其心理障碍，且不断要求治疗者。

2.临床分类

口臭可分为非病理性口臭和病理性口臭。

非病理性口臭通常是在正常的生理过程中产生的，一般持续时间较短，如饥饿、食用了某些药物或大蒜等刺激性食物；抽烟、睡眠时唾液分泌量减少所致的细菌大量分解食物残渣等导致的短暂口臭。

病理性口臭则多是由局部或系统性疾病引起，按其来源又可分为口源性口臭和非口源性口臭。还有一类口臭属于精神性口臭可看作嗅觉牵涉综合征，与心理和精神因素有关。

摘自：《口臭的分类方法》，出《现代口腔医学杂志》（2010）

【诊断与鉴别诊断】

（一）诊断

1.口内出气臭秽，他人能够感觉到的来自口腔的明显异味。

2.可伴有牙龈肿痛、牙石、轻微碰触易出血等。

3.可伴有咽痛、咳嗽咯痰、鼻塞流脓涕、头痛等，或轻微消化道症状，如嗳气、痞闷、嘈杂等。

可以进行常规口腔、五官科检查，必要时应进一步行呼气试验检查（C13、C14、血抗体等）排查幽门螺杆菌感染，以及血糖、肝肾功能、头面部及胸部CT检查、消化道钡餐造影、内镜检查、粪便菌群培养等，除外其他器质性疾病。

（二）鉴别诊断

需要注意与其他器质性疾病所致口臭进行鉴别：

肺痈脓毒上泛，咯吐腥臭浊痰，发出腥臭之气；血证吐血、咯血、鼻衄者，呼气多伴有血腥气味。

其他如水肿病人脾肾虚败，尿少、呕逆，浊阴不降而上逆，发出尿臭之口气；消渴病人阴损及阳，阴阳两虚，致阳气不能化水，而浊阴内停，逆而上干，发出烂苹果臭味；黄疸、臌胀病人，肝脾肾虚损，湿浊不化，内停上逆，发出类似泥坑中的泥沼之气或肝臭气。这些皆属原危重病证。

【辨证论治】

（一）辨证要点

1.辨诱因　因嗜食辛热酒醴而致口臭，多为胃腑积热；暴饮暴食所致口臭，多为食积内停；有明显情感障碍或情绪波动后出现口臭者，多为肝气乘脾；年高体弱者之口臭，多与体虚津亏或久病瘀滞有关。

2. 辨气味 口气灼热臭秽，或夹有酒醛之味者，多为湿热蕴结肠胃；口气酸腐、伴有所进食物之浊味者，多为饮食停滞；口气陈腐持续不解者，多为阴津亏耗或疾病日久、病势深重。

（二）治则治法

本病的治疗总则以清泻浊热、调畅气机为大法。本病多由实热积滞于胃腑，故宜投以清凉宣利之剂，泻除灼热之源；口中浊味难消，与胃气上逆密切相关，宜佐以降逆理气之法，平和胃中浊气；素体不足或年老体衰者，宜兼施以养阴生津之法，顾护津液，不可过投寒凉。

（三）分证论治

1. 胃腑积热

（1）症状及分析

口内出气臭秽，或有口糜口疮，或有牙痛龈肿——饮食不节致胃气郁滞，气郁化火；

或有口渴便秘、脘腹作痛——阳明积热；

舌红苔黄厚，脉滑数——脾胃积热征象。

（2）治法：清热辟秽，化湿降浊。

（3）主方及分析：泻心汤合清中汤。

大黄——清热泻火；

黄芩、黄连、栀子——清热化湿；

半夏、陈皮、白豆蔻——健脾祛湿，理气和胃。

（4）加减

湿浊较甚者，可加用藿香、佩兰、苍术、薏苡仁等；

嗜酒者，可加用葛花、枳椇子；

病久积热伤阴者，可合用甘露饮。

2. 邪热伏肺

（1）症状及分析

口内出气臭哕，或有鼻塞喉痛，或有鼻渊不闻香臭——外感邪热；

或有咳喘，肺痛，口渴——邪热内传于肺化火；

舌红苔黄白，寸脉滑大——肺热炽盛征象。

（2）治法：清肺泻火。

（3）主方及分析：泻白散。

桑白皮——甘寒性降，专入肺经，清泄肺热；

地骨皮——甘寒，清降肺中伏火；

粳米、炙甘草——养胃和中。

（4）加减

肺热盛，加黄芩、黄连、银花、连翘；

咳甚，加桔梗、苦杏仁；

兼有肺痛，加鱼腥草、金荞麦、金银花、蒲公英之类；

兼有鼻渊，加辛夷、苍耳子、白芷、薄荷之类。

3. 饮食停滞

（1）症状及分析

口内出气酸腐，嗳气厌食，脘痞腹胀——食积不化；

大便秘结或秽臭不爽——化腐发臭；

舌苔厚腻或垢，脉滑实——食滞不化，浊热上熏。

（2）治法：消食导滞。

（3）主方及分析：保和丸。

山楂、神曲、莱菔子——消化食积；

陈皮、半夏、茯苓——理气和胃，燥湿化痰；

连翘——散结清热。

（4）加减

食积化热，大便秘结，可用枳实导滞丸。

4. 湿浊内蕴

（1）症状及分析

臭如馊腐而酸，或见吞酸，胃脘痞满——湿滞中焦；

口中黏腻，嗳气呃逆——湿浊上泛；

纳呆便溏，神疲倦怠——湿困脾胃；

舌苔白腻质淡，脉濡或兼细弦——湿阻之象。

（2）治法：化湿辟浊，理气健脾。

（3）主方及分析：藿香正气散合丁香柿蒂散。

藿香、白术、茯苓——化湿醒脾；

紫苏、橘皮、桔梗——理气和胃，载药上行；

大腹皮、厚朴——行气畅中；

丁香、柿蒂——和胃降逆。

（4）加减

阴浊内盛，苔腻难化者，加熟附子、省头草；

兼有胃热者，加连翘、蒲公英；

兼有脾虚者，加六君子汤；

兼有瘀血者，合用血府逐瘀汤。

5. 胃阴不足

（1）症状及分析

口气陈腐，持续不解，口咽干燥——阴液不足；

乏力，纳呆——脾胃虚弱，运化不及；

舌红少津，脉细数——阴虚之象。

（2）治法：清热养阴，健脾和中。

（3）主方及分析：益胃汤合知柏地黄丸。

北沙参、麦冬、玉竹、生地——清热滋阴养液；

冰糖——养胃和中；

知母、黄柏——滋阴降火，化湿辟浊。

（4）加减

不思饮食者，加山楂、谷麦芽、鸡内金；

阴亏热盛者，加石膏。

（四）其他治疗

单方验方 进食韭蒜之口臭，可用清茶送服连翘末 6g，或嚼黑枣数枚。

用丁香数粒含服或泡水服，对嗳腐有良效。

【预防调护】

口臭是可以预防的，保持良好的口腔卫生，能够很好地控制口腔内的菌斑。为了减轻或消除口臭还应该：①刷牙。正确有效的刷牙不仅可以防治口臭，而且也是保持良好的口腔卫生必不可少的措施。②刷舌。舌背的清理对控制口臭是积极有效的。③选用能有效抑制舌表面微生物生长的漱口水：0.12%的洗必泰能降低舌表面和唾液的细菌含量，对厌氧菌、革兰阳性和革兰阴性细菌都有较强的抗菌作用，是目前已知效果最确切的抗菌斑药物，但长期使用可使牙齿和黏膜着色，含漱后有一过性味觉改变等副作用。主张素食，减少蛋白质的摄入，至少要做到低脂肪、低蛋白、低糖饮食。同时也要注意控制饮酒，饮食节制，防止过饥过饱、过食肥甘。

如果排除了口腔和邻近器官的疾病仍然无法消除口臭，则应该把病人转到内科医生处，做进一步的检查治疗或配合精神疗法。

【临证要点】

1. 注重口臭发生的多因素性 临床辨治

时需要明确与口臭发病相关的各种口腔和全身性疾病，除了厚重的舌苔、牙周疾病、暴露的牙髓、开放的龋齿等口腔因素外，还要考虑鼻窦炎、扁桃体炎、胃食管反流症、肺炎、糖尿病等疾病。询问病史时还要仔细了解口腔卫生习惯，以及是否抽烟、饮酒、饮茶等相关情况。

2. 紧扣气郁浊蕴作为口臭的基本病机 治疗不可概用清热之法，寒凉过用反而不利疏通气血，必要时应注重辛温发散、理气活血之品，辛通气血，腐浊自去。尤其是由食滞、脾虚等阴湿留垢引起的口臭，常臭如馊腐，合并吞酸、嗳气、痞满等症，则宜以健脾芳香化浊为主，甚或选用附子理中丸等温脾散寒化湿之剂。

【名医经验】

1. 秦伯未善用加减甘露饮治口臭 秦氏认为口内出气臭秽，多属胃火偏盛，常在温热病及"口疮""牙宣"等症中出现，因此应注重郁热与营血瘀滞等病理因素，用药常宣透清化、兼顾营阴，创加减甘露饮，药用生地黄、熟地黄、天冬、麦冬、黄芩、枇杷叶、茵陈、枳壳、石斛、犀角（水牛角代）、甘草等，养阴与清热、理气、透达、凉血、消瘀共用，热去气利则浊腐自化。

2. 郑钦安论述阴证与阳证口臭的兼证特点 郑氏认为口臭一症，有胃火旺极而致者，有阴盛而真精之气发泄者。胃火旺极者有烦躁、恶热、喜冷、二便不利等见症，宜专清胃火，如人参白虎及大、小承气之类。阴盛而真精之气发泄则有安静、不思水、困倦无神、二便自利等见症，不可仅凭口臭一端，即谓之火，可用四逆、白通之类治之。

3. 秦笛桥从肺论治口臭 口臭多与他症相兼，秦氏认为必先五胜，脏腑生理病机传变必须互参。其治一咳嗽合并口臭者，患者平素体质清瘦，禀木火之性，肝肾阴亏，金受火刑，肺金无清肃之权，胃腑积湿，生热上蒸。故咳嗽不止，又增口臭。以养金制木，滋水治火，参入微苦之品，乃收全功。选用北沙参、玄参炭、麦冬、黄柏、黄芩、知母、白菊花、生蛤壳、茯苓、杏仁、桑叶、生甘草等，养阴清热、化浊健运，达到肺胃同治目的。

医案分析

汪某，女，42岁，北京市朝阳区居民。2013年5月7日初诊。口中酸臭味10年。患者自觉口中酸臭，以酸味为重，口黏腻，面部起斑，伴月经量少、白带量多、长期耳鸣、手脚心发热、心烦急躁，无腹痛腹胀，纳可，寐可，小便调，大便有时干，舌淡红微胖大、边有齿痕、苔薄白稍腻，脉弦。

辨证：患者心烦急躁，脉弦，长期情志不遂引起肝的疏泄功能失常，肝木过旺则克脾土，土郁可化热，表现为大便干结，口中酸臭，证属肝气犯胃，脾胃郁热。治宜：疏肝健脾，清热通腑。宗逍遥散合大柴胡汤加减。

处方：柴胡10g，当归10g，白芍12g，赤芍15g，茯苓15g，枳实10g，熟大黄6g，黄芩10g，焦山楂10g，麦芽10g，炒栀子6g，甘草6g，生姜3片，大枣5枚，水煎2次，兑匀分2次温服，6剂。

2013年9月17日二诊：因事中断治疗3个月，服上方后口中酸臭略有好转，仍有口中黏腻、耳鸣，舌淡红微胖大、边有齿痕、舌苔白腻较前略变薄，脉弦紧。

处方二：北沙参12g，麦冬10g，桔梗10g，前胡6g，川贝粉（冲）2g，苦杏仁10g，枇杷叶6g，黄芩10g，百合10g，甘草6g，水煎2次，兑匀分2次温服，6剂。

2013年9月24日三诊：服上方后无不适感，大便通畅，口中酸臭略有改善，现耳鸣似蝉鸣音，两胁按压胀痛，舌淡红微胖大、边有齿痕、苔白腻，脉弦细。

处方：前方加柴胡10g，青皮10g。

2013年10月8日四诊：口中酸臭继续改善，自觉皮肤干，双腿尤甚，大便不干，无心烦、心急。苔薄白、质淡、边有齿痕，脉弦。近日妇科检查有滴虫性阴道炎。

处方：地黄15g，熟地15g，茵陈20g，黄芩10g，枳壳10g，枇杷叶6g，石斛12g，苦杏仁10g，天花粉15g，北沙参15g，土茯苓20g，甘草6g，浙贝母10g。

2013年10月15日五诊：口中臭味明显减轻，仍有酸味，自觉口中唾液分泌不足，口干口黏，伴皮肤干燥，双腿尤甚，耳鸣时有蝉鸣音，大便不干，无心烦、心急，月经提前、量少。舌淡、边有齿痕、苔薄白，脉弦。

处方：前方去土茯苓加荆芥6g，防风6g。

2013年10月22日六诊：口臭基本消失，偶有酸味，现面色红润，有精神，仍觉口中唾液分泌不足，口干好转，仍有皮肤干，双腿尤甚，伴耳鸣，时有蝉鸣音，两胁胀痛，阴部瘙痒减轻，白带偏黄。舌淡、边有齿痕、苔薄白，脉弦。

处方：前方黄芩改黄柏10g。

2013年10月29日七诊：口中酸臭痊愈，偶有耳鸣，两胁胀痛减轻，近日白带黄、量多。舌质淡、苔薄白，脉弦缓。

处方：加味逍遥散、四妙丸。

摘自：《名老中医石国璧治疗口臭验案》

按：本案例中患者初诊时口中酸臭，心烦急躁，大便干，脉弦。证属肝木疏泄功能失常克伐脾土，浊气上逆，升降失常，发为口臭。石老用逍遥散合大柴胡汤加减以疏肝健脾。但效果不明显，石老二诊考虑患者口中酸臭10年，脉弦。病程较长，肝火过旺，仅疏肝效果不理想。另辟蹊径，运用中医五行"金克木"思路从肺论治，先以沙参麦冬汤加减养阴润肺、补肺疏肝，以克肝火。后继四诊投甘露饮，方中二地滋养肺胃生津，滋阴降火，石斛甘微咸，得水石清虚之气，故能清金保肺，布膻中之清化，伍以黄芩、枇杷叶补肺敛阴、泻火清金，枳壳通导腑气、运化脾胃，茵陈清热利湿、升发清气，再以甘草清热解毒、调和药性。诸药合用既能清胃肠湿热，又能润肺滋肾凉肝。连服12剂，口臭全消。

【古籍选录】

《罗氏会约医镜·论口病》："凡口臭，有胃火；亦有脾弱不能化食，而作馊腐之气者，宜调补心脾。若专用凉药，反生他病。"

《儒门事亲·口臭》："肺金本主腥，金为火所炼，火主焦臭，故如是也。"

《圣济总录·口齿门》："口者脾之候，心脾感热，蕴积于胃，变为腐臊之气，腑聚不散，随气上出，熏发于口，故令臭也。"

《世医得效方·口齿兼咽喉科》："劳郁则口臭，凝滞则生疮。"

【文献推介】

1. 冯文林，伍海涛. 口臭辨证浅析 [J]. 浙江中医药大学学报，2006，30（6）：604.

2. 王伟. 口臭辨证新说 [J]. 中医中药，2011，18（11）：88.

3. 钟洪，赵洁. 口臭辨治归要 [J]. 现代中西医结合杂志，2002，11（19）：1926.

【小结】

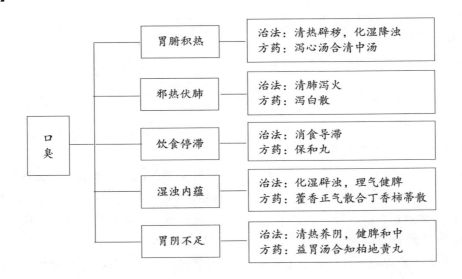

口臭
- 胃腑积热 —— 治法：清热辟秽，化湿降浊；方药：泻心汤合清中汤
- 邪热伏肺 —— 治法：清肺泻火；方药：泻白散
- 饮食停滞 —— 治法：消食导滞；方药：保和丸
- 湿浊内蕴 —— 治法：化湿辟浊，理气健脾；方药：藿香正气散合丁香柿蒂散
- 胃阴不足 —— 治法：清热养阴，健脾和中；方药：益胃汤合知柏地黄丸

【复习思考题】

1. 如何理解口臭的关键在于"气机不畅，郁而化热"？

2. 口臭的关键发病机理是什么？

3. 如何区分真性口臭和假性口臭？

（胡鸿毅）

第十一节　口疮

口疮是指口舌生疮疡或溃烂的一种病证。或生于舌，或生于唇内；或单个发，或数个同时发；患处出现淡黄色或灰白色小溃疡，局部灼热疼痛；常以反复发作为特征。本病多由心脾肝胃邪热熏蒸，或失于气血荣养，或阴虚火旺，或虚阳浮越而致。口疮又名口疡、口疳、口破。凡口腔颊腭黏膜、唇舌发生点状溃疡性病变，均属本节讨论范畴。西医所称之复发性口腔溃疡、创伤性口腔黏膜溃疡、口腔黏膜结核性溃疡、许多感染性疾病伴发的口腔溃疡，以及复合维生素 B 缺乏、坏血病、白细胞减少症、白血病等疾患所并发的口腔溃疡，均可参照本节诊治。口疮的历史沿革见表 4-11-1。

表 4-11-1　口疮的历史沿革

朝代	代表医家	代表著作	主要论述
战国—西汉	—	《黄帝内经》	病名：口疮 病因病机：与气候失常有关，多责之"火"
隋	巢元方	《诸病源候论》	病机：心脾积热
唐	孙思邈	《备急千金要方》	治疗：蔷薇根皮、黄柏、升麻、生地黄
宋	杨士瀛	《仁斋直指方》	治疗：竹叶石膏汤
元	朱丹溪	《丹溪心法》	治疗：如圣汤、甘桔汤加黄芩、柳花散
明	张景岳	《景岳全书》	治疗：甘露饮、徙薪饮、凉膈散、元参散、竹叶石膏汤、三黄丸、泻心汤、龙胆泻肝汤
	龚廷贤	《寿世保元》	治疗：补中益气汤、附子理中汤、六味地黄丸、八味丸、十全大补汤
	戴元礼	《秘传证治要诀及类方》	治疗：黑锡丹，炒吴茱萸敷足心

知识拓展

贝赫切特综合征

贝赫切特综合征又称白塞病，是一种全身性免疫系统疾病，属于血管炎的一种。其可侵害人体多个器官，包括口腔、皮肤、关节肌肉、眼睛、血管、心脏、肺和神经系统等，主要表现为反复口腔和会阴部溃疡、皮疹、下肢结节红斑、眼部虹膜炎、食管溃疡、小肠或结肠溃疡及关节肿痛等。贝赫切特综合征需要规律的药物治疗，包括各种调节免疫的药物，不治疗则预后不好，严重者危及生命。目前该病的发病原因不完全清楚，可能与遗传（如 HLA-B51 基因）、感染（部分患者可能与结核感染相关）、生活环境有关。目前认为，该病的发病机制是患者在各种发病原因的作用下出现免疫系统功能紊乱，包括细胞免疫和体液免疫失常，嗜中性粒细胞功能亢进、内皮细胞损伤与血栓形成、免疫系统针对自身器官组织产生反应，导致器官组织出现炎症，产生破坏。贝赫切特综合征以药物治疗为主，需要服用药物时间长短不一。多数患者需要较长期服药，主要是免疫调节药或免疫抑制药，包括外用药物、口服糖皮质激素、甲氨蝶呤、秋水仙碱、沙利度胺、硫唑嘌呤、环磷酰胺、环孢素、吗替麦考酚酯和抗肿瘤坏死因子拮抗剂等。在药物治疗之外还可选择手术治疗或介入治疗，但都应以药物治疗为基础。

摘自：《贝赫切特综合征病因和发病机制》，出《中华临床免疫和变态反应杂志》（2015）

【病因病机】

口疮由邪热熏蒸、气血亏虚、阴虚火旺、阳虚浮火等导致，其病因病机可概括为虚实两个方面：实证由心脾肝胃积热所致；虚证由气血阴阳不足所致。

（一）病因

1. 邪热熏蒸 口腔为肺胃之门户，外感邪热入侵，肺胃邪热上蒸，可导致口舌生疮。除外感邪热以外，凡暴饮暴食，过食甘肥辛辣、煎炒炙煿，嗜酒等损伤脾胃，积湿内蕴化热；或思虑过度，郁怒伤肝化火，内生心脾肝胃积热均可引发口疮。

2. 后天失养 倦怠内伤，思虑过度，后天失养多致脾胃失运，则难以将水谷精微化生为气血，正气不足导致口疮反复发作，遇劳更甚。

3. 病后伤阴 热病伤阴，或素体阴虚，又见劳倦过度，耗亏真阴，均可致阴液不足，而生内热，热熏口腔发为口疮。临床常见消瘦之人易患口疮，并在失眠、过劳、思虑过度后复发与加重，肺痨病人，亦多有口疮，均属阴虚火旺之证。

4. 素体阳虚 身体虚弱而过食寒凉，或脾肾阳虚患者往往由于阳虚耗伤而致无根之火上浮。这类口疮微红微肿貌似火证热证，其实质则是阳虚寒证。

（二）病机

口疮病位主要在脾，与心、肝、肾密切相关。口疮因病因病机不同，可分虚实两端，或为实火，或为虚火。实火多由心脾肝胃积热循经上蒸所致；虚火多由阴液不足、虚火阳亢所致，更有脾肾阳虚致无根之火向上浮越。阴阳亏损由气血不足渐致，临床上或有气血已虚，但尚未致阴阳虚火上炎的过程存在。口疮反复发作，病机可由实转虚，其间不乏虚实夹杂的复杂证候。口疮的病因病机演变见图 4-11-1。

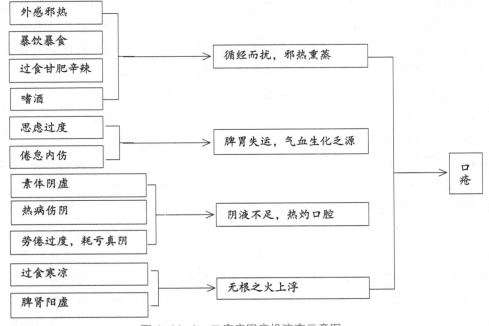

图 4-11-1 口疮病因病机演变示意图

【诊断与鉴别诊断】

（一）诊断

1. 凡口舌出现单个或多个黄白色的溃烂点者，即可诊为口疮。

2. 初起为细小的红点，局部灼热，随后红点逐渐扩大并溃烂，形成黄豆大小的溃烂点，有凹、黄、红、痛四个特征。凹指溃烂点凹陷，浅者较轻，深者较重；黄指溃烂处覆盖黄色或黄白色或黄灰色的分泌物；红指口疮局部红肿及口疮周围有红晕微肿；痛指口疮灼热疼痛，咀嚼进食时更为明显，甚至说话亦痛。

3. 一般口疮十天左右逐渐愈合，不留疤痕，但如调治不当，可致延久不愈，或此起彼伏，反复发作。有日久不愈者，可逐渐扩大变深，如花生米大，愈后亦可留下疤痕。

尚须排除免疫系统疾病、恶性肿瘤、营养不良、激素水平改变及维生素或微量元素缺乏，如红斑狼疮、白塞病、干燥综合征等自身免疫性疾病，可做病理活检排除相关疾病。又如缺乏微量元素锌、铁，缺乏叶酸、维生素 B_{12} 以及营养不良等，可降低免疫功能，增加口腔溃疡发病的可能性。血链球菌及幽门螺杆菌等细菌也与口腔溃疡关系密切。口腔溃疡与胃溃疡、十二指肠溃疡、溃疡性结肠炎、局限性肠炎等均有关，必要时可行胃肠镜检查排除相关疾病。

（二）鉴别诊断

1. 舌岩 舌岩多发于舌的两侧或舌尖的下面。初期肿物如豆、坚硬，渐大如菌，故又称舌菌，头大蒂小，色红紫，甚痛；溃烂后形成坚硬而高低不平的溃疡，向深部及四周蔓延，边缘隆起如鸡冠，触之易出血，有恶臭，局部有渗液，晚期常累及颈、颌部；难治，预后不佳。该病初起如豆粒状突起而坚硬、色紫红，与口疮的凹陷、柔软、色黄红自不相同。

2. 狐惑 狐惑亦有口疮，其口内溃烂表现与一般单纯的口疮相似。但狐惑兼有眼病、二阴疮疡；眼部症状有目赤、畏光、肿痛化脓、视力减退；阴部疮疡表现为阴茎、龟头、阴囊，或阴唇处溃疡、疼痛。尚有全身症状如默默欲眠、恍惚不安、发热状如伤寒、关节疼痛、皮肤红斑疖肿等。

【辨证论治】

（一）辨证要点

1. 辨阴阳虚实 实证起病急，病程短；局部外观大小不等，表面多黄白分泌物，基底红赤，疮周红肿显著；渗出物量多而色黄浊；剧烈灼痛；伴有全身实热证。虚证起病慢，病程反复发作，日久不愈；局部外观疮面较小，表面少量灰白色分泌物，基底淡红或淡白，疮周红肿不明显；渗出物量少而色浅淡；疼痛轻微；伴有脏腑虚损证候，或气血亏虚，或阴虚，或阳虚。尚有寒热虚实夹杂的证型存在，即不同程度兼有寒证与热证或虚证与实证的证候。

2. 辨局部病变

见表 4-11-2。

（二）治则治法

1. 清火明辨脏腑虚实 口疮多由脏腑积热所致，常用清热泻火的方法治疗。邪热偏盛所在脏腑不同，治疗方药亦有所不同。心经火热为主者，宜清心泻火；以脾经火热为主者，宜清脾泻火；以胃经火热为主者，宜清胃泻火；以肝脾湿热为主者，宜清肝脾湿热。以上实热证候同中有异，各需明辨。更有虚火作祟，阴虚火旺者，宜滋阴降火；阳

表 4-11-2 口疮局部病变辨证

辨证内容	病变特点	辨证
斑块	疮周见红色斑块	热证
	浅红或淡白斑块	虚寒
	斑块红而带紫	热盛
	红斑压之不褪色	血热或血瘀
水泡	疮周有水泡	风热夹湿
浮肿	疮周红肿	湿热
	肿而不红	湿盛
疮痂	黄色脓痂	热毒
	色黄而黏腻	湿热
	色黑血痂	血热
鳞屑	疮周起鳞屑，急性发作者	实证
	口疮日久起鳞屑或见龟裂	血虚阴亏
深浅	疮浅	病轻
	疮深	病重
	深陷如穴如坑	病情严重
部位	疮生舌上，舌边溃烂；伴烦躁、夜眠不安、小便短赤	病位在心
	疮生口颊部、上颚、齿龈、口角，以溃烂为主，伴口臭、流涎、大便秘结	病位在脾胃

虚浮火者，宜温阳敛火。虚实辨证失之毫厘，治疗差之千里，切不可虚虚实实。

2. 扶正祛邪标本兼顾 素体气血阴阳亏虚者易外感邪热而发为口疮；另一方面，由于口疮有反复发作的特点，病机由实转虚，在其转化过程中常可遭遇虚实夹杂的复杂证候。对此应该祛邪不忘扶正，扶正不忘祛邪，以求标本兼顾。

3. 内治外治有机结合 口疮之发病，与脏腑机体的状况有密切联系，所谓"有诸内必形诸外"。但口疮本身毕竟是一种局部病变，充分利用这一点，选用药物外治，使药物直达病所，常可收到满意疗效，有时甚至单用外治法也可见效。如能结合全身症状，内治与外治相结合，局部与整体并重，则收效更佳。

（三）分证论治

1.脾胃气虚

（1）症状及分析

溃疡面较小，呈淡白色，偶有淡红色，但中心均为白色——脾胃气血亏虚，无以上荣；

面色少华，乏力气短——脾胃气血亏虚；

遇劳则作，怕风，易汗——脾胃亏虚，正气不足，卫外不固；

纳谷呆滞，大便时溏——脾气亏虚，运化升清无力；

舌淡苔白，脉细——脾胃亏虚，气血不足。

（2）治法：益气健脾，甘温除热。

（3）主方及分析：补中益气汤。

黄芪——味甘微温，入脾肺经，补中益气，升阳固表；

人参、炙甘草、白术——补气健脾；

当归——养血和营，协人参、黄芪补气养血；

陈皮——理气和胃，使诸药补而不滞；

升麻、柴胡——升阳举陷，协助君药以升提下陷之中气；

炙甘草——调和诸药为使药。

（4）加减

心火亢者治以四君子汤、导赤散加莲子心、连翘、赤芍、夏枯草；

肾中阴火上冲者用四君子汤、封髓丹或玉女煎加赤芍、连翘、夏枯草。

2.热毒内结

（1）症状及分析

口唇及颊黏膜见到多处绿豆大小溃疡面，部分疮面覆有黄色腐膜，周围鲜红微肿，疼痛不可忍，影响正常饮食——脏腑积热，邪热循经上炎于口；

伴灼热感，口干烦渴，大便干结，小便黄短——热甚于内，熏灼津液；

舌红，苔薄黄，脉数——热盛于里。

（2）治法：清热解毒，益气和胃。

（3）主方及分析：竹叶石膏汤。

竹叶、石膏——清透气分余热，除烦生津；

人参、麦冬——补气养阴生津；

半夏——和胃降逆；

甘草、粳米——和脾养胃。

（4）加减

因情志不畅肝气不舒者，可加柴胡、白芍、枳壳；

热毒甚者加升麻、黄连以清热解毒；

便秘者，加制大黄、火麻仁以通腑泻浊。

3.寒热错杂

（1）症状及分析

口疮红肿疼痛，灼热，烦渴——实热壅于上焦，熏灼胃络；

大便干结或正常——胃经热盛，肠道失润；

倦怠乏力，平素怕冷肢凉——阳气虚寒，失于温煦运化；

舌淡红，苔薄，脉细弦——寒热夹杂。

（2）治法：寒热平调，补泄并施。

（3）主方及分析：甘草泻心汤。

炙甘草——重用，调中补虚；

半夏——散结消痞，降逆止呕；

干姜——温中散寒；

黄连、黄芩——清热泻火燥湿；

大枣——甘温益气，补益脾气。

（4）加减

热象重，减干姜用量，加栀子；

热象轻，减黄连、黄芩用量，加砂仁、肉桂；

阴虚甚，减黄连、黄芩，党参易太子参，加石斛、山药；

大便干结，加枳实、槟榔；

有瘀血征象，加当归、丹参。

知识拓展

野蔷薇根治疗口疮的经验

唐代刘禹锡《传信方》中已有记载，说野蔷薇根治疗口疮佳，最好以浓煎，口含，徐咽。《政和证类本草》及孙思邈《备急千金要方》也有关于野蔷薇根治口舌生疮的记载。明代李时珍《本草纲目》里有"口舌糜烂"用蔷薇根法，列入"百病主治药"下。近代叶橘泉介绍过两种草药可治口疮，其中之一即野蔷薇根。野蔷薇根确是一味有效的口疮药。野蔷薇根性味苦、涩、冷，无毒。《名医别录》说它能治"五脏客热……诸恶疮……"，《大明日华本草》谓"治热毒风……痈疽、疥癣"，李时珍也说它有除风热、祛湿热等作用。这样看来，它之所以能治口疮，是祛除其热毒的缘故。症状较重者，可用《备急千金要方》升麻煎，或加石膏和其他清热解毒药。

摘自：《野蔷薇根治口疮的经验介绍》，出《新医药学杂志》（1975）

（四）其他治疗

1. 中成药　万应胶囊：适用于热毒之口舌生疮。

一清胶囊：适用于热毒之目赤口疮。

牛黄解毒片：适用于热毒之口舌生疮。

补中益气丸、十全大补丸：口疮脾胃气虚证。

一清胶囊、牛黄解毒片：热毒内蕴之口舌生疮。

乌梅丸、生姜泻心汤、半夏泻心汤：寒热错杂之口舌生疮。

2. 单方验方

（1）汤剂：苍术 15g，五倍子 9g，甘草 3g。水煎服，日 1 剂，分两次服用。

干车前草 30g（鲜者加倍），水煎 2 次，加白糖适量，分 2 次内服，每日 1 剂。

核桃壳 10 个，煎汤代茶饮，连服 3～5 天。

鲜板蓝根 60g。水煎取汁，三分之一涂擦患处，每日 7～8 次；三分之二口服，日 2 次。

蒲公英 30g，水煎服。

天冬、麦冬、玄参各 9g，水煎服，或制为蜜丸，含化亦可。

（2）漱剂：黄芩 10g，麦冬 15g，金银花 10g，菊花 10g，青果 10g。

细辛 10g，加水 100mL，煮 5～10 分钟。

蔷薇根（冬取根、夏取茎叶）煎浓汁含漱，吐出，每日 6～7 次。

口疮破皮生白矾煎汤，冷定噙漱。或黄连 6～9g，酒煎一二沸，候冷噙漱或咽下。

（3）外用：用生蒲黄粉直接撒患处，以完全覆盖溃疡面及周围红肿处为度，每日上药 3～6 次。

黄柏 2.4g，黄连 1.5g，儿茶 0.3g，研末搽之。

将白及粉和白糖按 2∶3 的比例混匀后，

取适量该药粉涂于病损部位，用棉球压迫 15 分钟，暂禁食或漱口，每日涂 3 次。

冰茶散：冰片 75g，儿茶 100g，枯矾 50g，共研细末贮干净瓶备用。每次取药粉适量涂于口腔黏膜溃疡面，30 分钟内局部保持干燥，然后可漱口。每天涂药 2 ~ 3 次，一般患者 2 ~ 3 天可治愈。

【预防调护】

注意口腔卫生：①勤漱口。早晨起床后、餐后、睡前要漱口，以去除食物碎屑和口腔污物，保持口腔的清洁，可以减少口疮的发生。②常叩齿。叩齿可以促进唾液分泌，辅助消化，可以减少脾胃运化失常所酿成的脾火。局部运动增多，促进气血流畅，亦可增进局部的抵抗力，减少口疮的生成。③细咀嚼。进食时要充分咀嚼食物，使之变成碎粒，再吞咽下去，可以避免粗硬难化形成食滞，酿生脾胃湿热，导致口疮，并注意缓慢细嚼，避免咬伤唇舌，防止咬伤溃烂成疮。

饮食有节，饥饱适宜，去除不良嗜好，勿暴饮暴食，避免烟酒及辛辣煎炒之品。注意身心健康，锻炼身体，增强体质。避免过劳和精神刺激，可以防止心脾积热或阴虚内热等的形成。

选用适当中药煎剂频漱口，可以排出疮面污物，并有治疗作用。避免粗硬食品，宜半流质或流质饮食。实火口疮，饮食宜清淡，戒吃辛辣燥热酒食；阳虚浮火口疮，戒食生冷瓜果寒凉食品。避免过劳或熬夜而伤神动火。

【临证要点】

1. 注重"火"与"热"的分论施治 热为火之渐，火为热之极。然则"火"与"热"非仅程度之区别。《素问玄机原病式》："手少阴君火之热，乃真心、小肠之气也……手少阳相火之热，乃心包络、三焦之气。"结合前文"热"多属心脾，"火"多属肝肾。《理虚元鉴》："诸火可补火，诸热不可补火。"是以"火""热"当分论施治，火宜降宜温宜潜，热宜清宜散宜升，升降相因，常须识此，勿令误也。

2. 口疮日久反复发作应考虑化痰剔络方法的运用 "怪病多由痰作祟，顽疾必兼痰和瘀""久病多虚，久病多瘀，久痛入络，久必及肾""上下不一应从下，表里不一当从里"。而须涤痰、化瘀、蠲痹、通络、息风、定惊时，如能在辨治原则下，参用虫类药，多可提高疗效。

【名医经验】

1. 路志正心肝肺同调治口疮 口疮多由饮食不节，劳倦内伤，情志刺激等因素而引起，脾胃位居中焦，为人体气机升降之枢纽，饮食、劳倦、情志诸因素，皆可影响脾胃而发生病变。脾胃与口、经脉相连，功能相属，口疮一症，与脾胃关系最为密切，故治疗口疮以调理脾胃为主，或兼调他脏。调理脾胃本脏，路氏常用健脾化浊祛湿、通腑导滞、清利湿热、温中散寒诸法。由于口舌与心肝肺诸脏、经脉功能相属，故口疮的治疗常心肝肺同调，形成以调理脾胃为中心，相关脏腑相兼而治的特点。

2. 沈英森针对病机三因制宜 由于难治性口疮日久不愈，多为虚实夹杂之证，即胃火过剩，胃阴相对不足。因此，治疗当虚实兼顾，滋阴清热并举。创制了治疗口疮的经验效方——口炎灵（方由生石膏、知母、玄参、生地黄、麦冬、赤芍组成），临床辨证运用，治疗口疮每获佳效。沈氏在针对病机治疗的同时，还非常注重结合岭南的环境、季节特征辨证选药。正如他主编的《岭南中医》中引用《岭南卫生方》之说："岭南既号炎方，而又濒海，地卑而土薄。炎方土薄，故阳焕之气常泄；濒海地卑，故阴湿之气常盛。""阳焕之气常泄"，故易生热伤阴。临床多用滋阴清热之品治之，此点与本病病机不谋而合；"阴湿之气常盛"，则多损伤脾胃，而脾胃又恰是引起口疮的根本之所在，故临床治疗之时多加用健脾益胃之药。

3. 朱良春巧用虫类药治口疮　"怪病多由痰作祟，顽疾必兼痰和瘀""久病多虚，久病多瘀，久痛入络，久必及肾""上下不一应从下，表里不一当从里"。这是朱良春对疑难病在辨治遇到困难时的一种思路和钥匙，经常由此而消除困惑，解决疑问。而须涤痰、化瘀、蠲痹、通络、息风、定惊时，如能在辨治原则下，参用虫类药，多可提高疗效。针对顽固性口疮，虫类药还有收敛生肌的作用，痈疽溃疡，久而不愈，需用收敛生肌之品，如《普济方》治一切诸疮，屡用五倍子等；蜈蚣、全蝎配伍治疗顽固性口疮也可起到祛风破毒之效。

医案分析

郑某，男，47岁，2010年3月23日就诊。病史：自诉口舌生疮疼痛1月余，反复发作。曾用冰硼散、维生素、头孢等治疗，效不佳。症见：口腔、舌头布满白斑微点，疼痛，其疮面周围色淡红，同时牙龈肿痛，口燥咽干，咽红，舌红、苔少，脉细数。

西医诊断：口腔溃疡。中医诊断：口疮，证属胃阴不足，虚火上炎。治以养阴生津、清热祛火兼以利咽。处方：知母、麦冬、玄参、竹叶、浙贝母、黄柏各10g，石膏、北沙参、连翘各15g，桔梗5g，14剂，每天1剂，水煎服。并嘱其禁烟酒、辛辣油腻、熬夜；清淡饮食，多食水果。

复诊：口舌斑点减少，牙龈肿痛减轻，干咳、咽红消失。守上方去桔梗、浙贝母，加山药15g，薏苡仁10g，7剂，如法继服。其后于6月4日因他病前来就诊，告知服7剂。口疮服药毕后无复发。

摘自：《沈英森教授治疗难治性口疮经验简介》，出《新中医》（2011）

按：口腔、舌头布满白斑微点，其疮面周围色淡红，为肾阴亏损，虚火上炎之征；牙龈肿痛、咽红，为虚火熏灼胃络；阴虚生内热，故口燥咽干，舌红、苔少，脉细数。口疮病证多为本虚而标实，本患口腔与舌部牙龈均有累及，当为胃火蕴炽，因此方中除养阴生津之品外，重用清胃降火之品，同时还加用桔梗、浙贝母等化痰消痈以达祛腐生新之功。二诊重健脾化湿生肌，以强根本，也缓和寒凉伤脾之虑。

【古籍选录】

《诸病源候论·口舌疮候》："手少阴，心之经也，心气通于舌；足太阴，脾之经也，脾气通于口。腑脏热盛，热乘心脾，气冲于口与舌，故令口舌生疮也。"

《备急千金要方·口病》："凡患口疮及齿，禁油、面、酒、酱、酸、醋、咸、腻、干枣。瘥后仍慎之，若不久慎，寻手再发，发即难瘥，蔷薇根、角蒿为口疮之神药，人不知之。"治口疮方：蔷薇根皮、黄柏、升麻、生地黄。"

《圣济总录·口齿门》："口舌生疮者，心脾经蕴热所致也。""口疮者，由心脾有热，气冲上焦，熏发口舌，故作疮也。又有胃气弱，谷气少，虚阳上发而为口疮者，不可执一而论，当求其所受之本也。"

《仁斋直指方》："唇舌焦燥，口破生疮，盖心脾受热所致也，水浸黄连重汤顿而饮之；大渴少饮，竹叶石膏汤。"

《景岳全书·口舌》："口疮口苦，凡三焦内热等证，宜甘露饮、徙薪饮主之；火之甚者，宜凉膈散、元参散主之；胃火甚者，宜竹叶石膏汤、三黄丸之类主之；若心火肝火之属，宜泻心汤、龙胆泻肝汤之类主之。"

《外科正宗·大人口破》："口破者，有虚火实火之分，色淡色红之别。虚火者，色淡而白斑细点，甚者陷露龟纹，脉虚不渴；此因思烦太甚，多醒少睡，虚火动而发之……实火者，色红而满口烂斑，甚者腮舌

俱肿，脉实口干，此因膏粱厚味，醇酒炙煿，心火妄动发之。"

《石室秘录·口舌生疮》："口舌生疮……乃心火郁热……用黄连三钱、菖蒲一钱，水煎服，一剂而愈，神方也，此方不奇在黄连，而奇在菖蒲，菖蒲引心经之药。"

《医学传心录·口疮者脾火之游行》："口者，脾之外候也；脾火上行，则口内生疮，泻黄散治之，黄连、干姜为末敷之。有虚火上炎，服凉药不愈者，理中汤从治之……唇燥裂生疮者，脾血不足也，宜归脾汤。"

【文献推介】

1. 陈继农.野蔷薇根治口疮的经验介绍 [J].新医药学杂志，1975（8）：19.

2. 葛茂功，孙升云，张静.沈英森教授治疗难治性口疮经验简介 [J].新中医，2011，43（5）：153-154.

3. 林玮，张文.贝赫切特综合征病因和发病机制 [J].中华临床免疫和变态反应杂志，2015，9（1）：67-72.

【小结】

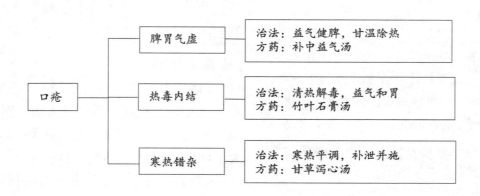

【复习思考题】

1. 如何理解"胃气弱，谷气少，虚阳上发而为口疮"？

2. 如何理解"口疮口苦，凡三焦内热等证"？

（胡鸿毅）

第五章

肝胆系病证

肝胆的生理主要表现为：肝主疏泄，其性刚强，喜条达而恶抑郁，凡精神情志之调节功能，与肝密切相关；肝主藏血，有贮藏和调节血量的作用；肝主筋，司全身筋骨关节之屈伸；肝开窍于目，目受肝血滋养而视明。胆附于肝，与肝互为表里，其内藏"精汁"，主要功能为贮存和排泄胆汁，主决断。

肝胆的病理主要表现为调畅气机、贮藏血液、胆汁疏泄功能的异常。若肝气郁结，气滞血瘀，或血不养肝，常使肝脉阻滞，而导致胸胁苦满、胁痛等；湿邪壅滞，肝胆失泄，胆汁泛溢，则发生黄疸；气血壅结，肝体失和，腹内结块，形成积聚；肝脾肾失调，气血水互结，则酿生臌胀；肝郁气滞，痰瘀互结，颈前喉结两旁结块肿大，发为瘿病；疟邪伏于少阳，出入营卫，邪正相争，发为疟疾。

肝与其他脏腑密切相关。肝气郁结，肝木侮土，可致肝胃不和、肝脾不和；肾藏精，肝藏血，精血互生，若肾精不足，肝失滋养，可致肝肾不足、肝阳上亢；脾生血，心主血，若心脾不足，肝血亦可亏虚，可导致血不养筋、血虚生风。肝胆与气血、经络、情志方面的病证亦多相关。如肝失疏泄，可致郁证、厥证；肝气逆肺可致喘证；肝火内扰可致不寐；肝气郁滞影响三焦水液运行、气化功能失常可致淋证（气淋）、癃闭等病证。

肝胆病证的诊断须四诊合参，充分把握病史、临床症状及相关体征。同时应结合西医学的检查方法，如血液生化、病毒感染指标及影像学检查，从而明确相关疾病的诊断。

肝胆之为病，临证需辨虚实。实证有肝气郁结，肝火上炎，肝风内动，寒滞肝脉；虚证为肝阴不足，肝脉失养。但肝气、肝火、肝阳、肝风每多兼夹或可相互转化；阴血不足，肝失濡润，又可与实证的肝风、肝火并见。临证当灵活运用疏肝、清肝、泻肝、平肝以及养肝、柔肝等法，并注意病证整体相关性及各个脏腑之间的关联，掌握主次，随证施治。胁痛、积聚、臌胀、黄疸诸病证，既可单独出现，也可合并出现，更可互相转变，甚至变生血证、神昏等病证，致使临床诊断与治疗用药十分复杂，必须在综合考量的基础上抓主要矛盾，分清先后、轻重、缓急。

第一节　胁痛

胁痛是指以一侧或两侧胁肋部疼痛为主要表现的病证。胁，指侧胸部，为腋以下至第十二肋骨部的总称。西医学中急、慢性肝炎，急、慢性胆囊炎，胆囊结石，胆道蛔虫病，肋间神经痛等，凡以胁痛为主要表现者，均可参照本节辨证论治。胁痛的历史沿革见表 5-1-1。

表 5-1-1 胁痛的历史沿革

朝代	代表医家	代表著作	主要论述
战国—西汉	—	《黄帝内经》	病名：胁痛 病因病机：肝胆经寒热、恶血
隋	巢元方	《诸病源候论》	病因病机：发病与肾有关
宋	严用和	《济生方》	病因病机：情志不遂
明	张景岳	《景岳全书》	辨证论治：分外感、内伤

【病因病机】

胁痛主要由于情志不遂、饮食不节、跌仆损伤、久病体虚等导致肝气郁结，湿热、瘀血阻滞脉络或肝阴不足，络脉失养。

（一）病因

1. 情志不遂 肝为将军之官，主调畅气机。若因情志所伤，或暴怒伤肝，或抑郁忧思，皆可使肝失条达，疏泄不利，气阻络痹，发为胁痛。正如《金匮翼·胁痛统论》云："肝郁胁痛者，悲哀恼怒，郁伤肝气。"若气郁日久，血行不畅，瘀血渐生，阻于胁络，不通则痛，亦致胁痛，即《临证指南医案·胁痛》所云："久病在络，气血皆窒。"

2. 跌仆损伤 跌仆损伤，或因强力负重，致使胁络受伤，瘀血停留，阻塞胁络，发为胁痛。《金匮翼·胁痛统论》谓："污血胁痛者，凡跌仆损伤，污血必归胁下故也。"

3. 饮食所伤 饮食不节，过食肥甘，损伤脾胃，湿热内生，郁于肝胆，疏泄失司，发为胁痛。如《景岳全书·杂证谟·胁痛》指出："以饮食劳倦而致胁痛者，此脾胃之所传也。"

4. 外感湿热 湿热之邪外袭，郁结少阳，枢机不利，肝胆经气失于疏泄，亦致胁痛。《素问·缪刺论》中言："邪客于足少阳之络，令人胁痛不得息。"

5. 劳欲久病 久病耗伤，劳欲过度，使精血亏虚，肝阴不足，血不养肝，脉络失养，拘急而痛。《景岳全书·杂证谟·胁痛》指出："凡房劳过度，肾虚羸弱之人，多有胸胁间隐隐作痛，此肝肾精虚。"

（二）病机

胁痛的病变脏腑主要在于肝胆，且与脾、胃、肾有关。因肝居胁下，经脉布于两胁，胆附于肝，其脉亦循于胁，故胁痛之病，当主要责之肝胆；脾胃居于中焦，主受纳水谷，运化水湿，若因饮食所伤，脾失健运，湿热内生，郁遏肝胆，疏泄不畅，亦可发为胁痛；肝肾同源，精血互生，若因肝肾阴虚，精亏血少，肝脉失于濡养，则胁肋隐隐作痛。

基本病机为肝络失和，病理变化可归结为"不通则痛"和"不荣则痛"两类。病理性质有虚实之分，因肝郁气滞、瘀血停着、湿热蕴结所致者多属实证，是为"不通则痛"；阴血不足，肝络失养所导致者则为虚证，属"不荣则痛"。一般胁痛以实证为多。病理因素主要有气滞、血瘀、湿热。

胁痛初病在气，由肝郁气滞，气机不畅而致。气为血之帅，气行则血行，故气滞日久，血行不畅，其病理因素由气滞转为血瘀，或气滞血瘀并见。气滞日久，易于化火伤阴；因饮食所伤，肝胆湿热所致者，日久亦可耗伤阴津，导致肝阴耗伤，脉络失养，从而转为虚证或虚实夹杂证。胁痛的病因病机演变见图5-1-1。

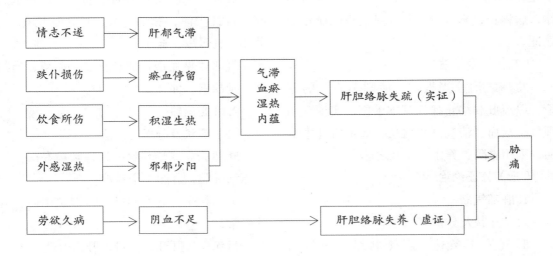

图5-1-1 胁痛病因病机演变示意图

【诊断与鉴别诊断】

（一）诊断

1.以一侧或两侧胁肋疼痛为主要临床表现，疼痛性质可表现为刺痛、胀痛、灼痛、隐痛、闷痛或窜痛等。

2.可伴见胸闷、腹胀、嗳气呃逆、急躁易怒、口苦纳呆、厌食恶心等症。

3.常有饮食不节、情志内伤、感受外湿、跌仆闪挫或劳欲久病等病史。

B超、CT、MRI、肝功能、肝炎病毒指标、血脂、血浆蛋白、甲胎蛋白等检查均有助于本病的诊断。

（二）鉴别诊断

悬饮 两者都可见胁肋部疼痛。悬饮多因素体虚弱，时邪外袭，肺失宣通，饮停胸胁，而致络气不和，表现为饮停胸胁，咳唾引痛，呼吸或转侧加重，患侧肋间饱满，叩诊呈浊音，或兼见发热。胁痛发病与情志不遂、饮食不节、跌仆损伤、久病体虚等有关，其病机为肝络失和，主要表现为一侧或两侧胁肋部疼痛。

【辨证论治】

（一）辨证要点

1.辨在气在血 气滞以胁肋胀痛为主，且游走不定，痛无定处，时轻时重，症状的轻重每与情绪变化有关；血瘀以刺痛为主，痛处固定不移，疼痛持续不已，局部拒按，入夜尤甚。

2. 辨属虚属实 实证之中以气滞、血瘀、湿热为主，多病程短，来势急，症见疼痛较重而拒按，脉实有力；虚证多属阴血不足，脉络失养，症见其痛隐隐，绵绵不休，病程长，来势缓，并伴见全身阴血亏耗之证。

（二）治则治法

胁痛之治疗当根据"通则不痛"的理论，以疏肝和络止痛为基本治则。实证宜用理气、活血、清利湿热之法；虚证宜补中寓通，采用滋阴、养血、柔肝之法。

（三）分证论治

1. 肝郁气滞

（1）症状及分析

肝气失于条达，阻于胁络——胁肋胀痛；

疼痛走窜不定——气属无形，时聚时散，聚散无常；

疼痛随情志变化而有所增减——情志变化与气之郁结关系密切；

胸闷气短——肝经气机不畅；

食少，嗳气，口苦——肝气横逆，易犯脾胃；

舌苔薄白，脉弦——肝郁气滞之象。

（2）治法：疏肝理气。

（3）主方及分析：柴胡疏肝散。

柴胡、枳壳、陈皮、香附——疏肝理气，解郁止痛；

白芍、甘草——养血柔肝，缓急止痛；

川芎——活血行气通络。

（4）加减

胁痛甚，加青皮、延胡索；

气郁化火，胁肋掣痛，口干口苦，烦躁易怒，溲黄便秘，舌红苔黄，去川芎，加栀子、牡丹皮、黄芩、夏枯草；

肝气横逆犯脾，肠鸣，腹泻，腹胀，加茯苓、白术；

肝郁化火阴伤，胁肋隐痛不休，眩晕少寐，舌红少津，脉细，去川芎，加枸杞子、菊花、牡丹皮、栀子；

气滞兼见血瘀，加牡丹皮、赤芍、当归尾、延胡索、郁金。

2. 肝胆湿热

（1）症状及分析

胁肋胀痛或灼热疼痛，口苦口黏——湿热蕴结肝胆，肝胆失于疏泄；

胸闷纳呆，恶心呕吐——湿热中阻，升降失常；

目赤——肝开窍于目，肝火上炎；

目黄、身黄、小便黄赤——湿热交蒸，胆汁不循常道而外溢；

舌红，苔黄腻，脉弦滑数——肝胆湿热之象。

（2）治法：清热利湿。

（3）主方及分析：龙胆泻肝汤。

龙胆、黄芩、栀子、柴胡——清肝泄热；

泽泻、木通、车前子——清利湿热；

当归、生地黄——滋阴养血和营；

甘草——调和诸药。

（4）加减

兼发热，黄疸，加茵陈、黄柏；

肠胃积热，大便不通，腹胀腹满，加大黄、芒硝；

湿热煎熬，结成砂石，阻滞胆道，加金

钱草、海金沙、郁金，或酌配硝石矾石散；

胁肋剧痛，呕吐蛔虫，先以乌梅丸安蛔，再予驱蛔。

3. 瘀血阻络

（1）症状及分析

胁肋刺痛，痛有定处，痛处拒按，入夜痛甚——气滞血瘀，瘀血停着，痹阻胁络；

胁肋下或见有癥块——瘀结停滞，积久不散；

舌质紫暗，脉象沉涩——瘀血内停之征。

（2）治法：祛瘀通络。

（3）主方及分析：血府逐瘀汤。

川芎、桃仁、红花、赤芍——活血化瘀，和营通脉；

柴胡、桔梗、枳壳、川牛膝——畅调气机，行气活血；

当归、生地黄——补养阴血；

甘草——和中。

（4）加减

因跌打损伤而致胁痛，局部积瘀肿痛，加大黄、天花粉；

胁肋下有癥块，而正气未衰，加三棱、莪术、土鳖虫以增加破瘀散结消坚之力，或配合服用鳖甲煎丸。

4. 肝络失养

（1）症状及分析

胁肋隐痛，悠悠不休，遇劳加重——肝阴亏损，不能濡养肝络；

口干咽燥，心中烦热——阴虚内热；

头晕目眩——精血亏虚，不能上荣；

舌红少苔，脉细弦而数——肝肾阴血亏虚之象。

（2）治法：养阴柔肝。

（3）主方及分析：一贯煎。

生地黄、枸杞子、沙参、麦冬——滋补肝肾，养阴柔肝；

当归——滋阴养血，柔肝缓急；

川楝子——疏肝理气止痛。

（4）加减

阴虚甚，舌红而干，加石斛、玄参、天冬；

心神不宁，心烦不寐，加酸枣仁、栀子、合欢皮；

肝肾阴虚，头目失养，头晕目眩，加菊花、女贞子、熟地黄；

阴虚火旺，加黄柏、知母、地骨皮。

（四）其他治疗

中成药　逍遥丸：用于胁痛肝郁气滞证。

云南白药：用于胁痛瘀血阻络证。

六味地黄丸：用于胁痛肝络失养证。

杞菊地黄丸：用于胁痛肝络失养证。

知识拓展

慢性乙型肝炎（chronic hepatitis B，CHB）与中医"胁痛"关系密切

全球现有乙型肝炎病毒（HBV）感染者约2.4亿人，每年有65万患者死于HBV感染相关疾病。CHB随着病情的进展可发生肝硬化和肝癌，严重威胁人类健康。HBV是血源传播性疾病，主要经血液（如不安全注射等）、母婴和性接触传播。接种乙型肝炎疫苗是预防HBV感染的最有效方法。

CHB的常见症状主要为乏力、全身不适、食欲减退、肝区不适或疼痛、腹胀、失眠等，一部分患者可无明显症状，仅在体检时发现肝功能异常。既往有乙型肝炎病史或 HBsAg 阳性超过 6 个月，现 HBsAg 和（或）HBV-DNA 仍阳性者，可诊断为慢性 HBV 感染。根据 HBV 感染者血清学、病毒学、生物化学检查，结合其他临床和辅助检查结果，可将慢性 HBV 感染分为慢性乙型肝炎、乙型肝炎肝硬化、携带者和隐匿性慢性乙型肝炎。

CHB 治疗的总体目标是：最大限度地长期抑制 HBV 复制，减轻肝细胞炎性坏死及肝纤维化，延缓和减少肝功能衰竭、肝硬化失代偿、HCC 及其他并发症的发生，从而改善生活质量和延长生存时间。CHB 治疗方法主要包括抗病毒、免疫调节、抗炎和抗氧化、抗纤维化和对症治疗，其中抗病毒治疗是关键。目前，抗病毒治疗的方法主要有干扰素和核苷类似物、胸腺肽、甘草酸制剂、水飞蓟素制剂、多价不饱和卵磷脂制剂、双环醇及中药制剂等均有不同程度的免疫调节、抗炎、抗氧化、抗纤维化等作用，临床应用可改善肝脏生物化学指标，可作为抗病毒治疗的辅助治疗。

摘自：《慢性乙型肝炎防治指南》（2015 年版）

【预防调护】

胁痛的发生与肝的疏泄功能失常有关，因此，要调摄情志，保持精神愉快，情绪稳定，气机条达。平时应注意休息，劳逸结合，起居有常，多食蔬菜、水果、瘦肉等清淡有营养的食物。忌酒、辛辣肥甘、生冷不洁之品。不宜过量或长期服用香燥理气之品。

患病后应积极治疗，按时服药。还应注意起居有常，防止过劳，忌食肥甘辛辣及嗜酒过度，保持心情舒畅，忌恼怒忧思，饮食宜清淡。

【临证要点】

1. 治疗应刚柔相济，以防辛燥劫阴 胁痛以肝气郁滞，肝失条达为先，故疏肝解郁、理气止痛是治疗胁痛的常用之法。然肝为刚脏，体阴而用阳，治疗之时宜柔肝而不宜伐肝。疏肝理气药大多辛温香燥，若久用或配伍不当，易于耗伤肝阴，甚至助热化火。故临证使用疏肝理气药时，一要尽量选用轻灵平和之品，如香附、紫苏梗、佛手、绿萼梅之类；二要注意配伍柔肝养阴药物，以顾护肝阴，以利肝体，如仲景之四逆散中柴胡与白芍并用，即是疏肝柔肝并用的范例。

2. 结合辨病选方用药 胁痛可见于西医多种肝胆疾病，如属病毒性肝炎，可用疏肝运脾、化湿行瘀、清热解毒等法，选用四逆散、茵陈蒿汤等方；胆道结石多为湿热阻滞，煎熬成石，肝胆气机失于通降，治疗当清利肝胆、通降排石，常用大柴胡汤，通腑泻下常用大黄、芒硝，化石排石可选用鸡内金、海金沙、金钱草、郁金、茵陈、枳壳、莪术等。

【名医经验】

张镜人辨治胁痛经验 张氏根据慢性病毒性肝炎（胁痛）的病机特点，主要分以下六个证型进行论治：①肝气失疏、脾运少健，宜疏肝理气、健脾化湿，用柴胡疏肝散；②湿郁化热、热扰肝经，宜柔肝解郁、清热泄热，用丹栀逍遥散；③肝脾两虚、气血不足，宜益气健脾、养血调肝，用归芍六君煎；④肾阴下耗、水不涵木，宜滋水育阴、泄肝清热，用一贯煎；⑤气滞血瘀、肝脾癥积，宜活血化瘀、软坚消积，用桃红四物汤；⑥脾土衰败、肝肾亏损，宜温运脾阳、补益肝肾，用茵陈附子干姜汤。

【古籍选录】

《素问·刺热》："肝热病者，小便先黄……胁满痛，手足躁，不得安卧。"

《灵枢·五邪》："邪在肝，则两胁中痛……恶血在内。"

《丹溪心法·胁痛》："有气郁而胸胁痛者，看其脉沉涩，当作郁治。痛而不得伸舒者蜜丸，龙荟快。胁下有食积一条扛起，用吴茱萸、炒黄连、控涎丹。一身气痛及胁痛，痰夹死血，桃仁泥，丸服。"

【文献推介】

1. 徐超，杜鹃.肝气郁滞型胁部疼痛中医辨证论治临床疗效观察 [J].辽宁中医药大学学报，2013，15（6）：178-179.

2. 高月求，王灵台.慢性乙型肝炎中医诊疗专家共识（2012版）[J].临床肝胆病杂志，2012，28（3）：164-168.

3. 王凤云，唐旭东，刘燕玲，等.慢性乙型肝炎患者中医证型特点及分布差异 [J].世界华人消化杂志，2008，16（7）：716-720.

4. 赵艳青，滕晶.基于中医传承辅助平台的胁痛治疗方剂组方用药规律分析 [J].中国中药杂志，2015，40（6）：1203-1206.

【小结】

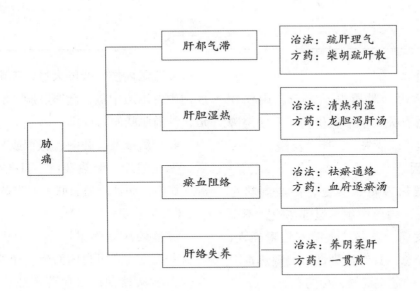

【复习思考题】

1. 如何鉴别胁痛的"气郁""湿热""血瘀""肝络失养"等证？并分述其治法方药？

2. 如何正确应用理气药物治疗胁痛？

（薛博瑜）

第二节 黄疸

黄疸是以目黄、身黄、小便黄为主症的一种病证，其中目睛黄染尤为本病重要特征。本病证可涉及西医学中肝细胞性黄疸、梗阻性黄疸和溶血性黄疸，以肝细胞性黄疸为主。临床常见的急慢性肝炎、肝硬化、胆囊炎、胆囊结石、钩端螺旋体病及某些消化系统肿瘤等，凡出现黄疸者，均可参照本节辨证施治。黄疸的历史沿革见表5-2-1。

表 5-2-1　黄疸的历史沿革

朝代	代表医家	代表著作	主要论述
东汉	张仲景	《金匮要略》	病名：黄疸、谷疸、酒疸、女劳疸、黑疸 病因病机：黄家所得，从湿得之 治疗：茵陈蒿汤等专方
隋	巢元方	《诸病源候论》	分类：分为二十八候 证候：急黄、阴黄
元	罗天益	《卫生宝鉴》	辨证：辨阳黄与阴黄
明	程钟龄	《医学心悟》	治疗：茵陈术附汤治疗阴黄
	张景岳	《景岳全书》	病名：胆黄 病机：胆伤则胆气败，而胆液泄
清	沈金鳌	《沈氏尊生书》	病名：瘟黄 病因：天行疫疠

【病因病机】

黄疸的病因与外感湿热疫毒、内伤饮食劳倦及病后有关。基本病机为湿邪困遏脾胃，壅塞肝胆，疏泄失常，胆汁泛溢。

（一）病因

1. 外感湿热疫毒　感受暑湿或湿热之邪，由表入里，内蕴中焦，湿郁热蒸，不得泄越，而致发病。若湿热夹时邪疫毒伤人，则病势尤为暴急，具有传染性，表现热毒炽盛，内及营血的危重证候，称为急黄。

2. 饮食不节　嗜酒无度，或过食肥甘厚腻，或饮食污染不洁，脾胃损伤，运化失职，湿浊内生，郁而化热，湿热熏蒸，胆汁泛溢而发为黄疸。长期饥饱失常，或恣食生冷，脾虚寒湿内阻，亦可发为黄疸。

3. 劳倦内伤　劳倦太过，脾阳受损，寒湿内生，困遏中焦，壅塞肝胆，胆液不循常道，外溢肌肤而为黄疸。

4. 病后续发　胁痛、癥积或其他疾病之后，瘀血阻滞，湿热残留，日久损肝伤脾，湿遏瘀阻，胆汁泛溢肌肤，发生黄疸。

（二）病机

黄疸的病理因素以湿邪为主。湿邪既可从外感受，亦可自内而生。如外感湿热疫毒，为湿从外受；饮食劳倦或病后瘀阻湿滞，属湿自内生。病位主要在脾胃肝胆，基本病机为湿邪困遏，脾胃运化失健，肝胆疏泄失常，胆汁泛溢肌肤。

病理性质有阴阳之分。因于湿热所伤或过食甘肥酒热，或素体胃热偏盛，则湿从热化，湿热交蒸，发为阳黄。若湿热蕴积化毒，疫毒炽盛，充斥三焦，深入营血，内陷心肝，可见猝然发黄、神昏谵妄、痉厥出血等危重症，称为急黄，属阳黄之重症。如因寒湿伤人，或素体脾胃虚寒，或久病脾阳受伤，则湿从寒化。寒湿瘀滞，中阳不振，脾虚失运，胆液为湿邪所阻，表现为阴黄证。

其病理演变，如阳黄治疗不当，病情急剧加重，湿热毒邪侵犯营血，内蒙心窍，引动肝风，则发为急黄。如阳黄误治失治，迁延日久，脾阳损伤，湿从寒化，则可转为阴黄。如阴黄复感外邪，湿郁化热，又可呈阳黄表现，病情较为复杂。黄疸的病因病机演变见图5-2-1。

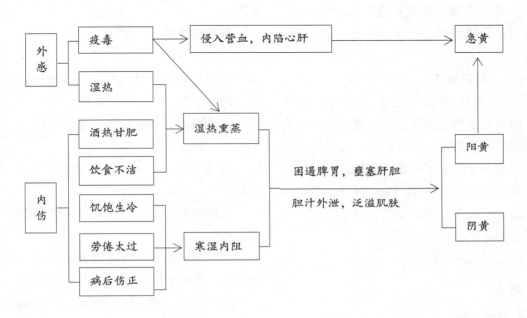

图 5-2-1　黄疸病因病机演变示意图

【诊断与鉴别诊断】

（一）诊断

1. 临床表现为目黄、肤黄、小便黄，其中目睛黄染为本病的重要特征。

2. 常伴食欲减退、恶心呕吐、胁痛腹胀等症状。

3. 常有外感湿热疫毒，内伤酒食不节，或有胁痛、癥积等病史。

肝功能、肝炎病毒指标、B超、CT、胃肠钡餐检查、消化道纤维内镜、逆行胰胆管造影、肝穿刺活检均有助于本病的诊断。

（二）鉴别诊断

萎黄 两者都可以有皮肤发黄。黄疸发病与感受外邪、饮食劳倦，或病后有关，病机为湿滞脾胃，肝胆失疏，胆汁外溢；主症为身黄、目黄、小便黄。萎黄之病因与饥饱劳倦、食滞虫积或病后失血有关，病机为脾胃虚弱，气血不足，肌肤失养；主症为肌肤萎黄不泽，目睛及小便不黄，常伴头昏倦怠、心悸少寐、纳少便溏等症状。

【辨证论治】

（一）辨证要点

黄疸的辨证，应以阴阳为纲。阳黄以湿热疫毒为主，阴黄以脾虚、寒湿为主。阳黄黄色鲜明，发病急，病程短，常伴身热、口干苦、舌苔黄腻、脉象弦数。急黄为阳黄之重症，病情急剧，疸色如金，兼见神昏、发斑、出血等危象。阴黄黄色晦暗，病程长、病势缓，常伴纳少、乏力、舌淡、脉沉迟或细缓。

（二）治则治法

黄疸的治疗大法，主要为化湿邪、利小便。阳黄当清热化湿利湿，必要时还应配合通利腑气；阴黄应予健脾温化，配合淡渗利湿。正如《金匮要略·黄疸病脉证并治》所说："诸病黄家，但利其小便。"至于急黄热毒炽盛，邪入心营者，又当以清热解毒、凉营开窍为主。

（三）分证论治

阳黄

1. 热重于湿

（1）症状及分析

身目黄色鲜明，身热口渴心烦——湿热熏蒸，困遏脾胃，壅滞肝胆；

纳差，恶心，脘胀胁痛——湿热蕴结，脾胃运化失健，气机阻滞；

小便短赤，大便秘结——湿热下注，腑气不通；

舌苔黄腻，脉象弦数——湿热壅盛之象。

（2）治法：清热通腑，利湿退黄。

（3）主方及分析：茵陈蒿汤。

茵陈——清热利湿退黄；

栀子——清热利湿；

大黄——清热泄下。

（4）加减

胁痛较甚，加柴胡、郁金、川楝子、延胡索疏肝理气止痛；

热毒内盛，身热心烦，加黄连、龙胆；

恶心呕吐，加陈皮、竹茹、半夏和胃止呕。

2. 湿重于热

（1）症状及分析

身目色黄而不鲜，身热不扬——湿遏热伏，困遏中焦，胆汁不循常道；

食欲减退，胸脘痞满，恶心呕吐——湿困中焦，脾胃运化失常；

头重身困——湿邪内阻，清阳不得发越；

大便溏垢，小便短黄——湿热夹滞，阻于大小肠；

舌苔厚腻微黄，脉象濡数或濡缓——湿遏热伏，湿重于热。

（2）治法：利湿化浊运脾，佐以清热。

（3）主方及分析：茵陈五苓散合甘露消毒丹。

茵陈——清热利湿退黄；

泽泻、茯苓、猪苓——渗湿利水；

白术——健脾化湿；

桂枝——温阳化水；

滑石、茵陈、木通——清热利湿；

黄芩、连翘——清热解毒；

浙贝母、射干——清热散结；

石菖蒲、白蔻仁、广藿香、薄荷——芳香化浊，行气悦脾。

（4）加减

湿阻气机，胸腹痞胀，呕恶纳差较著，

加苍术、厚朴、半夏；

邪郁肌表，寒热头痛，宜先用麻黄连翘赤小豆汤。

3. 胆腑郁热

（1）症状及分析

身发黄疸而胁痛——湿热或砂石阻滞，肝胆失疏，通降失司，胆汁不循常道；

身热，口干，口苦，咽干，或见寒热往来——胆经热炽；

恶心呕吐，纳呆——胆胃不和；

腹胀，便秘，尿赤——腑气不通，膀胱不利；

苔黄舌红，脉弦滑数——肝胆湿热征象。

（2）治法：疏肝泄热，利胆退黄。

（3）主方及分析：大柴胡汤。

柴胡、黄芩、半夏——和解少阳，和胃降逆；

大黄、枳实——通腑泄热；

白芍——缓急止痛；

生姜、大枣——调和营卫。

（4）加减

砂石阻滞，加金钱草、海金沙、玄明粉；

恶心、呕逆明显，加厚朴、竹茹、陈皮。

4. 疫毒炽盛（急黄）

（1）症状及分析

黄疸迅速加深，身黄如金——湿热疫毒深入营血，内陷心肝；

高热烦渴，尿闭——热盛灼津；

吐、衄、便血，或见皮下斑疹——邪陷营血，迫血妄行；

肢体躁动，甚则抽搐——热毒引动肝风；

神昏谵语——热毒内陷心包；

舌质红绛，苔黄而燥，脉弦滑或数——热毒深入营血。

（2）治法：清热解毒，凉血开窍。

（3）主方及分析：犀角散。

犀角（水牛角代）、黄连、栀子——清热凉血解毒；

茵陈——利湿清热退黄；

升麻——疏风清热。

（4）加减

神昏谵语，加服安宫牛黄丸；

动风抽搐，加钩藤、石决明，另服羚羊角粉或紫雪丹；

衄血、便血、肌肤瘀斑重者，加地榆、侧柏叶、紫草、茜草炭；

腹大有水，小便短少不利，加马鞭草、白茅根、车前草，并另吞琥珀粉、沉香粉。

阴黄

5. 寒湿阻遏

（1）症状及分析

身目发黄而晦暗——中阳不振，寒湿滞留，肝胆失于疏泄，影响胆汁排泄；

纳减，脘闷腹胀，便溏——寒湿困中，运化失健；

神疲乏力、畏寒——寒湿损伤中阳，气血不足；

舌淡，苔腻，脉濡缓或沉迟——气血不足之象。

（2）治法：温中化湿，健脾和胃。

（3）主方及分析：茵陈术附汤。

茵陈——利湿清热退黄；

附子、白术、干姜、甘草——温中健脾

化湿；

肉桂——温阳化气行水。

（4）加减

脘腹胀满，胸闷呕恶显著，加苍术、厚朴、半夏、陈皮；

胁腹疼痛作胀，加柴胡、香附；

湿浊不清，气滞血结，胁下癥结疼痛，腹部胀满，肤色苍黄或黧黑，加服硝石矾石散。

6. 脾虚血亏

（1）症状及分析

面目及肌肤淡黄，晦暗不泽，大便溏薄——黄疸日久，脾失健运，气血亏虚，湿滞残留；

心悸气短——气血亏虚，肢软乏力；

舌质淡，苔薄，脉濡细——气血两虚。

（2）治法：健脾温中，补养气血。

（3）主方及分析：黄芪建中汤。

黄芪——健脾益气；

桂枝、生姜——益气温中；

白芍、甘草、大枣、饴糖——补养气血。

（4）加减

气虚乏力明显，应重用黄芪，并加党参；

畏寒，肢冷，舌淡，加附子；

心悸不宁，脉细弱，加熟地黄、制何首乌、酸枣仁。

黄疸消退，有时并不代表病已痊愈。如湿邪不清，肝脾气血未复，可导致病情迁延不愈，或黄疸反复发生，甚至转成"癥积""臌胀"。因此，黄疸消退后，仍须根据病情继续调治。

湿热留恋，余邪未清：脘痞腹胀，胁肋隐痛，饮食减少，口中干苦，小便黄赤，苔腻，脉濡数。当清利湿热，方用茵陈四苓散。药用茵陈清热化湿，白术、猪苓、茯苓、泽泻健脾淡渗分利。可再加黄芩、黄柏、车前草清利湿热，紫苏梗、陈皮化湿行气宽中。

肝脾不调，疏运失职：脘腹痞闷，肢倦乏力，胁肋隐痛不适，饮食欠香，大便不调，舌苔薄白，脉来细弦。治当调和肝脾、理气助运。方用柴胡疏肝饮或归芍六君子汤。药用当归、白芍、柴胡、枳壳、香附、川芎养血疏肝；党参、白术、茯苓、炙甘草益气健脾；法半夏、陈皮理气助运。

气滞血瘀，积块留着：胁下结块隐痛、刺痛不适，胸胁胀闷，面颈部见有赤丝红纹，舌有紫斑或紫点，脉涩。治当疏肝理气、活血化瘀。方用逍遥散合鳖甲煎丸。药用柴胡、枳壳、白术、茯苓、炙甘草疏肝健脾理气，当归、赤芍活血化瘀。可再加丹参、桃仁、莪术行气活血，或加服鳖甲煎丸以软坚消积。

（四）其他治疗

1. 单方验方 茵陈柴苓汤：柴胡、黄芩、半夏、茵陈、甘草、猪苓、泽泻、赤茯苓、麦冬、赤芍。治疗黄疸热多湿少者。

茵陈分湿汤：白术、茵陈、肉桂、猪苓、半夏。治疗黄疸寒湿困脾者。

瘴疸丸：茵陈、栀子、大黄、芒硝、杏仁、常山、鳖甲、巴豆，为末，蒸饼为丸梧子大，每服三丸，米饮下，吐利为效，治疗急黄。

2. 外治法 急黄尿闭腹胀治疗，选用麝香 1g，田螺、葱适量，捣烂外敷神阙穴，或用食盐 1kg，炒热外敷腹部。

知识拓展

原发性胆汁性肝硬化（PBC）与中医"胁痛""黄疸""癥积"关系密切。

有报告，PBC是以肝内小胆管进行性、非化脓性炎症为特征的慢性胆汁淤积性疾病，可发展至肝纤维化及肝硬化。早期应用熊去氧胆酸（UDCA）治疗可以延缓疾病的进展，对UDCA生化应答欠佳的患者生存率较低。肝移植是治疗终末期PBC患者唯一有效的方法。

UDCA是目前唯一被美国FDA批准用于治疗PBC的药物。以每天13～15mg/kg的剂量长期应用可改善患者的ALP、GGT、胆红素等生化指标，并可延缓早期患者的组织学进展，预防食管－胃底静脉曲张的发生。

对UDCA应答欠佳患者的治疗，可用：①免疫抑制剂如甲氨蝶呤、布地奈德、吗替麦考酚酯；②贝特类药物如非诺贝特、苯扎贝特；③他汀类药物；④水飞蓟素。但其疗效均尚未经大样本随机对照临床研究证实。目前仍需对免疫抑制剂联合UDCA治疗方案及其他治疗方案进一步进行设计合理的临床研究，以积累更多的循证医学依据。

摘自：《原发性胆汁性肝硬化的治疗进展》，出《临床肝胆病杂志》（2011）

【预防调护】

黄疸与多种疾病有关，本病的预防要针对不同病因，讲究饮食卫生，避免传染，注意起居有节，增强抗病能力。在饮食方面要避免不洁食物，注意饮食节制，勿过嗜辛热甘肥食物，应戒酒类饮料。对有肠道传染性的病人，从发病之日起至少隔离30～45天，并注意餐具消毒，防止传染他人。注射用具及手术器械宜严格消毒，避免血制品的污染，防止血液途径传染。注意起居有常，不妄作劳，顺应四时变化，以免正气损伤，体质虚弱，邪气乘袭。

本病在发病初期，应卧床休息，急黄患者须绝对卧床，恢复期和转为慢性久病患者，可适当参加体育活动。保持心情愉快舒畅，进食富于营养而易消化的饮食，禁食辛热、油腻、酒辣之品。密切观察脉证变化，若出现黄疸加深，或斑疹吐衄，神昏痉厥，应考虑热毒耗阴动血，邪犯心肝，属病情恶化之兆；如出现脉象微弱欲绝，或散乱无根，神志恍惚，烦躁不安，为正气欲脱之征象，均须及时救治。

【临证要点】

1. 应进行相关理化检查　黄疸可出现于多种疾病之中，临证时，除根据黄疸的色泽、病史、症状，辨别其属阴属阳外，尚应进行有关理化检查，区分肝细胞性、阻塞性或溶血性黄疸等不同性质，明确病毒性肝炎、胆囊炎、胆囊结石、消化道肿瘤等疾病诊断，以便采取相应的治疗措施。

2. 关于大黄的应用　治疗阳黄证或急黄证时，常选用茵陈蒿汤、栀子大黄汤及大黄硝石汤等方剂，此类方中均有大黄，吴又可谓"退黄以大黄为专功"。实践证明，茵陈与大黄协同使用，退黄效果更好。如大便干结者，加玄明粉、枳实；若大便溏，可用制大黄，一般连续服用后，大便非但不稀，反而会正常。根据临床体会，大黄除有清热解毒、通下退黄作用外，且有止血、消瘀化癥之功，不仅在急性黄疸型肝炎时可用大黄，即使慢性肝炎或肝硬化出现黄疸，亦可配伍使用大黄。

3. 关于淤胆型肝炎的诊治 淤胆型肝炎主要是以肝内胆汁瘀积为特征的肝脏疾患，共同特征为黄疸持续时间较长，常有皮肤瘙痒、大便色白，血清胆红素明显升高，以直接胆红素为主，碱性磷酸酶、γ－谷酰胺转肽酶、胆固醇明显增高。其病机特点为痰湿瘀结，肝胆络脉阻滞。治疗在参照黄疸辨证施治的基础上，常加入活血行瘀、化痰散结、利胆通络之品：活血行瘀药物如赤芍、桃仁、莪术、丹参、虎杖、当归等；化痰散结药物如法半夏、橘红、莱菔子、胆南星、硝石矾石散、苍术等；利胆通络药物如郁金、路路通、鸡内金、芒硝、山楂等。此外，黄疸日久不退，只要热象不显著，即可酌加桂枝（或肉桂）、干姜、附子等温通之品，有助于化痰湿、通胆络、退黄疸。

【名医经验】

关幼波治疗黄疸的经验

1. 治黄必治血，血行黄易却 有凉血活血法，如生地黄、牡丹皮、赤芍、白茅根、小蓟、藕节等；养血活血法，如丹参、白芍、当归、益母草、泽兰、红花、郁金、香附等；温通血脉法，如附子、桂枝。

2. 治黄需解毒，毒解黄易除 有化湿解毒法，如薄荷、野菊花、广藿香、佩兰、黄芩、黄连等；凉血解毒法，如金银花、蒲公英、板蓝根、土茯苓、白茅根、青黛、紫草、石见穿等；通下解毒法，如大黄、黄柏、败酱草、白头翁、秦皮等；利湿解毒法，如金钱草、车前草、萹蓄、瞿麦、六一散、广藿香、苦杏仁、橘红等；酸敛解毒法，如五倍子、乌梅、五味子等。

3. 治黄要治痰，痰化黄易散 痰阻血络，湿热瘀阻，则黄疸顽固难化，不易消退。所谓治痰，也就是化痰散结、祛除胶结凝滞的湿热。痰滞得通则瘀热易清，黄疸必然易于退散。化痰法多与行气、活血、化瘀诸法配合使用。常用的药物有苦杏仁、橘红、莱菔子、瓜蒌、栀子、决明子、半夏、焦白术、川贝母、海浮石、郁金等。

医案分析

柏某，女，30 岁。初诊（1998 年 11 月 20 日）：患者黄疸持续月余，面黄、目黄，尿黄，皮肤瘙痒，胁脊不痛，无恶心呕吐，口稍苦，大便正常。苔黄腻，质暗紫，口唇紫，脉细滑数。10 月 16 日江苏省人民医院 B 超显示：慢性胆囊炎，多发性胆结石，肝、胰未见异常。总胆红素 70μmol/L，直接胆红素 54μmol/L。肝功能基本正常。拟从肝胆湿热郁滞，疏泄失司治疗。处方：茵陈 12g，熟大黄 4g，金钱草 25g，海金沙（包煎）15g，郁金 10g，炙鸡内金 10g，青皮 10g，炒枳实 10g，虎杖 15g，田基黄 20g，鸡骨草 20g，败酱草 15g，陈胆星 6g，山楂 12g，莪术 10g，14 剂。

二诊：经治疗黄疸指数下降，皮肤瘙痒减轻，尿黄转淡，大便日行，食纳知味，无胁肋疼痛。苔淡黄腻，质紫，脉细。仍当疏利肝胆、清化湿热、化瘀通络。上方加虎杖 15g，车前草 12g，14 剂。

三诊：黄疸基本消退，大便正常，尿色偏黄，肌肤瘙痒已止，苔黄腻，边尖偏红，脉小弦滑。上方继进，巩固疗效。

摘自：《跟周仲瑛抄方》)

按：本例病人，黄疸与胆囊炎、胆结石并存，处方选用清利肝胆湿热以排石，如茵陈、大黄、海金沙、金钱草、田基黄等；兼顾化瘀通络，如赤芍、桃仁、莪术等。根据患者症状体征，方药中加入燥湿止痒之品，服药月余，竟获佳效。

【古籍选录】

《伤寒论·辨阳明病脉证并治》："阳明病，发热汗出者，此为热越，不能发黄也。但头汗出，身无汗，剂颈而还，小便不利，渴引水浆者，此为瘀热在里，身必发黄，茵陈蒿汤主之。"

《金匮要略·黄疸病脉证并治》："黄家所得，从湿得之。一身尽发热而黄，肚热，热在里，当下之。"

《卫生宝鉴·发黄》："身热不大便，而发黄者，用仲景茵陈蒿汤。""皮肤凉又发热，欲卧水中，喘呕脉沉细迟无力而发黄者，治用茵陈四逆汤。"

《临证指南医案·疸》："阳黄之作，湿从火化，瘀热在里，胆热液泄，与胃之浊气共并，上不得越，下不得泄，熏蒸遏郁，侵于肺则身目俱黄，热流膀胱，溺色为之变赤，黄如橘子色，阳主明，治在胃。阴黄之作，湿从寒化。脾阳不能化热，胆液为湿所阻，渍于脾，浸淫肌肉，溢于皮肤，色如熏黄，阴主晦，治在脾。"

【文献推介】

1. 中华医学会传染病与寄生虫病学分会，肝病学分会.病毒性肝炎防治方案 [J].中华肝脏病杂志，2000（6）：324-329.

2. 陈书建.急性重症肝炎中医药辨治体会 [J].中医杂志，2002（3）：177-178.

3. 张琴，刘平.肝硬化黄疸中医证型研究 [J].中西医结合肝病杂志，2001（3）：139-141.

【小结】

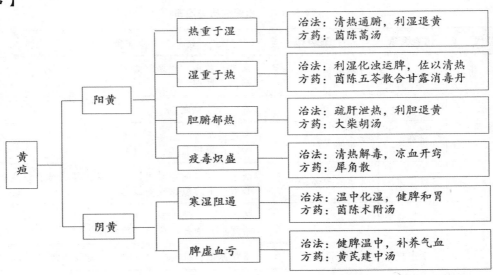

【复习思考题】

1. 胁痛与黄疸、积聚等病证有何关系？

2. 如何理解湿邪在黄疸发病过程中的意义？

3. 黄疸的辨证原则和治疗大法是什么？

（薛博瑜）

第三节 积聚

积聚是指正气亏虚，脏腑失和，气滞血瘀，出现以腹内结块，或痛或胀为主要表现的病证。分别言之，积属有形，固定不移，痛有定处，病属血分，乃为脏病；聚属无形，包块聚散无常，痛无定处，病属气分，乃为腑病。因积与聚关系密切，故两者往往一并论述。西医学中，凡多种原因引起的肝脾肿大、增生型肠结核、腹腔肿瘤等，多属"积"之范畴；胃肠功能紊乱、不完全性肠梗阻等原因所致的包块，则与"聚"关系密切。积聚的历史沿革见表 5-3-1。

【病因病机】

积聚的发生，多因情志失调，饮食所伤，寒邪内犯及他病之后，肝脾受损，脏腑失和，气机阻滞，瘀血内结而成。

（一）病因

1. 情志所伤 情志抑郁，肝气不舒，脏腑失和，脉络受阻，血行不畅，气滞血瘀，日积月累，可形成积聚。如《金匮翼·积聚统论》曰："凡忧思郁怒，久不能解者，多成此疾。"

2. 饮食不节 酒食不节，饥饱失宜，或恣食肥厚生冷，脾胃受损，运化失健，水谷精微不布，食滞湿浊凝聚成痰，或食滞、虫积与痰气交阻，气机壅结，则成聚证。如痰浊气血搏结，气滞血阻，脉络瘀塞，日久则可形成积证。《景岳全书·痢疾》云："饮食之滞，留蓄于中，或结聚成块，或胀满硬痛，不化不行，有所阻隔者，乃为之积。"

3. 感受寒邪 寒邪侵袭，脾阳不运，湿痰内聚，阻滞气机，气血瘀滞，积聚乃成。如《灵枢·百病始生》曰："积之始生，得寒

表 5-3-1 积聚的历史沿革

朝代	代表医家	代表著作	主要论述
战国—西汉	—	《黄帝内经》	病名：首提"积聚"病名 病因：寒邪
东汉	—	《难经》	病名：五脏之积
	张仲景	《金匮要略》	病证：疟母、虚劳干血痨 治疗：鳖甲煎丸、大黄䗪虫丸
隋	巢元方	《诸病源候论》	病名："其病不动者，名为癥；若病虽有结瘕而可推移者，名为瘕，瘕者假也。"
明	张景岳	《景岳全书》	治法：攻、消、散、补四法 治疗：化铁丹、理阴煎等新方
	李中梓	《医宗必读》	治疗原则：分初、中、末三个阶段治疗

乃生。"亦有外感寒邪，复因情志内伤，气因寒遏，脉络不畅，阴血凝聚而成积。如《灵枢·百病始生》云："卒然外中于寒，若内伤于忧怒，则气上逆，气上逆则六俞不通，温气不行，凝血蕴裹而不散，津液涩渗，著而不去，而积皆成矣。"

4. 病后所致 黄疸病后，湿浊留恋，气血蕴结；或久疟不愈，湿痰凝滞，脉络痹阻；或感染虫毒（血吸虫等），肝脾不和，气血凝滞；或久泻、久痢之后，脾气虚弱，营血运行涩滞，均可导致积聚的形成。

（二）病机

本病的病变部位主要在于肝、脾、胃肠。肝主疏泄，司藏血；脾主运化，司统血。如肝气不畅，脾运失职，肝脾不调，胃肠失和，气血涩滞，壅塞不通，形成腹内结块，导致积聚。基本病机是气机阻滞，瘀血内结。比较而言，聚证以气滞为主，积证以血瘀为主。

本病初起，气滞血瘀，邪气壅实，正气未虚，病机性质多属实；积聚日久，病势较深，正气耗伤，可转为虚实夹杂之证。病至后期，气血衰少，体质羸弱，则转成正虚为主。以上所谓虚实，仅是相对而言，积聚的形成，总与正气不足有关。

一部分聚证日久不愈，可以由气入血，转化为积证。癥积日久，瘀阻气滞，脾失健运，生化乏源，可导致气虚、血虚，或气阴两虚。积久肝脾两伤，藏血与统血失职，或瘀热灼伤脉络，可致出血；湿热瘀结，胆汁外溢，发为黄疸；气血瘀滞，水湿泛溢，还可出现臌胀、水肿等病。积聚的病因病机演变见图5-3-1。

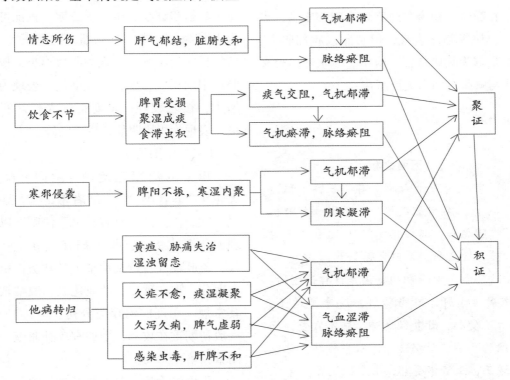

图 5-3-1 积聚病因病机演变示意图

【诊断与鉴别诊断】

（一）诊断

1.腹腔内有可扪及的结块。如结块聚散无常，痛无定处者为聚证；结块固定不移，痛有定处者为积证。

2.常有腹部胀闷或疼痛不适等症状。

3.常有情志失调、饮食不节、感受寒邪或黄疸、虫毒、久疟、久泻、久痢等病史。

腹部 X 片、B 超、CT、MRI、病理组织活检及有关血液检查有助于明确相关疾病的诊断。

（二）鉴别诊断

1.痞满　积聚与痞满均可出现胀满之症。但痞满以自觉脘腹部痞塞胀满，而外无形症可见，更无包块可及，其病变部位主要在胃；而积聚除胀满外，腹内有结块，其病变部位主要在肝脾。

2.臌胀　积聚与臌胀均有腹部胀满、疼痛、包块等临床表现，但臌胀以腹部胀大、脉络暴露为临床特征，腹中有无水液停聚是积聚与臌胀鉴别之关键所在。

知识拓展

五脏之积

《难经·五十六难》有"五脏之积"："肝之积，名曰肥气""心之积，名曰伏梁""脾之积，名曰痞气""肺之积，名曰息贲""肾之积，名曰奔豚"。

《难经》对五积的病因是这样论述的："肺病传于肝，肝当传脾，脾季夏适王，王者不受邪，肝复欲还肺，肺不肯受，故留结为积。""肾病传心，心当传肺，肺以秋适王，王者不受邪，心复欲还肾，肾不肯受，故留结为积。""肝病传脾，脾当传肾，肾以冬适王，王者不受邪，脾复欲还肝，肝不肯受，故留结为积。""心病传肺，肺当传肝，肝以春适王，王者不受邪，肺复欲还心，心不肯受，故留结为积。"

摘自:《〈难经〉五积病机浅探》，出《黑龙江中医药》（1984）

【辨证论治】

（一）辨证要点

1.明辨积聚之异　积聚虽然合称，然病机、主症皆有不同。聚证病在气分，多属于腑，病机以气机逆乱为主，腹中结块，聚散无常，痛无定处；积证则病在血分，多属于脏，病机以瘀血内结为主，结块固定不移，痛有定处。

2.辨积证初、中、末三期　积证可于临床上分为初、中、末三期，初期正气尚盛，邪气虽实而不甚，表现为积块形小，按之不坚；中期正气已虚，邪气渐甚，表现为积块增大，按之较硬；末期正气大伤，邪盛已极，表现为积块明显，按之坚硬。

（二）治则治法

积聚的治疗应遵循《素问·至真要大论》"坚者削之""结者散之""留者攻之""逸者行之""衰者补之"法则，以调气理血为基本大法。聚证病在气分，重在调气，疏肝理气、行气消聚为其常法；积证病在血分，重在理血，活血化瘀、散结软坚乃其常规。积证的治疗应分初、中、末三期，一般初期重在攻邪，中期宜攻补兼施，末期则重在培补元气。

积聚的治疗，要处理好攻补的关系，对

攻伐伤正类药物的应用尤宜权衡，如《素问·六元正纪大论》曰："大积大聚，其可犯者，衰其大半而止。"因攻伐之药，每易伤及气血，制方遣药时谨记治实当顾其虚，补虚勿忘其实。

（三）分证论治

聚证

1. 肝气郁结

（1）症状及分析

腹中气结成块，结块柔软——肝失疏泄；

窜痛胀闷不适，嗳气、矢气频作——气滞于中，时聚时散；

苔薄白，脉弦——肝气郁结之象。

（2）治法：疏肝解郁，行气消聚。

（3）主方及分析：木香顺气散。

木香、青皮、枳壳、厚朴、乌药、香附——行气散结；

陈皮、苍术、砂仁、肉桂——化湿温中；

川芎——活血祛瘀；

甘草——调和诸药。

（4）加减

气郁化热，口干苔黄，去肉桂、砂仁、苍术，加黄连、栀子；

腹部胀痛明显，加川楝子、延胡索。

2. 食滞痰阻

（1）症状及分析

腹胀或痛——饮食不节，饥饱失宜，或甘肥油腻，或粗硬生冷，或污秽不洁，脾胃受损，运化失健，虫积、食滞、痰浊交阻；

腹中结块，时有条索物聚起——气聚不散；

便秘——腑气不畅；

纳呆——运化失司；

舌苔浊腻，脉象弦滑——积滞痰浊之象。

（2）治法：理气化痰，导滞散结。

（3）主方及分析：六磨汤。

大黄、槟榔、枳实——导滞通便；

沉香、木香、乌药——行气化痰，使痰食滞结下行，气机畅通，则瘕聚自消。

（4）加减

因蛔虫结聚，阻于肠道所致，加入鹤虱、雷丸、使君子等驱蛔药物；

痰湿较重，兼有食滞，腑气虽通，苔腻不化，可用平胃散加山楂、神曲。

积证

3. 气滞血阻

（1）症状及分析

腹部积块质软不坚，胀痛不适——气机阻滞而血结不甚；

脘胁闷胀——气血不畅，肝胃失和；

舌苔薄白或黄，脉弦——气滞血阻，郁而化热。

（2）治法：理气活血，通络消积。

（3）主方及分析：金铃子散合失笑散。

川楝子——行气舒肝；

延胡索——行气活血；

五灵脂——通利血脉；

蒲黄——活血祛瘀。

（4）加减

口苦，加柴胡、黄芩；

脘痞，加木香、枳实；

偏于气滞，加青皮、槟榔；

瘀血偏重，加三棱、莪术；

亦可酌加茯苓、白术，以防脾胃之伤。

4. 瘀血内结

（1）症状及分析

腹部积块明显，质地较硬，固定不移，隐痛或刺痛——癥积日久不消，瘀结日盛；

形体消瘦，纳谷减少——病久伤正；

面色晦暗黧黑，血痣赤缕——瘀阻脉络；

女子月事不下——瘀阻血涩，冲任失调；

舌质紫或有瘀斑瘀点，脉细涩——瘀结正虚之象。

（2）治法：祛瘀软坚。

（3）主方及分析：膈下逐瘀汤。

五灵脂、赤芍、桃仁、红花、牡丹皮——活血化瘀；

川芎、乌药、延胡索、香附、枳壳——行气活血；

甘草——调和诸药。

（4）加减

痰瘀互结，舌苔白腻，加白芥子、南星、苍术；

食纳不振，加山楂、神曲、鸡内金；

积块肿大坚硬而正气受损者，可并服鳖甲煎丸。

5. 正虚瘀结

（1）症状及分析

积块坚硬，隐痛或剧痛——癥积日久，瘀结不消；

饮食大减，肌肉瘦削，神倦乏力——病久伤正，气血衰少；

面色萎黄——气血衰少不荣；

面色黧黑——瘀阻血滞；

肢体浮肿，舌淡紫或光剥——气血大

亏，水湿不化；

脉细数或细弱无力——气血虚少，阴伤血涩。

（2）治法：补益气血，活血化瘀。

（3）主方及分析：八珍汤合化积丸。

人参、白术、茯苓、甘草——补气；

当归、白芍、熟地黄、川芎——益血；

三棱、莪术、阿魏、海浮石、瓦楞子、五灵脂——活血化瘀消癥；

香附、苏木、槟榔——行气以活血；

雄黄——解毒杀虫，但雄黄有毒，临床可去之。

（4）加减

阴伤较甚，头晕目眩，舌光无苔，脉象细数，加生地黄、北沙参、枸杞子、石斛；

牙龈出血、鼻衄，加栀子、牡丹皮、白茅根、茜草、三七；

畏寒肢肿，舌淡白，脉沉细者，加黄芪、附子、肉桂、泽泻。

（四）其他治疗

1. 中成药 四磨汤口服液：用于聚证之食滞痰阻证。

逍遥丸、西黄胶囊：用于积证之气滞血阻证。

复方斑蝥胶囊、西黄胶囊：用于积证之瘀血内结证。

生脉饮口服液、大黄䗪虫丸：用于积证之正虚瘀结证。

2. 单方验方 阿魏丸：连翘、山楂、黄连、阿魏。适用于肉积。

小三棱煎：三棱、莪术、芫花。适用于食癥、酒癖、血瘕气块。

【预防调护】

饮食有节，起居有常，注意冷暖，调

畅情志，保持正气充沛，气血流畅，是预防积聚的重要措施。在血吸虫流行的区域，要杀灭钉螺，整治疫水，做好防护工作，避免感受虫毒。黄疸、疟疾、久泻、久痢等患者病情缓解后，要继续清理湿热余邪，舒肝运脾，防止邪气残留，气血郁结成积。

患者应安心静养，解除顾虑，以助正气胜邪。注意保暖，防止正虚邪侵，引起高热，而发生他变。积聚兼有阴伤出血者，忌辛辣油腻酒食，防止进一步伤阴动血，宜进食营养丰富、易于消化的食物，以补养气血，易于康复。

【临证要点】

1. 详察积块部位　积聚除按气血虚实辨证外，尚须根据结块部位、脏腑所属综合考虑。结合西医学检查手段明确积聚的性质，对治疗和估计预后有重要意义。如癥积系病毒性肝炎所致肝脾肿大者，在辨证论治的基础上可选加具有抗病毒、护肝降酶、调节免疫、抗纤维化等作用的药物；如为恶性肿瘤，宜加入扶正固本、调节免疫功能以及实验筛选和临床证实有一定抗肿瘤作用的药物。

2. 扶正为主，攻补兼施　积聚治疗上始终要注意顾护正气，攻伐药物不可过用。聚证以实证居多，但如反复发作，脾气易损，可用香砂六君子汤以培脾运中。积证系日积月累而成，其消亦缓，切不可急功近利。如过用、久用攻伐之品，易于损正伤胃；过用破血、逐瘀之品，易于损络出血；过用香燥理气之品，则易耗气伤阴积热，加重病情。《医宗必读·积聚》提出的"屡攻屡补，以平为期"的原则深受医家重视。

【名医经验】

何任　何氏提出了"不断扶正，适时祛邪，随证治之"的癌症治疗学术观点。不断扶正包括益气健脾、养阴生津、温阳补肾等治法。"脾为后天之本"，何氏认为，益气健脾乃是首要之法。适时祛邪，即在"不断扶正"的基础上，根据疾病的进展、邪正的相争情况及病机的转归，适时地使用祛邪药物，从而达到邪去正安，阴阳自和的目的。祛邪之法包括清热解毒、活血化瘀、理气解郁、化痰散结等方法。由于证候表现千差万别，何氏认为应根据病人所出现的各种证候表现及检查指标，针对性地辨证用药。

医案分析

患者某，男，69岁。2005年11月7日初诊。患者2002年11月体检发现血液生化指标异常（CEA56.6μg/L），同年12月ECT示肝脏恶性病灶，临床诊断为肝转移癌，随即住院治疗。一直间断进行多次介入化疗、诺力刀治疗、口服化疗药及其他相应对症治疗。上个月ECT检查示肝、肺多处恶性病灶，血生化检查示肝功能异常，肿瘤标志物异常（AFP 23.42μg/L，CEA 791.88μg/L，CA199 220.30U/mL）。病人自我感觉一直没有明显不适，来诊时察其精神萎靡、面色灰暗、语声低微、形体瘦削，舌裂苔薄，脉濡。

西医诊断：肝转移癌，肺恶性肿瘤。中医诊断：癥积（正虚邪实证）。治宜益气扶正祛邪。证属热毒深蕴、气阴两伤。自拟参芪苓蛇汤加味治疗并以薏苡仁单独煎煮当早饭空腹服用。处方：人参6g，黄芪30g，女贞子15g，猪苓30g，茯苓30g，枸杞子20g，猫人参30g，白花蛇舌草30g，干蟾皮10g，焦三仙各10g，薏苡仁（另包）60g，绞股蓝20g。7剂，煎服，每日1剂。

复诊：服药7剂后，精神、舌裂较前好转，苔薄脉濡。效不更方，原方略行加减。其后一直不间断服药至今，病情稳定。

摘自：《何任教授治疗原发性肝癌学术思想探究》，出《中华中医药杂志》（2008）

按：患者虽无明显自觉症状，但经介入、诺力刀、口服化疗药治疗后元气大伤，损伤脾胃之气，灼伤阴津，导致精神萎靡、面色灰暗、语声低微、形体瘦削、舌裂苔薄，脉濡。治疗当用益气养阴、解毒消癥。参芪苓蛇汤为何任教授治疗癥积的经验方，临床行之有效。

【古籍选录】

《素问·举痛论》："寒气客于小肠膜原之间，络血之中，血泣不得注于大经，血气稽留不得行，故宿昔而成积矣。"

《张氏医通·积聚》："盖积之为义，日积月累，匪朝伊夕，所以去之亦当有渐，太急则伤正气，正伤则不能运化，而邪反固矣。余尝用阴阳攻积丸通治阴阳二积，药品虽峻，用之有度，补中数日，然后攻伐，不问其积去多少，又与补中；待其神壮而复攻之，屡攻屡补，以平为期。经曰：大积大聚，其可犯也，衰其大半而止，过则死。故去积及半，纯与甘温调养，使脾土健运，则破残之余积，不攻自走……若遽以磨坚消积之药治之，疾似去而人已衰，药过则依然，气愈消，痞愈大，竟何益哉。善治者，当先补虚，使血气壮，积自消也。不问何脏，先调其中，使能饮食，是其本也。虽然，此为轻浅者言耳，若夫大积大聚，不搜而逐之，日进补养，无益也，审知何经受病，何物成积，见之既确，发直入之兵以讨之，何患其不愈。"

【文献推介】

1.曹海明，武哲丽，叶小卫，等.基于生物信息学方法分析不同证型组肝癌组织中差异表达MicroRNA[J].时珍国医国药，2015，10：2549-2552.

2.叶艳，秦丽萍，岳小强，等.103例原发性肝癌患者围手术期舌象变化规律[J].中医杂志，2014，01：48-52.

3.杨小兵，龙顺钦，吴万垠，等.健脾理气法治疗原发性肝癌预后的单因素及多因素分析[J].中国中西医结合杂志，2014，02：162-166.

4.彭海燕，张静，尤夏，等.原发性肝癌治法探讨[J].南京中医药大学学报，2014，03：203-206.

【小结】

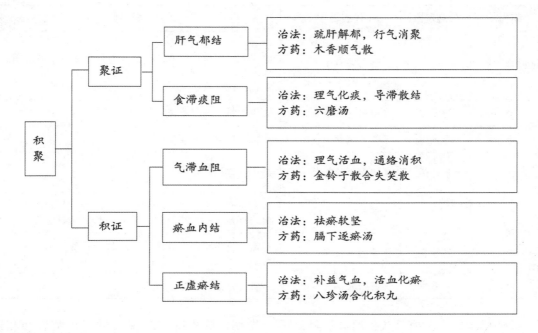

【复习思考题】

1. 如何理解"因虚致积"与"因病致积"？

2. 如何理解"屡攻屡补，以平为期"？

（荣震）

第四节　臌胀

臌胀是以腹部胀大如鼓、皮色苍黄、腹壁脉络暴露为特征的病证。本病反复迁延，久治难愈，晚期可并发吐血、便血、昏迷、悬饮等症。西医学的肝硬化腹水，包括病毒性肝炎、血吸虫病、酒精等原因导致的肝硬化腹水，可参照本节进行辨证论治。其他疾病，如结核性腹膜炎、腹腔恶性肿瘤、丝虫病乳糜腹水，出现类似臌胀的证候时，可参考本节进行辨证论治。臌胀的历史沿革见表5-4-1。

【病因病机】

臌胀多因酒食不节、情志失调、虫毒感染，病后续发等，导致肝脾肾受损，气滞血结，水停腹中。

（一）病因

1. 情志不遂　忧思恼怒，肝失条达，气机不利，则血脉瘀阻或津液停聚成痰。肝气犯脾，脾失健运，湿浊内生，日久及于肾，气、血、水互结而成臌胀。

2. 酒食不节　饮酒太过，或嗜食肥甘厚味，脾胃受损，运化失职，湿浊内生，湿邪阻滞中焦，土壅木郁，影响肝胆疏泄，病由脾及肝，日久及于肾，气、血、水互结而成臌胀。

3. 虫毒感染　多为血吸虫感染，失治误治，虫阻络道，内伤肝脾，气血失和，脉络瘀阻，痰浊水湿胶结不化，停于腹中，发为臌胀。

表 5-4-1 臌胀的历史沿革

朝代	代表医家	代表著作	主要论述
战国—西汉	—	《黄帝内经》	病名：首提"臌胀"病名 临床表现：腹胀，身皆大，大与肤胀等也。色苍黄，腹筋起，此其候也 病机：浊气在上
隋	巢元方	《诸病源候论》	病因病机：与"水毒"有关
金	李东垣	《兰室秘藏》	病机：脾胃虚弱生寒
元	朱丹溪	《格致余论》	病机：湿热相生
明	李梴	《医学入门》	病机转变：凡胀初起是气，久则成水 治法：治胀必补中行湿，兼以消积，更断盐酱
	张景岳	《景岳全书》	病因：情志抑郁、饮食不节或饮酒过度 病名：单腹胀
清	喻嘉言	《医门法律》	病机：水裹、气结、血凝

4. 病后续发 黄疸日久，湿邪蕴阻，肝脾受损，气滞血瘀；或癥积不愈，气滞血结，脉络壅塞，正气耗伤，痰瘀留着，水湿不化；或久泻久痢，气阴耗伤，肝脾受损，生化乏源，气血滞涩，水湿停留等，均可发为臌胀。

（二）病机

臌胀的基本病理变化总属肝脾肾受损，气滞、血瘀、水停腹中。病位在肝、脾，久则及肾。因肝主疏泄，司藏血，肝病则疏泄不行，气滞血瘀，进而横逆乘脾；脾主运化，脾病则运化失健，水湿内聚，进而土壅木郁，以致肝脾俱病。病延日久，累及于肾，肾关开合不利，水湿不化，则胀满愈甚。病理因素不外乎气滞、血瘀、水湿。喻嘉言曾概括为："胀病亦不外水裹、气结、血瘀。"气、血、水三者既各有侧重，又常相互为因，错杂同病。

病理性质总属本虚标实。初起，肝脾先伤，肝失疏泄，脾失健运，两者互相影响，乃至气滞湿阻，清浊相混，此时以实为主；进而湿浊内蕴中焦，阻滞气机，既可郁而化热，而致水热蕴结，亦可因湿从寒化，出现水湿困脾；久则气血凝滞，隧道壅塞，瘀结水留更甚。肝脾日虚，病延及肾，肾火虚衰，不但无力温助脾阳，蒸化水湿，且开合失司，气化不利，而致阳虚水盛；若阳伤及阴，或湿热耗伤阴津，则见肝肾阴虚，阳无以化，水津失布，故后期以虚为主。至此因肝、脾、肾三脏俱虚，运化水湿的功能减弱，气滞、水停、血瘀三者错杂为患，壅结更甚，其胀日重，由于邪愈盛而正愈虚，故本虚标实，更为错综复杂，病势日益深重。

臌胀因气血水互结，邪盛而正衰，病情易于反复，治疗较为棘手。早期正虚不著，经适当调治，腹水可以消失，病情趋于缓解。如延至晚期，邪实正虚，腹水反复发生，病情不易稳定，则预后较差。若饮食不节，或服药不当，或劳倦过度，或正虚感邪，病情可致恶化。如阴虚血热，络脉瘀损，可致鼻衄、齿衄，甚或大量呕血、便血；或肝肾阴虚，邪从热化，蒸液生痰，内蒙心窍，引动肝风，则见神昏谵语、痉厥等

严重征象；如脾肾阳虚，湿浊内蒙，蒙蔽心窍，亦可导致神糊昏厥之变。终至邪陷正虚，气阴耗竭，由闭转脱，病情极为险恶。臌胀的病因病机演变见图5-4-1。

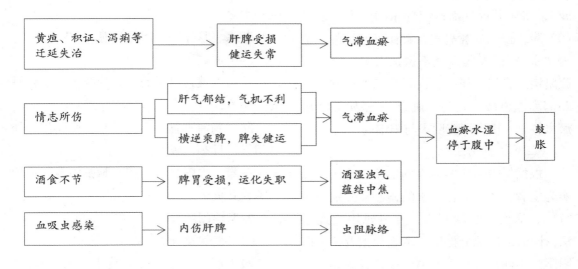

图5-4-1　臌胀病因病机演变示意图

【诊断与鉴别诊断】

（一）诊断

1. 初则脘腹作胀，食后尤甚，继则腹部渐大，可见面色萎黄、乏力、纳呆等症，日久则腹部胀满，重者腹壁青筋暴露，脐心突出，四肢消瘦，或伴下肢浮肿。常有小便不利、牙龈出血、皮肤紫癜等表现。

2. 胁下或腹部积块，腹部有振水音，黄疸，手掌赤痕，面、颈、胸、臂可见蛛纹丝缕。

3. 多有黄疸、胁痛、积聚病史。常与酒食不节、情志内伤、血吸虫感染有关。

腹腔穿刺液检查、血清病毒学相关指标检查、肝功能、B超、CT、核磁共振、腹腔镜、肝脏穿刺等检查有助于相关疾病的诊断。

（二）鉴别诊断

水肿　臌胀主要为肝、脾、肾受损，气、血、水互结于腹中。以腹部胀大为主，四肢肿不甚明显。晚期方伴肢体浮肿，每兼见面色青晦，面颈部有血痣赤缕，胁下癥积坚硬，腹皮青筋显露等。水肿主要为肺、脾、肾功能失调，水湿泛溢肌肤。其浮肿多从眼睑开始，继则延及头面及肢体。或下肢先肿，后及全身，每见面色㿠白、腰酸倦怠等，水肿较甚者亦可伴见腹水。

【辨证论治】

（一）辨证要点

本病多属本虚标实之证。临床首先应辨其虚实标本的主次。标实者当辨气滞、血瘀、水湿的偏盛。腹部膨隆，嗳气或矢气则舒，腹部按之空空然，叩之如鼓，是为"气鼓"，多属肝郁气滞；腹部胀满膨大，或状如蛙腹，按之如囊裹水，常伴下肢浮肿，是为"水鼓"，多属阳气不振，水湿内停；脘腹坚满，青筋显露，腹内积块痛如针刺，面颈部赤丝血缕，是为"血鼓"，多属肝脾血瘀水停。本虚者当辨阴虚与阳虚的不同。

（二）治则治法

根据标本虚实的主次确定相应治法。标实为主者，按气、血、水的偏盛，分别采用行气、活血、祛湿利水，并可暂用攻逐之法，同时配以疏肝健脾；本虚为主者，根据阴阳的不同，分别采取温补脾肾或滋养肝肾法，同时配合行气活血利水。由于本病总属本虚标实错杂，故治当攻补兼施，补虚不忘实，泻实不忘虚。

（三）分证论治

1. 气滞湿阻

（1）症状及分析

腹大胀满，按之不坚——肝气郁滞，脾运不健，气滞不畅，血脉瘀阻，湿浊停留而壅塞于腹中；

胁下胀或疼痛——肝失条达，经气痹阻；

纳呆，食后脘腹胀满益甚，以嗳气或矢气为快——脾胃不健，纳运失司；

舌苔白腻，脉弦——气血瘀滞，湿浊蕴积之证。

（2）治法：疏肝理气，运脾利湿。

（3）主方及分析：柴胡疏肝散合胃苓汤。

柴胡、枳壳、芍药、川芎、陈皮、香附——疏肝解郁；

白术、茯苓、猪苓、泽泻——健脾利湿；

桂枝——辛温通阳，助膀胱之气化而增强利水之力；

苍术、厚朴——行湿散满。

（4）加减

苔腻微黄，口干而苦，脉弦数，加牡丹皮、栀子；

胁下刺痛不移，面青舌紫，脉弦涩，加延胡索、丹参、莪术；

头晕、失眠、舌质红、脉弦细数，加枸杞子、女贞子。

2. 寒湿困脾

（1）症状及分析

腹大胀满，按之如囊裹水，胸腹胀满，得热稍舒——水湿停蓄腹中；

周身困重，怯寒肢肿，小便短少，大便溏薄——水湿不化，水精不布，气壅湿阻，水道不利；

舌苔白腻，脉缓——寒湿困脾之证。

（2）治法：温阳散寒，化湿醒脾。

（3）主方及分析：实脾饮。

附子、干姜、白术——振奋脾阳；

木瓜、槟榔、茯苓、大腹皮——行气利水；

厚朴、木香、草果——理气健脾燥湿；

甘草——调和胃气。

（4）加减

水肿重，加肉桂、猪苓、泽泻；

脘胁胀痛，加青皮、香附、延胡索；

脘腹胀闷，加郁金、枳壳、砂仁；

气虚少气，加黄芪、党参。

3. 湿热蕴结

（1）症状及分析

腹大坚满，脘腹绷急，外坚内胀，拒按——湿热互结，浊水停聚；

烦热口苦，渴不欲饮，小便赤涩，大便秘结或溏垢，或有面目肌肤发黄——湿热阻于中焦、下焦；

舌尖边红，苔黄腻或兼灰黑，脉弦数——湿热偏盛之象。

（2）治法：清热利湿，攻下逐水。

（3）主方及分析：中满分消丸合茵陈蒿汤、舟车丸。

①中满分消丸

厚朴、枳实、姜黄——苦温开泄，行气平胃；

黄芩、黄连、干姜、半夏——取泻心之意，辛开苦降，分理湿热；

知母——治阳明独胜之火，润胃滋阴；

泽泻、猪苓、茯苓——利水渗湿；

陈皮、砂仁——醒脾燥湿；

人参、白术、甘草——扶正，寓补脾胃之法于分消解散之中。

②茵陈蒿汤

茵陈——清热利湿；

栀子——清利三焦湿热；

大黄——泄降肠中瘀热。

③舟车丸

甘遂、大戟、芫花——攻逐脘腹之水；

大黄、牵牛子——荡涤泻下，使水从二便分消；

青皮、陈皮、槟榔、木香——理气利湿；

轻粉——走而不守，逐水通便。

舟车丸每服 3～6g，应视病情与服药反

应掌握服用剂量。

（4）加减

面目肌肤黄疸明显，去人参、干姜，加龙胆、栀子；

腹胀甚重、大便秘结，加商陆、大黄。

知识拓展

假若腹水严重，常法治疗不效时，也可以选用攻逐利水的方法。使用这一治法，应该掌握如下原则：腹水严重，腹胀撑急难忍；患者当能承受攻逐之力，脾肾未败；中病即止，或腹水退其七八即止；攻逐之后，调理脾胃收功，以巩固疗效。常用方剂以舟车丸、十枣汤化裁为用。

4. 肝脾血瘀

（1）症状及分析

腹大坚满而硬，青筋怒张，胁腹刺痛拒按——气、血、水蓄积腹中日趋严重，肝脾不和，中焦气血壅滞；

面色晦暗，头颈胸臂等处可见红点赤缕，唇色紫褐，大便色黑，肌肤甲错，口干饮水不欲下咽——血脉瘀阻；

舌质紫暗或边有瘀斑，脉细涩——气血瘀滞之象。

（2）治法：活血化瘀，行气利水。

（3）主方及分析：调营饮。

川芎、赤芍、大黄、当归、丹参——活血化瘀；

莪术、延胡索、槟榔、瞿麦——行气利水；

葶苈子、桑白皮——泻肺利水。

（4）加减

大便色黑，加三七、侧柏叶；

瘀块甚者，加䗪虫、水蛭；

瘀痰互结，加白芥子、半夏。

5. 脾肾阳虚

（1）症状及分析

腹大胀满，形如蛙腹，撑胀不甚，朝宽暮急——气、血、水停留日久，脾肾败伤，无以化气，加重了水湿的蓄积；

面色苍黄，胸闷纳呆，便溏，畏寒肢冷，浮肿，小便不利——脾肾阳虚，阳衰阴盛；

舌质色淡，舌体胖，边有齿痕，苔厚腻水滑，脉沉细无力——脾肾阳虚，湿浊内生，正气败伤之象。

（2）治法：温补脾肾，行气利水。

（3）主方及分析：附子理中丸合五苓散、济生肾气丸。

①附子理中丸

附子、炮姜——温运中焦，祛散寒邪；

人参、白术、甘草——补气健脾，祛除湿邪。

②五苓散

猪苓、茯苓、泽泻——淡渗利湿；

白术——苦温健脾燥湿；

桂枝——辛温通阳。

③济生肾气丸

附子、桂枝——温补肾阳；

熟地黄、山茱萸、山药、牡丹皮——滋肾填精；

茯苓、泽泻、川牛膝、车前子——利水退肿。

（4）加减

纳呆腹满，食后尤甚——加黄芪、山药、薏苡仁、白扁豆；

畏寒神疲，面色青灰，脉弱无力——加

淫羊藿、巴戟天、仙茅；

腹筋暴露——加桃仁、赤芍、三棱、莪术。

6. 肝肾阴虚

（1）症状及分析

腹大坚满，甚则腹部青筋暴露，形体反见消瘦——肝肾阴亏，阴虚火旺；

面色晦滞，小便短少，口燥咽干，心烦少寐，齿鼻时或衄血——病邪久羁，肝肾阴血败伤，热迫血络；

舌红绛少津，苔少或光剥，脉弦细数——气血耗伤之象。

（2）治法：滋养肝肾，凉血化瘀。

（3）主方及分析：六味地黄丸或一贯煎合膈下逐瘀汤。

①六味地黄丸

熟地黄、山茱萸、山药——滋养肝肾；

茯苓、泽泻、牡丹皮——淡渗利湿。

②一贯煎

生地黄、沙参、麦冬、枸杞子——滋养肝肾；

当归、川楝子——和血疏肝。

③膈下逐瘀汤

五灵脂、赤芍、桃仁、红花、牡丹皮——活血化瘀；

川芎、乌药、延胡索、香附、枳壳——行气活血；

甘草——调和诸药。

（4）加减

津伤口干，加石斛、天花粉、芦根、知母；

午后有热，加银柴胡、鳖甲、地骨皮、白薇、青蒿；

鼻齿出血，加栀子、芦根、藕节炭；

肌肤发黄，加茵陈、黄柏；

见面赤颧红，加龟甲、鳖甲、牡蛎。

变证

1. 臌胀出血

（1）症状及分析

腹大胀满伴出血——肝脾不和，中焦气机壅滞，蕴久化热；

口干而苦，胃脘灼热，肠鸣腹胀，轻者大便色黑，如柏油样；重者呕吐物中夹有鲜血或血块——热迫血络；

心悸气短，汗出肢冷或吐血盈碗盈盆，大便暗红而溏薄——气随血耗，气血不足；

舌质红，苔黄，弦滑而数——热盛于中之象；

舌质淡，脉沉细而数——气血耗伤之象。

（2）治法：泄热宁络，凉血止血；气血耗伤者予益气固脱为法。

（3）主方及分析：泻心汤。

大黄、黄芩、黄连——清胃泻火，凉血止血。

（4）加减

吐血、便血来势猛烈，可先吞服大黄、白及、三七粉，再用三腔管止血；

气血耗损，汗出肢冷，可煎服独参汤，或生脉注射液或参附注射液静脉滴注以益气固脱。

知识拓展

肝硬化常出现食管胃底静脉曲张破裂出血，临床常采用食管静脉曲张套扎治疗。

适应证：①急性食管静脉曲张破裂出血；②既往有食管静脉曲张破裂出血史；③外科手术后食管静脉曲张再发者；④不适合手术治疗者。

禁忌证：①食管静脉曲张伴明显胃静脉曲张；②伴有严重的肝肾功能障碍，大量腹水、黄疸以及最近多次硬化治疗后或曲张静脉细小者。

并发症：①术后1周左右因局部溃疡造成大出血；②术中出血，皮圈脱落，曲张静脉套勒割裂出血。

摘自：《食管胃静脉曲张内镜下诊断和治疗规范试行方案（2003年）》

2. 臌胀神昏

（1）症状及分析

腹大胀满伴神昏——痰热内扰，蒙蔽心窍；

先烦躁不宁，逐渐嗜睡，终至昏迷——阴虚血热，复感邪气易从热化，蒸液成痰，引动肝风，内蒙心窍；

或先见语无伦次，逐渐嗜睡，终至昏迷——脾肾阳虚，湿浊内生，蒙蔽心窍；

脘闷纳呆，恶心呕吐，大便不通——中焦气机不利，胃失和降；

舌质红，苔黄腻，脉弦滑数——痰热之象；

舌质淡红，苔白腻，脉弦滑——痰浊之象。

（2）治法：醒神开窍。

（3）主方及分析：至宝丹、苏合香丸、菖蒲郁金汤。

痰热蒙闭心窍者，用至宝丹，清热凉开透窍；

痰湿蒙闭心窍者，用苏合香丸，芳香温

开透窍；或用菖蒲郁金汤芳香豁痰开窍。

①至宝丹

麝香、冰片——芳香开窍醒神；

牛黄、雄黄——豁痰开窍；

犀角（以水牛角代）——清心凉血解毒；

安息香——辟秽化浊，芳香开窍；

玳瑁——清热解毒，镇惊安神；

朱砂、金银箔——镇心安神；

琥珀——通络散瘀而通心窍之瘀阻。

②苏合香丸

苏合香、麝香、冰片、安息香——芳香开窍，辟秽化浊；

木香、香附、丁香、沉香、檀香——行气解郁，散寒止痛，理气活血；

荜茇——温中散寒，驱寒止痛，开郁；

犀角（以水牛角代）——清心解毒；

朱砂——重镇安神；

白术——益气健脾，燥湿化浊；

诃子——收涩敛气。

③菖蒲郁金汤

石菖蒲——温通芳香走窜，化湿豁痰，宁心安神开窍；

郁金——行气解郁，凉血清心；

竹沥、紫金片——豁痰润燥，定惊；

牡丹皮——清血中之伏火；

栀子——清肝热，导热下行；

连翘、竹叶——清宣透热；

木通、灯心草——导热下行。

（4）加减

热甚，加黄芩、黄连、龙胆、栀子；

动风抽搐，加石决明、钩藤；

腑实便闭，加大黄、芒硝；

津伤，舌质干红，加麦冬、石斛、生地黄；

病情继续恶化，昏迷加深，汗出肤冷，气促，撮空，两手抖动，脉细微弱者，急予生脉散、参附龙牡汤。

（四）其他治疗

1. 中成药 逍遥丸：用于臌胀气滞湿阻证。

香砂六君丸：用于臌胀气虚血瘀证。

附子理中丸：用于臌胀脾肾阳虚证。

云南白药：用于臌胀晚期之臌胀出血证。

2. 单方验方 逐秽消胀汤：白术、雷丸、白薇、甘草、人参、大黄、当归、牡丹皮、萝卜子、红花。适用于感染虫毒所致的臌胀。

大半夏汤：半夏、桂心、附子、人参、甘草、厚朴、当归、茯苓、枳实、花椒、生姜、大枣。适用于中虚胃冷胀满。

【预防调护】

臌胀应避免强烈的精神刺激。饮食勿饥饱失度，勿嗜酒或饮食肥甘。东南方水田工作应采取防护措施。患黄疸、积聚等病，必须及早加以治疗，防止病情延迁转化。

饮食宜以低盐低脂、清淡、富含营养及易消化的食物为主，禁烟酒。生冷辛辣及油腻易损伤脾胃，蕴生湿热；粗梗食物易伤络动血，故禁止食用。腹胀显著，小便量少，则忌盐。同时怡性适怀，避免过劳，保持情绪舒畅，加强护理，注意冷暖，防止正虚邪袭，如感受外邪，应及时治疗。

【临证要点】

1. 辨虚实 臌胀其为本虚标实之证，标实有气滞、血瘀、水停的偏重。本虚有阴虚与阳虚的不同。分证论治中可见气滞湿阻、寒湿困脾、湿热蕴结、肝脾血瘀、脾肾阳虚、肝肾阴虚。在临证中，应按照气滞、血瘀、水停、正虚的不同侧重，在理气消胀、活血化瘀、利尿逐水、扶正培本诸法中化裁。

2. 标本兼顾　若臌胀水湿之邪未除，气阴已伤者，提示患者预后不良，利水易伤阴，益阴易碍水，此时应标本兼顾，从健脾利水、滋阴养液入手进行治疗。临证可选用甘寒淡渗之品，如沙参、麦冬、生地黄、芦根、茅根、猪苓、茯苓、泽泻、车前草等，以达到滋阴生津而不黏腻助湿的效果。此外，在滋阴药中少佐温化之品，如小量桂枝或附子，既有助于通阳化气，又可防止滋腻太过。

【名医经验】

何任辨治臌胀经验　何氏对肝癌腹水的治疗，在清理中焦湿热、疏解郁（瘀）毒积聚和调理肝脾、三焦的基础上，急则治其标、缓则治其本，常常着眼于脾肾，辅以除湿利水。同时还视肝癌病情的轻重、分期和腹水量的多少而针对用药。何氏对治疗肝癌腹水颇有体会，总结其使用频率最高的药物如下：①理脾常用药物：白术、山药、党参、太子参、人参、陈皮、焦三仙、白扁豆衣；②补肾常用药物：附子、桂枝、山药、补骨脂、女贞子；③除湿常用药物：茯苓、薏苡仁、玉米须；④利水常用药物：黄芪、楮实子、白芍、车前、猪苓、茯苓皮、生姜皮、冬瓜皮；⑤理气常用药物：大腹皮、佛手、八月札、厚朴。

医案分析

患者某，68 岁。2006 年 5 月 4 日在浙江中医药大学附属第二医院肿瘤科明确诊断为原发性肝癌。CT 诊断：肝癌，右叶占位直径为 9cm，左肝占位直径为 5cm，AFP1200ng/mL。介入化疗栓塞右肝后第 8 天，病人自述自前日晚饭后，觉腹部胀满不适，遂经检查：T37.6 ℃，P89 次/分，R23 次/分，BP130/88mmHg。卡氏评分 60 分。一般情况可，神志清，精神不振，端坐位。头发花白，面色晦滞不华，巩膜略见黄染，其他五官可，皮肤黄染不明显，表浅淋巴结无明显肿大。甲状腺无肿大，胸廓对称，乳房无异常，呼吸急促，两肺可闻及少量啰音。心率 89 次/分，律尚齐，未闻及病理性杂音，腹大膨隆，张力略大，紧张，有液波震颤，移动性浊音阳性，肝肋下 5cm，剑下 6cm。脾触诊不清，无明显压痛反跳痛。下肢活动自如，踝以下有凹陷性水肿。初诊 2006 年 5 月 18 日：肝癌（右肝 9cm，左肝 5cm）做介入治疗后，脘腹胀滞，便烂多次，为片状，气促急，肢浮肿，溲不多，苔白厚，腹水明显，脉细沉迟。

该病人诊断为臌胀，脾肾阳虚、水气内停，治宜调理脾肾为先。处方：淡附片 10g，白术 15g，白芍 15g，太子参 30g，厚朴 10g，茯苓皮 30g，生姜皮 10g，焦三仙各 10g，黄芪 20g，楮实子 30g，大腹皮 10g，冬瓜皮 30g，白扁豆衣 30g，补骨脂 10g。5 剂，水煎服，每日 1 剂。

二诊 2006 年 5 月 22 日：肝癌做介入治疗后，脘腹胀滞，为片状烂便，气促急好转，药后腹水渐消，肢肿已退，苔白，脉沉迟，续原旨进。处方：人参6g，黄芪30g，女贞子15g，淡附片10g，白术15g，茯苓皮30g，生姜片3片，焦三仙各10g，楮实子20g，大腹皮10g，冬瓜皮30g，白扁豆衣30g，补骨脂15g，大枣30g。7剂，水煎服，每日1剂。以运化中焦之气，益气利水为主。

三诊2006年5月29日：肝癌介入治疗后，药后腹水已消，肢肿已退，身热37.5～38℃之间。苔白略腻，脉虚而弦，原旨加减为续。处方：太子参20g，黄芪30g，女贞子15g，连翘15g，金银花15g，杭白菊10g，焦栀子10g，黄芩10g，地骨皮10g，煅龙骨（先煎）、牡蛎（先煎）各15g，霍山石斛（另煎）12g，薏苡仁（另包）60g，鲜芦根30g。7剂，水煎服，每日1剂。以益气扶正、清虚热，达标本兼治之功。

摘自：《何任教授治疗肝癌腹水方药初探》，出《中华中医药杂志》（2010）

按：因患者接受介入化疗栓塞治疗，大伤元气，久之则气、血、阴、阳失调，肺失肃降，脾失健运，肾不制水，阴水日聚，耗气伤阳。治当温补脾肾、化气行水。用附子理中汤加减。二诊时气虚明显，故用人参易太子参增加补气之力。三诊时腹水、肢体浮肿已见消退，而出现阴虚内热之象，故以益气养阴清热为治。

【古籍选录】

《素问·腹中论》："黄帝问曰：有病心腹满，且食则不能暮食，此为何病？岐伯对曰：名为臌胀……治之以鸡矢醴，一剂知，二剂已。帝曰：其时有复发者，何也？岐伯曰：此饮食不节，故时有病也。虽然其病且已，时故当病，气聚于腹也。"

《医门法律·胀病论》："凡有癥瘕、积块、痞块，即是胀病之根，日积月累，腹大如箕，腹大如瓮，是名单腹胀。"

《丹溪心法·臌胀》："医又不察虚实，急于作效，病者苦于胀急，喜行利药，以求通快。不知觉得一日半日，其肿愈甚，病邪甚矣，真气伤矣……制肝补脾，殊为切当。"

《医学入门·臌胀》："盖水肿饮食如常，臌胀饮食不及常，病根深固，必三五年后成。治肿唯补中行湿足矣，治胀必补中行湿，兼以消积，更断盐酱、音乐、妄想，不责速效，乃可万全。"

【文献推介】

1. 张太坤，陈文忠，冉光友. 从《黄帝内经》臌胀理论分析肝硬化腹水的中医诊治 [J]. 时珍国医国药，2015，03：688-689.

2. 黎芬芬，文彬，李福英，等. 活血化瘀法在肝硬化腹水中的应用 [J]. 辽宁中医杂志，2015，05：964-965.

3. 李延玲，翟玉峰，张怀宏，等. 中医综合疗法治疗脾肾阳虚水停证肝硬化腹水60例临床观察 [J]. 中国实验方剂学杂志，2015，16：179-182.

4. 吴非泽，娄彦妮，贾立群. 癌性腹水的中医证候规律分析 [J]. 中华中医药杂志，2015，09：3112-3115.

【小结】

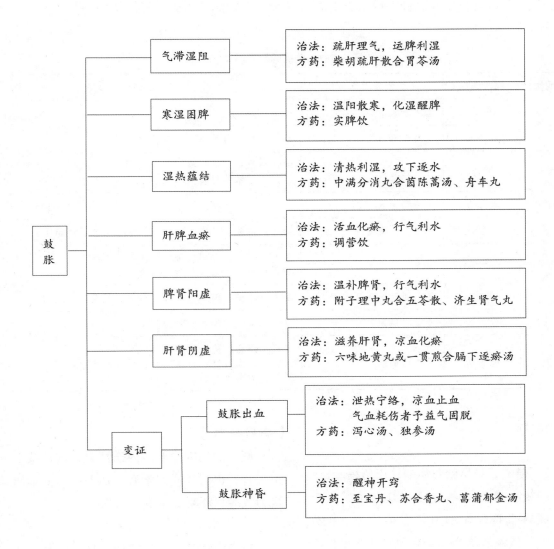

气滞湿阻 —— 治法：疏肝理气，运脾利湿
方药：柴胡疏肝散合胃苓汤

寒湿困脾 —— 治法：温阳散寒，化湿醒脾
方药：实脾饮

湿热蕴结 —— 治法：清热利湿，攻下逐水
方药：中满分消丸合茵陈蒿汤、舟车丸

肝脾血瘀 —— 治法：活血化瘀，行气利水
方药：调营饮

脾肾阳虚 —— 治法：温补脾肾，行气利水
方药：附子理中丸合五苓散、济生肾气丸

肝肾阴虚 —— 治法：滋养肝肾，凉血化瘀
方药：六味地黄丸或一贯煎合膈下逐瘀汤

变证 —— 鼓胀出血 —— 治法：泄热宁络，凉血止血
气血耗伤者予益气固脱
方药：泻心汤、独参汤

鼓胀神昏 —— 治法：醒神开窍
方药：至宝丹、苏合香丸、菖蒲郁金汤

(左侧总标题：鼓胀)

【复习思考题】

1. 肝、脾、肾三脏在臌胀发病中的地位与作用如何？

2. 如何理解臌胀"阳虚易治，阴虚难调"？

（荣震）

第五节　瘿病

瘿病是以颈前喉结的一侧或两侧结块肿大为主要临床表现的一类病证。古代医籍中也称为瘿，根据肿块的性质不同又分别称作瘿气、瘿瘤、瘿囊、影袋。西医学中以甲状腺肿大为主要临床表现的疾病可参照本节辨证论治，如单纯性甲状腺肿、甲状腺功能亢进、甲状腺功能减退、甲状腺炎、甲状腺腺瘤等。瘿病的历史沿革见表5-5-1。

表 5-5-1　瘿病的历史沿革

朝代	代表医家	代表著作	主要论述
战国	庄周	《庄子》	病名：瘿
	吕不韦	《吕氏春秋》	病因病机：与地理环境有关
西晋	陈寿	《三国志》	病因病机：发愤生瘿 治疗：手术治疗瘿病
隋	巢元方	《诸病源候论》	病因：山区多瘿病
唐	孙思邈	《备急千金要方》	治疗：海藻、昆布、动物甲状腺（羊靥、鹿靥）
宋	—	《圣济总录》	病名：石瘿、泥瘿、劳瘿、忧瘿，气瘿 病因病机：山区、与情志有关
	陈言	《三因极一病证方论》	病名：石瘿、肉瘿、筋瘿、血瘿、气瘿
金	张子和	《儒门事亲》	预防：常吃含碘食物可防瘿病
明	陈实功	《外科正宗》	病机：瘀血、浊气、痰滞 治法：活血散坚、行散气血、行痰顺气 方药：海藻玉壶汤

知识拓展

碘缺乏与甲状腺病的认识历程

距今两千多年前的《山海经》就已经提到"水土病"，并用富碘的海藻和动物的甲状腺来治疗。其后的史书及历代医书都有瘿病及用富碘药物治疗的记载。如《神农本草经》记载，海藻性味苦、咸、寒，"主瘿瘤气，颈下核，破散结气"。《名医别录》记载昆布"主十二种水肿，瘿瘤"等。在西方，碘缺乏病（克汀病）首次被记载是1754年法国的 Diderot 百科全书。至今，碘缺乏对人体的危害已经人所共知。

【病因病机】

瘿病的病因主要是内伤情志、饮食及水土失宜，也与体质因素有密切关系。基本病机为气滞、痰凝、血瘀壅结颈前。

（一）病因

1. 内伤情志　七情内伤，日久伤肝，使肝气失于条达，气机郁滞，则津液敷布失常，凝聚成痰，壅结颈前，结而不散，形成瘿病。

2. 饮食及水土失宜　饮食失调，长期嗜食辛味，或久居高山地区，水土失宜，一是影响脾胃的功能，使脾失健运，不能运化水湿，聚而生痰；二是影响气血的正常运行，致气滞、痰凝、血瘀壅结颈前则发为瘿病。

3.体质因素　妇女的经、孕、产、乳等都与肝经气血的功能状态密切相关。期间如遇有情志、饮食、环境失宜等致病因素，则可引起瘿病发作。故女性易患瘿病。素体阴虚之人，痰气郁结之后易从火化，进而伤阴，易于诱发或加重瘿病。

（二）病机

瘿病的病变部位主要在肝脾，与心有关。七情失节伤肝，肝郁气滞则肝旺；肝旺乘脾，脾因而虚，脾虚失运则生痰；气滞痰阻交结，日久导致血行不畅，终致气、痰、瘀壅结而成瘿病。瘿病日久，在损伤肝阴的同时，也会逐渐伤及心阴，而出现心阴受损之证候。

本病的发病机制，主要是气滞、痰凝、血瘀壅结颈前。初期多因气郁而生病，气郁生热，则表现为肝经郁火。气郁生痰，则致痰气交阻。久则因郁生瘀，或痰瘀互生，终致气痰瘀三邪搏结，致使疾病缠绵。

本病病理性质有虚实之分，初起以实证居多，久病由实致虚，常见气虚、阴虚，也可为虚实夹杂。其病理演变，如痰气郁结日久可化火，形成肝火亢盛证；火热内盛，耗伤阴津，导致阴虚火旺，其中以心肝阴虚最为常见。气滞或痰气郁结日久，可损伤气血，导致血行不畅，形成痰结血瘀证。少数重症患者，遇强烈情志或其他刺激，可出现心悸、大汗、脉疾、烦躁、惊恐等阴脱亡阳等危重状态；若肿块在短期内迅速增大，质地坚硬，结节高低不平者，则应注意其可能恶变。瘿病的病因病机演变见图5-5-1。

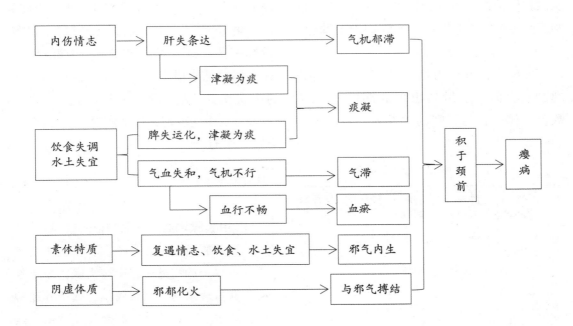

图 5-5-1　瘿病病因病机演变示意图

【诊断与鉴别诊断】

（一）诊断

1. 以颈前喉结两旁结块肿大为临床特征，可随吞咽动作而上下移动。结块可大可小，小者如绿豆、蚕豆，大者如樱桃。可一粒或数粒。质地或韧或硬，或如囊如袋，表面或光滑，或高低不平。

2. 早期多无明显的伴随症状。发生阴虚火旺时，可见畏热、多汗，或多食易饥、面赤、脉数等表现。

3. 结块一般生长缓慢，病程长。

4. 多发于女性，常有饮食失常、情志不舒的病史，发病有一定的地区性，有的有家族史。

甲状腺形态学（超声波、CT）及甲状腺功能（T_3、T_4、TSH）及相关抗体（甲状腺过氧化物酶抗体、甲状腺球蛋白抗体、甲状腺微粒体抗体、甲状腺受体抗体尤其是甲状腺刺激性抗体）等检查，有助于明确诊断。

（二）鉴别诊断

1. 瘰疬 瘿病与瘰疬都可在颈项部出现肿块，但二者肿块出现的部位、大小、数量、排列、与吞咽的关系等不同。见表5-5-2。

表 5-5-2　瘿病与瘰疬的鉴别

	肿块部位	肿块大小	肿块数量	肿块排列特点	与吞咽的关系
瘿病	正前方喉结两旁	多较大	多为1枚，常不超过3枚	成簇，无序	随吞咽上下移动
瘰疬	颈部两侧或颌下	多较小，一般不超过蚕豆大	多可数枚	轴向成串	不受吞咽的影响

2. 消渴 瘿病中的阴虚火旺证型与消渴都可出现多食、口干，甚或体重减轻，应注意鉴别。消渴以多饮、多食并伴显著多尿为主要临床表现，三消的症状常同时并见，尿中常有甜味，而颈部无瘿肿。瘿病中的阴虚火旺证常无多饮、多尿等症，且以颈前有瘿肿为主要特征，并伴有烦热心悸、急躁易怒、眼突、脉数等症。

【辨证论治】

（一）辨证要点

1. 辨在气与在血 喉结两旁结块肿大，表面光滑，质软不痛，或伴颈部胀感，胸闷，喜太息，属气郁痰阻，病在气分；病久肿块较硬，甚则质地坚硬，或表面高低不平，属痰结血瘀，病在血分。

2. 辨火旺与阴伤 本病既可表现为肝火旺盛证，也可表现为阴虚火旺证。如兼见面部潮红，烘热，烦热，多汗，性情急躁易怒，眼球突出，手指颤抖，或有口干口苦，舌红苔黄，脉数者，属实证，为肝火旺盛证；如兼见心悸不宁，烦扰少寐，易出汗，手指微颤，双眼干涩，或头晕目眩，或倦怠乏力，舌淡红少苔，脉细数者，属虚证，为阴虚火旺证。

知识拓展

甲状腺功能亢进症的证候规律

甲状腺功能亢进症早期多属气滞痰凝证，表现为胸闷憋气，心烦失眠，颈项粗大，喉有堵塞感，大便溏薄，妇女月经不调，舌质红，苔薄白，脉弦滑或弦细。继则邪郁化火，转化为心肝火郁证，表现为颈前不同程度肿大，心烦易怒，恶热自汗，眼突手颤，大便量多，舌质红，苔黄燥，脉弦数。随着病程的延长，郁火暗自伤阴，病势渐深，由实转虚，出现心肾阴虚证，临床表现为颈前肿大，目突手颤，口干咽燥，目涩，心悸心慌，心烦少寐，消瘦善饥，女子月经不调或闭经，男子阳痿，性欲减退，腰膝无力，舌质红，苔薄或少苔或无苔，脉细数。

摘自：《中药新药临床研究指导原则》

（二）治则治法

本病以理气化痰、消瘿散结为基本治则。久病阴伤者，又当养心柔肝。属痰结血瘀者，往往迁延多年难愈，正气受损，宜酌予补气扶正，并注意佐疏肝理气之品。

（三）分证论治

1. 气郁痰阻

（1）症状及分析

颈前喉结两旁结块肿大，质软不痛——痰浊结于颈前，阻碍气机，气与痰结，停于喉结关隘；

颈部觉胀，胸闷，喜太息，或兼胸胁窜痛——肝郁气滞，肝经气结；

病情伴随情志波动——气之无形，易结易散。气结则病加，气散则病缓；

苔薄白——痰气郁阻，尚未化热；

脉弦——痰气郁结之征，邪实而正气未伤。

（2）治法：理气舒郁，化痰软坚，散结消瘿。

（3）主方及分析：四海舒郁丸。

青木香、陈皮——疏肝理气；

昆布、海带、海藻、海螵蛸、海蛤壳——化痰软坚，散结消瘿。

（4）加减

目前发现青木香有明显的肾毒性，故多用广木香或青皮；

对于不适合用含碘成分者，用消瘰丸加桃仁，去昆布、海带、海藻、海螵蛸、海蛤壳；

兼瘀血，加郁金、川芎；

瘿肿质地较坚结，加三棱、莪术；

胸闷、胁胀痛，为肝气不舒，加柴胡、枳壳、香附、延胡索；

咽部不适，声音嘶哑，加桔梗、牛蒡子、木蝴蝶、射干。

2. 痰结血瘀

（1）症状及分析

颈前喉结两旁结块肿大，按之较硬或有结节，肿块经久未消——痰浊内结，瘀血阻滞；

胸闷——胸为血府，瘀血阻滞；

纳差，苔白腻——痰湿困阻；

舌质暗或有瘀点——瘀血内停；

脉弦或涩——瘀阻血滞或痰邪内阻。

（2）治法：化痰散结，活血化瘀。

（3）主方及分析：海藻玉壶汤。

海藻、昆布、海带——化痰软坚，消瘿散结；

半夏、浙贝母——化痰散结；

川芎、当归——活血化瘀；

青皮、陈皮——理气行气，是治痰必理气、化瘀必行气的道理；

独活、甘草——舒经缓络，有助于气血流畅；

连翘——清热，可防痰瘀壅郁生热。

（4）加减

瘀结较重，加郁金、桃仁、莪术；

经络闭塞，颈部酸胀，或项背强，加威灵仙、葛根、羌活；

心悸，加白芍、当归。

知识拓展

> 黄药子消瘿散结作用显著，并有清肝泻火、凉血解毒功效。对于瘿病坚结难散者，可少量用之。但该药有小毒，过量或长期使用可损伤肝肾功能，每天用量一般不超过10g。临床必须慎用，并且密切监测肝肾功能。

3. 肝火旺盛

（1）症状及分析

颈前喉结两旁轻度或中度肿大突出，质软，表面多光滑——肝气郁结，壅而不散；

面部烘热，皮肤温热潮湿，口苦，烦热，容易出汗——气郁化火，肝火熏灼；

性情急躁易怒——肝郁化火之征；

手指颤抖，眼球颤动——肝火引风气内动；

舌质红，苔薄黄，脉弦数——肝气郁结化火。

（2）治法：清肝泻火，散郁消瘿。

（3）主方及分析：栀子清肝汤合消瘰丸。

柴胡——疏肝解郁；

栀子、牡丹皮——清泄肝火；

当归、川芎、白芍——养血活血，柔肝；

牛蒡子——散热利咽消肿；

茯苓、甘草——健脾，以防肝病传脾；

牡蛎、浙贝母、玄参——化痰、软坚、散结。

（4）加减

肝火旺盛，烦躁易怒，脉弦数，加龙胆、黄芩、青黛、夏枯草；

手指颤抖，加石决明、钩藤、蒺藜、天麻；

多食易饥，是胃热内盛，加石膏、知母；

肢体无力，甚者不能行走，是火热耗气，加太子参、白术、黄芪。

4. 心肝阴虚

（1）症状及分析

颈前喉结两旁结块或大或小，质软，病起较缓——心肝阴伤，虚火内结；

眼干，目眩——肝阴亏虚；

心悸不宁，心烦少寐——心阴虚弱；

易出汗，倦怠乏力——虚火煎灼，正气耗伤；

手指细颤、肢体颤动——阴虚而致虚风内动；

舌质红，苔少或无苔，脉弦细数——阴虚生内热。

（2）治法：滋阴柔肝，养血宁心。

（3）主方及分析：天王补心丹。

生地黄、玄参、麦冬、天冬、五味子——滋阴清热，柔肝；

当归、丹参——养血宁心；

酸枣仁、柏子仁、远志、朱砂——养心宁神兼能养肝；

人参、茯苓——益气宁心；

桔梗——宣肺宁心，兼能化痰散结。

（4）加减

虚风内动，手指及舌体颤抖，加钩藤、蒺藜、鳖甲、白芍；

大便稀溏，便次增加，是肝旺乘脾，脾失运化，加白术、薏苡仁、山药、麦芽；

耳鸣，腰酸膝软，加龟甲、桑寄生、牛

膝、女贞子；

消瘦乏力，妇女月经量少或经闭，男子阳痿，是病久正气伤耗，精血不足，加黄芪、山茱萸、熟地黄、枸杞子。

（四）其他治疗

中成药 消瘰丸：化痰软坚，用于气郁痰阻证。

小金丸：软坚散结，用于痰结血瘀证。

龙胆泻肝丸：清肝泻火，用于肝火旺盛证。

知柏地黄丸：滋阴清热，用于心肝阴虚证。

【**预防调护**】

瘿病与居住环境及水土失宜关系密切。碘不足或碘过多都可能增加瘿病发生机会。久居山区者，宜常年适当补碘，包括食用含碘盐，或吃富碘食品，如海带、紫菜，以及其他海产品。但富碘地区人群，又不宜过度补碘。有瘿病家族史的富碘地区居民，更宜控制富碘食品的摄入量。同时，要心情豁达，忌七情太过。劳逸适度，寒温得宜，起居有常。

注意瘿肿的形态、大小、质地及活动度等方面的变化：如瘿肿久治不消，甚或增大、表面不平、变硬，尤其单个瘿肿者，应高度重视，谨防恶变。不宜经常过度挤压瘿肿，不宜穿较紧的高领上衣，避免对瘿肿的挤压及刺激。控制富碘食品的摄入。不宜过劳。肝火旺盛者，宜适当休养，尤其忌重体力活，注意皮肤清洁。

【**临证要点**】

1. 瘿病与现代医学的甲状腺疾病有关 临证时，甲状腺疾病无论有无甲状腺肿大，如符合本节内容，均可以参照本节辨证论治。但甲状腺疾病种类较多，本节辨治不可包括全部甲状腺疾病的中医证治。临床可循证而治，不必拘泥于本节四个证型。

2. 重视瘿病的辨证用药 瘿病一般病程较长，病机常随着病程发生变化，因此，治疗用药也要随之调整。一般选药组方规律：火盛，要清热泻火，药用牡丹皮、栀子、青黛、夏枯草、石膏、玄参、黄芩等；痰凝，治以化痰散结，药用浙贝母、半夏、茯苓、胆南星、瓜蒌、牡蛎等。血瘀，当活血化瘀软坚，药用桃仁、三棱、莪术、当归、赤芍、川芎、郁金等。久病患者，可由实转虚，如阴伤，宜滋阴，药用生地黄、玄参、麦冬、天冬、沙参、白芍、五味子等；气虚，应益气健脾，药用黄芪、党参、白术、茯苓、山药、黄精等；气阴两虚，药用黄芪、太子参、麦冬、五味子、黄精、仙鹤草等。

3. 重视瘿病突眼症的治疗 瘿病有眼突的患者，突眼严重者可致失明。因此，如瘿肿无碍而眼部症状显著者，可着重于突眼的治疗。证属肝火痰气凝结者，治以化痰散结、清肝明目，药用夏枯草、牡蛎、菊花、蒲公英、石决明。病久或后期，为脉络瘀阻，正气渐损，应治以活血散瘀通脉、益气养阴扶正，药用丹参、赤芍、泽兰、牡蛎、黄芪、枸杞子、谷精草等。

【**名医经验**】

李斯炽两阶段治疗瘿病（甲亢） 李氏认为，甲亢颈前肿大、心悸、多汗、手颤，属肝郁痰结。所伴消瘦、体倦乏力、浮肿等属脾肾亏虚。第一阶段治疗要先治其实，用开郁调肝、软坚消瘿治法。处方：蒺藜12g，牡丹皮9g，枳壳9g，白芍12g，青皮9g，郁金 9g，天花粉 12g，牡蛎 12g，浙贝母 9g，夏枯草 15g，玄参 9g，甘草 3g。待病情好转后，进入第二阶段治疗，注重扶正，用补益心肾、健脾益气法治疗，同时予消肿散结。处方用六味地黄丸合四君子汤、消瘰丸加减治疗。

医案分析

赵某，36 岁，1974 年 9 月初诊。主诉：颈部喉结右侧有一鸽蛋大小的肿块，质地偏硬，表面光滑，某医院诊断为甲状腺腺瘤，要求手术治疗。因顾虑手术而求治于中医。诊查：经常低热不退，精神疲惫，心情急躁，动辄烦躁易怒，腹胀腹痛，腰际酸楚。苔薄腻，脉细弦。肝郁痰火胶结。治法：清肝解郁，化痰软坚，消瘰散结。用海藻玉壶汤和内消瘰疬丸加减。处方：夏枯草 24g，昆布 24g，海藻 12g，水红花子 12g，黄芪 12g，玄参 12g，煅牡蛎 24g，浙贝母 3g，白术 9g，香附 12g，天龙 2 条。水煎服，7 剂。

复诊：服上方药后肿块未见改变，动辄烦躁易怒，颧红肢麻。苔薄，脉弦。法以消肿软坚化痰，佐以滋阴降火。原方加牡丹皮 10g，六味地黄丸 12g（分次吞服）。再 7 剂。反复加减共五诊服药 8 周，临床症状消失，肿块明显缩小。再继续治疗至 1974 年 12 月，复诊时肿块基本消失。随访 3 年身体健康，甲状腺腺瘤一直没有复发。

摘自：《中国现代名中医医案精华·钱伯文医案》

按： 患者青年，正气尚旺，邪气内盛，属实证。辨证属肝气郁结化火，灼伤津液，痰火胶结致成肿核。当用海藻玉壶汤合消瘰疬丸清肝解郁、化痰软坚、消瘰散结。嗣后见有阴虚内热，加用六味地黄丸滋阴清热，故能取效。

【古籍选录】

《外台秘要·瘿病方》："瘿病者，始作与瘿核相似，其瘿病喜当颈下，当中央不偏两边也。"

《儒门事亲·瘿》："夫瘿囊肿闷，稽叔夜《养生论》云：颈如险而瘿，水土之使然也，可用人参化瘿丹，服之则消也。又以海带、海藻、昆布三味，皆海中之物，但得二味，投之于水瓮中，常食亦可消矣。"

《证治准绳·瘿瘤》："藻药散，治气瘿。海藻一两，黄药子二两。""黄药酒，治忽生瘿疾及一二年者。"

《外科正宗·瘿瘤论》："夫人生瘿瘤之症，非阴阳正气结肿，乃五脏瘀血、浊气、痰滞而成。"

【文献推介】

1. 裴迅，向楠. 甲状腺功能亢进症治疗中含碘方药的合理应用 [J]. 湖北中医药大学学报，2015，17（5）：62-63.

2. 王影，赵子德，柏梅，等. 针刺联合刺血疗法治疗中重度甲状腺相关眼病 3 例 [J]. 中国中医眼科杂志，2015（5）：371-373.

3. 李业展. 桥本氏甲状腺炎的中医药治疗研究进展 [J]. 内蒙古中医药，2015（9）：126-127.

【小结】

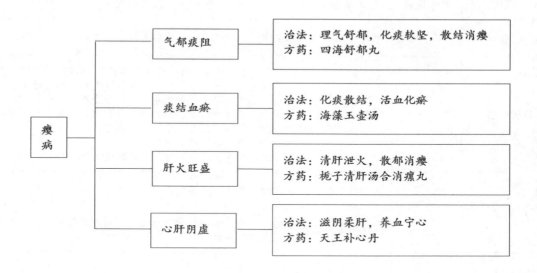

瘿病

气郁痰阻 —— 治法：理气舒郁，化痰软坚，散结消瘿
方药：四海舒郁丸

痰结血瘀 —— 治法：化痰散结，活血化瘀
方药：海藻玉壶汤

肝火旺盛 —— 治法：清肝泄火，散郁消瘿
方药：栀子清肝汤合消瘰丸

心肝阴虚 —— 治法：滋阴柔肝，养血宁心
方药：天王补心丹

【复习思考题】

1. 如何理解瘿病的异质性？

2. 临床选药用方如何体现"消瘿散结"治法？

（衡先培）

第六节　疟疾

疟疾是感受疟邪引起的，以寒战、壮热、头痛、汗出、休作有时为临床特征的疾病。本病以热带、亚热带地区多见，常发生于夏秋季节，但其他季节亦可发病。本节讨论内容主要是西医学中的疟疾。至于非感受"疟邪"而表现为寒热往来，似疟非疟的类疟疾患，如亚败血症、回归热、黑热病、病毒感染性疾病以及部分血液系统疾病等，亦可参照本节辨治，但在辨病诊断上应加以鉴别。疟疾的历史沿革见表5-6-1。

【病因病机】

（一）病因

本病的病因主要是感受疟邪，即现代医学的"疟原虫"。疟疾病人及带虫者是疟疾的传染源，自然传播媒介是按蚊，人被有传染性的雌性按蚊叮咬后即可受染。疟邪的传播受温度、湿度、雨量以及按蚊生长繁殖情况的影响，以暑湿季节，气温在20～30℃、湿度在60%以上时最易传播。正气亏虚、儿童及新入疫区之人，抗邪能力不足则易发病，且发病后病情较重。诱发因素则与外感六淫、饮食失调、劳倦过度等有关，加之不同的体质状态，感邪后会形成不同证候的疟疾。

（二）病机

疟疾的病位总属少阳。感邪之后，邪伏半表半里，出入于营卫之间，邪正交争，则疟病发作；疟邪伏藏体内，则发有休止。发

表 5-6-1　疟疾的历史沿革

朝代	代表医家	代表著作	主要论述
殷	—	甲骨文	病名：记载了"疟"的病名
战国—西汉	—	《黄帝内经》	病因病机：感受疟气，导致虚实更作、阴阳相移而发病；疟气与卫气相合则发作，疟气与卫气相离则暂时休止 临床表现："疟之始发也，先起于毫毛，伸欠乃作，寒栗鼓颔，腰脊俱痛，寒去则内外皆热，头痛如破，渴欲冷饮。"以"间日而作"最为多见 分型：寒疟、温疟、瘅疟 治疗：在疟疾发作前治疗（截疟）及针刺疗法
东汉		《神农本草经》	治疗：常山、蜀漆有治疟的功效
	张仲景	《金匮要略》	治疗：白虎加桂枝汤治疗温疟，蜀漆散治疗牝疟，鳖甲煎丸治疗疟母
东晋	葛洪	《肘后备急方》	病名：瘴疟、劳疟 治疗：青蒿一握，以水二升渍，绞取汁，尽服之
现代	屠呦呦等	—	治疗：开展了中医药治疗疟疾的研究，所研发的青蒿素等药物临床疗效卓著，并获得 2015 年诺贝尔生理学或医学奖

作时，邪入与营阴相争，卫阳不能外达，则恶寒战栗；其后邪出与卫阳相搏，热盛于肌表，故为高热、头痛、口渴；待正胜邪却，疟邪伏藏，则汗出热退，发作停止。若疫毒内陷心肝可发生瘴疟（疫疟）。至于休作时间的长短，与疟邪伏藏的深浅有一定关系，如间日发者，邪留尚浅；三日发者，则邪留较深。一般以寒热休作有时的正疟临床最为多见。如素体阳虚阴盛，或感受寒湿诱发，则表现为寒多热少的寒疟；素体阳热偏盛，或感受暑热诱发，多表现为热多寒少之温疟；若因感受山岚瘴毒之气，或素体正虚而初入疫区可发为瘴疟。

本病总因感受疟邪所致，故病理性质以邪实为主。但疟邪久留，屡发不已，气血耗伤，不时寒热，可成为遇劳即发的劳疟。或久疟不愈，气血瘀滞，痰浊凝结，壅阻于左胁下而形成疟母，且常兼有气血亏虚之象，表现为邪实正虚。

一般疟疾的预后良好，经过及时治疗，大多可以痊愈。若疟邪留恋不去，耗伤气血，不时寒热，可成为遇劳即发的劳疟；或久疟不愈，痰瘀互结，阻于左胁下而形成疟母。瘴疟重症，出现心神蒙蔽或高热者，预后较差。疟疾的病因病机演变见图 5-6-1。

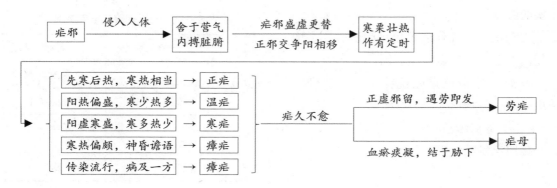

图 5-6-1　疟疾病因病机演变示意图

知识拓展

疟原虫相关知识

人体疟原虫有四种，根据感染发病率依次为：间日疟原虫、恶性疟原虫、三日疟原虫及卵形疟原虫。

疟原虫生活史包括两个阶段：第一阶段是人体内的无性增殖；第二阶段是按蚊体内的有性增殖。人为中间宿主，蚊为终宿主。

疟原虫进入人体后，经血液运行至肝脏，在肝细胞内发育繁殖，肝细胞被破坏后释放红细胞外期裂殖体，裂殖体释放大量裂殖子并进入红细胞，在红细胞内寄生增殖，当红细胞被红细胞内期裂殖子胀破后（间日疟经48小时，三日疟经72小时，恶性疟经36～72小时），大量裂殖子、疟色素、细胞因子及代谢产物进入血液，从而引起临床典型症状。所释放的裂殖子大部分被吞噬细胞吞噬，一部分裂殖子侵入未受感染红细胞内，又进行裂体增殖，从而引起间歇性疟疾发作。

【诊断及鉴别诊断】

（一）诊断

1. 多发于夏秋季节和流行地区。或患者输入疟疾患者的血液。

2. 发冷、发热、汗出和间歇是疟疾的典型发病特征。多数患者发作时首先出现寒战或恶寒，时间长短不一，可持续 10 分钟至 1 小时。寒战之后体温快速上升，患者面赤气促，皮肤灼热干燥，脉洪数，可伴有剧烈头痛、呕吐、心悸、烦躁不安等症状，持续约 2～6 小时。继之大汗淋漓，汗出热退，体温降至正常，患者感觉舒适，但十分困倦，常安然入睡，此刻进入间歇期。上述临床表现隔日或三日发作一次，分别为称为间日疟、三日疟。

3. 瘴疟起病缓急不一，临床表现多变。瘴疟起病后多数患者仅有冷感而无寒战；持续高热，甚至一次刚结束，接着另一次又发作，不能完全退热；出现脾大、贫血严重等症状。部分患者出现剧烈头痛、恶心呕吐、嗜睡昏迷、抽搐、腹痛腹泻、水样便或血便等。常发生于 5 岁以下的幼儿及初入疫区的人群。瘴疟为疟疾的重症，可与恶性疟疾、疟疾凶险发作互参。

4. 疟疾反复发作后可出现脾脏肿大、面色苍白、乏力等气血亏虚证候。

血液涂片染色显微镜检查，能查到疟原虫。

（二）鉴别诊断

1. 风温发热

见表5-6-2。

表5-6-2　疟疾与风温发热鉴别

	疟疾	风温发热
发　热	寒热往来，汗出热退	风温初起，邪在卫分，恶寒（或寒战）发热
休作有时	有	无
肺系症状	无	多伴有咳嗽咯痰、气急、胸痛等
发病季节	多见于夏秋季节	常发于冬春季节
发病地区	疟疾疫区	无地区特点

2. 淋证发热

淋证初起，湿热蕴蒸少阳，邪正相搏，亦常见寒战发热，但多兼小便频急、滴沥刺痛、腰部酸胀疼痛等症，无疟疾休作有时的特点，可与疟疾鉴别。

【**辨证论治**】

（一）辨证要点

疟疾的辨证应根据病情的轻重、寒热的偏盛、正气的盛衰及病程的长短，区分正疟、温疟、寒疟、瘴疟、劳疟。

1. 辨一般疟疾与瘴疟

见表5-6-3。

表5-6-3　一般疟疾与瘴疟鉴别

	一般疟疾	瘴疟
发作情况	症状典型，休止之时，可如常人	症状多样，病情严重，未发之时也有症状存在
周期	定时而作，周期明显	周期不如一般疟疾明显
神识	清楚	多有神昏谵语

2. 辨寒热的偏盛　对于一般疟疾，典型发作者属于正疟；和正疟相比较，阳热偏盛，寒少热多者则为温疟；阳虚寒盛，寒多热少者则为寒疟；在瘴疟之中，热甚寒微，甚至壮热不寒者，则为热瘴；寒甚热微，甚至但寒不热者，则为冷瘴。

3. 辨正气之盛衰　疟疾每发，必伤耗人体气血，病程愈久，则气血伤耗日甚。正气亏虚，易于形成劳疟而反复发作。

（二）治则治法

疟疾的治疗以祛邪截疟为基本治则，注意区别不同病性、不同类型的疟疾进行处理。见图5-6-2。

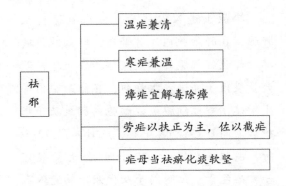

图5-6-2　疟疾治则治法示意图

截疟是指在疟疾发作前2小时左右，使用内服药或针刺等方法治疗，以制止疟疾发作。

（三）分证论治

1. 正疟

（1）症状及分析

初起呵欠乏力，皮肤粟起，恶寒寒战——疟邪与卫气相集，入与阴争，阴实阳虚；

随之壮热，头痛，口渴引饮——出与阳争，阳盛阴虚；

继之遍身汗出，热退身凉——疟邪与卫气相离，邪气伏藏，疟暂休止；

每2日、3日或1日发作一次，寒热休作有时——疟邪伏藏，定时而发；

舌红，苔薄白或黄腻，脉弦——初病苔多薄白，后则见黄苔，疟脉自弦，但兼见脉象随发作的不同阶段而异，阴盛时弦紧，阳盛时弦数。

（2）治法：祛邪截疟，和解表里。

（3）主方及分析：柴胡截疟饮。

常山——祛邪截疟；

柴胡、黄芩、半夏、生姜——化痰截疟，和解少阳；

党参、甘草、大枣——调和营卫，兼顾胃气；

槟榔、乌梅——理气和胃，并减轻常山致吐的副作用；

桃仁——活血化瘀。

（4）加减

邪热较盛，身热烦渴，苔黄，脉弦数，去参、姜、枣，加石膏、知母、青蒿；

津液损伤，口渴甚，加葛根、天花粉、麦冬；

湿浊中阻，胸脘痞闷，苔白腻，去党参、大枣，加苍术、厚朴、青皮。

2. 温疟

（1）症状及分析

发作时热多寒少，头痛——邪正交争，阳热偏盛；

口渴引饮，便秘尿赤——热盛津伤；

汗出不畅，骨节酸痛——兼感表邪，外束肌肤；

舌红苔黄，或舌红干而无苔，脉弦数——热盛于里之舌脉。

（2）治法：清热解肌，祛邪截疟。

（3）主方及分析：白虎加桂枝汤。

石膏、知母——清泄邪热；

桂枝——和解疏表；

粳米、甘草——养护脾胃，调和诸药。

（4）加减

若里热较盛，发热，汗多，无骨节酸痛，去桂枝，加常山、柴胡、青蒿以截疟祛邪；

热势较盛而气津两伤，去桂枝，加人参、北沙参；

津伤较著，口渴引饮，加生地黄、麦冬、石斛、玉竹。

3. 寒疟

（1）症状及分析

发作时热少寒多，口不渴——邪正交争，阳虚阴盛；

胸闷脘痞，神疲体倦——寒湿郁遏，气机不畅；

舌苔白腻，脉弦——寒湿内盛。

（2）治法：和解表里，温阳达邪。

（3）主方及分析：柴胡桂枝干姜汤合截疟七宝饮。

柴胡、黄芩——和解少阳；

桂枝、干姜、甘草——温阳达邪；

常山、槟榔、厚朴、青皮、陈皮、草果、天花粉、牡蛎——散寒燥湿，化痰截疟；

甘草——调和诸药。

（4）加减

但寒不热，去黄芩；

寒湿中阻，腹胀恶心，不思饮食、口淡无味，加草果、苍术、陈皮、槟榔；

寒郁日久化热，心烦口干，去桂枝，加石膏、知母。

4. 瘴疟

热瘴

（1）症状及分析

热甚寒微，或壮热不寒——阴阳相移，毒热炽盛；

头痛剧烈，肢体烦痛，抽搐，面红目赤——热毒熏灼；

胸闷呕吐——热蕴中焦，胃气上逆；

烦渴饮冷，大便秘结，小便热赤——热邪内盛，津液亏耗；

甚至神昏谵语，或失音不语——热闭心包，神明失司；

舌质红绛，苔黄腻或垢黑，脉洪数或弦数——热毒内盛之象。

（2）治法：解毒除瘴，清热保津。

（3）主方及分析：清瘴汤。

黄芩、黄连、知母、柴胡——清热解毒除瘴；

常山、青蒿——截疟祛邪；

半夏、茯苓、陈皮、枳实、竹茹——和胃化痰；

滑石、甘草、朱砂——清利湿热。

（4）加减

壮热烦渴，去半夏，加石膏清热泻火；

热盛津伤，口渴心烦，舌干红少津，加生地黄、玄参、石斛、玉竹以清热养阴生津；

神昏痉厥，高热不退，急用紫雪丹或清开灵注射液清热解毒开窍。

冷瘴

（1）症状及分析

寒甚热微，或但寒不热，甚则形寒肢冷——阴阳相移，阴寒内盛；

呕吐，腹痛腹泻——寒湿内困，升降失司；

经脉拘急——津液耗伤，筋脉失养；

嗜睡不语，神志昏蒙——瘴毒湿浊蒙蔽心窍，神明失司；

舌苔厚腻色白，脉弦——寒湿内阻。

（2）治法：解毒除瘴，芳化湿浊。

（3）主方及分析：加味不换金正气散。

苍术、厚朴、陈皮、广藿香、半夏、佩兰、荷叶——燥湿化浊，健脾理气；

槟榔、草果——截疟除湿；

石菖蒲——豁痰宣窍。

（4）加减

嗜睡昏蒙，可加服苏合香丸；

若呕吐较甚，可吞服玉枢丹；

但寒不热，四肢厥冷，脉弱无力，阳虚气脱，加人参、生附子、干姜。

知识拓展

青蒿素治疗恶性疟疾

青蒿素是最早被发现具有抗疟疾作用的特效药物，中国科学家对青蒿素化学结构进行了改造，以青蒿素基团为基础，研制出青蒿琥酯、蒿甲醚和双氢青蒿素等衍生物，与青蒿素相比治疗疟疾尤其是恶性疟疾具有更稳定、更安全、更有效的优点。随着青蒿素类药物的使用，逐渐出现了恶性疟原虫抗性问题，近10余年来临床使用复方制剂或者联合用药，有助于提高治愈率，减少药物剂量和减轻副作用。复方制剂如双氢青蒿素哌喹片（治疗恶性疟治愈率高、复燃率低、不良反应较少，是治疗轻型恶性疟的一线药物）、复方萘酚喹片（兼具青蒿素的速效和萘酚喹治愈率高的特点，并且显著降低了用药剂量）、复方蒿甲醚（由蒿甲醚和本芴醇组成，具有协同抗疟作用，杀虫速度快，治愈率高，缩短了疗程，并减少了两药使用剂量）。近年来开展了以青蒿素类药物为主与多种药物联合治疗疟疾的研究，提示此类方案取得了较好的临床疗效，减少了抗药性病原株的形成。

中国科学家在20世纪60年代末开展了中医治疗疟疾的研究，受葛洪《肘后备急方》用青蒿治疗疟疾的启发，于1971年从中药青蒿中发现并成功提取了治疗疟疾的有效成分——青蒿素，在其后治疗疟疾的临床试验中也取得了特效，在此基础上不断发展，先后研制出了多种青蒿素类药物，包括口服剂、注射剂、栓剂等剂型。临床实践证明，青蒿素类药物对各型疟疾，尤其是恶性疟疾具有高效、速效、无明显毒性及副作用等优点。2004年WHO正式将青蒿素复方药物列为治疗疟疾的首选药物，挽救了数以百万计人们特别是儿童的生命。中国药物学家屠呦呦因在发现抗疟新药——青蒿素中的关键作用而获得2011年美国拉斯克医学奖（Lasker Medical Research Awards）中的临床医学研究奖（Clinical Medical Research Award），2015年获得诺贝尔生理或医学奖。屠呦呦在瑞典卡罗林斯卡医学院演讲的题目就是"青蒿素的发现：传统中医献给世界的礼物"。

5. 劳疟

（1）症状及分析

疟疾迁延日久，每遇劳累辄易发作，发时寒热较轻——疟邪未除，劳伤正气则疟疾复发；

面色苍白或萎黄，倦怠乏力，短气懒言，纳少自汗——气血亏耗，失于濡养；

舌质淡，脉细弱——气血亏虚。

（2）治法：益气养血，扶正祛邪。

（3）主方及分析：何人饮。

制何首乌、人参、当归——补益气血；

陈皮——理气和中；

生姜——调和营卫。

（4）加减

疟疾发作阶段，加青蒿、常山祛邪截疟；

气虚较著，倦怠自汗，加黄芪、浮小麦；

偏于阴虚，下午或夜晚见低热，舌质红绛，加生地黄、鳖甲、白薇清退虚热；

胸闷脘痞，大便稀溏，舌苔浊腻，去何首乌，加半夏、草果燥湿理气；

久疟不愈，痰浊瘀血互结，左胁下形成痞块者，称为疟母。治宜软坚散结、祛瘀化痰，方用鳖甲煎丸。兼有气血亏虚者，配合八珍汤或十全大补汤，以扶正祛邪。

（四）其他治疗

1. 中成药　小柴胡颗粒、截疟七宝丸：用于正疟往来寒热。

安宫牛黄丸：用于温疟、瘴疟热瘴高热惊厥，神昏谵语。

苏合香丸：用于瘴疟冷瘴痰湿蒙心，嗜睡昏蒙。

鳖甲煎丸：用于疟母，胁下癥块。

八珍丸：补气养血，用于劳疟气血亏虚，面色萎黄，神疲倦怠，纳差乏力。

2. 单方验方　常山：能祛邪截疟，可用于除瘴疟外的各类疟疾 6～9g，水煎，于疟疾发作前 2 小时服。

青蒿：能祛邪截疟，可用于各类疟疾。鲜青蒿 60～120g，绞汁，于疟发前 2 小时顿服。

马鞭草：可用于各类疟疾。30～60g，煎服。

知识拓展

疟疾的复发与再燃

复发是指自然或经治疗后疟疾已停止发作，血中疟原虫也被彻底消灭，但迟发型子孢子经过一段休眠期后发育成熟，引起疟疾发作。复发见于间日疟、卵形疟。

再燃是指经治疗后临床症状得到控制，但血中仍有疟原虫残存，当免疫力低下时，疟原虫不断繁殖，又引起临床发作。四种疟疾都有发生再燃的可能性。

【预防调护】

本病为蚊虫传播，故应加强灭蚊、防蚊措施。将入疫区之人，应提前接种疫苗或服药预防，并注意保持健康状态。

疟疾发作期应卧床休息。寒战时加盖衣被，注意保暖；发热时及时减去衣被，注意饮水；如高热不退，可配合冷敷、针刺等疗法。瘴疟神志昏迷者，应密切观察病情变化，加强护理；汗出后用温水擦身，避免反复感邪。饮食以易于消化、富有营养之流质或半流质食物为宜。久疟应注意休息，加强饮食调补。

【临证要点】

1. 疟疾以少阳病多见，柴胡剂为常用治疟方药　疟邪伏藏于半表半里，属少阳经脉范畴，故历来有"疟不离少阳"之说。在治疗上一般多使用柴胡之剂，但必须辨证，不能见到疟疾一概使用之。

2. 疟疾的治疗应在辨证的基础上选加截疟药　常用截疟中药有常山、蜀漆、青蒿、马鞭草等，其中常山治疗疟疾有较好的疗效，但其致吐的副作用也明显。使用以上药物时常配用槟榔、草果、乌梅等可提高疗效，降低副作用。

3. 重视瘴疟的临床治疗　瘴疟属疟疾重症，来势凶猛，病情险恶，如出现神昏谵语、肢体痉挛等严重症状时，宜及早使用清心开窍的药物，必要时中西医结合进行抢救。

【名医经验】

万友生辨治疟疾经验　万氏治疗一般疟疾，每用常山 9～15g 为主，配合生姜、大枣各 9～15g 煎服甚效。如寒多热少配合柴胡桂枝干姜汤，热多寒少配合白虎汤。又方：青蒿9～15g，桂枝5～8g，水煎服，治疗一般疟疾亦很有效。治疗瘴疟、疫疟，每用常山9～15g为主，煎汤冲服太乙紫金锭，或朱砂，或雄黄精（均研极细末）各1.5～3g，颇有效验。用常山治疟，必须灵活配合八法，才能有效无弊。久疟不愈，当用补法，补气多用人参、黄芪、白术之类，如补中益气汤等，养血多用制何首乌、当归之类，如何人饮等，非此不能取效，中医所谓"扶正驱疟"，正是调整整个机体及机体各部分生理机能的转机，以增强抵抗力，消除病因，达到病愈的目的。

医案分析

何某，男，35岁。

初诊：7月，杭州。疟发热多寒少，每日而作，汗出不畅，口渴喜饮，胸满烦愦，四肢酸疼，脉象弦数，舌红苔黄。暑热内蕴，温疟之证，仿白虎加桂枝汤法。

处方：石膏（杵，先煎）30g，肥知母9g，六一散（荷叶包煎）9g，桂枝1.8g，蒺藜9g，秦艽6g，天花粉9g，薏苡仁12g，淡竹叶9g，西瓜汁（冲）1杯。

二诊：前方服后，汗出较多，疟已不作，胸满烦愦见瘥，而口渴喜饮如故，苔薄黄，脉弦滑。再拟清热养阴，以撤余邪。

处方：石膏（杵，先煎）18g，知母9g，石斛15g，薏苡仁12g，清水豆卷9g，六一散（荷叶包煎）9g，麦冬9g，青蒿6g，淡竹叶8g，西瓜翠衣30g。

按：本例疟疾热多寒少，证属温疟，故以白虎加桂枝汤加味治疗，方中配伍六一散、淡竹叶、西瓜汁清暑利湿，秦艽、薏苡仁宣痹通络；蒺藜宣散热邪。二诊针对"口渴喜饮如故"的病症，去辛温发散之品，加石斛、麦冬养阴生津，青蒿既能截疟，又能清暑，以撤余邪。

摘自：《近代名医学术经验选编·叶熙春专辑》

【古籍选录】

《素问·疟论》："夫风之与疟也，相似同类，而风独常在，疟得有时而休者，何也？岐伯曰：风气独留其处，故常在；疟气随经络沉以内薄，故卫气应乃作。"

《金匮要略·疟病脉证并治》："温疟者，其脉如平，身无寒但热，骨节疼烦，时呕，白虎加桂枝汤主之。""疟多寒者，名曰牝疟，蜀漆散主之。"

《普济方·诸疟门》："劳疟者，以久疟不瘥，气血俱虚，故虽间歇，劳动则发，故谓之劳疟。邪气日深，真气愈耗，表里既虚，故食减肌瘦，色悴力劣，而寒热如故也。"

《医学纲目·疟寒热》："卫与邪相并，则病作；与邪相离，则病休。其并于阴则寒，并于阳则热；离于阴则寒已，离于阳则热已，至次日又集而并合，则复病也。"

【文献推介】

1. 欧阳锜.有关治疗疟疾的一些体会[J].江西中医药，1959（07）：3-6.

2. 刘宗磊.青蒿素类药物研究进展[J].中国病原生物学杂志（Journal of Pathogen Biology），2014，9（1）：附页1-3.

【小结】

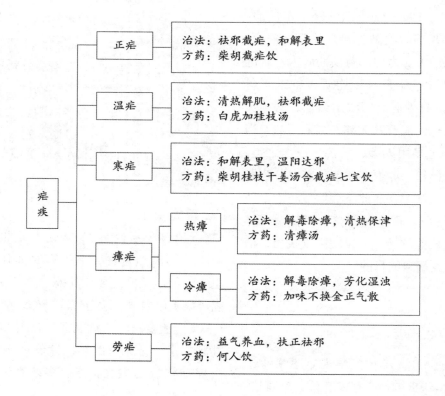

疟疾
- 正疟 —— 治法：祛邪截疟，和解表里
  方药：柴胡截疟饮
- 温疟 —— 治法：清热解肌，祛邪截疟
  方药：白虎加桂枝汤
- 寒疟 —— 治法：和解表里，温阳达邪
  方药：柴胡桂枝干姜汤合截疟七宝饮
- 瘴疟
  - 热瘴 —— 治法：解毒除瘴，清热保津
    方药：清瘴汤
  - 冷瘴 —— 治法：解毒除瘴，芳化湿浊
    方药：加味不换金正气散
- 劳疟 —— 治法：益气养血，扶正祛邪
  方药：何人饮

【复习思考题】

1. 疟疾有哪些临床特点，如何与其他有恶寒发热的疾病相鉴别？

2. 瘴疟与一般的疟疾有何不同？

3. 疟疾的治疗原则是什么？常用的截疟药有哪些，如何应用？

（徐厚谦）

第六章

肾系病证

肾藏精，为人体生长、发育、生殖之源，是生命活动之根，故称先天之本。肾的藏精功能减退，不仅可因精关不固而致遗精、早泄，还可由于精气不足，命门火衰而影响机体的生殖能力，导致阳痿、不育。

肾主水，在调节人体水液平衡方面起着极为重要的作用，若肾中精气的蒸腾气化失司，出现水肿；肾与膀胱相表里，若肾与膀胱的气化失司，水道不利，可出现淋证、癃闭、尿浊。此外，水肿、淋证、癃闭等病证日久不愈，可致脾肾衰惫，气化不利，浊毒壅塞，形成关格。

肾开窍于耳，肾精亏虚不能上荣耳窍则出现耳鸣耳聋。

根据肾的生理功能和病机变化特点，可将水肿、癃闭、关格、淋证、尿浊、阳痿、遗精、早泄、耳鸣耳聋等归属于肾系疾病。

肾与其他脏腑的关系非常密切。肾阴亏空，水不涵木，肝阳上亢，可致眩晕；肾水不足，阴不济阳，虚火上越，心肾不交，可致心悸、不寐；肾不纳气，气不归原，可致哮喘；肾阳虚衰，火不暖土，可致五更泄泻；肾精亏损，脑髓失充，可致健忘、痴呆。依据其病证整体相关性，分别隶属于各个脏腑系统。此外，其他脏腑疾病迁延不愈，久必及肾，亦可导致肾系病证的出现。因此，临证时应注意脏腑之间的关联，随证处理。

肾系病证的诊断，主要采用望、闻、问、切四诊，同时结合现代医学的实验室检查、B超及X线、CT等检查手段，取得疾病相关信息，根据诊断标准做出相关诊断，并进行辨证与分型。

肾系病证的治疗，一般来说，肾病多虚，但临床不乏实证。虚证，当以补肾为主，但需辨别肾阴虚与肾阳虚之不同；肾阴亏虚，宜滋养肾阴；肾阳不足，宜温补肾阳；并掌握阴阳互根、互生等关系，予以兼顾。实证，当根据病邪之不同，分别采用疏风、清利、行气、活血等法。虚实夹杂者，当补泻兼施。

第一节　水肿

水肿是指体内水液潴留，泛滥肌肤，临床以头面、眼睑、四肢、腹背，甚至全身浮肿为主要表现的一类病证。严重的还可能伴有胸水、腹水等。水肿在西医学中是多种疾病的一个症状，包括肾性水肿、心性水肿、肝性水肿、营养不良性水肿、功能性水肿、内分泌失调引起的水肿等。本节论及的水肿主要以肾性水肿为主，包括急性肾小球肾炎、慢性肾小球肾炎、肾病综合征、继发性肾小球疾病等。其他原因引起的水肿，可以参照本节内容辨证论治。水肿的历史沿革见表 6-1-1。

【病因病机】

水肿一证，其病因有风邪袭表、疮毒内犯、外感水湿、饮食不节及禀赋不足、久病劳倦，形成本病的机理为肺失通调，脾失转输，肾失开阖，三焦气化不利。

（一）病因

1.风邪袭表 风为六淫之首，每夹寒夹热，风寒或风热之邪，侵袭肺卫，肺失通调，风水相搏，发为水肿。

2.疮毒内犯 肌肤疮毒，或咽喉肿烂，火热内攻，损伤肺、脾、肾，致津液气化失常，发为水肿。

3.外感水湿 久居湿地，冒雨涉水，湿衣裹身时间过久，水湿内侵，困遏脾阳，脾胃失其升清降浊之能，水无所制，发为水肿。

4.饮食所伤 过食肥甘，嗜食辛辣，久则湿热中阻，损伤脾胃；或饮食失调，营养不足，脾气失养，以致脾运不健，脾失转输，水湿壅滞，发为水肿。

5.禀赋不足，久病劳倦 先天禀赋薄弱，肾气亏虚，膀胱开阖不利，气化失常，水泛肌肤，发为水肿；或因劳倦久病，脾肾亏虚，津液转输及气化失常，发为水肿。

（二）病机

水肿病位在肺、脾、肾，而关键在肾。肺主一身之气，主治节，通调水道，下输膀胱。风邪犯肺，肺气失于宣畅，不能通调水道，风水相搏，发为水肿。脾主运化，有布散水精、调节水液代谢的功能，外感水湿，脾阳被困，或饮食劳倦等损及脾气，造成脾失转输，水湿内停，乃成水肿。肾主水，水液的输化有赖于肾阳的蒸化，久病劳欲，损及肾脏，则肾失蒸化，开阖不利，水液泛滥肌肤，则为水肿。

水肿的基本病理变化为肺失通调，脾失转输，肾失开阖，三焦气化不利。病理因素为风邪、水湿、疮毒、瘀血。由于致病因素及体质的差异，水肿的病理性质有阴水、阳水之分，并可相互转化或夹杂。阳水属实，多由外感风邪、疮毒、水湿而成，病位在肺、脾。阴水属虚或虚实夹杂，多由饮食劳倦、禀赋不足、久病体虚所致，病位在脾、肾。阳水迁延不愈，或因失治、误治，可转为阴水；阴水复感外邪，使肿势加剧，呈现阳水的证候，而成本虚标实之证。

表 6-1-1 水肿的历史沿革

朝代	代表医家	代表著作	主要论述
战国—西汉	—	《黄帝内经》	病名：水 治疗："平治于权衡，去菀陈莝""开鬼门，洁净府"
东汉	张仲景	《金匮要略》	病名：水气、风水、皮水、正水、石水 治疗：腰以下肿当利小便，腰以上肿当发汗
宋	严用和	《济生方》	病因病机：分阴水、阳水，脾胃虚寒为病机
明	张景岳	《景岳全书》	病因病机：盖水为至阴，故其本在肾；水化于气，故其标在肺；水唯畏土，故其制在脾

水肿转归，一般而言，阳水易消，阴水难治。阳水患者如属初发年少，体质尚好，脏气未损，治疗及时，则病可向愈。若先天禀赋不足，或他病日久，或得病之后拖延失治，导致正气大亏，肺、脾、肾三脏功能严重受损，后期还可影响到心、肝，则难向愈。若水邪壅盛或阴水日久，脾肾衰微，水气上犯，则可出现水邪凌心犯肺之重证。若病变后期，肾阳衰败，气化不行，浊毒内闭，是由水肿发展为关格。若肺失通调，脾失健运，肾失开阖，致膀胱气化无权，可见小便点滴或闭塞不通，则是水肿转为癃闭。若阳损及阴，造成肝肾阴虚，肝阳上亢，则可兼见眩晕之症。水肿的病因病机演变见图6-1-1。

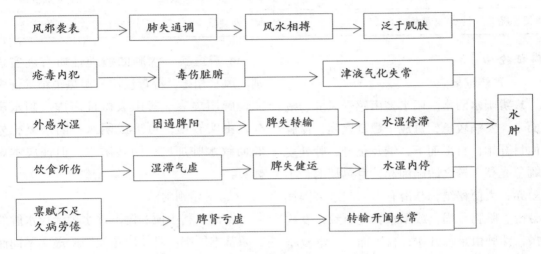

图6-1-1 水肿病因病机演变示意图

【诊断与鉴别诊断】

（一）诊断

1. 水肿先从眼睑或下肢开始，继及四肢全身。

2. 轻者仅眼睑或足胫浮肿，重者全身皆肿，甚则腹大胀满，气喘不能平卧；或尿闭或尿少，恶心呕吐，口有秽味，鼻衄，牙宣，头痛，抽搐，神昏谵语等危象。

3. 可有乳蛾、心悸、疮毒、紫癜以及久病体虚病史。

水肿病人一般可先检查血常规、尿常规、肾功能、肝功能（包括血浆蛋白）、心电图、肝肾B超。如怀疑心性水肿可再查心脏超声、胸片，明确心功能级别；肾性水肿可再查24小时尿蛋白总量、血浆白蛋白，肾穿刺活检有助于明确病理类型，鉴别原发性或继发性肾脏疾病；女性患者尤须注意排除狼疮性肾炎所致水肿，须查抗核抗体、双链DNA抗体，必要时进行肾穿刺；颈部肿大者可查T_3、T_4及FT_3、FT_4以排除黏液性水肿。

（二）鉴别诊断

水肿与臌胀、饮证的鉴别见表6-1-2。

表 6-1-2　水肿与臌胀、饮证鉴别

	水肿	臌胀	饮证
主要发病脏腑	肺、脾、肾	肝、脾、肾	肺
主要病机	水气通调失职	脾虚木贼，湿热相乘	水气射肺
水停部位	水泛肌肤 多泛滥体表 四肢皮色不变	水聚腹腔 单腹肿胀 青筋暴露	水凌胸肺 久咳喘逆后面目浮肿， 其形如肿，实不是肿
肿势	先起头面下肢肿，甚者全身浮肿	病重时或兼下肢肿	严重时才兼身肿
症状标本	先肿后喘	或先有积聚后成臌胀	先喘，久喘才成肿胀
小便情况	多有尿量减少	有时小便减少	初正常，后偶有不适

【辨证论治】

（一）辨证要点

1. 辨阳水阴水　阳水多由感受风邪、疮毒而来，发病较急，每成于数日之间，浮肿由面目开始，自上而下，继及全身，肿处皮肤绷急光亮，按之凹陷即起，身热烦渴，小便短赤，大便秘结，脉滑有力。阴水多因饮食劳倦、脏腑亏损，或阳水转化所致，发病缓慢，浮肿由足踝开始，自下而上，继及全身，肿处皮肤松弛，按之凹陷不易恢复，甚则按之如泥，身冷不热，不渴，小便或短但不赤涩，大便溏薄，脉沉细无力。

2. 辨病邪性质　水肿头面为主，恶风头痛者，多属风；水肿下肢为主，纳呆身重者，多属湿；水肿而伴有咽痛、溲赤者，多属热；因疮痍而致水肿者，多属疮毒。

3. 辨脏腑　水肿有在肺、脾、肾、心之差异。若水肿较甚，咳喘少气，不能平卧者，病变部位多在肺；水肿日久，纳食不佳，身重倦怠，苔腻者，病变部位多在脾；水肿反复，腰膝酸软者，病变部位多在肾；水肿下肢明显，心悸短气，甚则不能平卧者，病变部位多在心。

4. 辨虚实　水肿的病理性质有虚实之别。风水相搏，湿毒浸淫、湿热壅结等证多实；脾阳虚衰、肾阳衰微证多虚。阳水病久，由实转虚，可形成阴水；阴水复感外邪而致水肿加剧，则转阳水，但证属本虚标实。

（二）治则治法

发汗、利小便、泻下逐水为治疗水肿的三条基本原则，具体应用视阴阳虚实不同而异。阳水以祛邪为主，应予发汗、利水或攻逐，同时配合清热解毒、理气化湿等法；阴水当以扶正为主，健脾温肾，同时配以利水、养阴、活血、祛瘀等法。对于虚实夹杂者，则当兼顾，或先攻后补，或攻补兼施。

知识拓展

水肿五不治

唐代孙思邈在《备急千金要方·水肿》中提出水肿必须忌盐，并指出水肿有五不治："一、面肿苍黑，是肝败不治；二、掌肿无纹理，是心败不治；三、腰肿无纹理，是肺损不治；四、阴肿不起者，是肾败不治；五、脐满反肿者，是脾败不治。"

（三）分证论治

阳水

1. 风水相搏

（1）症状及分析

眼睑浮肿，继则四肢及全身皆肿，来势迅速，小便不利——风水相搏，水液潴留，病从上起；

恶寒，发热，咳喘，肢节酸楚——表证；

咽喉红肿疼痛，舌质红，脉浮滑数——偏于风热；

舌苔薄白，脉浮滑或浮紧——偏于风寒。

（2）治法：疏风清热，宣肺行水。

（3）主方及分析：越婢加术汤。

麻黄、石膏——宣肺泄肺，通调水道；

白术——健脾燥湿；

大枣、生姜、甘草——调和营卫。

（4）加减

恶寒，无汗，头身疼痛，去石膏，加紫苏叶、桂枝、防风；

若发热，咽痛，口渴，可加连翘、桔梗、板蓝根、芦根；

一身悉肿，小便不利，加茯苓、泽泻；

若咳喘较甚，可加苦杏仁、前胡；

如见汗出恶风，卫阳已虚，改用防己黄芪汤加减；

若表证渐解，身重而水肿不退者，可按水湿浸渍证论治。

2. 湿毒浸淫

（1）症状及分析

眼睑浮肿，延及全身，皮肤光亮——毒气内归，肺肾失调；

尿少色赤——热盛伤阴；

身发疮痍，甚则溃烂，恶风发热——湿毒内蕴；

舌质红，苔薄黄，脉浮数或滑数——热毒内盛。

（2）治法：宣肺解毒，利湿消肿。

（3）主方及分析：麻黄连翘赤小豆汤合五味消毒饮。

麻黄、苦杏仁、桑白皮、赤小豆、生姜——宣肺利水；

连翘、银花、野菊花、蒲公英、紫花地丁、紫背天葵——清热解毒；

甘草、大枣——调和诸药。

（4）加减

脓肿毒甚者，当重用清热解毒药，如蒲公英、紫花地丁；

湿盛糜烂者，加苦参、茯苓；

皮肤瘙痒者，加白鲜皮、地肤子、蝉蜕；

疮疡色红肿痛者，加牡丹皮、赤芍；

大便不通，加大黄。

3. 水湿浸渍

（1）症状及分析

全身水肿——水渍皮肤；

下肢明显——水性趋下；

按之没指——水无出路，横溢肌肤；

小便短少——水湿内聚，三焦决渎失司，膀胱气化不利；

身体困重——湿盛困脾；

胸闷，纳呆，泛恶——湿浊中阻；

苔白腻，脉沉缓，起病缓慢，病程较长——水湿内浸之象。

（2）治法：运脾化湿，通阳利水。

（3）主方及分析：五皮饮合胃苓汤。

桑白皮、陈皮、大腹皮、茯苓皮、生姜皮——化湿行水；

苍术、厚朴、甘草——燥湿运脾；

桂枝、白术、茯苓、猪苓、泽泻——温阳化气行水。

（4）加减

外感风邪，肿甚而喘者，加麻黄、苦杏仁、葶苈子；

面肿，胸满，不得卧，加紫苏子、葶苈子；

若湿困中焦，脘腹胀满者，加花椒、大腹皮、干姜。

4. 湿热壅盛

（1）症状及分析

遍体浮肿，皮肤绷急光亮——湿热水邪，壅遏肌肤；

胸脘痞闷——湿热壅滞，气机不利；

烦热口渴——湿热内阻，津不上承；

小便短赤——湿热伤阴；

大便干结——湿热中阻，传化失常；

舌红，苔黄腻，脉沉数或濡数——湿热之象。

（2）治法：分利湿热。

（3）主方及分析：疏凿饮子。

羌活、秦艽——疏风透表；

大腹皮、茯苓皮、生姜皮——疏风解表，发汗消肿，使在表之水从汗而疏解；

泽泻、木通——通利下窍行水；

商陆、槟榔——破结逐水；

椒目、赤小豆——利水消肿。

（4）加减

腹满不减，大便不通者，可合己椒苈黄丸；

若肿势严重，兼见喘促不得平卧者，加

葶苈子、桑白皮；

若湿热久羁，亦可化燥伤阴，症见口燥咽干，加白茅根、芦根，不宜过用苦温燥湿、攻逐伤阴之品。

阴水

5. 脾阳虚衰

（1）症状及分析

身肿日久，腰以下为甚——脾虚不运，水湿下趋；

按之凹陷不易恢复——水聚肌肤；

脘腹胀闷，纳减便溏——脾阳不振，水湿不运；

面色不华，神疲乏力，四肢倦怠——脾气虚弱，不能荣养；

小便短少——阳不化气；

舌质淡，苔白腻或白滑，脉沉缓或沉弱——阳虚湿盛之象。

（2）治法：健脾温阳利水。

（3）主方及分析：实脾饮。

干姜、附子、草果——温壮脾阳，散寒利水；

白术、茯苓、炙甘草——健脾补气；

大腹皮、木瓜——利水消肿；

木香、厚朴——理气燥湿。

（4）加减

气虚甚，症见气短声弱者，加人参、黄芪；

若小便短少，加桂枝、泽泻。

6. 肾阳衰微

（1）症状及分析

水肿反复消长不已，面浮身肿，腰以下甚，按之凹陷不起——肾阳虚，阴水下聚；

尿量减少或反多——肾阳不振，膀胱气

化不利，下元不固；

腰酸冷痛——腰为肾之外府，水浊内停，肾脉不利；

四肢厥冷，怯寒神疲，面色苍白——命门火衰，不能温体养神；

心悸胸闷、喘促难卧——水气上犯心肺；

腹大胀满——水湿内聚；

舌质淡胖，苔白，脉沉细或沉迟无力——脾肾阳虚之象。

（2）治法：温肾助阳，化气行水。

（3）主方及分析：真武汤。

附子、白术——温肾暖土，制水散寒；

茯苓、生姜——散寒利水；

白芍——破结行水。

（4）加减

小便不利，水肿较甚者，加五苓散；

神疲肢冷者，加巴戟天、肉桂；

咳喘面浮，汗多，不能平卧，加党参、蛤蚧、五味子、山茱萸、煅牡蛎、黑锡丹；

心悸，口唇紫绀，脉虚数，加肉桂、炙甘草，加重附子剂量；

神昏欲寐，溲闭，泛恶，甚至口泛尿臭或兼头痛烦躁，加大黄、半夏、黄连。

7. 瘀水互结

（1）症状及分析

水肿延久不退，肿势轻重不同——水停湿阻，迁延不愈；

四肢或全身浮肿，以下肢为主——水湿停聚，瘀阻于下；

皮肤瘀斑，或伴血尿——络脉瘀阻，血行脉外；

舌紫暗，苔白，脉沉细涩——水停湿阻，气滞血瘀。

（2）治法：活血祛瘀，化气行水。

（3）主方及分析：桃红四物汤合五苓散。

桃仁、红花、赤芍、川芎——活血通络；

当归、生地黄——养血活血；

桂枝——通阳化气；

茯苓、猪苓、白术、泽泻——健脾益气，利水消肿。

（4）加减

血瘀水盛，见全身肿甚，气喘烦闷，小便不利者，加葶苈子、泽兰；

脾肾亏虚，见腰膝酸软，神疲乏力，合用济生肾气丸；

阳气虚者，可配黄芪、附子。

（四）其他治疗

1. 中成药 牛黄解毒片、清热解毒口服液：用于湿毒浸淫证。

参苓白术散、人参健脾丸：用于水湿浸渍证。

舟车丸：用于湿热壅盛证。

理中丸、附子理中丸：用于脾阳虚衰证。

济生肾气丸：用于肾阳衰微证。

2. 单方验方 赤小豆鲫鱼汤：鲫鱼、黄芪、赤小豆、茯苓、冬瓜皮、陈皮、砂仁，共煮汤（不加盐）服食。连续服用数剂。

【预防调护】

水肿常因感受外邪而发病或加重，故应注意适寒温、避风邪；注意调摄饮食，平素宜清淡；劳逸结合，调畅情志；体虚易于外感者，可服用玉屏风散以补气固表，适当参加体育锻炼，提高机体抗病能力。

水肿病人应忌盐，轻者予低盐饮食（每

日食盐量 3 ～ 4g)，重者应予无盐饮食，肿退之后，亦应注意饮食不可过咸；有蛋白尿者宜低蛋白饮食，选用优质蛋白如牛奶、鸡蛋、瘦肉等；水肿而尿少者每日记录液体出入量；定期复查尿常规、肾功能。

【临证要点】

1. 久病水肿宜活血利水、补气温阳 水肿的治疗要依据患者的不同表现辨证论治，对于久病水肿应注意活血利水药、补气温阳药的应用。水与血生理上皆属于阴，相互倚行，互宅互生。病理状态下，水病可致血瘀，瘀血可致水肿。水肿日久，水湿停积，久病入络，气机不利，血流不畅，成为瘀血，瘀水互结，治当化瘀行水，可用泽兰、赤芍、益母草活血化瘀、利水消肿。水之停留，总由气虚阳微所致，脾虚不能运化、肺虚不能输布、肾虚开阖失司，故当治以益气温阳，可选用黄芪、白术、山药、白扁豆、附子、桂枝等。

2. 慎用肾毒性药物 由于水肿病人易于感染，使用抗生素等药物时，须考虑到药物对肾脏的毒副作用，做到合理选择品种，合理调整剂量及用药时间，避免使用氨基糖苷类抗生素等肾毒性药物。此外，服用含有马兜铃酸的中药，如马兜铃、关木通、木防己、青木香等，亦可导致肾脏损伤，尽量避免大剂量、长时间使用。

3. 注意预防水肿的严重变证 水肿日久不愈，可导致脾肾衰败，或湿浊内蕴，形成严重变证，如浊毒内蕴、湿热壅滞、胃失和降形成癃闭、关格，见二便不通、恶心呕吐；或肾精内竭、肝风内动而见头晕头痛、肢体颤抖；或阳虚水泛、上凌心肺而见心悸胸闷，喘促难卧；或邪闭心窍而见神昏肢冷，面色晦滞，泛恶口臭，二便不通，肌衄牙宣。均是水肿的严重变证，应密切观察临床变化，及早发现并治疗。

【名医经验】

1. 时振声治慢性肾炎水肿八法 时氏根据慢性肾炎水肿和蛋白尿难消的特点，提出治疗慢性肾炎八法。宣肺利水法用于慢性肾炎急性发作期水肿，中医辨证属于风水或皮水者，风寒用麻黄附子甘草汤、风热用越婢汤等；健脾利水法用于脾虚水肿，为治水肿之正法，方用防己黄芪汤合防己茯苓汤；温肾利水法适用于肾阳虚，阳不化气，水湿内停之慢性肾炎水肿，方用真武汤合五苓散、济生肾气丸等；育阴利水法适用于肾阴亏虚，水湿内停之慢性肾炎水肿，方用猪苓汤、知柏地黄汤；活血利水法用于血水互结之慢性肾炎水肿，方用当归芍药散、血府逐瘀汤等；行气利水法用于气滞水停者，方用大橘皮汤、导水茯苓汤；清解利水法用于湿热、毒热所引起的水肿或水肿日久伴有郁热者，方用五味消毒饮合五皮饮、八正散等；食疗利水法用于慢性肾炎水肿，日久顽固不消，身体虚弱，尿检大量尿蛋白丢失，血浆白蛋白极低，中医辨证多属虚劳者，常用食疗便方有：千金鲤鱼汤、外台鲤鱼汤、黄芪炖鸡、赤小豆粥等。

2. 邹云翔补气活血、益肾利湿治疗慢性肾炎 邹氏认为治疗慢性肾炎当气、血、水同治，慢性肾炎血脉流畅有利于水湿的祛除，利湿有利于瘀化下行，故治以补气活血为主，辅以益肾利湿，方用补阳还五汤加减治疗（党参 15g，黄芪 30 ～ 60g，菟丝子 15g，丹参 15 ～ 30g，当归 12g，桃仁、红花各 10g，益母草、六月雪各 30 ～ 60g，薏苡仁 15g，地龙 10g ）。

医案分析

男，28 岁，病浮肿一年，时轻时重，用过西药，也用过中药健脾、温肾、发汗、利尿等法，效果不明显。会诊时，全身浮肿，腹大腰粗，小便短黄，脉象弦滑，舌质嫩红，苔薄白。

方药：防己、黄芪、带皮茯苓各 15g，桂枝 6g，炙甘草 3g，生姜 2 片，大枣 3 枚。用黄芪协助防己，桂枝协助茯苓，甘草、姜、枣调和营卫，一同走表，通阳气以行水，使之仍从小便排出。服两剂后，小便渐增，即以原方加减，约半个月症状完全消失。

摘自：《谦斋医学讲稿》

按：腹大按之不坚，叩之不实，胸膈不闷，能食、食后不作胀，大便一天一次，很少矢气，说明水不在里而在肌表。因此，考虑到《金匮要略》上所说的"风水"和"皮水"，这两个证候都是水在肌表，但风水有外感风寒症状，皮水则否。所以不拟采用麻黄加术汤和越婢加术汤发汗，而用防己茯苓汤行气利尿。诚然，皮水也可用发汗法，但久病已经用过发汗，不宜再伤卫气。

【古籍选录】

《金匮要略·水气病脉证并治》："风水，其脉自浮，外证骨节疼痛，恶风。皮水，其脉亦浮，外证胕肿，按之没指，不恶风，其腹如鼓，不渴，当发其汗。正水，其脉沉迟，外证自喘。石水，其脉自沉，外证腹满不喘。"

《景岳全书·水肿》："肿胀之病，原有内外之分。验之病情，则唯在气水二字足以尽之。故凡治此症者，不在气分，则在水分，能辨此二者而知其虚实，无余蕴矣。病在气分，则当以治气为主；病在水分，则当以治水为主。然水气本为同类，故治水者，当兼理气，以水行气亦行也。此中玄妙，难以尽言。"

《医门法律·水肿》："经谓之二阳结谓之消，三阴结谓之水。……三阴者，手足太阴脾肺二脏也。胃为水谷之海，水病莫不本之于胃，经乃以属之脾肺者，何耶？使足太阴脾足以转输水精于上，手太阴肺足以通调水道于下，海不扬波矣。唯脾肺二脏之气，结而不行，后乃胃中之水日蓄，浸灌表里，无所不到也。是则脾肺之权，可不伸耶？然其权尤重于肾，肾者，胃之关也，肾司开阖，肾气从阳则开，阳太盛则关门大开，水直下而为消，肾气从阴则阖，阴太盛则关门常阖，水不通为肿。经又以肾本肺标，相输俱受为言，然则水病，以脾、肺、肾为三纲矣。"

【文献推介】

1. 刘宏伟. 时振声教授治疗慢性肾炎水肿八法 [J]. 新中医，1991，23（1）：5-6.

2. 尹振祥，郭立中，金妙文. 周仲瑛肺肾同治法治疗肾小球肾炎的经验 [J]. 湖北中医杂志，2009，31（11）：30-31.

【小结】

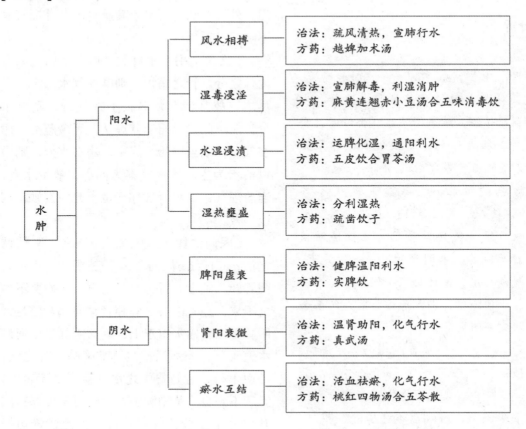

【复习思考题】

1. 如何辨别水肿的脏腑定位？

2. 如何理解活血在水肿中的治疗作用？

（许庆友）

第二节　淋证

淋证是指以小便频数短涩、淋沥刺痛，小腹拘急引痛为主要临床表现的病证。根据本病的临床表现，类似于西医学的急、慢性尿路感染，泌尿道结核，尿路结石，急、慢性前列腺炎，乳糜尿以及尿道综合征等病，凡是具有淋证特征者，均可参照本节内容辨证论治。淋证的历史沿革见表6-2-1。

【病因病机】

淋证的病因可归结为外感湿热、饮食不节、情志失调、禀赋不足或劳伤久病四个方面。其主要病机为湿热蕴结下焦，肾与膀胱气化不利。

（一）病因

1. 外感湿热　因下阴不洁，湿热秽浊之邪从下侵入人体，上犯膀胱，发为淋证。

2. 饮食不节　多食辛辣肥甘，脾胃运化失常，积湿生热，下注膀胱，乃成淋证。

3. 情志失调　情志不畅，郁怒伤肝，肝失疏泄，膀胱气滞，或气郁化火，气火郁于

表 6-2-1 淋证的历史沿革

朝代	代表医家	代表著作	主要论述
战国—西汉	—	《黄帝内经》	病名：淋、淋閟 临床表现：小便淋沥不畅，甚或闭阻不通
东汉	张仲景	《金匮要略》	病名：淋秘 病因病机：热在下焦 临床表现：淋之为病，小便如粟状，小腹弦急，痛引脐中
隋	巢元方	《诸病源候论》	病因病机：肾虚而膀胱热故也
明	张景岳	《景岳全书》	治疗：凡热者宜清，涩者宜利，下陷者宜升提，虚者宜补，阳气不固者宜温补命门

膀胱，导致淋证。

4. 劳伤体虚 劳伤过度，房事不节，多产多育，年老体虚，久病缠身，或久淋不愈，耗伤正气，或妊娠、产后脾肾气虚，膀胱易感外邪，而致本病。

（二）病机

淋证的病位在膀胱与肾，与肝脾相关。

基本病机为湿热蕴结下焦，肾与膀胱气化不利。其病理因素主要为湿热之邪。由于湿热导致病理变化的不同，累及脏腑器官之差异，临床上乃有六淋之分。若湿热客于下焦，膀胱气化不利，小便灼热刺痛，则为热淋；若膀胱湿热，灼伤血络，迫血妄行，血随尿出，乃成血淋；若湿热久蕴，熬尿成石，遂致石淋；若湿热蕴久，阻滞经脉，脂液不循常道，小便浑浊，而为膏淋；若肝气失于疏泄，气火郁于膀胱，则为气淋；若久淋不愈，湿热留恋膀胱，由腑及脏，继则由肾及脾，脾肾受损，正虚邪弱，遂成劳淋；若肾阴不足，虚火扰动阴血，亦为血淋；若肾虚下元不固，不能摄纳精微脂液，亦为膏淋；若中气不足，气虚下陷，膀胱气化无权，亦成气淋。

淋证的病理性质有实、有虚，且多见虚实夹杂之证。初起多因湿热为患，正气尚未虚损，故多属实证。但淋久湿热伤正，由肾及脾，每致脾肾两虚，而由实转虚。如邪气未尽，正气渐伤，或虚体受邪，则成虚实夹杂之证。常见阴虚夹湿热、气虚夹水湿等。因此淋证多以肾虚为本，膀胱湿热为标。淋证虽有六淋之分，但各种淋证间存在着一定的联系。首先是虚实之间的转化。如实证的热淋、血淋、气淋可转化为虚证的劳淋；反之虚证的劳淋，亦可能兼夹实证的热淋、血淋、气淋。而当湿热未尽，正气已伤，处于实证向虚证的移行阶段，则表现为虚实夹杂的证候。此外，在气淋、血淋、膏淋等淋证本身，这种虚实互相转化的情况也同样存在。而石淋由实转虚时，由于砂石未去，则表现为正虚邪实之证。其次是某些淋证间的相互转换或同时并见。如热淋转为血淋，也可诱发石淋；而石淋亦可诱发热淋、血淋等。淋证病因病机演变见图 6-2-1。

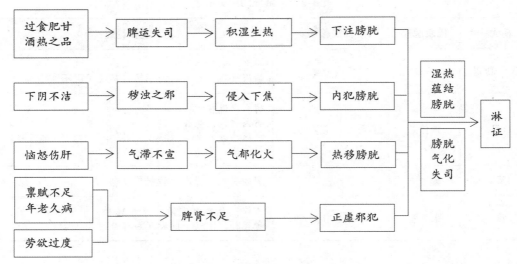

图 6-2-1　淋证病因病机演变示意图

【诊断与鉴别诊断】

（一）诊断

1. 小便频数，淋沥涩痛，小腹拘急引痛。

2. 病久或反复发作后，常伴有低热、腰痛、小腹坠胀、疲劳等。

3. 多见于已婚女性，每因疲劳、情志变化、不洁房事而诱发。

尿常规、中段尿细菌培养、尿亚硝酸盐试验有助于本病诊断，静脉肾盂造影、X 线摄片、膀胱镜等有助于病位诊断。

（二）鉴别诊断

1. 血淋与尿血　血淋与尿血都有小便出血，尿色红赤，甚至溺出纯血等症状。其鉴别的要点是有无尿痛。如《丹溪心法·淋》所云："痛者为血淋，不痛者为尿血。"故一般以痛者为血淋，不痛者为尿血。

2. 膏淋与尿浊　膏淋与尿浊在小便浑浊症状上相似，但后者在排尿时无疼痛滞涩感，可资鉴别。即如《临证指南医案·淋浊》所言："大凡痛则为淋，不痛为浊。"

【辨证论治】

（一）辨证要点

1. 辨明淋证类别　六种淋证均有小便频涩，滴沥刺痛，小腹拘急引痛。此外，各种淋证又有不同的特殊表现。热淋起病多急骤，小便赤热，溲时灼痛，或伴有发热，腰痛拒按；石淋以小便排出砂石为主症，或排尿时突然中断，尿道窘迫疼痛，或腰腹绞痛难忍；气淋小腹胀满较明显，小便艰涩疼痛，尿后余沥不尽；血淋为溺血而痛；膏淋为小便浑浊如米泔水或滑腻如膏脂；劳淋小便不甚赤涩，溺痛不甚，但淋沥不已，时作时止，遇劳即发。

2. 审察证候虚实　初起或在急性发作阶段属实，以膀胱湿热、砂石结聚、气滞不利为主；久病多虚，病在脾肾，以脾虚、肾虚、气阴两虚为主。同一种淋证，也有虚实之分，如气淋，既有实证，又有虚证，实证由于气滞不利，虚证源于气虚下陷。同为血淋，由于湿热下注，热盛伤络者属实，由于阴虚火旺，扰动阴血者属虚。再如热淋经过治疗，有时湿热尚未去尽，又出现肾阴不足或气阴两伤等虚实并见的证候。石淋初病时为湿热煎熬尿液所致，属于实证，日久亦可伤及正气，阴血亏虚，而表现为虚实夹杂或气血俱虚的证候。

（二）治则治法

淋证的基本治则是实则清利，虚则补益。具体治法因证候而异，实证以膀胱湿热为主者，治宜清热利湿；以热灼血络为主者，治以凉血止血；以砂石结聚为主者，治以通淋排石，结石块大不易排出者宜手术或碎石；以气滞不利为主者，治以利气疏导。虚证以脾虚为主者，治以健脾益气；以肾虚为主者，治宜补虚益肾，同时正确掌握标本缓急，在淋证治疗中尤为重要。对虚实夹杂者，又当通补兼施，审其主次缓急，兼顾治疗。

（三）分证论治

1. 热淋

（1）症状及分析

小便频数短涩，灼热刺痛，溺色黄赤，少腹拘急胀痛——湿热蕴结下焦，膀胱气化失司；

寒热起伏，口苦，呕恶——湿热内蕴，正邪相争；

腰痛拒按——湿热之邪侵犯于肾；

大便秘结——热甚波及大肠；

苔黄腻，脉滑数——湿热互结之象。

（2）治法：清热利湿通淋。

（3）主方及分析：八正散。

木通、瞿麦、萹蓄、车前子——通淋利湿；

大黄、栀子、甘草梢——清热泻火；

灯心草、滑石——泄热通淋。

（4）加减

大便秘结、腹胀者，重用大黄，加枳实；

高热、口渴、大汗、脉洪大，加知母、石膏；

胁肋胀满、善太息，加青皮、乌药；

口干、大便秘结、舌红苔腻，去大黄，加生地黄、知母、白茅根；

高热、神昏谵语、口干、尿赤，改用黄连解毒汤合五味消毒饮；

伴寒热、口苦、呕恶者，可合小柴胡汤。

2. 石淋

（1）症状及分析

尿中夹砂石，排尿涩痛，或排尿时突然中断，尿道窘迫疼痛——湿热煎熬尿液，结为砂石；

少腹拘急，往往突发，一侧腰腹绞痛难忍，甚则牵及外阴——砂石阻塞尿道；

尿中带血——结石损伤血络；

舌红，苔薄黄，脉弦或带数——湿热偏盛之象。

（2）治法：清热利湿，排石通淋。

（3）主方及分析：石韦散。

石韦、瞿麦、冬葵子——利尿通淋；

车前子、滑石——清热利尿通淋。

（4）加减

加金钱草、海金沙、鸡内金，以增强排石消坚作用；

腰腹绞痛，加白芍、甘草；

尿中带血，加小蓟、生地黄、藕节；

小腹胀痛，加木香、乌药；

腰膝酸软，腰部隐痛，加杜仲、续断、补骨脂；

形寒肢冷，夜尿清长，加巴戟天、肉苁蓉、肉桂；

口干、少尿、舌红少苔，宜合六味地黄丸；

绞痛缓解，多无明显自觉症状，可常用金钱草煎汤代茶；

病久砂石不去，可伴见面色少华，精神委顿，少气乏力，舌淡边有齿痕，脉细而弱；或腰腹隐痛，手足心热，舌红少苔，脉细带数。此为虚实夹杂，当标本兼顾，补中益气汤加金钱草、海金沙、冬葵子。

3. 血淋

（1）症状及分析

小便热涩刺痛，尿色深红，或夹有血块——湿热下注膀胱，热盛灼络，迫血妄行；

疼痛满急加剧——血块阻塞尿路；

心烦——心火亢盛；

舌尖红，苔黄，脉滑数——实热之象。

（2）治法：清热通淋，凉血止血。

（3）主方及分析：小蓟饮子。

小蓟、生地黄、蒲黄、藕节——清热凉血止血；

栀子、淡竹叶、滑石、木通——清热利尿通淋；

当归——活血和血；

甘草——调和诸药。

（4）加减

尿中有血块，腰痛，舌暗，加三七、川牛膝、桃仁；

出血不止，加生地榆、仙鹤草、琥珀；

尿色淡红，尿痛不显著，腰膝酸软，神疲乏力，舌淡红，脉细数，可改用知柏地黄丸。

4. 气淋

（1）症状及分析

郁怒之后，小便涩滞，淋沥不已——气机郁结，膀胱气化不利；

少腹胀满疼痛——少腹为足厥阴肝经循行之处，肝失调达，气机不畅，不通则痛；

苔薄白，脉弦——肝郁之象。

（2）治法：理气疏肝，利尿通淋。

（3）主方及分析：沉香散。

沉香、陈皮——理气疏肝；

当归、白芍——柔肝缓急；

石韦、滑石、冬葵子、王不留行——利尿通淋；

甘草——调和诸药。

（4）加减

胸胁胀满者，加青皮、乌药、小茴香、郁金；

病程日久，舌暗有瘀斑，加红花、赤芍、益母草；

少腹坠胀，尿有余沥，面色萎黄，舌质淡，脉虚细无力，改用补中益气汤加减；

兼头晕，面色无华，腰酸软，加熟地黄、川芎、杜仲、枸杞子、牛膝。

5. 膏淋

（1）症状及分析

小便浑浊如米泔水，上有浮油，置之沉淀，或伴有絮状凝块物——湿浊下注，阻塞络脉，清浊不分；

尿道热涩疼痛，尿时阻塞不畅，口干——湿热内阻，气化不利；

舌 质 红， 苔 黄 腻， 脉 濡 数——湿 热 之象。

（2）治法：清热利湿，分清泌浊。

（3）主方及分析：程氏萆薢分清饮。

萆薢、石菖蒲——清利湿浊；

黄柏、车前子——清热利湿；

白术、茯苓——健脾除湿；

莲子心、丹参——清心活血通络。

（4）加减

小腹胀，尿涩不畅，加乌药、青皮；

伴有血尿，加小蓟、藕节、白茅根；

小便黄赤，热痛明显，加甘草梢、淡竹叶、通草；

病久口干，舌红少苔，加生地黄、麦冬、知母；

脾肾亏虚见淋出如脂，涩痛反见减轻，形瘦、头晕、乏力、腰膝酸软者，当补脾益肾固涩，改用膏淋汤。

6. 劳淋

（1）症状及分析

小便不甚赤涩，溺痛不甚——湿热留恋，正气已伤；

淋沥不已，时作时止，遇劳即发，病程缠绵——淋证日久，或过服寒凉，或劳伤过度，以致脾肾两虚，湿浊留恋不去；

面色萎黄，少气懒言，神疲乏力，小腹坠胀，里急后重或大便时小便点滴而出——脾虚不能固摄；

腰膝酸软，畏寒肢冷——肾阳偏虚；

面色潮红，五心烦热——肾阴偏虚；

舌质淡，脉细弱——气血亏虚之象。

（2）治法：补脾益肾，固摄精微。

（3）主方及分析：无比山药丸。

山药、泽泻、茯苓——健脾利湿；

熟地黄、山茱萸——滋补肾阴；

杜仲、巴戟天、菟丝子、牛膝、肉苁蓉——温补肾阳；

五味子、赤石脂——固摄精微。

（4）加减

畏寒肢冷甚，加狗脊、肉桂、鹿角胶；

伴水肿，加益母草、猪苓、木瓜；

溲黄热痛，加车前子、黄柏、土茯苓；

气短乏力，面色无华，言语低微，合用补中益气汤加减；

尿痛频急，发热，改用八正散加减。

（四）其他治疗

1. 中成药 三金片、八正胶囊：用于下焦湿热证。

排石颗粒、排石冲剂：用于下焦湿热所致的石淋。

知柏地黄丸、二至丸：用于肾阴亏虚之血淋。

龙胆泻肝丸：湿热下注之膏淋。

六味地黄丸：劳淋休止期肾阴虚者。

金匮肾气丸：劳淋休止期肾阳虚者。

2. 单方验方 地榆汤：地榆、槐角、半枝莲、白花蛇舌草、大青叶、白槿花、滑石、生甘草。用于下焦湿热之淋证。

导赤清心汤：生地、麦冬、玄参、沙参、牡丹皮、淡竹叶、莲子心、茯苓、益元散、灯心草、通草。用于心移热于小肠之热淋、血淋。

【预防调护】

注意外阴清洁，多饮水，不憋尿，每2～3小时排尿一次，房事后即行排尿，防止秽浊之邪从下阴上犯膀胱。妇女在月经期、妊娠期、产后更应注意外阴卫生，以免虚体受邪，避免纵欲过劳，保持心情舒畅。

治疗要彻底，淋证见发热、腰痛者需治疗2周以上。

发病后注意休息，饮食宜清淡，忌肥腻辛辣酒醇之品。

【临证要点】

1. 细究病因，明辨类型 淋证是肾系疾病常见病证，可由诸多原因引起，需分析其发病原因，热淋常因过食辛辣所致者，劳淋多因累而发者，气淋常因情志不畅而作，辨其病因而施治。六淋各有其特点，先辨类型，再辨虚实，还要注意数种类型见于一人，应辨别主次。此外，淋证常与消渴、水肿等病并存，在治疗上要综合考虑。

2. 辨轻重缓急，重标本虚实 淋证有轻重不同，轻者尿急、尿频、尿痛，但无恶寒、发热、腰痛等，治疗上清热利湿通淋，用药1周症状消失、尿常规正常即可，若见发热、恶寒者，或为青年男性患者，当加清热解毒之品，且需服药2周以上，以免湿热留恋。体虚者感受湿热之邪，先去其邪，之后扶正；年老体虚甚者或淋证日久，须兼顾祛邪与扶正，不可一味苦寒清热，邪虽去而正亦伤，正伤而邪易侵，反复发作。老年人尤其注意补益脾肾，遵循肾虚而膀胱热的病机，攻补兼施，温清并用。

3. 淋证急发须清淋凉血，迁延日久重补肾化浊 淋证急性期多因湿热蕴结膀胱，治疗以清热通淋为主；若热结血分，动血伤络，多见尿血，应加入凉血之品，凉血有助于泄热，地榆、槐角、大青叶为常用药物。其中地榆生用凉血清热力专，直入下焦凉血泄热而除疾；生槐角能入肝经血分，清肝泻火、凉血止血为其特长。两药配伍治淋，有明显的解毒、抗菌、消炎作用，能迅速改善

尿频、尿急、尿痛等尿路刺激症状。淋证迁延日久，可致肾气虚弱，腰酸，小便淋沥不已，时作时止，补虚时须配合泄浊化瘀，病久阴阳俱虚，可用淫羊藿、肉苁蓉、菟丝子、生地黄、山药、山茱萸益肾固本，加萆薢、薏苡仁、茯苓、丹参、败酱草、赤芍等泄浊化瘀。

4. 注意药物伤肾 药物引起的肾脏损伤日益增多，氨基糖苷类抗生素如庆大霉素、免疫抑制剂如环孢素、抗肿瘤药物如环磷酰胺、含马兜铃酸成分中药如关木通、山豆根、木防己等，都可导致肾脏损伤；一些药物大剂量应用如磺胺类、抗风湿类，以及中药如益母草等也可引起肾脏损伤，应尽量避免。

【名医经验】

任继学益肾温化汤治疗慢性淋证 任氏认为慢性淋证多由急性淋证失治误治而来，过用误用寒凉之品，或病久未愈，肾气受伤。症见淋证日久，小便频急，小腹坠胀，腰酸乏力，尿有余沥，颜面青黄而暗，舌质淡红，舌体胖大，苔薄白或少，脉多沉弦无力或沉虚。遵明·张景岳"久疾必虚，穷必及肾"之理论，参合临证所见，久淋的病机是肾气受伤，命门火衰，相火不达，肝失疏泄，膀胱气化不周，湿毒盘踞所致。治当温肾化气、渗湿解毒，自拟益肾温化汤（虎杖15g，海金沙20g，牛膝25g，荔枝核、盐茴香、肉桂、威灵仙各15g，蒲公英50g，萹蓄、瞿麦各15g，仙茅10g）治疗。方取肉桂、盐茴香、牛膝补肾益火，治其本；仙茅启命火，温肾阳为其助也。大剂量海金沙、蒲公英、萹蓄、瞿麦渗湿解毒以祛其邪，虎杖通降五淋齐捣穴宅；荔枝核疏肝达气，威

灵仙通达十二经之气化。诸药协同，共奏温肾化气、渗湿解毒之功。

医案分析

> 恽某，女，78 岁。患尿路感染 1 年余，尿频、尿急、尿痛反复发作，予卡那霉素、氧氟沙星等药物治疗，症状可暂时缓解。现疲劳较甚，腰部酸胀，苔薄白，有瘀点，脉细略数。尿检有大量白细胞，中段尿培养：奇异变形杆菌。
>
> 处方：炒独活 5g，续断 15g，桑寄生 15g，太子参 20g，苍术 10g，薏苡仁 20g，茯苓 20g，瞿麦 20g，萹蓄 20g，蒲公英 20g，紫花地丁 15g，车前草 15g，白茅根 20g，芦根 20g。日 1 剂，水煎服。
>
> 此方加减调理月余，病情日渐好转，多次尿检均为阴性，无明显不适感。
>
> 摘自：《中国现代百名中医临床家丛书——邹燕勤》
>
> **按**：本案为劳淋，女性年高，加之久病，肾气亏虚，无力抗邪，湿热之邪留恋，致病情缠绵难愈，肾虚为本，湿热为标，治以益肾清利，扶正祛邪并用。

【古籍选录】

《中藏经·论淋沥小便不利》："五脏不通，六腑不和，三焦痞涩，营卫耗失。……砂淋者，腹脐中隐痛，小便难，其痛不可忍，须臾，从小便中下如砂石之类。虚伤真气，邪热渐增，结聚而成砂。又如似水煮盐，火大水少，盐渐成石之类。……非一时而作也，盖远久乃发，成即五岁，败即三年，壮人五载，祸必至矣。八淋之中，唯此最危。"

《金匮翼·诸淋》："清热利小便，只能治热淋、血淋而已。其膏、砂、石淋，必须开郁行气，破血滋阴方可。"

《张氏医通·淋》："石淋，须清其积热，涤其砂石，宜麦冬、木通、冬葵子、滑石、车前子、连翘、瞿麦、知母。又加味葵子茯苓散，专治石淋之圣药。""劳淋，有脾肾之分。劳于脾者，宜补中益气汤加车前、泽泻；劳于肾者，宜六味汤加麦冬、五味子。""血淋，须看血色，分冷热。色鲜紫者为实热，以生牛膝为主，兼用车前子、栀子、生地黄、犀角、桃仁、藕节；血虚而热者，用生地黄、黄芩、阿胶、柏叶；若色淡者，属肾与膀胱虚冷也，宜六味丸加肉桂；若尺脉沉弦而数者，必有蓄瘀，宜犀角地黄加紫菀、牛膝。燥利耗气之类禁用。""气淋，宜沉香、肉桂、茯苓、泽泻，佐以木通、瞿麦、葵子、栀子、石韦。实则气滞不通，脐下妨闷，服利药不效者，沉香降气，四磨汤选用。""膏淋，精溺俱出，小便阻塞，欲出不能而痛，宜茯苓、秋石、海金沙、泽泻、滑石；如不甚痛者，须固涩其精，宜鹿角霜、苁蓉、菟丝子、莲须、芡实、山药，或桑螵蛸、菟丝子等份，蜜丸，服后，以六味地黄丸合聚精丸调补。""热淋，烦渴引饮，宜导赤散加黄芩；躁热不渴，宜滋肾丸，或淡竹叶煎汤调辰砂益元散。"

【文献推介】

1. 陈晓虎，孙伟. 尿路感染的中医治疗概况 [J]. 陕西中医，2012，33（6）：764-765.

2. 吴顺杰. 出血性膀胱炎的中医证治策略探析 [J]. 中华中医药杂志，2015，30（1）：149-152.

【小结】

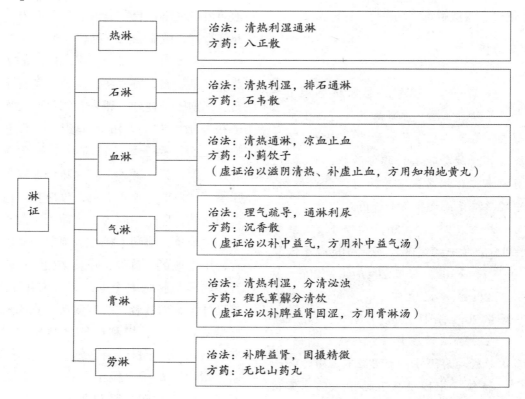

淋证

- 热淋 —— 治法：清热利湿通淋
  方药：八正散
- 石淋 —— 治法：清热利湿，排石通淋
  方药：石韦散
- 血淋 —— 治法：清热通淋，凉血止血
  方药：小蓟饮子
  （虚证治以滋阴清热、补虚止血，方用知柏地黄丸）
- 气淋 —— 治法：理气疏导，通淋利尿
  方药：沉香散
  （虚证治以补中益气，方用补中益气汤）
- 膏淋 —— 治法：清热利湿，分清泌浊
  方药：程氏萆薢分清饮
  （虚证治以补脾益肾固涩，方用膏淋汤）
- 劳淋 —— 治法：补脾益肾，固摄精微
  方药：无比山药丸

【复习思考题】

1. 如何理解淋证"肾虚、膀胱有热"的病机？

2. 劳淋的治疗应注意什么？

【附】尿浊

尿浊是以小便浑浊、白如泔浆、尿时无涩痛不利感为主要临床表现的病证。西医学中的乳糜尿等，多属本病范围。

本病的病机为湿热下注，脾肾亏虚。多由过食肥甘厚味，脾失健运，酿湿生热，或某些疾病（如血丝虫病）病后，湿热余邪未清，蕴结下焦，清浊相混，而成尿浊。或热盛灼络，络损血溢，则尿浊伴血。如久延不愈，或屡经反复，湿热邪势虽衰，但精微下泄过多，导致脾肾两伤，脾虚中气下陷，肾虚固摄无权，封藏失职，病情更为缠绵。此外，脾肾气虚阳衰，气不摄血，或阴虚火旺，伤络血溢，还可引起尿浊夹血。多食肥腻食物，或劳累过度，可使本病加重或复发。

本病初起以湿热为多，属实证，治宜清热利湿。病久则脾肾亏虚，治宜培补脾肾，固摄下元。虚实夹杂者，应标本兼顾。

1. 湿热下注

（1）症状及分析

小便浑浊，色白或黄或红，或夹凝块，上有浮油，或伴血块，尿道有灼热感——湿热下扰，清浊相混，脉络受损；

口苦，口干——热盛伤阴；

舌质红，苔黄腻，脉濡数——湿热之象。

（2）治法：清热利湿，分清泄浊。

（3）主方及分析：程氏萆薢分清饮。

萆薢、石菖蒲——清利湿浊；

黄柏、车前子——清热利湿；

白术、茯苓——健脾除湿；

莲子心、丹参——清心活血通络。

（4）加减

小腹胀，尿涩不畅，加乌药、青皮、郁金；

伴有血尿，加小蓟、侧柏叶、藕节、白茅根。

2. 脾虚气陷

（1）症状及分析

尿浊反复发作，日久不愈，状如白浆——湿热伤正，脾虚不能升清降浊；

小腹坠胀，神倦无力，面色无华，劳累后发作或加重——中气亏虚；

舌淡苔白，脉虚软——气虚之象。

（2）治法：健脾益气，升清固摄。

（3）主方及分析：补中益气汤。

黄芪——补中益气；

人参、白术、炙甘草——补气健脾；

当归——养血和营；

陈皮——理气和胃；

升麻、柴胡——升阳举陷。

（4）加减

尿浊夹血，加藕节、阿胶、墨旱莲；

肢冷便溏，加附子、炮姜。

3. 肾虚不固

（1）症状及分析

尿浊日久不愈，小便乳白如脂膏——肾虚固摄无权，封藏失职；

精神萎靡，消瘦无力，头晕耳鸣——肾精亏虚，不能荣养；

腰膝酸软——腰府失养；

烦热，口干，舌质红，脉细数——肾阴亏虚；

面色㿠白，形寒肢冷，舌质淡红，脉沉细——肾阳亏虚。

（2）治法：偏肾阴虚者，宜滋阴益肾；偏于肾阳虚者，宜温肾固摄。

（3）主方及分析：偏肾阴虚者，用知柏地黄丸；偏肾阳虚者，鹿茸补涩丸。

①知柏地黄汤

熟地黄——滋肾填精；

山茱萸——养肝涩精；

山药——补脾固精；

泽泻——泄水利湿；

牡丹皮——清肝泄热；

茯苓——利湿健脾；

知母、黄柏——养阴清热。

②鹿茸补涩丸

人参、黄芪、茯苓、莲子、山药——益气健脾；

鹿茸、菟丝子、附子、补骨脂、肉桂——补肾温阳；

桑螵蛸、龙骨、五味子——收敛固摄；

桑白皮——通利水道。

（4）加减

尿浊夹血，加阿胶、生地黄、墨旱莲；

上述诸证型的治疗，不论虚实，均可加用玉米须、马鞭草、葵花心。

（许庆友）

第三节　癃闭

癃闭是以小便量少，排尿困难，甚则小便闭塞不通为主要临床表现的一种病证。其中小便不畅，点滴而短少，病势较缓者称为癃；小便闭塞，点滴不通，病势较急者称为闭。由此可见，癃与闭都是指排尿困难，二者只是程度上的差别，因此多合称癃闭。癃闭作为一种以排尿困难为特征的病证，类似于西医学中各种原因引起的尿潴留及无尿症，如神经性尿闭、膀胱括约肌痉挛、尿道结石、尿路肿瘤、尿道损伤、尿道狭窄、良性前列腺增生症、脊髓炎等病所出现的尿潴留以及肾功能不全引起的少尿、无尿症。上述疾病可参照本节内容辨证论治，并应注意结合辨病论治。癃闭的历史沿革见表6-3-1。

【病因病机】

癃闭的发生多与外邪侵袭、饮食不节、情志内伤、瘀浊内停、体虚久病等因素有关。膀胱气化功能失调是其基本病机。

（一）病因

1. 外邪侵袭　下阴不洁，湿热秽浊之邪上犯，膀胱气化不利；或湿热毒邪犯肺，肺热气闭，肃降失司，水道不利；或燥热犯肺，肺燥津伤，水源枯竭，津液不足，均可导致癃闭。

2. 饮食不节　过食辛辣醇酒厚味，脾胃运化失职，酿生湿热，下注膀胱，气化不利；或饥饱失常，饮食不足，生化乏源，脾虚气陷，清气不升，浊阴不降，均可导致癃闭。

3. 情志内伤　七情所伤，肝失疏泄，三焦气化不利，水液输运受阻，形成癃闭。

表6-3-1　癃闭的历史沿革

朝代	代表医家	代表著作	主要论述
战国—西汉	—	《黄帝内经》	病名：首提"癃闭"或"闭癃" 病因病机：外邪伤肾、饮食不节致膀胱及三焦气化不利 临床表现：小便不利，或闭，或癃，或遗溺
东汉	张仲景	《伤寒论》《金匮要略》	病因病机：膀胱气化不利、水湿互结、瘀血夹热及脾肾两虚等 治疗：五苓散、猪苓汤、蒲灰散、滑石白鱼散、茯苓戎盐汤等
隋	巢元方	《诸病源候论》	病因病机：肾与膀胱有热 临床表现：小便不通，小便难
唐	孙思邈	《备急千金要方》	治疗：首创葱管导尿法；载治小便不通方剂13首
	王焘	《外台秘要》	治疗：盐及艾灸等外治法
元	朱丹溪	《丹溪心法》	治疗：用探吐法治疗小便不通

4.瘀浊内停 瘀血败精，痰瘀积块，内生砂石，阻塞尿路，排尿困难，即成癃闭。

5.体虚久病 年老体弱、久病体虚，肾阳不足，气化无力，溺不得出，形成癃闭；或久病耗阴、热病耗津，肾阴不足，水府枯竭，而成癃闭。

（二）病机

癃闭病因虽多，但其基本病机为膀胱气化失调。病位主要在膀胱，并与三焦和肺、脾、肾、肝密切相关。因为小便的通畅，有赖于三焦气化的正常，三焦之气化又需要肺的通调、脾的转输、肾的气化、肝的疏泄来共同维持和协调。肺居上焦，为水之上源，若肺失宣肃，则不能通调水道、下输膀胱；脾居中焦，主运化水湿，若脾失转输，则清气不升、浊气不降；肾居下焦，司膀胱开阖，若肾失主水，阳虚则不能化水，阴虚则水府枯竭；肝主疏泄，协调三焦，肝失疏泄，气机不利，水液输布失常；故肺、脾、肾、肝之功能失调以及砂石、痰浊、瘀血阻塞尿路，均可导致癃闭。

癃闭的病理性质有虚实之分。膀胱湿热、肺热壅盛、肝郁气滞、瘀浊阻塞，以致膀胱气化不利者为实证。脾气不升、肾阳衰惫，导致膀胱气化无权者为虚证，但各种原因引起的癃闭，常互相关联，或彼此兼夹，而表现为虚实夹杂之证。

癃闭的预后及转归，取决于病情的轻重和是否得到及时有效的治疗。若病情轻浅，病邪不盛，正气尚无大伤，且救治及时者，则可见尿量逐渐增多，此为好转的标志，可能获得痊愈。若病情深重，正气衰惫，邪气壅盛者，则可由"癃"至"闭"，变证迭生。尿闭不通，水气内停，上凌心肺，并发喘证、心悸；水液潴留体内，溢于肌肤则伴发水肿；湿浊上逆犯胃，则成呕吐。脾肾衰败，气化不利，湿浊内壅，则可导致关格，其预后多差。癃闭病因病机演变见图6-3-1。

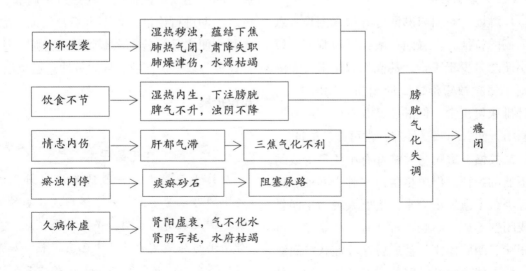

图 6-3-1 癃闭病因病机演变示意图

【诊断与鉴别诊断】

（一）诊断

1. 以尿量明显减少，排尿困难，小便点滴不畅，甚或小便闭塞不通，点滴全无，尿道无涩痛感，小腹胀满为主要临床特征。严重者可出现恶心、呕吐、胸闷、气喘、水肿、头痛、头晕，甚至神昏等兼症。

2. 小腹胀满，小便欲解不出，触叩小腹部膀胱区明显膨隆，检查膀胱内尿液潴留者，为尿潴留。小便量少或不通，无排尿感，小腹胀满，触叩小腹部膀胱区无明显膨隆，检查膀胱内无尿液者，多属肾功能衰竭引起的少尿或无尿。

3. 多见于老年男性或产后妇女及腹部手术后患者，或患有水肿、淋证、消渴等病迁延不愈之患者。

泌尿道B超、前列腺B超、尿道及膀胱造影X线摄片、尿流动力学检查、尿常规、血常规、肾功能、血清电解质等检查有助于本病的诊断。

（二）鉴别诊断

1. 淋证 癃闭与淋证皆有排尿困难、点滴不畅的特征。但癃闭一般无尿道刺痛，每日小便总量少于正常，甚或无尿排出；而淋证则小便频数短涩，滴沥刺痛，欲出未尽，每日排尿量正常。但淋证日久不愈，可发展成癃闭，而癃闭感受外邪，常可并发淋证。

2. 关格 癃闭与关格都有小便量少或闭塞不通的特征。但关格常由水肿、淋证、癃闭等经久不愈发展而来，主要表现为小便量少或闭塞不通、呕吐，常伴有皮肤瘙痒、口中尿味、四肢搐搦，甚或昏迷等症状。而癃闭一般不伴有呕吐，膀胱或有蓄水之征，其病情轻于关格。但癃闭进一步恶化，可转变

为关格。

【辨证论治】

（一）辨证要点

1. 辨虚实 一般起病较急，病程较短，体质较好，尿意急迫，小便短少色黄，排出不畅，苔黄腻，脉弦数者，多属实证；起病较缓，病程较长，体质较弱，排尿无力，神疲乏力，舌质淡，脉沉细者，多属虚证。实证当辨湿热、肺热、肝郁、瘀浊之偏胜；虚证当辨脾肾虚衰之不同、阴阳亏虚之差别。

2. 辨缓急 水蓄膀胱，小便闭塞不通为急病；小便量少，但点滴能出，无水蓄膀胱者为缓证。由"癃"转"闭"为病情加重，由"闭"转"癃"为病情减轻。

（二）治则治法

根据"腑以通为用"的原则，癃闭的治则应着眼于"通"。但通利之法，又须根据证候虚实而异。实证者宜以清利湿热、清泄肺热、疏肝解郁、行瘀散结等法以通水道；虚证者宜以补脾升清、温肾化气等法以通水道。同时还须审证求因，注意辨别病邪、病位之不同进行论治，切不可不经辨证，滥用通利小便之品。若见水蓄膀胱之急症，应配合针灸、取嚏、探吐、导尿等法急通小便。

知识扩展

中医导尿术

关于导尿术，一般认为唐代孙思邈是中国乃至世界上第一个运用该技术的医家。但文献研究表明，早在孙氏之前，东晋葛洪与陈延之的著作中已有记载。如李时珍《本草纲目》草部第十八卷"王瓜"

条引葛洪《肘后方》曰："小便不通，土瓜根捣汁，入少水解之，筒吹入下部。"日本人丹波康赖《医心方》卷十二以及丹波元坚《杂病广要》有："《小品》疗小便不通及关格方：取生土瓜根，捣取汁，以少水解之筒中，吹内下部即通。"在孙思邈《备急千金要方》中记载："凡尿不在胞中，为胞屈僻，津液不通，以葱叶除尖头，内阴茎孔中深三寸，微用口吹之，胞胀，津液大通，便愈。"

由此可见，孙氏详细记载了葱管——口吹式导尿术的适应证、导尿工具以及导尿管插入尿道的深度和具体操作方法，是中医文献中关于导尿术最精细的描述。该法的原理在于通过葱管的传导，借助气体的张力，使尿道扩张，迫使气体进入膀胱造成"胞胀"，进而开启膀胱括约肌，利用膀胱本身的压力将尿液排出体外。

此后，唐代王焘《外台秘要》引述《救急方》小便不通方，即在葱管中加入盐末进行导尿。元代中医导尿术进一步发展，罗天益在《卫生宝鉴》中用翎管代替葱管，用猪膀胱吹气代替人口直接吹气进行导尿，方法更趋先进，成功率大为提高。明代导尿术被广泛认可并接受，技术在原有基础上日臻完善，大量的医学文献均有导尿术的记载。如《本草纲目》《证治准绳》《普济方》《赤水玄珠》《景岳全书》等。

（三）分证论治

1. 膀胱湿热

（1）症状及分析

小便点滴不通，或量极少而短赤灼热，小腹胀满——湿热壅结下焦，膀胱气化不利；

口苦口黏，或口渴不欲饮，或大便不畅——湿热阻滞中焦，脾胃健运失司；

舌质红，苔黄腻，脉数或濡数——湿热内蕴之象。

（2）治法：清利湿热，通利小便。

（3）主方及分析：八正散。

车前子、瞿麦、萹蓄、木通、滑石、甘草——清热利尿；

栀子、大黄、灯心草——通利湿热，导热下行。

（4）加减

若阴囊潮湿，舌苔黄厚腻，可合二妙散；

若兼心烦、口舌生疮糜烂，可合导赤散；

湿热久恋下焦，灼伤肾阴，出现口干咽燥，潮热盗汗，手足心热，舌光红少苔，可改用滋肾通关丸加生地黄、车前子、川牛膝；

小便量极少或无尿，面色晦滞，胸闷烦躁，恶心呕吐，口中有尿臭，甚则神昏谵语，宜改用黄连温胆汤加车前子、通草、大黄。

因马兜铃科植物关木通有伤肾之弊，故方中木通宜用木通科植物木通。

2. 肺热壅盛

（1）症状及分析

小便不畅，甚或点滴不通——肺热壅盛，肃降失职，不能通调水道；

咽干，烦渴欲饮——肺热伤津，津不上承；

呼吸急促，或有咳嗽——肺热壅盛，肺

气上逆；

舌红，苔薄黄，脉数——肺热之象。

（2）治法：清泄肺热，通利水道。

（3）主方及分析：清肺饮。

黄芩、桑白皮——清泄肺热；

麦冬——养阴生津；

车前子、茯苓、泽泻、木通、栀子——通利小便。

（4）加减

伴鼻塞、头痛、脉浮等表证，加薄荷、桑叶、桔梗；

若口渴欲饮明显，为肺阴不足，加沙参、芦根、天花粉、石斛；

兼大便不通，加大黄、苦杏仁；

兼心烦、舌尖红为心火亢盛，加黄连、淡竹叶；

兼尿赤灼热、小腹胀满，加瞿麦、萹蓄。

3. 肝郁气滞

（1）症状及分析

小便不通或通而不爽——肝失疏泄，三焦气化失司，膀胱气化不利；

情志抑郁，或多烦善怒，胁腹胀满——肝郁气滞，经气不舒，化火扰心；

舌红，苔薄黄，脉弦——肝郁化热之象。

（2）治法：理气解郁，通利小便。

（3）主方及分析：沉香散。

沉香、陈皮——疏肝理气；

当归、白芍、王不留行——养血柔肝、活血通窍；

石韦、冬葵子、滑石、甘草——通利小便。

（4）加减

胁肋胀痛明显，加柴胡、川芎、香附、郁金，或合六磨汤；

少腹、会阴胀满疼痛，痛引阴器，加延胡索、川楝子、乌药、小茴香、青皮；

心烦易怒，舌红苔黄，加牡丹皮、栀子。

4. 瘀浊阻塞

（1）症状及分析

小便点滴而下，时有排尿中断，或尿如细线，甚则阻塞不通，小腹胀满疼痛——瘀浊败精或结石阻塞尿道，水道不通；

舌质紫黯，或有瘀点、瘀斑，脉涩——瘀阻之象。

（2）治法：行瘀散结，通利水道。

（3）主方及分析：代抵当丸。

当归尾、桃仁、生地黄——活血化瘀，兼以养血；

大黄、芒硝——通瘀散结；

肉桂——通阳化气。

（4）加减

瘀血征象较重，加红花、川牛膝、莪术、郁金；

尿路有结石，加金钱草、海金沙、冬葵子；

小腹胀满疼痛明显，加乌药、小茴香、青皮；

病程日久，气血两虚，面色无华，神疲乏力，加生黄芪、当归、丹参。

5. 脾气不升

（1）症状及分析

时欲小便而不得出，或量少而不畅，小腹坠胀——中气虚陷不升，膀胱气化无权；

神疲乏力，食欲不振，气短而语声低微——脾虚气弱，运化乏力；

舌淡，苔薄，脉细——脾胃气虚之象。

（2）治法：升清降浊，化气行水。

（3）主方及分析：补中益气汤合春泽汤。

黄芪、党参、白术、炙甘草——益气健脾升阳；

升麻、柴胡——升阳举陷；

当归——养血活血；

陈皮——理气行滞；

泽泻、茯苓、猪苓——利水渗湿降浊；

桂枝——通阳化气利尿。

（4）加减

可加车前子、肉桂，以增化气利尿之功；

脾胃气虚夹有湿阻而见大便稀溏，改用参苓白术散加减；

伴心悸、多汗，加酸枣仁、五味子、麦冬；

脾虚及肾，阳气不足，加附子、干姜，或改用济生肾气丸。

6. 肾阳衰惫

（1）症状及分析

小便不通，或点滴不爽，排尿无力——肾阳虚衰，膀胱气化无力；

面白神疲，畏寒怕冷，腰膝酸软——肾阳虚衰，机体失于温养；

舌淡胖，苔薄白，脉沉细或弱——肾阳虚衰之象。

（2）治法：温补肾阳，化气利尿。

（3）主方及分析：济生肾气丸。

附子、肉桂——温肾通阳化气；

熟地黄、山药、山茱萸——滋阴补肾；

车前子、川牛膝、茯苓、泽泻、牡丹皮——利尿通窍。

（4）加减

可减性寒之牡丹皮，加性温之桂枝，以助通阳利水之功；

兼脾阳虚，加党参、黄芪、白术，或用补中益气汤加温肾之品；

命火衰微，浊阴内蕴，伴呕吐、烦躁、神昏，改用温脾汤合吴茱萸汤加减。

（四）其他治疗

1. 中成药　癃清片：用于膀胱湿热证。

柴胡疏肝丸：用于肝郁气滞证。

桂枝茯苓丸、前列通瘀胶囊：用于瘀浊阻塞证。

补中益气丸：用于脾气不升证。

金匮肾气丸、桂附地黄丸：用于肾阳衰惫证。

滋肾通关丸、知柏地黄丸：用于阴虚湿热证。

2. 单方验方　公英葫芦茶：蒲公英、葫芦茶、冬葵子、车前子、瞿麦、石韦、藿香、王不留行、三棱、莪术、滑石、木通、川牛膝。适用于因湿热下注型前列腺增生所致的小便不利者。

3. 取嚏或探吐法　打喷嚏或呕吐能开肺气、提中气而通下焦之气，是一种简单有效的通利小便之法。具体用法：用消毒棉签向鼻中取嚏或喉中探吐；也可用皂角粉末（0.3～0.6g）吹鼻取嚏。

4. 外敷法　可用食盐250g，炒热，布包熨脐腹，冷后再炒热敷之。或用葱白500g，捣碎，入麝香少许拌匀，分2包，先置脐上1包，热熨约15分钟，再换1包，以冰水熨15分钟，交替使用，以通为度。

5. 灌肠法　大黄15g，泽兰、白芷各

10g，肉桂 6g。煎汤约 150mL，每日保留灌肠 1 次。

6. 导尿法 若经服药、外敷等法治疗无效，而小腹胀满明显，叩触小腹部膀胱区呈浊音，当用导尿法以急通小便。

【预防调护】

保持心情舒畅，切忌忧思恼怒，适度锻炼身体，避免过度劳累，生活起居规律，勿久坐不动，勿过食肥甘、辛辣、醇酒，勿过度忍尿、纵欲等，以消除外邪入侵和湿热内生的相关因素。积极治疗淋证、水肿、尿路肿块、结石等疾患，以免加重癃闭。

尿潴留需进行导尿的患者，必须严格执行操作规范。保留导尿管的病人，应经常保持会阴部卫生，鼓励病人多饮水，保证病人每日尿量在 2500mL 以上，且宜每 4 小时开放一次。当病人能自动解出小便时，尽快拔除导尿管。

【临证要点】

1. 急则治标，速通小便 癃闭为临床急重病证，水蓄膀胱，或小便不通，水毒内蓄，可致肿胀、喘促、心悸、关格等危重变证。故应急则治标，速通小便。对水蓄膀胱证，内服药缓不济急，可急用导尿、针灸、少腹及会阴部热敷等法，急通小便。对膀胱无尿之危证，可用中药灌肠方（大黄、牡蛎、六月雪、丹参各 30g）浓煎约 120mL，高位保留灌肠，约 2 小时后，用 300～500mL 清水，清洁灌肠，每日 1 次，10 日为一疗程。此为治标之法，可使水毒从大便排出，一旦尿出，或水毒症情有所缓解后，立即应针对不同病因，或排石，或祛瘀，或疏肝，或温补脾肾，缓图其本，防止其旧病复发。对癃闭重症当积极抢救。

2. 下病上治，提壶揭盖 尿液的生成与排泄，除了肾的气化，尚需依赖肺的通调、脾的转输，因而癃闭的形成与肾、肺、脾有关。当急性尿潴留、小便点滴不下时，常可在辨证论治的基础上稍加开宣肺气、升提中气之桔梗、紫菀、升麻、柴胡等，此为下病上治，提壶揭盖，升清降浊之法。除了内服药外，应用前述之取嚏法、探吐法亦是此意。

3. 谨慎选药，以防肾毒 现代研究表明，关木通、木防己、马兜铃、益母草有肾毒性，在癃闭的治疗中应谨慎应用。此外，对癃闭伴血钾高的患者，应慎用川牛膝、苦杏仁、桃仁等含钾高的中药。

【名医经验】

1. 任瑞文辨证论治癃闭 任氏认为，因前列腺增生肥大引起的尿潴留，属中医"癃闭"范畴。患者若见手足心热，面色少华，舌红、苔黄腻，脉细数者，乃肝肾阴虚，湿热互结滞留下焦，膀胱气化受阻所致。治以滋肾通关丸改汤剂加味。方中黄柏清热燥湿，知母滋阴益肾，肉桂引火归元兼助肾阳以化气行水，生地黄清热养阴，木通、淡竹叶清热利湿通利小便。患者若见形体较胖，时有腰痛，会阴部胀重冷痛牵及睾丸，舌质淡嫩，脉弦滑尺沉者，证系脾肾阳虚，痰湿停聚下焦，痰凝则气机不畅，气滞则血运不行致瘀，痰瘀交阻遂成癃闭。痰瘀之邪居二阴之间，阻于前则尿闭，阻于后则便不能，亦有前后皆阻者。痰瘀为阴邪，故冷痛而夜间尤甚。治以健脾温肾、祛痰化瘀通闭。方以五苓散加味，重用白术、猪苓、茯苓健脾化湿，使湿痰得化；配以小茴香、荔枝核、川楝子、牵牛子、大黄化瘀止痛散结。诸药合用共奏健脾温肾、化湿祛痰、通瘀之效，药证合拍而获效。

2. 张锡纯分证论治癃闭 张氏论治癃闭以虚实为纲，分证论治。实证可泻，虚证可补，攻补兼施，探索新方，法活机圆。常用治法：①宣通阳气法：尽管引起癃闭之因不同，但气化不行的机转则一。阳分虚损，气弱不能宣通，致小便不利。方用宣阳汤，药如野台参、威灵仙、麦冬、地肤子、淫羊藿等。②济阴增液法：阴分虚损，血亏不能濡润，致小便不利。方用济阴汤，药用熟地黄、生龟甲、白芍、地肤子。张氏以癃闭"脉数者为阴分虚也，无力者阳分虚也"为辨证依据，治疗上可予宣阳汤和济阴汤先后轮流服用。③滋阴清热法：用于阴虚不能化阳，兼有湿热壅滞，小便不利。方用单味白茅根汤可取效。④清利湿热法：下焦湿热蕴蓄，膀胱胀肿气化不行，小便滴沥不通。方用寒通汤，药用滑石、生白芍、知母、黄柏。⑤温阳化气法：寒则三焦气机凝滞而水道闭塞，小便不通。方用温通汤，药用花椒、小茴香、淫羊藿组成，凉甚可加肉桂、附子、干姜，气虚可加人参。⑥益气升提法：气虚下陷，气机郁于下焦，阻其升降流行而致癃闭，或产后小便不利。方用升麻黄芪汤，药用生黄芪、当归、升麻、柴胡。⑦健脾理气法：脾胃气虚而郁，气机不畅，水湿内淫，小便不利，或气郁而成臌胀。方用鸡胵汤、鸡胵茅根汤，药用鸡内金、苍术、白芍、柴胡、陈皮、生姜、白茅根等。

医案分析

李某，女，35岁，农民。

小便淋沥不出十余天。患者十余天来小便淋沥不出，在当地卫生院就诊予以西药治疗无效，西医建议导尿，患者拒绝，遂来就诊。刻诊：小便淋沥不出，尿道刺痛，大便未解，足部浮肿，神疲倦怠，气短乏力，纳差，舌淡红，苔薄白，脉细数。B超示：膀胱残余尿1012mL。

患者肺脾气虚，下及肾虚，无力行水，故患癃闭。治以益气升阳、利尿通淋。处方：黄芪30g，桔梗10g，当归10g，党参10g，炙甘草10g，升麻10g，柴胡10g，陈皮10g，生大黄、熟大黄各10g，炒枳实10g，白术20g，桂枝10g，车前草10g，5剂，水煎服。

二诊：自觉排尿明显好转，大便已解，B超示膀胱残余尿500mL，脉舌同前，效不更方，药予7剂。

三诊：排尿正常，足肿已退，B超示膀胱残余尿132mL，改生、熟大黄各6g，药予5剂。

四诊：大小便均正常，B超示膀胱残余尿0mL，继服3剂，予以巩固。

摘自：《张炳秀应用补中益气汤治疗癃闭案》，出《中医药临床杂志》（2012）

按：本例患者系肺脾气虚，下及肾气不足则无力行水，故患癃闭。治疗当补中益气、升清降浊、化气利水。故在补中益气汤基础上加用桔梗、生熟大黄、枳实、桂枝、车前草，既取"提壶揭盖"之理，又有通阳化气之功。诸药合用则宣开肺气、通调水道、益气升阳佐以通便，使清气上升、浊阴得降，因而二便通利。

【古籍选录】

《灵枢·本输》："三焦者……实则闭癃，虚则遗溺。遗溺则补之，闭癃则泻之。"

《诸病源候论·小便病诸候》："小便不通，由膀胱与肾俱有热故也。……热入于胞，热气大盛，故结涩，令小便不通。"

《备急千金要方·膀胱腑》："胞囊者，肾膀胱候也，贮津液并尿。若脏中热病者，胞涩，小便不通……为胞屈僻，津液不通，以葱叶除尖头，内阴茎孔中深三寸，微用口吹之，胞胀，津液大通，便愈。"

《丹溪心法·小便不通》："小便不通有气虚、血虚、有痰、风闭，实热……气虚，用参芪、升麻等，先服后吐，或参芪药中探吐之；血虚，四物汤，先服后吐，或芎归汤中探吐亦可；痰多，二陈汤，先服后吐；若痰气闭塞，二陈汤加木通、香附探吐之。"

【文献推介】

1. 张宇静.张景岳从气论治癃闭学术思想探微 [J].广州中医药大学学报，2009，26（5）：510-514.

2. 张春和，杨会志.中医古籍对癃闭证候学规律的认识与探讨 [J].云南中医学院学报，2011，34（4）：55-57.

3. 梁光宇，兰智慧.张琪教授从脾肾论治慢性肾功能衰竭经验 [J].中医学报，2012，27（2）：164-165.

4. 雍妙俊，严季澜，李柳骥.《黄帝内经》癃闭辨治 [J].安徽中医药大学学报，2015，34（4）：7-9.

【小结】

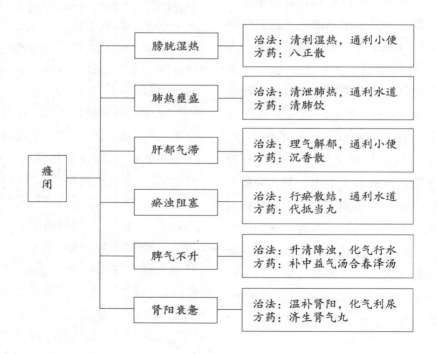

【复习思考题】

1. 如何理解"膀胱气化失调"是癃闭的基本病机？

2. 如何理解"腑以通为用"在癃闭治疗中的应用？

3. 何为"提壶揭盖"？其理论依据是什么？临床如何具体应用？

【附】关格

关格是以小便不通与呕吐并见为临床特征的危重病证。分而言之，小便不通谓之关，呕吐时作称之格。多见于水肿、淋证、癃闭的晚期，与西医的尿毒症相关。

关格的发生多由多种疾病反复不愈，迁延日久而引起。基本病理变化为脾肾衰惫，气化不利，湿浊毒邪内蕴三焦。病理性质为本虚标实，脾肾虚衰为本，湿浊毒邪为标。初起时，病在脾肾，病至后期可损及多个脏器。若肾阳衰竭，寒水上犯，凌心射肺，久则转变为心悸、胸痹；若阳损及阴，肾阴亏耗，肝阳上亢，内风自生，则可有眩晕、中风；若浊邪内盛，内陷心包，而致昏迷、谵妄。

关格的辨证，应首辨脾肾虚损程度，次辨浊邪之性质，再辨是否累及他脏。治疗宜攻补兼施，标本兼顾。

1. 脾肾阳虚，湿浊内蕴

（1）症状及分析

小便短少，色清，甚则尿闭——脾肾阳虚，膀胱气化无权；

面色晦滞，形寒肢冷，神疲乏力，浮肿腰以下为主——脾肾阳虚，寒聚水泛；

纳差，腹胀，泛恶呕吐，大便溏薄——脾肾阳虚，脾不升清，胃不降浊；

舌淡体胖、边有齿印，苔白腻，脉沉细——阳虚湿浊之象。

（2）治法：温补脾肾，化湿降浊。

（3）主方及分析：温脾汤合吴茱萸汤。

附子、干姜——温补脾肾；

吴茱萸、生姜——温中降逆止呕；

人参、甘草、当归——益气养血；

生大黄、芒硝——通腑泄浊。

（4）加减

可加姜半夏、陈皮、白术、茯苓、六月雪，以增化湿降浊之力；

若尿少或小便不通明显者，合滋肾通关丸；

若心悸气短，为水气凌心，加己椒苈黄丸；

若皮肤瘙痒，加土茯苓、地肤子、白鲜皮。

2. 肝肾阴虚，肝风内动

（1）症状及分析

小便短少——肝肾阴虚，津亏少尿；

呕恶频作——肝风夹痰，痰浊上逆；

头晕头痛，面部烘热，腰膝酸软，手足抽搐——肝肾阴虚，虚风内动；

舌红，苔黄腻，脉弦细——阴虚痰阻之象。

（2）治法：滋补肝肾，平肝息风。

（3）主方及分析：杞菊地黄丸合羚角钩藤汤。

熟地黄、生地黄、山药、山茱萸、枸杞子——滋补肝肾；

羚羊角、钩藤、桑叶、菊花、牡丹皮——平肝潜阳，凉血息风；

生白芍、生甘草——养阴柔肝，缓急

舒筋；

川贝母、竹茹、茯苓、茯神、泽泻——化痰止呕。

（4）加减

去茯神、牡丹皮，可加制大黄、六月雪、胆南星等，以增降浊解毒之力。

若大便秘结，可加用生大黄。

若风阳内动，导致中风者，按中风论治。

3. 肾气衰微，邪陷心包

（1）症状及分析

无尿或少尿，全身浮肿——肾阳衰微，肾关不开，水泛肌肤；

面白唇暗，四肢厥冷——阳气虚衰，温煦失职，血脉不畅；

口中尿臭——湿浊上泛，尿毒上熏；

神识昏蒙，循衣摸床——浊邪内盛，内陷心包，蒙蔽清窍；

舌卷缩、淡胖，苔白腻或灰黑，脉沉细欲绝——阳微浊盛之象。

（2）治法：温阳固脱，豁痰开窍。

（3）主方及分析：急用参附汤合苏合香丸，继用涤痰汤。

人参、生附子——回阳固脱；

苏合香丸——开窍醒神；

胆南星、姜半夏、橘红、茯苓、甘草——燥湿化痰；

枳实、石菖蒲、竹茹、生姜——豁痰开窍。

（4）加减

若昏迷不醒，可静脉滴注醒脑静；

若狂躁痉厥，可服紫雪丹；

若心阳欲脱者，急用参附龙牡汤。

此外，关格病人，还可用灌肠法加强通腑降浊解毒作用。

（吴勉华）

第四节 阳痿

阳痿是指成年男子性交时阴茎不能勃起，或勃起不坚，或坚而不久，以致不能完成满意性生活的一种病证。目前西医将该病称为勃起功能障碍（ED），引起本病的原因有功能性和器质性两大类。其中器质性原因主要包括血管性原因、神经性原因、内分泌性原因、手术、外伤及药物性因素等；功能性原因多为精神因素如恐惧、紧张、忧郁、体力和脑力过度疲劳等。无论是功能性还是器质性勃起功能障碍均可参考本节进行辨证论治。阳痿的历史沿革见表6-4-1。

【病因病机】

阳痿的发生多与情志失调、饮食不节、劳逸失度、体弱久病、外感湿邪、药物损伤等因素有关。其基本病机为肝、肾、心、脾受损，气血阴阳亏虚，或经络阻滞，导致宗筋失养不用。

（一）病因

1. 情志失调 忧思郁怒，肝失疏泄，气滞血瘀，宗筋弛纵；或思虑过度，损伤心脾，气血不足，宗筋失养；或突受惊恐，损伤心肾，气机逆乱，不能作强，均可导致阳痿。

2. 饮食不节 嗜食厚味，烟酒过度，过食辛辣，酿生湿热，下注宗筋；饥饱失调，损伤脾胃，生化乏源，气血不足，宗筋失养，均可导致阳痿。

3. 劳逸失度 操劳过度，房事过频，耗气伤精，气血两亏，宗筋失养；安逸过度，

表 6-4-1　阳痿的历史沿革

朝代	代表医家	代表著作	主要论述
战国—西汉	—	《马王堆医书》	病名：不能、不起、老不起、阴痿 病因病机：肌、筋、气三者不至 治疗：治痿方 14 首
	—	《黄帝内经》	病名：阴痿、宗筋弛纵、筋痿 病因病机：思想无穷，房劳过度，年老气衰，热伤经筋
东晋	葛洪	《肘后备急方》	病名：阴萎 病因病机：肾虚冷
唐	孙思邈	《备急千金要方》	病因病机：阳气不足
隋	巢元方	《诸病源候论》	病因病机：肾阴阳两虚
明	周之干	《慎斋遗书》	病名：首提"阳痿"病名
	王纶	《明医杂著》	病因病机：郁火致痿
清	陈士铎	《辨证录》	病因病机：心肾不交
	韩善徵	《阳痿论》	病因病机：真阴亏虚

多食少动，形体肥胖，气血壅滞，痰湿内阻，宗筋不振，均可导致阳痿。

4. 体弱久病　禀赋不足，或恣情纵欲，命门火衰，阳气不振，宗筋弛纵；或色欲过度，损伤阴精，阴虚火旺，灼伤宗筋；久病劳伤，如消渴、肝病日久，损及肝肾，宗筋失养，均可造成阳痿。

5. 外感湿邪　久居湿地，寒湿伤阳，或生活不洁，感染湿毒，蕴结肝经，宗筋弛缓，乃成阳痿。

6. 药物损伤　久用苦寒攻伐之剂损伤阳气，或大量使用镇静剂、抗高血压药、雌激素等药物损伤肝肾，宗筋失养而致阳痿。

（二）病机

阳痿的病位在宗筋，病变脏腑主要涉及肝、肾、心、脾。肝失疏泄，气血郁滞；肾虚精亏，阴阳亏损；心脾两虚，气血乏源，皆致宗筋不用。

本病的基本病机为肝、肾、心、脾受损，气血阴阳亏虚，或经络阻滞，导致宗筋不用。病理性质有虚有实，且多虚实相兼。肝郁气滞、血瘀痰阻、湿热下注为实；命门火衰、心脾两虚、惊恐伤肾、阴精亏损属虚。若病程日久，既可因实致虚，亦可因虚致实，终成虚实夹杂；且阳痿日久，无论虚实大多兼夹肝郁，以致病情更加复杂。其最基本的病理变化多为肝郁、肾虚、血瘀。

本病预后视不同病机与病情轻重而异，大多预后良好。若年轻纵欲、思虑惊恐、劳逸失度、湿热内盛者，当病因去除，并经适当调治，病情大多可以痊愈。但对先天不足，天癸缺失，或久病痰瘀闭阻经络者，则预后大多不良。阳痿的病因病机演变见图 6-4-1。

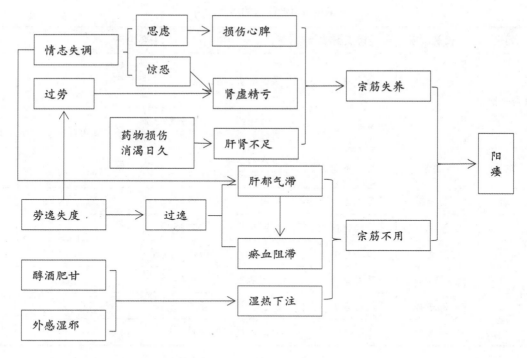

图 6-4-1　阳痿病因病机演变示意图

【诊断与鉴别诊断】

（一）诊断

1. 成年男性在过去的 6 个月中临房阴茎痿而不举，或举而不坚，或坚而不久，无法完成满意的性交。

2. 可伴有性欲减退，神疲乏力，腰酸膝软，夜寐不安，精神抑郁，小便不畅等症。

3. 常有劳累过度，房事不节，或手淫频繁，久病体弱，或有消渴、郁证等病史。

夜间阴茎勃起试验（NPT）、阴茎血管彩色超声检查、血液生化和性激素测定、阴茎血压测定及血管系统检查、血管活性药物试验、阴茎海绵体造影、神经系统检查、心理学测量等检查有助于本病的诊断。

知识扩展

临床常根据国际通用的勃起功能问卷（IIEF-5）进行评分来诊断是否阳痿和区分阳痿病情程度。问卷评分 > 21 分诊断为无勃起功能障碍；≤ 21 分提示患者有勃起功能障碍，其敏感度为 98%，特异性为 88%。同时，根据得分情况将勃起功能障碍分为轻度（12～21 分）、中度（8～11 分）、重度（5～7 分）。

临床上还可借助 NPT 来区分是否属于器质性 ED。因为可影响勃起功能的精神心理因素在熟睡时并不存在，故此类患者仍会有正常的夜间勃起；反之，有器质性病变的患者夜间勃起次数减少、硬度也会减弱。但器质性 ED 患者早期也会有夜间勃起，而精神因素引起的非器质性患者睡眠质量下降也会出现不正常的夜间勃起，故对 NPT 检查结果的解读应综合分析。一般应用硬度测试仪（Rigiscan），其正常勃起参数：每夜勃起 3～6 次，每次持续 10～15 分钟，硬度大于 70%，膨胀大于 2～3cm。

（二）鉴别诊断

早泄 早泄是指性交时阴茎能正常勃起，但因过早达到高潮而射精，射精后阴茎痿软，难以完成满意性生活。阳痿是勃起困难，或阴茎痿软，甚至不能达到高潮而无射精，属于射精前痿软；而早泄是勃起正常，射精过早，阴茎进入勃起不应期，属于射精后痿软。二者虽在临床表现上有明显差别，但也可以同时并存。

【辨证论治】

（一）辨证要点

阳痿首辨虚实。实证者需分气郁、血瘀、湿热之不同；虚证者应辨阴阳气血虚损之差别。次辨病变脏器之不同，在肾需分阴虚、阳虚，在肝需别气郁、湿热、血瘀，在心脾需辨气虚、血虚；虚实夹杂者，应辨虚实主次。

（二）治则治法

阳痿的治疗主要从肝肾入手，兼及心脾，以疏肝、补肾、活血为治则。切忌一见阳痿而滥用温补燥烈之品。一般年轻体壮者，病多在心肝，实证占多数，治以调和心肝为主；年老体弱者，病多在脾肾，虚证或虚实夹杂占多数，治以调补脾肾为先。对阳痿患者，无论"因郁致痿"，还是"因痿致郁"，均有不同程度的肝郁血滞存在，所以不论何因、何证，或病程新久，均可适当加入疏肝解郁和活血通脉之品。

（三）分证论治

1. 命门火衰

（1）症状及分析

阳事不举，或举而不坚，性欲减退——命门火衰，宗筋失养；

精神萎靡，畏寒肢冷，面色㿠白，阴部冷凉——肾阳虚衰，温煦不足；

头晕耳鸣，腰膝酸软，尿频清长——肾阳虚衰，气化无力；

舌质淡胖，苔薄白，脉沉细或迟——阳气虚弱之象。

（2）治法：温肾填精，壮阳起痿。

（3）主方及分析：赞育丹。

附子、肉桂——温助元阳；

淫羊藿、仙茅、肉苁蓉、巴戟天、蛇床子、韭菜子、杜仲——温肾壮阳，强壮腰膝；

熟地黄、山茱萸、枸杞子、当归——滋阴养血，阴中求阳；

白术——健脾益气，以助先天。

（4）加减

滑精频繁，精薄精冷者，加沙苑子、金樱子、益智仁；

年高体衰，精血亏虚，酌加鹿角胶、龟甲胶；

神疲乏力，短气懒言明显者，加党参、黄芪；

若脾肾两虚，大便溏薄，宜去肉苁蓉，重用白术，加党参、茯苓、陈皮。

2. 心脾亏虚

（1）症状及分析

勃起困难，或举而不坚，劳则加重——心脾两虚，气血乏源，宗筋失养；

心悸不宁，失眠多梦——心血不足，心神失养；

神疲乏力，面色萎黄，食少纳呆，腹胀便溏——脾虚不运，气血不荣；

舌质淡，或舌边有齿痕，苔薄白，脉细弱——气血两虚之象。

（2）治法：益气健脾，补血养心。

（3）主方及分析：归脾汤。

党参、黄芪、白术、炙甘草——益气健脾助运；

当归、茯神、酸枣仁、远志、龙眼肉——补血养心安神；

木香——理气醒脾助运；

生姜、大枣——和中调药。

（4）加减

本方兴阳起痿之力不足，可加淫羊藿、巴戟天、九香虫、补骨脂；

形体肥胖，胸脘胀满，泛恶纳呆，属痰浊壅滞者，加僵蚕、地龙、半夏；

心悸不宁明显者，加龙骨、牡蛎、柏子仁；

食欲不振者，加焦山楂、炒麦芽。

3. 肝郁气滞

（1）症状及分析

临房不举，或突起阳痿，但眠中能举——肝郁气滞，血行不畅，宗筋不振；

抑郁烦闷，情志不遂，胸胁胀痛，或有窜痛，喜太息——肝失疏泄，气机不畅；

嗳气，纳食不香——肝气犯胃，胃气上逆，或脾失健运；

舌质淡红，苔薄白，脉弦或弦细——肝郁气滞之象。

（2）治法：疏肝解郁，行气起痿。

（3）主方及分析：沈氏达郁汤。

蒺藜——疏肝解郁；

柴胡、香附、橘叶、升麻——疏肝理气；

川芎——活血理气止痛；

桑白皮——泻肺降气，调畅气机。

（4）加减

肝郁脾虚，纳呆食少，加茯苓、白术、炙甘草，或改用逍遥散；

兼有血瘀，胸胁刺痛，舌质紫暗者，加丹参、赤芍、川牛膝；

肝郁化热，心烦易怒，口苦口干，加牡丹皮、栀子；

阳痿重者，重用蒺藜，加蜈蚣、九香虫。

4. 湿热下注

（1）症状及分析

阳痿不举，阴茎痿软——湿热下注肝经，宗筋经络失畅；

阴囊潮湿，瘙痒多汗，睾丸坠胀作痛——湿热下注，滞留阴器，气机不畅；

小便赤涩灼热，大便不爽，口黏口苦，倦怠体重——湿热下注，灼津滞气；

舌质红，舌苔黄腻，脉滑数——湿热内阻之象。

（2）治法：清肝利湿，通阳起痿。

（3）主方及分析：龙胆泻肝汤。

龙胆——清肝泄热，清利湿热；

黄芩、栀子、车前子、泽泻、木通——助龙胆清肝利湿；

当归、生地黄——滋阴养血，防苦寒

伤阴；

柴胡——疏肝通阳；

甘草——清热解毒，调和药性。

（4）加减

关木通有肾毒性，宜减去，或改用通草；

阴部瘙痒，潮湿重者，加地肤子、苦参、蛇床子；

肝胆湿热轻者，改用程氏萆薢分清饮；

湿热日久，灼伤肾阴，阴虚火旺者，合知柏地黄丸。

5. 瘀血阻络

（1）症状及分析

阳痿不举，或举而不坚——瘀血阻滞，肝络不畅，宗筋不振；

小腹、睾丸刺痛，或肛门、会阴、腰骶坠胀隐痛——肝经血瘀，不通则痛；

舌质暗，或有瘀点、瘀斑，脉沉涩或弦——瘀血阻滞之象。

（2）治法：活血化瘀，通络起痿。

（3）主方及分析：少腹逐瘀汤。

当归、赤芍、川芎、蒲黄、五灵脂、没药、延胡索——活血化瘀，通络止痛；

小茴香——行气疏肝，气行血行；

干姜、肉桂——温通经络，以助活血。

（4）加减

瘀久化热，会阴有灼热感，舌质红，去干姜、肉桂，加丹参、牡丹皮；

小便赤涩，尿频尿急，舌苔黄腻，去干姜、肉桂，加川牛膝、车前子、萆薢；

气虚血瘀，会阴坠胀，劳则加重，加黄芪、党参、柴胡。

6. 惊恐伤肾

（1）症状及分析

临房不安，阴茎难举，但时有自举——恐伤心肾，肾精破散，心气散乱，宗筋失养；

胆怯多疑，失眠多梦，心悸惊惕，语迟声低——心气虚怯，心神不安；

舌质淡，苔薄白，脉弦细或弦数——心神不安之象。

（2）治法：宁心安神，益肾起痿。

（3）主方及分析：启阳娱心丹。

酸枣仁、茯神、石菖蒲、远志——壮胆宁心，安神定志；

人参、白术、山药、甘草——益气健脾，以益心气；

菟丝子——补肾益精；

当归、白芍——养血安神；

柴胡、橘红——疏肝解郁，调节情志；

砂仁、神曲——理气和胃。

（4）加减

惊悸不安，噩梦纷扰者，加龙齿、磁石；

腰膝酸软无力，加牛膝、续断、杜仲；

忧郁寡欢，加蒺藜、郁金、合欢花；

久病入络，夹有瘀阻者，加蜈蚣、蜂房、川芎。

7. 肾阴亏虚

（1）症状及分析

阳举不坚，中道痿软，终致不举——肾精亏虚，宗筋失养；

易举易泄，时有遗精——阴虚火旺，扰动精室，精关不固；

腰膝酸软，耳鸣眩晕，足跟疼痛——肾精不足，腰膝脑足失养；

潮热盗汗，五心烦热，咽干颧红——阴虚火旺，虚热内扰；

舌质红或有裂纹，舌苔薄而少，脉细数——阴虚精亏之象。

（2）治法：滋肾填精，润养宗筋。

（3）主方及分析：二地鳖甲煎。

生地黄、熟地黄、鳖甲、牡蛎、天花粉——滋阴补肾，潜阳降火；

枸杞子、菟丝子、金樱子、五味子、续断、桑寄生——补肾益精，固精强腰；

牡丹皮、丹参——凉血清虚热；

茯苓——健脾助运。

（4）加减

虚热较重，潮热明显，加知母、黄柏；

眩晕耳鸣，加菊花、钩藤；

五心烦热，夜寐不安，加女贞子、墨旱莲、柏子仁。

（四）其他治疗

1. 中成药 蚕蛹补肾胶囊、复方玄驹胶囊、右归丸、金匮肾气丸：用于命门火衰证。

归脾丸、柏子养心丸、人参养荣丸：用于心脾亏虚证。

天王补心丹：用于心肾阴虚证。

十全大补丸：用于气血两虚，体质偏寒者。

柴胡疏肝丸、逍遥丸：用于肝郁气滞证。

前列倍喜胶囊：用于湿热下注证。

血府逐瘀口服液、桂枝茯苓胶囊：用于瘀血阻络证。

左归丸、大补阴丸：用于肾阴亏虚证。

2. 外治法 蛇床子、韭菜子、淫羊藿、蜂房各等量，煎水候温浸泡阴茎，每晚1次，每次 15 ～ 20 分钟。或取小茴香 5g，炮姜 5g，共研细末，加食盐少许，用蜂蜜调和，敷于肚脐，外用胶布贴紧固定，5 ～ 7 天后弃用。

3. 耳针 取精宫、外生殖器、睾丸、内分泌等耳穴，留针 10 ～ 30 分钟，隔日 1 次或埋针 3 ～ 5 天。

【预防调护】

阳痿的发生常与情志失调、饮食劳倦、房事失度、疾病服药等因素有关，所以预防阳痿的发生，应注意畅情怀、调饮食、节房事、适劳逸、勤锻炼，通过强身健体、健全身心来提高勃起功能。如遇情绪不快、身体不适、过度疲劳、醉酒疾病、性能力下降时，应暂停房事一段时间，使性中枢和性器官得以调节和休息，利于情志的调节和疾病的恢复。

学习必要的性知识，减少对房事的焦虑心理；积极治疗消渴等易引起阳痿的原发病、全身性疾病和泌尿生殖系统疾病，慎用对性功能有抑制作用的药物；重视夫妻沟通，女方应多鼓励男方树立信心；切忌讳疾忌医，隐瞒病情而贻误治疗时机。

【临证要点】

1. 重视心神调理 男子阳痿不是孤立的问题，非独肾虚或肝郁可以致痿，五脏皆可致痿，尤其情志因素是影响性功能的重要原因。心藏神，为五脏六腑之大主。心主神明正常，脏腑功能协调，气血畅顺，性功能才能正常发挥。不良情绪可以诱发和加重性功能障碍，性功能障碍亦可诱发和加重不良情绪。所以，治疗阳痿等性功能障碍应注重心神调理，根据不同情况采用养心安神、解郁安神、交通心肾、温通心阳等法治疗。

2. 用药不应过于温补 治疗阳痿，不少医家多崇温肾壮阳论治，过用温补的现象屡见不鲜，部分患者非但疗效不佳，反致肾阴耗伤、湿热内生之象。因肾为水火之宅，藏真阴而寓元阳，故用药应注意水中补火，或补中有清，寓清于补，乃可使火水得其养。温肾药宜选用温而不燥者，或燥性较小的血肉有情之品，如巴戟天、肉苁蓉、菟丝子、鹿角胶，并加用黄精、熟地黄等从阴引阳。此外，牛膝入肝肾之经，为引经药；又如蜈蚣、细辛善走通络，适当选用，有助于提高疗效。

【名医经验】

徐福松辨治阳痿经验 徐氏认为，阳痿者，衰弱不及之病也，亦有因实致痿者，如肝郁不舒证、湿热下注证、血脉瘀滞证等，临床不可概以虚证立论，须全面辨证。主要分六型论治：①阴虚火旺证多见于青壮年，有手淫史，阳物能举，但临房即软，治以滋阴降火，方选二地鳖甲煎。②命门火衰多见于老年人，阳事不举，精薄清冷，治以温补肾阳，方选还少丹加减。③心脾两虚证多见于脑力劳动者，阳事难起，面色萎黄，治以补益心脾，方选归脾汤加减。④肝郁不疏证多见于情志不悦者，阳物难起，或起而不坚，精神不振，治以疏肝解郁，方选沈氏达郁汤加减。⑤湿热下注证多见于形体丰实者，阴茎疲软，阴囊潮湿，治以清利湿热，方选柴胡胜湿汤加减。⑥血脉瘀滞证多见于器质性阳痿，治以活血化瘀，方选活血散瘀汤。徐氏强调，当今太平盛世，阳痿"阴虚者十有八九"。切莫一见阳痿，便妄投龟龄集、阳春药、男宝、鹿茸等壮阳方药，临床每见越壮阳，越阳痿者，犹禾苗缺水（阴虚）则痿软（阳痿），只宜添水（滋阴），不宜烈日曝晒（壮阳）一样。

医案分析

龚某，男，47岁，2010年2月6日初诊。主诉：阴茎勃起困难3年。2007年以来阴茎勃起困难，软而不坚，举而不久，伴随遗精梦泄，腰膝酸软，口干，溲黄便干。否认糖尿病、高血压等病史。体检：正常男性第二性征，阴茎、阴囊及其内容物未触及异常。舌质红，苔剥，脉细数。

现今临床阴虚阳痿者居多，阳虚者偏少，故不要一见阳痿便妄用壮阳之品。本例患者相火偏旺，阴精耗损，宗筋失养而成阳痿。治宜滋阴降火。方选二地鳖甲煎加减。处方：生地黄10g，熟地黄10g，菟丝子10g，茯苓10g，枸杞子10g，五味子6g，金樱子10g，生鳖甲20g，牡蛎20g，牡丹皮10g，天花粉6g，续断10g，桑寄生10g。14剂，水煎服。

二诊（2010年2月23日）：服药期间曾尝试2次性交，诉第2次已能勃起并完成性交，大便通畅，口干也减轻，唯觉勃起硬度欠佳。上方化裁：生地黄10g，熟地黄10g，菟丝子10g，茯苓10g，枸杞子10g，五味子6g，金樱子10g，生鳖甲20g，牡蛎20g，牡丹皮6g，续断10g，桑寄生10g。14剂，水煎服。

三诊（2010年4月3日）：诉勃起明显好转，性交完成率达75%，觉勃起硬度略欠满意，口干、大便干等症状均明显好转，舌质红，苔薄，脉弦。处方：生地黄10g，熟地黄10g，菟丝子10g，茯苓10g，枸杞子10g，五味子6g，金樱子10g，生鳖甲20g，牡蛎20g，牡丹皮6g，巴戟天10g，续断10g，桑寄生10g。14剂，水煎服。

摘自：《徐福松男科临证实践录》

按： 阴茎勃起与五脏密切相关，若五脏功能失调，气血经络失和，则非有阳痿不可。故治疗阳痿应分清虚实，虚者有阴虚、阳虚之分。徐教授认为，随着社会的变迁，现代临床上阳痿病人阴虚者居多，阳虚者偏少。所以不要一见阳痿，便妄用壮阳之品，临床每见越壮阳越阳痿病例，尤禾苗缺水（阴虚）则痿软（阳痿），宜添水（滋阴）不宜烈日曝晒（壮阳）一样，故本例在治疗时注重滋阴益肾。

【古籍选录】

《素问·痿论》："思想无穷，所愿不得，意淫于外，入房太甚，宗筋弛纵，发为筋痿。"

《景岳全书·阳痿》："命门火衰，精气虚寒而阳痿者宜右归丸、赞育丹、石刻安肾丸之类主之，若火不甚衰而只因血气薄弱者宜左归丸、斑龙丸、全鹿丸主之。""凡肝肾湿热，以致宗筋弛纵者，亦为阳痿，治宜清火以坚阴，然必有火证火脉，见外相符者，方是其证。宜滋阴八味丸，或丹溪大补阴丸、虎潜丸之类主之。火之甚者，如滋肾丸、大补丸之类俱可用。"

《明医杂著·卷三》："阴茎属肝之经络。盖肝者木也，如木得湛露则森立，遇酷暑则萎悴。"

《临证指南医案·阳痿》："若夫少壮及中年患此，则有色欲伤及肾肝而致者。先生立法，非峻补真元不可，盖因阳气既伤，真阴必损，若纯乎刚热燥涩之补，必有偏胜之害，每兼血肉温润之平缓调之。亦有因恐惧而得者，盖恐则伤肾，恐则气下，治宜固肾，少佐升阳。有因思虑烦劳而成者，则心、脾、肾兼治。……更有湿热为患者，宗筋必弛纵而不坚举，治用苦味坚阴，淡渗祛湿，湿去热清，而病退矣。又有阳明虚则宗筋纵。盖胃为水谷之海，纳食不旺，精气必虚，况男子外肾，其名为势，若谷气不充，欲求其势之雄壮坚举，不亦难乎？治唯有通补阳明而已。"

【文献推介】

1. 洪志明，覃湛，陈慰填，等. 从五脏相关学说试论阳痿的辨治 [J]. 广州中医药大学学报，2009，26（3）：296-298.

2. 薛建国，樊千，卢宗林. 从阳痿命名及其病机的历史沿革探讨阳痿肾虚观的形成 [J]. 时珍国医国药，2011，22（2）：457-459.

3. 周春宇，杨阿民，李斌，等. 李曰庆教授治疗阳痿经验及验案举隅 [J]. 中国性科学，2014，23（11）：71-74.

4. 王佳，吴佳霓，刘志顺. 针灸治疗功能性阳痿诊疗特点的文献分析 [J]. 世界中医药，2014，9（12）：1655-1658.

【小结】

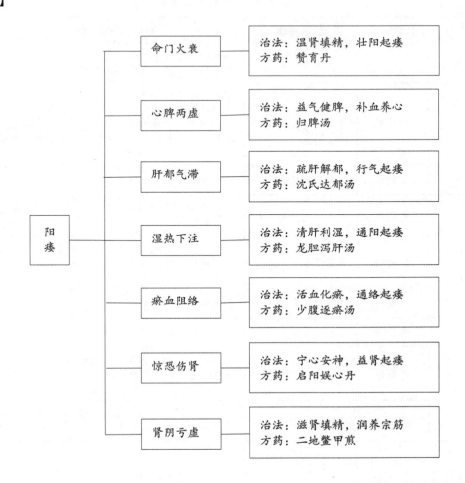

【复习思考题】

1. 阳痿是否皆由阳气虚衰所致？为什么？

2. 为什么说五脏皆可致痿？

3. 如何理解"治痿独取阳明"在阳痿治疗中的应用？

（薛建国）

第五节　遗精

遗精是指不因性生活而精液遗泄的病证。其中因梦而遗精的称"梦遗"，无梦而遗精，甚至清醒时精液流出的谓"滑精"。西医学中的神经衰弱、慢性前列腺炎、精囊炎等引起的遗精可参考本节进行辨证论治。遗精的历史沿革见表6-5-1。

【病因病机】

遗精的发生多由劳心太过、欲念不遂、饮食不节、恣情纵欲等而致，其基本病机为肾失封藏，精关不固。

（一）病因

1. 劳心太过　情志失调，劳神太过，心阴暗耗，心阳独亢，心肾不交，水亏火旺，扰动精室而遗精。或因思虑太甚，损伤心

表 6-5-1　遗精的历史沿革

朝代	代表医家	代表著作	主要论述
战国—西汉	—	《黄帝内经》	病名：精时自下 病因病机：情志内伤、怵惕思虑、神伤恐惧
东汉	张仲景	《金匮要略》	病名：虚劳、失精 病因病机：阴阳失调 临床表现："失精家，少腹弦急，阴头寒，目眩，发落""梦失精，四肢酸痛，手足烦热，咽干口燥" 治疗：桂枝加龙骨牡蛎汤
隋	巢元方	《诸病源候论》	病因病机：肾虚不固
唐	孙思邈	《备急千金要方》	治疗：对"失精羸瘦""梦失精""虚劳失精"分列方药与灸法
宋	许叔微	《普济本事方》	病名：正式提出"遗精"和"梦遗" 病因病机：下元虚惫，经络壅滞，欲动心邪 治疗：立补肾、清心、利湿诸法
	严用和	《济生方》	病因病机：心肾不交
元	朱丹溪	《丹溪心法》	病因病机：倡导"相火"致遗
明	张景岳	《景岳全书》	病因病机：精之藏制虽在肾，而精之主宰则在心，故精之蓄泄无非听命于心 治疗：持心为先，然后随证调理
清	程钟龄	《医学心悟》	病因病机：大抵有梦者由于相火之强，不梦者由于心肾之虚

脾，心神失养，脾气下陷，气不摄精，导致遗精。

2. 欲念不遂　少年气盛，情动于中，意淫于外，或心有恋慕，所欲不遂，或壮夫久旷，思慕色欲，皆令心动神摇，阴精暗耗，君相火旺，扰动精室而遗精。

3. 饮食不节　醇酒厚味，损伤脾胃，湿热内生，循经下注，扰动精室，迫精下泄，导致遗精。

4. 恣情纵欲　年少无知，频犯手淫，或青年早婚，房事过度，或色欲太盛，恣情纵欲，肾精日耗，水不制火，火扰精室，或肾气亏虚，精关不固，乃成遗精。

（二）病机

遗精的基本病机为肾失封藏，精关不固。其病位在肾，与心、肝、脾三脏密切相关。肾主封藏，受五脏六腑之精而藏之。精虽藏于肾，而主宰于心。若劳心太过，欲念不遂，以致心动神摇，心失主宰，肾失封藏，心肾失交，其精自遗。肝肾内寄相火，系上属心。若君火妄动，相火应之，君相火旺，更耗其阴，火旺扰精，封藏失职，以致遗精。脾主运化水湿，为气血生化之源。若久嗜醇酒厚味，脾胃湿热内生，下扰精室，迫精外泄；或劳倦思虑，损伤脾气，气不摄精而成遗精。

遗精的病理性质有虚实之别，且多虚实夹杂。因君相火旺、湿热下注，扰动精室，精关不固而遗者多属实；心脾两虚、肾脏亏损，固摄失职，精关不固而泄者多属虚。本病初起以实证为主，久病则以虚证为多，但在病理演变过程中常常会出现阴虚火旺、阴虚湿热等虚实夹杂之证。

遗精初起大多轻浅，但若讳疾忌医、久病不治，肾精久耗，则会转变成早泄、阳痿、不育或虚劳等。遗精的病因病机演变见图 6-5-1。

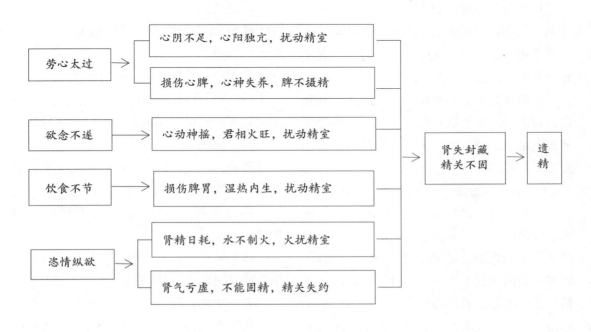

图 6-5-1　遗精病因病机演变示意图

【诊断与鉴别诊断】

（一）诊断

1. 睡中遗精，每周超过 2 次；或清醒时不因性生活而排泄精液者。

2. 常伴有头昏耳鸣、精神萎靡、腰腿酸软、失眠健忘等症。

3. 常有恣情纵欲、情志失调、久嗜醇酒厚味等病史。

体检有无包皮过长、包皮垢刺激，直肠指诊、前列腺液常规检查、前列腺和精囊 B 超等有助于病因诊断。

（二）鉴别诊断

1. 溢精　溢精为成年未婚男子，或婚后长期无性生活者，每月遗精 1～2 次，次日无头昏、腰酸等不适症状，属生理性遗精，不作病态。如遗精频繁，每周超过 2 次，甚至清醒时流精，并有头昏耳鸣、精神萎靡、腰腿酸软、失眠健忘等症状，则属病态。总之，遗精后是否伴有身体的不适是鉴别生理性遗精与病理性遗精的关键。

2. 早泄　早泄又称过早射精，是在性交时，阴茎尚未插入或刚插入阴道后即已射精，以致阴茎萎软而不能正常性交。而遗精是在没有进行性交的情况下，频繁出现精液流出。临床上，两者既可独立出现，也可相互兼见。

【辨证论治】

（一）辨证要点

1. 辨虚实 初病梦遗有虚有实，多虚实并见；久病精滑虚多实少。体壮者多实，体弱者多虚。实证者以火旺、湿热多见，虚证宜分阴虚、阳虚、气虚、血虚。

2. 辨脏腑 劳心过度、欲念不遂、有梦而遗者多责之于心肝；体弱多病、无梦滑泄者多责之于脾肾；饮食不节、湿热内盛者多责之于肝脾。

（二）治则治法

实则泻之，以清泄为主，依其君火、相火、湿热的不同，分别予以清心安神、清泄相火、清利湿热；虚则补之，以补涩为要，针对脏腑阴阳气血之不同，分别治以滋肾固精、温肾涩精、调补心脾、固摄精关；虚实夹杂者，治当权衡主次，清补兼施；久病夹瘀者，治宜佐以活血化瘀。前人虽有"有梦治心，无梦治肾"之说，证之临床尚需结合辨证而定，不可生搬硬套。

（三）分证论治

1. 君相火旺

（1）症状及分析

遗精梦泄，性欲亢进，阳事易举——君相火旺，迫精妄泄；

心烦寐差——心火亢盛，心神被扰；

潮热颧红，腰酸耳鸣，口干多饮，溲黄——心肾阴虚，火旺伤津；

舌红苔少或薄黄，脉细数——阴虚火旺之象。

（2）治法：清心安神，滋阴清热。

（3）主方及分析：黄连清心饮合三才封髓丹。

黄连、黄柏——前者清心泻火，后者清泻相火；

熟地黄、当归、生地黄、天冬——滋阴养血，清热生津；

酸枣仁、茯神、人参、远志——宁心安神；

莲子——补益心脾，涩精止遗；

砂仁——行气醒脾；

甘草——和中调药。

（4）加减

若心火偏亢明显，以黄连清心饮为主加减；

若相火妄动明显，以三才封髓丹为主加减；

若遗精频作，潮热颧红，可加知母、龟甲，或改用大补阴丸加减；

若小便短赤灼热，加淡竹叶、灯心草；

若久遗伤肾，阴虚火旺，可用知柏地黄丸加减；

若舌苔黄腻，为兼有湿热，加薏苡仁。

2. 湿热下注

（1）症状及分析

遗精频作——湿热蕴滞，下扰精室；

小便混浊或尿末滴白，溲黄频急或淋沥不尽——湿热下注，气化不利；

心烦失眠——热扰心神；

口苦口黏，阴囊湿痒——湿热上泛或下注；

舌红苔黄腻，脉濡数或滑数——湿热之象。

（2）治法：清热利湿，导浊宁精。

（3）主方及分析：程氏萆薢分清饮。

萆薢、黄柏、车前子——清热利湿；

莲子心、丹参、石菖蒲——清心安神；

茯苓、白术——健脾化湿。

（4）加减

若湿热明显，可加薏苡仁、土茯苓、马鞭草、石韦；

若小便不畅，会阴胀痛，舌质紫暗，加红藤、赤芍、王不留行；

若阴囊湿痒，小溲短赤，口苦胁痛，改用龙胆泻肝汤加减。

3. 劳伤心脾

（1）症状及分析

遗精时作，劳则加重——心脾两虚，气虚神浮，气不摄精；

心悸气短，失眠健忘，四肢倦怠——心脾气血两虚，心神失养；

纳少腹胀，大便溏薄，面色萎黄——脾失健运，生化乏源；

舌质淡胖，边有齿痕，舌苔薄白，脉细弱——气血两虚之象。

（2）治法：调补心脾，益气摄精。

（3）主方及分析：妙香散。

人参、黄芪、山药、炙甘草——益气健脾摄精；

茯神、茯苓、远志、朱砂——宁心安神；

麝香——通窍解郁；

木香——理气醒脾；

桔梗——载药上行。

（4）加减

若中虚气陷，溏泻日久，去朱砂，加少量升麻、柴胡，或改用补中益气汤；

若久遗及肾，腰膝酸软，加沙苑子、金樱子、芡实、杜仲、续断；

方中原有麝香，现已少用，故减去。

4. 肾气不固

（1）症状及分析

梦遗频作，或无梦而遗，甚则滑精——肾元虚衰，封藏失职，精关不固；

头昏耳鸣，健忘，腰膝酸软——肾精亏虚，髓海不充，濡养失职；

舌淡红，苔薄白，脉沉细——肾气虚衰之象。

（2）治法：补肾益精，固涩止遗。

（3）主方及分析：金锁固精丸。

沙苑子、芡实、莲子——补肾固精止遗；

莲须、煅龙骨、煅牡蛎——功专收敛固涩。

（4）加减

方中可加金樱子，以增固精之力；

若形寒肢冷，面色㿠白，阳痿早泄，阴部发凉，舌质淡嫩有齿痕，为肾阳虚，可加鹿角霜、肉桂、锁阳，或合右归饮；

若五心烦热，形瘦盗汗，舌红少苔，脉细数，为肾阴虚，可加熟地黄、枸杞子、龟甲，或合左归饮；

若精液清稀，尿频，遗尿，加益智仁、覆盆子、桑螵蛸；

若有梦而遗，烦躁失眠，心神不宁或心悸易惊，加远志、石菖蒲、茯神。

（四）其他治疗

1. 中成药

知柏地黄丸：用于君相火旺证。

五淋丸：用于湿热下注证。

龙胆泻肝丸：用于肝火偏旺、湿热下注证。

归脾丸、柏子养心丸：用于心脾两

虚证。

补中益气丸：用于中气下陷证。

金锁固精丸：用于肾气不固证。

天王补心丸：用于心肾阴虚证。

左归丸：用于肾阴虚火不旺证。

右归丸：用于肾阳虚证。

2. 单方验方 五倍子15g，研细末，醋调敷脐或敷于四满穴（脐下2寸旁开0.5寸处），外贴胶布。一般2～3天换药1次，连用10天。适用于各种遗精。

3. 耳针 取内生殖器、内分泌、神门、肝、肾。每次选2～4穴，毫针中度刺激；或用埋针、药丸按压法。

知识拓展

叶天士治遗精八法

清代名医叶天士在其所著《临证指南医案》中记载治遗精验案39例，归纳起来主要从八个方面诊治。

1. 宁心益肾：精之藏制虽在肾，而精之主宰则在心。故对心神不宁，肾精亏损而致心肾不交的遗精，药用妙香散合桑螵蛸散治之。

2. 填精固摄：肾虚精脱，精关不固之证，多用本法治之，药用熟地黄、人参、白龙骨、枸杞子、五味子、炒山药、茯神、牛膝炭。

3. 清热利湿：对喜食膏粱厚味醇酒之人，导致脾胃湿热而梦遗者，采用清利湿热之法，药用萆薢、黄柏、川连、苡仁、茯苓、泽泻以健脾利湿，远志以宁神。

4. 养阴固涩：遗精频作，累及肾元，

或脾肾两亏，或阴虚火旺，精关不固者，用二至百补丸以养阴固涩，或早服补阴丸，晚服三才加炒黄柏、砂仁治之。

5. 滑涩互施：对无梦遗精、顽固性滑精而用填阴固摄不效者，可用本法。叶氏认为"遗证固涩下焦，乃通套治法，想精关已滑，涩剂不能取效，必用滑药引导，同气相求"。如先用桑螵蛸散以固精，后用异功散加炒麦芽以运脾。

6. 峻补真阴：君相火动，心肾不交，本属阴虚火动，但火灼阴伤，则阴火更旺，火扰精室，遗精愈甚，用养阴固涩之法不效者，更用三才封髓丹、滋肾丸、大补阴丸峻补真阴，承制相火，以泄阴中伏热。

7. 心脾肾兼治：如有梦而遗，烦劳过度，多致脾胃受伤，心肾亦不能交，故上下交损而为遗精之症。气虚之人，若多进酒浆，损伤脾气，久之累及肾气，治以补肾固本为要，但要顾及心脾，所谓"固下必佐健中"。药用人参、茯神、远志、桑螵蛸、生龙骨、锁阳、熟地黄、芡实、金樱子治之。

8. 升固八脉：房劳过度，精竭阳虚，寐则阳陷而精道不禁，久则八脉皆伤，治当升固八脉。药用熟地黄、五味子、芡实、茯苓、莲子、山药治之。

摘自：《叶天士治遗精八法》，出《黑龙江中医药》（1988）

【预防调护】

注意精神调养，避免用脑过度，减少性杂念，消除恐惧心理。调节生活起居，睡前用温水洗脚，夜卧时被褥不宜过厚、过暖，衣裤不宜过紧。晚餐不宜过饱，少食醇酒厚味及辛辣刺激性食品。节制性欲，避免接触色情书刊、影像，切勿纵欲及手淫过度，提倡有规律的性生活。保持外生殖器的清洁，包茎、包皮过长或外生殖器有炎症时应及时就医，以免诱发遗精。如果偶尔遗精，不必焦虑害怕，适当调整生活起居或可痊愈，如果遗精频繁，应及时就诊。

【临证要点】

1. 治遗精不可滥用固涩 遗精的治疗，针对"肾失封藏，精关不固"的病机特点，固涩法的应用十分常见。但从辨治的角度看，虽有虚有实，但虚实夹杂者多，纯实纯虚者少，故辨治之要在于澄其源，不可单纯塞其流。若滥用涩法则有"闭门留寇"之弊。因此，固涩法的运用，应根据不同的情况进行恰当的配伍，或补涩并用，标本兼顾；或升涩并用，以止滑泄；或宁涩并用，心肾同调；或清涩并用，以防恋邪；或温涩并用，以止寒滑。此外，久遗不愈者，常有痰瘀滞留精道、精窍的病理改变，可酌情结合化痰祛瘀通络之变法。总之，当脉症互参，辨明虚实，分清主次，随证治之，方能提高临床疗效。

2. 治遗精当重调心宁神 明代张景岳认为，精虽藏于肾，而主宰于心，故精之蓄泄无非听命于心。证之临床，因心神不安而致遗精者最为多见。究其原因，或思想无穷，欲事不遂；或频频手淫，精为神动；或纵情恣欲，入房太甚；或怵惕思虑，摇动精室等。皆非闭其精门就能固涩得效。神不归舍，精不归元，病由心起，故心病还要心药医。为医者，首当从心理着眼，动之以情，晓之以理，开导为先，此举并不在药疗之下，即使不能痊愈，但配合药物治疗确有相得益彰之妙。同时在处方用药时也当注重宁心安神药的配伍应用。

【名医经验】

徐福松辨治遗精的经验 徐氏认为，遗精的主要病因病机在于：①体虚，如心肾不交、心脾两虚等致精室被扰或精关不固；②感染，如前列腺炎、包皮龟头炎、精囊炎等，湿热之邪扰乱精室；③其他，如缺乏性知识、过劳、外生殖器畸形等。辨证要点在于分清新久虚实、病之因果。临证分五型论治：①心肾不交：梦遗伴头昏心悸、神疲乏力，治宜滋阴降火，方选黄连清心饮合封髓丹加减；②阴虚火旺：多梦或无梦，伴早泄或血精、腰膝酸软、形体瘦弱或颧红烘热，治宜壮水制火，佐以固涩，方选大补阴丸加减；③肾气不固：滑精频作，面白色淡，龟头发冷，夜尿频数，治宜补肾温阳、固涩精关，方选济生秘精丸加减；④湿热下注：口苦或渴，小便热赤，尿末滴白或余沥不尽，治宜清热化湿，方选萆薢汤加减；⑤心脾两虚：劳则遗精，食少便溏，心悸健忘，少寐多梦，治宜补益心脾，方选归脾汤加减。

医案分析

王某，男，20岁，未婚。患遗精，先以知柏地黄汤加固精药治之不效，后以清肝肾之火及固涩收敛等法亦不效。数月间，面黄肌瘦，不梦亦遗，白日精自滑下，脉弱无力，一派肾气不固，精气外泄之象。根据《医学纲目·梦遗白浊》所载："王元硅虚而泄精，脉弦大，累与加减八物汤，吞河间秘真丸及珍珠，其泄不止。后用五倍子一两，茯苓一两，为丸服之良愈。"此例五倍子涩脱之功，敏于龙骨、蛤粉也。自拟遗精方与服。药物组成：五倍子30g，茯苓60g。二药共为细末，为丸或为散。每日空腹服6g，早晚各1次，温水送服。服1剂后，大有好转。再服2剂，精气已固，肌肤充润，后以丸剂稍加调理而愈。

（摘自：《国医大师张灿玾教授辨治遗精验案赏析》，出《中国中医药现代远程教育》（2012）

按：综合分析患者的临床表现，其病机关键为心脾两虚，肾气不固。治宜健脾宁心，敛肾固涩。故重用茯苓既能健脾益气，又能宁心安神，再配功专固涩的五倍子以固肾涩精止遗。如此配伍则健脾摄精、安神宁精、固肾涩精，其症自愈。由此可见，张老临证，配伍精而不杂，用药简而有要，立法严谨，方简效宏。服药1剂，即见显效，续服2剂，竟收全功。足资借鉴。

【古籍选录】

《金匮要略·血痹虚劳病脉证并治》："失精家，少腹弦急，阴头寒，目眩，发落，脉极虚芤迟，为清谷，亡血，失精。脉得诸芤动微紧，男子失精，女子梦交，桂枝加龙骨牡蛎汤主之。"

《格致余论·阳有余阴不足论》："主闭藏者，肾也；司疏泄者，肝也。二脏皆有相火，而其系上属于心。心，君火也，为物所感则易动也，心火动则相火亦动，动则精自走，相火翕然而起，虽不交合亦暗流而疏泄矣。"

《折肱漫录·遗精》："梦遗之证……大半起于心肾不交。凡人用心太过则火亢而上，火亢则水不升而心肾不交矣！"

《景岳全书·遗精论治》："治遗精法，凡心火盛者，当清心降火；相火盛者，当壮水滋阴；气陷者，当升举；滑泄者，当固涩；湿热相乘者，当分利；虚寒冷利者，当温补下元；元阳不足，精气两虚，当专培根本。"

《金匮翼·梦遗精滑》："梦遗精滑，虽皆属火，而有心肾之异。动于心者，神摇于上，则精遗于下也。不必治肾，但清其心而梦自已。盖精之藏制虽在肾，而精之主宰则在心。"

【文献推介】

1. 骆斌，吴少刚. 王琦治疗遗精的思路与经验 [J]. 北京中医药大学学报，1998，21（4）：42-43.

2. 王希兰. 陈士铎辨治遗精浅析 [J]. 中国性科学，2012，21（10）：54-55.

3. 张蔾莉，季旭明，于华荣，等. 基于数据挖掘技术的治疗遗精方剂组方规律分析 [J]. 中国实验方剂学杂志，2012，18（16）：1-4.

4. 姜德友，杜文章. 遗精源流考 [J]. 天津中医药大学学报，2015，34（5）：257-260.

【小结】

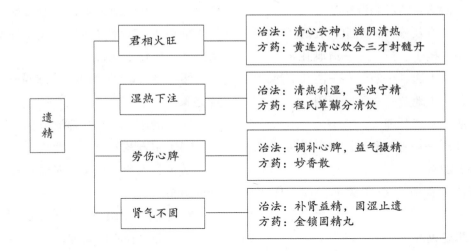

遗精
- 君相火旺 —— 治法：清心安神，滋阴清热 方药：黄连清心饮合三才封髓丹
- 湿热下注 —— 治法：清热利湿，导浊宁精 方药：程氏萆薢分清饮
- 劳伤心脾 —— 治法：调补心脾，益气摄精 方药：妙香散
- 肾气不固 —— 治法：补肾益精，固涩止遗 方药：金锁固精丸

【复习思考题】

1. 如何正确理解"有梦遗精治心，无梦遗精治肾"的学术思想？

2. 临床如何正确应用固涩法治疗遗精？

【附】早泄

早泄是指性交时间极短，甚则阴茎尚未插入阴道前即已射精，且不能自我控制，以致不能继续进行性交的病证。本病是男子性功能障碍的常见表现，多与遗精、阳痿相伴出现。中医又称"鸡精"，西医又称"过早射精"。

早泄的发生多由情志内伤、湿热侵袭、纵欲过度、久病体虚所致。其基本病机为肾失封藏，精关不固。病位在肾，并与心脾相关。病理性质虚多实少，单纯实证，或虚实夹杂在临床也时有所见。辨证应分清虚实，辨别病位。一般而言，疾病初期及青壮年发病者以实证、热证为多，久病及年老体虚者以虚证、寒证为多。

治疗原则依据虚实而行补泻。湿热下注者重在清利湿热，阴虚火旺者治宜滋阴降火，心脾两虚者治宜补益心脾，肾气不固者治宜补肾固精。针对早泄"精关不固"的病机特点，临床应用涩法治疗早泄也需遵循辨证论治的原则，进行恰当配伍，或补涩，或升涩，或宁涩，或清涩，或温涩，总以调理精关为法，使其开合有度，精泄得控，切忌一见早泄而滥用固涩一法。另外，在药物治疗的同时，还要注意心理疏导，给予性生活指导。

1.肝经湿热

（1）症状及分析

泄精过早，阴茎易举——肝经湿热，下注扰精；

阴囊潮湿、瘙痒坠胀，小便赤涩——肝经湿热，循经下注；

口苦咽干，胸胁胀痛——肝火上扰，肝气郁滞；

舌质红，苔黄腻，脉弦滑——肝经湿热

之象。

（2）治法：清肝利湿宁精。

（3）主方及分析：龙胆泻肝汤。

龙胆、栀子、黄芩——清泄肝火；

泽泻、木通、车前子——清利湿热；

当归、生地黄——柔肝坚阴；

柴胡——疏肝理气；

生甘草——清热解毒，和中调药。

（4）加减

若阴囊湿痒、小便黄赤，加苍术、黄柏、川牛膝。

2. 阴虚火旺

（1）症状及分析

过早泄精，性欲亢进，或伴有遗精——阴虚火旺，相火妄动，扰动精关；

五心烦热，或有潮热盗汗——阴虚火旺，虚热内扰；

头晕目眩，腰膝酸软——肝肾阴虚，失于濡养；

舌红，少苔，脉细——阴虚火旺之象。

（2）治法：滋阴降火固精。

（3）主方及分析：知柏地黄丸。

熟地黄、山药、山茱萸——滋补肝肾；

知母、黄柏、牡丹皮——清降相火；

泽泻、茯苓——渗利湿浊，以防滋腻。

（4）加减

若伴遗精，可加金樱子、芡实、沙苑子，以增益肾固精之力；

若潮热盗汗，可加龟甲、煅龙骨、煅牡蛎，以助滋阴潜阳止汗。

3. 心脾亏虚

（1）症状及分析

射精过早，劳则加重——心脾两虚，气虚神浮，气不摄精；

心悸怔忡，失眠健忘，神疲气短，四肢倦怠——心脾气血两虚，心神失养；

面色少华，形体消瘦，食少便溏——脾失健运，生化乏源；

舌质淡，舌苔薄白，脉细弱——气血两虚之象。

（2）治法：补益心脾涩精。

（3）主方及分析：归脾汤。

黄芪、人参、白术、炙甘草——益气健脾以摄精；

酸枣仁、龙眼肉、茯神、远志、当归、大枣——养血补心以安神；

木香、生姜——理气醒脾。

（4）加减

若中虚气陷，溏泻日久，加少量升麻、柴胡，或改用补中益气汤；

若兼遗精、腰膝酸软，加沙苑子、金樱子、芡实、杜仲、续断。

4. 肾气不固

（1）症状及分析

过早射精，或有遗精——肾失封藏，精关不固；

性欲减退，勃起不坚，夜尿清长——肾气亏虚，命门火衰，气化不利；

面色㿠白，耳鸣，健忘，腰膝酸软——肾精亏虚，髓海不充，濡养失职；

舌质淡，苔薄白，脉沉弱——肾气亏虚之象。

（2）治法：温肾益精固涩。

（3）主方及分析：金匮肾气丸。

干地黄、山药、山茱萸——补肾填精；

附子、肉桂——温补肾气；

茯苓、泽泻、牡丹皮——利湿化浊，以防滋腻。

（4）加减

常加沙苑子、金樱子、芡实，以增补肾固精之力；

伴有尿频、夜尿清长，加益智仁、覆盆子；

若畏寒怕冷、腰膝酸软，加巴戟天、杜仲、川断；

若阳痿不坚，加淫羊藿、枸杞子、肉苁蓉。

（薛建国）

第六节　耳鸣、耳聋

耳鸣耳聋都是以听觉异常为主要临床表现的病证。耳鸣一般是指患者自觉耳中鸣响而周围环境中并无相应的声源。耳鸣有客观性耳鸣和主观性耳鸣，以后者为多。它可发生于单侧，也可发生于双侧，有时自觉鸣响来自头颅内部，可称为"脑鸣"。耳聋是指不同程度的听力障碍。程度较轻者称为"重听"。在临床上，耳鸣、耳聋除单独出现外，亦常同时或先后出现。二者症状虽有不同，而发病机理及中医辨治原则基本一致，故合并讨论。西医学中的突发性聋、爆震性聋、传染病中毒性聋、噪声性聋、药物中毒性聋、老年性聋、耳硬化症以及原因不明的感音神经性聋、混合性聋及耳鸣等疾病，均可参考本节进行辨证论治。耳鸣耳聋的历史沿革见表 6-6-1。

【病因病机】

耳鸣耳聋的发生有虚实之分，且与多种原因引起的耳窍闭塞或清窍失养有关。除先天性耳聋外，实证多因外邪或脏腑实火上扰耳窍，或因瘀血、痰饮、痰火蒙蔽清窍所致；虚证多由脏腑虚损、精血亏虚、气血不足，清窍失养所致。总之与肝、胆、脾、肾诸脏功能失调有关，尤其与肾的关系更为密切。

表 6-6-1　耳鸣耳聋的历史沿革

朝代	代表医家	代表著作	主要论述
战国—西汉	—	《黄帝内经》	病因病机：外感寒、暑、湿、燥，脏腑内伤、治疗失当，涉及脏腑虚实、气血逆乱、经脉失调等 治疗：针刺
隋	巢元方	《诸病源候论》	病因病机：血气不足，风邪乘虚入耳；从脉诊辨所病脏腑
金	刘完素	《素问玄机气宜保命集》	治疗：首提"耳聋治肺"
明	张景岳	《景岳全书》	病因病机："五闭"为火闭、气闭、邪闭、窍闭、虚闭
清	王清任	《医林改错》	病因病机：气滞血瘀 治疗：通窍活血汤、通气散

（一）病因

1. 先天不足　耳为肾之外窍，内通于脑。如先天禀赋不足，或年老体衰，或恣情纵欲，皆可导致先天肾精亏损，髓海空虚，不能上濡清窍，或阴虚则虚火上扰耳窍，或阳虚则耳窍失于温煦，皆可引起耳鸣耳聋。

2. 后天失养　饮食失节，饥饱失常，或劳倦、思虑过度，或误治久用药物，致使脾胃受损，或脾胃虚弱，生化乏源，气血两亏，清气不升，耳窍失养；或酿生痰浊湿热，壅塞清窍，皆可引起耳鸣耳聋。

3. 情志失调　情志抑郁，肝胆失疏，郁而化火，或暴怒伤肝，气火上逆，均可导致肝胆火热循经上扰耳窍；或气机不畅，气滞血瘀，也可导致清窍被蒙，引起耳鸣耳聋。

4. 外邪侵袭　外感风热，或风寒化热，或热病余热未消，或反复感冒，邪气郁遏不解，或邪犯少阳，循经上扰，清窍不通，邪蒙耳窍，均能引起耳鸣耳聋。

5. 外伤巨响　如因跌仆爆震、陡闻巨响、噪声不绝，扰动气血，瘀血内停；或久病入络，耳脉瘀阻，清窍闭塞，均可导致耳鸣耳聋。

（二）病机

本病的病变部位虽在耳，但与肝、胆、脾、肾功能失调有关，其中与肾的关系最为密切。耳为肾窍，宗脉之所聚，内通于脑，脑为髓之海，肾精充沛，髓海得濡则听觉正常。肾精耗损，则髓海空虚，发为耳鸣耳聋。又肝为肾之子，肝火上炎或因肾水不济所致，且肝火内郁，尤易汲伤肾阴，导致耳鸣耳聋加甚。脾主运化，又主升清，脾弱则清气不能升奉于耳，耳窍反为浊气所蒙，同时，脾虚则运化不健，湿浊不化，痰液内生，痰蕴生热，上壅清窍，所以痰火、湿浊引起的耳鸣、耳聋，又多与脾胃气虚有关。此外，少阳经脉上入于耳，肝胆之火，循经上壅，易成耳鸣、耳聋。

本病的发病机理，概而言之，不外虚实两端。实证者，外有客邪，内有痰火、湿浊、肝热、气郁、瘀血，蒙蔽耳窍；虚证者，或因肝肾亏虚，肾精不足，或因脾胃虚弱，气血两虚，清阳不升，耳窍失养。但应注意的是慢性耳鸣耳聋，病因无论内外，多与精气不足有关。正如《济生方·耳论治》所云："疲劳过度，精气先虚，于是风寒暑湿，得以从外入；喜怒忧思，得以内伤，遂致聋聩耳鸣。"所以劳伤精气是本病的根本原因之一。

由于引起耳鸣耳聋的病因较为复杂，本病属临床难治病证之一，其预后与病程、年龄、治疗是否及时等因素有关。病程短、年轻者经过及时恰当的治疗，有可能全部或部分恢复听力，耳鸣减轻或消失，预后较好；病程较长及年龄较大者，往往难以恢复听力，且可能成为顽固性的耳鸣；小儿可因耳聋而丧失学习语言的机会，导致聋哑。耳鸣耳聋的病因病机演变见图6-6-1。

【诊断与鉴别诊断】

1. 病史　如耳外伤史、爆震史、噪声接触史、耳毒性药物用药史、耳流脓史、其他全身疾病史、治疗史等。

2. 耳鸣　可急性起病，亦可缓慢起病；既可为单侧亦可为双侧；可呈持续性，也可呈间歇性；耳鸣的音调可呈高音调（如蝉鸣声、汽笛声、口哨声等），亦可呈低音调（如机器声、隆隆声等）；一般在夜间或安静时加重，严重时可影响睡眠及对生活、工

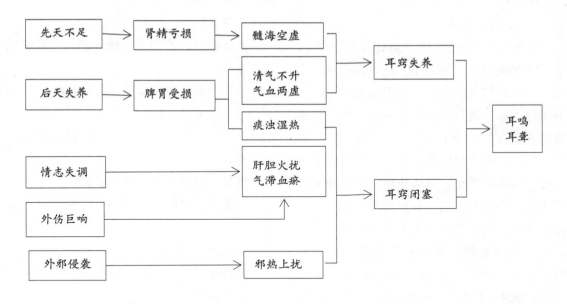

图 6-6-1　耳鸣耳聋病因病机演变示意图

作、情绪产生干扰；多数耳鸣患者伴有听力下降。

3.耳聋　轻者听音不清，重者完全失听。突发耳聋以单侧为多见，常伴有耳鸣及眩晕，少数亦有双侧同时发生者；缓慢发生的渐进性耳聋多为双侧。部分耳聋可呈波动性听力下降。

4.以耳鸣为主诉，无明显听力下降，通过检查不能确定原发疾病者，可诊断为耳鸣；突然发生的明显听力减退，伴或不伴耳鸣、眩晕，排除外耳、中耳疾病后，可诊断为暴聋；缓慢发生并逐渐加重、病程较长的耳聋，排除外耳、中耳疾病后，可诊断为久聋（或渐聋）；若同时伴有明显的耳鸣，可诊断为耳鸣耳聋。

通过详问病史结合外耳道及鼓膜检查、听力学检查、颞骨及颅脑 X 线、CT、MRI 等影像学检查有助于耳鸣耳聋原因的鉴别。

知识拓展

耳聋分级诊断标准及分类

根据国际通用的耳聋分级为国际标准化组织（ISO）1964 年公布的标准，以 500Hz、1000Hz 和 2000Hz 的平均听阈为准，听力损失 26 ～ 40dB、41 ～ 55dB、56 ～ 70dB、71 ～ 90dB 和 > 90dB 依次为轻度聋、中度聋、中重度聋、重度聋和极度聋。又据耳聋发生部位和性质不同，可将其分为三类：传导性聋、感音神经性聋和混合性聋。其中传导性聋的病变部位位于外耳道及中耳；感音神经性聋病变位于内耳、听神经及听中枢。

摘自：《耳鼻咽喉头颈外科学》

【辨证论治】

（一）辨证要点

耳鸣耳聋有虚有实，辨证须分新久虚实。凡暴鸣而声大者多实；渐鸣而声细者多虚；少壮热盛者多实；中衰无火者多虚；饮酒味厚，素多痰火者多实；声低气怯，素多劳倦者多虚。暴聋多为风、热、湿、痰、瘀壅塞耳窍，渐聋则以肝、肾、脾虚不能上奉耳窍。从临床所见，凡风热所致者，暴然耳鸣或耳聋，兼有表证；肝火者耳窍轰鸣，攻逆阵作，怒则加甚；痰火者耳鸣眩晕，时轻时重，烦闷不舒；瘀滞者跌仆爆震，突发鸣聋，舌有瘀象；肾虚者耳鸣声细，如蝉持续，腰酸面悴；气虚者耳鸣时作，休息稍轻，劳则加重。阴虚者耳中鸣响，午后加重。

（二）治则治法

按虚则补之、实则泻之的治疗原则。本病的基本治法为治肝胆从实、治脾肾从虚，上宜清疏、中宜升补、下宜滋降。临床上应结合其他脉证，进行辨证论治。风热者宜疏风清热、宣肺通窍；肝火者宜清肝泻火、开郁通窍；痰火者宜化痰清热、散结通窍；瘀滞者宜活血化瘀、行气通窍；肾虚者宜补肾填精、滋阴潜阳；脾虚者宜健脾升清、养血通窍。

（三）分证论治

1. 风热上扰

（1）症状及分析

突发耳鸣，如吹风样，或听力下降，甚至失听——风热上扰，蒙蔽清窍；

耳中胀闷，或耳中作痒——风热上扰，经气痞塞；

鼻塞流涕，咳嗽，头痛，或咽喉肿痛——风热外袭，肺失宣降；

发热恶寒——风热在表；

舌质偏红，苔薄黄，脉浮数——外感风热之象。

（2）治法：疏风清热，宣肺通窍。

（3）主方及分析：银翘散。

金银花、连翘、薄荷——疏风清热，解毒利咽；

荆芥、淡豆豉——疏风散邪；

牛蒡子、竹叶、芦根——清热解毒，养阴生津；

桔梗——宣肺利咽；

甘草——清热解毒，调和诸药。

（4）加减

加蝉蜕、石菖蒲、僵蚕，以增疏风通窍之力；

无咽痛、口渴，去牛蒡子、竹叶、芦根；

伴鼻塞流涕，加苍耳子、白芷；

头痛，加蔓荆子、川芎；

初感风寒，尚未化热，可改用三拗汤加味以散风寒。

2. 肝胆火盛

（1）症状及分析

耳中轰鸣，如闻风雷，耳聋时轻时重——肝胆火旺，循经上扰，清窍失灵；

心烦易怒，怒则更甚——气郁化火，上扰清窍；

口苦咽干，面红目赤，头痛眩晕，或夜寐不安——肝火内炽，上扰头目，内扰心神；

胸胁胀痛，便秘，尿赤——肝郁络阻，火旺伤津；

舌红，苔黄，脉弦数——肝胆火旺之象。

（2）治法：清肝泻火，开郁通窍。

（3）主方及分析：龙胆泻肝汤。

龙胆、栀子、黄芩——清泄肝胆实火；

车前子、泽泻、木通——清肝泄热，导热下行；

生地黄、当归——滋阴养血；

柴胡——疏肝解郁；

甘草——清热和药。

（4）加减

加石菖蒲、远志，以增通窍宁心之力；

便秘明显者，加大黄；

湿热不甚者，去木通、泽泻；

肝火汲伤肾水，兼有肾阴虚者，酌减苦寒、渗利伤阴之品，加牡丹皮、女贞子、墨旱莲；

若肝气郁甚而火旺尚轻者，可改用加味逍遥散加减。

3. 痰火郁结

（1）症状及分析

耳鸣如潮，时轻时重，耳中胀闷，甚则耳闭失聪——痰火郁结，壅阻清窍；

头晕目眩，或头重头昏——痰火上扰，蒙蔽清窍；

胸脘满闷，二便不畅——痰浊中阻，气机不运；

咳嗽痰多，口苦或口淡无味——痰火内阻，犯肺困脾；

舌红，苔黄腻，脉滑数——痰火湿热之象。

（2）治法：化痰清热，散结通窍。

（3）主方及分析：清气化痰丸。

胆南星、瓜蒌子、黄芩——化痰清热；

制半夏、茯苓、姜汁——燥湿化痰，健脾渗湿；

枳实、陈皮、苦杏仁——行气化痰，消痞散结。

（4）加减

加石菖蒲，以增通窍之力；

头晕目眩，头重头昏，加天麻、白术；

膈上烦热，加桔梗、栀子、淡豆豉；

失眠多梦，加远志、竹茹；

痰多胸闷，大便不畅，改用礞石滚痰丸。

4. 血瘀气滞

（1）症状及分析

跌仆爆震，突发耳鸣耳聋，或耳内疼痛——跌仆爆震，扰乱气血，瘀血内阻；

或鸣聋日久——气郁日久，久病入络，耳络瘀阻；

舌质暗红，或有瘀点，脉细涩——瘀血内阻之象。

（2）治法：活血化瘀，行气通窍。

（3）主方及分析：通窍活血汤。

桃仁、红花、赤芍、川芎——活血化瘀；

人工麝香——开窍通络；

老葱、黄酒、大枣——通阳活血。

（4）加减

加石菖蒲、香附、陈皮，以增行气活血通窍之力；

夹有痰浊阻络，加半夏、陈皮；

病久入络，加全蝎、蜈蚣之类以助通络化瘀之力。

5. 肾精亏损

（1）症状及分析

耳鸣如蝉，昼夜不息，安静时尤甚，听力渐降——肾精亏损，髓海空虚，清窍失养；

头昏眼花，腰膝酸软，发脱齿摇——肾精不足，髓海空虚，头目发齿及腰膝失养；

虚烦失眠，夜尿频多——肾元不足，元神失养，固摄失职；

舌红少苔，脉细弱或细数——肾阴不足之象。

（2）治法：补肾填精，滋阴潜阳。

（3）主方及分析：耳聋左慈丸。

熟地黄、山药、山茱萸——滋补肾阴，填精益髓；

茯苓、泽泻、牡丹皮——化湿泄浊，以防滋腻；

磁石——益肾潜阳；

五味子——敛阴固精，兼以安神；

石菖蒲——通利耳窍。

（4）加减

加龟甲、阿胶、女贞子，以增滋阴填精之力；

头晕目眩，加枸杞子、菊花；

腰膝酸软，加牛膝、杜仲；

夜尿频多，加菟丝子、益智仁；

偏于肾阳虚者，可改用右归丸或金匮肾气丸加减。

6. 脾胃气虚

（1）症状及分析

耳鸣耳聋，劳则加重，休则减轻——脾胃气虚，清阳不升，耳窍失养；

倦怠乏力，声低气怯，面色无华——脾胃虚弱，气血亏损，不能上荣；

纳呆食少，脘腹胀满，大便溏薄——脾失健运，运化乏力；

舌质淡红，苔薄白，脉细弱——脾气虚弱之象。

（2）治法：健脾升清，养血通窍。

（3）主方及分析：益气聪明汤。

黄芪、人参、甘草——补益中气；

升麻、葛根——升举清阳；

蔓荆子——升清通窍；

黄柏、赤芍——性寒反佐，以清阴火。

（4）加减

加石菖蒲、葱白，以增通窍之力；

兼头重如蒙，胸闷泛恶，眩晕，可去黄柏、赤芍，加天麻、白术、半夏、泽泻、茯苓；或改用半夏白术天麻汤加减；

兼血虚，心悸失眠，可加酸枣仁、当归、茯神、远志；或改用归脾丸加减。

（四）其他治疗

1. 中成药 耳聋左慈丸：用于肾精亏损证。

左归丸、六味地黄丸：用于肾精亏损偏肾阴虚证。

右归丸、金匮肾气丸：用于肾精亏损偏肾阳虚证。

补中益气丸：用于脾虚气陷证。

归脾丸：用于气血两虚证。

二陈丸、香砂六君子丸：用于痰浊蒙窍证。

通窍活血胶囊、血府逐瘀口服液：用于血瘀气滞证。

银翘解毒丸：用于风热上扰证。

龙胆泻肝丸：用于肝胆火盛证。

2. 外治法 磁疗法：古法用活磁石2块塞两耳中，同时口含生铁1块，以飒飒有声为度。现代可用马蹄形电磁铁贴在耳部的耳门、听宫、听会、翳风等穴位上，采用间断磁场（每秒20次，平均强度1300高斯），每耳治疗时间30分钟，每日1次，10次为1疗程。此法通过经络穴位对磁场的感应而疏通气血、调整脏腑功能，有祛邪复聪之功。

3. 导引法 鸣天鼓：是将两手掌心紧贴两耳，两手食指、中指、无名指、小指对称横按在枕部，两中指相接触，再将两食指翘起叠在中指上面，然后把食指从中指上用力滑下，重重地叩击脑后枕部，此时可闻洪亮清晰之声如击鼓。先左手 24 次，再右手 24 次，最后双手同时叩击 48 次。此法具有疏通经络、运行气血之功，适用于暴聋或渐聋而不伴有头痛眩晕者。对耳鸣耳聋也有预防作用。

【预防调护】

耳鸣耳聋是多种疾病的常见症状之一，所以积极防治引起耳鸣耳聋的各种疾病是防治本病的关键。避免使用有耳毒性的药物，如氨基糖苷类抗生素、利尿剂等，若因病情需要必须应用，应严密监测听力变化。远离环境噪声，避免长期刺激；注意怡情养性，保持心情舒畅；注意饮食有节，起居有常，适当运动，不妄作劳，节制房事；调适寒温，慎防风邪；晚上睡前可用热水泡脚，或按摩足底涌泉穴，有引火归元作用，有助于减轻耳鸣，促进睡眠。

【临证要点】

1. 统筹虚实，兼顾标本 临证所见，新病暴聋者少，慢性久聋者多，上实下虚，虚实夹杂者也时有所见。临床治疗不能一味补虚固本，要注意标本同治，针对不同病机，兼解风、火、痰、瘀、郁等实邪，才能达到通窍开闭的目的。例如肾虚之聋，水不涵木，病兼肝火上盛的要注意滋阴清降；脾虚之证每与痰火、湿浊互见，要注意升清降浊；肝火郁遏易挟风热上扰，须疏肝散风解

郁，不可一味凉降；痰浊郁结之火，易被肝火挟迫上升，要注意顺气和肝，不能徒守清化；瘀滞每兼气郁、痰阻，应兼顾理气、化痰，不可单纯化瘀。凡此种种，都说明临床上针对耳鸣耳聋的虚实夹杂者，治疗时要细加辨证，统筹虚实，兼顾标本。

2. 耳鸣用药，补泻兼施 通过收集中医治疗耳鸣的相关文献，采用文本挖掘技术探索耳鸣用药规律，结果发现使用频率居前 25 位的中药是：茯苓、甘草、天麻、泽泻、当归、白术、生地黄、柴胡、半夏、大枣、山茱萸、熟地黄、人参、山药、生姜、川芎、陈皮、牡丹皮、丹参、黄芩、黄芪、葛根、红花、桂枝、白芍。分析这些中药的协同关系，显示治疗药物按照健脾益气、滋阴补肾、祛湿化痰息风的规律分布，用药与耳鸣的病因病机相符合，体现了补泻兼施的基本治疗原则。

【名医经验】

干祖望诊治耳鸣耳聋的处方特点 通过收集干氏诊治耳鸣耳聋的病案处方 101 个，运用模糊聚类方法进行分析，结果形成 9 类大的药群，共识别出 12 个基本处方结构。其中 11 个处方含有大补阴丸与知柏地黄汤，21 个处方含有补中益气汤，24 个处方含有四君子汤，16 个处方含有八珍汤，8 个处方含有补阳还五汤，4 个处方中含有桃红四物汤与二陈汤，6 个处方中含有导赤散，4 个处方含有金匮泻心汤与银翘散，7 个处方含有五苓散。从功效来看，具有调理脾胃、补益气血功效的基本方为主的方剂结构在全部处方中所占比例较大（占全部处方数量的 60%）。这个结果体现了干老从脾胃论治耳病，重视益气升清的学术思想。

医案分析

迟某，男，50岁。1991年7月17日初诊。右耳10天来出现"笃""笃"的鸣响，听力正常，为间歇性鸣响，或与心律同步，但不同步的时间多。检查：按压右颈动脉，耳鸣声即稍减弱。有颈椎病史。舌苔薄白，脉细。辨证论治：鸣出耳窍，病在颈椎。其所以发生于近日者，时值夏令暑湿之季，湿邪蒙蔽清窍所致。本取化瘀活血，标参理湿化浊，如此则五窍还其清空，更有利于鸣息。处方：广藿香10g，佩兰10g，泽泻6g，防己6g，车前子10g，红花6g，桃仁10g，当归尾10g，赤芍6g，菖蒲3g。水煎服。服药7剂后，电话告知耳鸣已缓解。

摘自：《干祖望对耳鸣的临证思辨方法——干祖望验案赏析之五》，出《江苏中医药》（2011）

按：耳鸣可分为客观性耳鸣与主观性耳鸣两类，客观性耳鸣声为断续性，大多与心跳、脉搏有同步的节奏，一般是耳周围的声源所致；主观性耳鸣或如蝉鸣蚊噪，或似风雨潮汐，但多连续声音，此类耳鸣为耳病所致。本案患者表现为客观性耳鸣，并有颈椎病史，所以干老认为耳鸣的根源在于颈椎病。颈椎为病，瘀血阻滞，耳窍闭塞故耳中鸣响。干老认为，五官清窍，不能容邪，有则发病。故本例中抓住血瘀证候，主张活血化瘀以治本；发病时值暑湿之季，阴雨连绵，湿邪困阻，清阳不升，当兼顾时令，治宜理湿化浊以治标。方中广藿香、佩兰芳香化湿，泽泻、防己、车前子利水祛湿；桃仁、红花、当归尾、赤芍活血化瘀；菖蒲化浊开窍，为引经药。全方辨证清晰，因时制宜，标本同治，方法得当，方义鲜明，足资借鉴。

【古籍选录】

《灵枢·口问》："耳者，宗脉之所聚也，故胃中空则宗脉虚，虚则下溜，脉有所竭者，故耳鸣。"

《景岳全书·卷二十七》："若精气调和，肾气充足，则耳目聪明；若劳伤血气，精脱肾惫，必致聋聩。故人于中年之后，每多耳鸣，如风雨、如蝉鸣、如潮声者，是皆阴衰肾亏而然。……老人之耳多见聪不内居，而声闻于外，此正肾元不固，阳气渐涣之征耳。"

《医学心悟·耳》："耳者，肾之外候，《中藏经》曰：肾者，精神之舍，性命之根，外通于耳。然足厥阴肝，足少阳胆经，皆络于耳。凡伤寒邪热耳聋者，属少阳证，小柴胡汤主之。若病非外感，有暴发耳聋者，乃气火上冲，名曰气闭耳聋，宜用逍遥散加蔓荆子、石菖蒲、香附主之。若久患耳聋，则属肾虚，精气不足，不能上通于耳，宜用六味地黄丸加枸杞、人参、石菖蒲、远志之类。其患耳鸣，如蝉声，如钟鼓声，皆以前法治之。"

《医林改错·上卷》："两耳通脑，所听之声归于脑……耳窍通脑之道路，若有阻滞，故耳实聋。"

【文献推介】

1. 李华，李云英.感音神经性耳鸣耳聋的中医研究近况 [J].中医耳鼻喉科研究杂志，2008，7（1）：37-39.

2.李文林，陈涤平，曾莉，等.基于模糊聚类方法分析干祖望教授诊治耳鸣耳聋疾病群方特色[J].中国实验方剂学杂志，2012，18（23）：4-8.

3.丁玲，刘银娇，王秉权，等.从肝肾论治耳鸣耳聋理论基础及临床研究[J].中国中医基础医学杂志，2014，20（8）：1052-1054.

4.沈姗姗，姜淼，黄允瑜，等.基于文本挖掘技术分析治疗耳鸣的中医用药规律[J].辽宁中医杂志，2015，42（5）：919-921.

【小结】

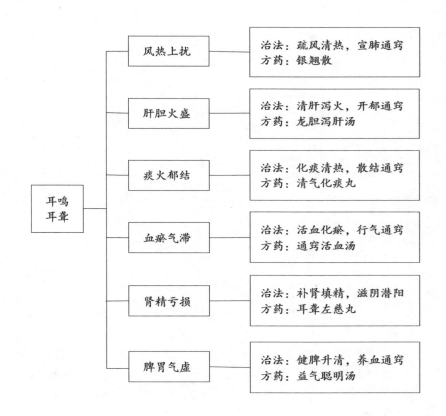

【复习思考题】

1.如何理解"耳为肾窍，宗脉之所聚"的理论及其对临床的指导作用？

2.中医治疗耳鸣耳聋有哪些处方用药特点？

（吴勉华）

第七章

气血津液病证

气、血、津、液是构成人体的基本物质，也是维持生命活动的重要精微物质。气、血、津、液在人体之中遍布全身，无处不到。

气和血既是人体生命活动的动力和源泉，又是脏腑功能活动的产物。两者相互依存，相互资生，相互为用。津、液是人体正常水液的总称，对维持人体生理活动至关重要，诸如脏腑之濡润、肌肤之润泽、关节之滑利、骨髓之充盈，无不与津液的濡润滋养有关。

津液代谢失常多继发于脏腑病变，而由津液代谢失常所形成的病理产物又可加重脏腑病变，使病情进一步发展。外感或内伤等致病因素导致脏腑功能失调，进而出现气血津液运行失常、疏布失度、生成不足或亏损过度，是气血津液病证的基本病机。内科的多种病证均不同程度地与气血津液有关，本章着重讨论病机与气血津液密切相关的病证，包括气机郁滞引起的郁证，血溢脉外引起的血证，水液停聚引起的痰饮，阴液亏耗引起的内伤发热，气血阴阳亏损，日久不复引起的虚劳，气虚痰湿偏盛引起的肥胖，以及正虚邪结，气血痰湿毒蕴结引起的癌病等。

气血津液病证的诊断需在详细收集望、闻、问、切四诊资料的基础上，结合必要的现代检查技术如影像学、血清免疫学、内镜、潜血试验等，更全面地获取相关疾病信息，辅助明确疾病诊断，并在此基础上进行辨证。

气血津液病证的治疗当分清虚实，气血津液运行失常者多属实证，当以通导疏利为原则；气血津液亏虚耗损者多属虚证，当以滋补助益为原则。本章病证繁多，病机复杂，临床治疗需注意疾病虚实之间的转化，根据病证不同阶段的病机特点，进行辨证施治。

第一节　郁证

郁证是以心情抑郁、情绪不宁、胸部满闷、胁肋胀痛，或易怒欲哭，或咽中如有异物梗塞为主要表现的一类病证。郁证是临床常见的多发性疾病，"百病皆生于郁"，因病致郁，因郁致病，其临床表现异常复杂。郁有广义、狭义之分，广义的郁，包括外邪、情志等因素所致的郁在内；狭义的郁，即单指情志不舒为病因的郁。西医学中神经衰弱、癔症、焦虑症等可以参照本病辨证论治，若更年期综合征及反应性精神病以情志不畅为主要表现，亦可参照本节辨证论治。

根据郁证的临床表现及其以情志内伤为致病原因的特点，主要见于西医学的神经衰弱、癔症及焦虑状态等，另外，也见于更年期综合征及反应性精神病。郁证的历史沿革见表7-1-1。

【病因病机】

郁证的病因主要有情志所伤和体质因素两个方面，与肝的关系最为密切，涉及心、脾。肝失疏泄、脾失健运、心失所养、脏腑阴阳气血失调是郁证的主要病机。

（一）病因

1.情志失调 谋虑不遂，郁怒忧思，悲愁恐惧等七情过极，导致气机郁结，尤以悲忧恼怒最易致病。若恼怒伤肝，肝失条达，气失疏泄，而致肝气郁结。气郁日久化火，则为火郁；气滞血瘀则为血郁；谋虑不遂或忧思过度，久郁伤脾，脾失健运，食滞不消而蕴湿、生痰、化热等，则又可成为食郁、湿郁、痰郁、热郁。

2.体质因素 素体肝旺，或体质素弱，复加情志刺激，肝郁抑脾，饮食渐减，生化乏源，日久必气血不足，心脾失养；或郁火暗耗营血，阴虚火旺，心病及肾，而致心肾阴虚。

（二）病机

郁证病变部位主要在肝，但可涉及心、脾、肾。肝喜条达而主疏泄，长期肝郁不解，情志不遂，肝失疏泄，可引起五脏气血失调。肝气郁结，横逆乘土，则出现肝脾失和之证。肝郁化火，可致心火偏亢。忧思伤脾，思则气结，既可导致气郁生痰，又可因生化无源，气血不足，而形成心脾两虚或心神失养之证。更有甚者，肝郁化火，火郁伤阴，心失所养，肾阴被耗，还可出现阴虚火旺或心肾阴虚之证。

本病发病始于肝失条达，疏泄失常，故以气机郁滞不畅为先。气郁则湿不化，湿郁则生痰，而致痰气郁结；气郁日久，由气及血而致血郁，又可进而化火等，但均以气机郁滞为病理基础。

本病的病理性质初起多实，日久转虚或虚实夹杂。初起以气、血、湿、痰、火、食

表 7-1-1 郁证的历史沿革

朝代	代表医家	代表著作	主要论述
战国—西汉	—	《黄帝内经》	治疗：木郁达之，火郁发之，土郁夺之，金郁泄之，火郁折之
东汉	张仲景	《金匮要略》	病名：脏躁、梅核气、百合病、奔豚气 治疗：半夏厚朴汤、甘麦大枣汤、苓桂术甘汤、小柴胡汤、柴胡加龙骨牡蛎汤
隋	巢元方	《诸病源候论》	病名：结气病、气病 病因病机：结气病者，忧思所生也。心有所存，神有所止，气留而不行，故结于内
元	朱丹溪	《丹溪心法》	病名：六郁：气、血、痰、热、湿、食 治疗：六郁汤、越鞠丸
明	虞抟	《医学正传》	病名：首用"郁证"

六郁邪实为主，病延日久则易由实转虚，或因火郁伤阴而导致阴虚火旺、心肾阴虚之证；或因脾伤，气血生化不足，心神失养，而导致心脾两虚之证。如《类证治裁·郁证》说："七情内起之郁，始而伤气，继必及血，终乃成劳。"

综上所述，郁证的病因是情志内伤。其病机主要为肝失疏泄，脾失健运，心失所养及脏腑阴阳气血失调。郁证初起，病变以气滞为主，常兼血瘀、化火、痰结、食滞等，多属实证。病久则易由实转虚，随其影响的脏腑及损耗气血阴阳的不同，而形成心、脾、肝、肾亏虚的不同病变。郁证的病因病机演变见图7-1-1。

【诊断与鉴别诊断】

（一）诊断

1. 以忧郁不畅、情绪不宁、胸胁胀满疼痛为主要临床表现，或有易怒易哭，或有咽中如有炙脔，吞之不下，咯之不出的特殊症状。

2. 患者大多数有忧愁、焦虑、悲哀、恐惧、愤懑等情志内伤的病史，且郁证病情的反复常与情志因素密切相关。

3. 多发于青中年女性，无其他病证的症状及体征。

结合病情进行相关检查，一般无异常发现。如以咽部症状为主要表现时，需做咽部的检查。有吞之不下，咯之不出的症状时，可做食道的X线及内镜检查。

（二）鉴别诊断

1. 喉痹 郁证梅核气多见于青中年女性，因情志抑郁而起病，自觉咽中有物梗塞，但无咽痛及吞咽困难，咽中梗塞的感觉与情绪波动有关，在心情愉快、工作繁忙时，症状可减轻或消失，而当心情抑郁或注意力集中于咽部时，则梗塞感觉加重。喉痹

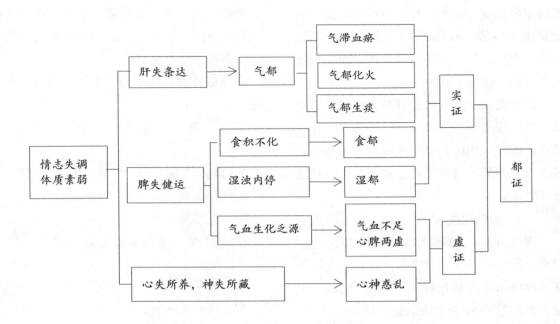

图7-1-1 郁证病因病机演变示意图

则以青中年男性发病较多，多因感冒、长期吸烟饮酒及嗜食辛辣食物而引发，咽部除有异物感外，尚觉咽干、灼热、咽痒。咽部症状与情绪无关，但劳累或感受外邪则易加剧。

2. 噎膈 郁证梅核气的诊断要点如上所述。噎膈多见于中老年人，男性居多，梗塞的感觉主要在胸骨后的部位，吞咽困难的程度日渐加重，做食道检查常有异常发现。

3. 癫证 郁证脏躁多发于青中年妇女，在精神因素的刺激下呈间歇性发作，在不发作时可如常人。而癫证则多发于青壮年，男女发病率无显著差别，病程迁延，心神失常的症状极少自行缓解。

【辨证论治】

（一）辨证要点

1. 辨病位 郁证的发生主要为肝失疏泄，脾失健运，心失所养，应依据临床症状，辨明其受病脏腑侧重之差异。郁证以气郁为主要病变，但在治疗时应辨清六郁。一般说来，气郁、血郁、火郁主要责之于肝；食郁、湿郁、痰郁主要责之于脾；而虚证证型则与心、脾关系最为密切。

2. 辨虚实 实证病程较短，症见精神抑郁，胸胁胀痛，咽中梗塞，时欲太息，脉弦或滑；虚证则病已久延，症见精神不振，心神不宁，心慌，虚烦不寐，悲忧善哭，脉细或细数等。

（二）治则治法

理气开郁、调畅气机、怡情易性是治疗郁病的基本原则。对于实证，首当理气开郁，再根据是否兼有血瘀、火郁、痰结、湿滞、食积等而分别采用活血、降火、祛痰、化湿、消食等法。虚证则应根据损及的脏腑

及气血阴精亏虚的不同情况而补之，或养心安神，或补益心脾，或滋养肝肾。对于虚实夹杂者，则又当视虚实的偏重而虚实兼顾。

（三）分证论治

1. 肝气郁结

（1）症状及分析

精神抑郁，情绪不宁——肝失疏泄；

胸部满闷，胁肋胀痛，痛无定处——肝气郁滞，疏泄功能失常，经气不利；

脘闷嗳气，不思饮食，大便不调——肝气郁滞，乘脾犯胃；

苔薄腻，脉弦——肝气郁结之象。

（2）治法：疏肝解郁，理气畅中。

（3）主方及分析：柴胡疏肝散。

柴胡、香附、枳壳、陈皮——疏肝解郁，调理气机；

川芎、芍药、甘草——行气活血，柔肝止痛。

（4）加减

胁肋胀满疼痛，加郁金、青皮、佛手；

嗳气频作，脘闷不舒，加旋覆花、赭石、紫苏梗、法半夏；

食滞腹胀者，加神曲、麦芽、山楂、鸡内金；

腹胀、腹泻，加苍术、茯苓、豆蔻、厚朴；

胸胁刺痛，加当归、丹参、郁金、红花。

2. 气郁化火

（1）症状及分析

性情急躁易怒，胸胁胀满——肝失疏泄，气机失调；

口苦而干，或头痛、目赤、耳鸣——气郁日久化热，火热上炎；

或嘈杂吞酸，大便秘结——肝火横逆

犯胃；

舌质红，苔黄，脉弦数——肝气郁结，日久化火。

（2）治法：疏肝解郁，清肝泻火。

（3）主方及分析：加味逍遥散。

柴胡、薄荷、生姜——辛散气机，疏肝解郁；

当归、芍药——养血柔肝；

茯苓、白术——健脾祛湿；

牡丹皮、栀子——清肝泻火；

炙甘草——调和诸药。

（4）加减

口苦，大便秘结，加龙胆、大黄；

胁肋疼痛，口苦，嘈杂吞酸，嗳气，呕吐，加黄连、吴茱萸；

头痛，目赤，耳鸣，加菊花、钩藤、蒺藜；

舌红少苔，脉细数，去当归、白术、生姜，加生地黄、麦冬、山药。

3. 痰气郁结

（1）症状及分析

精神抑郁，咽中如有物梗塞，吞之不下，咯之不出——肝气郁结，脾胃失于运化，津液不布，聚而为痰，痰气相搏，结于咽喉；

胸部闷塞，胁肋胀满——胸中气机不畅；

舌红苔白腻，脉弦滑——气郁痰凝之征。

（2）治法：行气开郁，化痰散结。

（3）主方及分析：半夏厚朴汤。

半夏、茯苓、生姜——化痰散结，降逆和胃；

厚朴、紫苏叶——理气宽胸，开郁畅中。

（4）加减

胸脘痞闷，嗳气，苔腻，加香附、佛手、苍术；

烦躁，舌红，苔黄者，加竹茹、瓜蒌、黄芩、黄连；

胸胁刺痛，舌质紫暗或有瘀点、瘀斑，脉涩，加郁金、丹参、降香、姜黄。

4. 心神失养

（1）症状及分析

精神恍惚，心神不宁——忧思伤脾，生化无源，心神失养；

多疑易惊，悲忧善哭，喜怒无常，或时时欠伸，或手舞足蹈，骂詈喊叫——心神惑乱，不能自主；

舌质淡，苔薄白，脉弦——心神失养之征。

（2）治法：甘润缓急，养心安神。

（3）主方及分析：甘麦大枣汤。

甘草——甘润缓急；

小麦——补益心气；

大枣——益脾养血。

（4）加减

手足蠕动或抽搐，加当归、生地黄、珍珠母、钩藤；

躁扰、失眠，加酸枣仁、柏子仁、茯神、制何首乌；

喘促气逆，合五磨饮子。

5. 心脾两虚

（1）症状及分析

多思善疑，头晕神疲，纳差——思虑过度，久则损伤心脾，脾失健运，气血不充；

心悸胆怯，失眠，健忘，面色不华——心血不足，心失所养；

舌质淡，苔薄白，脉细——心脾两虚。

（2）治法：健脾养心，补益气血。

（3）主方及分析：归脾汤。

人参、黄芪、白术、甘草——补气健脾；

当归、龙眼肉——补血养心；

茯苓、酸枣仁、远志——宁心安神；

木香——理气醒脾。

（4）加减

心胸郁闷，情志不舒，加郁金、佛手；

头痛，加川芎、白芷；

虚热内扰，加麦冬、知母、生地黄。

6. 心肾阴虚

（1）症状及分析

情绪不宁，心悸，健忘，失眠，眩晕，多梦——情志过极或思虑太过，心阴耗伤，心神失养；

五心烦热，盗汗，口咽干燥——阴虚内热，虚火内扰；

舌红少津，脉细数——阴虚内热。

（2）治法：滋养心肾。

（3）主方及分析：天王补心丹合六味地黄丸。

熟地黄、山药、山茱萸——补肾益精；

天冬、麦冬、玄参、牡丹皮——滋阴降火清热；

人参、茯苓、当归——益气养血；

柏子仁、酸枣仁、五味子、远志、丹参——养心安神；

桔梗——载药上行；

泽泻——利水渗湿，与桔梗配伍，一上一下，调畅气机。

（4）加减

心烦失眠，多梦遗精，加黄连、肉桂；

遗精较频，加芡实、莲须、金樱子。

（四）其他治疗

中成药 柴胡舒肝丸、逍遥丸：用于肝气郁结证。

丹栀逍遥丸：用于肝郁化火证。

归脾丸、人参养荣丸、柏子养心丸：用于心脾两虚证。

交泰丸、天王补心丸：用于心肾阴虚证。

【预防调护】

正确对待各种事物，避免忧思郁虑，防止情志内伤，是防治郁病的重要措施。

医务人员深入了解病史，详细进行检查，用诚恳、关怀、同情、耐心的态度对待病人，取得患者的充分信任，在郁病的治疗及护理中具有重要作用。对郁病患者，应做好精神治疗的工作，使病人能正确认识和对待疾病，增强治愈疾病的信心，并解除情志致病的原因，以促进郁病的完全治愈。

【临证要点】

1. 精神治疗意义重大 除医务人员、患者外，其措施尚应扩大到患者家属、邻居及周围职工，使之认识并正确对待患者，避免不良的精神刺激，对促进疾病的好转乃至痊愈都甚有裨益。也可结合语言暗示、诱导，对控制发作，解除症状，常能收到良好效果。

2. 病程较长，用药不宜峻猛 在实证的治疗中，应注意理气而不耗气，活血而不破血，清热而不败胃，祛痰而不伤正；在虚证的治疗中，应注意补益心脾而不过燥，滋养肝肾而不过腻。

【名医经验】

赵献可辨治郁证经验 赵氏认为"凡病之起,多由于郁。郁者,抑而不通之义"。所论郁证不仅包括各种杂证,还包括一切外感病。由于多因木郁导致诸郁,故可"以一法代五法"。其治木郁,使肝胆之气舒展,则诸郁自解。逍遥散是赵氏治疗木郁的主剂,并常结合左金丸和六味地黄丸同用。他认为,"世人因郁而致血病者多。凡郁皆肝病也,木中有火,郁甚则火不得舒,血不行藏而妄行"。这种失血,或因怒郁、忧郁,或因阴虚火旺之人外感风寒暑湿,皮毛闭塞,火不能泄,以致血随火逆而妄行,出现鼻衄、吐血等症。其辨证要点是"凡系郁者,其脉必涩,其人必恶风恶寒……须视其面色必滞,必喜呕,或口苦,或口酸"。审有如是证,则当舒散其郁为主,即"木郁达之""火郁发之"之义。其方用逍遥散加牡丹皮、荼、连。血止后当用六味地黄丸滋阴善后,否则多复发。

医案分析

陈某,女,46岁。初诊日期:2003年4月10日。

初诊(2003年4月10日):自述咽喉部经常梗阻,胸部闷塞,似有欲吐之感,饮食吞咽欠利,病历20多年,久治乏效,脉沉小而滑。痰气壅塞,肝气上逆犯胃。

旋覆花(包煎)9g,煅赭石(先煎)9g,姜半夏9g,厚朴9g,郁金8g,槟榔9g,枳实15g,炒竹茹10g,茯苓12g,生姜6g,10剂。

二诊(2003年4月20日):呕恶之势已除,咽部梗阻之感减轻。舌淡,苔薄腻,脉沉。

上方去茯苓,加炒川楝子9g,吴茱萸3g,10剂。

三诊(2003年4月30日):诸症悉除。

摘自:《跟周仲瑛抄方》

按:本案梅核气,以痰气壅塞,肝气犯胃为主要病机。患者为更年期女性,咽喉部时觉梗阻,胸部闷塞,欲吐,进食吞咽欠利,此乃肝郁不舒,痰气交阻,肝气上逆犯胃所致。方选半夏厚朴汤行气散结、降逆化痰,并合并旋覆代赭汤和胃降逆,病历经久,气机郁结深重,故还加枳实、槟榔行气导滞降逆之品,令郁结之肝气疏泄条达。从而使20余年之顽症服药一月而霍然而去。

【古籍选录】

《古今医统大全·郁证》:"郁为七情不舒,遂成郁结,既郁之久,变病多端。"

《丹溪心法·六郁》:"气血冲和,万病不生,一有怫郁,诸病生焉。故人身诸病,多生于郁。"

《景岳全书·郁证》:"凡五气之郁,则诸病皆有,此因病而郁也;至若情志之郁,则总由乎心,此因郁而病也。""初病而气结为气滞者,宜顺宜开;久病而损及中气者,宜修宜补。然以情病者非情不解。"

《类证治裁·郁证》:"七情内起之郁,始而伤气,继必及血,终乃成劳。"

《临证指南医案·郁》:"不重在攻补,而在乎用苦泄热而不损胃,用辛理气而不破气，用滑润濡燥涩而不滋腻气机，用宣通而不揠苗助长。"

报，2011，10：653-658，661.

2. 曲淼，唐启盛. 抑郁症与中医"郁证"的关系探讨 [J]. 北京中医药大学学报，2004，01：11-13.

【文献推介】

1. 畅洪昇，段晓华，梁吉春，等. 中医郁证学说源流探析 [J]. 北京中医药大学学

【小结】

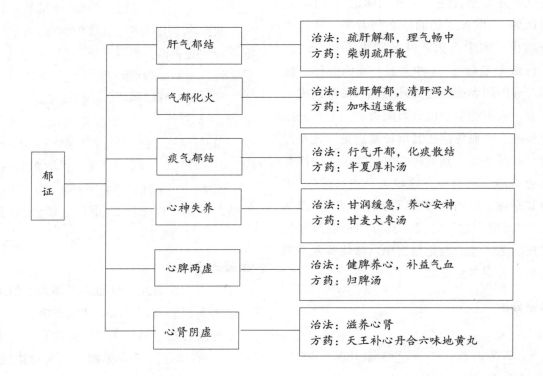

郁证

- 肝气郁结 —— 治法：疏肝解郁，理气畅中
  方药：柴胡疏肝散
- 气郁化火 —— 治法：疏肝解郁，清肝泻火
  方药：加味逍遥散
- 痰气郁结 —— 治法：行气开郁，化痰散结
  方药：半夏厚朴汤
- 心神失养 —— 治法：甘润缓急，养心安神
  方药：甘麦大枣汤
- 心脾两虚 —— 治法：健脾养心，补益气血
  方药：归脾汤
- 心肾阴虚 —— 治法：滋养心肾
  方药：天王补心丹合六味地黄丸

【复习思考题】

1. 郁证为什么要重视理气？在临床上如何掌握理气法？

2. 试述郁证肝气郁结证、痰气交阻证的辨证施治。

（滕晶）

第二节　血证

血证是因热伤血络或气不摄血或瘀血阻络等致血液不循经脉运行，溢于脉外，以口鼻诸窍、前后二阴出血，或肌肤紫斑为主要临床特征的一类病证。血证根据出血部位的不同而有相应的名称：血从齿龈、舌、鼻、眼、耳、肌肤而出者分别称齿衄、舌衄、鼻衄、眼衄、耳衄、肌衄（或紫斑、葡萄疫），统称为衄血；血从肺或气管而来，随咳嗽从口而出者为咯血；血从胃或食管而来，从口中吐出者为吐血或呕血；血从肛门而下者为便血或圊血、清血；血从尿道出者为尿血或溲血、溺血；如口、鼻、眼、耳、皮肤出血和咯血、呕血、便血、尿血并现者为大衄。西医学中呼吸系统疾病如支气管扩张、肺结核等引起的咯血；消化系统疾病如胃及十二指肠溃疡、肝硬化门脉高压、溃疡性结肠炎等病引起的吐血、便血；泌尿系统疾病如肾小球肾炎、肾结核、肾肿瘤引起的尿血；血液系统疾病如原发性血小板减少性紫癜、过敏性紫癜、白血病及其他出血性疾病引起的皮肤、黏膜和内脏的出血等均可按血证进行辨证论治。血证的历史沿革见表7-2-1。

【病因病机】

外感六淫、酒食不节、情志过极、劳倦过度以及热病或久病之后等均可引起血液不循经脉运行，溢于脉外而导致血证的发生。

（一）病因

1.外感六淫　外感风热燥邪，热伤肺络，迫血上溢而致咯血、鼻衄；湿热之邪，侵及肠道，络伤血溢，从下而泻可致便血；热邪留滞下焦，损伤尿道，络脉受损，导致尿血。

2.酒食不节　饮酒过多或过食辛辣，一则湿热蕴积，损伤胃肠，熏灼血络，化火动血，则衄血、吐血、便血。二则酒食不节，损伤脾胃，脾虚失摄，统血无权，血溢脉外。

表 7-2-1　血证的历史沿革

朝代	代表医家	代表著作	主要论述
战国—西汉	—	《黄帝内经》	病名：血溢、血泄、衄血、咯血、呕血、溺血、溲血、便血 病因病机：阳络伤则血外溢，血外溢则衄血，阴络伤则血内溢，血内溢则后血
东汉	张仲景	《金匮要略》	病名：吐血、下血、近血、远血 治疗：泻心汤、柏叶汤、黄土汤等治疗吐血、便血
唐	孙思邈	《备急千金要方》	治疗：犀角地黄汤
明	张景岳	《景岳全书》	病因病机：火盛、气伤
清	唐容川	《血证论》	治疗：止血、消瘀、宁血、补虚

3. 情志过极 七情所伤，五志化火，火热内燔，迫血妄行而致出血。如肝气郁滞，日久化火，木火刑金，损伤肺窍及肺之络脉可致鼻衄和咯血。郁怒伤肝，肝火偏亢，横逆犯胃，胃络受伤，以致吐血。

4. 劳倦过度 心主神明，神劳伤心；脾主肌肉，身劳伤脾；肾主藏精，房劳伤肾。劳倦过度，可致心、脾、肾之气阴损伤。气虚失摄，或阴虚火旺，迫血妄行均可致血溢脉外而致衄血、吐血、便血、尿血、紫斑。

5. 久病热病 久病或热病之后，一则可使阴津耗伤，阴虚火旺，火迫血行而致出血；二则由于正气损伤，气虚失摄，血溢脉外而致出血；三则久病入络，瘀血阻滞，血不循经，因而出血。

（二）病机

血证的病变部位在气、血，涉及心、肝、脾、肺、肾、大肠、小肠、胃、膀胱等脏腑。血证的基本病机可以归纳为热伤血络、气不摄血、瘀血阻络三个方面。火热之邪又有虚实之分，由外感风热燥邪、湿热蕴积和肝郁化火等而成者属实火；而阴虚导致的火旺则为虚火。气虚又有单纯气虚和气虚及阳而阳气虚衰的不同。瘀血阻络多因久病而致，可因正气虚弱或邪气深入致瘀。在证候上，由火热亢盛、瘀血阻络所致者属实证，而由阴虚火旺及气虚不摄所致者属虚证。在病机变化上，常发生实证向虚证转化。如火热偏亢致出血者，反复发作，阴分必伤，虚火内生；出血既多，气亦不足，气虚阳衰，更难摄血，甚至有气随血脱，亡阳虚脱之虞。因此，在一定情况下，属实的火热之邪引起反复不止的出血，可以导致阴虚和气虚的病机变化；而阴虚和气虚又是导致出血日久不愈和反复发作的病因。如此循环不已，则是造成某些血证缠绵难愈的原因。血证的病因病机演变见图7-2-1。

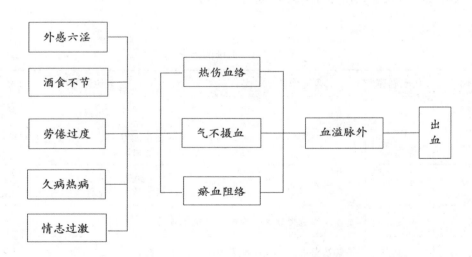

图 7-2-1　血证病因病机演变示意图

【诊断与鉴别诊断】

（一）诊断

1. 鼻衄　血从鼻腔溢出，排除外伤、倒经。

2. 齿衄　血自牙龈、齿缝间溢出，排除外伤。

3. 咯血　血由肺或气管而来，经咳嗽而出，或纯红鲜血，间夹泡沫，或痰中带血丝，或痰血相兼，痰中带血。多有慢性咳嗽、喘证或肺痨等肺系疾患病史。

4. 吐血　血从胃或食管而来，随呕吐而出，常夹有食物残渣等胃内容物，血多呈紫红、紫暗色，也可呈鲜红色，大便常色黑如漆或呈暗红色。吐血前多有恶心、胃脘不适、头晕等先兆症状。多有胃痛、嗳气、吞酸、胁痛、黄疸、癥积等宿疾。

5. 便血　大便下血可发生在便前或便后，色鲜红、暗红或紫暗，甚至色黑如柏油。多有胃痛、胁痛、积聚、泄泻、痢疾等宿疾。先血后便者，病位在肛门及大肠，为近血。先便后血者，病位在胃及小肠，为远血。由风热客于肠胃引起，症见便血，血清而鲜者，病属实热，为肠风。湿热留滞肠中，伤于血分，症见便血，血浊而暗者，病属湿热偏盛，为脏毒。

6. 尿血　小便中混有血液或夹血丝、血块，但尿道不痛。

7. 紫斑　四肢及躯干部出现瘀点或青紫瘀斑，甚至融合成片，压之不褪色，常反复发作。

胸部 X 线、CT、支气管镜或造影检查，血沉、痰细菌培养、痰抗酸杆菌检查和脱落细胞检查等均有助于咯血的诊断。呕吐物、大便潜血试验、上消化道钡餐造影、纤维胃镜和 B 超检查等有助于吐血、便血的诊断。尿常规、尿隐血、膀胱镜等检查有助于尿血的诊断。血液分析、血小板计数、出凝血时间、血块退缩时间、凝血酶原时间、束臂试验、骨髓细胞学检查等有助于血液病所致血证的诊断。

（二）鉴别诊断

1. 鼻衄

（1）外伤鼻衄：有明确的外伤史，如碰撞或挖鼻等原因而导致鼻衄者，其血多来自外伤一侧的鼻孔，经治疗后一般不再复发，也无全身症状。

（2）经行衄血：其发生与月经周期密切相关，一般在经前或经期内出现，也称逆经或倒经。

2. 齿衄

舌衄　出血来自舌面、舌边、舌根或舌系带处，有时在舌面上可见针尖样出血点。

3. 咯血

（1）吐血：咯血与吐血均为血液经口而出的病证，但两者区别明显。咯血的病位在肺与气道，血色鲜红，常伴有泡沫痰液，咯血之前多伴有喉痒、胸闷之兆，血常随咳嗽而出，一般大便不黑，常有咳嗽、肺痨、喘证或心悸等旧疾。吐血病位在胃与食道，血色多紫暗，常混有食物残渣，常伴胃脘不适、恶心等症状，血随呕吐而出，大便常呈黑色，往往有胃痛、胁痛、黄疸、臌胀等旧病。

（2）肺痈：肺痈初期常可见风热袭于卫表之症状，当病情进展到成痈期和溃脓期时则常有壮热、烦渴、咳嗽、胸痛、咳吐腥臭浊痰，甚至脓血相兼，舌质红、苔黄腻、脉洪数或滑数等症状，而咯血是以痰血相兼，唾液与血液同出的病证，与肺痈截然不同。

4. 吐血

口腔、鼻咽部出血 口腔及鼻咽部出血常为鲜红色或随唾液吐出，血量较少，不夹杂食物残渣。此类出血多由相应的口腔、鼻咽部疾病引起。

5. 便血

（1）痔疮：痔疮出血在便中或便后，色鲜红，常伴肛门疼痛或异物感。肛门或直肠检查可发现内痔或外痔。

（2）痢疾：痢疾下血为脓血相兼，常伴腹痛、里急后重和肛门灼热感等症状。病初常有发热恶寒等外感表现。

6. 尿血

（1）血淋：尿血与血淋均为血随尿出，血淋伴尿道疼痛，而尿血不伴尿道疼痛。

（2）石淋：石淋者可先有小便排出不畅，小便时断，腰腹绞痛，痛后排出砂石并出现血尿；尿血不伴腰腹绞痛、小便艰涩，亦无砂石排出。

7. 紫斑

（1）出疹：紫斑与出疹均为出现在肌肤的病变，而紫斑中有点状出血者须与出疹相鉴别。一般来说，紫斑隐于皮内，压之不褪色，触之不碍手；而出疹点则高于皮肤，压之褪色，触之碍手。

（2）温病发斑：紫斑与温病发斑在肌肤上的改变很难区别。但临证上温病发斑发病急骤，常伴高热烦躁、头痛如劈、昏狂谵语、有时抽搐，同时可有鼻衄、齿衄、便血、尿血、舌质红绛等，其传变迅速、病情险恶；而紫斑常有反复发作的慢性病史，但一般无舌质红绛，也无温病传变迅速的特点。

【辨证论治】

（一）辨证要点

1. 辨病位 同为一种血证，可由不同病变脏腑引起，其病位是不同的。如咯血有在肺、在肝的不同；鼻衄有在肺、在胃和在肝的不同；齿衄则有在胃、在肾的不同；尿血则有在肾、在脾和在膀胱的不同。应仔细辨识其病位，以正确施治。

2. 辨虚实 血证中的实证，多由火热亢盛，迫血妄行所致，也可由瘀血阻络而成。火热之证，有实火与虚火之不同，其实火为火热亢盛，虚火一般由阴虚导致，而后者属虚中夹实证。血证中的虚证，一般由气虚失摄，血不归经所致。此外，初病多实，久病多虚，而久病入络者，又为虚中夹实。辨证候的虚实，有利于指导临证施治。

3. 辨出血量 血为气之母，如出血过多，可致气随血脱，甚至亡阳虚脱，病至危殆。因而，辨别出血量的多少对判断预后、制定治疗方案具有重要意义。临证当根据头晕、乏力、面色唇甲苍白、心慌、出汗等症的程度，结合舌、脉，综合判断出血程度，分清标本缓急。

（二）治则治法

血证治疗以治火、治气、治血为基本原则。

1. 治火 实火当清热泻火，虚火当滋阴降火。

2. 治气 实证当清气降气，虚证当补气益气。当出血严重，气随血脱而有亡阳虚脱之虞者，当以益气固脱、回阳救逆为急。

3. 治血 火热亢盛，扰动血脉者当凉血止血；气虚失摄，出血不止者当收敛止血；瘀血阻络，血难归经者当祛瘀止血。离经之血不去为瘀血，当活血消瘀。出血之后，血虚明显者又当适当补血生血。

（三）分证论治

鼻衄

1. 热邪犯肺

（1）症状及分析

鼻燥流血，血色鲜红——鼻为肺窍，热邪犯肺，迫血妄行，上循其窍；

身热不适，口干咽燥——热邪炽盛，耗伤肺津；

咳嗽痰黄——热邪亢盛，灼津为痰，肃降失司；

舌质红，苔黄燥，脉数——热邪偏盛之象；

恶风发热，苔薄黄，脉浮数——热邪尚在卫表。

（2）治法：清肺泄热，凉血止血。

（3）主方及分析：桑菊饮。

桑叶、菊花、薄荷、连翘——辛凉透表，宣散风热；

苦杏仁、桔梗、甘草——降肺气，利咽止咳；

芦根——清热生津。

（4）加减

加栀子炭、白茅根、牡丹皮、侧柏叶，加强凉血止血之力；

肺热盛而无表证者，可去薄荷、桔梗，加黄芩、桑白皮；

咽喉痛者，加玄参、马勃；

咽干口燥者，加麦冬、玉竹、沙参、天花粉；

咳甚者，加浙贝母、枇杷叶。

2. 肝火上炎

（1）症状及分析

鼻衄——肝郁化火，木火刑金，肝火循肺经上出其窍；

两目红赤、烦躁易怒——肝开窍于目，在志为怒，肝火偏盛；

头痛、口苦、耳鸣、眩晕、胸胁胀痛——肝经火盛，肝火上炎；

寐少多梦——肝火扰心；

便秘——肝热移胃，腑气不通；

舌质红，苔黄而干，脉弦数——肝火偏亢之征象。

（2）治法：清肝泻火，凉血止血。

（3）主方及分析：龙胆泻肝汤。

龙胆、柴胡、栀子、黄芩——清肝泻火；

木通、泽泻、车前子——清利湿热；

生地黄、当归、甘草——滋阴养血。

（4）加减

加侧柏叶、藕节、白茅根，增强凉血止血；

寐少梦多者，加磁石、龙齿、珍珠母、远志；

便秘者，加大黄；

阴液亏耗者，加麦冬、玄参、墨旱莲。

3. 胃热炽盛

（1）症状及分析

鼻衄且血色鲜红——胃热亢盛，上炎犯肺，迫血外溢，上出肺窍；

鼻燥口臭、口渴引饮、胃脘疼痛——胃火炽盛，燥热伤津，气机不利；

烦躁不安——热扰心神；

便秘——胃热腑气不通，且热伤津液，肠道失润；

舌质红，苔黄，脉数——胃中有热。

（2）治法：清胃养阴，凉血止血。

（3）主方及分析：玉女煎。

石膏、知母——清泄胃热；

麦冬——养阴清热；

熟地黄——滋阴养血，以防热伤阴液；

川牛膝——引血下行。

（4）加减

加栀子、牡丹皮、侧柏叶、藕节、白茅根等，加强清热凉血止血之力；

大便秘者，加大黄、瓜蒌；

阴津被伤而见口渴、舌质红、少苔者，加沙参、天花粉、石斛等。

4. 气血亏虚

（1）症状及分析

鼻衄、齿衄血色淡红，也可见肌衄——气为血帅，气虚失摄，血溢脉外；

心悸、夜难成寐——气血不足，心神失养；

神疲乏力、气短、面白头晕——气血虚弱；

舌质淡，苔白，脉细或弱——气血不足。

（2）治法：益气摄血。

（3）主方及分析：归脾汤。

人参、白术、甘草——健脾益气；

黄芪、当归——益气生血；

茯苓、酸枣仁、远志、龙眼肉——补气养血，安神定志；

木香——理气醒脾，使本方补而不滞。

（4）加减

加仙鹤草、茜草、阿胶，增强止血之效。

以上各种鼻衄之证，除内服汤剂以外，尚可在鼻衄发生时，采用局部外用药物治疗，以期尽快止血。可选用云南白药或三七粉局部给药以止血或用湿棉条蘸塞鼻散（百草霜 15g，龙骨 15g，枯矾 60g 共研极细末）塞鼻治疗。

齿衄

1. 胃火内炽

（1）症状及分析

齿衄血色鲜红，齿龈红肿疼痛——胃肠火盛，循经上扰；

口臭头痛，甚则齿龈红肿溃烂，或唇舌颊腮肿痛——胃火上熏；

口渴欲饮——火热伤津；

便秘——热结阳明；

舌质红，苔黄，脉洪数——阳明热炽。

（2）治法：清胃泻火，凉血止血。

（3）主方及分析：加味清胃散。

生地黄、牡丹皮、犀角（以水牛角代）——清热凉血；

黄连、连翘——清胃泻火；

升麻——清阳明胃经之火；

当归、甘草——养血和中。

（4）加减

加黄芩、黄柏、栀子、石膏，增强清热泻火之力；

加藕节、白茅根、侧柏叶，增强凉血止血之力；

烦渴，加知母、天花粉、石斛；

便秘，加大黄、芒硝。

2. 阴虚火旺

（1）症状及分析

齿衄血色淡红——阴虚火旺，虚火上炎，血随火动；

齿摇龈浮微痛——肾虚则龈浮齿摇而不

坚固；

常因烦劳而发——烦劳伤肾；

头晕目眩、腰膝酸软、耳鸣——肾阴不足，水不涵木，相火扰动，清窍不利；

或遗精，或盗汗，或潮热，或手足心热——肾阴虚，相火妄动；

舌质红，苔少，脉细数——阴虚火旺。

（2）治法：滋阴降火，凉血止血。

（3）主方及分析：知柏地黄丸合茜根散。

①知柏地黄丸

六味地黄丸——重在滋补肾阴；

知母、黄柏——重在降下虚火。

②茜根散

生地黄、阿胶——滋阴止血；

茜草、侧柏叶——凉血止血；

黄芩——清热；

甘草——和中。

两方合用，共奏滋阴补肾、降火止血之效。

（4）加减

加墨旱莲、侧柏叶，加强滋阴凉血止血之力；

如阴虚潮热，手足心热者，加银柴胡、胡黄连、地骨皮；

盗汗明显，加五味子、浮小麦敛汗。

咯血

1. 燥热犯肺

（1）症状及分析

咯痰不爽，痰中带血——肺络受伤；

发热喉痒、咳嗽——肺为娇脏，喜润恶燥，燥邪犯肺，肺失清肃；

咯痰不爽或干咳痰少，口干鼻燥——燥

伤津液；

或身热恶风，头痛，咽痛，浮数——感受风热而肺卫失宣；

舌质红，少津，苔薄黄，脉数——燥热伤肺。

（2）治法：清热润肺，宁络止血。

（3）主方及分析：桑杏汤。

桑叶——轻宣润燥；

苦杏仁、浙贝母——宣肺润肺止咳；

栀子、淡豆豉——清宣肺热；

沙参、梨皮——养阴润肺。

（4）加减

加藕节、仙鹤草、白茅根，凉血止血；

出血量多而不止者，可再加用云南白药或三七粉吞服；

兼见发热、头痛、咳嗽、喉痒、咽痛等外感风热者，可加金银花、连翘、牛蒡子；

燥伤津液较甚，症见口干鼻燥、咯痰不爽、舌质红、少津、苔干者，可加麦冬、天冬、石斛、玉竹；

痰热壅盛，热迫血行，症见咯血，咳嗽发热、面红、咯痰黄稠、舌质红、苔黄腻、脉滑数者，可用清金化痰汤加大小蓟、侧柏炭、茜草；

热甚咯血较重者，可重用黄芩、知母、栀子、海蛤壳、枇杷叶。

2. 肝火犯肺

（1）症状及分析

咳嗽阵作，痰中带血——肝火亢盛，木火刑金，肺失清肃，肺络受伤；

胸胁牵痛——肝经布胸胁，肝火犯肺；

烦躁易怒，目赤口苦，便秘溲赤，或眠少多梦——肝火旺盛；

舌质红，苔薄黄，脉弦数——肝火

偏亢。

（2）治法：清肝泻肺，凉血止血。

（3）主方及分析：黛蛤散合泻白散。

青黛——清肝泻火；

桑白皮、地骨皮——清泄肺热；

海蛤壳、甘草——化痰止咳。

（4）加减

加大小蓟、白茅根、茜草、侧柏叶，凉血止血；

肝火较甚，烦躁易怒，目赤口苦者，加牡丹皮、栀子、黄芩、龙胆；

咯血较多，血色鲜红，加用犀角地黄汤（方中犀角用水牛角代）冲服云南白药或三七粉；

便秘者，加大黄、芒硝。

3. 阴虚肺热

（1）症状及分析

咳嗽少痰，痰中带血，经久不愈——肺阴不足，肺失清润，阴虚火旺，损伤肺络；

口干咽燥——肺阴不足，津液亏少；

两颧红赤，潮热盗汗——阴虚火旺；

舌质红，苔少；脉细数——阴虚火旺。

（2）治法：滋阴润肺，降火止血。

（3）主方及分析：百合固金汤。

百合、麦冬、生地黄、熟地黄、玄参——养阴清热凉血，润肺生津；

当归、白芍——柔润补血；

川贝母、甘草——化痰止咳；

桔梗——性升提，不利于治疗咯血，不宜用。

（4）加减

加白及、白茅根、侧柏叶、十灰散，降火止血；

反复咯血及咯血不止者，加阿胶、

三七；

潮热颧红者，加青蒿、银柴胡、胡黄连、地骨皮、鳖甲、白薇；

盗汗，加五味子、煅龙骨、煅牡蛎、浮小麦、稽豆衣、糯稻根。

以上咯血诸证当注意保持气道通畅，防止血液或血块阻塞气道引起窒息。

吐血

1. 胃热壅盛

（1）症状及分析

胃脘灼热作痛——热结中焦，和降失司，气机不利；

恶心呕吐，吐血色红或紫暗，夹食物残渣——热积胃中，热伤胃络，胃失和降而逆于上，血随气逆，从口而出；

口臭口干——胃火上熏；

便秘——热伤大肠津液；

或大便色黑——溢于胃络之血如未尽吐而下走大肠；

舌质红，苔黄干，脉数——胃中积热。

（2）治法：清胃泄热，凉血止血。

（3）主方及分析：泻心汤合十灰散。

①泻心汤

大黄、黄芩、黄连——苦寒泻胃中之火。

②十灰散

栀子——泻火止血；

大黄——导热下行；

大蓟、小蓟、侧柏叶、荷叶、茜草、白茅根、牡丹皮——凉血止血；

棕榈炭——收涩止血。

（4）加减

胃热伤阴，口干而渴，舌红而干，脉

象细数者，可加玉竹、沙参、麦冬、天冬、石斛；

胃气上逆，恶心呕吐者，加旋覆花、赭石、竹茹。

2. 肝火犯胃

（1）症状及分析

吐血色红或紫暗——肝郁化火，横逆犯胃，络伤血溢；

脘胀胁痛——肝胃失和，气机不利；

烦躁易怒，目赤口干，或寐少多梦——肝火上炎，灼伤津液，扰动心神；

或恶心呕吐——胃气上逆；

舌质红，苔黄，脉弦数——肝火亢盛。

（2）治法：清肝泻火，凉血止血。

（3）主方及分析：龙胆泻肝汤。见鼻衄。

（4）加减

龙胆泻肝汤清泻肝火效佳，但凉血止血之力弱，加侧柏叶、藕节、白茅根、墨旱莲、牡丹皮；

寐少梦多者，加磁石、龙齿、珍珠母、远志；

便秘者，加大黄；

阴液亏耗者，加麦冬、玄参、沙参；

吐血不止，口渴不欲饮而胃脘刺痛者，为瘀血阻络，血不归经所致，合用十灰散、三七粉，增强化瘀止血之力；

胁痛明显者，可加延胡索、香附。

3. 瘀阻胃络

（1）症状及分析

吐血紫暗或带血块——久病入胃络，瘀血阻滞，血不循经而出血；

胃脘刺痛或如刀割，痛处固定而拒按——瘀血阻于胃络，不通则痛；

病程较久，胃脘痛与吐血反复发作——久病已入络，病难速愈；

面唇晦暗，口渴不欲饮，大便色黑；或妇人月经愆期，色黯有块——瘀血内阻；

舌质紫黯，或有瘀点、瘀斑，脉涩——血瘀之征；

或面色晦而无华，舌质淡黯，脉细涩——出血既久，血虚不荣。

（2）治法：化瘀止血。

（3）主方及分析：失笑散。

蒲黄——活血止血；

五灵脂——通利血脉、散瘀止痛，与蒲黄均入血分，相须为用，活血止血而散瘀止痛。

（4）加减

加三七加强化瘀止血之力，加桃红四物汤加强活血化瘀之功而兼养血，使攻中有养，尤其适合于瘀血阻络兼血虚者；

胃脘痛甚，可合用丹参饮；

兼脾胃虚弱者，可加黄芪、太子参、白术、茯苓。

4. 气虚血溢

（1）症状及分析

吐血缠绵不止，血色暗淡，吐血时轻时重——气虚不足，摄血无力，血液外溢；

神疲乏力，气短，语声低微——正气不足；

心悸——气血虚弱，心失所养；

面色苍白——血虚不能上荣于面；

或畏寒肢冷，自汗便溏——气虚及阳，中阳不足；

舌质淡，苔薄白；脉弱或沉迟——气虚不足。

（2）治法：益气摄血。

（3）主方及分析：归脾汤。见鼻衄。

（4）加减

加仙鹤草、茜草、阿胶，增强止血之效；

加炮姜炭、乌贼骨，温阳止血；

气损及阳，脾胃虚寒，兼见肢冷畏寒、自汗便溏、脉沉迟者，治宜温经摄血，可用柏叶汤和理中汤。

以上吐血诸证，如出血过多导致气随血脱，表现为面色苍白、四肢厥冷、冷汗出、脉微等，亟当益气固脱，可服用独参汤或静脉滴注参麦注射液等积极救治。

便血

1. 肠道湿热

（1）症状及分析

便血鲜红——恣食肥甘厚味，湿热下移大肠，热伤大肠络脉，血随便下；

腹痛不适——湿为阴邪，易阻气机，气机不利；

大便不畅或便溏——湿性黏滞，肠道传化失常；

口黏而苦，纳谷不香——湿热困于肠胃，运化失调；

舌质红，苔黄腻，脉滑数——肠道有湿热。

（2）治法：清热化湿，凉血止血。

（3）主方及分析：地榆散。

地榆、水牛角粉——凉血止血；

黄芩、黄连、栀子——泻火燥湿；

当归、白芍——养血和血；

薤白——行气导滞。

（4）加减

加槐角，增强凉血止血的作用；

加茯苓、白术、泽泻，燥湿利湿；

口黏苔腻甚者，宜加苍术、砂仁；

便血日久，湿热未尽去而营阴已伤者，应清利湿热与养阴补血兼而治之，可用脏连丸；

肠风见下血鲜红，血下如溅，舌质红，脉数，应清热止血，用槐花散或槐角丸；

脏毒见下血浊而暗，用地榆散加苍术、萆薢、黄柏治之。

2. 脾胃虚寒

（1）症状及分析

便血紫暗或黑色——脾胃虚寒，中气不足，脾失统摄，血溢肠中；

脘腹隐隐作痛，喜温按——脾胃阳气不足，运化乏力；

怯寒肢冷，纳差便溏，神疲懒言——脾胃阳虚，生化温煦无权；

舌质淡，苔薄白，脉弱——脾胃虚寒。

（2）治法：温阳健脾，养血止血。

（3）主方及分析：黄土汤。

灶心黄土——温中摄血；

附子、白术——温阳健脾；

地黄、阿胶——养阴止血；

黄芩——苦寒坚阴，以反佐附子辛燥偏胜；

甘草——和中。

（4）加减

加炮姜炭、艾叶、鹿角霜、补骨脂，以温阳止血；

瘀血见证者，加花蕊石、三七；

脾胃虚弱而阳虚不明显，见便血、气短声低、面色苍白、食少乏力等表现者，当补脾摄血，用归脾汤；

下血日久不止，肛门下坠，舌质淡，脉

细弱无力者，为气虚下陷之象，可合用补中益气汤。

便血诸证出血量大时可致气随血脱而致脱证，临证要仔细观察病情变化，及时救治。

尿血

1. 下焦热盛

（1）症状及分析

尿血鲜红——下焦热盛，灼伤膀胱之络脉；

小便黄赤灼热——膀胱热盛，煎灼尿液；

心烦，夜寐不安——热扰神明；

口渴、面赤口疮——火热上炎，热伤津液；

舌质红，苔黄，脉数——热盛。

（2）治法：清热泻火，凉血止血。

（3）主方及分析：小蓟饮子。

淡竹叶、木通——清热泻火利小便；

滑石——清热利湿；

小蓟、生地黄、蒲黄、藕节——凉血止血；

栀子——泻三焦之火，引热下行；

当归——引血归经；

甘草——调和诸药。

（4）加减

心烦少寐，加黄连、首乌藤；

火盛伤阴而口渴者，加黄芩、知母、石斛、天花粉；

尿血甚者，加白茅根、侧柏叶、琥珀。

2. 阴虚火旺

（1）症状及分析

小便短赤带血——肾阴亏虚，虚火内

动，灼伤脉络；

头晕目眩，颧红潮热——阴虚阳亢；

腰酸耳鸣——肾阴不足，则外府失养，肾窍不充；

舌质红，少苔，脉细数——阴虚火旺。

（2）治法：滋阴降火，凉血止血。

（3）主方及分析：知柏地黄丸。

六味地黄丸——滋补肾之阴水；

知母、黄柏——滋阴降火，旨在"壮水之主，以制阳光"。

（4）加减

加墨旱莲、大蓟、小蓟、茜草、蒲黄炭，滋阴降火、凉血止血；

颧红潮热者，加地骨皮、胡黄连、银柴胡、白薇。

3. 脾不统血

（1）症状及分析

久病尿血，色淡红，或兼见皮肤紫斑、齿衄——脾气亏虚，统血无力，血不归经；

气短声低，食少乏力——脾胃运化无权，气血生化不足；

面色苍白——气血不能上荣头面；

舌质淡，苔薄白，脉细弱——气血亏虚，血脉不充。

（2）治法：补脾摄血。

（3）主方及分析：归脾汤。见鼻衄。

（4）加减

加用阿胶、仙鹤草、熟地黄、槐花、三七，养血生血；

气虚下陷，小腹坠胀者，可加升麻、柴胡以提升中阳，亦可合用补中益气汤。

4. 肾气不固

（1）症状及分析

尿血日久不愈，血色淡红——劳倦日

久或久病伤肾，肾气不足，封藏不固，血随尿出；

神疲乏力，头晕目眩——髓海不充；

腰酸耳鸣——肾虚；

舌质淡，苔薄白，脉弱——肾气不足。

（2）治法：补益肾气，固摄止血。

（3）主方及分析：无比山药丸。

熟地黄、山药、山茱萸、牛膝——补益肾精；

菟丝子、肉苁蓉、巴戟天、杜仲——温肾助阳且固肾气；

五味子、赤石脂——固摄止血；

茯神、泽泻——健脾利水安神。

（4）加减

加仙鹤草、蒲黄炭、大小蓟、槐花，加强止血之力；

加煅龙骨、煅牡蛎、补骨脂、金樱子，加强固摄肾气之力；

畏寒神怯者，可酌加肉桂、鹿角片、狗脊。

紫斑

1. 热盛迫血

（1）症状及分析

感受风热或火热燥邪后，肌肤突发紫红或青紫之斑点或斑块——火热偏盛，迫血妄行，血溢于肌肤；

常伴有鼻衄、齿衄、尿血或便血——若热邪炽盛，损伤鼻、龈、肠胃和膀胱等处之脉络；

发热口渴，烦躁不安，溲赤便秘——火热伤津；

舌质红，苔薄黄，脉数有力——火热之邪偏盛。

（2）治法：清热解毒，凉血止血。

（3）主方及分析：清营汤。

犀角（以水牛角代）、玄参、生地黄、麦冬——滋阴清热凉血；

金银花、连翘、黄连、淡竹叶——清热解毒；

丹参——散瘀止血。

（4）加减

加紫草、茜草，凉血止血、化斑消瘀；

发热口渴，烦躁不安，紫斑密集成片者，加石膏、龙胆，并冲服紫雪以增强清热泻火解毒之效，或合用十灰散；

热壅肠胃兼见气滞血瘀，症见腹痛者，加白芍、甘草缓急，五灵脂、香附；

热伤肠络而见便血者，加槐角、槐花、地榆炭；

热夹湿邪，阻滞肢体经络，而见关节肿痛者，加秦艽、木瓜、桑枝、川牛膝。

2. 阴虚火旺

（1）症状及分析

肌肤出现红紫或青紫斑点或斑块，时作时止——阴虚火旺，虚火灼伤肌肤络脉；

手足心热，潮热盗汗，两颧红赤，心烦口干——阴虚火旺；

常伴齿衄、鼻衄、月经过多——虚火迫血外溢；

舌质红，少苔，脉细数——阴虚火旺。

（2）治法：滋阴降火，宁络止血。

（3）主方及分析：茜根散。

生地黄、阿胶——滋阴养血；

茜草、侧柏叶、黄芩——清热凉血止血；

甘草——调中解毒。

（4）加减

加牡丹皮、紫草，加强化斑消瘀止血之力；

阴虚较甚者，加玄参、龟甲、女贞子、墨旱莲；

潮热者，加地骨皮、鳖甲、秦艽、白薇；

盗汗者，加五味子、煅龙骨、煅牡蛎。

3. 气不摄血

（1）症状及分析

紫斑反复出现，经久不愈——气虚不能摄血，脾虚不能统血；

食欲不振，神疲乏力，面色苍白或萎黄，头晕目眩——气血不足；

舌质淡，苔白，脉弱——气虚不足。

（2）治法：补脾摄血。

（3）主方及分析：归脾汤。见鼻衄。

（4）加减

加仙鹤草、棕榈炭、血余炭、蒲黄炭、紫草，以增强止血消斑的作用；

脾虚及肾，兼见肾气不足，出现腰膝酸冷、大便不实、小便频数清长者，可加菟丝子、补骨脂、川续断。

（四）其他治疗

中成药　归脾丸：用于气不摄血之各类出血。

知柏地黄丸：用于阴虚内热之各类出血。

云南白药或三七粉：局部给药用于各类型鼻衄。

血证的治疗除辨证用药外，还应根据病情选用针灸、放血等治疗措施。

【**预防调护**】

血证多因外感风热燥邪、酒食燥热、情志化火、劳倦伤正及热病引发或加重，因而，血证的预防应注意保暖，防止外感；要饮食有节，以清淡营养易消化饮食为主，忌食辛辣香燥、油腻炙热之品，戒烟酒；要起居有常，劳逸适度；避免情志过极，热病及时诊治。

血证发生后，患者要注意精神调摄，消除其紧张、恐惧、忧虑等不良情绪。注意休息，病重者应卧床休息，防止出血加重。严密观察病情的发展和变化，警惕气随血脱、亡阳虚脱的发生，若出现头昏、心慌、汗出、面色苍白、四肢湿冷、脉芤或细数等，应及时救治。宜进食清淡、易于消化、富有营养的食物。咯血者要保持气道通畅。吐血量大或频频吐血者，应暂予禁食，并应积极治疗原发疾病。

【**临证要点**】

1. 明察病机，随证立法　止血法是治疗血证的主要方法。但血证的病机基础有热伤血络、气不摄血、瘀血阻络的不同，热伤血络又有实热与虚热的不同，因而止血的具体方法就不同。因此，血证在临证时必须仔细辨析，抓住病机，方能采取有效的治疗方法。

2. 重视化瘀法的运用　久病之后的血证，常有瘀血所致出血，此类出血当用化瘀止血法施治。此外，离经之血即为瘀血，血证反复日久不愈，也致入络而瘀，因而血证久治不愈者，适当配合使用活血化瘀法可能会收到更好的疗效。

3. 估计出血量，预防虚脱　气为血帅，血为气母，各种血证如出血过多，可致气随血脱，导致亡阳虚脱之危候。临证必须根据头晕、乏力、面色唇甲苍白、心慌、出汗及舌、脉的表现，综合判断出血程度，一旦有亡阳虚脱之征兆，当以益气固脱为先。

4. 保持气道通畅，防止咯血致窒息 咯血患者如出血量大，若不注意血液引流，可能导致血液或血块阻塞气道，导致患者窒息死亡。因此，临证必须保持气道通畅。

5. 谨防脑络出血 各种致病因素如损伤及脑络，可致脑络出血，病情凶险，必须积极救治，尤其西医学的某些出血性疾病、恶性血液病时有脑络出血的发生。临证要根据神志变化、头痛、肢体运动及感觉等临床表现做出及时的判断，早期救治。

【名医经验】

祝谌予治疗血证经验 祝谌予认为出血的病理皆因阴气受伤所致，阴气一伤可变生多病，妄行于上则吐衄；衰涸于外则虚劳；妄返于下则便血；移热于膀胱则癃闭、溺血；渗透肠间则为肠风；阴虚阳搏则为崩中；湿蒸热瘀则为滞下；热极腐化则为脓血。究其原因，不外虚、滞、寒、热四般。所谓虚指阴虚与阳虚，阴虚则阳盛，火动于中，灼伤脉络而血液外溢；阳虚则摄纳无权，血失所统，失其常道而亡失。滞包含气滞与血滞，气滞则逆而上行，气逆血亦逆，发为吐衄；血滞则瘀，瘀阻脉道，新血不生而出血不止。血寒则凝聚脏腑之间，瘀而不通，一旦如堤防之决，崩下加注。血热则血流鼓荡，迫出脉外，每致斑疹吐衄。总结出治疗血证五法：上病取下；下病取上；上下皆出血，治唯取其中；有滞可化瘀，有瘀不宜补；用药不纯寒，治血兼顾气。善用炭药止血。温经止血药用炮姜炭、侧柏炭、艾叶炭、山萸炭、熟地炭、百草霜、伏龙肝等；

清热止血药用贯仲炭、地榆炭、黄芩炭、黄柏炭、川军炭、茅根炭、槐花炭、槐角炭、藕节炭、椿根白皮炭等；行气止血药用香附炭、陈皮炭、枳实炭等；化瘀止血药用茜草炭、血余炭、蒲黄炭等；升阳止血药用荆芥炭、升麻炭、荷叶炭等；固涩止血药用棕榈炭、乌梅炭、莲房炭、柿饼炭、木耳炭、白及炭、煅龙骨、煅牡蛎等。

医案分析

刘某，男，3岁。患原发性血小板减少性紫癜，住某医院用激素治疗月余无效。1993年3月吾师初诊时血小板数仅为 30×10^9/L，全身有散在性瘀斑，下肢较多，部分融合成片，鼻血时作，夜寐不安，便干溲黄，形瘦舌红，苔黄且干，脉象弦数。诊为热入血分，肝失藏血，治以疏调气机、凉血化瘀法，用升降散加味。药用蝉蜕3g，僵蚕6g，片姜黄3g，大黄1g，白茅根10g，小蓟10g，生地榆6g，炒槐花6g，茜草6g，水煎服，每日1剂。7剂后复诊，全身瘀斑颜色转淡，未再出现新的瘀斑，鼻血未作，化验血小板已上升至 90×10^9/L。继服原方7剂，诸症续减，血小板上升至 160×10^9/L。此后继用上方随证加减，如见饮食积滞不消加焦三仙、水红花子、大腹皮、槟榔，肝热夜寐不安加柴胡、黄芩、川楝子之类。如此调治3个月，血小板维持在 $(100 \sim 260) \times 10^9$/L。紫癜、鼻衄等症未再出现。

摘自《中国名老中医药专家学术经验集》

按：血小板减少性紫癜，以皮肤瘀斑反复出现为临床特征，应属中医发斑范畴。传统辨证有虚实两方面原因，今赵氏据其斑色紫黑、便干溲赤、脉数舌红等脉症断为热入血分，然其用升降散者何也？盖取其升降气机之力为胜。肝主藏血，又主疏泄，气为血帅，血随气行，若肝经郁热则疏泄失职，气机升降失常，肝失藏血之职而为诸出血症。故欲宣泄肝经及血分郁热，宜先调其气机，气得畅行则郁热宣散，血循于经则出血自止，因此用升降散加凉血化瘀之品治之。此为赵氏临床惯用方，效果总为满意。

【古籍选录】

《三因极一病证方论·失血叙论》："夫血犹水也，水由地中行，百川皆理，则无壅决之虞。血之周流于人身荣、经、府、俞，外不为四气所伤，内不为七情所郁，自然顺适，万一微爽节宣，必致壅闭，故血不得循经流注，荣养百脉，或泣，或散，或下而亡反，或逆而上溢，乃有吐、衄、便、利、汗、痰诸证生焉。"

《症因脉治·内伤牙衄》："凡治血症，要明血去火亦去……若血去火存，但可补血凉血，切不可用温燥。"

《明医指掌·溺血》："尿血者，小便血也。盖心主血，通行经络，循环脏腑，若得寒则凝涩，得热则妄行，失其常道，则溢渗于脬，小便出血也。"

《寿世保元·衄血》："衄血者，鼻中出血也。阳热怫郁，于足阳明而上热则血妄，故衄也，治宜凉血行血为主。"

《血证论·吐血》："凡人吐痰吐食，皆胃之咎。血虽非胃所主，然同是吐证，安得不责之于胃？况血之归宿，在于血海。冲为血海，其脉丽于阳明，未有冲气不逆上，而血逆上者也……阳明之气，下行为顺，今乃逆吐，失其下行之令，急调其胃，使气顺吐止，则血不致奔脱矣。"

【文献推介】

1. 方良玉. 中西医结合治疗急性上消化道出血 [J]. 中国医药科学，2011，1（7）：121.

2. 陈信义，李冬云，许亚梅. 难治性免疫性血小板减少症中医治疗优势与临床实践 [J]. 中国中西医结合杂志，2011，31（8）：1033-1035.

3. 周永明，陈其文. 免疫性血小板减少症的中医论治策略 [J]. 中国中西医结合杂志，2011，31（8）：1038-1040.

【小结】

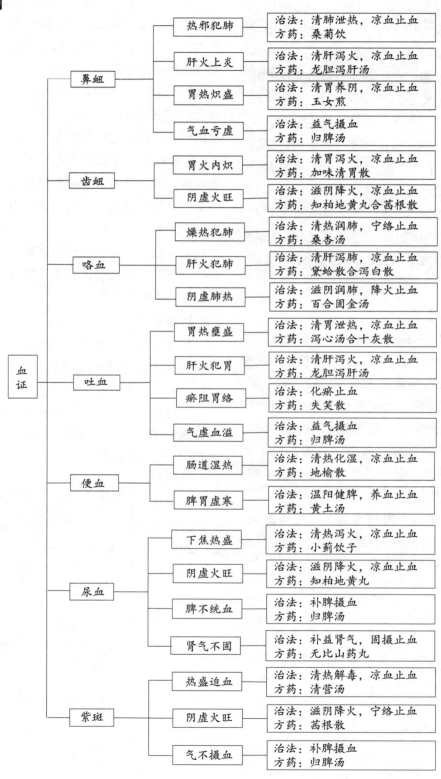

血证

鼻衄
- 热邪犯肺　治法：清肺泄热，凉血止血　方药：桑菊饮
- 肝火上炎　治法：清肝泻火，凉血止血　方药：龙胆泻肝汤
- 胃热炽盛　治法：清胃养阴，凉血止血　方药：玉女煎
- 气血亏虚　治法：益气摄血　方药：归脾汤

齿衄
- 胃火内炽　治法：清胃泻火，凉血止血　方药：加味清胃散
- 阴虚火旺　治法：滋阴降火，凉血止血　方药：知柏地黄丸合茜根散

咯血
- 燥热犯肺　治法：清热润肺，宁络止血　方药：桑杏汤
- 肝火犯肺　治法：清肝泻肺，凉血止血　方药：黛蛤散合泻白散
- 阴虚肺热　治法：滋阴润肺，降火止血　方药：百合固金汤

吐血
- 胃热壅盛　治法：清胃泄热，凉血止血　方药：泻心汤合十灰散
- 肝火犯胃　治法：清肝泻火，凉血止血　方药：龙胆泻肝汤
- 瘀阻胃络　治法：化瘀止血　方药：失笑散
- 气虚血溢　治法：益气摄血　方药：归脾汤

便血
- 肠道湿热　治法：清热化湿，凉血止血　方药：地榆散
- 脾胃虚寒　治法：温阳健脾，养血止血　方药：黄土汤

尿血
- 下焦热盛　治法：清热泻火，凉血止血　方药：小蓟饮子
- 阴虚火旺　治法：滋阴降火，凉血止血　方药：知柏地黄丸
- 脾不统血　治法：补脾摄血　方药：归脾汤
- 肾气不固　治法：补益肾气，固摄止血　方药：无比山药丸

紫斑
- 热盛迫血　治法：清热解毒，凉血止血　方药：清营汤
- 阴虚火旺　治法：滋阴降火，宁络止血　方药：茜根散
- 气不摄血　治法：补脾摄血　方药：归脾汤

【复习思考题】

1. 怎么理解血证的治火、治气、治血三法？

2. 为什么齿衄与肾、胃的关系最为密切？

3. 血证可以发生哪些危重证候？如何预防？

（黄礼明）

第三节 痰饮

痰饮是指体内水液输布、运化失常，停积于某些部位的一类病证。广义的痰饮包含了饮停胃肠之痰饮，饮流胁下之悬饮，饮溢肢体之溢饮，饮撑胸肺之支饮。其临床表现多端，西医学中的慢性支气管炎、支气管哮喘、渗出性胸膜炎、慢性胃炎、心力衰竭、肾炎水肿等疾病出现痰饮表现者可参考本节进行辨证论治。痰饮的历史沿革见表7-3-1。

【*病因病机*】

本病的发病多与外感寒湿、饮食不当或劳欲所伤等有关。在病因的作用下肺、脾、肾功能失调，导致津液不归正化，或代谢失常，或停于局部，形成无形或有形的复杂痰饮病证。

（一）病因

1. 外感寒湿 因环境湿冷，邪入肺卫；或冒雨涉水、坐卧湿地，邪侵肌表，则寒湿之邪困遏阳气，卫阳不展，水气不得散发；或使肺失通调水道，水道不畅；或寒湿入肾伤阳，使肾不能主水，均可致水停为饮、湿化为痰。

2. 饮食不当 若暴饮暴食，恣饮冷水，进食生冷，或夏天感受暑热及饮酒之后，又贪冷受凉，冷热交结，可致中阳被遏，脾失健运而水湿内停，积而为痰饮。

3. 劳欲久病 劳倦过度，或恣情纵欲，或久病体虚，耗气伤精，重则损伤脾肾，阳气受伐，水液失于输化，停而为饮。体虚气弱，或劳倦太过之人，一旦伤于水湿，更易停蓄为病。

（二）病机

本病的病变部位在三焦，与肺、脾、肾功能失调密切相关。三焦司气化，为水液运行之道路。无论阳虚、气虚，还是气滞、血

表7-3-1 痰饮的历史沿革

朝代	代表医家	代表著作	主要论述
东汉	张仲景	《金匮要略》	病名：首提"痰饮"，分痰饮（狭义）、悬饮、溢饮、支饮四类
隋	巢元方	《诸病源候论》	治疗：汤熨针石、补养宣导
宋	杨士瀛	《仁斋直指方》	病名：清稀为饮，稠浊为痰
明	张景岳	《景岳全书》	病因病机：五脏之病，虽俱能生痰，然无不由乎脾肾

瘀，乃至感受外邪，均可导致三焦气化失司，水道失宣，则水停其道而为痰。

五脏之伤皆可生痰，尤以肺、脾、肾功能失调最为密切。肺居上焦而主气，又主宣发肃降和通调水道。外感或气血内郁均可致肺气失于宣达，通调失职，津液失于布散，聚而为痰。肾居下焦，主气化水液，司膀胱而泌清浊。若肾气不足，蒸化失司，水湿泛滥，亦可导致痰饮内生。此三脏之中，以脾运失司最为关键。脾居升降之枢，太阴脾土阳气易伤。脾阳既伤，上不能输精微以养肺，水谷不归正化，反为痰饮而干肺；下不能助肾以制水，水寒之气反伤肾阳，由此则水液内停中焦，流溢四处，波及五脏。

本病的病理性质有虚实两端，且相互转化。属虚者常为阳虚阴盛，输化失调，因虚致实，水饮停积为患。属实者或因实邪与里水相搏，或饮邪久郁化热，表现为饮热相杂

之证候；或因气滞、血瘀而生痰，痰气相搏或痰瘀互结。痰与饮又各有其不同的特点。饮邪为病，总属阳虚阴盛，本虚而标实。因水饮属于阴类，非阳不运。若阳气虚衰，气不化津，则致寒饮内停。痰邪为病常为邪实，可有正气亏虚。体内水液不归正化，留于胃肠则为痰饮；流于胁下则为悬饮；流于肢体则为溢饮；聚于胸肺则为支饮。痰饮的病因病机演变见图 7-3-1。

【诊断】

本病的诊断以临床特征为主，并结合病因、既往病史综合考虑而得出。

1. 四饮的临床特征

（1）痰饮：心下满闷，呕吐清水痰涎，胃肠沥沥有声，形体昔肥今瘦，属饮停胃肠。

（2）悬饮：胸胁饱满，咳唾引痛，喘促不能平卧，或有肺痨病史，属饮流胁下。

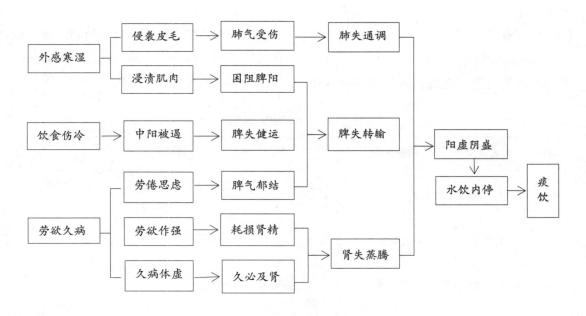

图 7-3-1　痰饮病因病机演变示意图

（3）溢饮：身体疼痛而沉重，甚则肢体浮肿，当汗出而不汗出，或伴咳喘，属饮溢肢体。

（4）支饮：咳逆倚息，短气不得平卧，其形如肿，属饮邪支撑胸肺。

2.若有暴饮暴食或饮食生冷之习惯，或咳嗽、咯痰等肺系疾病史，或肢体肿胀等心、肾病史，均有助于本病的诊断。

3.多有反复发作的病史。

【辨证论治】

（一）辨证要点

1.辨标本虚实

见表7-3-2。

表7-3-2 痰饮标本虚实辨别

	本虚	标实
病理性质	阳气不足	水饮留聚
临床表现	久病缠绵，平素体虚，畏寒肢冷，心悸气短，舌淡苔白，脉细无力	肢体沉重，头晕脘胀，泛吐痰涎，舌质胖大，舌苔滑腻，脉弦或滑，可兼热象

2.辨病邪的兼夹

见表7-3-3。

表7-3-3 痰饮病邪兼夹辨别

	夹表邪	兼气滞
主要病机	外感表邪，肺气宣降不利，引动停积之痰	饮积不化，气机升降受阻
临床表现	初起有恶寒、发热、鼻塞、流涕等症状	兼见脘腹胀满、胸胁疼痛、呼吸不畅等

（二）治则治法

本病的治疗原则为温阳化饮。

治疗以温阳化气为主，化痰蠲饮为辅，同时当区分表里虚实以论治。水饮壅盛者，应祛饮以治标。邪在表者，当温散发汗；邪在里者，应温化利水。阳气衰微者，应温阳散寒以治本。阳气虚弱者，当温补阳气；阴寒凝滞者，应散寒通阳。如属邪实正虚，则当消补兼施；饮热相杂者，又当温清并用。见图7-3-2。

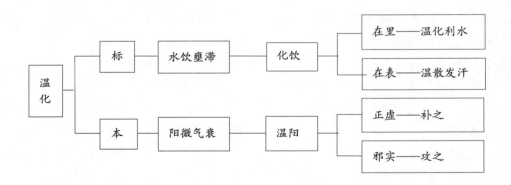

图7-3-2 痰饮治则治法示意图

（三）分证论治

痰饮

多因素体脾虚，运化无力，复加饮食失节，或因感受湿邪，致脾阳受损，水湿失运，停于胃肠引起。

1. 脾阳虚弱

（1）症状及分析

心下痞闷，胃脘有振水声——饮停胃肠；

脘腹喜温畏冷，泛吐清水痰涎，或饮入即吐，或口渴不欲饮水，伴头晕目眩、心悸气短、纳食量少、大便或溏、形体逐渐消瘦——脾阳虚弱，运化失职；

舌苔白滑，脉弦细而滑——脾气虚弱，痰饮内停。

（2）治法：温脾化饮。

（3）主方及分析：苓桂术甘汤合小半夏加茯苓汤。

桂枝、生姜——温脾化饮；

茯苓、白术——淡渗利水；

炙甘草——健脾补中；

半夏、陈皮——理气化痰降逆。

（4）加减

胸满，心下痞者，加薤白、瓜蒌；

泛吐清水者，加吴茱萸；

心悸气短者，加黄芪；

便溏者，加薏苡仁；

苔白滑而灰，气短重者，加附子。

2. 饮留胃肠

（1）症状及分析

心下坚满，脘痛——饮留胃肠；

自利，利后而反快，虽利心下续坚满，或水走肠间，沥沥有声，或腹满，或便秘——饮邪聚于肠间，阻滞气机；

口舌干燥，舌苔腻，色白或黄，脉沉弦或伏——痰气交阻，可郁而化热。

（2）治法：攻下逐饮。

（3）主方及分析：甘遂半夏汤或己椒苈黄丸。

甘遂、半夏——逐饮降逆；

白芍、蜂蜜——酸甘缓中，以防伤正；

甘草——与甘遂相反相激，驱逐留饮；

大黄、葶苈子——攻坚决壅，泻下逐水；

防己、椒目——辛宣苦泄，导水利尿。

（4）加减

心下坚而满者，加陈皮、厚朴；

心下痛者，加木香；

利下腹满反复者，是正气已伤，加干姜温脾助阳，加黄芪、白术；

肠鸣腹满者，加枳壳、大腹皮；口干舌燥者，加天花粉、葛根；

苔腻者，加砂仁、陈皮。

悬饮

多由体质不强，或原有其他慢性疾病，肺卫虚弱，若逢时邪外袭，则肺失宣肃，通调失职，水化为饮而停于胸胁，而致络气不和。若饮邪久郁，湿蕴生热，可日渐伤阴或耗损肺气。

1. 邪犯胸肺

（1）症状及分析

咳嗽，气急，胸胁刺痛——饮邪犯肺，肺失宣肃；

寒热往来，身热起伏，少汗，但热不解，或发热，呼吸或转侧则疼痛加重，心下痞硬，干呕，口苦，咽干——风痰相搏，胶结化热；

舌苔薄白或黄，脉弦数——风痰化热。

（2）治法：和解宣利。

（3）主方及分析：柴枳半夏汤。

柴胡、黄芩——清解少阳；

半夏、瓜蒌、枳壳——宽胸化痰开结；

青皮——理气和络止痛；

桔梗、苦杏仁——宣肺止咳；

甘草——调和诸药。

（4）加减

痰饮内结，肺失肃降，见咳逆气急者，加白芥子、桑白皮；

咳嗽而痰难出者，加浙贝母、鲜竹沥；

胁痛较甚者，加郁金、桃仁、延胡索；

心下痞硬，口苦，干呕者，加黄连以配半夏、瓜蒌；

身热盛而汗出，咳嗽气粗者，去柴胡，加麻黄、苦杏仁、石膏。

2. 饮停胸胁

（1）症状及分析

胸胁疼痛，咳唾引痛——饮停胸胁，肝经受阻，气机郁滞；

痛势较前减轻，但呼吸困难加重，咳嗽气喘，呼吸急促，难于平卧，或仅能偏卧于停饮的一侧，病侧肋间胀满，甚则见病侧胸廓隆起——饮邪壅盛，停聚胸胁，胸阳失展；

舌苔白，脉沉弦或滑——饮郁气阻。

（2）治法：泻肺祛饮。

（3）主方及分析：椒目瓜蒌汤合十枣汤或控涎丹。

葶苈子、桑白皮——泻肺逐饮；

紫苏子、瓜蒌皮、苦杏仁、半夏、枳壳——降气化痰；

椒目、茯苓、猪苓、泽泻、冬瓜皮、车前子——利水导饮；

甘遂、大戟、芫花——攻逐水饮。

（4）加减

痰浊偏盛，胸部满闷，舌苔浊腻者，加薤白、苦杏仁；

如水饮久停难去，胸胁支满，体弱，食少者，加桂枝、白术、甘草，不宜再予峻攻，以防伤正；

咳喘不减者，加桔梗、枇杷叶、苦杏仁。

3. 络气不和

（1）症状及分析

胸胁疼痛，如灼如刺，胸闷不舒——饮停胸胁，久病入络；

呼吸不畅，或有闷咳，甚则迁延，经久不已，阴雨天更甚，可见病侧胸廓变形——久病体虚，阴邪留滞难愈；

舌苔薄，舌质黯，脉弦——气滞而络瘀。

（2）治法：理气和络。

（3）主方及分析：香附旋覆花汤。

旋覆花、紫苏子、半夏——降气化痰；

薏苡仁、茯苓——利水湿，助旋覆花、紫苏子、半夏降气化痰；

香附、陈皮——疏肝解郁，行气止痛。

（4）加减

痰气郁阻，胸闷苔腻者，加瓜蒌、枳壳；

久痛入络，痛势如刺者，加桃仁、红花、乳香、没药；

饮留不净者，胁痛迁延，经久不已，可加通草、路路通、冬瓜皮；

病久多正气已伤，可加黄芪、茯苓。

4. 阴虚内热

（1）症状及分析

咳呛时作，咯吐少量黏痰，口干咽燥，

或伴胸胁闷痛——饮停胸胁，化热伤阴；

或伴午后潮热，颧红，心烦，手足心热，盗汗，病久不复，形体消瘦——阴虚内热，迫津外泄，耗伤气血；

舌质偏红，少苔，脉小数——阴虚内热。

（2）治法：滋阴清热。

（3）主方及分析：沙参麦冬汤合泻白散。

沙参、麦冬、玉竹——滋养肺阴；

桑白皮、地骨皮——清泄肺中虚热；

天花粉——清热生津；

桑叶、白扁豆、甘草——宣肺止咳。

（4）加减

潮热显著者，可加鳖甲、功劳叶；

虚热灼津成痰，咳嗽咯痰者，加百部、川贝母；

胸胁闷痛者，加瓜蒌皮、郁金、丝瓜络；

日久积液未尽，加牡蛎、泽泻；

兼有神疲、气短、易汗者，加太子参、黄芪、五味子。

溢饮

外感风寒，玄府闭塞，致肺脾宣输失职，水饮流溢四肢肌肉，寒水相杂为患。如宿有寒饮，复加外寒客表而致者，多属表里俱寒；若饮邪化热，可见饮溢体表而热郁于里之候。

表寒里饮

（1）症状及分析

身体沉重疼痛，甚则肢体浮肿——水饮流溢四肢；

恶寒，无汗，或伴咳喘，痰多白沫，胸闷，干呕，口不渴——外感寒邪，开阖无权，内郁痰饮，升降失调；

舌质淡，苔白，脉弦紧——表寒内饮，阻滞脉道。

（2）治法：解表化饮。

（3）主方及分析：小青龙汤。

麻黄、桂枝——解表散寒；

半夏、干姜、细辛——温化寒饮；

白芍、五味子——收敛肺气；

甘草——甘缓和中。

（4）加减

伴有发热、烦躁、苔白而兼黄者，加石膏；

水饮内聚而见肢体浮肿明显、尿少者，加茯苓、猪苓、泽泻；

饮邪犯肺，喘息痰鸣不得卧者，加苦杏仁、射干、葶苈子。

支饮

受寒饮冷，饮邪留伏，脾阳受伐，母病及子；或因久咳致喘，迁延反复，肺金受伤，不能布津，阳虚不运，饮邪留伏，支撑胸膈，上逆迫肺。此证多反复发作，在感寒触发之时，以邪实为主，缓解期以正虚为主。

1. 寒饮伏肺

（1）症状及分析

咳逆喘满，不得平卧，咯吐白沫痰涎——饮邪伏肺，肺失宣肃；

痰多清稀，经久难愈，天冷受寒加重，甚者伴面浮跗肿，或平素伏而不作，遇寒即发，形寒发热，背痛，腰痛，目泣自出，身体振振瞤动——寒饮内伏，耗伤阳气，周身失于温煦濡养；

舌苔白滑或白腻，脉弦紧——寒饮内伏。

（2）治法：宣肺化饮。

（3）主方及分析：小青龙汤。见溢饮表寒里饮证。

（4）加减

饮邪壅实，咳逆喘急，胸痛烦闷者，加甘遂、大戟峻逐水饮，以缓其急；

无寒热、身痛等表证，动则喘甚，易汗出，为肺气已虚，可改用苓甘五味姜辛汤；

饮多寒少，外无表证，喘咳痰稀或不得息，胸满气逆者，可用葶苈大枣泻肺汤加白芥子、莱菔子以泻肺祛饮；

痰饮久郁，酿生痰热，损伤肺阴，喘咳咯痰，稠厚而黄，口干咽燥，舌红少津，脉细滑数，用麦门冬汤加瓜蒌、川贝母、木防己、海蛤壳、黄芩养肺生津，清化痰热。

2. 脾肾阳虚

（1）症状及分析

喘促短气，动则为甚——阳气虚弱，难以化逐痰饮，上逆迫肺；

心悸，或伴咳嗽气怯，痰多，食少，胸闷，怯寒肢冷，神疲，少腹拘急，脐下动悸，小便不利，足跗浮肿，或吐涎沫而头目昏眩——脾阳虚弱，失于运化水湿，水饮凌心；

舌体胖大，质淡，苔白润或腻，脉沉细而滑——脾肾阳虚，水饮留滞。

（2）治法：温脾补肾，以化水饮。

（3）主方及分析：金匮肾气丸合苓桂术甘汤。

桂枝、附子——温阳化饮；

熟地黄、山药、山茱萸——补养肝肾健脾；

泽泻、牡丹皮、茯苓——补中有泻；

白术——健脾利湿；

炙甘草——健脾补中。

（4）加减

痰涎壅盛，食少痰多者，可加半夏、陈皮；

水湿偏盛，足肿，小便不利，四肢沉重疼痛者，可加薏苡仁、猪苓、泽兰；

久病唇舌紫绀，加泽兰、川牛膝、益母草；

脐下悸，吐涎沫，头目昏眩，是饮邪上犯，虚中夹实之候，可用五苓散。

（四）其他治疗

中成药 附子理中丸：适用于痰饮之脾阳虚弱证。

四消丸：适用于痰饮之饮停胃肠证。

除痰止嗽丸：适用于悬饮之邪犯胸肺证。

控涎丸、子龙丸：适用于悬饮之饮停胸胁证。

九气拈痛丸、摩罗丹：适用于悬饮之络气不和证。

胃安胶囊、泻白丸：适用于悬饮之阴虚内热证。

小青龙合剂：适用于溢饮之表寒里饮证及支饮之寒饮伏肺证。

附子理中丸、金匮肾气丸、参苓白术散：适用于支饮之脾肾阳虚证。

【预防调护】

凡有痰饮病史者，平时应避免风寒湿冷，注意保暖，预防感冒。

饮食宜清淡，宜适当进食温性食物，适当食用赤小豆、薏苡仁、冬瓜等化痰除湿之品，忌甘肥生冷之物，少食酸性食物，适当限制饮水；戒烟酒；注意劳逸适度。

【临证要点】

1."温药和之"为法 痰饮为病，阴盛阳虚者，健脾温肾为正治之法，发汗、利水、攻逐，乃属治标权宜，待水饮渐去，仍当温补脾肾，扶正固本。若痰饮壅盛，其证属实，可相机采用攻下逐饮、理气分消等法，以祛其邪。因攻下伤正，因此在攻下之后又当扶脾益气以固其本。

2.注意痰饮的转归 主要表现为脾病及肺、脾病及肾、肺病及肾。若肾虚开阖不利，痰饮也可凌心、射肺、犯脾。另一方面，痰饮多为慢性病，病程日久，常有寒热虚实之间的相互转化。而且饮积可以生痰，痰瘀互结，证情更加缠绵。故应注意对本病的早期治疗。

3.明辨痰的形质 根据痰的形质不同，可分为有形之痰和无形之痰。本节痰饮属有形之痰的范围。无形之痰，亦由体内水液不归正化所致，并以无形的形式反映疾病过程中多种复杂症状、体征的内在本质。如痰滞在经所导致的或痒或麻或痛痹，痰浊上犯清窍所致头昏、眩晕、耳鸣、口眼㖞斜，痰闭胸阳所致胸痹胸痛等，均属无形之痰。古人所谓百病多有兼痰者、怪病多从痰治等，多指无形之痰。

【名医经验】

颜德馨扶助阳气治疗痰饮病的经验 颜氏认为凡阳气不到之处，便为饮邪留滞之所。因饮食之中全赖脾土熏化转运，而脾阳又赖肾阳之温煦，若肾阳不足，则火衰不能蒸土，以致水谷难以化为精微，而成痰饮。同时，瘀血同源，痰瘀同病，痰饮日久可致血瘀、痰浊、水邪互结，颜老临证时十分重视气血的调理。温阳化水的同时重视补气以行水，活血以利水。

医案分析

张某，男，60岁，患慢性支气管炎、肺气肿病史10余年，每因气候交变时发作。近2周因受凉病情加剧，咳喘，胸闷，夜间不能平卧，下肢浮肿，于2006年3月17日入院。患者呼吸喘急，口唇紫绀，神志尚清，精神萎靡，至傍晚则出现嗜睡，呼之尚能睁眼，小便失禁。予吸氧、抗感染及中药小青龙汤加味等中西药处理，病情未能好转。至3月21日，患者神志昏糊，烦躁不安，语无伦次，颜面浮肿，舌质红绛无苔，脉细滑。颜老方用抵当汤合葶苈大枣泻肺汤加减，药用：水蛭3g，大黄9g，葶苈子30g，大枣7枚，半夏30g，石菖蒲30g，海浮石30g，苏木4.5g，降香2.4g，枳实9g，2剂。进服1剂，当天大便畅解，量多，至次日神志清醒，精神略振，咳喘稍平，口干欲饮，纳食思进，小溲畅利，颜面浮肿稍减，球结膜水肿消退。前方减葶苈子为15g，大黄为6g，再进3剂，诸症悉平。改以健脾宣肺、养阴化痰之剂善后，病情日见好转，于4月10日出院。

摘自：《颜德馨教授治疗痰饮病经验探析》，出《中华中医药学刊》（2008）

按：该患者为悬饮，饮停胸胁兼络气不和之重证。因痰瘀交阻，蒙蔽心脑，而致失神等危象。急则治其标，故先当下瘀泄热、宣窍豁痰。取抵当汤合葶苈大枣泻肺汤同用，并加水蛭、苏木以活血、海浮石、半夏以祛痰，石菖蒲、降香以宣窍醒神。以"中病即止""缓则治其本"为原则，危象解除后应侧重于调补肺、脾、肾三脏功能，以杜生痰之源，畅贮痰之器。

【古籍选录】

《证治要诀·停饮伏痰》："故善治痰者，不治痰而治气，气顺则一身津液亦随气而顺矣……病痰饮而变生诸证，不当为诸证牵掣，妄言作名，且以治饮为先，饮消则诸证自愈。"

《赤水玄珠全集》："津液者，血之余，行乎脉外，流通一身，如天之清露。若血浊气滞，则凝聚为痰，痰乃津液之变，遍身上下，无处不到。"

《明医指掌·卷三》"痰证歌"："水谷消磨气血成，滋荣脉络壮元精。七情四气时冲逆，脾胃旋伤懒营运。胃口从此留宿饮，致令津液作痰凝。因而隧道皆壅塞，却是痰涎滞在经。或痒或麻或痛痹，或留肌膜结瘤瘿。皮间肿痛燔如火，心下寒疼冷似冰。流入胁稍成癖积，行来髀骱作酸疼。或如棉絮如梅核，或若桃胶蚬肉形。吐不出而咽不下，分明郁积在于胸。或为喘嗽心嘈杂，呕吐痰涎碧靛青。攻上头时眩晕倒，眼瞤口噤耳中鸣。咽喉闭塞牙关紧，噫气吞酸呕逆频。夜卧不安奇怪梦，游风肿痛并无名。怔忡健忘时惊怖，癫走痴呆不识人。久泻形枯肠积垢，中风瘫痪失声音。女人白带男儿浊，经血愆期赤白淋。荏苒做成劳瘵病，风痫瘨疾手挛筋。遍身习习如芒刺，一线寒牵背脊心。如斯怪异延缠病，都是痰涎里面生。"

【文献推介】

1. 吴梓新，连建伟，姜元安. 论《金匮要略》"痰饮病篇"提出"四饮"的意义[J]. 中华中医药杂志，2014，29（6）：1782-1784.

2. 黄晓华，汪震，敖丽英，等.《金匮要略》中"病痰饮者，当以温药和之"原意浅析[J]. 中国中医基础医学杂志，2011，17（4）：374，378.

3. 李公文. 张锡纯诊治痰饮证学术经验探析[J]. 世界中西医结合杂志，2010，5（1）：8-9.

【小结】

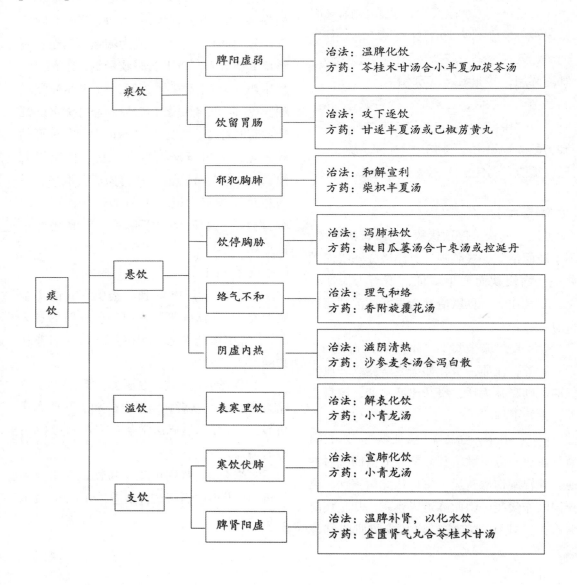

【复习思考题】

1. 痰饮与咳嗽、喘证、哮证、肺胀的关系？

2. 如何理解"病痰饮者当以温药和之"？

（谢春光）

第四节 消渴

消渴是以口渴多饮、多食、多尿、消瘦、乏力，或尿浊、尿有甜味为主要临床表现的病证。西医学中的糖尿病属本病范畴，尿崩症具有本病特征者亦可参考本节进行辨证论治。消渴的历史沿革见表7-4-1。

表7-4-1 消渴的历史沿革

朝代	代表医家	代表著作	主要论述
战国—西汉	—	《黄帝内经》	病名：消瘅、肺消、膈消、脾瘅、消中 病因病机：数食甘美而多肥也，内热
东汉	张仲景	《金匮要略》	治疗：白虎加人参汤、肾气丸
唐	王焘	《外台秘要》	症状：每发即小便至甜
金	刘完素	《河间六书》	并发症：雀目、内障、聋盲、疮癣、痤痱
	张从正	《儒门事亲》	病因病机：三消当从火断
明	王肯堂	《证治准绳》	病名：上消、中消、下消

知识拓展

糖尿病的定义、分类与诊断标准（1999年WHO专家咨询委员会）

（1）糖尿病症状（多尿、多饮及不能解释的体重下降），并且随机（餐后任何时间）血浆葡萄糖（VPG）≥11.1mmol/L；或（2）空腹血糖（FPG）≥7.0mmol/L；或（3）葡萄糖耐量试验（OGTT）中2小时的血浆葡萄糖（2hPG）≥11.1mmol/L。

摘自：《糖尿病中医防治指南》

【病因病机】

（一）病因

1.禀赋不足 禀赋不足，先天肾精亏虚，五脏柔弱，易发消渴。

2.饮食失节 长期过食肥甘，醇酒厚味，辛辣香燥，损伤脾胃，致运化失职，积热内蕴，化燥伤津，消谷耗液，发为消渴。

3.情志失调 郁怒伤肝，气机郁结，郁久化火，火热内燔；或忧思伤脾，脾失健运，水湿内停，郁而化火，消灼阴津而发为消渴。

4.劳逸失调 房室不节，劳欲过度，或过于安逸少动，肾精亏损，虚火内生，上炎肺胃，发为消渴。

（二）病机

本病的病变脏腑在肺、胃（脾）、肾，而以肾为主。肺为燥热所伤，肺燥伤津则口渴多饮；肺不布津液而直趋下行，随小便排出体外，故小便频数量多。胃为热郁，胃火炽盛，脾阴不足，则口渴多饮，多食善饥；脾气虚不能转输水谷精微，则水谷精微下流注入小便，故小便味甘；水谷精微不能濡养肌肉，故形体日渐消瘦。肾精亏虚，虚火内生，上燔肺胃，则烦渴多饮，消谷善饥；肾失濡养，开阖失司，固摄无权，则水谷精微直趋下泄，随小便而排出体外，故尿多而甜。三脏腑之中，虽可有所偏重，但往往又互相影响。如肺燥津伤，津液失于敷布，则脾胃不得濡养，肾精不得滋助；若胃燥热偏盛，上可灼伤肺津，下可耗伤肾阴；若肾阴不足则阴虚火旺，亦可上灼肺胃，终致肺燥胃热肾虚，故"三多"之证常可相互并见。

本病的基本病机是阴虚燥热。阴虚为本，燥热为标，阴虚与燥热互为因果，阴愈虚则燥火愈盛，燥热愈盛则阴愈虚。燥热伤阴，阴虚则内热，内热则伤津灼液成瘀血；

或阴损及阳，阳气不足，则气虚血瘀。血瘀日久，久病伤络，致病情加重及变生他病。

消渴日久，则易发诸多变证。如肺失滋润，日久则发肺痨；肾阴亏损，肝失涵养，肝肾精血不能上承耳目，则可并发白内障、雀目、耳聋；燥热内结，营阴被灼，络脉瘀阻，蕴毒成脓，则发为痈疽、脱疽；阴虚燥热，炼液成痰，痰阻血瘀，闭阻神窍，则发中风；阴损及阳，脾肾阳衰，水湿潴留，泛溢肌肤，则发为水肿；痰瘀互结，痹阻心脉，则发为胸痹；严重者，阴津极度损伤，虚阳浮越，则见烦躁神昏；或阴竭阳亡而见昏迷、厥脱等危象。消渴的病因病机演变见图 7-4-1。

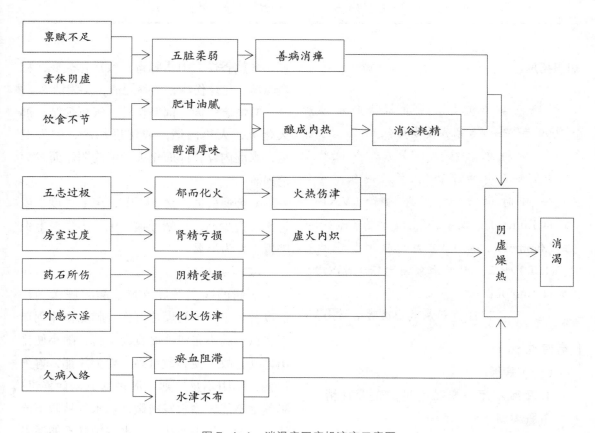

图 7-4-1 消渴病因病机演变示意图

【诊断与鉴别诊断】

（一）诊断

1. 凡以口渴、多饮、多食易饥、尿频量多、形体消瘦，或尿浊、尿有甜味为临床特征者，即可诊断为消渴。

2. 初起主症不明显，但本病多发于中年以后，如有嗜食膏粱厚味、醇酒炙煿；且病久常并发眩晕、肺痨、胸痹、中风、雀目、疮痈等病证者，应考虑消渴的可能。

3. 有消渴家族史者易患本病。

4. 常规体格检查有助于发现本病。

（二）鉴别诊断

1. 口渴　口渴是指口渴饮水的一个临床症状，可出现于多种疾病过程中，尤以外感热病为多见。但这类口渴各随其所患病证的不同而出现相应的临床症状；不伴见多食、多尿、尿甜、消瘦等消渴的特点。

2. 瘿病　瘿病在气郁化火或阴虚火旺时，常会出现多食易饥，形体日渐消瘦症状，易与消渴的中消相混淆。瘿病除有上述两症外，还有情绪激动、心悸、眼突、颈部一侧或两侧肿大等症状，而无消渴的多饮、多尿、尿甜等症状。

【辨证论治】

（一）辨证要点

1. 辨部位　消渴的多饮、多食、多尿症状常常同时存在，但根据其轻重不同，又有上消、中消、下消之分。通常把以肺燥为主，多饮症状较突出者，称为上消；以胃热为主，多食善饥症状较为突出者，称为中消；以肾虚为主，多尿症状较为突出者，称为下消。

2. 辨标本　消渴以阴虚为本，燥热为标，两者互为因果。一般消渴初起多以燥热

为主，病程较长者则阴虚与燥热互见，日久则以阴虚为主。上焦、中焦病变多为燥热，下焦病变多为阴虚。

3. 辨本病与并发症　消渴易患并发症。一般先有本病，随病情的发展而出现并发症。但亦有少数患者与此相反，如少数中老年患者，"三多"及消瘦的本病症状不明显，常以痈疽、眼疾、心脑病证等为线索，最后确诊为本病。

（二）治则治法

本病的基本病机是阴虚为本、燥热为标，故清热润燥、养阴生津为本病的治疗大法。

由于本病常发生气阴两虚、痰瘀阻滞、气虚血瘀、血脉瘀滞、阴损及阳等病变，以及易并发中风、痈疽、眼疾、肺痨等病症，故还应针对具体病情，及时合理地选用益气养阴、化痰行瘀、益气行血、活血化瘀、清热解毒、滋补肾阴、温补肾阳等治法。

（三）分证论治

1. 肺热津伤

（1）症状及分析

烦渴多饮，口干舌燥——肺燥生热，燥热伤津；

尿频量多——肺失治节；

舌边尖红，苔薄黄，脉洪数——燥热伤津之象。

（2）治法：清热润肺，生津止渴。

（3）主方及分析：消渴方。

天花粉——生津清热；

黄连——清热降火；

生地黄、藕汁——养阴增液。

（4）加减

烦渴不止，小便频数，而脉数乏力者，

为肺热津亏，气阴两伤，可选用玉泉丸或二冬汤。

2. 胃热炽盛

（1）症状及分析

多食易饥——胃火炽盛，腐熟太过；

口渴——阳明热盛，阴津被伤；

形体消瘦——耗伤津血，肌体失充；

大便干燥——胃津不足，大肠失其濡润；

苔黄，脉滑实有力——胃热炽盛之象。

（2）治法：清胃泻火，养阴增液。

（3）主方及分析：玉女煎。

石膏、知母——清胃中之热；

熟地黄、麦冬——滋养胃阴；

川牛膝——活血化瘀，引热下行。

（4）加减

见心烦，可加黄连、栀子清热泻火；

大便秘结不行，可用增液承气汤润燥通腑，待大便通后，再转上方治疗；

病程较久，以及过用寒凉而致脾胃气虚，表现口渴引饮，能食与便溏并见，或饮食减少，精神不振，四肢乏力，舌淡，苔白而干，脉弱者，则治宜健脾益气、生津止渴，可用七味白术散。

3. 气阴两虚

（1）症状及分析

口渴引饮，倦怠乏力——气阴两伤，津不上承；

精神不振——脾气亏虚；

便溏，或饮食减少——脾失健运；

舌红少津，苔薄黄，脉细数无力——气阴双亏之象。

（2）治法：益气养阴，生津止渴。

（3）主方及分析：七味白术散。

黄芪、党参、白术、茯苓、山药、甘草——益气健脾；

木香、广藿香——醒脾行气散津；

葛根——升清生津；

天冬、麦冬——养阴生津。

（4）加减

肺有燥热，加地骨皮、知母、黄芩；

口渴明显，加天花粉、生地黄；

气短多汗，加五味子、山茱萸；

食少腹胀，加砂仁、鸡内金。

4. 肾阴亏虚

（1）症状及分析

尿频尿多——肾虚无以约束小便；

混浊如脂膏，或尿甜——肾失固摄，水谷精微下注；

腰膝酸软，头晕耳鸣，乏力——肾阴不足，肾府失养；

皮肤干燥，口干唇燥，瘙痒——肾阴不足，阴虚火旺，肌肤失养；

舌红苔少，脉细数——肾阴亏虚。

（2）治法：滋阴补肾，润燥止渴。

（3）主方及分析：六味地黄丸。

熟地黄——滋肾填精，为主药；

山茱萸——固肾益精；

山药——滋补脾阴，固摄精微；

茯苓——健脾渗湿；

泽泻、牡丹皮——清泄肝肾火热。

（4）加减

阴虚火旺而五心烦热、盗汗、失眠者，可加知母、黄柏；

尿量多而混浊者，加益智仁、桑螵蛸、五味子；

气阴两虚而伴困倦、气短乏力，舌质淡红者，可加党参、黄芪、黄精。

5. 阴阳两虚

（1）症状及分析

小便频数，混浊如膏——肾失固摄，精微下注；

饮一溲一——下元虚惫，约束无权；

面容憔悴，耳轮干枯——精微外泄，无以荣养；

腰膝酸软——阴阳两虚，肾府失养；

四肢欠温，畏寒怕冷，阳痿或月经不调——肾阳虚衰；

舌淡苔白而干，脉沉细无力——阴阳两虚之象。

（2）治法：温阳滋阴，补肾固摄。

（3）主方及分析：金匮肾气丸。

生地黄、山药、山茱萸——滋阴补肾；

附子、肉桂——温补肾阳；

茯苓、泽泻、牡丹皮——利水行血，补而不滞。

（4）加减

阳虚畏寒的患者，可加鹿茸粉，以鼓动元阳，助全身阳气之气化；

阴阳气血俱虚者，则可选用鹿茸丸以温肾滋阴、补益气血。

消渴多伴有瘀血的病变，故对于上述各种证型，尤其是对于舌质紫暗，或有瘀点瘀斑，脉涩或结或代，或兼见其他瘀血证候者，均可酌加活血化瘀的方药。如酌加丹参、川芎、郁金、红花、山楂等，或配用降糖活血方。方中用丹参、川芎、益母草活血化瘀，当归、赤芍、白芍养血活血，木香行气导滞，葛根生津止渴。

消渴容易发生多种并发症，应在治疗本病的同时，积极治疗并发症。白内障、雀盲、耳聋，主要病机为肝肾精血不足，不能上承耳目所致，宜滋补肝肾、益精补血，可用杞菊地黄丸或明目地黄丸。对于并发疮毒痈疽者，则治宜清热解毒、消散痈肿，用五味消毒饮。在痈疽的恢复阶段，则治疗上要重视托脓生肌。并发肺痨、水肿、中风者，则可参考有关章节辨证论治。

（四）其他治疗

单方验方　猪胰7具，切碎煮熟，加蜂蜜500g，熬如膏，每次服用15g。

生地12g，黄芪24g，山茱萸18g，猪胰1具，水煮，分3～4次服。

【预防调护】

本病重在预防。有家族史、肥胖、嗜烟酒，以及40岁以上为重点防护人群，要定期体检，及时发现，及时诊断。对已患消渴者，要重点定期检查有无中风、胸痹等病证先兆，有无雀目、跛行，及时调护并早期干预治疗。

本病除药物治疗外，注意生活调摄具有十分重要的意义。首先要加强体育锻炼。可以打太极拳，练习五禽戏、八段锦，或慢跑，以达到身出微汗为度。其次要减滋味、戒嗜欲、节喜怒。就是要节制饮食，在保证机体合理需要的情况下，应限制粮食、油脂的摄入，忌食糖类，饮食宜以适量米、麦、杂粮，配以蔬菜、豆类、瘦肉、鸡蛋等，定时定量进餐；要戒烟酒、浓茶及咖啡等；要保持情志平和，尤其不能恼怒、忧思。

【临证要点】

1. 早诊断、早干预　消渴早诊断、早干预可以预防疾病的发展，甚至逆转、延缓并发症，或使并发症不出现。对早期发现的消渴病前期患者，要强化消渴病教育，强化生活方式干预，即有氧运动和饮食控制。对已发消渴患者，要注重调畅气血，早期预防并发症。

2. 明晓病机，法随机变 消渴的基本病机是阴虚燥热，但在发展过程中变化多端。初起以燥热为主，继而伤阴耗气，致气阴两虚；气虚日久，血行无力，致气虚血瘀；燥伤脾胃，水湿不运，蕴湿成痰，致痰热内生；五志受伤，气郁化火，气机郁滞，致气滞血瘀，甚至气滞痰瘀互结；燥热伤阴，致肾阴不足，久则伤阳，致阴阳俱虚。虚以气虚、阴虚、阴阳俱虚为主，实以燥热、气郁、气滞、痰凝、血瘀为主，甚者各种病理产物相杂为患，更甚者虚实兼杂。

【名医经验】

周仲瑛辨治糖尿病经验 周氏认为糖尿病多由过食肥甘、情志刺激、素体亏虚，或过用温燥、金石类药物等所致，而禀赋不足，实是发病的重要内因。其基本病理为阴虚燥热，而以阴虚为本、燥热为标。两者又互为因果，久病可致阴伤气耗，阴损及阳，重证可以出现阴虚阳浮，进而发生阴竭阳亡的危象。在病程中且可导致一系列并发症，病变脏器涉及肺、胃（脾）、肾。肺燥、胃热、肾虚互为影响，而源本于肾。辨证一般从"三多"症状主次，分为上、中、下三消，以区别肺、胃、肾重点所属。而部分患者"三多"主症不明显，为此，辨三消只能作为基本原则，而按病理表现分证则较切实实用。据临床所见其基本证候可分阴虚燥热、气阴两虚、阴阳两虚三类。析而言之，因阴虚与燥热的标本主次不同，又可分为肺胃燥热、肾阴亏虚两证，气阴两虚证表现以气虚为主者，又可另列脾胃气虚一类，若阴阳极度耗损，可见阴虚阳浮重证，病久可兼络热血瘀证候。治疗一般以养阴生津、清热润燥为原则，阴伤气耗或阴损及阳又当参以益气、温阳。上消予清热生津，用消渴方、白虎加人参汤；中消治予增液润燥，用玉女煎或增液承气汤；下消治予滋阴益肾，用六味地黄丸或金匮肾气丸。临证既当区别三消主次，又须兼顾同治。

医案分析

> 李某，男，62岁。
>
> 初诊（2001年3月6日）：1998年7月因出现尿频尿急、小便不畅，查为前列腺肥大，尿潴留，并发现糖尿病，伴有高血压，常服降压药控制。善饥，但口干、尿多不显，仅有尿频尿急，常苦头昏、肢麻、腿软乏力，苔黄腐腻，质暗紫，中裂，脉弦。体重下降12.5kg，空腹血糖8.1mmol/L。
>
> 辨证：气阴两虚，湿热内郁，久病络瘀。
>
> 处方：生地黄15g，玄参12g，大麦冬12g，太子参10g，天花粉12g，知母10g，地骨皮20g，黄连5g，炙僵蚕10g，泽泻12g，鬼箭羽15g，佩兰、泽兰10g，炙水蛭3g，桑寄生15g，玉米须15g。7剂。
>
> 二诊（2001年3月27日）：血压基本平稳，复查空腹血糖7.1mmol/L，腿软无力，肢麻基本缓解，腰酸，怕冷，苔黄腻，质暗红，脉小滑。气阴两虚，湿热内郁，久病络瘀。治守原法巩固。
>
> 处方：3月6日方去泽泻，改玄参15g，加淫羊藿10g，丹参12g，菟丝子12g，鸡血藤15g。14剂。

药后生化检查指标明显好转，空腹血糖7.6mmol/L，血压平稳，怕冷、头昏、四肢麻木明显好转，二便尚调，苔黄中后部腻，质暗红，脉小滑，仍投原方巩固。

摘自：《中国百年百名中医临床家丛书·国医大师卷——周仲瑛》

按： 由于本病患者仅见善饥，故以中消为主。患者消谷善饥，为胃火炽盛，火热杀谷；舌有裂纹为阴虚之象，符合消渴病"阴虚为本，燥热为标"之基本病理表现。阳明热盛，耗伤津血，无以充养肌肉，故形体消瘦明显；阴阳互根，消渴失治，迁延日久，阴伤气耗，甚则阴损及阳，故见腿软乏力、怕冷；苔黄腐腻，尿频尿急，为内有湿热。湿热之产生，在于脾气亏虚，运化不健，湿浊内生，郁而化热。若过于强调阴虚燥热，忽略消渴病亦有湿的存在，一味滋腻养阴，反而犯虚虚实实之误。除燥热、湿热之外，本类病人还存在"瘀热"之证。缘津血同源，互为资生转化，阴虚燥热，津亏液少，热必不能载血循经畅行，燥热内灼，煎熬营血，可以导致血瘀。瘀热在里，又可化热伤阴，形成恶性循环。患者头昏、肢麻、舌质暗紫，皆为血瘀之象，因此，治疗本证，当抓住气阴两虚之本，湿热、瘀热、燥热之标，标本同治，药物尽量选择归属中焦、下焦者，诚如《医学心悟》三消篇所言："治中消者，宜清其胃，兼治其肾。"药用增液汤（生地黄、玄参、麦冬）滋阴润燥；用黄连、佩兰、泽兰、泽泻、玉米须等清中化湿、芳香悦脾以治湿热；以鬼箭羽、炙水蛭、鸡血藤、丹参活血化瘀通络，以治瘀热；并抓住患者有怕冷、膝痛、腿软无力等肾阳不足之象；配伍菟丝子、淫羊藿温补肾阳，于阳中求阴，并借肾阳温化之力，化却中焦湿热。

【古籍选录】

《素问·通评虚实论》："凡治消瘅、仆击、偏枯、痿厥，气满发逆、甘肥贵人，则膏粱之疾也。"

《灵枢·五变》："五脏皆柔弱者，善病消瘅。"

《景岳全书·三消干渴》："凡治消之法，最当先辨虚实，若察其脉证，果为实火，致耗津液者，但去其火，则津液自生，而消渴自止。若由真水不足，则悉属阴虚，无论上、中、下，急宜治肾，必使阴气渐充，精血渐复，则病必自愈。若但知清火，则阴无以生，而日见消败，益以困矣。"

《医学心悟·三消》："三消之证，皆燥热结聚也。大法治上消者，宜润其肺，兼清其胃，二冬汤主之；治中消者，宜清其胃，兼滋其肾，生地八物汤主之；治下消者，宜滋其肾，兼补其肺，地黄汤、生脉散并主之。夫上消清胃者，使胃火不得伤肺也；中消滋肾者，使相火不得攻胃也；下消清肺者，滋上源以生水也。三消之治，不必专执本经，而滋其化源，则病易痊矣。"

《临证指南医案·三消》："如病在中上者，膈膜之地，而成燎原之场，即用景岳之玉女煎，六味之加二冬、龟甲、旱莲，一以清阳明之热，以滋少阴；一以救心肺之阴，而下顾真液。如元阳变动而为消烁者，即用河间之甘露饮，生津清热、润燥养阴、甘缓和阳是也。至于壮水以制阳光，则有六味之补三阴，而加车前、牛膝，导引肝肾。斟酌变通，斯诚善矣。"

【文献推介】

1. 中华医学会糖尿病学分会. 中国 2 型糖尿病防治指南（2013 年版）. 中国糖尿病杂志 [J]，2014，22（8）：2-42.

2. 仝小林. 糖尿病中医诊疗标准. 世界中西医结合杂志 [J]，2011，6（6）：540-547.

3. 陈吉生等. 中药治疗糖尿病及其并发症的应用分析. 中国实验方剂学杂志 [J]，2011，17（23）：276-278.

【小结】

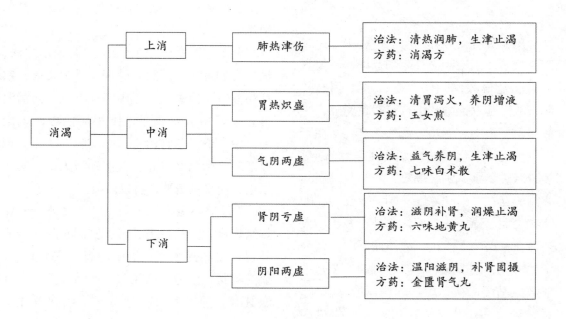

【复习思考题】

1. 如何理解"五脏皆柔弱者，善病消瘅"？

2. 试述"三消"之证的形成？

（石岩）

第五节　内伤发热

内伤发热是指以内伤为病因，脏腑功能失调、气血阴阳失衡所导致的发热。一般起病较缓，病程较长。临床上多表现为低热，但有时可以是高热或自觉发热而体温并不升高。西医学的功能性低热，肿瘤、血液病、结缔组织病、结核病、慢性感染性疾病、内分泌疾病等所引起的发热，以及某些原因不明的发热，均可参考本节进行辨证论治。内伤发热的历史沿革见表 7-5-1。

表 7-5-1 内伤发热的历史沿革

朝代	代表医家	代表著作	主要论述
战国—西汉	—	《黄帝内经》	治疗原则：诸寒之而热者取之阴
东汉	张仲景	《伤寒论》	治疗：小建中汤治疗手足烦热
宋	钱乙	《小儿药证直诀》	治疗：心热用导赤散、肝热用泻青丸、脾热用泻黄散、肺热用泻白散、阴虚内热用六味地黄丸
金	李东垣	《脾胃论》	治疗：甘温除热法，补中益气汤
明	秦景明	《症因脉治》	病名：最先明确提出"内伤发热"
清	王清任	《医林改错》	病因病机：血瘀 治疗：活血化瘀

【病因病机】

本病病因主要是久病体虚、饮食劳倦、情志失调及外伤出血，其病机主要有气、血、阴、阳亏虚，阴阳失衡，以及气、血、水等郁结壅遏化热两类。

（一）病因

1. 久病体虚 久病或素体不足，气、血、阴、阳亏虚，阴阳失衡而引起发热。若中气不足，阴火内生，可引起气虚发热；久病心肝血虚，或脾虚不能生血，或长期慢性失血，以致血虚阴伤，无以敛阳，导致血虚发热；素体阴虚，或热病日久，耗伤阴液，或误用、过用温燥药物，导致阴精亏虚，阴衰则阳盛，水不制火，而导致阴虚发热；寒证日久，或久病气虚，气损及阳，脾肾阳气亏虚，虚阳外浮，导致阳虚发热。

2. 饮食劳倦 由于饮食失调，劳倦过度，使脾胃受损，水谷精气不充，以致中气不足，阴火内生，或脾虚不能化生阴血，而引起发热。若脾胃受损，运化失职，以致痰湿内生，郁而化热，进而引起湿郁发热。

3. 情志失调 情志抑郁，肝气不能条达，气郁化火，或恼怒过度，肝火内盛，导致气郁发热。情志失调亦是导致瘀血发热的原因之一。在气机郁滞的基础上，日久不愈，则使血行瘀滞而导致血瘀发热。

4. 外伤出血 外伤以及出血使血循不畅，瘀血阻滞经络，气血壅遏不通，因而引起瘀血发热，此为瘀血发热。外伤以及血证时出血过多，或长期慢性失血，以致阴血不足，无以敛阳而引起血虚发热。

（二）病机

内伤发热的病机，大体可归纳为虚、实两类。由中气不足、血虚失养、阴精亏虚及阳气虚衰所致者属虚，其基本病机是气血阴阳亏虚，脏腑功能失调而致发热。由气郁化火、瘀血阻滞及痰湿停聚所致者属实，其基本病机为气郁、血瘀、湿郁，壅遏化热而致发热。

内伤发热的一些证候可以相互转化或兼夹出现，还可转变为其他病证。如阴虚发热，日久耗伤精气，则致气阴两虚；阴损及阳，则表现为阴阳两虚。气虚发热，由于热耗阴精，则成气阴两虚；气损及阳，阳衰气弱，则转化为阳气亏虚发热。久病往往由实转虚，由轻转重，其中以瘀血病久，损及气、血、阴、阳，分别兼见气虚、血虚、阴虚或阳虚，而成为虚实兼夹之证的情况较为多见。内伤发热日久不愈可使脏腑功能渐亏，虚损不复而转为虚劳。气郁发热，热邪伤阴耗津，阴虚风动，可合并出现颤证；气机郁滞，血行不畅所致发热，因瘀血内阻不散，可渐成积证。内伤发热的病因病机演变见图 7-5-1。

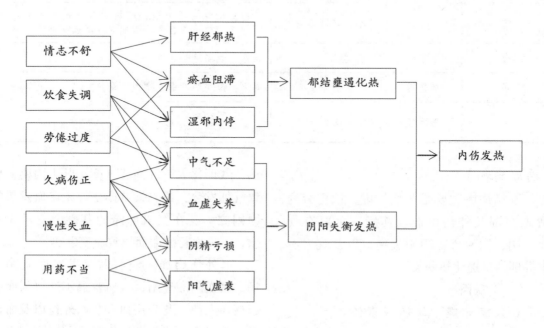

图 7-5-1　内伤发热病因病机演变示意图

【诊断与鉴别诊断】

（一）诊断

1. 起病缓慢，病程较长，多为低热，或自觉发热而体温并不升高，表现为高热者较少，不恶寒，或虽有怯冷，但得衣被则温。

2. 常兼有头晕、神疲、自汗、盗汗、脉弱等症。

3. 一般有气、血、阴、阳亏虚或气郁、血瘀、湿阻的病史，或有反复发热史。

血常规、尿常规、便常规、血沉、心电图、胸部 X 线检查、肝功能、血清免疫学检查及骨髓象等检查有助于本病的诊断。

（二）鉴别诊断

外感发热　外感发热由感受外邪所致，起病较急，病程较短；而内伤发热由内因引起，起病徐缓，一般病程较长或有反复发作的病史。外感发热则多表现为高热，外邪不除则发热不退，发热初期常伴有恶寒，其寒虽得衣被而不减，常兼见头身疼痛、鼻塞、流涕、咳嗽、脉浮等症；而内伤发热表现为低热者较多，或仅自觉发热，其热时作时止，或发无定时，且多感手足心热，大多发热而不恶寒，或虽感怯冷但得衣被则减，通常伴有头晕、神倦、自汗盗汗、脉弱无力等症。

【辨证论治】

（一）辨证要点

1. 辨虚实　依据病史、症状、脉象等辨明证候的虚实。由气郁、血瘀、痰湿所致的内伤发热属实；由气虚、血虚、阴虚所致的内伤发热属虚。若邪实伤正及因虚致实，表现虚实夹杂证候者，应分辨其主次。

2. 辨轻重　病程长久，热势亢盛，持续发热，或反复发作，经治不愈，胃气衰败，正气虚甚，兼夹证多，均为病情较重的表现，反之则病情较轻。若内脏无实质性病变，仅属一般体虚所致者，病情亦较轻。

（二）治则治法

内伤发热应根据虚实的不同，采取相应的治法。虚证应根据气虚、血虚、阴虚及阳虚的不同，补气血阴阳的不足以消其虚火；实证宜视气郁、湿阻及瘀血之异，分别行气、化湿、活血，祛除病邪以清其实热。虚实夹杂者，则需分清主次而兼顾。

治实热，当细析病理因素之属性，以解郁、活血、除湿、化痰、消食为前提，使热无所附；适当清解以除热，但不可苦寒太过，否则反抑阳气；实热多郁，火郁当发，应予重视配用升泄透热治法。治虚热，扶正为要，分别采取益气、养血、滋阴、温阳之法；气阳外越者，配以收敛浮阳，虚火亢盛者，合以清退虚热；治虚热尤重区分阴阳，特别注意明辨真寒假热，此乃虚热之重证危证，当速救以防脱。

（三）分证论治

1. 阴虚发热

（1）症状及分析

午后或夜间发热，手足心热，骨蒸潮热——阴精亏虚，阳气偏亢，虚火内炽；

心烦、少寐、多梦——虚火上炎，扰乱心神；

盗汗——内热逼津液外泄；

口干咽燥，便干尿少——阴虚火旺，津亏失润；

舌质干红或有裂纹，无苔或少苔，脉细数——阴虚火旺。

（2）治法：滋阴清热。

（3）主方及分析：清骨散。

银柴胡——清虚热，退骨蒸；

地骨皮、胡黄连、知母——内清阴分之热；

青蒿、秦艽——除肝胆之热；

鳖甲——滋阴清热，退骨蒸；

甘草——调和诸药。

（4）加减

盗汗较甚，去青蒿加煅牡蛎、糯稻根；

少寐，加酸枣仁、柏子仁、首乌藤；

气虚、头晕气短、体倦乏力，加北沙参、麦冬、五味子。

2. 血虚发热

（1）症状及分析

发热——血虚失养，阴血无以敛阳；

头晕眼花，身倦乏力——血虚不能上养头目，外濡肢体；

心悸不宁——血不养心；

面白少华，唇甲色淡——血虚不能上荣；

舌质淡，脉细弱——血虚失养。

（2）治法：益气养血。

（3）主方及分析：归脾汤。

黄芪、党参、茯苓、白术、甘草——益气健脾；

当归、龙眼肉——补血养血；

酸枣仁、远志——养心安神；

木香——助脾理气；

生姜、大枣——调和脾胃。

（4）加减

发热较明显，加银柴胡、白薇；

心血虚、心悸、多梦健忘，加柏子仁、首乌藤；

纳差，加鸡内金、山楂、谷芽；

血虚冲任不足、妇女月经量少而色淡或闭经者，可合以四物汤。

3. 气虚发热

（1）症状及分析

发热——脾胃气衰，中气下陷，虚火内生；

发热多在劳累后发生或加重——劳则耗气；

食少便溏，头晕乏力，气短懒言——脾胃虚衰，气血生化不足；

自汗，易于感冒——气虚卫表不固；

舌质淡，苔薄白，脉细弱——气虚之象。

（2）治法：益气健脾，甘温除热。

（3）主方及分析：补中益气汤。

黄芪、党参、白术、炙甘草——益气健脾；

当归——养血活血；

升麻、柴胡——升举清阳；

陈皮——理气和胃；

生姜、大枣——调和脾胃。

（4）加减

自汗，加牡蛎、浮小麦、糯稻根；

时冷时热、汗出恶风，加桂枝、白芍；

胸闷脘痞、苔腻，加苍术、厚朴、广藿香。

4. 阳虚发热

（1）症状及分析

形寒怯冷，四肢不温或下肢发冷，面色㿠白，头晕嗜寐，腰膝酸痛——肾阳亏虚，火不归元，失于温煦；

舌质胖润或有齿痕，苔白润，脉沉细而弱，或浮大无力——阳气亏虚。

（2）治法：温补肾阳。

（3）主方及分析：金匮肾气丸。

附子、桂枝——温补阳气；

山茱萸、生地黄——补养肝肾；

山药、茯苓——补肾健脾；

牡丹皮、泽泻——清泄肝肾。

（4）加减

短气甚，加人参；

便溏腹泻，加白术、炮姜。

5. 气郁发热

（1）症状及分析

发热，烦躁易怒，口苦而干——气郁日久，化火生热；

胸胁胀满，或月经不调，痛经，乳房发胀——肝失疏泄；

苔黄，脉弦数——肝郁化火之象。

（2）治法：疏肝解郁，清肝泄热。

（3）主方及分析：加味逍遥散。

柴胡、薄荷——疏肝理气清热；

当归、白芍——养血柔肝；

牡丹皮、栀子——清肝泻火；

白术、茯苓、炙甘草——培补脾土；

生姜——温胃和中。

（4）加减

热甚、舌红、口干、便秘，去白术，加黄芩、龙胆；

胸胁疼痛，加郁金、川楝子；

素体阴虚兼有肝郁，或肝火日久伤阴，改用滋水清肝饮。

6. 血瘀发热

（1）症状及分析

发热，多在下午或晚间发作——病在血分，瘀血阻滞，气血壅遏；

躯干或四肢有固定痛处或肿块——瘀血停着，气血受阻；

面色萎黄或黯黑，肌肤甲错——瘀血内阻，新血不生，血气不能濡养；

舌质紫黯或有瘀点、瘀斑，脉涩——瘀血内阻之象。

（2）治法：活血化瘀。

（3）主方及分析：血府逐瘀汤。

桃仁、红花、川牛膝——活血化瘀；

当归、赤芍、川芎、生地黄——养血活血；

柴胡、枳壳、桔梗——理气行气；

甘草——调和诸药。

（4）加减

热甚，加白薇、牡丹皮；

瘀血肿痛明显，加丹参、三七、郁金、延胡索。

7. 湿郁发热

（1）症状及分析

低热——湿邪内生，郁而化热；

午后发热较甚——湿邪为阴邪，阴邪自旺于阴分；

发病缓慢，且难速愈——湿性黏腻；

胸闷身重——湿邪阻滞气机；

不思饮食，甚则呕恶——湿阻中焦。

（2）治法：宣化畅中，利湿清热。

（3）主方及分析：三仁汤。

苦杏仁、豆蔻、薏苡仁——通畅三焦；

半夏、厚朴——温燥湿邪；

通草、滑石、淡竹叶——清热利湿。

（4）加减

湿郁化热，阻滞少阳枢机，寒热如疟、寒轻热重、口苦呕逆，加青蒿、黄芩；

湿郁化热，熏蒸肝胆，胆汁外溢而兼见黄疸，可合茵陈蒿汤。

（四）其他治疗

1. 中成药 知柏地黄丸、六味地黄丸、左归丸：用于阴虚发热证。

归脾丸、人参归脾丸：用于血虚发热证。

补中益气丸：用于气虚发热证。

金匮肾气丸、右归丸：用于阳虚发热证。

丹栀逍遥丸、逍遥丸：用于气郁发热证。

血府逐瘀丸：用于血瘀发热证。

2. 单方验方 乌龟、鳖鱼各1只，去头尾内脏，炖服，每星期一次，可作为阴虚发热的辅助治疗。

银耳10g，用开水泡开，细火煮烂，放冰糖少许，每星期服1～2次。亦用于阴虚发热。

【预防调护】

及时治疗外感发热及其他疾病，防止久病伤正，保持精神愉快，避免过度劳累，注意调节饮食，防止用药失当等，对预防内伤发热有重要作用。

内伤发热患者应注意休息，发热高者应卧床，部分长期低热的患者，在体力许可的条件下，可做适当活动。要保持乐观情绪，饮食宜进清淡，富于营养，而又易于消化之品。保暖、避风，防止感受外邪，有自汗、盗汗的患者，尤当注意。

【临证要点】

1. 重视内伤发热的虚实辨治 内伤发热虽有虚实之分，但以虚证为多，切不可一见发热即用辛散解表或苦寒攻泻，以免伤耗阴津，或损脾败胃，而犯"虚虚"之戒。对于内伤发热的用药，实证可适当清热，虚证可选清虚热之品。慎用发散及苦寒泄热的药物，因发散易耗气伤津，苦寒则易损伤中阳，亦可化燥伤阴，均可使病情加重。

2. 正确使用甘温除热法 甘温除热法源于《内经》，完善于李东垣《内外伤辨惑论》，为中医治疗气虚发热的有效方法，代表方剂为补中益气汤。西医学所称的功能性发热多见于女性，体质偏弱，常兼有多汗、怕冷、心悸、失眠等气血不足的症状。中医理论认为气血相关，阴阳互根，血虚者多兼气虚，阳虚为气虚之极，阳虚者必见气虚，故对于部分"功能性发热"在甘温除热法的基础上，针对病情加减化裁，常能收到较好的效果。

【名医经验】

1. 邓铁涛以脏腑辨证为总纲，以五脏相关学说为指导辨治内伤发热 邓氏认为脏腑辨证是中医辨证论治的核心。内伤发热病阴阳气血的病变不能离开脏腑而孤立存在，临床要辨明内伤发热病证的部位、性质，并确立治疗原则，最后都必须落实到脏腑上。因此，内伤发热病辨证可以脏腑辨证为总纲。发热病辨证首先需辨其病位的脏腑归属，进而辨证候之虚实，虚实证候之间可以相互兼夹、转化。以五脏相关学说为指导，指的是脏腑辨证要从整体出发，不仅要考虑一脏一腑的病理变化，还必须注意脏腑间的相互

影响。

2. 董建华六法治内伤发热 董氏治内伤发热主要有六法，即疏肝解郁法、化湿清热法、化瘀清热法、益气除热法、滋阴清热法、补阳归元法。对于内伤发热的病机亦有论述，董氏认为，湿邪可从外感而得，但多是气机运化失常，易阻气机，郁而发热。如情志怫郁，则气滞血瘀，或劳倦内伤均可导致瘀血阻滞，气血运行不畅，壅遏气机而生热。

医案分析

陈某，男，47 岁。1982 年 12 月 29 日初诊。起病 4 月，发热呈周期性，每次发热持续约 1 周，间歇约 3 周。始则微有恶寒，继则身热、头晕、肢楚、得汗后身热能退，与任何治疗用药无明显关系，热退后精神饮食如常。舌苔薄白，边有齿痕，脉细。证属气虚发热。治拟甘温除热。处方：柴胡 5g，炙桂枝 5g，党参 12g，炙黄芪 12g，炙甘草 5g，焦白术 10g，当归 6g，炒白芍 10g，升麻 3g，生姜 3 片，大枣 5 枚。5 剂。

药后发热未起，饮食睡眠均佳，身有微汗，两胁部微感胀痛不适，苔脉如前，治守原法，原方 10 剂。

随访 5 个月，病情未曾反复。

摘自：《周仲瑛临床经验辑要》

按：本病经全面系统检查，原因未明，其特征是发热呈周期性，可归为"热有定时"一类。病人舌苔薄白，舌质淡，边有齿痕，脉细，显属气虚，故取甘温除热法，选用补中益气汤。因先有形寒而后

有发热，且有身楚，得汗热退，表现为卫气不和之候。《伤寒论》曰："病人脏无他病，时发热，自汗出而不愈者，此卫气不和也，先其时发汗则愈，宜桂枝汤。"故方中加入桂枝汤以调和营卫，果然药后微汗，热未再起。

【古籍选录】

《金匮要略·血痹虚劳病脉证并治》："虚劳里急，悸、衄、腹中痛，梦失精，四肢酸疼，手足烦热，咽干口燥，小建中汤主之。"

《格致余论·恶寒非寒病恶热非热病论》："阴虚则发热，夫阳在外为阴之卫，阴在内为阳之守。精神外驰，嗜欲无节，阴液耗散，阳无所附，遂致浮散于肌表之间而恶热也。实非有热，当作阴虚治之而用补养之法可也。"

《医学入门·发热》："内伤劳役发热，脉虚而弱，倦怠无力，不恶寒，乃胃中真阳下陷，内生虚热，宜补中益气汤。"

《医林改错·血府逐瘀汤所治之症目》："身外凉，心里热，故名灯笼病，内有瘀血。认为虚热，愈补愈瘀；认为实火，愈凉愈凝。""晚发一阵热，每晚内热，兼皮肤热一时。"

【文献推介】

1. 邱志济，朱建平，马璇卿，等. 朱良春应用甘温除大热临床经验选析——著名老中医学家朱良春临床经验（26）[J]. 辽宁中医杂志，2001，29（2）：70-71.

2. 王长洪，陈光新. 董建华院士妙治内伤发热六法 [J]. 中医药学刊，2002，20（3）：269-272.

3. 叶丽红，周红光，吴勉华. 周仲瑛教授治疗内伤发热经验 [J]. 中国中医急症，2003，12（6）：545-546.

【小结】

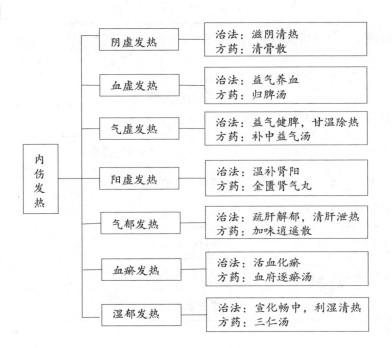

【复习思考题】

1. 如何理解"甘温除热法"治疗内伤发热这一学术思想？

2. 从哪些方面可以鉴别内伤发热与外感发热？

（周亚滨）

第六节 虚劳

虚劳，又称"虚损"，是以五脏虚证为主要临床表现的多种慢性虚弱证候的总称。是气血津液病证中涉及脏腑及表现证候最多的一种病证，临床较为常见。西医学中多个系统的多种慢性消耗性疾病，出现类似虚劳的临床表现时，均可参照本节进行辨证论治。虚劳的历史沿革见表 7-6-1。

【病因病机】

多种病因作用于人体，引起脏腑气血阴阳的亏虚，日久不复而成为虚劳。

（一）病因

1.禀赋不足 因父母体弱多病，年老体衰而孕，或胎中失养，孕育不足，或生后喂养失当，水谷精气不充，均可导致机体薄弱，日久而成为虚劳。

2.烦劳过度 在烦劳过度中，以劳神过度及恣情纵欲较为多见。忧郁思虑，积思不解，所欲未遂等劳神过度，易使心失所养，脾失健运，心脾损伤，气血亏虚，久则形成虚劳。而早婚多育，房事不节，频犯手淫等，易使肾精亏虚，肾气不足，久则形成虚劳。

3.饮食不节 暴饮暴食，饥饱不调，嗜食偏食，饮酒过度等原因，均会导致脾胃损伤，不能化生水谷精微，气血来源不充，脏腑经络失于濡养，日久形成虚劳。

4.久病积损 大病之后失于调理，邪气

表 7-6-1 虚劳的历史沿革

朝代	代表医家	代表著作	主要论述
战国—西汉	—	《黄帝内经》	病因病机："精气夺则虚""阳虚则外寒，阴虚则内热" 治疗：劳者温之，损者益之
东汉	—	《难经》	病名：五损
	张仲景	《金匮要略》	病名：首提"虚劳"病名
隋	巢元方	《诸病源候论》	病名：五劳、六极、七伤
金	李东垣	《脾胃论》	治疗：甘温补中
元	朱丹溪	《丹溪心法》	治疗：滋阴降火
明	张景岳	《景岳全书》	治疗：阳中求阴，阴中求阳
	汪绮石	《理虚元鉴》	虚劳专著

过盛，脏气损伤，正气短时难以恢复，日久而成虚劳。久病而成虚劳者，随疾病性质的不同，损耗人体的气血阴阳各有侧重。如热病日久，则耗伤阴血；寒病日久，则伤气损阳；瘀血日久，则新血不生；或病后失于调理，正气难复，均可演变为虚劳。

5. 误治失治 由于辨证诊断有误，或选用药物不当，以致精气损伤。若多次失误，既延误疾病的治疗，又使阴精或阳气受损难复，从而导致虚劳。

（二）病机

本病的病损部位主要在五脏，尤以脾肾两脏更为重要。引起虚损的病因，往往首先导致某一脏气、血、阴、阳的亏损，而由于五脏相关，气血同源，阴阳互根，所以在虚劳的病变过程中常互相影响，一脏受病，累及他脏，气虚不能生血，血虚无以生气；气虚者，日久阳也渐衰；血虚者，日久阴也不足；阳损日久，累及于阴；阴虚日久，累及于阳。以致病势日渐发展，而病情趋于复杂。

本病的主要病机是气、血、阴、阳的虚损。虚劳的病因病机演变见图7-6-1。

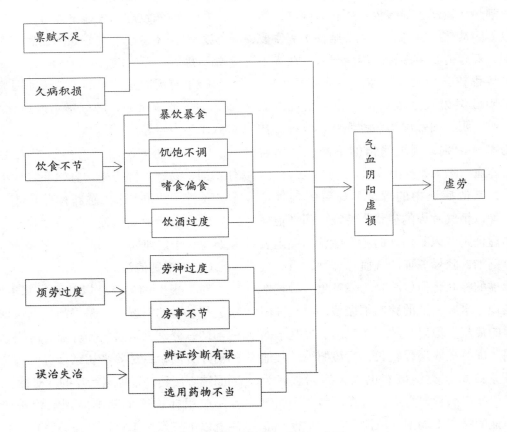

图7-6-1 虚劳病因病机演变示意图

【诊断与鉴别诊断】

（一）诊断

1. 多见神疲体倦，心悸气短，面容憔悴，自汗盗汗，或五心烦热，或畏寒肢冷，脉虚无力等症。

2. 具有引起虚劳的致病因素及较长的病史。

3. 排除类似病证。应着重排除肺痨及其他病证中的虚证类型。

（二）鉴别诊断

1. 肺痨 肺痨系正气不足而被痨虫侵袭所致，主要病位在肺，具有传染性，以阴虚火旺为其病理特点，以咳嗽、咯痰、咯血、潮热、盗汗、消瘦为主要临床症状，治疗以养阴清热、补肺杀虫（抗结核）为主要治则；而虚劳则由多种原因所导致，久虚不复，病程较长，无传染性，以脏腑气、血、阴、阳亏虚为其基本病机，分别出现五脏气、血、阴、阳亏虚的多种症状，以补虚扶正为基本治则，根据病情的不同而采用益气、养血、滋阴、温阳等法。

2. 其他病证中的虚证 虚劳的各种证候，均以精气亏虚的症状为特征，而其他病证的虚证则各以其病证的主要症状为突出表现。例如，眩晕一证的气血亏虚型，虽有气血亏虚的症状，但以眩晕为最突出、最基本的表现；水肿一证的脾阳不振型，虽有脾阳亏虚的症状，但以水肿为最突出、最基本的表现。虚劳一般病程较长，病势缠绵，其他病证中的虚证类型虽然也以久病属虚者为多，但亦有病程较短而呈现虚证者。例如泄泻一证的脾胃虚弱型，以泄泻伴有脾胃亏虚的症状为主要表现，临床病例中有病程长者，但亦有病程短者。

【辨证论治】

（一）辨证要点

1. 辨气血阴阳 虚劳的辨证应以气、血、阴、阳为纲，五脏虚候为目。一般说来，病情单纯者，病变比较局限，容易辨清其气、血、阴、阳亏虚的属性和病及脏腑的所在。但由于气血同源、阴阳互根、五脏相关，所以各种原因所致的虚损往往互相影响，由一虚渐至两虚，由一脏而累及他脏，使病情趋于复杂和严重，辨证时应加注意。

2. 辨兼夹病证 虚劳一般均有较长的病程，辨证施治时还应注意有无兼夹病证，尤其应注意下述三种情况：

（1）因病致虚、久虚不复者，应辨明原有疾病是否还继续存在。如因热病、寒病或瘀结致虚者，原发疾病是否已经治愈。

（2）有无因虚致实的表现。如因气虚运血无力，形成瘀血；脾气虚不能运化水湿，以致水湿内停等。

（3）是否兼夹外邪。虚劳之人由于卫外不固，易感外邪为患，且感邪之后不易恢复；治疗用药也与常人感邪有所不同。

若有以上兼夹病证，在治疗时应分别轻重缓急，予以兼顾。

（二）治则治法

对于虚劳的治疗，以补益为基本原则。在进行补益的时候，一是必须根据病理属性的不同，分别采取益气、养血、滋阴、温阳的治疗方药；二是要密切结合五脏病位的不同而选方用药，以加强治疗的针对性。

应用补益这个基本原则治疗虚劳，需注意以下三点：①重视补益脾肾在治疗虚劳中的作用。因脾胃为后天之本、为气血生化之源，脾胃健运，五脏六腑、四肢百骸方能得以滋养。肾为先天之本，寓元阴元阳，为生命的本元。重视补益脾肾，先后天之本不败，则能促进各脏虚损的恢复。②对于虚中夹实及兼感外邪者，当补中有泻，扶正祛邪。辩证地看，祛邪亦可起到固护正气的作用，防止因邪恋而进一步损伤正气。③虚劳的病程较长，影响因素较多，要将药物治疗与饮食调养及生活调摄密切结合起来，方能收到更好的治疗效果。

（三）分证论治

气虚

1. 肺气虚

（1）症状及分析

恶风自汗，声音低怯——肺气不足，表卫不固；

时寒时热，平素易于感冒——肺气亏虚，营卫失和；

面白，舌质淡，脉弱——肺气亏虚之证。

（2）治法：补益肺气。

（3）主方及分析：补肺汤。

人参、黄芪——益气补肺；

熟地黄、五味子——益肾敛肺；

紫菀、桑白皮——肃肺止咳。

（4）加减

无咳嗽者，可去桑白皮、紫菀；

自汗较多者，加牡蛎、麻黄根；

若气阴两虚而兼见潮热、盗汗者，加鳖甲、地骨皮、秦艽。

2. 心气虚

（1）症状及分析

心悸，气短，神疲体倦——心气不足，鼓动无力；

自汗、劳则尤甚——劳则耗气，心肺气虚；

舌质淡，脉弱——心气不足，气血不能上荣，鼓动无力。

（2）治法：益气养心。

（3）主方及分析：七福饮。

人参、白术、炙甘草——益气养心；

熟地黄、当归——滋补阴血；

酸枣仁、远志——宁心安神。

（4）加减

自汗多者，可加黄芪、五味子；

饮食少思，加砂仁、茯苓。

3. 脾气虚

（1）症状及分析

饮食减少，食后胃脘不舒——脾气虚弱，运化失职，水谷内停；

倦怠乏力——脾虚日久，气血乏源，肢体失养；

大便溏薄——脾运失职，水湿下注；

面色萎黄——气血虚弱不能上养头面；

舌淡苔薄，脉弱——脾虚气弱。

（2）治法：健脾益气。

（3）主方及分析：加味四君子汤。

人参、黄芪、白术、甘草——益气健脾；

茯苓、白扁豆——健脾除湿。

（4）加减

胃失和降而兼见胃脘胀满、嗳气呕吐者，加陈皮、半夏；

食积停滞而见脘闷腹胀、嗳气酸腐、苔腻者，加神曲、麦芽、山楂、鸡内金；

气虚及阳，脾阳渐虚而兼见腹痛即泻、手足欠温者，加肉桂、炮姜。

4. 肾气虚

（1）症状及分析

神疲乏力——肾虚形神失养；

腰膝酸软——肾气不充，不能作强；

小便频数而清、女子白带清稀——肾虚失于固摄；

舌质淡，脉弱——肾虚气弱。

（2）治法：益气补肾。

（3）主方及分析：大补元煎。

人参、山药、炙甘草——益气固肾；

杜仲、山茱萸——温补肾气；

熟地黄、枸杞子、当归——补养精血。

（4）加减

神疲乏力甚者，加黄芪；

尿频较甚及小便失禁者，如菟丝子、五味子、益智仁；

脾失健运而兼见大便溏薄者，去熟地黄、当归，加肉豆蔻、补骨脂。

血虚

1. 心血虚

（1）症状及分析

心悸——心血不足，心失所养；

眩晕，健忘、面色不华——血虚不能上荣清窍；

失眠，多梦——血不养心，神不守舍；

舌质淡，脉细或结代——心血不足。

（2）治法：养血宁心。

（3）主方及分析：养心汤。

人参、黄芪、茯神、五味子、甘草——益气生血；

当归、川芎、柏子仁、酸枣仁、远志——养血宁心；

肉桂、半夏曲——温中健脾，以助气血

之生化。

（4）加减

失眠、多梦较甚，可加合欢花、首乌藤。

2. 肝血虚

（1）症状及分析

头晕，目眩——肝血亏虚，风阳上扰；

胁痛，肢体麻木，筋脉拘急，或筋惕肉瞤——肝血虚，筋脉失养；

妇女月经不调甚则闭经——肝血不足，不能充养冲任；

面色不华——血虚不能上荣；

舌质淡，脉弦细或细涩——肝血不足。

（2）治法：补血养肝。

（3）主方及分析：四物汤。

熟地黄、当归——补血养肝；

白芍、川芎——和营调血。

（4）加减

血虚甚者，加制何首乌、枸杞子、鸡血藤；

胁痛，加丝瓜络、郁金、香附；

视物模糊，加楮实子、枸杞子、决明子。

阴虚

1. 肺阴虚

（1）症状及分析

干咳，咽燥，咯血，甚或失音——阴液亏虚，肺失濡润，宣肃失常，虚火灼络；

咯血，潮热，盗汗，面色潮红——阴虚生内热；

舌红少津，脉细数——阴虚内热之象。

（2）治法：养阴润肺。

（3）主方及分析：沙参麦冬汤。

沙参，麦冬、玉竹——滋养肺阴；

天花粉、桑叶——清热润燥；

白扁豆、甘草——益气培中。

（4）加减

咳嗽甚者，加百部、款冬花肃肺止咳；

咯血，加白及、仙鹤草、小蓟凉血止血；

潮热，加地骨皮、银柴胡、秦艽、鳖甲养阴清热；

盗汗，加牡蛎、浮小麦固表敛汗。

2. 心阴虚

（1）症状及分析

心悸，失眠——心阴虚，心神失养；

烦躁，潮热，盗汗——阴虚生内热；

口舌生疮，面色潮红——心开窍于舌，虚火上蒸于口舌；

舌红少津，脉细数——心阴不足之象。

（2）治法：滋阴养心。

（3）主方及分析：天王补心丹。

生地黄、玄参、麦冬、天冬——养阴清热；

人参、茯苓、五味子、当归——益气养血；

丹参、柏子仁、酸枣仁、远志、朱砂——养心安神；

桔梗——载药上行。

（4）加减

火热偏盛而见烦躁不安、口舌生疮者，去当归、远志之辛温，加黄连、木通、淡竹叶；

潮热，加地骨皮、银柴胡、秦艽；

盗汗，加牡蛎、浮小麦。

3. 脾胃阴虚

（1）症状及分析

口干唇燥，不思饮食——脾胃阴虚，运化失司，津不上承；

大便燥结——津亏不润，无水舟停；

干呕，呃逆——胃失和降，胃气上逆；

舌干，苔少或无苔，脉细数——脾胃阴亏之象。

（2）治法：养阴和胃。

（3）主方及分析：益胃汤。

沙参、麦冬、生地黄、玉竹——滋阴养液；

冰糖——养胃和中。

（4）加减

口干唇燥甚者，为津亏较甚，加石斛、天花粉；

不思饮食甚者，加麦芽、白扁豆、山药；

呃逆，加柿蒂、竹茹；

大便干结，将原方之冰糖改为蜂蜜。

4. 肝阴虚

（1）症状及分析

头痛，眩晕，耳鸣，目干畏光，视物不明——肝阴虚，清窍失养；

急躁易怒，或肢体麻木，筋惕肉瞤，面潮红——肝阳化风；

舌干红，脉弦细数——肝阴不足之象。

（2）治法：滋阴养肝。

（3）主方及分析：补肝汤。

生地黄、当归、白芍、川芎——养血柔肝；

木瓜、甘草——酸甘化阴；

酸枣仁——滋养肝阴。

（4）加减

头痛、眩晕、耳鸣较甚，或筋惕肉瞤，为风阳内盛，加石决明、菊花、钩藤、刺蒺藜；

目干涩畏光，或视物不明者，加枸杞子、女贞子、草决明；

急躁易怒，尿赤便秘，舌红脉数者，为肝火亢盛，加龙胆、黄芩、栀子。

5. 肾阴虚

（1）症状及分析

腰膝酸软，两足痿弱——肾阴虚，精血不足，筋骨失养；

遗精——阴虚火旺，精关不固；

眩晕，耳鸣，甚则耳聋——肾虚清窍失养；

口干，咽痛，颧红——阴虚内热，虚火上炎；

舌红，少津，脉沉细——肾阴不足之象。

（2）治法：滋补肾阴。

（3）主方及分析：左归丸。

熟地黄、龟甲胶、枸杞子、山药、菟丝子、牛膝——滋补肾阴；

山茱萸、鹿角胶——温补肾气，助阳生阴。

（4）加减

遗精，加牡蛎、金樱子、芡实、莲须；

潮热、口干、咽痛、脉数为阴虚而火旺，去鹿角胶、山茱萸，加知母、黄柏、地骨皮。

阳虚

1. 心阳虚

（1）症状及分析

心悸——心阳虚不能温煦血脉；

自汗——阳虚不固；

神倦嗜卧，形寒肢冷，面色苍白——阳虚不能温煦；

心胸憋闷疼痛——心阳虚，心脉不畅；

舌质淡或紫暗，脉细弱或沉迟——心阳不足之象。

（2）治法：益气温阳。

（3）主方及分析：保元汤。

人参、黄芪——益气扶正；

肉桂、甘草、生姜——温通阳气，共奏益气温阳之效。

（4）加减

心胸疼痛者，加郁金、川芎、丹参、三七；

形寒肢冷，为阳虚较甚，加附子、巴戟天、仙茅、淫羊藿、鹿茸。

2. 脾阳虚

（1）症状及分析

腹胀纳少——脾阳虚衰，运化失职；

形寒，神倦乏力，少气懒言——阳虚寒凝，失于温煦；

大便溏薄，肠鸣腹痛，每因受寒或饮食不慎而加剧——阳虚水谷不化；

舌质淡，苔白，脉弱——脾阳不足之象。

（2）治法：温中健脾。

（3）主方及分析：附子理中汤。

党参、白术、甘草——益气健脾；

附子、干姜——温中祛寒。

（4）加减

腹中冷痛较甚，为寒凝气滞，可加高良姜、香附或丁香、吴茱萸；

食后腹胀及呕逆者，为胃寒气逆，加砂仁、半夏、陈皮；

腹泻较甚者，为阳虚温甚，加肉豆蔻、补骨脂、薏苡仁。

3. 肾阳虚

（1）症状及分析

腰背酸痛——肾虚不能作强，腰府失养；

遗精，阳痿，多尿或不禁——肾失固摄；

面色苍白，畏寒肢冷，下利清谷或五更腹泻——肾阳虚，火不暖土；

舌质淡胖，有齿痕，苔白，脉沉迟——肾阳不足之象。

（2）治法：温补肾阳。

（3）主方及分析：右归丸。

附子、肉桂——温补肾阳；

杜仲、山茱萸、菟丝子、鹿角胶——温补肾气；

熟地黄、山药、枸杞子、当归——补益精血，滋阴以助阳。

（4）加减

遗精，加金樱子、桑螵蛸、莲须，或金锁固精丸；

脾虚以致下利清谷者，减去熟地黄、当归等滋腻滑润之品，加党参、白术、薏苡仁；

命门火衰以致五更泄泻者，合四神丸；

阳虚水泛以致浮肿、尿少者，加茯苓、泽泻、车前子，或合五苓散；

肾不纳气而见喘促、短气，动则更甚者，加补骨脂、五味子、蛤蚧。

（四）其他治疗

1. 中成药 人参五味子片：用于气血不足，心脾两虚证。

固本益肠片：用于脾肾阳虚证。

麦味地黄丸：肺肾阴虚证。

2. 中成药 刺五加 5～10g，水煎服，适用于肺脾气虚、心脾两虚及脾肾阳虚证。

黄精 9～15g，水煎服，适用于肺、脾、肾亏虚及气血两虚之证。

【预防调护】

预防与护理对虚劳的好转、治愈具有重要作用。虚劳过程中，感受外邪，耗伤正气，通常是病情恶化的重要原因；而虚劳病人由于正气不足，卫外不固，又容易招致外邪入侵，故应注意冷暖，避风寒，适寒温，尽量减少伤风感冒。人体气血全赖水谷以资生，故调理饮食对虚劳至关重要。一般以富于营养，易于消化，不伤脾胃为原则；对辛辣厚味，过分滋腻、生冷不洁之物，则应少食甚至禁食；吸烟嗜酒有损正气，应该戒除。生活起居要有规律，做到动静结合，劳逸适度。根据自己体力的情况，可适当参加户外散步、气功锻炼、打太极拳等活动。病情轻者，可适当安排工作和学习。适当节制房事。过分的情志刺激，易使气阴伤耗，是使病情加重的重要原因之一。而保持情绪稳定，舒畅乐观，则有利于虚劳的康复。

【临证要点】

1. 注意五脏气血阴阳的关联性 对虚劳的辨证论治，既应以气血阴阳为纲，五脏虚候为目，又应注意其间的相互联系。如临床常见肺脾两虚、肺肾两虚、心脾两虚、肝肾阴虚、脾肾阳虚、心肾阳虚、阴阳两虚等，必须联系起来处理。在五脏中，重视补益脾肾在治疗中的作用。

2. 补血需兼补气 血为气之母，血虚证均会有不同程度的气虚表现，故补血应适当配伍补气药，益气以生血，补血时常配黄芪、人参、党参、白术等补气药物。

3. 注意阴阳互根 在补阴或补阳时，应重视阴阳互根理论，善补阳者，必于阴中求阳，则阳得阴助而生化无穷；善补阴者，必于阳中求阴，则阴得阳升而泉源不竭。

4. 注意虚中夹实　对于虚中夹实或兼感外邪者，当补虚泻实，扶正祛邪。祛邪可以防止因邪变而进一步损伤正气，起到固护正气的作用。虚证日久，恢复较慢，用药必须平和，不可峻补。

【名医经验】

张琪大补肾元治虚劳早衰经验　肾者主蛰，封藏之本，内寓元阴元阳，故为先天之本。肾病虚损虽有阴虚、阳虚之别，但阴阳互根，久病常易相互累及，即"阳损及阴，阴损及阳"，转而变为阴阳两虚，乃肾病虚损常见之候，故治虚损及慢性消耗性疾病等，必须注意阴阳两伤，治疗须滋阴扶阳兼顾，既可促进生化之机，而又避免互伤之弊。张景岳有"阴中求阳，阳中求阴"之论，其意盖在于此，缘滋阴之品，其性多柔润滋腻，常影响脾胃之运化，易导致胀满腹泻；扶肾阳之品，其性则辛温燥热，易伤阴液。故古人之制方，有于补肾阴药中加用助阳之品，如肾气丸、地黄饮子等；也有于助肾阳药中加入滋肾阴之品，如大菟丝子丸，姜、桂、附、鹿茸与生地黄等补肾阴药合用，意在从阴引阳，阳复阴生，以助化源之机，务使滋阴不碍阳，助阳不伤阴，故宜于虚劳久病阴阳两虚者。但阴阳两虚辨证时应注意其偏胜，如阴虚偏胜者，应侧重于滋阴，少加助阳之剂；阳虚偏胜者则宜重在助阳，少加滋阴之品，力避只注意一面，而忽视另一面，方能达到补偏救弊之目的。

医案分析

主人有久立腿酸，更立两行房，则两足必然无力，久则面黄体瘦，口臭肢热，盗汗骨蒸，人以为瘵病也，谁知起于伤骨乎？夫骨中藉髓以能坚，骨无髓则骨空矣，又何所恃而能立乎。然而伤骨亦能耗髓，况立而行房则骨与髓两伤矣，何能水病哉。且伤骨中之髓者，即伤肾中之精也。髓涸者，肾水先涸也。肾涸不能化髓，骨中所以空虚也。故欲补骨中之髓，必先补肾中之精，方用充髓丹：

熟地黄二两，山茱萸一两，金钗石斛五钱，地骨皮三钱，沙参五钱，牛膝三钱，五味子一钱，茯苓三钱，水煎服。

摘自：《辨证录·虚损门》

按：此方填补真阴，使肾水充足，精满髓充而骨健也。倘用冷药以损胃，或用热药以助阳，则熬干津液，燥以益燥，必成为痨瘵而不救矣。

【古籍选录】

《素问·阴阳应象大论》："形不足者，温之以气；精不足者，补之以味。"

《难经·十四难》："损其肺者，益其气；损其心者，调其营卫；损其脾者，调其饮食，适其寒温；损其肝者，缓其中；损其肾者，益其精，此治损之法也。"

《诸病源候论·虚劳病诸候》："夫虚劳者，五劳、六极、七伤是也。"

《景岳全书·虚损》："病之虚损，变态不同，因有五劳七伤，证有营卫脏腑。然总之则人赖以生者，唯此精气，而病唯虚损者，亦唯此精气。气虚者，即阳虚也；精虚者，即阴虚也。"

《理虚元鉴·治虚有三本》："治虚有三本，肺、脾、肾是也。肺为五脏之天，脾为百骸之母，肾为性命之根，治肺、治脾、治肾，治虚之道毕矣。"

【文献推介】

1. 沈会，陶汉华，张诏，等.朱炜楷基于《金匮要略》虚劳理论探讨慢性肾功能衰竭的辨治规律 [J]. 中华中医药杂志，2014，29（3）：752-754.

2. 王耀巍，杜佳楠，陈志伟，等. 268 例特发性疲劳证候要素应证组合研究 [J]. 北京中医药大学学报，2015，38（11）：781-784.

【小结】

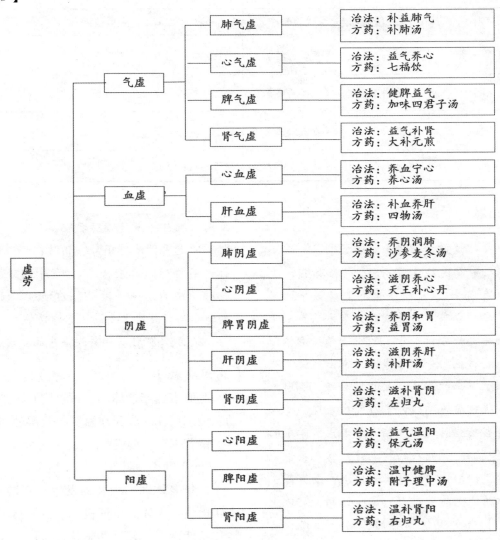

【复习思考题】

1. 试述虚劳的辨证要点？

2. 治疗虚劳为什么要"阳中求阴，阴中求阳"？

（石岩）

第七节　肥胖

肥胖是以体内膏脂堆积过多，使体重超过一定范围为主症的一种病证。或伴有头晕乏力、神疲懒言、少动气短等症状，是多种其他疾病发生的基础。西医学中的单纯性（体质性）肥胖、代谢综合征等疾病可参照本节进行辨证论治。其他具有明确病因的继发性肥胖，应以治疗原发病为主。对于无症状的 2 型糖尿病，若肥胖者可参考本病辨证论治。肥胖的历史沿革见表 7-7-1。

表 7-7-1　肥胖的历史沿革

朝代	代表医家	代表著作	主要论述
战国—西汉	—	《黄帝内经》	病因病机：喜食甘美而多肥
东汉	张仲景	《金匮要略》	病因病机：夫尊荣人，骨弱肌肤盛
元	朱丹溪	《丹溪心法》	病因病机：痰湿 治疗：湿热、气虚
明	张景岳	《景岳全书》	病因病机：气虚

知识拓展

《黄帝内经》肥胖三型

《黄帝内经》中记载："人有脂，有膏，有肉。"这应该是世界肥胖医学最早以"脂肪分布"为原则的分型方法。依历代相关文献分析，膏人的特点是：形体肥胖，脂肪主要分布于腹部，常出现腹肌宽纵肉肥下垂的形态；且皮肤松缓，腘肉不坚，肌肤质地绵软，多有气虚表现，膏人肥胖当属脂肪之肥，相当于现代医学中的"腹型肥胖"。脂人的特点是：其人虽形体肥胖，但形体匀称，体形协调，没有某一部位的比例特别过大；皮肤饱满，质地中等，相当于现代医学的"均一性肥胖"，属于全身脂肪之肥。肉人的特点是：体形宽大，肌肉壮盛，皮肉结实；多见大骨架、虎背熊腰、肩宽背厚等外形特征，可见肉人肥胖并不是脂肪之肥，而是肌肉之肥，即是一种体重正常、脂肪、肌肉均达标但不超标的健康状态。《黄帝内经》对肥胖三型的划分，对肥胖的预后、预测、判断和治疗具有重要的指导意义。

摘自：《肥胖及相关疾病中西医诊疗》

【病因病机】

肥胖多因年老体弱、过食肥甘、缺乏运动、情志所伤、先天禀赋等导致湿浊痰瘀内聚，留着不行，形成肥胖。

（一）病因

1. 年老体弱　肥胖的发生与年龄有关，中年以后，人体的生理机能由盛转衰，脾的运化功能减退，又过食肥甘，运化不及，聚湿生痰，痰湿壅结，或肾阳虚衰，不能化气行水，酿生水湿痰浊，故而肥胖。

2. 饮食不节　暴饮暴食之人，常胃热偏盛，腐化水谷之功能亢旺。大量摄入肥甘厚味，久则致脾之运化功能受损。进一步发展，则导致超量水谷不能化为精微，遂变生膏脂，随郁气之流窜而停于筋膜腔隙，形成肥胖。

3. 劳逸失调　久卧伤气，久坐伤肉，伤气则气虚，伤肉则脾虚，脾气虚弱，运化失司，水谷精微不能输布，水湿内停，形成肥胖。

4. 先天禀赋　阳热体质，胃热偏盛，食欲亢进，食量过大，脾运不及，可致膏脂痰湿堆积，形成肥胖。

5. 情志所伤　七情内伤，脏腑气机失调，水谷运化失司，水湿内停，痰湿聚集，亦成肥胖。

（二）病机

本病的病变部位主要在脾胃与肌肉，与肾虚关系密切，亦与心肺的功能失调及肝失疏泄有关。

本病的发病机理是胃强脾弱，酿生痰湿，导致气郁、血瘀、内热壅塞。阳明阳盛，胃强者易于化热，胃热消灼，使水谷腐熟过旺。脾为土性，易伤阳气，易受湿阻，乃生痰之源。胃纳太过，壅滞脾土，一则酿生湿热，进而化生痰湿；二则损伤脾阳，脾失运化而生痰湿。痰湿阻碍气机而致气郁。痰湿、气郁均可壅郁生热。痰阻、气郁、内热可形成瘀血。

本病的病理性质有虚实两端，且相互转化。本虚多为脾肾气虚，或兼心肺气虚；标实为胃热、痰湿，痰湿常与气郁、瘀血、水湿相兼为病，故痰瘀互结、痰气交阻、痰饮水肿者常见。临床病机之间的转化常见于三种情况：一是虚实之间的转化。如肥胖早期阶段，胃强者过食肥甘，水谷精微超过机体的需要而化为痰湿，聚为膏脂，形成肥胖。但如长期饮食太过，加上痰湿郁遏，则可损伤脾胃，使脾阳不振、脾虚不运，也可导致胃失受纳，后天失养，正气渐耗，病性逐渐由实转虚，久则脾病及肾，终致脾肾两虚。脾虚失于运化，痰湿内生，停于脏腑，阻于经络，气因湿阻，瘀因痰生，而致痰湿、气郁、瘀血相杂，从而转为以邪实为主之证，或正虚与邪实兼杂。二是病理产物之间的相互转化。如痰湿内停日久，阻滞气血的运行，可导致气滞或血瘀。而气滞、痰湿、瘀血日久，常可化热，转化为郁热、痰热、湿热或瘀热互结。三是肥胖病变日久，常变生他病。《内经》中已经认识到肥胖与消瘅等病证有关，极度肥胖者，常易合并消渴、头痛、眩晕、胸痹、中风、胆胀、痹证等。肥胖的病因病机演变见图7-7-1。

【诊断与鉴别诊断】

（一）诊断

1. 以形体肥胖为主要表现。

2. 起病缓慢，病程长。一旦形成肥胖，不易短时间内减轻体重。

3. 常有嗜食肥甘、缺乏运动的习惯，或有肥胖病的家族史。可因长期过重的精神压力以及不适当地服用药物诱发。

4. 常伴有身体沉重、头晕乏力、行动迟缓，甚或动则喘促等症状。肥胖病变日久，常变生他病。易合并消渴、眩晕、中风等。

测量体重、身高、腰围、腹围、血压，进行血脂、血糖、血清胰岛素、黄体生成素、皮质醇、睾酮等检查，计算体重指数可反映身体肥胖程度。腰围或腰臀比可反映脂

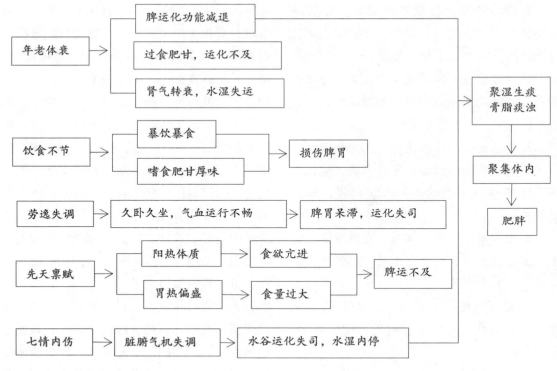

图 7-7-1　肥胖病因病机演变示意图

肪分布。必要时行 CT 或 MRI 计算皮下脂肪厚度或内脏脂肪量。也可通过身体密度测量法、生物电阻抗法、双能 X 线吸收法测定体脂总量。

（二）鉴别诊断

1. 水肿

见表 7-7-2。

表 7-7-2　肥胖与水肿鉴别

鉴别要点	肥胖	水肿
共同点	形体肥胖，甚则臃肿	
不同点	饮食不节，缺乏运动，先天禀赋等原因引起，经治疗体重可减轻，但较慢	风邪袭表、疮毒内犯、外感水湿、久病劳倦等导致，以颜面、四肢浮肿为主，严重者可见腹部胀满，全身皆肿。经治疗体重可迅速减轻并降至正常

2. 黄胖

见表 7-7-3。

表 7-7-3　肥胖与黄胖鉴别

鉴别要点	肥胖	黄胖
共同点	面部肥胖	
不同点	由于年老体弱，饮食不节，缺乏运动，情志所伤，先天禀赋等原因引起，以腹部肥胖，即向心性肥胖为特征	由肠道寄生虫与食积所致，以面部黄胖肿大为特征

【辨证论治】

（一）辨证要点

1. 辨虚实　本病辨证虽有虚、实之不同，但由于实邪停滞是导致体重增加的根本，故总体上是实多而虚少，早期以虚为主，病久可由虚致实，证见虚实夹杂。实主要在于胃热、痰湿、气郁血瘀。虚主要是脾气亏虚，进而可出现脾肾阳气不足。虚实相兼者，当同时有虚、实两类证候，又当细辨其虚与实孰多孰少之不同。

2. 辨标本 本病之标主要是膏脂堆积，可同时兼有水湿、痰湿壅郁。而导致膏脂堆积的根本，多在于胃热消灼、脾虚失运、脾肾阳气不足等，痰湿、气郁、瘀血久留，也是导致膏脂堆积不化的原因。临床辨证须抓住标本关键，若以脾胃等脏腑功能失调为主，痰湿、瘀血症状不重时，视其标缓可先治其本、后治其标；若痰浊、气滞、血瘀作祟，阻止气机变生急症者，视其标急则先治其标，后治其本；标本并重者，可标本同治。

3. 辨脏腑病位 本病病位以脾、胃为主，涉及五脏。肥胖而多食，或伴口干、大便偏干，病多在胃；肥胖伴乏力、少气懒言、疲倦少动，或伴大便溏薄、四肢欠温，病多在脾；或伴腰酸背痛，或腿膝酸软、尿频清长、畏寒足冷，病多在肾；或伴心悸气短、少气懒言、神疲自汗等，常病及心肺；或伴胸胁胀闷、烦躁眩晕、口干口苦、大便秘结、脉弦等，常病及肝胆。

（二）治则治法

补虚泻实是本病治疗的基本原则。

虚则补之，多用益气健脾；病及于肾，则当益气补肾。实则泻之，常用清胃降浊或祛湿化痰法，并结合消导通腑、行气利水、行气化瘀或痰瘀同治等，以消除膏脂、痰浊、水湿、瘀血及郁热。虚实夹杂者，当补虚泻实并举。

（三）分证论治

1. 胃热火郁

（1）症状及分析

肥胖多食，消谷善饥——胃热内盛，腐熟太过，脾运不及，膏脂瘀积；

大便不爽，甚或干结、尿黄，或口干口苦，喜饮水——胃热内盛，耗伤津液；

舌质红，苔黄，脉平或偏数——胃热炽盛，热邪熏灼，可见舌质红，苔黄，热邪亢盛，气血运行加速，可见数脉。

（2）治法：清胃泻火，佐以消导。

（3）主方及分析：白虎汤合小承气汤。

知母、石膏——清泄阳明胃腑郁热；

甘草、粳米——益胃生津，清热除烦；

大黄——清泄阳明大肠之热；

枳实、厚朴——行气散结。

（4）加减

热盛耗气，症见疲乏、少力，加党参，甚者可用西洋参；

消谷善饥，口苦，嘈杂，加黄连；

口干多饮，加天花粉、葛根。

2. 痰湿内盛

（1）症状及分析

形体肥胖，身体沉重，肢体困倦，脘痞胸满，喜卧懒动——痰湿内盛，困遏脾运，阻滞气机；

嗜食肥甘醇酒——损伤脾胃，脾不运化，湿浊内生，蕴酿成痰；

头晕——痰蒙清窍；

口干而不欲饮——水液输布障碍；

舌质淡胖或大，苔白腻或白滑，脉滑——水湿内停见舌质淡胖或大，痰湿内盛见苔白腻或白滑，脉滑。

（2）治法：化痰利湿，理气消脂。

（3）主方及分析：导痰汤合四苓散。

茯苓、白术、泽泻、猪苓——淡渗利湿；

半夏、陈皮、胆南星、枳实、生姜——燥湿化痰，理气消脂；

甘草——调和诸药。

（4）加减

胸满，胸闷，加薤白、瓜蒌皮；

脘痞，加砂仁、豆蔻；

口干，加天花粉；

大便秘结，加瓜蒌仁、火麻仁；

舌质胖大明显者，加桂枝。

3. 气郁血瘀

（1）症状及分析

肥胖懒动，喜太息，胸闷胁满——肝失疏泄，气机郁滞；

面晦唇暗，肢端色泽不鲜，甚或青紫——瘀血内阻，血行不畅；

女性月经不调，量少甚或闭经，经血色暗或有血块——瘀血内阻，冲任不通；

男子性欲下降甚至阳痿——气机不畅，血行紊乱，经络失畅，宗筋失养；

便干——气机郁滞，通降失常；

失眠——气郁化火，邪火扰动心神；

舌质暗或有瘀斑瘀点，舌苔薄，脉或滑或涩——气血运行不畅见舌质暗或有瘀斑瘀点，气郁血阻可见脉或滑或涩。

（2）治法：理气解郁，活血化瘀。

（3）主方及分析：血府逐瘀汤。

枳壳、柴胡、白芍、香附——理气疏郁；

桃仁、红花、当归、川芎、川牛膝——活血化瘀；

赤芍、生地黄——活血养血；

桔梗——载药上行。

（4）加减

大便干燥难排，加三棱、莪术、大黄；

失眠，加首乌藤、合欢皮；

阳痿，加水蛭、淫羊藿；

月经稀少，加月月红、泽兰、益母草；

舌苔黄，加栀子、知母；

病延日久，痰瘀互结，导痰汤合血府逐瘀汤，或瓜蒌薤白半夏汤合桃红四物汤。

4. 脾虚不运

（1）症状及分析

既往多有暴饮暴食史，肥胖臃肿——饮食不节，损伤脾胃，致水谷变生膏脂；

神疲乏力，身体困重——脾虚气弱，运化无力，湿邪停滞；

四肢轻度浮肿，晨轻暮重，劳累后更为明显——脾虚不运，水湿溢于肌肤；

饮食如常或偏少，脘腹痞满——脾气虚弱，运化失职；

小便不利，大便溏或便秘——脾虚水湿不运，下注肠间，或气虚肠道传送无力；

舌质淡胖，边有齿印，苔薄白或白腻，脉濡细——脾虚水湿内盛可见舌质淡胖，边有齿痕，脾虚湿浊内困可见苔薄白或白腻，脾虚湿滞可见脉濡细。

（2）治法：健脾益气，渗利水湿。

（3）主方及分析：参苓白术散合防己黄芪汤。

人参、白术、黄芪、山药、甘草、大枣——健脾益气；

茯苓、莲子肉、白扁豆、薏苡仁、防己、生姜——淡渗利湿以实脾；

砂仁——燥湿醒脾；

桔梗——宣肺，通调水道。

（4）加减

身体困重明显，加佩兰、广藿香；

脘腹痞闷，加半夏；

浮肿明显，加泽泻、猪苓。

5. 脾肾阳虚

（1）症状及分析

形体肥胖，易于疲劳——脾肾阳虚，气化温煦失职，水湿内停，功能活动减退；

四肢不温，甚或四肢厥冷，喜食热饮——脾肾阳气亏虚，机体失于温煦；

小便清长——肾阳虚弱，固摄失司；

舌淡胖，舌苔薄白，脉沉细——脾肾阳虚，水湿内停，可见舌淡胖，苔薄白；阳虚气陷，不能升举，脉气鼓动无力可见脉沉细。

（2）治法：补益脾肾，温阳化气。

（3）主方及分析：真武汤合苓桂术甘汤。

附子、桂枝——温肾阳，补脾阳；

白术、茯苓——健脾益气行水；

生姜——温阳散寒；

白芍——敛阴而制姜、桂、附之燥性；

甘草——调和诸药。

（4）加减

嗜热食而恶冷饮者，加炮姜；

气虚明显、乏力困倦者，加党参、黄芪；

肢厥者，加干姜。

（四）其他治疗

1. 中成药　枳实导滞丸、木香槟榔丸、防风通圣丸：用于胃热火郁证。

保和丸：用于痰湿内盛证。

失笑散、桃核承气汤、桂枝茯苓丸：用于气郁血瘀证。

平胃散：用于脾虚不运证。

金匮肾气丸合理中丸、济生肾气丸：用于脾肾阳虚证。

2. 单方验方　健脾减肥汤：黄芪30g，茯苓20g，白术20g，陈皮15g，半夏9g，薏苡仁30g，石菖蒲15g，泽泻10g，生山楂30g，荷叶30g，草决明30g，大黄6g。此方健脾益气、除湿化痰、消积降脂。

王琦经验方：苦杏仁12g，防己15g，泽泻20g，白芥子10g，冬瓜皮20g，荷叶20g，人参6g，苍术10g，黄芪20g，陈皮10g，生蒲黄15g，川楝子12g，豆蔻6g。此方主治单纯性肥胖痰湿体质之人，兼气虚证者亦可用。既可水服，又可作散剂，连服3个月。

【预防调护】

本病重在预防。肥胖的预防应从儿童开始，其关键是控制饮食和增加体力活动。忌食肥甘厚味、辛香燥烈等高热量饮食，宜清淡、低脂、低盐饮食。坚持长期有规律的运动，包括走路、跑步、游泳、打球、登山、打太极拳等。长期肥胖者，应在医生指导下进行。

【临证要点】

1. 病至后期可见阴虚阳亢　肥胖属于痰湿、气郁、血瘀者，常可化热，进而伤阴。胃腑郁热也常伤阴。因此，病至后期可出现阴虚阳亢证，表现为体胖、情绪急躁、心烦易怒、食欲旺盛、头晕胸闷、大便干结，舌质红，苔少，脉弦细，可用平肝潜阳之法，治以镇肝熄风汤。

2. 病证结合有助于提高疗效　研究表明，具有减肥作用的中药有生何首乌、荷叶、茶叶、菟丝子、枸杞子、玉竹、生地黄、莱菔子、栀子、防己、泽泻、赤小豆、薏苡仁、猪苓、茯苓、柴胡、菊花、茵陈、大黄、芦荟、女贞子、墨旱莲、苍术、夏枯草、三棱、丹参、魔芋、决明子、番泻叶、冬瓜皮、车前子、芒硝、火麻仁、昆布、海藻等，临证时在辨证论治的基础上，可酌情选用。

3. 终生坚持非药物治疗　科学的生活方式是治疗肥胖的根本，必须持之以恒，严格控制饮食，坚持天天运动。运动只有在配合饮食控制的条件下才能取得良好效果，必须同步进行。

【名医经验】

王琦辨质分型治疗肥胖　王氏认为肥胖与痰湿体质最为密切，察肥胖临证之规律，将肥胖分为气虚肥胖、痰湿肥胖和血瘀肥胖三型。临床上发现一些肥胖患者常见肤白肌松，稍活动即气喘吁吁，容易感冒，疲乏，困倦，嗜睡，舌苔白腻等气虚表现。认为气虚导致津液运化失司，脾不散精，精微物质运行输布障碍与转化失调，并最终导致肥胖的根本原因。王氏通过健脾益气之法治疗气虚肥胖，临床常用黄芪、白术、制苍术、茯苓、泽泻、薏苡仁等。痰湿肥胖者，临床常见患者腹部肥满松软，面部皮肤油脂较多，多汗且黏，胸闷，痰多，口黏腻或甜，喜食肥甘，舌苔腻，脉滑等。王氏采用祛"邪"逐层分消的方法，痰壅在肺者，多用紫苏子、莱菔子、白芥子等；痰结在胸者，多用半夏、薤白、瓜蒌等；痰凝在脾者，多用白术、茯苓、苍术，并用制何首乌补肾益精，肉桂补命门心包之火，以助痰消。王氏认为肥胖最终可发展为浊聚生瘀的血瘀之象，临床可见皮肤色素沉着、身体某部位疼痛等表现。治疗以行气活血、化瘀消脂为法。药用姜黄、生蒲黄、熟大黄、当归、苏木等。

医案分析

张某，男，45岁。初诊日期：2005年8月12日。

患者患肥胖症3年，慢性胃炎病史7年余。3年前无明显诱因出现肥胖，以致行走困难，不能工作。3年来，经多方检查，仅发现三酰甘油轻度升高，余无异常，按内分泌紊乱治疗亦未取效。现症见：身体肥胖，头昏沉，倦怠乏力，动则易汗，多梦健忘；食后腹胀，大便溏薄，每日2～3次；舌质淡，舌体胖大，边有齿痕，苔白腻，脉濡缓。查体：面色白，身体呈对称性肥胖，体重92.5kg，身高175cm，血压150/100mmHg；甲状腺无肿大，心肺无异常，皮肤无紫纹，腹壁脂肪厚，下肢轻度凹陷性浮肿。肝肾功能检查无异常。

西医诊断：肥胖症，特发性水肿。

中医诊断：肥胖，水肿。

中医辨证：脾胃气虚，痰湿阻滞。

治法：健脾益气，祛湿化痰。

处方：健脾豁痰汤加味（经验方）。

具体药物：白术10g，茯苓20g，泽泻18g，玉米须30g，桂枝6g，半夏10g，厚朴10g，砂仁8g，广木香6g，山楂15g，鸡内金10g，橘红10g，郁金10g，石菖蒲10g，甘草3g。25剂，水煎服，每日1剂，分2次服。忌食生冷肥甘之品，调理饮食，适当运动。

二诊（9月10日）：头昏沉、多梦、乏力、腹胀等症减轻；大便成形，每日1次；体重90.5kg，稍有减轻；舌淡红，舌体胖大稍减，边有浅齿痕。今诸症减轻，大便成形，减祛湿化痰之玉米须、橘红，加活血化瘀之桃仁、丹参、莪术以增强消瘀祛脂之力。处方：白术10g，茯苓20g，泽泻12g，桂枝6g，半夏10g，厚朴10g，砂仁8g，广木香6g，山楂15g，鸡内金10g，郁金10g，石菖蒲10g，桃仁10g，丹参15g，莪术10g，甘草3g。30剂，水煎服。

三诊（10月15日）：体重减至82kg，双下肢凹陷性水肿、头晕头沉、多梦、倦怠等症状消失，饮食增加，无胀满感，行走有力；舌质淡红，舌体胖大，苔薄白，脉沉细。血压130/90mmHg。今体重再减，浮肿、头昏沉等症消失，纳食佳，血压正常，舌脉亦趋正常，提示脾虚湿阻之象已解，于上方加党参15g补中益气，扶正固本，连服20剂进一步巩固疗效。6个月后随访，体重未再增加。

摘自：《李振华辨治单纯性肥胖症验案1则》，出《上海中医药杂志》（2009）

按：本例患者素体脾虚，胃病日久不愈，结合脉症分析，其病机为脾失健运，水谷精微输布排泄失常，精微留着而成痰湿，发为肥胖、水肿。方中白术、茯苓、泽泻、玉米须健脾利湿；桂枝振奋脾阳，并助膀胱之气化以通阳利湿；半夏、橘红、厚朴、砂仁、广木香理气燥湿、祛痰导滞；山楂、鸡内金消肉积、化瘀滞，与石菖蒲配郁金豁痰行气，相得益彰。临床对脾虚致胖应用本方，可增强机体代谢能力，有消瘀祛脂之功。

【古籍选录】

《素问·奇病论》："此肥美之所发也，此人必数食甘美而多肥也，肥者令人内热，甘者令人中满，故其气上溢，转为消渴。"

《丹溪心法·中湿》："凡肥人沉困怠惰，是湿热，宜苍术、茯苓、滑石。凡肥白之人，沉困怠惰，是气虚，宜二术、人参、半夏、草果、厚朴、芍药。"

《石室秘录·肥治法》："肥人多痰，乃气虚也。虚则气不能运行，故痰生之，则治痰焉。可独治痰哉？必须补其气，而后兼消其痰为得耳。然而气之补法，又不可纯补脾胃之土，而当兼补命门之火，盖火能生土，而土自生气，气足而痰自消，不治痰正所以治痰也。"

【文献推介】

1. 杨玲玲，倪诚，李英帅，等.王琦治疗肥胖经验[J].中医杂志，2013，54（21）：1811-1813.

2. 李智滨，崔志梅.王淑玲健脾化湿法治疗单纯性肥胖经验[J].中医临床研究，2015，7（18）：8-9.

3. 李合国.李振华辨治单纯性肥胖症验案1则[J].上海中医药杂志，2009，43（2）：13-14.

【小结】

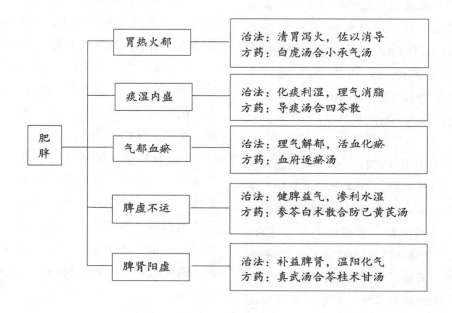

肥胖
- 胃热火郁 —— 治法：清胃泻火，佐以消导
  方药：白虎汤合小承气汤
- 痰湿内盛 —— 治法：化痰利湿，理气消脂
  方药：导痰汤合四苓散
- 气郁血瘀 —— 治法：理气解郁，活血化瘀
  方药：血府逐瘀汤
- 脾虚不运 —— 治法：健脾益气，渗利水湿
  方药：参苓白术散合防己黄芪汤
- 脾肾阳虚 —— 治法：补益脾肾，温阳化气
  方药：真武汤合苓桂术甘汤

【复习思考题】

1. 如何理解"肥人多气虚"？
2. 如何理解肥胖与痰、瘀的关系？

（谢春光）

第八节　自汗、盗汗

自汗、盗汗是指由于阴阳失调，腠理不固，而致汗液外泄失常的病证。其中，不因外界环境因素的影响，而白昼时时汗出，动辄益甚者称为自汗；寐中汗出，醒来即止者称为盗汗。西医学中的甲状腺功能亢进、植物神经功能紊乱、风湿热、低血糖症、虚脱、休克及结核病、肝病、黄疸等某些传染病的发热期和恢复期，如以汗出为主要表现者，均可参考本节进行辨证论治。自汗盗汗的历史沿革见表7-8-1。

【病因病机】

自汗、盗汗的病因主要有体虚久病、表虚受风、烦劳过度、情志失调、饮食不节。基本病机是阴阳失调，腠理不固而致汗液外泄失常。

（一）病因

1. 病后体虚　素体薄弱，病后体虚，或久患咳喘，耗伤肺气。肺与皮毛相表里，肺气不足之人，肌表疏松，表虚不固，腠理开泄而致自汗。或因表虚卫弱，复加微受风邪，导致营卫不和，卫外失司，而致汗出。

2. 情志不调　思虑烦劳过度，损伤心脾，血不养心，心不敛营，则汗液外泄。或因耗伤阴精，虚火内生，阴津被扰，不能自藏而汗泄。亦有因忿郁恼怒，气机郁滞，肝郁化火，火热逼津外泄，而致汗出。

3. 饮食不节　嗜食辛辣厚味，或素体湿

表 7-8-1　自汗盗汗的历史沿革

朝代	代表医家	代表著作	主要论述
战国—西汉	—	《黄帝内经》	生理病理：指出汗液为血液所化生，为心所主，并区别生理性和病理性汗出
宋	陈无择	《三因极一病证方论》	鉴别诊断：区别自汗、盗汗
元	朱丹溪	《丹溪心法》	病因病机：自汗属气虚、血虚、阳虚、痰，盗汗属血虚、阴虚
明	张景岳	《景岳全书》	病因病机：自汗盗汗，亦各有阴阳之证，不得谓自汗必属阳虚，盗汗必属阴虚也
清	叶天士	《临证指南医案》	治疗：自汗重在补气，盗汗重在补阴
	王清任	《医林改错》	病因病机：血瘀

热偏盛，以致湿热内盛，邪热郁蒸，津液外泄而致汗出增多。

（二）病机

自汗、盗汗的病位在卫表肌腠，病变脏腑涉及肺、心、肝、肾。基本病机是阴阳失调，腠理不固，而致汗液外泄失常。

自汗、盗汗的病理性质有虚实两端，以虚者为多。自汗多属气虚不固，盗汗多属阴虚内热。因肝火、湿热等邪热所致者，则属实证。虚实之间每可兼见或互相转化。自汗久则可以伤阴，盗汗久则可以伤阳，出现气阴两虚，或阴阳两虚之证。邪热郁蒸，病久伤阴，则见虚实兼杂之证等。

汗为心之液，由精气所化，不可过泄。若自汗、盗汗持续时间较长，常发生精气耗伤的病变，以致出现气阴两虚或阴阳两虚之候。自汗盗汗的病因病机演变见图 7-8-1。

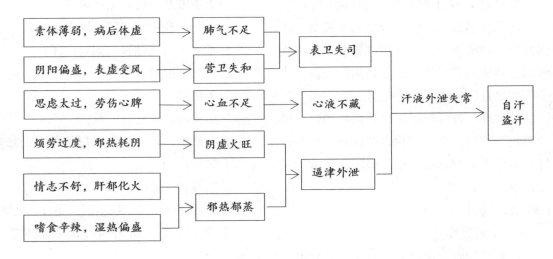

图 7-8-1　自汗盗汗病因病机演变示意图

【诊断与鉴别诊断】

（一）诊断

1. 不因外界环境的影响，在头面、颈胸，或是四肢、全身出汗为本病的主要临床症状。

2. 白昼时时汗出，动辄益甚者为自汗；寐中汗出，醒来即止者为盗汗。

3. 有病后体虚、表虚受风、思虑烦劳过度、情志不舒、嗜食辛辣等易于引起自汗、盗汗的病因存在。

血红细胞沉降率、抗链球菌溶血素"O"、血清甲状腺激素和性激素测定及胸部 X 线摄片、痰培养等检查有助于本病的诊断。

（二）鉴别诊断

1. 脱汗　脱汗发生于病情危重之时，正气欲脱，阳不敛阴，以致汗液大泄，表现大汗淋漓或汗出如珠，常同时伴有声低息短、精神疲惫、四肢厥冷、脉微欲绝或散大无力等症状。其汗出的情况及病情的程度均较自汗、盗汗为重。

2. 战汗　战汗则发生于急性热病过程中，症见发热烦渴，突然全身恶寒战栗，继而汗出，热势渐退，多为正气拒邪，若正胜邪退，乃属病趋好转之象。与阴阳失调、营卫不和之自汗、盗汗迥然有别。

3. 黄汗　黄汗则以汗出色黄如柏汁，染衣着色为特点，多因湿热内蕴所致。可为自汗、盗汗中的邪热郁蒸型，但汗出色黄的程度较重。

【辨证论治】

（一）辨证要点

应着重辨别阴阳虚实。自汗多属气虚不固，然实证也或有之；盗汗多属阴虚内热，然气虚、阳虚、湿热也间或有之。病程较久或较重者，会出现阴阳虚实错杂的情况。自汗久可以伤阴，盗汗久可以伤阳，出现气阴两虚或阴阳两虚之证。

（二）治则治法

虚证应益气、养阴、补血、调和营卫；实证当清肝泄热、化湿和营；虚实夹杂者，则根据虚实的主次而适当兼顾。此外，由于自汗、盗汗均以腠理不固，津液外泄为共同病变，故可酌加麻黄根、浮小麦、糯稻根、五味子、瘪桃干、牡蛎等固涩敛汗之品，以增强止汗的作用。

（三）分证论治

1. 肺卫不固

（1）症状及分析

汗出恶风，易于感冒——肺气亏虚，肌表疏松，表虚不固；

稍劳尤甚——动则耗气，气不摄汗；

体倦乏力，面色少华——气虚之象；

脉细弱，苔薄白——气虚之象。

（2）治法：益气固表。

（3）主方及分析：玉屏风散。

黄芪——补脾肺之气，固表止汗；

白术——益气健脾，固表止汗；

防风——散风祛邪。

（4）加减

气虚甚者，加党参、黄精。

兼有阴虚，而见舌红、脉细数者，加麦冬、五味子；

兼阳虚者，加附子；

汗多者加浮小麦、糯稻根、龙骨、牡蛎；

半身汗或者局部出汗者，可配合甘麦大枣汤。

2. 阴虚火旺

（1）症状及分析

夜寐盗汗，或有自汗——阴精亏虚，虚火内生，热逼津液外泄；

五心烦热，午后潮热，两颧色红——虚热内蒸；

口渴——阴虚有热而津液不足；

舌红少苔，脉细数——阴虚火旺之象。

（2）治法：滋阴降火。

（3）主方及分析：当归六黄汤。

当归、生地黄、熟地黄——滋阴养血，敛阴止汗，壮水之主以制阳光；

黄连、黄芩、黄柏——苦寒清热，泻火坚阴；

黄芪——益气固表。

（4）加减

潮热甚者，加秦艽、银柴胡、白薇；

阴虚为主，而火热不甚者，可改用麦味地黄丸。

3. 心血不足

（1）症状及分析

睡则汗出，醒则自止——劳心过度，心血暗耗，或久病血虚，心血不足，神不守舍，入夜神气外浮；

心悸怔忡，失眠多梦——血不养心；

神疲气短，面色少华——气血不足；

舌质淡，苔白，脉细——气血不足之象。

（2）治法：补养心血。

（3）主方及分析：归脾汤。

人参、白术、甘草——益气健脾；

当归、黄芪——补气生血；

远志、酸枣仁、茯神、龙眼肉——补心益脾安神；

木香——行气舒脾；

生姜、大枣——调和脾胃，以资化源。

（4）加减

心悸甚者，加龙骨、琥珀、珍珠；

不寐，加柏子仁、合欢皮以养心安神；

气虚者，加黄芪、浮小麦以固表敛汗。

4. 邪热郁蒸

（1）症状及分析

蒸蒸汗出，汗液易黏或衣服黄染——湿热内蕴，逼津外泄；

面赤烘热，烦躁，口苦，小便色黄——热蒸津液外泄；

舌苔薄黄，脉象弦数——湿热郁蒸之象。

（2）治法：清肝泄热，化湿和营。

（3）主方及分析：龙胆泻肝汤。

龙胆、黄芩、栀子——清肝泻火；

泽泻、木通、车前子——清利湿热；

当归、生地黄——滋阴养血；

柴胡——疏畅肝胆之气并可引诸药入肝胆；

甘草——调和诸药。

（4）加减

湿热内蕴，而热势不盛者，可改用四妙丸；

胃火上攻，头部蒸蒸汗出者，可用竹叶石膏汤。

（四）其他治疗

1. 中成药　玉屏风丸：用于肺卫不固证。

知柏地黄丸、麦味地黄丸：用于阴虚火旺证。

归脾丸、人参归脾丸、柏子养心丸、朱砂安神丸：用于心血不足证。

龙胆泻肝丸、柴胡疏肝丸：用于邪热郁蒸证。

2. 单方验方　黄芪 15g，大枣 5 枚、浮小麦 15g，水煎服，每日 2 次。可治气虚自汗。

乌梅 10 枚，浮小麦 15g，大枣 5 枚，水煎服，每日 2 次。治阴虚盗汗。

五倍子粉适量，温水或醋调成糊状，每晚临睡前敷脐中，用橡皮膏固定。用于盗汗。

龙骨、牡蛎粉适量，每晚睡前外扑。用于自汗、盗汗，汗出不止者。

【预防调护】

适当运动，增强体质，使卫表腠理固密，是预防汗证的重要方面。其他尚需注意劳逸适度，饮食有节，生活有常。

在护理方面，汗出之时，腠理空虚，易感外邪，故当避风寒，以防感冒。汗出之后应及时擦拭。出汗较多者，应经常更换内衣，以保持清洁。由于热邪而引起的汗证，应按发热患者观察和护理。

【临证要点】

1. 辨别是否有原发疾病 自汗、盗汗是临床杂病中较为常见的一个病证，也可作为虚劳、痨瘵、失血、妇人产后血虚等病证中的一个常见症状出现，在辨证论治时要加以区别。而对于后者的治疗，在止汗的同时更应侧重于原发病的控制。

2. 着重辨明阴阳虚实 自汗多属气虚，盗汗多属阴虚，但亦有阳虚盗汗、阴虚自汗者，因此，必须四诊合参，才能辨证准确。临床亦有由郁火、湿热、瘀血等导致自汗、盗汗者，故清泄郁火、清热化湿、活血化瘀法亦渐受重视。

3. 止汗药物的应用 由于自汗、盗汗均以腠理不固、津液外泄为共同病变，故可酌加麻黄根、浮小麦、糯稻根、五味子、瘪桃干、牡蛎等固涩敛汗之品，以增强止汗的功能。

【名医经验】

王静安病因结合汗出部位辨治汗证的经验 王氏治疗汗证多宗《丹溪心法》"自汗属气虚、血虚、湿、阳虚、痰""盗汗属血虚、阴虚"的观点。王氏认为临证时当详辨其因，并结合汗出部位辨证施治，不可一概敛汗止汗。一般来说，汗证以属虚者多。自汗多属气虚不固；盗汗多属阴虚内热。但因肝火、湿热等邪热郁蒸所致者，则属实证。病程久者或病变重者会出现阴阳虚实错杂的情况。自汗久则可以伤阴，盗汗久则可以伤阳，出现气阴两虚或阴阳两虚之证。就汗出部位而言，头汗多因上焦邪热或中焦湿热上蒸，逼津外泄；或病危虚阳浮越于上所致。半身汗可见于中风先兆、中风证、痿证、截瘫等病，多因患侧经络闭阻，气血运行不调所致。手足汗出多因热邪郁于内或阴虚阳亢，逼津外出而达于四肢所致。王氏在临床中多将辨证论治与经验用药相结合，每获良效。

医案分析

高某，男，60 岁，工程师。

患者经常夜寐盗汗，汗出湿衣，梦多易醒，怕风畏寒，口干而苦，便意频频，但大便尚属正常，舌淡红，苔薄黄，脉细带数。证属气阴两虚，心肺蓄热。治拟补益气阴，实表固卫，佐以清肺养心。

处方：黄芪 20g，白术 15g，防风 6g，太子参 12g，麦冬 10g，糯稻根 20g，瘪桃干 10g，炒黄芩 5g，熟枣仁 10g。7剂汗止。

摘自:《周仲瑛临床经验辑要》

按: 盗汗多属阴虚内热，自汗多属气虚、阳虚，然证之临床，盗汗亦有气虚、郁火、湿热、瘀血多端，故需仔细认真辨证。该例患者气虚表现明显，阴伤现象亦显著，虽也治以玉屏风散加味，但方中黄芪、白术的量较大，意在益气固表的同时又能健中扶土，并配太子参、麦冬益气养阴，因其有寐差、口苦、苔黄等心肺蓄热表现，故加酸枣仁宁心安神，少量黄芩以清肺热。诸药合用，相得益彰。

【古籍选录】

《伤寒明理论·自汗》:"自汗之证，又有表里之别焉，虚实之异焉。"

《秘传证治要诀及类方·盗汗自汗》:"眠熟而汗出者，曰盗汗，又名寝汗。不分坐卧而汗者，曰自汗。伤风、伤暑、伤寒、伤湿、痰嗽等自汗，已各载本门。其无病而常自汗出，与病后多汗，皆属表虚，卫气不固，荣血漏泄。"

《医学正传·汗证》:"其自汗者，无时而濈濈然出，动则为甚，属阳虚，胃气之所司也；盗汗者，寐中而通身如浴，觉来方知，属阴虚，营血之所主也。大抵自汗宜补阳调卫，盗汗宜补阴降火。"

【文献推介】

1. 李平. 路志正汗证辨治经验举隅 [J]. 中医杂志，1991，32（8）：12-13.

2. 丛军. 蔡淦治疗汗证验案 4 则 [J]. 上海中医药杂志，2007，41（1）：11-12.

3. 徐姗姗，徐元. 王静安教授治疗汗证验案 5 则 [J]. 江苏中医药，2007，39（12）：43-45.

4. 代晓光，陈晶，张琪. 国医大师张琪教授治疗一例疑难病案体会 [J]. 中医药信息，2011，28（3）：34-35.

【小结】

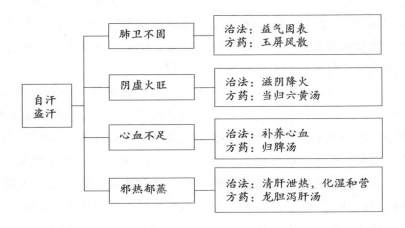

自汗盗汗
- 肺卫不固 —— 治法：益气固表　方药：玉屏风散
- 阴虚火旺 —— 治法：滋阴降火　方药：当归六黄汤
- 心血不足 —— 治法：补养心血　方药：归脾汤
- 邪热郁蒸 —— 治法：清肝泄热，化湿和营　方药：龙胆泻肝汤

【复习思考题】

1. 论述自汗、盗汗常见证型的主症、治法和方药？

2. 试述自汗与盗汗在临床表现及发病机理上有何异同？

（周亚滨）

第九节 厥证

厥证是以突然昏倒，不省人事，四肢逆冷为主要临床表现的一种病证。病情轻者，一般在短时间内苏醒，但病情重者，则昏厥时间较长，严重者甚至一厥不复而导致死亡。西医学中多种原因所致之晕厥，如癔症、高血压脑病、脑血管痉挛、低血糖症、出血性或心源性休克等，均可参考本节进行辨证论治。

表 7-9-1 厥证的历史沿革

朝代	代表医家	代表著作	主要论述
战国—西汉	—	《黄帝内经》	病名：暴厥、寒厥 临床表现：暴厥者，不知与人言；寒厥之为寒也，必从五指而上于膝
东汉	张仲景	《伤寒论》	病因病机：凡厥者，阴阳气不相顺接，便为厥 临床表现：厥者，手足逆冷是也
金	张从正	《儒门事亲》	病名：尸厥、痰厥、酒厥、气厥、风厥
明	李梴	《医学入门》	病因病机：区分外感发厥与内伤杂病厥证
明	张景岳	《景岳全书》	治疗：提出以虚实论治厥证

【病因病机】

本病的病因主要有情志内伤、体虚劳倦、亡血失津、饮食不节等方面。而以气机突然逆乱，升降乖戾，气血阴阳不相顺接为其主要病机。

（一）病因

1. 情志内伤 七情刺激，气逆为患，以恼怒致厥为多。若所愿不遂，肝气郁结，郁久化火，肝火上炎，或因大怒而气血并走于上等，以致阴阳不相顺接而发为厥证。此外，其人若平素体弱胆怯，加上突如其来的外界影响，如见死尸，或见鲜血喷涌，或闻巨响等，亦可使气血逆乱而致厥。

2. 体虚劳倦 元气素虚，复加空腹劳累，以致中气不足，脑海失养，或睡眠长期不足，阴阳气血亏耗，亦会成为厥证的发病原因。

3. 亡血失津 如因大汗吐下，气随液耗，或因创伤出血，或血证失血过多，以致气随血脱，阳随阴消，神明失主而致厥。

4. 饮食不节 嗜食酒酪肥甘，脾胃受伤，运化失常，以致聚湿生痰，痰浊阻滞，气机不畅，日积月累，痰愈多则气愈阻，气愈滞则痰更盛，如痰浊一时上壅，清阳被阻，则可发为昏厥。

（二）病机

病变所属脏腑主要在于心、肝而涉及脾、肾。心为精神活动之主，肝主疏泄条达，心病则神明失用，肝病则气郁气逆，乃致昏厥。但脾为气机升降之枢，肾为元气之根，脾病清阳不升，肾虚精气不能上注，亦可与心肝同病而致厥。

本病的发病机理主要是气机突然逆乱，升降乖戾，气血阴阳不相顺接。情志变动，最易影响气机运行，轻则气郁，重则气逆，逆而不顺则气厥。气盛有余之人，骤遇恼怒惊骇，气机上冲逆乱，清窍壅塞而发为气厥实证；素来元气虚弱之人，陡遇恐吓，清阳不升，神明失养，而发为气厥虚证。气与血阴阳相随，互为资生，互为依存，气血的病变也是互相影响的。素有肝阳偏亢，遇暴怒伤肝，肝阳上亢，肝气上逆，血随气升，气血逆乱于上，发为血厥实证；大量失血，血脱则气无所附，气血不能上达清窍，神明失养，昏不知人，则发为血厥虚证。由于情志过极、饮食不节以致气机升降失调运行逆乱，或痰随气升，阻滞神明，则发为痰厥。

由于体质和病机转化的不同，本病的病理性质有虚实之别。大凡气盛有余，气逆上冲，血随气逆，或夹痰浊壅滞于上，以致清窍闭塞，不知人事，为厥之实证；气虚不足，清阳不升，气陷于下，或大量出血，气随血脱，血不上达，气血一时不相顺接，以致神明失养，不知人事，为厥之虚证。

厥证之病理转归主要有三：一是阴阳气血相失，进而阴阳离决，发展为一厥不复之死证。二是阴阳气血失常，或为气血上逆，或为中气下陷，或气血痰浊内闭，气机逆乱而阴阳尚未离决，此类厥证之生死，取决于正气来复与否及治疗措施是否及时、得当。若正气来复，治疗得当，则气复返而生，反之，气不复返而死。三是表现为各种证候之间的转化。如气厥和血厥之实证，常转化为气滞血瘀之证；失血致厥的血厥虚证，严重者转化为气随血脱之脱证等。厥证的预后，主要取决于正气的强弱、病情的轻重，以及抢救治疗是否及时、得当。发病之后，若呼吸比较平稳，脉象有根，表示正气尚强，预后良好。反之，若气息微弱，或见昏聩不语，或手冷过肘、足冷过膝，或脉象沉伏如一线游丝，或如屋漏，或散乱无根，或人迎、寸口、跌阳之脉全无，多属危候，预后不良。厥证的病因病机演变见图7-9-1。

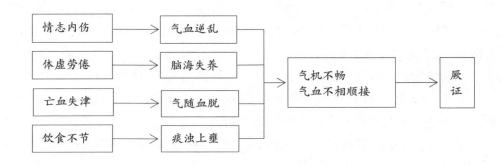

图 7-9-1　厥证病因病机演变示意图

【诊断与鉴别诊断】

（一）诊断

1. 临床表现为突然昏仆，不省人事，或伴四肢逆冷。

2. 发病前常有先兆症状，如头晕、视物模糊、面色苍白、出汗等，而后突然发生昏仆，不知人事，移时苏醒，发病时常伴有恶心、汗出，或伴有四肢逆冷，醒后感头晕、疲乏、口干，但无失语、瘫痪等后遗症。

3. 了解既往有无类似病症发生，查询发病原因。发病前有无明显的精神刺激、情绪波动的因素，或有大失血病史，或有暴饮暴食史，或有痰盛宿疾。

血压、血糖、脑血流图、脑电图、脑干诱发电位、心电图、胸部 X 线摄片、颅脑 CT、MRI 等检查有助于明确诊断。

（二）鉴别诊断

1. **眩晕** 眩晕有头晕目眩，视物旋转不定，甚则不能站立，耳鸣，但无神志异常的表现。与厥证突然昏倒，不省人事，迥然有别。

2. **中风** 中风以老年人多见，常有素体肝阳亢盛。其中脏腑者，突然昏仆，并伴有口眼㖞斜、偏瘫等症，神昏时间较长，苏醒后有偏瘫、口眼㖞斜及失语等后遗症。厥证可发生于任何年龄，昏倒时间较短，醒后无后遗症。但血厥之实证重者可发展为中风。

3. **痫证** 痫证常有先天因素，以青少年为多见。病情重者，虽亦为昏仆，不省人事，但发作时间短暂，且发作时常伴有号叫、抽搐、口吐涎沫、两目上视、小便失禁等。常反复发作，每次症状均相类似，苏醒缓解后可如常人。厥证之昏倒，仅表现为四肢厥冷，无叫吼、吐沫、抽搐等症。可做脑电图检查，以资鉴别。

4. **昏迷** 昏迷为多种疾病发展到一定阶段所出现的危重证候。一般来说发生较为缓慢，有一个昏迷前的临床过程，先轻后重，由烦躁、嗜睡、谵语渐次发展，一旦昏迷后，持续时间一般较长，恢复较难，苏醒后原发病仍然存在。厥证常为突然发生，昏倒时间较短，常因情志刺激、饮食不节、劳倦过度、亡血失津等导致发病。

【辨证论治】

（一）辨证要点

1. **辨病因** 厥证的发生常有明显的病因可寻。如气厥虚证，多发生于平素体质虚弱者，厥前常有过度疲劳、睡眠不足、饥饿受寒、突受惊恐等诱因；血厥虚证，则与失血有关，常继发于大出血之证；气厥实证及血厥实证，多发生于形壮体实者，而发作多与急躁恼怒、情志过极密切相关；痰厥好发于恣食肥甘，体丰湿盛之人，而恼怒及剧烈咳嗽常为其诱因。

2. **辨虚实** 厥证见症虽多，但概括而言，不外虚实二证，这是厥证辨证之关键所在。实证者表现为突然昏仆，面红气粗，声高息促，口噤握拳，或夹痰涎壅盛，舌红苔黄腻，脉洪大有力。虚证者表现眩晕昏厥，面色苍白，声低息微，口开手撒，或汗出肢冷，舌胖或淡，脉细弱无力。

3. **分气血** 厥证以气厥、血厥为多见，应注意分辨。其中尤以气厥实证及血厥实证两者易于混淆，应注意区别。气厥实者，乃肝气升发太过所致，体质壮实之人，肝气上逆，由惊恐而发，表现为突然昏仆，呼吸气粗，口噤握拳，头晕头痛，舌红苔黄，脉沉而弦；血厥实者，乃肝阳上亢，阳气暴涨，血随气升，气血并走于上，表现为突然昏仆，牙关紧闭，四肢厥冷，面赤唇紫，或鼻衄，舌质暗红，脉弦有力。

（二）治则治法

厥证乃危急之候，当及时救治为要，醒神回厥是主要的治疗原则，但具体治法又当辨其虚实。

实证当开窍、化痰、辟秽而醒神。开窍法适用于邪实窍闭之厥证，以辛香走窜的药物为主，具有通关开窍的作用。主要是通过开泄痰浊闭阻，温通辟秽化浊，宣窍通利气机而达到苏醒神志的目的。在使用剂型上应选择丸、散、气雾、含化以及注射之类药物，宜吞服、鼻饲、注射。本法系急救治标之法，苏醒后应按病情辨证治疗。

虚证当益气、回阳、救逆而醒神。适用于元气亏虚、气随血脱、津竭气脱之厥证。主要是通过补益元气、回阳救逆而防脱。对于失血、失津过急过多者，还应配合止血、输血、补液，以挽其危。由于气血亏虚，故不可妄用辛香开窍之品。

（三）分证论治

气厥

1. 实证

（1）症状及分析

突然昏倒，不知人事，口噤握拳——肝郁不舒，气机上逆，壅阻心胸，内闭神窍；

呼吸气粗——肝气上逆，肺气不宣；

四肢厥冷，情志异常，精神刺激而发作——气郁，阳气不能外达；

舌苔薄白、脉伏或沉弦——肝气郁闭。

（2）治法：开窍，顺气，解郁。

（3）主方及分析：通关散合五磨饮子。

皂角刺、细辛——辛温开窍；

沉香、乌药——降气调肝；

木香、槟榔、枳实——行气破滞；

（4）加减

肝阳偏亢，头晕而痛，面赤躁扰，加钩藤、石决明、磁石；

兼痰热，喉中痰鸣，加胆南星、浙贝母、橘红、竹沥；

醒后哭笑无常，睡眠不宁，加茯神、远志、酸枣仁。

2. 虚证

（1）症状及分析

眩晕昏仆，面色苍白，呼吸微弱，情绪紧张、恐惧、疼痛或站立过久诱发——元气素虚，清阳不升，神明失养；

汗出肢冷——阳气虚弱，卫外不固；

舌淡，脉沉细微——正气不足。

（2）治法：补气，回阳，醒神。

（3）主方及分析：生脉注射液、参附注射液、四味回阳饮。

人参、麦冬、五味子——益气生津；

附子、炮姜——救逆回阳。

（4）加减

汗多——加黄芪、白术、煅龙骨、煅牡蛎；

心悸不宁——加酸枣仁、远志、柏子仁；

食欲不振——加白术、茯苓、陈皮；

气虚及阳，阳气虚衰，重者发展为气脱证、亡阳证，应急以补气固脱，可急予生脉或参附注射液静滴或静推，再予参附龙牡汤、独参汤、回阳救急汤、苏合香丸，并且快速采取针灸急救治疗。

血厥

1. 实证

（1）症状及分析

突然昏倒，不知人事，牙关紧闭——暴怒气上，血随气升，菀阻清窍；

急躁恼怒而诱发——情志过极，肝气上逆；

面唇青紫，舌黯红，脉弦有力——气血并逆于上。

（2）治法：平肝潜阳，理气通瘀。

（3）主方及分析：羚角钩藤汤或通瘀煎。

①羚角钩藤汤

羚羊角（以水牛角代）、钩藤、桑叶、菊花——平肝潜阳；

白芍、生地黄——柔肝舒筋；

生甘草、竹茹、川贝、茯神——祛痰开窍，醒神安神。

②通瘀煎

乌药、青皮、木香、香附——顺气开郁；

当归、红花、山楂——活血散瘀；

泽泻——引气血下行。

（4）加减

急躁易怒，肝热甚，加菊花、牡丹皮、龙胆；

兼阴虚不足，眩晕头痛，加生地黄、枸杞子、珍珠母；

气血并逆于上，清窍壅塞，可先用清开灵注射液以开其闭；或吞服羚羊角粉，急救开窍。

2. 虚证

（1）症状及分析

突然昏厥，面色苍白，口唇无华——出血过多，气随血脱；

自汗肢冷，目陷口张，呼吸微弱——营阴内衰，正气不固；

四肢震颤——气血不达四末，筋脉失养；

舌质淡，脉芤或细数无力——血去阴伤。

（2）治法：补养气血。

（3）主方及分析：急用独参汤灌服，继服人参养营汤。

①独参汤

人参——大补元气，益气固脱；

②人参养营汤

人参、白术、黄芪、茯苓、炙甘草——健脾益气；

熟地黄、当归、白芍、大枣——滋阴补血；

肉桂、陈皮、生姜——助阳理气，鼓舞气血生长；

五味子、远志——养心安神。

（4）加减

自汗肤冷，呼吸微弱，加附子、干姜；

口干少津，加麦冬、玉竹、沙参；

心悸少寐，加龙眼肉、酸枣仁；

出血不止，加仙鹤草、藕节、侧柏叶；

本证易发展为血脱证或气随血脱之气血两脱证，应急予人参注射液、生脉注射液静滴或静推，并迅速找出出血原因，采取中西医紧急止血措施。

痰厥

（1）症状及分析

突然昏厥，喉有痰声，呕吐涎沫，呼吸气粗——恼怒气逆，痰随气升，上闭清窍；

喉有痰声，呕吐涎沫——平素多湿多痰，痰气相搏于气道；

呼吸气粗，恼怒或剧烈咳嗽后发作——

肝郁肺痹，气机不利；

舌苔白腻，脉沉滑——痰浊内阻。

（2）治法：行气豁痰。

（3）主方及分析：导痰汤。

陈皮、枳实——理气降逆；

半夏、胆南星、茯苓——燥湿祛痰。

（4）加减

痰气壅盛，加白芥子、紫苏子；

痰湿化热，加黄芩、栀子、竹茹、瓜蒌；

痰浊上泛，清窍壅塞，可先用清开灵注射液；或吞服羚羊角粉、至宝丹；

寒痰蒙闭，四肢逆冷者，宜用姜附汤；

喉中痰声，一时昏聩不知，言语不利可用稀涎散。

（四）其他治疗

1. 中成药　礞石滚痰丸：用于痰厥。

柴胡疏肝散、逍遥散、越鞠丸：用于气厥实证。

香砂六君子丸、归脾丸：用于气厥虚证。

清开灵注射液：用于血厥实证。

2. 刺络法　选十二井穴、十宣、大椎。大幅度捻转数次，出针后使其出血数滴，适用于实证。

【**预防调护**】

厥证常因情志内伤、体虚劳倦、亡血失津、饮食不节等诱发或加重。故预防厥证的发作应注意陶冶情操，避免不良的精神刺激和环境刺激；增强体质，劳逸结合；调节饮食，忌过食肥甘；忌烟酒及辛辣香燥之品。

对已发厥证者，要加强护理，密切观察病情变化，采取相应措施救治。患者苏醒后应消除其紧张情绪，针对不同的病因予以不同的饮食调养。

【**临证要点**】

1. 重视厥证急骤性、突发性和一时性特点　急骤发病，突然昏倒，移时苏醒。往往在发病前有明显的诱发因素，最多见的是情志过极，如暴怒、紧张、恐惧、惊吓等。发作前有头晕、恶心、面色苍白、出汗等先期症状。发作时昏仆，不知人事，或伴有四肢逆冷。对于重症患者，应采取中西医结合治疗，结合中成药、针灸等综合应急措施，及时救治。

2. 各型厥证，有其内在联系　例如气厥与血厥，因气为血帅、血为气母而互相影响；又如痰厥与气厥，由于痰随气动而互相联系。至于情志过极以致气血逆乱而发厥，则与气厥、血厥、痰厥均有密切关系。因此，临床上既要注意厥证不同类型的特点，又要把握厥证的共性，全面兼顾，方能提高疗效。

3. 厥证是内科常见危急重症　由于厥证常易进而并发脱证，故有时也厥脱并称。近十多年来，中医加强了对本证的研究与探索，治疗本证的药物剂型，已从传统的口服丸、散、片、汤剂型发展为多种剂型，尤其是注射剂型，给药途径也从单一口服发展为多途径给药，从而提高了中医治疗厥脱证的疗效。回阳救逆的参附注射液，以及益气养阴的生脉注射液和参麦注射液等，可根据临床情况，于急需时采用。

【**名医经验**】

张锡纯辨治痰厥经验　张氏在《医学衷中参西录》中提出点天突、捏结喉治疗痰厥。点天突穴方法："点时屈手大指（指长须剪之）以指甲贴喉，指端着穴，直向下用力（勿斜向里），其气即通。"捏结喉的方法：

"其令喉痒作嗽之力尤速。"并运用点天突穴结合捏结喉的方法："然当气不通时,以手点其天突穴,其气即通。捏结喉,必痒嗽吐痰后,其气乃通。故二法宜相辅并用。"另外,张氏针对痰厥呼吸暴停采用人工呼吸的方法,对热痰致厥者张氏单用生白矾以急救,对寒痰致厥者张氏喜用干姜,对于痰厥长久不醒者,张氏用麝香清油方灌之。对痰厥的治疗有一定的指导意义。

医案分析

陈姓,江苏人,其爱人病心膈痛,突尔昏迷不知人,不能动,冥然困厥,其脉参伍不调,时或一止,此病已多年,或三五月一发,或半年一发,或一月数发不等,轻则心膈痛,重则痛剧而晕瞀。移时苏醒,轻则一时半时,重则二三时方醒。

急处白薇汤:白薇四钱,当归须三钱,人参须二钱,甘草一钱,苏合香丸如大豆大三粒,分三次化开灌下,隔半时一次,不醒,再服一剂。翌日复诊病者已醒,言动如常。

摘自:《冉雪峰医案》

按:《本经》载白薇"气味苦咸平。主治暴中风,身热,肢满,忽忽不知人,狂惑邪气,寒热酸疼,温疟洗洗,发作有时"。血虚则阳热上冒,阴阳之气不相顺接,所以致厥。白薇治疗血虚烦乱,以其能利阴气、清血热,故白薇汤擅治妇人"郁冒血厥",人参益气,当归养血,以补不足,咸寒之白薇,清热安中而抑亢阳,则郁冒可除,血厥可愈。

【古籍选录】

《灵枢·五乱》："乱于臂胫,则为四厥;乱于头,则为厥逆,头重眩仆。"

《卫生宝鉴·厥逆》："病患寒热而厥,面色不泽,冒昧,两手忽无脉,或一手无脉,此是将有好汗。""杂病厥冷,手足冷或身微热,脉皆沉细微弱而烦躁者,治用四逆汤加葱白。"

《丹溪心法·厥》："厥逆也,手足因气血逆而冷也。"

《景岳全书·厥逆》："气厥之证有二,以气虚气实皆能厥也。气虚卒倒者,必其形气索然,色清白,身微冷,脉微弱,此气脱证也。……气实而厥者,其形气愤然勃然,脉沉弦而滑,胸膈喘满,此气逆证也。""血厥之证有二,以血脱血逆皆能厥也。血脱者如大崩大吐或产血尽脱,则气亦随之而脱,故致卒仆暴死。……血逆者,即经所云血之与气并走于上之谓。"

《证治汇补·厥》："人身气血,灌注经脉,刻刻流行,绵绵不绝,凡一昼夜,当五十营于身,或外因六淫,内因七情,气、血、痰、食皆能阻遏运行之机,致阴阳二气不相接续,而厥作焉。"

《石室秘录·厥症》："人有忽然厥,口不能言,眼闭手撒,喉中作鼾声,痰气甚盛,有一日即死者,有二三日而死者,此厥多犯神明,然亦因素有痰气而发也。"

《张氏医通·厥》："今人多不知厥证,而皆指为中风也。夫中风者,病多经络之受伤;厥逆者,直因精气之内夺。表里虚实,病情当辨,名义不正,无怪其以风治厥也。"

【文献推介】

1. 孙春霞, 颜乾麟. 颜亦鲁治疗厥证的经验 [J]. 上海中医药杂志, 2007, 41 (12): 8-9.

2. 周国琪, 陈晓, 李海峰.《内经》厥证名与现代病证名的比较 [J]. 中国中医基础医学杂志, 2003, 9 (11): 801-803, 806.

【小结】

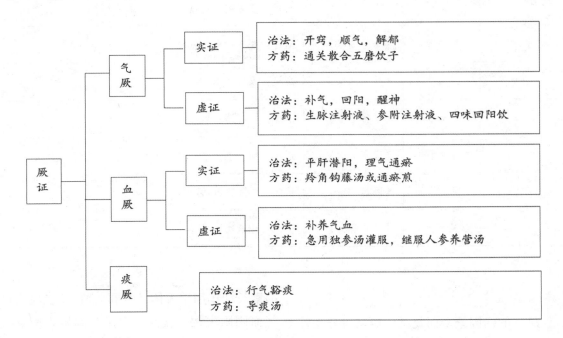

【复习思考题】

1. 厥证如何急救?

2. 哪些西医疾病归属于厥证范畴, 如何诊疗?

第十节　癌病

癌病是多种恶性肿瘤的统称, 以脏器组织发生异常增生为其基本特征。临床表现主要为肿块逐渐增大、表面高低不平, 质地坚硬, 时有疼痛, 并常伴见纳差、乏力、日渐消瘦等全身症状。癌病是常见病、多发病、难治性疾病, 是威胁人类健康和生命的主要疾病之一。本节着重介绍脑瘤、肺癌、大肠癌、肾癌、膀胱癌, 西医学中的相关肿瘤可参照本节论治。中医药治疗癌病以扶正祛邪为指导思想, 中西医结合治疗可以取长补短, 充分发挥各种治疗方法在癌病各阶段中的作用, 可提高疗效或减毒增效, 达到改善症状、提高生存质量、延长生存期的目的。癌病的历史沿革见表 7-10-1。

表 7-10-1　癌病的历史沿革

朝代	代表医家	代表著作	主要论述
殷	—	甲骨文	病名："瘤"的病名记载
战国—西汉	—	《黄帝内经》	病名：肠覃、石瘕、积聚、噎膈、昔瘤、筋瘤 治疗：坚者削之；结者散之；衰其大半而止，过者死
东汉	张仲景	《金匮要略》	治疗：鳖甲煎丸、桂枝茯苓丸
隋	巢元方	《诸病源候论》	病机：以虚为本
明	张景岳	《景岳全书》	治疗：攻、消、散、补四法
明	李中梓	《医宗必读》	治疗：初、中、末三期
清	王清任	《医林改错》	治疗：膈下逐瘀汤
清	吴师机	《理瀹骈文》	治疗：外治法

【病因病机】

癌病的病因繁多而复杂，概之可分为外因和内因两个方面，外因为感受六淫之邪、疫疠之气；内因包括七情怫郁、饮食不调、素有旧疾，或久病伤正、年老气衰等。本病多见于年老、脾肾衰败之人，故正气亏虚是发病基础，病机为内外合邪，正虚邪结。气滞、血瘀、痰凝、湿浊、癌毒是形成癌病的重要病理因素。

（一）病因

1. 感受六淫之邪、疫疠之气　六淫外邪、疫疠之气代表了癌病的外部致病因素，自然环境中存在着很多理化及生物致癌物质，近现代社会的工业污染、放射性污染、吸烟及粉尘雾霾等是癌病的重要病因，这些因素长期作用于人体，客邪久留，则致脏腑气血阴阳失调，气滞、血瘀、湿聚、痰凝、癌毒等聚结成块，发生癌病。

2. 七情怫郁　长期情志不遂，气机郁结，久则导致气滞血瘀，或气不布津，津凝为痰，血瘀、痰浊互结，渐而成块。

3. 饮食不调　不当的饮食习惯，过食腌腊炸烤，久食霉腐不洁食品，则浊毒内蕴，痰瘀互结，渐成肿块。

4. 素有旧疾　患病迁延，日久不愈，病邪反复侵伤脏腑正气，既使气血运行紊乱，产生气滞、血瘀、痰凝、毒蕴，又不断耗伤正气，无力驱邪，邪气壅结成块，形成癌瘤。

5. 年老气衰　癌病的发生以老年人为多

见，部分癌病的发病与禀赋不足有关。年老正气渐衰，特别是脾肾的虚损尤为明显，且随年高而宿疾日多。正气久虚，邪气久羁，成为癌病的发病基础。

（二）病机

癌病的基本病机为内外合邪，正虚邪结。正气亏虚是癌病的发病基础，多种病因相互兼夹，共同作用，形成气滞、血瘀、痰凝、湿浊、癌毒等重要病理因素，且相互纠结，日久积渐而成有形之肿块。

不同的癌病其病变部位不同，脑瘤病位在脑，肺癌病位在肺，大肠癌病位在肠，肾癌及膀胱癌病位在肾与膀胱。但由于肝主疏泄、条达气机，脾为气血生化之源，肾主髓、藏元阴元阳，故上述癌病的发生发展，与肝、脾、肾的关系也较为密切。

癌病总属本虚标实。多是因虚而得病，因虚而致实，是一种全身属虚，局部属实的疾病。初期邪盛而正虚不显，故以气滞、血瘀、痰结、湿聚、癌毒等实证为主。中晚期由于癌瘤耗伤人体气血津液，故多出现气血亏虚、阴阳两虚等病机转变，由于邪愈盛而正愈虚，本虚标实，病变错综复杂，病势日益深重。不同的癌病其病机上又各有特点。脑瘤的本虚以肝肾亏虚、气血两亏多见，标实以痰浊、瘀血、风毒多见；肺癌之本虚以阴虚、气阴两虚多见，标实以气阻、瘀血、痰浊多见；大肠癌的本虚则以脾肾双亏、肝肾阴虚为多见，标实以湿热、瘀毒多见；肾癌及膀胱癌的本虚以脾肾两虚、肝肾阴虚多见，标实以湿热蕴结、瘀血内阻多见。癌病的病因病机演变见图7-10-1。

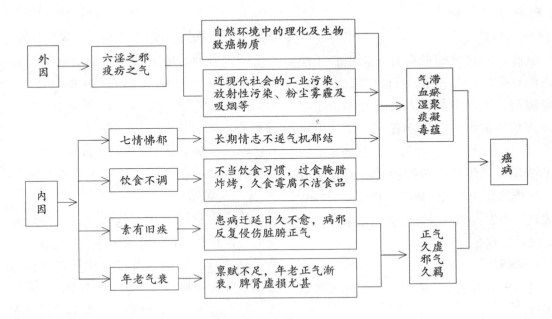

图 7-10-1 癌病病因病机演变示意图

知识拓展

癌 毒

近年来中医药学者提出了"癌毒"是癌病发病重要病机的学术观点。如国医大师周仲瑛教授认为，癌毒属毒邪之一，是在内外多种因素作用下，人体脏腑功能失调基础上产生的一种对人体有明显伤害的病邪，是肿瘤发生发展的特异性、关键性致病因子，具有猛烈性、顽固性、流窜性、隐匿性、损正性的特性。癌毒与痰、瘀、湿等病理因素胶结存在、互为因果、兼夹转化、共同为病，构成癌病的复合病机。

摘自:《周仲瑛教授"癌毒"学术思想探析》，出《中华中医药杂志》（2010）

【诊断与鉴别诊断】

（一）脑瘤

脑瘤是颅内肿瘤的简称，指生长于颅腔内的新生物，以头痛、呕吐、视力下降、感觉障碍、运动障碍、人格障碍等为主要临床表现。脑瘤可发生于任何年龄，但以20～40岁者最多。一般为缓慢起病，症状的演变以月、年计。转移性脑瘤的发展较快，病情的变化以日、周计。根据脑瘤的临床表现，中医古籍有关脑瘤的论述散见于头痛、眩晕、呕吐等病证中。

1. 诊断

（1）患者有头痛、呕吐、视力障碍等临床表现。

（2）随脑组织受损部位的不同而有相应的局部症状，有助于定位诊断。如大脑额叶前部肿瘤可见精神障碍，出现性格改变、进行性痴呆、癫痫发作等；额下回后部肿瘤可出现运动性失语；额叶后部中央前回运动区受压则产生对侧偏瘫。大脑顶叶部肿瘤以感觉障碍为主，感觉定位和感觉区别的能力消失。大脑颞叶部肿瘤则以听觉障碍为主。大脑枕叶部肿瘤可出现视野缺损。胼胝体部肿瘤精神症状明显。中脑部肿瘤早期易出现脑积水，而发生头痛、视盘水肿及呕吐等。小脑部肿瘤以运动失调为特征。桥脑部肿瘤则以交叉性偏瘫、交叉性感觉麻木及眼球垂直性震颤与眼外展麻痹为特征。

CT、MRI 检查肿瘤的部位、大小及浸润情况，是目前诊断脑瘤的主要手段。

2. 鉴别诊断

（1）脑血管疾病：部分脑瘤患者可见颅内压增高、偏瘫，应注意与脑血管疾病相鉴别。脑血管疾病多见于老年人，常有高血压和动脉硬化病史，多突然出现昏迷，可有颅内压增高症状和偏瘫。CT、MRI 有助于鉴别。

（2）癫痫：脑瘤患者可以有症状性癫痫，常伴有颅内压增高的症状（如头痛、呕吐、视力下降等）和其他局灶性症状（如精神障碍、感觉障碍、运动障碍等）持续存在。原发性癫痫通常缺少局灶性脑症状，发作过后多无明显症状。CT、MRI 有助于鉴别。

（二）肺癌

肺癌又称原发性支气管肺癌，为最常见的恶性肺肿瘤。肿瘤细胞源于支气管黏膜或腺体，常有区域性淋巴结转移和血行播散。早期常有刺激性咳嗽、痰中带血。进展速度与细胞生物学特性有关。发病年龄多在40岁以上，男性发病率高于女性。肺癌是常见的恶性肿瘤之一，且有逐年增高的趋势。根据肺癌的临床表现，中医古籍有关肺癌的论述散见于"肺积""息贲""咳嗽""咯血""胸痛"等病证中。

1. 诊断

（1）近期发生的呛咳，顽固性干咳持续数周不愈，或反复咯血痰，或同一部位反复发作的肺炎，不明原因的顽固性胸痛、气急、发热，或伴消瘦、疲乏等。

（2）原有慢性肺疾病，近来咳嗽性质改变。

（3）有长期重度吸烟史的男性，或长期在粉尘、空气污染环境中工作和生活的人群。

胸部 X 线检查、CT、支气管碘油造影，有助于肺癌的早期诊断。痰脱落细胞学检查是早期诊断肺癌的简单而有效的方法，阳性率在 80% 左右，多次检查阳性率可提高。纤维支气管镜检查可确定病变性质并进行病理检查，是确诊肺癌的重要方法。

2. 鉴别诊断

（1）肺痨：肺痨与肺癌均有咳嗽、咯血、胸痛、发热、消瘦等症状，两者很容易混淆，应注意鉴别。肺痨多发生于青壮年，而肺癌好发于 40 岁以上的中老年男性。部分肺痨患者已愈合的结核病灶所引起的肺部瘢痕可恶变为肺癌。肺痨经抗结核治疗有效，肺癌经抗结核治疗病情无好转。借助肺部 X 线检查、痰结核菌检查、痰脱落细胞学检查、纤维支气管镜检查等，有助于两者的鉴别。

（2）肺痈：肺痈患者也可有发热、咳嗽、咯痰的临床表现，应注意鉴别。典型的肺痈是急性发病，高热，寒战，咳嗽，咳吐大量脓臭痰，痰中可带血，伴有胸痛；肺癌发病较缓，热势一般不高，呛咳，咯痰不爽或痰中带血，伴见神疲乏力、消瘦等全身症状。肺癌患者在感受外邪时，也可出现高热、咳嗽加剧等症，此时更应详细询问病史，四诊合参，并借助肺部 X 线或 CT 检查、痰和血的病原体检查、痰脱落细胞学检查等实验室检查加以鉴别。

（3）肺胀：肺胀是多种慢性肺系疾患反复发作，迁延不愈所致的慢性肺部疾病。多发生于 40 岁以上人群，以咳嗽、咯痰、喘息、胸部膨满为主症；病程长达数年，反复发作。肺癌则起病较为隐匿，以咳嗽、咯血、胸痛、发热、气急为主要临床表现，伴见消瘦、乏力等全身症状，可借助肺部 X 线检查、痰脱落细胞学检查等进行鉴别。

（三）大肠癌

大肠癌包括结肠癌与直肠癌，是常见的消化道恶性肿瘤，以排便习惯与粪便性状改变，腹痛，肛门坠痛，里急后重，甚至腹内结块，消瘦为主要临床表现。本病多发生于 50 岁以上人群。根据其发病及临床特征分析，中医古籍有关大肠癌的论述散见于"肠积""积聚""癥瘕""肠覃""肠风""脏毒""下痢""锁肛痔"等病证中。

1. 诊断

（1）无明显诱因的大便习惯改变，如腹泻或便秘，或粪便带脓血、黏液或血便，而无痢疾、肠道慢性炎症等病史。

（2）近期出现持续性腹部不适，胀气，右腹或右上腹隐痛，经一般治疗症状不缓解，或并发肠梗阻。

（3）原因不明的贫血、体重减轻；晚期出现恶病质、腹水。

（4）直肠癌指检时可发现肿块，晚期出现腹部肿块。

直肠指诊、全结肠镜及病理学检查、钡灌肠X线检查、血清癌胚及肠癌相关抗原测定、直肠内超声扫描、CT等检查等可以明确诊断。

2. 鉴别诊断

（1）痢疾：痢疾与大肠癌在腹痛、泄泻、里急后重、排脓血便等临床症状上有相似点，要注意区别。痢疾是以腹痛腹泻、里急后重、排赤白脓血便为主要临床表现的具有传染性的外感疾病。一般发病较急，常以发热伴有呕吐开始，继则腹痛腹泻、里急后重、排赤白脓血便为突出的临床特征，其腹痛多呈阵发性，常在腹泻后减轻，腹泻次数可达每日10～20次，粪便呈胶冻状、脓血状。而大肠癌起病较为隐匿，早期症状多较轻或不明显，中晚期伴见明显的全身症状，如神疲倦怠、消瘦等，腹痛常为持续性隐痛，常见腹泻，但每日次数不多，泄泻与便秘交替出现是其特点。此外，实验室检查对明确诊断具有重要价值，如血常规、大便细菌培养、大便隐血试验、直肠指诊、全结肠镜检查等。

（2）痔疾：痔疾也常见大便带血、肛门坠胀或异物感的临床表现，应注意区别。痔疾属外科疾病，起病缓，病程长，一般不伴有全身症状，其大便下血特点为便时或便后出血，常伴有肛门坠胀或异物感，多因劳累、过食辛辣等而诱发或加重。直肠指诊、直肠镜等检查有助于明确诊断。

（四）肾癌、膀胱癌

肾癌是泌尿系常见的肿瘤，以血尿、腰痛、肿块、消瘦乏力等为主要临床表现。男性多于女性，40～60岁多发。根据肾癌的起病及临床表现，中医古籍有关肾癌的论述散见于"尿血""腰痛"等病证中。

膀胱癌是泌尿系常见的肿瘤，以血尿、尿频、尿急、尿痛、排尿困难、发热消瘦、恶病质等为主要临床表现。男性多于女性，50～70岁多发。中医古籍有关膀胱癌的论述散见于"尿血""血淋""癃闭"等病证中。

1. 诊断

肾癌早期常无症状，晚期部分患者可有典型的三联症：血尿、腰部疼痛、上腹或腰部肿块。膀胱癌典型临床表现为血尿、尿急、尿频、尿痛，或持续性尿意感。

尿检查可见肉眼血尿及镜下血尿；尿脱落细胞学检查对诊断早期肾癌、膀胱癌有一定价值；B超、CT、MRI可确定病变部位、大小及浸润情况等；膀胱镜检查也是确诊膀胱癌的重要方法。

2. 鉴别诊断

（1）多囊肾：多囊肾常有腰、腹疼痛，血尿或蛋白尿，出现肾功能障碍和高血压的患者较多，往往合并其他多囊脏器。B超、CT、MRI有助于鉴别诊断。

（2）泌尿系结石：泌尿系结石多有急性疼痛，可伴见尿血，B超、腹部X线等有助于诊断。

（3）肾及膀胱结核：肾及膀胱结核也常有尿路刺激征，尿血，脓尿，并伴低热、盗汗、消瘦等症状，尿中查到结核杆菌。抗结核治疗有效。

上述癌病的诊断中，各种癌病的细胞学分类诊断对估计病情、判断预后、选择治疗方案等有重要意义，应尽可能了解癌病细胞学性质，结合患者的全身情况、肿瘤发展情况等，以合理安排综合治疗方案。

知识拓展

癌症的分期与分级

癌症的分期、分级对判断癌症的病情及预后有指导意义。

TNM 分期标准

目前对癌症常用 TNM 分期，这是依据临床所见对癌症进行的病理分期。癌症首先在所发生器官的局部不断生长，当生长到一定程度时出现局部淋巴结转移，进一步生长将出现全身其他部位的转移，TNM 反映了癌症发展的一般规律和过程。

T 分期（原发肿瘤的大小、浸润范围、有无转移、浸润深达程度）：

T_x：无法估计原发肿瘤；T_0：无原发肿瘤证据；T_{is}：原位癌；T_1：肿瘤侵及黏膜下层；T_2：肿瘤侵及固有肌层；T_3：肿瘤穿透肌层至浆膜下；T_4：肿瘤穿透腹膜脏层或侵及其他脏器或组织。

N 分期（周围淋巴结的转移程度）：

N_x：无法估计淋巴结；N_0：无淋巴结转移；N_1：转移区域淋巴结 1～3 个；N_2：转移区域淋巴结 4 个及 4 个以上。

M 分期（通过血运远处转移程度）：

M_x：无法估计远处转移；M_0：无远处转移；M_1：有远处转移。

癌症的病理分级

按照癌细胞的分化程度，通常分为 3 个病理等级（Grade），级别越高表示细胞分化程度越差，恶性程度越高：

Ⅰ级（G_1）：分化好，恶性程度低；

Ⅱ级（G_2）：分化中等，恶性程度中度；

Ⅲ级（G_3）：分化差，恶性程度高。

【辨证论治】

（一）辨证要点

见图 7-10-2。

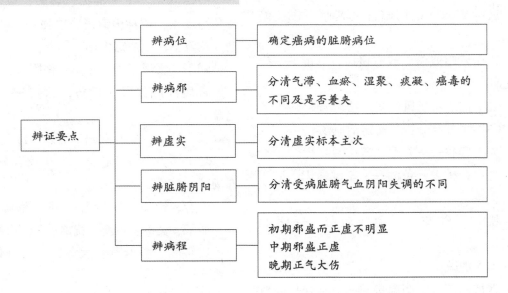

图 7-10-2 癌病辨证要点示意图

（二）治则治法

癌病属于正虚邪实，邪盛正衰的一类疾病，所以治疗的基本原则是扶正祛邪，攻补兼施。要结合病史、病程、四诊及实验室检查等临床资料，综合分析，辨证施治，做到"治实当顾虚，补虚勿忘实"。见图 7-10-3。

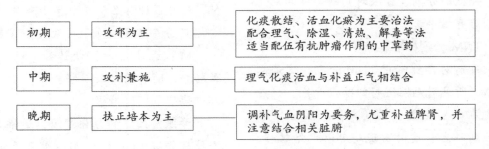

图 7-10-3　癌病治则治法示意图

（三）分证论治

脑瘤

1. 痰瘀阻窍

（1）症状及分析

头晕头痛，项强，目眩，视物不清，呕吐——痰瘀互结，阻清窍；

失眠健忘——痰瘀扰心，心神不安；

肢体麻木，面唇暗红或紫暗——痰瘀阻络；

舌质紫暗或瘀点或有瘀斑，脉涩——痰瘀之征。

（2）治法：息风化痰，祛瘀通窍。

（3）主方及分析：通窍活血汤。

人工麝香——芳香开窍；

葱白、生姜、黄酒——辛温通阳，散寒宣痹；

桃仁、红花、川芎、赤芍——活血化瘀；

（4）加减

常加白芥子、胆南星、三七增强化痰散结消瘀作用；桂枝、附子、薤白加强辛温通阳作用；

阴寒极盛，呕吐——加竹茹、姜半夏；

失眠——加酸枣仁、首乌藤。

2. 风毒上扰

（1）症状及分析

头痛头晕，耳鸣目眩，视物不清，呕吐，面红目赤——风毒上扰清窍；

失眠健忘——风毒扰心，心神不安；

肢体麻木，重则抽搐、震颤，或偏瘫，或角弓反张，或神昏谵语、项强——肝风内动，热毒偏甚，清窍失用；

咽干，大便干燥——热盛伤阴；

舌质红或红绛，苔黄，脉弦——毒热之象。

（2）治法：平肝潜阳，清热解毒。

（3）主方及分析：天麻钩藤饮合黄连解毒汤。

天麻、钩藤、石决明——平肝潜阳；

栀子、黄芩、黄连、黄柏——泻火解毒；

川牛膝、益母草、大黄——活血化瘀，引血下行；

杜仲、桑寄生——补益肝肾；

首乌藤、茯神——安神定志；

（4）加减

阳亢风动之势较著，加赭石、生龙骨、牡蛎；

大便干燥，加番泻叶、火麻仁。

3.阴虚风动

（1）症状及分析

头痛头晕，神疲乏力，虚烦不宁，语言謇涩，口眼歪斜，偏瘫——阴虚风动，清窍失养；

肢体麻木，颈项强直，手足蠕动或震颤——阴虚风动，筋脉失养；

口干，小便短赤，大便干——阴虚津亏；

舌质红，苔薄，脉弦细或细数——阴虚内热之征。

（2）治法：滋阴潜阳息风。

（3）主方及分析：大定风珠。

鸡子黄、阿胶——滋阴补血，滋养肝肾；

白芍、生地黄、麦冬——滋阴柔肝，缓急止痛；

龟甲、鳖甲、牡蛎——育阴潜阳；

火麻仁、五味子、甘草——化阴敛阳。

（4）加减

加钩藤、僵蚕，息风止痉。

虚热之象明显，加青蒿、白薇；

大便秘结，加郁李仁。

肺癌

1.瘀阻肺络

（1）症状及分析

咳嗽不畅——瘀阻肺部，肺失宣降；

胸闷气憋，胸痛有定处，如锥如刺——瘀阻肺络，不通则痛；

痰血黯红——瘀阻肺络，血不循经而咯血；

口唇紫黯，舌质黯或有瘀点、瘀斑，苔薄，脉细弦或细涩——瘀血之征。

（2）治法：行气活血，散瘀消结。

（3）主方及分析：血府逐瘀汤。

桃仁、红花、川芎、赤芍、川牛膝——活血化瘀；

当归、生地黄——养血活血；

柴胡、枳壳——疏肝理气；

甘草——调和诸药；

桔梗——载药上行。

（4）加减

胸痛明显者，可配伍香附、延胡索、郁金；

反复咯血，血色暗红者，去桃仁、红花，加蒲黄、三七、藕节、仙鹤草、茜草；

瘀滞化热，耗伤气津，见口干舌燥者，加沙参、天花粉、生地黄、玄参、知母；

气虚较甚，食少、乏力、气短，加黄芪、党参、白术。

知识拓展

康莱特注射液/康莱特胶囊是从中药薏苡仁中提取的脂溶性抗癌成分，其对肺癌、肝癌、胃癌、乳腺癌等多种原发性恶性肿瘤有明显治疗效果。

康莱特多与放、化疗联合应用，可减毒增效，能显著提高机体的免疫功能，诱导癌细胞坏死、凋亡，并可防止癌细胞扩散、转移，对晚期恶性肿瘤患者，可有效抗恶病质，控制癌痛，增加体重，改善患者生存质量和延长生存期。

2. 痰湿蕴肺

（1）症状及分析

咳嗽咯痰，气憋，痰质稠黏痰白或黄白相间——痰浊阻肺，肺失宣降；

胸闷胸痛——痰阻气机，气滞血瘀而痛；

纳呆便溏，神疲乏力——脾失健运；

舌质淡，苔白腻，脉滑——痰湿之征。

（2）治法：健脾燥湿，行气祛痰。

（3）主方及分析：二陈汤合瓜蒌薤白半夏汤。

陈皮、法半夏、茯苓——理气燥湿化痰；

瓜蒌、薤白——行气祛痰，宽胸散结；

炙甘草——调和诸药并止咳。

（4）加减

加紫菀、款冬花，止咳化痰；

见胸脘胀闷、喘咳较甚，可加用葶苈大枣泻肺汤；

痰郁化热，痰黄稠黏难出，加海蛤壳、鱼腥草、金荞麦根、黄芩、栀子；

胸痛甚，且瘀象明显，加川芎、郁金、延胡索；

神疲、纳呆者，加党参、白术、鸡内金。

3. 阴虚毒热

（1）症状及分析

咳嗽无痰或少痰——阴虚津亏；

痰中带血，甚则咯血不止——阴虚内热，虚火灼络；

胸痛——阴虚脉络失于濡养；

心烦寐差——虚热扰神；

低热盗汗或热势壮盛，久稽不退——阴虚内热，热毒炽盛；

口渴，大便干结——阴虚津亏；

舌质红，舌苔黄，脉细数或数大——阴虚内热之象。

（2）治法：养阴清热，解毒散结。

（3）主方及分析：沙参麦冬汤合五味消毒饮。

沙参、玉竹、麦冬、甘草、桑叶、天花粉、白扁豆——养阴清热；

金银花、野菊花、蒲公英、紫花地丁、紫背天葵——清热解毒散结。

（4）加减

见咯血不止，可选加白及、仙鹤草、茜草、三七；

低热盗汗，加地骨皮、白薇、五味子；

大便干结，加瓜蒌、火麻仁。

知识拓展

华蟾素为蟾蜍科动物中华大蟾蜍（Bufo gargarizans cantor）或黑眶蟾蜍（Bufo melanostietus schneider）等的全皮提取制剂，具有清热解毒、利水消肿、软坚散结等功效，可提高患者免疫功能、抑制肿瘤细胞增殖、诱导肿瘤细胞分化、促进肿瘤细胞凋亡、诱导肿瘤血管收缩、升高血白细胞、止痛等，用于治疗肝癌、胃癌、肺癌、直肠癌、食管癌、急性白血病等多种癌症。与放化疗合用，有助于提高疗效、减轻疼痛、改善生活质量、延长生存期、减少消化道反应和骨髓抑制等不良反应。

4. 气阴两虚

（1）症状及分析

咳嗽痰少，或痰稀，咳声低弱，气短喘促——气阴两虚，肺失宣降；

神疲乏力，面色㿠白，形瘦恶风，自汗——气虚之象；

盗汗，口干少饮——阴虚之征；

舌质红或淡，脉细弱——气阴两虚之征。

（2）治法：益气养阴。

（3）主方及分析：生脉散合百合固金汤。

人参——大补元气；

麦冬——养阴生津；

五味子——敛补肺津；

生地黄、熟地黄、玄参——滋阴补肾；

当归、白芍——养血平肝；

百合、麦冬、川贝母、甘草——润肺止咳；

桔梗——止咳祛痰。

（4）加减

气虚症状明显者，加黄芪、太子参、白术；

咯痰不利，痰少而黏，加浙贝母、百部、苦杏仁；

肺肾同病，阴损及阳，出现阳气虚衰为主，选用右归丸。

知识拓展

肺癌如合并有上腔静脉压迫综合征，出现颜面、胸膺上部青紫水肿、声音嘶哑、头痛晕眩、呼吸困难，甚至昏迷的严重症状，危重者可在短期内死亡。

中医治疗从瘀血、水肿论治，活血化瘀、利水消肿，可使部分病人缓解。

常用方剂如通窍活血汤、五苓散、五皮饮、真武汤等。

压迫症状较轻者，可在辨证施治方药中，酌加葶苈子、猪苓、生麻黄、益母草等泻肺除壅、活血利水。

大肠癌

1. 湿热郁毒

（1）症状及分析

腹部阵痛——肠腑湿热，脉络瘀阻；

便中带血或黏液或脓血便——肠腑湿热，热伤血络；

里急后重，或大便干稀不调——湿热阻滞气机，肠道气机不畅；

肛门灼热，或有发热、恶心、胸闷、口干、小便黄等症——肠腑热毒之征；

舌质红，苔黄腻，脉滑数——湿热之象。

（2）治法：清热利湿，化瘀解毒。

（3）主方及分析：槐角丸。

槐角、地榆——凉血止血；

黄芩——清热燥湿，泻火解毒；

防风、枳壳、当归——疏风理气活血。

（4）加减

腹痛较著，加香附、郁金；

大便脓血黏液，泻下臭秽，为热毒炽盛，加白头翁、败酱草、马齿苋。

2. 瘀毒内阻

（1）症状及分析

腹部拒按，或腹内结块——瘀毒互结，日久成块，阻滞气血；

里急后重——瘀毒阻滞，肠道气机不畅；

大便脓血，色紫黯，量多——瘀血内阻，血不循经而出血；

烦热口渴——瘀血内阻，日久化热；

面色晦黯，或有肌肤甲错——瘀血之征；

舌质紫黯或有瘀点、瘀斑，脉涩——瘀

血之象。

（2）治法：活血化瘀，清热解毒。

（3）主方及分析：膈下逐瘀汤。

桃仁、红花、五灵脂、延胡索、牡丹皮、赤芍、当归、川芎——活血通经，化瘀止痛；

香附、乌药、枳壳——调理气机；

甘草——调和诸药。

（4）加减

加黄连、黄柏、败酱草，增加清热解毒之力；

大便脓血，色紫黯，加地榆、槐角。

3. 脾肾双亏

（1）症状及分析

腹痛喜温喜按——脾肾阳虚；

腹内结块——邪气久羁，结为肿块；

腰酸膝冷，下利清谷或五更泄泻——肾气亏虚，气损及阳，脾肾阳虚失于温煦；

大便带血——脾肾气虚失于统摄；

面色苍白，少气无力，畏寒肢冷——脾气亏虚，气损及阳；

舌质淡胖，苔薄白，有齿痕，脉沉细弱——脾肾亏虚之象。

（2）治法：温阳益精。

（3）主方及分析：大补元煎。

人参、山药——健脾益气；

熟地黄、杜仲、枸杞子、山茱萸——补肾填精；

甘草、当归——益气养血。

（4）加减

肾阳虚衰，下利清谷、腰酸膝冷之症突出，可配四神丸。

知识拓展

康艾注射液主要成分为黄芪、人参、苦参素。具有益气扶正，增强机体免疫功能的功效。用于原发性肝癌、肺癌、直肠癌、恶性淋巴瘤、妇科恶性肿瘤的治疗。

在放化疗的基础上加用康艾注射液，能提高疗效，增强患者体质量，改善其生活质量，减轻放疗引起的白细胞下降，减少胃肠道反应发生率及Ⅲ～Ⅳ级放射性损伤发生率。

4. 肝肾阴虚

（1）症状及分析

腹痛隐隐，或腹内结块——病变晚期，气滞、血瘀、痰浊、日久凝结成结块；

便秘，大便带血——阴亏血少，无水行舟则便秘；阴虚内热，热伤血络则可见大便带血；

腰膝酸软，头晕耳鸣，视物昏花，形瘦纳差——肝肾阴亏，失于濡养；

五心烦热，口咽干燥，盗汗——阴虚内热之征；

遗精，月经不调——阴虚内热，相火妄动则男子遗精；肝肾阴虚，阴亏血少，则女子月经不调；

舌红少苔，脉弦细数——阴虚内热之象。

（2）治法：滋肾养肝。

（3）主方及分析：知柏地黄丸。

熟地黄、山茱萸、山药——补益肾肝脾；

泽泻、牡丹皮、茯苓——补中寓泻，补而不腻；

知母、黄柏——清泻虚火。

（4）加减

便秘，加火麻仁、郁李仁；

大便带血，加三七、茜草、仙鹤草；

遗精，加芡实、金樱子；

月经不调者，加香附、当归。

肾癌、膀胱癌

肾癌、膀胱癌的中医分型论治有共同之处，故合并在一起介绍。

1. 湿热蕴毒

（1）症状及分析

腰痛，腰腹坠胀不适——湿热蕴结下焦，阻滞气机，不通则痛；

尿血，尿急，尿频，尿痛，发热——湿热癌毒蕴结下焦，膀胱气化不利；

纳差，消瘦——邪气日久伤耗正气；

舌红，苔黄腻，脉濡数——湿热内蕴。

（2）治法：清热利湿，解毒通淋。

（3）主方及分析：八正散或龙胆泻肝汤。

瞿麦、萹蓄、车前子、泽泻、木通——清热利尿通淋；

连翘、龙胆、栀子、黄芩——清热解毒利湿；

当归、生地黄——养血益阴；

柴胡——疏肝理气；

甘草——调和诸药。

（4）加减

尿血者，加小蓟、白茅根、仙鹤草；

腰痛甚者，加郁金、三七。

2. 瘀血内阻

（1）症状及分析

面色晦暗，腰腹疼痛，甚则腰腹部肿块——瘀毒阻滞，不通则痛，日久结为肿块；

尿血——瘀血阻络，血液不循常道；

发热——瘀血阻滞化热；

舌质紫黯或有瘀点瘀斑，苔薄白，脉涩——瘀血之征。

（2）治法：活血化瘀，理气散结。

（3）主方及分析：桃红四物汤。

桃仁、红花、川芎、当归——活血化瘀；

白芍、熟地黄——养血生新。

（4）加减

加香附、木香、枳壳，增加行气活血之力；

血尿较著，去当归，酌减破血逐瘀的桃仁、红花，加三七、花蕊石；

发热，加牡丹皮、地骨皮、银柴胡。

3. 脾肾两虚

（1）症状及分析

腰痛，腹胀——脾肾两虚，气虚失运；

尿血——脾虚不能统血；

气短乏力，消瘦，便溏，纳差，呕恶——脾失健运，生化乏源；

畏寒肢冷——气损及阳；

腰腹部肿块——邪气久羁，结为肿块；

舌质淡，苔薄白，脉沉细——正虚之象。

（2）治法：健脾益肾，软坚散结。

（3）主方及分析：大补元煎。

人参、山药、炙甘草——健脾益气；

杜仲、枸杞子、当归、熟地黄、山茱萸——补肾填精。

（4）加减

加海藻、昆布，以软坚散结；

尿血者，加仙鹤草、血余炭；

阳虚明显，畏寒肢冷、便溏者，合附子理中汤。

4. 阴虚内热

（1）症状及分析

腰痛，腰腹部肿块——邪气久羁，结为肿块；

五心烦热，口干，小便短赤，大便秘结，消瘦乏力——阴虚内热之征；

舌质红，苔薄黄少津，脉细数——阴虚内热之象。

（2）治法：滋阴清热，化瘀止痛。

（3）主方及分析：知柏地黄丸。

熟地黄、山茱萸、山药、泽泻、牡丹皮、茯苓——滋补肝肾；

知母、黄柏——清泻虚火。

（4）加减

加延胡索、郁金，化瘀止痛；

尿血，加三七、茜草、仙鹤草；

便秘者，加火麻仁、郁李仁；

心悸失眠，加酸枣仁、柏子仁、五味子；

遗精，加芡实、金樱子；

月经不调，加香附、当归。

知识拓展

癌症的多学科综合诊疗模式（multidisciplinary team，MDT）

MDT 是一种癌症诊疗的医疗模式，是指由多个学科组成相对固定的专家组，主要有肿瘤外科、肿瘤内科、肿瘤放疗科、病理科、放射科医生及肿瘤基础研究人员、护士、心理学家、社会工作者等，针对某一器官或系统的肿瘤，通过集体会诊，提出适合患者病情的、最适当的个体化诊疗方案，并由相关学科单独执行或多学科联合执行经讨论的诊疗方案。MDT 保障了肿瘤患者最佳诊疗方案的实施，促进了学科间的交流和了解，最大限度提高癌症的治愈率，降低复发率，改善患者的生活质量，延长生存期。研究显示，MDT 是恶性肿瘤患者改善结局的最佳模式。

（四）其他治疗

1. 中成药 通窍镇痛散：用于痰瘀阻窍的脑瘤。

安宫牛黄丸、天麻钩藤颗粒：用于风毒上扰的脑瘤。

再造生血丸：用于阴虚风动型脑瘤。

复方鲜竹沥液：用于肺癌咳嗽痰多，痰吐不利。

参麦注射液、贞芪扶正胶囊：用于气阴两虚型肺癌。

参茸固本片：用于脾肾双亏型大肠癌。

复方阿胶浆：用于肝肾阴虚型大肠癌。

生脉饮：用于癌病放化疗引起的骨髓抑制、身体虚弱者。

2. 单方验方 蟾酥膏：药物组成：蟾酥、七叶一枝花、三棱、生川乌、白附子、丁香、玉桂、莪术、红花等。功效：活血化瘀，消肿止痛。主治：各种癌症引起的疼痛。用法：外用。用前先清洁局部皮肤，将此橡皮膏揭开贴上，1～2 天换药 1 次。注意：过敏者不宜应用，孕妇慎用。

消癥止痛外用方：血竭、青黛、冰片、乳香、没药，将上药研细末，过 200 目筛备用。使用前清洁疼痛部位，然后将药末用开水调成糊状，外敷于疼痛部位皮肤，面积直径约大于 2cm，厚度约 0.3cm，药膏上顺序敷盖一层纱布，一层塑料薄膜，并用脱敏胶布封闭固定。每日 1 次，贴敷时间 8～12 小时。

山慈菇粉外敷：山慈菇打粉，每次取 15g，用黄酒和蜂蜜调匀，敷于癌性疼痛最强处，48 小时一换。

【预防调护】

保养精气，劳逸结合，养成良好的生

活、饮食习惯，戒烟，保持心情愉快，在一些特殊的环境中加强必要的防护措施，对预防本病有重要的意义。进行定期体检，加强普查工作能早期发现、早期诊断和早期治疗，是防治癌病的重要手段。

既病之后，应做到早发现、早诊断、早治疗，对预后有积极意义。要使患者树立战胜疾病的信心，积极配合治疗，起居有节，调畅情志，宜进易于消化而富于营养的食物，禁食辛辣腌炸、海膻发物，适当参加锻炼。要对患者进行生活质量评价，以评价和指导治疗与调护。

【临证要点】

1. 癌病治疗中的攻补关系　本病患者就诊多属中晚期，本虚标实突出，患者局部有有形之包块，治疗时多用活血化瘀、化痰散结、理气行气之法；另一方面，多有脏腑阴阳气血之不足，故补益气血阴阳，扶正以抗邪，也实属必要。临证可根据病情采用先攻后补，或先补后攻，或攻补兼施等方法。同时，应把顾护胃气的治疗思想贯穿于治疗始终，以期调理脾胃，滋养气血生化之源，扶助正气。

2. 关于配合西医治疗　中医药配合手术、化疗、放疗治疗癌症，有提高疗效或减毒增效，控制患者症状，提高生活质量，延长生存期的作用。①癌症患者手术后，常出现一些全身症状，如发热、盗汗或自汗、纳差、神疲乏力等。加用中药可使机体较快恢复，预防和控制由于手术所致的对癌细胞的刺激增殖作用。常以健脾益气、滋阴养血为治法，代表方如参苓白术散、八珍汤、十全大补汤、六味地黄丸等。②癌病放化疗的患者，常出现消化障碍、骨髓抑制、机体衰弱

及炎症反应等，中医辨证分型以阴虚毒热、气血损伤、脾胃虚弱、肝肾亏虚等证候为常见，常用治法为清热解毒、生津润燥、补益气血、健脾和胃、滋补肝肾，代表方如黄连解毒汤、沙参麦冬汤、圣愈汤、香砂六君子汤、左归丸、右归丸等。

3. 关于抗癌中药的应用　经过现代药理及临床研究筛选出的一些具有抗肿瘤作用的中药，可以在辨证论治的基础上配伍使用，以期提高疗效。如清热解毒类的白花蛇舌草、半边莲、半枝莲、藤梨根、龙葵、蚤休、蒲公英、野菊花、苦参、青黛等；活血化瘀类的莪术、三棱、丹参、桃仁、鬼箭羽、大黄、紫草、延胡索、郁金等；化痰散结类的瓜蒌、浙贝母、南星、半夏、苦杏仁、百部、马兜铃、海蛤壳、牡蛎、海藻等；利水渗湿类的猪苓、泽泻、防己、土茯苓、瞿麦、菝葜、萆薢等；虫类药具有抗癌祛毒作用，如蟾皮、蜈蚣、蜂房、全蝎、土鳖虫、蛴螬等，可辨证选用。还可根据不同部位的癌病辨病选药，如治疗肺癌常用山慈菇、猫爪草、露蜂房、白花蛇舌草等；治疗胃癌常用仙鹤草、白花蛇舌草、山慈菇等；治疗肠癌常用仙鹤草、薏苡仁、白花蛇舌草、山慈菇等。

4. 癌性疼痛的治疗　癌性疼痛是癌病患者的主要痛苦之一，由于中药治疗癌痛有较好的临床疗效，副作用小，无成瘾性，且具有抗癌补虚等综合作用等优点，因而广受癌病患者的欢迎。中医药治疗癌痛可以分为内治、外治等多种方法。内治法辨证与辨病相结合是中医药治疗癌性疼痛的有效模式。针对气滞、血瘀、痰湿、热毒、虚损、虚实夹杂等不同病因给予相应的治疗，如气滞者可

用行气止痛的方法，常用柴胡、川楝子、青皮、香附、木香、佛手、乌药、厚朴、八月札、枳壳等；血瘀者可用活血止痛的方法，常用丹参、红花、赤芍、桃仁、三棱、莪术、乳香、没药、水蛭、王不留行等；热毒者可用清热解毒的方法，常用半枝莲、黄芩、连翘、蒲公英、白花蛇舌草、野菊花、败酱草、山豆根、蚤休、苦参等；阳虚者可用温阳散寒止痛的方法，常用附子、肉桂、细辛、干姜、丁香、花椒、吴茱萸、淫羊藿、补骨脂、杜仲等。并根据癌痛的部位分别选用不同的药物，如颈痛选用葛根、羌活，胸痛选用川楝子、郁金，腹痛选用枳壳、檀香，腰痛选用骨碎补、续断，尾骶痛选用马钱子、川牛膝，肩臂痛选用桂枝、姜黄。

【名医经验】

何任治疗癌病"十二字心法" 对于癌病的治疗，何氏提出了"不断扶正，适时祛邪，随证治之"的十二字心法。"不断扶正"是治疗癌病的主导思想。对于癌病的治疗，要自始至终地扶助正气，培益本元，以改善体质，提高抗病能力。扶正以扶脾、补肾以及补气、养血为主。常用方药有人参、黄芪、白术、茯苓、生地黄、山药、山茱萸、猪苓、生薏苡仁、绞股蓝以及四君子汤、六味地黄汤、归脾丸等。"适时祛邪"是指当患者在化疗、放疗或手术之后，正气亏虚明显，就不用或少用中药攻邪；而正气渐复后，可以适时多用些抗癌祛邪的中药。祛邪以解毒、散瘀、化痰、软坚等法为主，常用方药有七叶一枝花、白花蛇舌草、白茅根、半枝莲、白英、威灵仙、蒲公英、西黄丸

等。"随证治之"即在癌病治疗过程中，由于症状的轻重，病程的短长，以及年龄、性别的差异，饮食环境的不同，出现的症情多种多样，因此，需要对每一位患者的症状进行辨证施治，视症情而进退增损药物。

医案分析

李某，男，48岁。

诊断为右肺非小细胞肺癌，化疗后呕吐。患者于某西医院行多西他赛联合顺铂方案化疗两个疗程，第2疗程化疗后，患者呕吐明显，每日呕吐8～10次，滴米不沾，该院予托烷司琼、多潘立酮片、复方消化酶等多种药物治疗，效果甚微，故求治于林教授门诊。刻诊：患者神疲乏力，脸色黄中透青，恶心呕吐，每日10次左右，胃脘痞闷，胸胁苦满，口苦口干，纳呆，大便微溏，小便短黄，舌淡红、苔黄白相间，脉弦细稍数。林教授辨为呕吐病，证属寒热错杂、胆木犯胃，因患者脾胃素有蕴热，化疗邪毒损伤脾胃之气，于是寒热错杂于中，胃气上逆为呕，而见恶心呕吐、胃脘痞闷，舌苔黄白相间；同时又夹有胆木犯胃之象，如脸色黄中透青，胸胁苦满，口苦口干，脉弦细。该证寒热错杂、虚实夹杂、胆胃不和，故治之之法，宜清热祛寒、补虚泻实、疏降胆木，拟方以半夏泻心汤合小柴胡汤加减。方药：法半夏15g，干姜6g，黄芩10g，黄连6g，柴胡10g，党参10g，生姜15g，竹茹10g，白扁豆15g，薏苡仁15g，甘草6g。共3剂。患者服1剂而呕吐大减，服至3剂，呕吐止，饮食渐进，

精神体力逐渐好转，后以补土疏木法调理而愈。

摘自：《林丽珠教授治疗癌症化疗后呕吐经验述要》，出《中医药导报》（2013）

按：以中药消减西药化疗的毒副作用，保证化疗的规范应用，是中西医配合治疗癌病的常用思路之一。本案分别发挥中西医的不同优势，相互补充，辨证准确，方药得当，故效如桴鼓。

【古籍选录】

《灵枢·五变》："人之善病肠中积聚者，何以候之？少俞答曰：皮肤薄而不泽，肉不坚而淖泽，如此则肠胃恶，恶则邪气留止，积聚乃伤。"

《难经·五十六难》："肺之积名曰息贲，在右胁下，覆大如杯。久不已，令人洒淅寒热，喘咳，发肺壅。"

《丹溪心法·痰》："凡人身上中下有块者，多是痰……痰夹瘀血，遂成窠囊。"

《景岳全书·积聚》："治积之要，在知攻补之宜，而攻补之宜，当于孰缓孰急中辨之。"

《杂病源流犀烛·积聚癥瘕痃癖痞源流》："邪积胸中，阻塞气道，气不得通，为痰，为食，为血，皆得与正相搏，邪既胜，正不得而制之，遂结成形而有块。"

《医林改错·膈下逐瘀汤所治之症目》："无论何处，皆有气血……气无形不能结块，结块者，必有形之血也。血受寒则凝结成块，血受热则煎熬成块。"

【文献推介】

1.单书健，陈子华.古今名医临证金鉴·肿瘤卷[M].北京，中国中医药出版社，2011.

2.林洪生.恶性肿瘤中医诊疗指南[M].北京，人民卫生出版社，2014.

3.林洁涛，林丽珠.肿瘤的姑息治疗与中医药临床优势[J].中医杂志,2015,56（14）：1198-1200.

4.李华，马箐，艾萍，等.中药预防肿瘤化疗后白细胞减少症随机对照试验的系统评价及Meta分析[J].中国中西医结合杂志，2015，35（2）：157-166.

【小结】

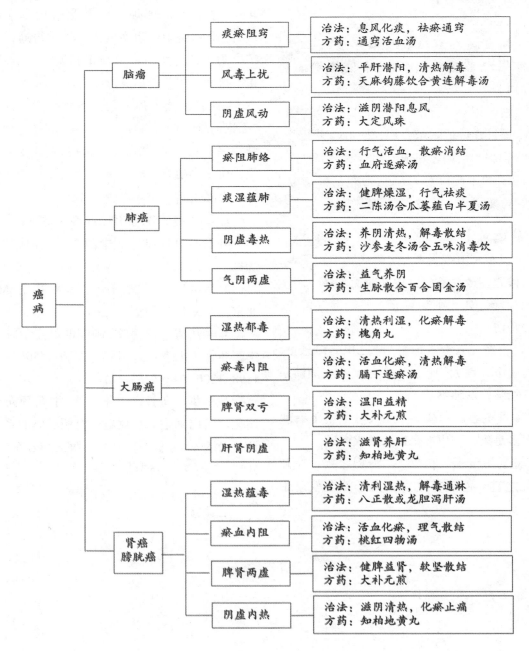

癌病

脑瘤
- 痰瘀阻窍　治法：息风化痰，祛瘀通窍　方药：通窍活血汤
- 风毒上扰　治法：平肝潜阳，清热解毒　方药：天麻钩藤饮合黄连解毒汤
- 阴虚风动　治法：滋阴潜阳息风　方药：大定风珠

肺癌
- 瘀阻肺络　治法：行气活血，散瘀消结　方药：血府逐瘀汤
- 痰湿蕴肺　治法：健脾燥湿，行气祛痰　方药：二陈汤合瓜蒌薤白半夏汤
- 阴虚毒热　治法：养阴清热，解毒散结　方药：沙参麦冬汤合五味消毒饮
- 气阴两虚　治法：益气养阴　方药：生脉散合百合固金汤

大肠癌
- 湿热郁毒　治法：清热利湿，化瘀解毒　方药：槐角丸
- 瘀毒内阻　治法：活血化瘀，清热解毒　方药：膈下逐瘀汤
- 脾肾双亏　治法：温阳益精　方药：大补元煎
- 肝肾阴虚　治法：滋肾养肝　方药：知柏地黄丸

肾癌膀胱癌
- 湿热蕴毒　治法：清利湿热，解毒通淋　方药：八正散或龙胆泻肝汤
- 瘀血内阻　治法：活血化瘀，理气散结　方药：桃红四物汤
- 脾肾两虚　治法：健脾益肾，软坚散结　方药：大补元煎
- 阴虚内热　治法：滋阴清热，化瘀止痛　方药：知柏地黄丸

【复习思考题】

1. 在癌病的病程中如何认识正邪关系，治疗中如何处理攻邪与扶正的关系，名老中医有哪些经验？

2. 在癌症的姑息治疗中中医药有哪些优势？如何运用？

（徐厚谦）

第八章

肢体经络病证

肢体经络病证是由于外感或内伤等因素，导致机体失养或气血瘀滞等病变，出现肢体经络相关症状，甚或肢体功能障碍、结构失常的一类病证，其临床特征多为肢体疼痛、麻木、肢体不用或屈伸不利等。

肢体即四肢和外在的躯体，与经络相连，具有防御外邪、保护内在脏腑组织的作用，在生理上以通利为顺，在病理上因瘀滞或失养而为病。

经络是经脉和络脉的总称。经脉纵行人体上下，沟通脏腑表里；络脉横行经脉之间，交错分布在全身各处。《灵枢·海论》云："经脉者，内属于脏腑，外络于肢节。"揭示了经络与人体的有机联系。《灵枢·本脏》云："经络者，可以行气血而营阴阳，濡筋骨利关节者也。"经络在人体，内联五脏六腑，外络四肢百骸，是沟通内外，联系上下，运行气血，输布营养，维持机体生命活动的网络系统。经络与脏腑、肢体有着独特的对应关系。若肢体受邪，邪气可以通过经络内传脏腑，脏腑病变也可以经络为通道外达肢体。因此，经络肢体的功能状态实质上取决于脏腑气血的盛衰。

筋脉痹阻，腰府失养，则为腰痛；风寒湿热等邪气痹阻经络，影响气血运行，可致痹证；邪壅经络，阴虚血少，筋脉失养，形成痉证；精血受损，肌肉筋脉失养，肢体软弱不用，可致痿证；肌肤失于濡养，可致麻木。因此，临床将腰痛、痹证、痉证、痿证、麻木归属于肢体经络病证。

肢体经络病证的诊断，主要采用望、闻、问、切诊法，重视对病史的询问及体格检查，同时结合现代医学的实验室检查、X线、CT 及 MRI 等检查手段，根据诊断标准做出相关诊断。

肢体经络病证以通经活络、缓急补虚为大法。腰痛感邪者，宜祛邪活络；邪壅者，宜祛邪为主，有疏风、散寒、除湿、清热之法；经脉失养而挛急、疼痛、抽搐、痿者，宜调养脉络为主，也可遵循"独取阳明"之原则，给予补肾、健脾、养肝等；肌肤失于濡养者，宜祛邪通络，培本补虚。另外，慎起居，适寒温，根据病情需要，适当运动和采用外治法、理疗法，亦是本类病证的常用辅助疗法。

第一节　腰痛

腰痛是指由于外感、内伤或闪挫跌仆而致的腰脊以及腰脊两旁疼痛为主症的一类病证。西医学中的腰肌纤维炎、强直性脊柱炎、腰椎骨质增生、腰椎间盘病、腰肌劳损等腰部病变以及某些内脏疾病等以腰痛为主要临床表现者，均可参照本节辨证论治。腰痛的历史沿革见表 8-1-1。

表 8-1-1　腰痛的历史沿革

朝代	代表医家	代表著作	主要论述
战国—西汉	—	《黄帝内经》	病因病机：足三阴、足三阳以及奇经八脉为病 临床表现：腰者，肾之府，转摇不能，肾将惫矣 治疗：针灸
东汉	张仲景	《金匮要略》	病名：肾著 治疗：甘姜苓术汤
隋	巢元方	《诸病源候论》	病因病机：少阴阳虚、风寒着于腰部、劳役伤肾、坠堕伤腰及寝卧湿地
元	朱丹溪	《丹溪心法》	病名：设"腰痛"专篇 病因病机：湿热、肾虚、瘀血、挫闪、痰积
清	李用粹	《证治汇补》	病名：设"腰痛"专篇 治疗：治唯补肾为先……标急则治标，本急则治本，初痛宜疏邪滞、理经隧，久痛宜补真元、养血气

【病因病机】

腰为肾之府，受肾精气之充养，又为任、督、冲、带之脉循行之处，故凡感受外邪，闪挫跌仆，劳欲过度，久病、年老、体虚，均可引发腰痛。

（一）病因

1. 感受外邪　感受寒湿，久居冷湿之地，或涉水冒雨，劳汗当风，衣着湿冷，感受寒湿邪气。寒邪凝滞收引，湿邪黏聚不化，致腰腿经脉受阻，气血运行不畅，发生腰痛；感受湿热气候潮湿温热，或长夏季节，湿热交蒸，或寒湿蕴积日久，郁而化热，转为湿热。湿热阻遏经脉，引起腰痛。

2. 闪挫跌仆　损伤经脉气血，或久病，气血运行不畅，或体位不正，腰部用力不当，屏气闪挫，导致经络气血阻滞不通，使瘀血留着腰部而发生疼痛。

3. 体虚年衰　先天禀赋不足，加之劳累太过，或久病体虚，或年老体衰，或房室不节，致肾精亏损，无以濡养筋脉而发生腰痛。

（二）病机

腰为肾之府，乃肾之精气所溉之域。肾与膀胱相表里，足太阳经过之。此外，任、督、冲、带诸脉，亦布其间，所以腰痛病位在肾，与诸经脉相关。

腰痛的基本病机为经脉痹阻，腰府失养。内伤腰痛不外乎肾虚，而外感腰痛则为风寒湿热诸邪痹阻经脉，以湿邪最易痹着腰部，所以外感总离不开湿邪为患。内伤与外感相互影响，肾虚是发病关键所在，风寒湿热之邪常因肾虚而客，痹阻经脉，发生腰痛。劳力扭伤，则和瘀血有关，临床上亦不少见。

病理性质有虚实的不同，但以虚为多，或见本虚标实。凡因外邪、瘀血等痹阻腰部

者多属实；因肾之精气亏虚所致腰府失养者多属虚。实证迁延不愈，邪留伤肾可由实转虚；虚证腰痛，常因肾虚易感外邪加重，多

见本虚标实的错杂之候。腰痛的病因病机演变见图 8-1-1。

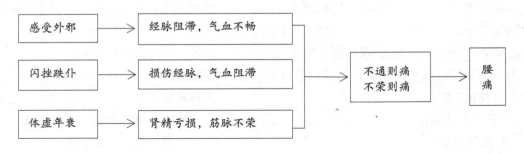

图 8-1-1 腰痛病因病机演变示意图

【诊断与鉴别诊断】

（一）诊断

1. 一侧或两侧腰部疼痛为主要表现。

2. 急性腰痛，病程较短，活动后常加重；慢性腰痛，病程较长，腰部多隐痛或酸痛，常因体位不当、劳累及天气变化等因素诱发加重。

3. 常有居处潮湿、涉水冒雨、跌仆闪挫或劳损等相关原因。

血常规、尿常规、抗溶血性链球菌"O"、红细胞沉降率、类风湿因子、肾功能，以及腰椎、骶髂关节 X 光、CT 或 MRI 及泌尿系统影像学等检查对诊断与鉴别诊断有意义。

（二）鉴别诊断

1. 腰酸 腰酸是指腰部酸楚不适的症状。在临床上腰痛常伴有腰酸，腰酸则不一定有腰痛，两者都与肾虚有密切的关系。肾虚腰酸可视为肾虚腰痛的初始阶段，肾虚腰痛是其进一步发展的结果。

2. 淋证 淋证是指小便频急短涩，淋沥刺痛，欲出未尽，小腹拘急，或痛引腰腹的病证。腰痛可为实证淋证重要的兼症，且多呈阵发性绞痛或放射性疼痛的特点，但腰痛患者无小便频急涩痛的特征性表现。

【辨证论治】

（一）辨证要点

1. 辨证候虚实 外感腰痛多为实证，是感受风、寒、湿、热等外邪所致，一般起病较急，病程较短，腰痛明显，以刺痛或钝痛为主，且痛无歇止，常伴有不同程度的功能障碍和相应的外感邪袭的症状；内伤腰痛多为虚证或虚实夹杂，一般起病较缓，病程较长，甚则久延不愈，以腰酸痛为多见，或表现为腰部隐痛或沉重不适，症状时重时轻，并多伴有不同程度的脏腑虚损或瘀血内阻的症状。

2. 辨病邪性质 外感腰痛因感受风、寒、湿、热等外邪所致，须分清病邪的性质，如腰重痛，卧时不能转侧，行时重痛无

力者，属湿；腰冷痛，得热则舒，四肢倦怠，足寒肢冷，拘急者，属寒；腰部热痛，身热汗出，小便热赤，苔黄腻者，属湿热。

（二）治则治法

腰痛的治疗，属实证者，以祛邪为主，分别予以祛风、散寒、利湿、清热、祛瘀等，或兼而用之；属虚证者，以补肾为主，若为本虚标实，虚实夹杂者，当祛邪兼以补肾，或补肾兼以祛邪。

（三）分证论治

1. 寒湿腰痛

（1）症状及分析

腰部冷痛重着，转侧不利——寒性收引，湿性凝滞，寒湿侵袭腰部，痹阻经络；

虽卧疼痛不减——湿为阴邪，得阳始化，静卧则湿邪更易停滞；

阴雨天疼痛加剧——阴雨寒冷天气则寒湿更甚；

舌苔白腻，脉沉而迟缓——寒湿停聚，阳气被郁之象。

（2）治法：散寒行湿，温经通络。

（3）主方及分析：甘姜苓术汤。

干姜、甘草——散寒暖中；

茯苓、白术——健脾渗湿。

（4）加减

寒邪偏胜，则冷痛为主，拘急不舒，加附子、细辛；

痛而沉重为著，苔厚腻，加苍术、薏苡仁；

若风湿相合，腰痛左右不定，牵引两足，或连肩背，或关节游痛，加防风、独活、秦艽；

若年高体弱或久病不愈，兼见腰膝酸软、脉沉无力等症，独活寄生汤加附子。

2. 湿热腰痛

（1）症状及分析

腰痛而伴有热感——湿热壅于腰部，筋脉弛缓，经气不通；

热天或雨天疼痛加重——热天或雨天热重湿增；

口苦——湿热蕴结中焦；

小便短赤——湿热下注膀胱；

舌苔黄腻，脉濡数——湿热内盛之象。

（2）治法：清热利湿，舒筋止痛。

（3）主方及分析：四妙丸。

苍术——苦温燥湿；

黄柏——苦寒清下焦之热；

薏苡仁——清利湿热；

牛膝——通利筋脉，引药下行兼能强壮腰膝。

（4）加减

舌质红、口渴、小便短赤，脉弦数，加栀子、泽泻、木通；

兼见腰酸咽干、手足心热，加女贞子、墨旱莲。

3. 瘀血腰痛

（1）症状及分析

腰痛如刺，而痛有定处，腰部转侧不利，痛处拒按——瘀血阻滞经脉，以致气血不通畅；

腰痛日轻夜重——瘀血属阴，夜间阴盛，愈致阴凝气滞；

舌质紫暗，或有瘀斑，脉涩——瘀血内停之象。

（2）治法：活血化瘀，理气止痛。

（3）主方及分析：身痛逐瘀汤。

当归、川芎、桃仁、红花——活血祛瘀；

没药、五灵脂——消肿定痛并增强祛瘀

之力；

香附——行气以活血；

秦艽、羌活——祛风除湿，舒筋活络止痛；

地龙——疏通经络以利关节；

牛膝——引瘀血下行并能强壮腰膝；

甘草——调和诸药。

（4）加减

兼有风湿者，加独活、狗脊；

兼有肾虚者，加杜仲、续断、熟地黄；

有明显的体位不正、用力不当的闪扭病史，加乳香、青皮。

4. 肾虚腰痛

（1）症状及分析

腰酸软无力，其痛绵绵，喜按喜揉——肾之精气亏虚，则腰脊失养；

腰痛遇劳更甚，卧则减轻——劳则气耗；

面色白，少腹拘急，手足不温，少气乏力——阳虚不能温煦；

或心烦失眠，口燥咽干，手足心热，面色潮红——阴虚则阴津不足，虚火上炎；

舌淡，脉沉细——阳虚有寒之象；

或舌质红少苔，脉弦细数——阴虚有热之象。

（2）治法：偏阳虚者，宜温补肾阳；偏阴虚者，宜滋补肾阴。

（3）主方及分析：偏阳虚者右归丸，偏阴虚者左归丸。

①右归丸

熟地黄、山药、山茱萸、枸杞子——培补肾精，阴中求阳；

肉桂、附子、鹿角胶、杜仲—温补肾阳、强腰益精；

菟丝子——补益肝肾；

当归——补血行血。

②左归丸

熟地黄、枸杞子、山茱萸、龟甲胶、山药——填补肾阴，阳中求阴；

菟丝子、鹿角胶、牛膝——温肾壮腰，肾得滋养则虚痛可除。

（4）加减

虚火甚者，酌加大补阴丸送服左归丸；

腰痛日久不愈，无明显的阴阳偏虚者，可服用青娥丸。

（四）其他治疗

中成药 甘姜苓术丸、独活寄生丸、舒筋活络丸：用于寒湿腰痛。

三妙丸、四妙丸：用于湿热腰痛。

三七伤药片、伤痛宁片：用于瘀血腰痛。

左归丸、六味地黄丸：用于肾虚腰痛。

腰痛的治疗除辨证用药外，还应根据病情选用针灸、推拿、拔罐、理疗、药物外敷、穴位注射、牵拉手法等综合治疗措施，以提高内服中药的疗效。

【预防调护】

腰痛的预防，应注意在日常生活中要保持正确的坐、卧、行体位，劳逸适度，避免强力负重，防止腰部跌仆闪挫；避免坐卧湿地，暑季湿热交蒸应避免露宿、贪冷喜凉。涉水冒雨或身汗出后应及时换衣擦身，或服用姜汤等以发散风寒湿邪。

急性腰痛，应及时治疗，注意休息。慢性腰痛要注意腰部保暖，或加用护腰固护，避免腰部损伤。避免劳欲太过，防止感受外邪。适度活动腰部，或腰部按摩。打太极拳等医疗体育活动，有助于腰痛的康复。

【临证要点】

1. 痛急宜止，痛缓当调 腰痛急性发作，或痛势剧烈，当急则治其标以止痛为先。应审证求因，分别施以祛邪通络之法，如散寒、利湿、清热、活血、理气等法，达到邪除络通痛止的目的，其中尤其以温通活血止痛药，如川乌、草乌、附子、细辛、红花、三七等，为临床常用，但应注意其毒性和用量用法。如腰痛呈慢性发作，痛势较缓，则以调理为主，补肾益气，辨证选用。

2. 久病老弱，柔剂阳药 腰痛见于久病老弱者，多属阴阳两虚，精血不充，络脉失荣，而致腰痛绵绵，治疗当以温养气血，濡润助通，或在濡养的基础上，佐以温阳通络之品，亦即叶天士所谓"柔剂阳药"，如杜仲、补骨脂、胡桃肉、狗脊、肉苁蓉等。慎温补太过，反伤肾阴。

3. 治下焦如权，非重不沉 腰痛病位偏下而深，其治疗应根据《温病条辨》"治下焦如权，非重不沉"的原则，用量取重，直达病所。

4. 久痛入络，常佐通络 不论何种原因的腰痛，病久多虚多瘀，尤其是久痛入络者，临床在辨证论治基础上，常佐以通经活络之品，如桂枝、牛膝等温经通络；川芎、乳香等活血通络；羌活、独活等祛湿通络；鸡血藤、忍冬藤等藤类通络之品以及全蝎、土鳖虫等虫类通络之品。对于顽固性腰痛患者，配合使用虫类通经活络之品常可收到意想不到的疗效。

5. 结合辨病治疗 宜针对原发疾病，采用不同的治疗方法。如泌尿系感染、结石引起的腰痛，治疗可参考淋证等节，采用清热通淋排石治法；肝胆系疾病、骨伤科疾病、妇科生殖系统疾病等，也可累及腰部，引起疼痛，治疗时首先考虑原发疾病的治疗，切忌腰痛治腰，以免贻误病情。

【名医经验】

杨介宾辨治腰痛经验 杨氏重视经络病机分析法，善于应用经络病机理论分析疾病的发生与发展，指导对疾病的诊断与治疗，提出建立"经络病机学"主张。选穴组方，配伍严谨，穴少精当，运巧制宜，不主张用大方多穴，擅长使用特定穴、对穴和担截配穴法，选穴精少而力专效宏。

医案分析

陈某，男，40岁，农民。1977年6月15日初诊。腰痛半年。患者自诉于半年前渐起腰痛，时痛时止，未加注意。近日来逐渐加重，屈伸不利，转侧不便，咳嗽亦觉痛，腰部酸沉，重如负石，曾服史国公酒一瓶，毫无寸功，饮食二便无异常，唯脉象濡缓，苔薄腻，要求针灸治疗。此乃寒湿腰痛，治宜散寒除湿、温经通络。处方：①肾俞、腰阳关、委中、昆仑；②肾脊、腰眼、殷门、承山。以上两组腧穴，每组前二穴针后加灸，后二穴只针不灸，重泻得气久留针。每日针灸一次，每次一组，交换治疗，7～10次为一疗程。连治四次，即告痊愈。

摘自：《中国名老中医药专家学术经验集2》

按：腰者要也，腰为一重要之部，内藏两肾，是足太阳经、足少阴经以及督脉必经之要道，又是带脉环绕所过之处。腰为肾之外府，《素问·脉要精微论》指出："腰者，肾之府，转摇不能，肾将惫矣。"

《素问·刺腰痛论》:"足太阳脉,令人腰痛,引项脊尻背如重状,刺其郄中。"《灵枢·经脉》:"足太阳之脉……挟脊抵腰中。"《灵枢·经脉》又曰:"足少阴之别……下外贯腰脊。"《素问·骨空论》:"督脉挟脊抵腰中。"可见,腰痛一证,与上述经脉有密切关系,无论风寒暑湿乘人之虚,入侵肌腠经络,流注腰肾,均可导致腰痛。本例患者,因常在田间劳动,久居湿地,寒湿之邪入侵,下先受之,随经络肌腠流注腰肾,经络壅滞,气血运行受阻故屈伸不利,转侧不便,咳嗽振动亦觉痛。湿为阴邪,重浊沉滞,故腰部酸沉,重如负石,寒湿之邪,遇阴雨气候,两阴相加,故痛甚。阴湿之邪,遇晴明之日,湿邪稍减,则痛减;湿邪黏滞缠绵难已,故时作时止,经久不愈;脉象濡缓,舌苔薄腻,亦为湿阻经络之象。据上述分析,本病应属寒湿腰痛无疑,治法当用散寒除湿、温经通络,针攻艾灼,方能奏效。取足太阳膀胱经穴为主,针以开导之,灸以温暖之。经脉通畅,寒湿自散,故病得愈。

【古籍选录】

《证治准绳·腰痛》:"有风、有湿、有寒、有热、有挫闪、有瘀血、有滞气、有痰积,皆标也;肾虚其本也。"

《景岳全书·腰痛》:"腰痛证,凡悠悠戚戚,屡发不已者,肾之虚也;遇阴雨或久坐,痛而重者,湿也;遇诸寒而痛,或喜暖而恶寒者,寒也;遇诸热而痛,喜寒而恶热者,热也;郁怒而痛者,气之滞也;忧愁思虑而痛者,气之虚也;劳动即痛者,肝肾之衰也。当辨其所因而治之。"

《医学心悟·腰痛》:"腰痛拘急,牵引腿足,脉浮弦者,风也;腰冷如冰,喜得热手熨,脉沉迟,或紧者,寒也,并用独活汤主之。腰痛如坐水中,身体沉重,腰间如带重物,脉濡细者,湿也,苍白二陈汤加独活主之。若腰重疼痛,腰间发热,痿软无力,脉弦数者,湿热也,恐成痿证,前方加黄柏主之。若因闪挫跌仆,瘀积于内,转侧若刀锥之刺,大便黑色,脉涩,或芤者,瘀血也,泽兰汤主之。走注刺痛,忽聚忽散,脉弦急者,气滞也,橘核丸主之。腰间肿,按之濡软不痛,脉滑者,痰也,二陈汤加白术、草薢、白芥子、竹沥、姜汁主之。腰痛似脱,重按稍止,脉细弱无力者,虚也,六君子汤加杜仲、续断主之。若兼阴冷,更佐以八味丸。大抵腰痛,悉属肾虚,既挟邪气,必须祛邪,如无外邪,则唯补肾而已。"

【文献推介】

1. 刘锦龙,李瑞.腰痛"后病前治"针灸推拿临床思路探讨[J].中国针灸,2015,35(7):715-717.

2. 杨勇,王雷生,张娟.经椎关节突关节温针治疗腰椎关节突关节源性腰痛.中医正骨,2016,28(2):67-68.

【小结】

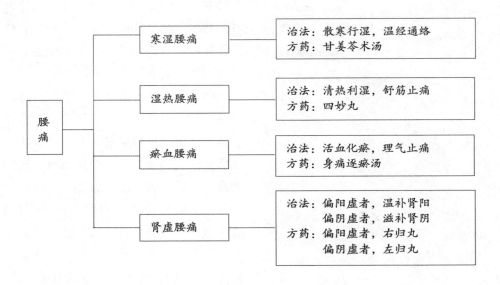

【复习思考题】

1. 为何腰痛经久不愈常佐通经活络之品治疗？

2. 寒湿腰痛与湿热腰痛如何辨治？

（黄礼明）

第二节 痹证

痹证是指经络痹阻，气血运行不畅，导致以肢体筋骨、关节、肌肉等处发生疼痛、酸楚、麻木、重着或关节屈伸不利、僵硬、肿大、变形等症状为主要表现的一类病证。西医学中的风湿性关节炎、类风湿关节炎、强直性脊柱炎、骨关节炎、痛风、坐骨神经痛等出现痹证的临床特征时，均可参照本节辨证论治。痹证的历史沿革见表 8-2-1。

【病因病机】

痹证的发生与体质因素、气候条件、生活环境等都有密切关系。正虚卫外不固是痹证发生的内在基础，感受外邪是痹证发生的外在条件。邪气痹阻肢体筋脉，经脉气血不通是其基本病机。

（一）病因

1. 外邪侵袭 感受风寒湿热之邪，以风邪为主，常夹杂他邪伤人，如风寒、风湿、风热，或风寒湿、风湿热等多邪杂感。生活、工作环境寒冷潮湿，如坐卧湿地，涉水冒雨，或长期水下作业，或出入于冷库，或阴雨潮湿季节，感受寒湿之邪，痹阻经络，气血运行不畅而发病。若外感风热夹湿，或风寒湿痹，郁久化热，亦可痹阻经络、关节为患。

2. 正气不足 劳累过度，耗伤正气，卫外不固，或劳汗当风，或汗后冷水淋浴，外邪乘虚入侵。或因素体虚弱，或病后、产后气血不足，腠理空虚，外邪乘虚而入。

表 8-2-1 痹证的历史沿革

朝代	代表医家	代表著作	主要论述
战国—西汉	—	《黄帝内经》	病名：行痹、痛痹、着痹、五体痹（皮痹、肌痹、脉痹、筋痹、骨痹）、五脏痹（心痹、肺痹、脾痹、肝痹和肾痹） 病因病机：风寒湿三气杂至，合而为痹
东汉	张仲景	《金匮要略》	病名：湿痹、历节 治疗：桂枝附子汤、甘草附子汤、桂枝芍药知母汤、乌头汤、防己黄芪汤、麻杏薏甘汤
隋	巢元方	《诸病源候论》	病名：历节风 病因病机：体虚感邪
唐	孙思邈 王焘	《备急千金要方》 《外台秘要》	治疗：独活寄生汤、犀角汤，针灸，酒药，膏摩 病名：白虎病
宋	—	《圣济总录》	病名：热痹 治疗：虫类药物
元	朱丹溪	《格致余论》 《丹溪心法》	病名：痛风 病因病机：血虚、血热、风、湿、痰、瘀
明	李中梓	《医宗必读》	治疗：祛风、除湿、散寒外，行痹参以补血，痛痹参以补火，着痹参以补脾益气
清	叶天士	《临证指南医案》	病因病机：久病入络 治疗：活血化瘀法，重用虫类药

此外，恣食肥甘厚腻或酒热海腥发物，导致脾失健运，湿热痰浊内生；或跌仆外伤，损及肢体筋脉，气血经脉痹阻，亦与痹证发生有关。

（二）病机

痹证基本病机为风、寒、湿、热等邪气滞留肢体筋脉、关节、肌肉，经脉痹阻，气血运行不通。外邪侵袭机体，又可因人的禀赋素质不同而有寒热转化。素体阳气偏盛，内有蓄热者，感受外邪，易从阳化热，而成为风湿热痹；阳气虚衰者，寒自内生，复感风寒湿邪，多从阴化寒，而成为风寒湿痹。

病初邪在经脉，累及筋骨、肌肉、关节，以实证为主。由于病邪性质的偏盛，症状表现亦有不同，其中风邪胜者为行痹，病位偏上；寒邪胜者为痛痹；湿邪胜者为着痹，部位偏下；热邪胜者为热痹。各种邪气之间亦可互相转化。

痹证日久可以表现三个方面的病机演变：一是风寒湿痹或风湿热痹日久不愈，气血运行不畅日甚，瘀血痰浊痹阻经脉；二是痹证日久耗伤气血，伤及肝肾，虚实相兼；三是痹证日久不愈，复感于邪，病邪由经络而入脏腑，出现脏腑痹证，其中以心痹较为多见。痹证的病因病机演变见图 8-2-1。

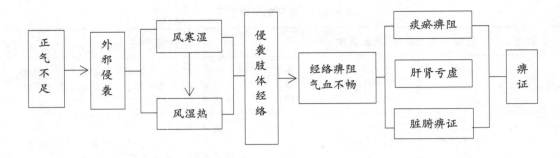

图 8-2-1 痹证病因病机演变示意图

【诊断与鉴别诊断】

（一）诊断

1. 临床表现为肢体关节、肌肉疼痛，屈伸不利，或疼痛游走不定，甚则关节剧痛、肿大、强硬、变形。若日久不愈，复感外邪，内舍于心，可出现心悸、气短等症状。

2. 发病及病情轻重常与劳累以及季节、气候变化有关，某些痹证的发生和加重可与饮食不当有关。

3. 本病可发生于任何年龄，但不同年龄的发病与疾病类型有一定的关系。

抗溶血性链球菌"O"、红细胞沉降率、C-反应蛋白、黏蛋白、血清免疫球蛋白、类风湿因子、血清抗核抗体、血清蛋白电泳、血尿酸、关节镜检查、X线、CT等检查，有助于西医相关疾病的诊断与鉴别诊断。

（二）鉴别诊断

1. **痿证** 痿证由精血亏虚，肌肉筋脉失养所致，表现为肢体软弱无力，肌肉瘦削，行动艰难，甚则瘫软于床，肢体关节多无疼痛；而痹证由于风寒湿热之邪，痹阻经络，气血运行不畅所致，出现肢体关节疼痛、酸楚、麻木、重着，屈伸不利，甚则肿大灼热。鉴别要点首先在于肢体关节有无疼痛，

痹证以关节疼痛为主，而痿证则为肢体痿弱不用，一般无疼痛症状；其次要观察肢体的活动障碍，痿证是无力运动，痹证是因痛而影响活动；再者，部分痿证病初即有肌肉萎缩，而痹证则是由于疼痛甚或关节僵直不能活动，日久废而不用导致肌肉萎缩。

2. **腰痛** 腰痛是由外感、内伤或闪挫而致的腰部一侧或两侧疼痛为主症的一类病证。两者在病因、病机、治疗用药上有相似之处，痹证可伴有腰痛，但总以肢体关节疼痛为主要临床表现，而腰痛患者虽可伴有肢体酸痛，但以腰痛为主，且腰痛以肾虚为本，以虚证为多。

【辨证论治】

（一）辨证要点

1. **辨邪气偏盛** 如肢体关节疼痛，呈游走不定者，为风胜；疼痛剧烈，遇冷加剧，得热痛减者，为寒胜；疼痛重着，痛有定处，肌肤麻木不仁者，为湿胜；关节红肿灼热，疼痛剧烈者，为热胜；关节疼痛日久，肿胀局限，或见皮下结节者为痰；关节肿胀、僵硬、疼痛不移，肌肤紫暗或有瘀斑者为瘀。

2. **辨证候虚实** 一般初期发病突然，病

程短，痛势较剧者，多属实；反复发作，病程较长，痛势较缓者，多属虚或虚实夹杂。本病的后期，病情复杂，常常虚实夹杂。

（二）治则治法

痹证的治疗以祛邪活络、缓急止痛为基本原则。风寒湿痹当祛风散寒除湿、活络止痛，其风胜者重在祛风，寒胜者重在散寒，湿胜者重在除湿；风湿热痹，当清热通络、祛风除湿。久病入络，久痹常合用活血祛瘀法。久痹正虚者，当加入益气养血、补益肝肾之品。

（三）分证论治

1. 风寒湿痹

行痹

（1）症状及分析

肢体关节、肌肉疼痛、酸楚——风寒湿邪侵袭人体，留滞经络，气血运行不畅，不通则痛；

疼痛游走不定，可涉及多个关节——风邪偏盛，风性善行而数变；

关节屈伸不利——风湿相搏，经络失和；

恶风，发热——风邪束表，营卫失和；

舌苔薄白，脉浮——邪气外侵。

（2）治法：祛风通络，散寒除湿。

（3）主方及分析：防风汤。

防风、麻黄——祛风散寒；

秦艽、葛根、当归、肉桂——活血通络，祛风湿；

茯苓——淡渗健脾利湿；

苦杏仁——宣肺达邪；

黄芩——佐药，防止前药辛温过甚，化火伤耗阴血；

生姜、大枣、甘草——和中调营。

（4）加减

疼痛以肩、肘等上肢关节为主，加羌活、威灵仙、姜黄、海桐皮；

疼痛以膝、踝等下肢关节为主，加独活、川牛膝、木防己、萆薢；

腰背酸痛甚，加杜仲、桑寄生、续断、补骨脂、巴戟天；

见关节肿大，苔薄黄，邪有化热之象者，宜寒热并用，选用桂枝芍药知母汤。

痛痹

（1）症状及分析

肢体关节疼痛，痛势较剧，痛有定处——感受风寒湿邪，寒邪偏胜，寒主收引，其性凝滞，气血痹阻不通；

遇寒痛甚，得热痛减——遇寒则血愈凝涩，得热则寒散，气血运行流畅；

关节屈伸不利——风寒湿邪留着肌肉、关节；

局部皮肤不红，触之不热，或皮肤有寒冷感——寒为阴邪；

舌质淡，苔薄白，脉弦紧，或沉迟而弦——属寒主痛之征。

（2）治法：温经散寒，祛风除湿。

（3）主方及分析：乌头汤。

川乌、麻黄——温经散寒，除湿止痛；

白芍、甘草——缓急止痛，养血柔筋；

黄芪——益气固表，并能利血通痹。

（4）加减

酌加羌活、独活、秦艽、威灵仙等祛风除湿以提高疗效；

寒邪重，加草乌头、桂枝；

疼痛重，加乌梢蛇、蜂房、全蝎等。

着痹

（1）症状及分析

肢体关节肿胀，重着酸痛，痛有定处，活动不利——感受风寒湿邪而以湿邪偏盛，湿性黏滞重浊，湿注经络，留滞肌肉、关节，气血运行受阻，不通则痛；

肌肤麻木不仁——肌肤络脉为湿浊阻滞，营血运行不畅；

阴雨天病情加重——阴雨天湿盛；

舌苔白腻，脉濡缓——湿邪偏盛之象。

（2）治法：除湿通络，祛风散寒。

（3）主方及分析：薏苡仁汤。

薏苡仁、苍术——健脾除湿；

羌活、独活、防风——祛风胜湿；

川乌、麻黄、桂枝——温经散寒通络；

当归、川芎——养血散风；

生姜、甘草——健脾和中。

（4）加减

下肢酸重或肿胀，加萆薢、木防己、川牛膝、蚕沙；

肌肤麻木不仁，加海桐皮、豨莶草、桑枝；

若湿邪郁而化热，症见下肢关节红肿，局部灼热，加黄柏、苍术；

久痹，风寒湿偏盛不明显，用蠲痹汤。风盛，加防风、白芷；寒盛，加附子、川乌、细辛；湿盛，加木防己、薏苡仁、萆薢。

2. 风湿热痹

（1）症状及分析

肢体关节疼痛——感受风湿热邪，或风寒湿邪郁而化热，壅滞经络，流注肢节，气血郁滞不通；

局部红肿灼热，痛不可触，得冷稍舒——湿热壅盛，热为阳邪；

皮肤出现红斑——热迫血妄行；

皮下结节——湿为阴邪，重着黏滞，湿胜则肿；

恶风、发热、汗出——风湿热邪袭表，营卫失和；

口渴——湿热久郁，热盛伤津；

烦躁不安——邪热上扰心神；

舌质红，苔黄腻，脉滑数——湿热之象。

（2）治法：清热除湿，祛风通络。

（3）主方及分析：白虎加桂枝汤。

石膏、知母——清热除烦；

桂枝——疏风通络；

甘草、粳米——养胃生津。

（4）加减

热势亢盛，发热、口渴、苔黄、脉数者，加忍冬藤、连翘、黄柏；

邪阻经络，关节肿痛者，加海桐皮、姜黄、威灵仙、防己、络石藤；

初期发热恶风，咽喉疼痛，咳嗽者，用麻杏石甘汤加金银花、连翘、黄芩、牛蒡子、秦艽等；

皮肤有红斑，加牡丹皮、生地黄、赤芍；

下肢肿胀，小便热赤，苔黄腻，脉濡数者，可用宣痹汤；

关节红肿，疼痛剧烈，入夜尤甚，壮热烦渴，舌质红少津，脉弦数，治宜清热解毒、凉血止痛，可用犀角散加生地黄、玄参、麦冬、木防己、姜黄、秦艽、海桐皮。

3. 痰瘀痹阻

（1）症状及分析

关节肿胀刺痛，固定不移，夜间痛

甚——痹证日久，邪痹经络，气血津液运行不畅，致痰浊瘀血互结，留滞经络、关节、肌肉，瘀阻于络；

硬节或瘀斑——痰瘀留注于肌肤；

关节僵硬、变形，屈伸不利——邪气深入筋骨；

肢体顽麻或重着——痰浊瘀血阻滞，经脉肌肤失于气血荣养；

舌质紫暗或有瘀斑，苔白腻，脉弦涩——痰阻血瘀之象。

（2）治法：化痰祛瘀，搜风通络。

（3）主方及分析：双合汤。

当归、赤芍、川芎、地黄——养血活血；

桃仁、红花——活血祛瘀，通络止痛；

陈皮、半夏、茯苓、白芥子、竹沥、生姜汁——健脾化痰；

甘草——调和药性。

（4）加减

痰瘀交结，疼痛不已，加地龙、乌梢蛇、全蝎、白花蛇舌草；

痰浊滞留，皮下结节，加胆南星、天竺黄；

脊柱强硬、变形，加狗脊、鹿角胶、补骨脂；

痰瘀化热，加连翘、黄柏、牡丹皮。

4. 久痹正虚

（1）症状及分析

痹痛日久不愈，关节屈伸不利，肌肉瘦削——久痹伤正，肝肾不足，气血亏虚，余邪未尽，风寒湿邪痹阻经络，气血运行不利；

腰膝酸软——腰为肾之府，肝肾不足；

畏寒肢冷，阳痿，遗精——偏于肾阳虚，阳虚则寒；

骨蒸劳热，自汗盗汗，心烦口干——偏于肾阴虚，阴虚则内热；

舌质淡红，苔薄白，脉沉弱——正虚偏肾阳虚；

舌干红或少津，脉细数——正虚偏肾阴虚。

（2）治法：培补肝肾，通络止痛。

（3）主方及分析：独活寄生汤。

独活、秦艽、防风、细辛——祛风除湿，散寒止痛；

杜仲、牛膝、桑寄生——补益肝肾，祛风除湿；

当归、地黄、白芍——养血活血；

党参、茯苓、甘草——益气扶正；

川芎、肉桂——温通血脉，祛风止痛。

（4）加减

肾阳虚甚，腰膝酸软，畏寒肢冷，加附子、肉苁蓉、淫羊藿；

肾阴虚甚，耳鸣腰酸，低热，或午后潮热，加女贞子、墨旱莲、桑椹子、制何首乌；

久痹痰瘀互结，关节强直变形，加白芥子、胆南星、地龙、乌梢蛇；

久治不愈，气血两虚，气短乏力，面色少华，易于汗出，舌淡，脉细弱，可用黄芪桂枝五物汤；

痹证日久，内舍于心，心悸、气短，动则尤甚，面色少华，舌质淡，脉虚数或结代，宜用炙甘草汤。

（四）其他治疗

中成药 疏风活络片、大活络丸：用于风寒湿痹之行痹、痛痹。

伤湿祛痛膏、一枝蒿伤湿祛痛膏：用于

风寒湿痹之着痹。

克痹骨泰胶囊、痹克颗粒：用于风湿热痹。

血府逐瘀片：用于痰瘀痹阻证。

尪痹片、益肾蠲痹丸、壮骨伸筋胶囊：用于久痹正虚证。

痹证的治疗除辨证用药外，还应根据病情选用针灸、推拿、拔罐、理疗、药物外敷等综合治疗措施，以提高内服中药的疗效。

【预防调护】

加强锻炼，增强体质，防止风寒湿热邪之入侵，尤其生活、工作环境潮湿者，更应注意预防外邪侵袭。姜汤、午时茶、川芎茶调散等祛风散寒除湿之品，可于受寒、淋雨后服用预防。一旦感受外邪，尤其出现关节疼痛等症状时，应及时治疗，以免病情进一步发展。

痹证较为缠绵难治，要有信心与耐心，积极治疗。患者居室以通风、干燥、向阳为宜，保持床褥衣物干燥温暖。避免劳汗当风、睡卧受凉。四肢功能丧失而长期卧床者，应经常变换体位，防止褥疮发生。对行走不便者，应提防跌仆。宜进营养丰富、易于消化的食物，忌食辛辣刺激及生冷、滋腻之品。

【临证要点】

1. 邪有偏盛，治有偏重 除痹散风为先。风为六淫之首、百病之长，痹证初起风寒湿热之邪侵袭人体，但以风邪为主兼夹他邪。故痹证初起当以散风为主，兼祛他邪。风、寒、湿三气杂至，合而为痹也。风气盛者为行痹，寒气盛者为痛痹，湿气盛者为着痹，临证应根据风、寒、湿之偏盛不同而采用不同的治法。

2. 补不碍邪，攻不伤正 痹证日久损及肝肾，耗伤气血，易出现气血亏虚、肝肾不足之候，治疗当标本兼顾，扶正祛邪。临证应注意扶正而不碍邪留邪，祛邪而不伐伤正气。

3. 久痹、顽痹搜风通络 顽痹邪伏较深，或久痹于络，常用虫类药搜风通络止痛。如蜈蚣、全蝎、地龙、水蛭、蜂房、白花蛇、乌梢蛇等。此类药多偏辛温有毒，可破气伤阴耗血，应中病即止。

4. 有毒中药的应用 对风寒湿痹疼痛较重者，可酌加川乌、草乌、雷公藤等。内服常用量为 5～9g，从小剂量开始，逐渐加量。文火久煎，或与甘草同煎，缓和毒性。如药后出现唇舌发麻、头晕、心悸、晕厥、脉迟或结代为中毒表现，应立即停药救治。

【名医经验】

周信有教授辨治痹证的经验 周氏认为痹证的发生，一是由风、寒、湿和湿热之外邪侵袭，再是由正气不足和营卫气血阻滞不通所致。临床分为两大类：第一类是风、寒、湿三种外邪合而侵袭人体所造成的"行痹""痛痹""着痹"；第二类是由风湿外袭，郁而化热，湿邪留滞关节而造成的"热痹"。采用的治疗原则：一是针对外因而驱邪，主要有疏风、散寒、除湿、清热等法，注意"寒湿宜温化，湿热宜清化"的原则；二是针对内因而调和营卫气血、舒筋通络；三是根据"久病必虚，久病及肾"的原则，而治以补肾为主，辅以祛邪。周氏重视运用温热药治疗痹证，无论寒热，均加用附子、制川乌、制草乌等辛通开闭，改善、消除痹证之经络痹阻，营卫气血凝滞、痰瘀胶结之病理。善用虫类药物如全蝎、蜈蚣、露蜂房、僵蚕、蜣螂虫、蕲蛇、乌梢蛇等治疗痹证，认为虫类药具有钻透剔邪、搜风通络、消肿定痛、恢复功能之特性。

医案分析

习某，女，61岁；1990年6月17日初诊。

自诉患"类风湿关节炎"10余年。每因劳累或遇寒冷后均可诱发，每次发作后服中药数剂可缓解。2个月前，因不慎感邪，诸症又起。全身关节疼痛，腰部和两膝关节处尤甚，活动受限。夜寐辗转反侧，腿脚无处放，影响睡眠，伴畏寒、乏力、纳差。曾在其他医院服中药10余剂，无明显效果。观其处方，主要以芪桂五物汤加祛风胜湿、散寒止痛之品。检查：年老体弱，形体消瘦，背部微驼。两手指关节均有不同程度之变形，屈伸不利，且有压痛。脉沉细、苔薄白、质淡。诸症合参，当属痹证后期，气血已亏，肾精不足，气血失和，痹阻不通。治以益气养血、补肾温阳，佐以疏风祛湿、活血通络。处方：桂枝9g，黄芪20g，当归9g，丹参20g，鸡血藤20g，延胡索20g，制附片9g，桑枝20g，羌独活各9g，细辛4g，党参20g，白术20g，川断20g，巴戟天20g，熟地黄9g，全蝎10g。水煎服，连服7剂。

7月24日二诊。

诉服药后，诸证较前好转。关节痛、腰痛均减轻，夜寐能安。纳食较差，原方加砂仁9g，焦三仙各9g，继服7剂。

8月1日三诊。

诸症明显减轻。关节粗大变形虽无明显改变，但已无压痛，活动也能自如。嘱其以原方继服一个月，以巩固疗效。

摘自：《中国名老中医药专家学术经验集》

按：根据周氏经验，临床上痹证分为两大类，第一类是风、寒、湿三种外邪合而侵袭人体所致之"风寒湿痹"，第二类是湿热留滞关节而致之"热痹"。本例当属风寒湿痹。但由于患者病史已达10余年，久病伤气，气血双虚，且年事已高，肾精已亏，故临床表现为本虚标实、以本虚为主的证候特点。全身关节疼痛，是由于外邪久羁，营卫气血阻滞不通。诸关节变形，乃因久病及肾、精亏骨无所充盈，骨质疏松、破坏或增生而致。腰膝酸困、畏寒乏力、纳差，皆为虚赢不足之证。患者日前服芪桂五物汤虽属对证，但因疏于补肾、强筋壮骨之品，故效不明显。周氏以益气养血、补肾温阳治本为主，兼疏风祛湿、活血通络、温阳散寒止痛为原则，在黄芪桂枝五物汤益气、养血、和营基础上，重用川断、巴戟天、熟地黄等补肾填精；以制附片助阳散寒、辛通开闭；更加全蝎搜风通络。如此，诸药配合，相辅相成，使营卫和调，气血疏通，关节通利，而终获良效。

【古籍选录】

《素问·痹论》："以冬遇此者为骨痹，以春遇此者为筋痹，以夏遇此者为脉痹，以至阴遇此者为肌痹，以秋遇此者为皮痹。""五脏皆有合，病久而不去者，内舍于其合也。故骨痹不已，复感于邪，内舍于肾；筋痹不已，复感于邪，内舍于肝；脉痹不已，复感于邪，内舍于心；肌痹不已，复感于邪，内舍于脾；皮痹不已，复感于邪，内舍于肺。所谓痹者，各以其时重感于风寒湿之气也。"

《金匮要略·痉湿暍病脉证并治》："太阳病，关节疼痛而烦，脉沉而细者，此名湿痹。"

《医宗必读·痹》："治外者，散邪为急，治脏者，养脏为先。治行痹者，散风为主，御寒利湿仍不可废。大抵参以补血之剂，盖治风先治血，血行风自灭也。治痛痹者，散寒为主，疏风燥湿仍不可缺，大抵参以补火之剂，非大辛大温，不能释其凝寒之害也。治着痹者，利湿为主，祛风解寒亦不可缺，大抵参以补脾补气之剂，盖土强可以胜湿，而气足自无顽麻也。"

《类证治裁·痹证》："诸痹……良由营卫先虚，腠理不密，风寒湿乘虚内袭。正气为邪气所阻，不能宣行，因而留滞，气血凝涩，久而成痹。"

《证治汇补·痹症》："……风胜加白芷，湿胜加苍术、南星，热胜加黄柏，寒胜加独活、肉桂，上体加桂枝、威灵仙，下体加川牛膝、防己、萆薢、木通。"

【文献推介】

1. 李长香，程发峰，王雪茜，等 . 叶天士从络病论治痹证研究 [J]. 中华中医药杂志，2016，31（5）：1758-1761.

2. 潘胡丹，刘良 . 类风湿关节炎中医治疗经验探讨 [J]. 中医杂志，2016，57（2）：173-175.

3. 徐君君，刘鸿，袁淑芬，等 . 小针刀配合舒络止痛汤熏洗治疗寒痹型膝骨关节炎50 例临床观察 [J]. 新中医，2015，47（9）：196-198.

【小结】

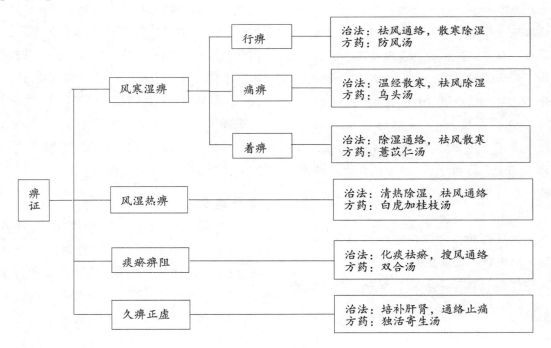

【复习思考题】

1. 风痹、痛痹、着痹有何异同？如何辨治？

2. 痹证日久可以出现哪些病理变化？

（黄礼明）

第三节 痉证

痉证是以项背强直，四肢抽搐，甚至口噤、角弓反张为主要临床表现的一种病证，古亦称为"痓"。西医学中的流行性脑脊髓膜炎、流行性乙型脑炎、中毒性脑病均可参照本节辨证论治，脑脓肿、脑寄生虫病、脑血管疾病等凡符合本病特征者，也可参考本节进行辨证论治。痉证的历史沿革见表8-3-1。

【病因病机】

痉证的病因病机可分为外感和内伤两个方面。外感由于感受风、寒、湿、热之邪，壅阻经络，气血不畅，或热盛动风而致痉；内伤为阴虚血少，筋脉失养，虚风内动而致痉。

（一）病因

1. 感受外邪 外感风、寒、湿邪，壅阻脉络，以致气血运行不利，筋脉失养，拘挛抽搐而成痉；外感温热之邪，或寒邪郁而化热，邪热消灼津液，筋脉失于濡养；或热病邪入营血，引动肝风，扰乱神明，而发为痉证。

2. 久病过劳 久病不愈，气血耗伤，气虚血行不畅，瘀血内阻，血虚则不能濡养筋脉；久病脏腑功能失调，或脾虚不化水湿，

表8-3-1 痉证的历史沿革

朝代	代表医家	代表著作	主要论述
战国—西汉	—	《黄帝内经》	病名：柔痉 病因：风、寒、湿、热等外邪为主
东汉	张仲景	《金匮要略》	病因病机：不仅明确了外感表证之"刚痉""柔痉"，还提出了误治、失治和伤亡津液而致痉 代表方剂：瓜蒌桂枝汤、葛根汤、大承气汤
隋	巢元方	《诸病源候论》	病名：风痉 症状："身强直反张如尸，不时醒""口噤不开，背强而直，如发痫之状"，首次提出痫与痉之鉴别
宋	陈言	《三因极一病证方论》	病位：在筋 病因：亡血邪袭 病机：筋无所营
元	朱丹溪	《丹溪心法》	病因：亦因气血亏虚 治疗：不可专用风药
明	张景岳	《景岳全书》	病因：阴虚精血亏损
清	吴鞠通 叶天士 王清任	《温病条辨》 《临证指南医案》 《医林改错》	病因：寒、热、虚、实，四大纲领 病因：热盛伤津可致痉 病因：气虚血瘀

或肝火灼伤津液，或肺热蒸灼津液等，皆能产生痰浊，痰浊阻滞经脉，筋脉失养而致痉。先天禀赋不足，操劳过度，情志不畅，久之致肝肾阴虚，阴不制阳，水不涵木，肝阳上亢，阳亢化风而致痉。

3. 误治或失治 误用或过用汗、吐、下法，如疮家误汗、表证过汗或误下及体虚之人误用吐法等，导致津液耗散；汗证、血证等病证失治，伤津损液，亡血失精，筋脉失养，均可致痉证发生。

（二）病机

痉证病在筋脉，属肝所主，筋脉有约束联系和保护骨节肌肉的作用，依赖肝血的濡养而保持刚柔相兼之性。若阴血不足，肝失濡养，筋脉刚劲太过，失却柔和之性，则发为痉证。病变脏腑除肝之外，尚与脾、胃、肺、肾、心等脏腑密切相关。如脾失健运，痰浊阻滞；或胃热腑实，阴津耗伤；或肺热炽盛，蒸灼津液；或肾精不足，阴血亏虚，均与痉证发生有关。若热陷心包，逆乱神明，则发痉时兼有神志障碍。

痉证的基本病机为阴虚血少，筋脉失养。病理性质有虚实两方面，实者为邪气壅盛，虚者为脏腑虚损，阴阳、气血、津液不足。外感风、寒、湿、热致痉者，病理性质以实为主。内伤久病，误治失治所致者，病理性质以虚为主。邪气往往伤正，常呈正虚邪实，虚实夹杂之证，如脉络空虚，风痰乘虚而入，横窜经络，瘀阻气血，筋脉失养，为因虚致实；若邪热炽盛，灼津为痰，痰瘀阻络，筋脉失养，为因实致虚。

痉证病理变化，外感者可因风、寒、湿邪壅阻经络，气血不运，阴血不得濡养筋脉；或热盛伤津，阴血亏乏，筋脉失于濡养。内伤者可由亡血、过汗、误治失治，或久病伤正，导致阴亏血少，筋脉失养，发为痉证。故《医学原理·痉门》认为"虽有数因不同，其于津亏血少，无以滋荣经脉则致"。痉证的病因病机演变见图8-3-1。

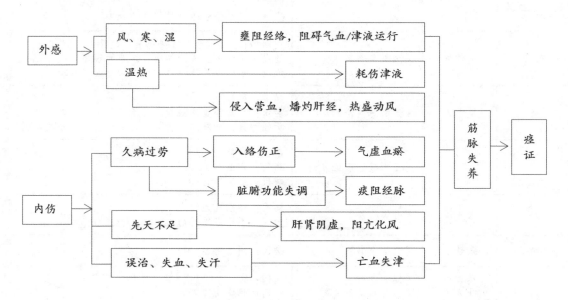

图 8-3-1 痉证病因病机演变示意图

【诊断与鉴别诊断】

（一）诊断

1. 多突然起病，以项背强急、四肢抽搐，甚至角弓反张为其证候特征。

2. 部分危重病人可有神昏谵语等意识障碍。

3. 发病前多有外感或内伤等病史。

血常规、脑脊液、颅脑 CT 或 MRI、肝肾功能等检查，均有助于痉证的病因、病性和病位的诊断。

（二）鉴别诊断

1. 痫证　痫证是一种发作性的神志异常的疾病，发作特点为突然仆倒，昏不知人，口吐涎沫，两目上视，四肢抽搐，或口中如作猪羊声，大多发作片刻即自行苏醒，醒后如常人。多为突然发病，其抽搐、痉挛症状发作片刻可自行缓解，既往有类似反复发病史；痉证的抽搐、痉挛发作多呈持续性，不经治疗难以自行恢复，且多有发热、头痛等伴发症状。

2. 中风　中风以突然昏仆、不省人事，或不经昏仆，而表现为以半身不遂，口眼㖞斜，舌强语謇为主要特点。痉证以项背强急、四肢抽搐为主要特点，无偏瘫表现。

3. 厥证　厥证主要表现为突然昏仆、不省人事、四肢逆冷。虽然二者均可出现神昏症状，但厥证以四肢逆冷为主，无颈项强直、四肢抽搐等表现，两者不难鉴别。

4. 颤证　颤证是一种慢性疾病过程，以头颈、手足不自主颤动、振摇为主要症状，手足颤抖动作幅度小，频率较快，多呈持续性，无发热、神昏等症状。痉证肢体抽搐幅度大，抽搐多呈持续性，有时伴短阵性间歇，手足屈伸牵引，弛纵交替，部分病人可

有发热、两目上视、神昏等症状。

5. 破伤风　破伤风古称"金疮痉"，因金疮破伤，伤口不洁，感受风毒之邪致痉，临床表现为项背强急、四肢抽搐、角弓反张，发痉多始于面部，肌肉痉挛，口噤，苦笑面容，逐渐延及四肢或全身，病前有金疮破伤，伤口不洁病史，可与痉证鉴别。

【辨证论治】

（一）辨证要点

1. 辨外感与内伤　在临床辨证中，首先要根据痉证的特征，确定病人是属于外感致痉，还是内伤致痉。外感致痉多有恶寒、发热、脉浮等表证；内伤发痉则多无恶寒、发热。

2. 辨实证与虚证　实证表现为颈项强直，牙关紧闭，角弓反张，四肢抽搐频繁有力而幅度较大，多由外感、痰浊或血瘀阻络所致；虚证表现为手足蠕动，或抽搐时休时止，神疲倦怠，多由内伤气血阴津不足所致。

（二）治则治法

痉证治疗原则为急则舒筋解痉以治其标，缓则扶正益损以治其本。外感发痉多属实证，治当先祛其邪，如感受风、寒、湿、热之邪而致痉者，祛风散寒、清热祛湿，择而用之。肝经热盛者，治以清肝潜阳、息风镇痉；阳明热盛者，治以清泄胃热、存阴止痉；心营热盛者，治以清心透营、开窍止痉；痰浊血瘀阻滞而致痉者，治以豁痰化瘀、息风镇痉。内伤发痉，多属虚证，重在治本扶正，临证当辨其损及脏腑而调之，阴血亏虚者，治以养血滋阴、息风止痉。

此外，各个证候之间，有时可以错杂出现，例如热夹痰浊、气血亏虚又感外邪等，

应明辨虚实，标本兼顾，有常有变，灵活运用。

（三）分证论治

1. 邪壅经络

（1）症状及分析

头痛，项背强直——风寒湿邪客于经络，气血运行不畅；

恶寒发热，无汗或汗出——风寒湿邪侵于肌表，营卫不和；

肢体酸重——湿邪阻滞经络肌肉；

四肢抽搐，甚至口噤不能语——外邪侵袭，筋脉拘急；

舌苔薄白或白腻——风寒为患则苔薄白，风湿外袭则舌苔白腻；

脉浮紧——风寒袭表之脉象。

（2）治法：祛风散寒，燥湿和营。

（3）主方及分析：羌活胜湿汤。

羌活、独活、防风、藁本——辛温发散，祛风胜湿；

川芎——活血祛风止痛；

蔓荆子——善治头风疼痛；

炙甘草——制诸药之峻，调药和中。

（4）加减

寒邪较甚，项背强急，肢痛拘挛，无汗，病属刚痉，用葛根汤；

风邪偏盛，项背强急，发热不恶寒，汗出，头痛，病属柔痉，用瓜蒌桂枝汤；

湿热偏盛，筋脉拘急，胸脘痞闷，身热，渴不欲饮，溲短赤，苔黄腻，脉滑数，用三仁汤加地龙、丝瓜络、威灵仙。

2. 肝经热盛

（1）症状及分析

高热头痛——火热之邪内蕴于肝，循经上扰；

口噤龂齿，手足躁动不安，甚则项背强急，四肢抽搐，角弓反张——热盛伤阴，致阴血不能濡养经筋；

舌质红绛，苔薄黄或少苔，脉弦细数——肝火旺盛，阳热伤肝之象。

（2）治法：清肝潜阳，息风镇痉。

（3）主方及分析：羚角钩藤汤。

羚羊角（以水牛角代）、钩藤、桑叶、菊花——凉肝息风止痉；

川贝母、竹茹——清热化痰通络；

茯神——宁心安神定志；

白芍、生地黄、生甘草——酸甘化阴，补养肝血，缓急止痉。

（4）加减

口苦、苔黄，加龙胆、栀子、黄芩；

口干渴甚，加石膏、天花粉、麦冬；

痉证反复发作，加全蝎、蜈蚣、僵蚕、蝉蜕。

3. 阳明热盛

（1）症状及分析

壮热汗出——阳明经热盛，迫津外泄；

项背强急，手足挛急，口噤龂齿，甚则角弓反张——热盛津伤，筋失濡养；

腹满便结——热邪内结，腑气不通；

面红——邪热上扰，气血涌于面；

口渴喜冷饮——胃热亢盛，热盛伤津，且汗出复伤津液；

舌质红，苔黄燥，脉弦数——阳明里热炽盛之象。

（2）治法：清泄胃热，增液止痉。

（3）主方及分析：白虎汤合增液承气汤。

石膏、知母——清肺胃热；

玄参、生地黄、麦冬——清热养阴生津，濡润筋脉；

大黄、芒硝——软坚散结润燥，荡涤胃腑积热以存阴；

粳米、甘草——和胃养阴。

（4）加减

热邪耗气伤津而无腑实证，用白虎加人参汤；

抽搐甚者，加天麻、地龙、全蝎、菊花、钩藤；

热甚烦躁，加淡竹叶、栀子、淡豆豉、黄芩；

热甚动血，斑疹显现，舌质红绛，加水牛角、生地黄、牡丹皮。

4. 心营热盛

（1）症状及分析

高热烦躁，神昏谵语——热入营血，扰动心神；

项背强急，四肢抽搐，甚则角弓反张——热盛煎熬阴血，阴血亏虚不能濡润筋脉；

舌质红绛，苔黄少津，脉细数——邪热入营，营阴劫伤之象。

（2）治法：清心透营，开窍止痉。

（3）主方及分析：清营汤。

犀角（以水牛角代）、淡竹叶、金银花、连翘、黄连——清心泄热，凉血解毒；

玄参、生地黄、麦冬——清热滋阴养津；

丹参——清心凉血，防热与血结。

（4）加减

高热烦躁明显，加牡丹皮、栀子、石膏、知母；

四肢抽搐、角弓反张，加全蝎、蜈蚣、僵蚕、蝉蜕；

伴神昏谵语、躁动不安、四肢挛急抽搐、角弓反张，选用安宫牛黄丸、至宝丹或紫雪丹；

肢体抽搐无力、面色苍白、四肢厥冷、气短汗出、舌淡、脉细弱，证属亡阳脱证，急服独参汤、生脉散。

5. 痰浊阻络

（1）症状及分析

头痛昏蒙，神识呆滞——痰湿壅盛，阻滞经络，清阳不能上达头面；

项背强急，四肢抽搐——痰浊阻滞经脉，筋脉失于濡养；

胸脘满闷，食少纳呆，呕吐痰涎——痰浊阻滞胸膈；

舌苔白腻，脉滑或弦滑——痰饮阻滞经脉之象。

（2）治法：豁痰开窍，息风止痉。

（3）主方及分析：导痰汤。

半夏、胆南星、姜汁——豁痰化浊开窍；

陈皮、枳实、茯苓——健脾化湿，下气消痰；

甘草——祛痰止咳，调和诸药。

（4）加减

痰阻胸膈，胸闷甚，加瓜蒌、郁金；

痰郁化热，身热，烦躁，舌苔黄腻，脉滑数，加瓜蒌、黄芩、天竺黄、竹茹、青礞石；

痰浊上壅，蒙蔽清窍，突然昏厥抽搐，急用竹沥加姜汁冲服安宫牛黄丸；

血瘀者，加丹参、地龙。

6. 阴血亏虚

（1）症状及分析

项背强急，四肢麻木，抽搐或筋惕肉瞤——素体阴虚，筋脉不得滋润濡养；

两目直视——气虚血少，不能濡润目睛；

口噤——气虚血少，不能滋养口唇；

头目昏眩——血虚不能上奉于脑；

神疲气短自汗——气血不足，不能营养周身；

或低热——阴虚不能制火；

舌质淡或舌红无苔，脉细数——阴血不充，阴虚之象。

（2）治法：滋阴养血，息风止痉。

（3）主方及分析：四物汤合大定风珠。

生地黄、熟地黄、白芍、麦冬、阿胶、五味子、当归、火麻仁——滋阴补血柔肝；

龟甲、鳖甲、牡蛎——息风止痉；

川芎——活血行气；

鸡子黄——养阴宁心。

（4）加减

阴虚内热，手足心烦，加白薇、青蒿、黄连、淡竹叶；

抽动不安，心烦失眠，加栀子、首乌藤、酸枣仁、龙骨、牡蛎；

阴虚多汗，时时欲脱，加人参、沙参、麦冬、五味子；

气虚自汗，卫外不固，加黄芪、浮小麦；

久病，阴血不足，气虚血滞，瘀血阻络，加黄芪、丹参、川芎、赤芍、鸡血藤，或用补阳还五汤加减；

虚风内动，肢体拘急挛缩，加全蝎、天麻、钩藤。

知识拓展

流行性乙型脑炎

流行性乙型脑炎（以下简称乙脑），属于中医"疫痉"范畴。

乙脑的病原体1934年在日本发现，故名日本乙型脑炎。1939年中国也分离到乙脑病毒，新中国成立后进行了大量调查研究工作，并更名为流行性乙型脑炎。本病主要分布在亚洲远东和东南亚地区，经蚊传播，多见于夏秋季。临床上急性发病，有高热、意识障碍、惊厥、强直性痉挛和脑膜刺激征等重型患者，病后往往留有后遗症。

早期发现并及时隔离和治疗病人是早期预防的重要措施，但主要的传染源是家畜，尤其是未经过流行季节的幼猪。近年来多应用疫苗免疫幼猪，以减少猪群的病毒血症，从而控制人群中乙脑流行。防蚊和灭蚊是控制本病流行的重要环节，特别是针对库蚊的措施。进行预防接种是保护易感人群的重要措施。目前我国使用的是地鼠肾组织培养制成的灭活疫苗，经流行季节试验，保护率可达60%～90%。一般接种2次，间隔7～10周；第2年加强注射1次。接种对象为10岁以下的儿童和从非流行区进入流行区的人员，但高危的成人也应考虑。接种时应注意：①不能与伤寒三联菌苗同时注射；②有中枢神经系统疾患和慢性酒精中毒者禁用。有报道乙脑疫苗注射后（约2周后）出现急性播散性脑脊髓炎，经口服泼尼松每日2mg/kg迅速恢复。疫苗的免疫力一般在第2次注射后2～3周开始，维持

4～6个月。因此，疫苗接种须在流行前1个月。

摘自：《流行性乙型脑炎》，出《社区医学杂志》（2011）

（四）其他治疗

1. 中成药 安宫牛黄丸、至宝丹、紫雪丹：三方均有清热开窍之功，均可治疗热闭心包之证。但安宫牛黄丸长于清热解毒，适用于热盛之证；至宝丹长于开窍醒神、化浊辟秽，适用于痰浊偏盛、神昏较重之证；紫雪丹清热解毒之力不及安宫牛黄丸，开窍之力逊于至宝丹，但长于息风止痉，故对热闭心包及热盛动风，神昏而有痉厥者，较为适合。

清瘟败毒散：用于心营热盛证。

清气化痰丸：用于痰浊阻络证。

2. 单方验方 仓公当归汤：当归、防风（各十八铢），独活（一两半），麻黄三十铢，附子一枚，细辛半两，以酒五升，水三升，服一升。口不开者，格口内汤，一服当苏，二服小汗，三服大汗。主贼风口噤，角弓反张痉者方。

【预防调护】

积极锻炼身体，增强体质，防止外邪侵袭和外伤感染。劳逸结合，精神放松，起居有节，减少痉证诱发因素。

痉证病人多属急重症，病床要平整松软，并设护栏，发病时应尽量减少搬动病人。居室要安静，减少噪声刺激，应有专人护理。急性发作时注意保护舌体和清除假牙及呼吸道异物，以防堵塞气道。对频繁肢体抽动者，要避免强行按压和捆绑，防止骨折。因高热而痉，要及时降温。在发作停止后，治疗和护理工作要合理地集中安排，有利于病人安静修养，减少痉证发作。

【临证要点】

1. 详辨外感与内伤、虚证与实证 外感发痉多属实证，内伤发痉多为虚证，另外可从其发作的程度、频度、幅度辨别虚实。在治疗上，外感者，宜祛风、散寒、除湿；若热邪入里，消灼津液，当泄热存阴。内伤者，多属阴伤血少，治疗以滋阴养血为大法。此外，肝主筋，主风主动，在辨证用药的基础上，常酌加天麻、钩藤、石决明、赭石、蜈蚣、全蝎等平肝息风止痉之品。

2. 结合辨病治疗 痉证常是临床危急重症，大多发病较急，变化迅速，预后较差。因此，除对症处理外，关键在于尽快明确诊断，寻找病因，治疗原发病。例如流行性乙型脑炎、流行性脑脊髓膜炎等各种急性热病在疾病的发展过程中，均可出现项背强急、四肢抽搐、角弓反张等痉证的表现，此时应充分发挥中西医各自的优势，积极治疗原发病，防止病情恶化。

3. 痉证发病常有先兆，应积极采取措施预防 一旦发生痉证，则应积极救治，以挽救病人的生命。病情较轻者，可根据辨证给以相应的方药口服，如病情较重、较急者，则应立即选用紫雪丹、羚羊角粉，并采取相应的急救措施，以免贻误病情。

【名医经验】

1. 蒲辅周治疗乙脑八法 蒲氏认为"乙脑"治疗，立法方药，寒热温凉，各随病情而异，故总结治疗乙脑八法：①辛凉透邪：温热病初起，邪未深入，总宜辛凉透发，使其热邪外达而愈。②通秘逐里：若邪尚在卫在气，应以宣透达邪而从表解为原则。若暑秽内阻，热结阳明，治宜芳香以逐秽、清下以通里，里通表自和也。③清热解毒：暑热伤人，热甚化火，治宜清热解毒，急清其热，直泻其毒。临床应视热邪深浅，辨在营在血等，随证施治。④开窍豁痰：暑邪攻心，痰涎蒙蔽心包，神志昏迷，卒倒不省人事。必须遵循"急则治其标，缓则治其本"的原则，先开窍豁痰，后以清热祛暑之法进行治疗。⑤镇肝息风：痉厥、抽风，是"乙脑"的主要症状。临床凡因壮热不解，邪窜心包，神昏谵语，或兼痰热壅闭，脉络不通而抽风者，治以清热化痰，常选用至宝丹或钩藤息风散之类，热退痰清而风自息。⑥通阳利湿：暑必夹湿，治宜清暑利湿，淡渗以通其阳，通阳不在温，而在利小便，即通阳利湿也。⑦生津益胃：热性病无不灼伤津液，治疗当以存津液为要。但热性病末期，胃阴消烁，津液愈亏，治以生津益胃，可收到泽枯润槁之效。⑧清燥养阴：热性病初中期，一般则撤热以救阴，急下以存阴。若津伤液耗，而致内燥，宜清凉甘寒之剂，才能收到养阴清燥之效。前人有"首用辛凉，继用甘寒"之法，即此意也。

2. 班秀文柔养息风治痉证 班氏认为妇人以血为本，产后阴血骤虚，阳气浮散，百骸少血濡养，故其病变是亡血伤津，又有瘀血内阻，多是虚实夹杂并见。另产后冲任损伤，肾气不固，既虚且瘀，治宜滋阴养血，佐以化瘀之法。所以治疗产后痉病，常用柔养和息风之品，但柔养之品多遏阳滞瘀，息风之药易化燥伤阳，应用时遵从"养血不碍瘀，息风不过燥"之原则。多用当归身补血活血、润肠通便；肉苁蓉补肾益精、养血润肠，与当归共用，可防产后大便不通；白芍

滋养肝阴、养血柔肝，与麦冬滋阴生津，做到以疏为养，养中有疏，以避免疏泄太过而耗气伤阴；益母草既有祛瘀生新之功，又有直达血海之效，行中有补；石菖蒲行气祛风开窍，气行则血行，以助养血之功，此共为"养血不碍瘀"。炙龟甲补肾养心安神，滋阴潜阳；钩藤解痉，平肝息风，共奏"息风不过燥"之效。待病情好转，可用人参养营汤益气补血、养心安神，以善期后。

医案分析

> 凌某，女，25 岁，工人，1981 年 10 月 30 日初诊。患者自述：每逢经行全身疼痛，四肢抽搐已 5 月。15 岁月经初潮，婚前经行周期、色、量一般。1980 年 12 月结婚，婚后经行超前，量多，色淡，质稀。自 5 月份起，每逢月经来潮，即头晕目眩，心胸痞闷，气息浅短，汗出如冰，唇面发青，四肢抽搐，剧时昏倒，每次均用镇静剂（药名不详）始能缓解。今年先后 4 次住院治疗，效果不满意。现经后 10 天，头晕，目眩，耳鸣，疲倦，便溏溺少，舌苔薄白，舌尖红而有瘀黑点，脉象弦细。
>
> 根据经行超前而量多，色淡质稀，此属气虚不摄血之征，伴有头晕、目眩、耳鸣、气短，乃气血亏虚，不能上养清窍所致；经行后四肢抽搐，甚则昏倒，是阴血不足，脑海空虚，筋脉失养，虚风内动之变；其便溏溺少，尤为脾失健运，升清降浊失常；脉之所以弦细，舌尖红而有瘀点，是阴血不足于下而阳浮于上。证属气血不足而导致虚风内动。治以益气养血息风之法，药用圣愈汤加味。处方：归

身 12g，川芎 5g，白芍 5g，炙北芪 15g，熟地黄 15g，党参 15g，山药 15g，益母草 10g，白蒺藜 9g，北荆芥 5g，甘草 5g，每日水煎服 1 剂，共连服 2 剂。

1981 年 10 月 31 日二诊：上方服后，脉症徘徊，拟转养血柔肝，佐以疏解祛风为法，药用四物汤加味。处方：归身 10g，川芎 5g，白芍 20g，桑叶 5g，熟地黄 15g，荆芥 5g，大枣 10g，甘草 10g，上方每日水煎服 1 剂，连服 6 剂，以后与初诊方交替加减服用，前后共服 12 剂。

1981 年 11 月 13 日三诊：十一日月经来潮，周期已调，量多，色暗红，除头微晕、全身疲倦外，诸症不发，四肢不抽搐，脉细，苔薄白，舌质淡。拟补肾养血，以善其后。归身 12g，白芍 10g，茯苓 5g，山药 15g，泽泻 10g，牡丹皮 5g，女贞子 10g，制何首乌 10g，益智仁 10g，益母草 10g，每日水煎服 1 剂，连服 6 剂善后。

摘自：《经行抽搐》，出《黑龙江中医药》（1984）

按： 四肢抽搐为痉证主要症状之一，痉的形成，《景岳全书·痉病》云："凡属阴虚血少之辈，不能养营筋脉，以致抽挛僵仆者，皆是此证。……产妇之有此者，必以去血过多，冲任竭也。"本例虽非产妇，但长期经行量多，每逢经行半旬许即头晕目眩加剧，四肢抽搐，实由于平素元气本虚，经行时又出血过多，因而导致阴血亏虚于下，虚阳浮越于上，筋脉失于濡养，故抽仆乃作。治之以参、芪益气，归、芍养血为主以治其本，又辅以白蒺藜、荆芥平肝祛风以治其标，标本并治，疗效可期。

【古籍选录】

《金匮要略·痉湿暍病脉证治》："太阳病，发热无汗，反恶寒者，名曰刚痉。太阳病，发热汗出，而不恶寒，名曰柔痉。""太阳病，无汗而小便反少，气上冲胸，口噤不得语，欲作刚痉，葛根汤主之。""痉为病，胸满口噤，卧不着席，脚挛急，必齘齿，可与大承气汤。"

《诸病源候论·产后中风痉候》："产后中风痉者，因产伤动脉血，脏腑虚竭，饮食未复，未满日月，荣卫虚伤，风气得入五脏，伤太阳之经，复感寒湿，寒搏于筋则发痉，其状口急噤，背强直，摇头耳鸣，腰为反折，须臾十发，气急如绝，汗出如雨，手拭不及者，皆死。"

《三因极一病证方论》："夫人之筋，各随经络结束于身。血气内虚，外为风、寒、湿、热之所中，则痉。"

《景岳全书·痉病》："愚谓痉之为病，强直反张病也。其病在筋脉，筋脉拘急，所以反张。其病在血液，血液枯燥，所以筋挛。""痉之为病，即《内经》之痓病也，以痓作痉，盖传写之误耳。其证则脊背反张，头摇口噤，戴眼项强，四肢拘急，或见身热足寒，恶寒面赤之类皆是也。"

《温热经纬·薛生白湿热病篇》："湿热证，三四日即口噤，四肢牵引拘急，甚则角弓反张，此湿热侵入经络脉隧中。""伤寒之痉自外来，证属太阳，治以散外邪为主。湿热之痉自内出，波及太阳，治以息内风为主。"

《医林改错·论抽风不是风》："项背反张，四肢抽搐，手足握固，乃气虚不固肢体也；两目天吊，口噤不开，乃气虚不上升也……元气既虚，必不能走于血管，血管无气，必停留而瘀。"

【文献推介】

1. 蒲辅周. 蒲辅周医案 [M]. 北京：人民卫生出版社，1972.

2. 李聪甫. 李聪甫医论 [M]. 湖南科学技术出版社，1980.

3. 石川，王翔，汪磊，等. 国医大师班秀文教授"产后柔养与息风"之浅析 [J]. 中国保健营养（上旬刊），2013，23（6）：2846.

4. 刁本恕，周家骧，李小嘉，等. 王静安小儿外治学术经验学术思想探析 [C].2007 中华中医药学会外治分会第五次学会年会学术文集，2007：197-201.

【小结】

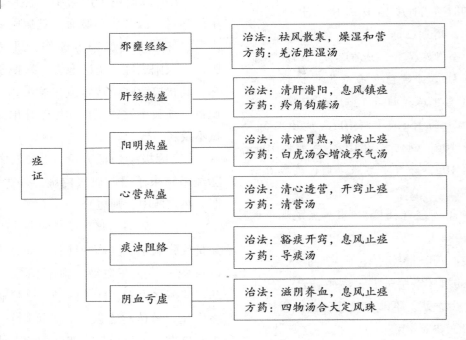

痉证
- 邪壅经络 —— 治法：祛风散寒，燥湿和营　方药：羌活胜湿汤
- 肝经热盛 —— 治法：清肝潜阳，息风镇痉　方药：羚角钩藤汤
- 阳明热盛 —— 治法：清泄胃热，增液止痉　方药：白虎汤合增液承气汤
- 心营热盛 —— 治法：清心透营，开窍止痉　方药：清营汤
- 痰浊阻络 —— 治法：豁痰开窍，息风止痉　方药：导痰汤
- 阴血亏虚 —— 治法：滋阴养血，息风止痉　方药：四物汤合大定风珠

【复习思考题】

1. 如何理解《医学原理·痉门》中"虽有数因不同，其于津亏血少，无以滋荣经脉则一"所表达的含义？

2. 为何说滋养营阴是治疗痉证不可忽视的一环？

（毛静远）

第四节 痿证

痿证是以肢体筋脉弛缓，软弱无力，不能随意运动或伴有肌肉萎缩为主要临床表现的一种病证。临床以下肢痿弱较为常见，亦称"痿躄"。根据本病的临床表现，西医学中多发性神经炎、运动神经元病、脊髓病变、重症肌无力及周期性麻痹等表现为肢体瘫痪的神经肌肉疾病，均可参照本节辨证论治。痿证的历史沿革见表8-4-1。

【病因病机】

痿证形成的原因颇为复杂，感受温毒、湿热浸淫、药食所伤、久病房劳、跌仆瘀阻等，均可致使五脏受损，精津不足，气血亏耗，肌肉筋脉失养，而发为痿证。

（一）病因

1.感受温毒 温热毒邪内侵，或病后余邪未尽，皆令内热燔灼，伤津耗气，肺热叶焦，津伤失布，不能润泽五脏，肌肉筋脉失养而萎弱不用。

2.湿热浸淫 感受外来湿邪，郁遏生热，湿热相蒸，浸淫筋脉，气血运行不畅，致肌肉筋脉失于滋养而成痿。

3.药食所伤 饮食不节，中气受损，气血津液化生不足，以致筋脉肌肉失养；或过食肥甘，嗜食辛辣，损伤脾胃，脾胃受纳、运化、输布水谷精微的功能失常，湿浊内生，日久化热，湿热客于经脉致痿；此外，服用或接触毒性药物，损伤气血经脉，脉道失畅，亦可致痿。

4.久病房劳 先天不足，或久病体虚，或房劳太过，伤及肝肾，精损难复；或劳役太过而伤肾，耗损阴精，肾水亏虚，筋脉肌肉失于灌溉濡养。

5.跌仆瘀阻 跌打损伤，瘀血阻络，新血不生，经气运行不利，脑失神明之功，筋脉肌肉失养发为痿证；或产后恶露未尽，瘀血流注，气血瘀阻，脉道不利，四肢失其濡润滋养而致痿。

（二）病机

痿证病变部位在筋脉肌肉，病变脏器涉及肺、脾（胃）、肝、肾。

基本病机为津液、气血、精髓亏虚，不

表 8-4-1 痿证的历史沿革

朝代	代表医家	代表著作	主要论述
战国—西汉	—	《黄帝内经》	病因：热伤五脏、思想无穷、焦虑太过、有渐于湿 病机：肺热叶焦 分型：分为皮、脉、筋、骨、肉五痿 治疗：治痿独取阳明
金	张从正	《儒门事亲》	病因病机：痿病无寒 临床表现：动而或劲者为风，不仁或痛者为痹，弱而不用者为痿，逆而寒热者为厥
元	朱丹溪	《局方发挥》	治疗：泻南方，补北方
明	张景岳	《景岳全书》	病因病机：元气虚、血虚

能濡养肌肉筋脉。若热毒灼肺，耗伤津液，则肌肤筋脉失其濡养，可致手足痿弱不用；感受湿热，浸淫筋脉，气血运行不畅，致肌肉筋脉失于滋养而成痿；或因脾胃虚弱，运化不健，气血生化乏源，脾不能为胃行其津液，肌肉、筋脉失于濡养，以致肢体痿软无力；久病体虚，劳欲太过，肝肾精血亏损，不能濡养筋骨，皆可致骨弱筋软无力。而本病重点在于肝肾，因肝肾主藏精血，久病迁延，势必损及肝肾，耗伤精血，而致肌肉消瘦，筋骨痿弱不用。

病理性质以热证、虚证为多，也可见虚实夹杂。外感温邪、湿热所致者，病初阴津耗伤不甚，邪热偏重，故属实证；但久延肺胃津伤，肝肾精血耗损，则由实转虚，或虚实夹杂。内伤致病者，脾胃虚弱，肝肾亏损，病久不已，气血津精亏耗，则以虚证为主，但可兼有湿热瘀血，表现为本虚标实之候。痿证因内伤外感累及五脏，但病机常常相互转化。温热毒邪，灼伤阴津，或湿热久稽，化热伤津，易致津液耗损；脾胃虚弱，运化无力，又可津停成湿，阻痹经脉；肝肾阴虚，虚火内炽，灼伤津液，而致津亏血瘀，脉络失畅，致使病程缠绵难愈。临证常表现为因实致虚、因虚致实和虚实错杂的复杂病机。足少阴脉贯行舌根，足太阴脉上行挟咽，连舌本，散于舌下，虚损至极，脾气虚损，无力升清，肾气虚衰，纳新不能，则宗气生成乏源，可见舌体瘫软、呼吸和吞咽困难等凶险之候。痿证的病因病机演变见图8-4-1。

【诊断与鉴别诊断】

（一）诊断

1. 肢体筋脉弛缓不收，上肢或下肢、一侧或双侧软弱无力，甚则瘫痪，部分病人伴有肌肉萎缩。

2. 由于肌肉痿软无力，可有睑废、视歧、声嘶低暗、抬头无力等症状，甚则影响

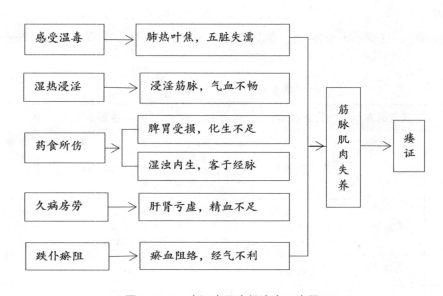

图8-4-1　痿证病因病机演变示意图

呼吸、吞咽。

3. 部分病人发病前有感冒、腹泻病史，或有神经毒性药物接触史或家族遗传史。

血清酶学、乙酰胆碱受体抗体、脑脊液、肌电图、肌肉活检、CT、MRI 等检查有助于本病的诊断。

（二）鉴别诊断

1. 偏枯　偏枯亦称半身不遂，是中风症状，病见一侧上下肢偏废不用，常伴有语言謇涩、口眼歪斜，久则患肢肌肉枯瘦，其肢体废用是由于中风而致，二者临床不难鉴别。

2. 痹证　痹证后期，由于肢体关节疼痛，不能运动，肢体长期废用，亦有类似痿证之瘦削枯萎者。但痿证肢体关节一般不痛，痹证则均有疼痛，其病因病机、治法也不相同，应予鉴别。

【辨证论治】

（一）辨证要点

痿证辨证，重在辨病位、审虚实及兼夹病邪。

1. 辨病位　症见发热，咳嗽，咽痛，或在热病之后出现肢体软弱不用者，病位多在肺；凡见四肢痿软，食少便溏，面浮，下肢微肿，纳呆腹胀，病位多在脾胃；凡见下肢痿软无力明显，甚则不能站立，腰脊酸软，头晕耳鸣，遗精阳痿，月经不调，咽干目眩，病位多在肝肾。

2. 审虚实　痿证以虚为本，或本虚标实。因感受温热毒邪或湿热浸淫者，多急性发病，病程发展较快，属实证，热邪最易耗津伤正，故疾病早期常见虚实错杂；劳倦内伤，或久病不愈，累及脏腑，主要为肝肾阴虚和脾胃虚弱，多属虚证，又常兼夹湿、热、瘀，而虚中有实。

（二）治则治法

虚证宜扶正补虚为主，肝肾亏虚者，宜滋养肝肾；脾胃虚弱者，宜益气健脾。实证宜祛邪和络，肺热伤津者，宜清热润燥；湿热浸淫者，宜清热利湿；瘀阻脉络者，宜活血行瘀。虚实兼夹者，又当兼顾之。

（三）分证论治

1. 肺热津伤

（1）症状及分析

发病急，病起发热，或热退后突然出现肢体软弱无力，可较快发生肌肉瘦削，皮肤干燥——温热犯肺，气阴受损，肺不布津，肌肤筋脉失养；

咽干咳呛——肺失滋润；

心烦口渴，小便短赤，大便干燥——热邪伤津；

舌红，苔黄，脉细数——热盛伤津。

（2）治法：清热润肺，养阴生津。

（3）主方及分析：清燥救肺汤。

人参、麦冬、甘草——益气养阴补中；

桑叶、枇杷叶、苦杏仁、火麻仁、阿胶——滋阴清燥，润肺止咳；

石膏——清肺热。

（4）加减

壮热、口渴、多汗，重用石膏，加金银花、连翘、知母；

呛咳少痰、咽干不利，加桑白皮、天花粉、芦根；

肺胃阴伤，见身热退净，食欲减退，口燥咽干较甚者，用益胃汤加山药、薏苡仁、谷麦芽等。

知识拓展

本证多起病急剧，如急性脊髓灰质炎、吉兰－巴雷综合征。虽有外感，但内热伤津，肺叶枯焦为主要病理变化，所以宜甘寒清上、润燥养肺。

不可滥用苦寒及辛温发散之品，以免更耗津液，津液来源于胃，养肺必须兼顾养胃，此亦"治痿者独取阳明"的体现。

2. 湿热浸淫

（1）症状及分析

起病较缓，逐渐出现肢体困重，痿软无力，尤以下肢或两足痿弱为甚——湿热浸淫，经脉壅遏，气血受阻，筋脉失于滋养；

肢体麻木，微肿，扪及微热，喜凉恶热——湿热浸渍肌肉，气血不畅；

或有发热，身热不扬，胸脘痞闷，小便赤涩热痛——湿热郁蒸，气化不利；

舌红，苔黄厚腻，脉濡数或滑数——湿热内蕴之征。

（2）治法：清热利湿，通利经脉。

（3）主方及分析：加味二妙散。

黄柏、苍术——清热燥湿；

防己、萆薢——导湿热下行；

当归、牛膝——活血养血通脉；

龟板——滋阴益肾健骨。

（4）加减

湿盛，胸脘痞闷，肢重且肿，加厚朴、茯苓、薏苡仁、泽泻；

长夏雨季，加广藿香、佩兰；

热邪偏盛，身热，小便赤涩热痛，加忍冬藤、连翘、蒲公英、赤小豆；

热盛伤阴，见形体消瘦，足胫热蒸，心烦，舌红，苔花剥，脉细数，去苍术，重用

龟板，加生地黄、麦冬、玄参。

3. 脾胃虚弱

（1）症状及分析

起病缓慢，肢体软弱无力逐渐加重，神疲肢倦，肌肉萎缩——脾胃虚弱，气血乏源，肢体筋脉失养；

食少，便溏，腹胀——脾失健运；

面浮无华，气短，神疲乏力——气血生化不足；

舌淡体胖大，苔薄白，脉细弱——气血不足，水湿不化之象。

（2）治法：补脾益气，健运升清。

（3）主方及分析：参苓白术散合补中益气汤。

人参、白术、山药、白扁豆、莲肉、甘草——健脾益气；

黄芪、当归——益气养血；

茯苓、薏苡仁——健脾渗湿；

陈皮、砂仁——和胃理气；

桔梗——载药上行，输精于肺；

升麻、柴胡——升举清阳。

（4）加减

脾胃虚易兼夹食积不运者，加谷麦芽、山楂、神曲；

气血虚甚者，重用黄芪、党参、当归，加阿胶；

气血不足兼有血瘀，唇舌紫暗，脉兼涩象者，加丹参、川芎、川牛膝；

肥人痰多，或脾虚湿盛，可用六君子汤加减。

4. 肝肾亏损

（1）症状及分析

起病缓慢，渐见肢体痿软无力，尤以下肢明显，不能久立，甚至步履全废——肝肾

亏虚，精血不足，筋骨经脉失养；

腿胫大肉渐脱——久则髓亏筋燥；

腰背酸软——肾虚，腰府空虚；

眩晕，耳鸣，脱发——肝肾亏虚，精血不足，清窍失养，毛发失濡；

遗精或遗尿——肾失固摄；

月经不调——肝肾亏虚，冲任失调；

舌红少苔，脉沉细数——阴虚内热之象。

（2）治法：补益肝肾，滋阴清热。

（3）主方及分析：虎潜丸。

虎骨（狗骨代）、熟地黄、龟甲——补肾填精，壮筋骨；

锁阳——温肾益精；

白芍——养血柔肝荣筋；

黄柏、知母——清肝肾虚热；

干姜、陈皮——温中理气和胃。

（4）加减

阴虚热甚，口干尿赤，胫热，去锁阳、干姜，加鹿角胶、牛骨髓、猪骨髓；

精亏血少气虚，面色萎黄，心悸，加黄芪、党参、当归、阿胶、鸡血藤；

阴损及阳，畏寒阳痿，小便清长，舌淡，脉细无力，去知母、黄柏，加鹿角胶、紫河车、淫羊藿、巴戟天。

5. 脉络瘀阻

（1）症状及分析

外伤病史或久病体虚，四肢痿软，肌肉瘦削——跌仆损伤，或久病入络，气虚不运，气血运行不畅，筋脉肌肉失养；

肌肉隐痛，手足麻木不仁，青筋显露，舌痿不能伸——瘀血内停，经脉不通；

舌质暗淡或青紫，瘀点或瘀斑，脉细涩——瘀血阻滞于内之象。

（2）治法：益气养营，活血行瘀。

（3）主方及分析：圣愈汤合补阳还五汤。

人参、黄芪——益气；

当归、川芎、熟地黄、白芍——养血和血；

赤芍、地龙、桃仁、红花——活血化瘀通脉。

（4）加减

手足麻木，舌苔厚腻，加橘络、木瓜；

下肢痿软无力，加杜仲、锁阳、桑寄生；

若见肌肤甲错，形体消瘦，手足痿弱，为瘀血久留，可用圣愈汤送服大黄䗪虫丸。

（四）其他治疗

1. 中成药　养阴清肺丸、生脉饮：用于肺热津伤证。

二妙丸、四妙丸：用于湿热浸淫证。

参苓白术散、补中益气丸、百补增力丸：用于脾胃虚弱证。

左归丸、右归丸：用于肝肾亏损证。

中风回春丸、华佗再造丸：用于脉络瘀阻证。

2. 单方验方　桑白牛膝汤：桑白皮、石斛、牛膝各30g，甘草6g；主治：肺热伤津之痿证；用法：水煎服，日1剂。

桑枝苡仁合剂：桑枝60g，忍冬藤50g，薏苡仁30g；主治：湿热浸淫之痿证；用法：水煎服，日1剂。

强肌健力饮：黄芪60g，五爪龙60g，党参30g，白术15g，当归10g，升麻10g，柴胡10g，陈皮5g，炙甘草3g；主治：脾胃虚损之痿证；用法：水煎服，日1剂。

加味金刚丸：萆薢、杜仲、肉苁蓉、巴

载天、天麻、僵蚕、全蝎、木瓜、川牛膝、乌贼骨各30g，菟丝子15g，蜈蚣50条，精制马前子60g（严格炮制，以解其毒）；主治：肝肾亏虚之痿证；用法：制成蜜丸，每丸3g，每服1～2粒，每日服1～2次，或单用或与汤合用，白开水化服。若见早期马前子中毒症状，如牙关紧闭，即可停药，并服凉水。

【预防调护】

痿证的发生与感受温毒湿热之邪有关，因此，防御外邪侵袭，有助于痿证的预防和康复。

病情危重，卧床不起，吞咽呛咳，呼吸困难者，要常翻身拍背，鼓励病人排痰，可防止痰湿壅肺和发生褥疮。对急性完全瘫痪者，应注意患肢保暖，并保持肢体在功能位，防止肢体挛缩和关节僵硬，有利于日后功能恢复。由于肌肤麻木，知觉障碍，在日常生活与护理中，应避免冻伤或烫伤。

痿证病人常因肌肉无力，影响肢体功能活动，坐卧少动，气血运行不畅，加重肌肉萎缩等症状。因此，应提倡病人进行适当锻炼，生活能自理者，可打太极拳、练五禽戏；病情较重者，可经常用手轻轻拍打患肢，以促进肢体气血运行，有利于康复。

注意精神饮食调养。《素问·痿论》说："思想无穷，所愿不得，意淫于外，入房太甚，宗筋弛纵，发为筋痿。"因此，注意精神调养，清心寡欲，避免过劳，生活规律，清淡营养饮食，对促进痿证康复亦具重要意义。

【临证要点】

1. 祛邪不可伤正，补益防止助邪 本病多属五脏内伤，精血受损。临床一般虚证、热证居多，或虚实错杂，实证、寒证较少。因此，补虚要分清气虚、阴虚，气虚治脾胃，阴虚补肝肾。临证又有夹湿、夹热、夹瘀者，治疗时还当配合利湿、清热、祛瘀等法。此外用苦寒、燥湿、辛温等药物时要注意祛邪勿伤正，时时注意护阴，补虚扶正时亦当防止恋邪助邪。

2. 重视调畅气血 痿证日久，坐卧少动，气血亏虚，运行不畅。因此，在治疗时，可酌情配合养血活血通脉之品，即如吴师机所言"气血流通即是补"。若元气亏损，气虚血滞成痿，又当补气化瘀。毕竟本病以虚为本，故破血行瘀之品亦当慎用。若因七情六欲太过而成痿者，必以调理气机为法，盖气化正常，气机畅顺，百脉皆通，其病可愈。

3. 治痿独取阳明 所谓"独取阳明"，主要指采用补益脾胃的方法治疗痿证。肺之津液来源于脾胃，肝肾的精血亦有赖于脾胃的生化，所以凡属胃津不足者，宜养阴益胃，脾胃虚弱者，应益气健脾，脾胃功能健旺，饮食得增，气血津液充足，脏腑功能旺盛，筋脉得以濡养，有利于痿证恢复。其次，"独取阳明"尚包括祛邪的一面，如《灵枢·根结》指出："故痿疾者，取之阳明视有余不足，无所止息者，真气稽留，邪气居之也。"又《症因脉治·痿证论》指出："今言独取阳明者，以痿证及阳明实热致病耳……清除积热，则二便如常，脾胃清合，输化水谷，生精养血，主润宗筋，而利机关。"可见清阳明之热亦属"独取阳明"之范畴。所以，临床治疗时，不论选方用药，针灸取穴，都应重视调理脾胃，"治痿独取阳明"既要重视补虚养阴，也不能忽视清阳明之热，更不能单以"独取阳明"统治各类痿证。如朱丹溪运用"泻南方、补北方"之法，则是从泻心火、滋肾阴方面，达到水火相济，金水相生，滋润五脏的目的，可认为是治疗痿证的另一法则。

4. 配合针灸治疗 《素问·痿论》："各补其荥而通俞，调其虚实，和其逆顺"是针刺治疗痿证的原则，也一直为历代医家所重视。因此，对痿证的治疗除内服药物外，还应配合针灸、推拿、气功等综合疗法，并应加强肢体活动，有助于提高疗效。

【名医经验】

邓铁涛辨治痿证经验 邓氏根据多年临床体会，认为重症肌无力为临床常见痿证，重症肌无力危象属于脾胃虚损，大气下陷病证。虚损，反映该病已发展到形体与功能都受到严重损坏的危重本质；大气下陷，体现该病呼吸困难、吞咽不下、气息将停及危在顷刻等特点。邓氏的治疗大法是甘温益气、升阳举陷、顾护脾胃、调补肺肾。主方"强肌健力饮"，主要药物有黄芪、五爪龙、党参、白术、当归、升麻、柴胡、甘草、陈皮等，黄芪用量为 60～120g。临床疗效确定。

医案分析

陈某，女，38 岁。

患者八岁时出现眼睑下垂等症，诊断为重症肌无力，治疗一年后病情好转，之后一直未再服药。1999 年发现患有高血压，一直服用心痛定控制血压，有家族高血压史。2002 年 3 月初出现全身乏力、四肢酸痛、右眼睑下垂等，经某西医院检查，新斯的明试验阳性，治疗 1 个月，病情逐渐加重，于 2002 年 4 月 8 日转入广州中医药大学第一附属医院。入院时患者慢性病面容，精神倦乏，右眼睑下垂，眼球活动尚灵活，口腔有痰涎分泌物，颈软乏力，双肾区轻度叩击痛，四肢乏力，腱反射存在，舌质淡胖，苔薄黄，脉沉细。

中医诊断：1. 痿证（脾胃虚损）；2. 大气下陷。中医治以升阳举陷、益气健力，予补中益气汤加减。处方：黄芪 30g，五爪龙 30g，牛大力 30g，千斤拔 30g，党参 20g，白术 15g，当归 10g，升麻 12g，柴胡 8g，法夏 12g，陈皮 3g，甘草 5g。

5 月 4 日患者症状好转，吞咽及呼吸较顺利，寐差多梦，舌质淡胖，苔浊，脉弦细。效不更方，继续按邓铁涛治疗原则，中药用上方加上紫河车温肾补精，首乌藤、素馨花疏肝养心安神。

5 月 28 日患者恶寒半天，呈阵发性，手指、双肩臂和双下肢小腿处麻木感，双下肢乏力，大便质稀烂，量中，日一行，舌淡红，寸脉浮，尺脉弱。特邀邓铁涛会诊。邓老分析病情，认为重症肌无力为虚损病，患者用抗生素和激素等免疫抑制剂后，脾胃之气更伤，易感受外邪，故诊其脉寸脉浮，微有外感，尺脉弱，为肾虚之故也，应先祛除外感为先。

处方：北芪 150g，五爪龙 50g，太子参 30g，白术 15g，云苓 15g，升麻 10g，柴胡 10g，陈皮 3g，豨莶草 10g，菟丝子 10g，甘草 3g，薏苡仁 15g，当归头 12g。

二诊：5 月 31 日。服药 3 剂，外感愈后，应适当加强补肾。

处方：北芪150g，五爪龙50g，党参30g，白术15g，云苓15g，升麻10g，柴胡10g，巴戟天15g，菟丝子15g，当归头15g，陈皮5g，甘草3g。

三诊：6月14日。服药半月，患者能下地行走，月经来潮，量少淋沥不净，色暗红，伴下腹胀满不适，寐可，大便质稀烂，日二行，舌红苔薄，脉细数。重症肌无力患者对于珍珠层粉、龙骨、牡蛎等重镇药必须慎用。中药处方调整如下：

北芪90g，五爪龙50g，太子参30g，白术15g，云苓15g，熟地黄24g，制何首乌15g，肉苁蓉15g，益母草30g，薏苡仁30g，陈皮5g，甘草3g。月经过后去益母草，继续服用。

四诊：6月24日。患者病情好转，吞咽及呼吸困难明显减轻，但由于患者3日前洗澡时不慎摔倒，膝关节酸软乏力，坐立困难，寐差，纳可，二便调，舌暗红，苔薄黄，脉弦细。中药以上方加千斤拔30g，牛大力30g，首乌藤20g，酸枣仁15g。

五诊：7月16日。患者双膝乏力，头晕，寐差，月经约40日仍未来潮，观其鼻头明亮有光泽，提示病情好转，舌质红，苔薄黄略浊，寸口脉浮，提示患者稍有外感。

处方：北芪90g，五爪龙50g，太子参30g，云苓15g，白术15g，千斤拔30g，牛大力30g，浙贝母15g，薏苡仁30g，千层纸10g，甘草3g，陈皮3g。

月经过时不行，全身不适，可加路路通20g，益母草20g通经。

7月18日患者月经来潮，无明显不适，步行出院。随访半年，病情稳定，生活自理，强的松已减量为每日30mg。

摘自：《邓铁涛治重症肌无力危象医案评析》，出《中国中医药报》（2007）

按：本例为迟发重症型重症肌无力危象。邓铁涛根据多年临床体会，认为重症肌无力危象属于脾胃虚损、大气下陷证。虚损，反映该病已发展到形体与功能均受到严重损坏的危重本质；大气下陷，体现该病呼吸困难、吞咽不下、气息将停、危在顷刻的特点。中医治疗强调甘温益气、升阳举陷。方选补中益气汤加味，大量应用黄芪甘温益气，为君药；党参、白术、茯苓健脾益气，为臣药；五爪龙，又名五指毛桃、土黄芪、南芪，为广东地方药物，味辛甘、性平、微温，具有益气补虚、健脾化湿、壮筋活络等多种功效，补而不滞，亦为臣药；柴胡、升麻升阳举陷，当归养血和血，陈皮和中化滞，以防滋腻，共为佐药；甘草调和诸药为使药。在治疗过程中，根据病情的夹杂变化，邓老随证进行加减，如肢体无力明显，加用牛大力、千金拔、豨莶草壮筋活络；痰湿盛，加用半夏、薏苡仁、浙贝母化痰祛湿；月经不通，加用熟地、首乌、益母草、路路通养血通经；气阴两虚，加太子参益气养阴；肾虚，加用菟丝子、肉苁蓉、巴戟天等补肾强筋。诸药合理配伍，随证化裁，坚持应用，终取佳效。

【古籍选录】

《素问·痿论》："黄帝问曰：五脏使人痿，何也？岐伯对曰：肺主身之皮毛，心主身之血脉，肝主身之筋膜，脾主身之肌肉，肾主身之骨髓。故肺热叶焦，则皮毛虚弱急薄，著则生痿躄也。……论言治痿者，独取阳明，何也？岐伯曰：阳明者，五脏六腑之海，主润宗筋，宗筋主束骨而利机关也。冲脉者，经脉之海也，主渗灌溪谷，与阳明合于宗筋，阴阳揔宗筋之会，会于气街，而阳明为之长，皆属于带脉而络于督脉，故阳明虚则宗筋纵，带脉不引，故足痿不用也。"

《局方发挥·局方总论》："肺受热则金失所养，木寡于畏而侮所胜，脾得木郁而伤矣，肺热则不能管摄一身，脾伤则四肢不能为用，诸痿之病作。泻南方则肺金清而东方不实，何脾伤之有？补北方则心火降而西方不虚，何肺热之有？阳明实则宗筋润，能束骨而利机关矣。治痿之法，尤出于此。"

《景岳全书·痿证》："若概从火论，则恐真阳亏败，及土衰水涸者，有不能堪。故当酌寒热之浅深，审虚实之缓急，以施治疗，庶得治痿之全矣。"

【文献推介】

1. 倪世秋，王继明.痿证古代文献综述[J].医学信息，2008，21（3）：431-435.

2. 樊永平.痿证理论的源流梳理[J].北京中医药大学学报，2011，34（1）：12-17.

【小结】

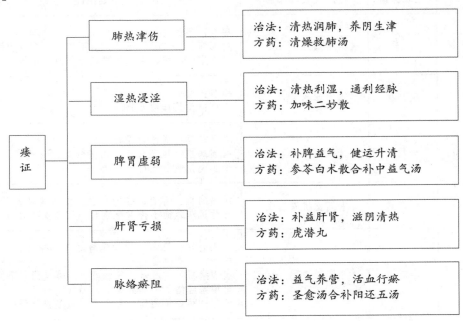

【复习思考题】

1. 简述痿证脾胃虚弱证和肝肾亏损证的症状、病机、治法和方药。

2. 如何理解"治痿独取阳明"的学术思想？

（冷伟）

第五节 麻木

麻木，又称"不仁"，是以局部或全身肌肤、肢体发麻，甚或全然不知痛痒为临床特征的一类病证。麻者，肌肤发麻，非痛非痒，状如虫爬蚁行，或如触电感；木者，肌肤木然，顽痹无知，如木厚之感，因二者常同时并见，故合称麻木。西医学中以麻木为主要临床表现的周围神经病变、中枢神经病变、循环障碍、神经受卡压等疾病均可参照本节辨证论治。麻木的历史沿革见表8-5-1。

知识拓展

麻木分为生理性麻木与病理性麻木。生理性麻木是由于姿势不当，长时间压迫身体某一部位，暂时阻遏血液循环，神经肌肉一过性营养低下引起的，比如手足位置摆放不当、睡觉时压迫手臂、长时间站立或盘腿而坐、长途骑自行车、跑步、踢足球等可能导致神经受压而出现短时间的麻木。这种生理性麻木，很多只要改变姿势，解除受压，或经过活动，其麻木则可自行缓解消失；而病理性麻木则是经常出现，长期存在，一些慢性手足麻木表明存

表 8-5-1 麻木的历史沿革

朝代	代表医家	代表著作	主要论述
战国—西汉	—	《黄帝内经》	病名：不仁 病因病机："卫气不行，则不仁""荣气虚则不仁，卫气虚则不用，荣卫俱虚则不仁且不用也"
东汉	张仲景	《金匮要略》	病名：血痹 治疗：黄芪桂枝五物汤
隋	巢元方	《诸病源候论》	临床表现：搔之如隔衣 病因病机：风不仁者，由荣气虚，卫气实，风寒入于肌肉，使血气行不宣流
金	刘完素	《素问玄机原病式》	病因病机：麻者，亦由湿也，由水液衰少而燥涩，气行壅滞，而不得滑泽通利，气强攻冲而为麻也
	李东垣	《兰室秘藏》	临床表现：麻木，为如绳缚之久，释之觉麻作而不敢动，良久则自已 病因病机："麻者，气之虚也，真气弱，不能流通，至填塞经络""非有风邪，乃气不行" 治疗：神效黄芪汤、补气汤、人参益气汤
元	朱丹溪	《丹溪心法》	病因病机：手足麻者属气虚，手足木者有湿痰死血
清	顾靖远	《顾松园医镜》	病因病机：气虚、血少、气滞、死血、湿痰

在局部供血不足或一定程度的神经损伤，比如脑动脉硬化或糖尿病周围神经病变等。麻木有时单独发生，但时常与疼痛、其他不适感觉或丧失运动能力的瘫痪同时发生。

【病因病机】

麻木的病因病机较为复杂，饮食不节、七情所伤、久病劳倦、跌仆损伤为其常见病因。多种病因引起痰浊、瘀血、湿热阻滞经脉，或气血不足，以致气血无法正常运达肌表，肌肤失其煦濡为其主要病机。

（一）病因

1.饮食不节 过食肥甘或嗜酒过度，脾失运化，湿热内生，与气血搏结，阻滞经络，气血失布，不通而麻；脾主一身之肌肉，若湿热之邪伤及脾胃，失于健运，气血不生，津液不布，肌肤失于滋养而麻木不用。

2.七情所伤 七情为脏腑气血阴阳所化，七情太过或持续不解，导致气机紊乱或使气机郁结，气血不能正常运行输布，也可致脏腑气血阴阳亏虚，肌肤失于濡养而生麻木。

3.久病劳倦 久病失治，劳倦过度，可使正气受伤，经络受损，脏腑功能失调，气血津液不归正化，可内生痰浊瘀血，痰瘀互结，客于经脉，亦生麻木。

4.跌仆损伤 跌仆损伤导致血逸脉外，瘀血停滞体内，不仅无力行血液濡养之功，且若日久不散，亦会导致脏腑功能障碍，或影响新血化生，或影响气津运行，使痰浊气滞互见，气血不流，肌肤无法得其濡养，故麻木自生。

（二）病机

本病的病位在肌肉皮肤，如《金匮要略·中风历节病脉证并治》载："邪在于络，肌肤不仁。"人体正气循脉以行，充养肌腠，正气充盛则肌肉满壮，皮肤润泽，形神和谐，感觉运动正常。若邪气阻滞，或气血不足，都可导致经脉瘀滞，或肌肤不荣，人体感觉异常，发生麻木。

本病的病机不外虚实两端，病机关键在于肌肤失于濡养。然肌肤失养，一责之于气血阴阳亏虚，无力滋养肌肤，不荣则麻木；一责之于气血阴阳运行不畅，由痰浊、瘀血、湿热阻于脉络所为，不通则麻木。

本病的病变性质初起多实，久病多虚，常见虚实夹杂。麻木初起多由饮食不节、七情所伤、跌仆损伤、调摄不当等引起，痰浊、瘀血、湿热内生，相互搏结，阻滞经脉，气血失布，肌肤失养，病性属实；日久失治，或素体虚弱，气血不足，气虚则无以化生营血，血少则无以濡润肌肤而感觉麻木，血虚则载气寓气失职，气亦随之衰怠无以温煦而成麻木，病性属虚。上述两类证候，常相兼相伴，故临床上常表现为正虚邪实、虚实夹杂的复杂变化。麻木日久，气血难复，可伤及阴阳，出现气血阴阳俱虚，肌肤失养日深，肌肉萎缩，而转化为痿证；痰浊瘀血，日久不去，横窜经络，可转为中风，表现为半身不遂、昏仆、失语。麻木的病因病机演变见图8-5-1。

【诊断与鉴别诊断】

（一）诊断

1.患者自觉四肢肌肤感觉异常如虫行，按之不止，或无痛无痒，按之不知，掐之不觉，有如木厚之感。

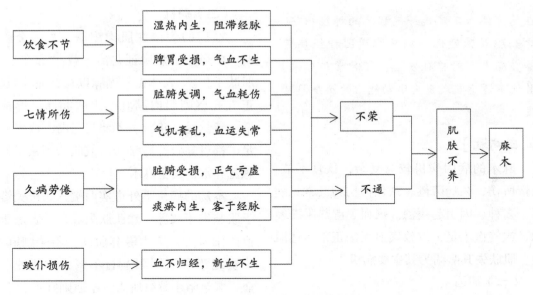

图 8-5-1　麻木病因病机演变示意图

2.多发于四肢，更多见于手指、脚趾末端。

3.一般不伴有肌肉运动障碍，尚无明显肌肉萎缩，可伴有冷热、针刺、蚁行、潮湿、震动等感觉。

4.多见于中老年人、妇人产后或失血、久病、身体虚弱及嗜酒等患者。

5.在麻木局部可有浅感觉障碍，其分布区域常与神经走向一致。

肌电图、CT、MRI 等辅助检查有助于麻木的临床诊断。

（二）鉴别诊断

1.中风　中风常见偏身麻木，与麻木有类似之处，但常伴有语言謇涩、口眼歪斜，甚至有突然昏仆、不省人事等症状。

2.痹证　痹证常因风寒湿热、痰浊瘀血阻滞肌肉、筋脉、关节，而表现为麻木酸楚、重着，但其以肢体关节疼痛，屈伸不利为主症。

3.痿证　麻木日久，气血阴阳俱虚，肌肤失养难复，可表现为肌肉萎缩，而转化为痿证，但痿证是以指肢体筋脉弛缓，软弱无力为主症，早期即可出现肌肉萎缩。

【**辨证论治**】

（一）辨证要点

麻木辨证，重在辨虚实，起病较急、病程较短、新病即重者，多实；起病缓慢、病程较长、久病渐重者，多虚。痰浊、瘀血、湿热阻滞，不通而麻者属实；脏腑气血阴阳亏虚，肌肤失养，不荣而麻者属虚。临证中常见痰瘀互阻、湿瘀相兼、气血两虚等兼夹患病情况以及虚实夹杂等复杂证候，需细加分辨。

（二）治则治法

实证宜祛邪通络为主，虚证以培本补虚为主，虚实兼夹者，又当兼顾之。痰瘀阻络者，宜化瘀祛痰、通经活络；湿热阻滞者，宜清热利湿、舒筋活络；气虚血瘀者，宜益气活血、化瘀通络；血虚不荣者，宜养血补血、和营通络。

（三）分证论治

1. 痰瘀阻络

（1）症状及分析

麻木疼痛，常有定处，夜间尤甚——瘀血内停，阻于脉络；

肢体困重肿胀，肌肤粗糙——痰浊壅盛，阻滞经络，肌肤失养；

头重如裹，昏蒙不清，胸闷口黏，多痰——痰浊阻滞气机，蒙蔽清窍；

舌质紫暗或有瘀斑，苔白厚腻，脉沉滑或沉涩——瘀血阻络之象。

（2）治法：化瘀祛痰，通经活络。

（3）主方及分析：二陈汤合桃红四物汤。

法半夏、茯苓——燥湿化痰活络；

陈皮、甘草——理气和中；

桃仁、红花、赤芍、当归、川芎、生地黄——活血祛瘀通经。

（4）加减

肩背麻木，心胸憋闷刺痛，合血府逐瘀汤；

伴有经闭或经行少腹刺痛明显，加五灵脂、延胡索、没药、乳香，或可合用身痛逐瘀汤；

伴关节屈伸不利，筋惕肉𥆧者，加胆南星、白附子、天麻；

顽痰死血，日久难愈，加鬼箭羽、水蛭、鸡血藤、白芥子。

2. 湿热阻滞

（1）症状及分析

麻木以下肢或双足为主，重则手麻不能持物、足麻不能覆地——湿热内阻，经脉阻滞，肌肤失荣；

伴疼痛或有灼热感，扪之肌肤热甚，得冷稍舒，甚至爱踏凉地而缓解——湿热蕴蒸肌肤；

喜凉恶热，胸脘痞闷，口渴饮水不多，口苦，头身困重——湿热弥漫周身，气机升降失常；

舌质红，苔黄腻，脉濡数或滑数——湿热内蕴之象。

（2）治法：清热利湿，舒筋活络。

（3）主方及分析：四妙丸。

苍术——苦温燥湿；

黄柏——清热燥湿，直入下焦；

薏苡仁——清热利湿通络；

川牛膝——利水活血，并作为下肢的引经药。

（4）加减

湿热郁遏伤及阴血，下肢痿软麻木较甚，舌质较红或中剥，脉细数，加当归、龟板、生地黄、山药；

气虚明显，身体沉重，疲倦无力，伴有自汗、头目眩晕，为湿热兼有气阴两虚，加黄芪、人参、麦冬、甘草；

兼有肤色晦暗，舌质暗有瘀斑，兼有瘀血阻络者，加泽兰、益母草、蒲黄。

3. 气虚血瘀

（1）症状及分析

肢体发麻，犹如虫行皮肉之中，四肢不温，受寒、过度疲劳或者大病之后上述症状加重——气虚失煦，肌肤失荣，遇劳更虚；

伴短气乏力，懒言，倦怠嗜卧，精神萎靡，自汗，易感冒，动则气短，纳少，便溏——肺脾气虚；

肤色紫暗或肌肤甲错——气虚血瘀，肌肤失养；

舌质淡暗或有瘀点、瘀斑，脉细涩、沉涩或结代——气虚瘀血阻络之象。

（2）治法：益气活血，化瘀通络。

（3）主方及分析：补阳还五汤。

黄芪——大补肺脾之气；

当归、赤芍、地龙、川芎、红花、桃仁——活血通络。

（4）加减

遍身麻木较甚，且头晕目眩，劳累加重，为中气虚损明显，加人参、白术、甘草，或可合用补中益气汤化裁；

气虚失运，痰湿内生，痰多，苔腻，加用苍术、茯苓、陈皮、半夏，或合用参苓白术散；

气血两虚，面色无华，失眠多梦，合归脾汤；

气虚及阳，畏寒肢冷，夜尿清长，腰膝酸软，合金匮肾气丸。

4. 血虚不荣

（1）症状及分析

肌肤发麻，甚则肢体抽搐或筋惕肉𥆧、手足震颤——血虚失荣，肌肤筋脉失养生风；

面色萎黄，头晕目眩，耳鸣健忘，心悸失眠，爪甲不荣——血虚不能上荣头面、清窍、爪甲，心神失于濡养；

舌质淡，少苔，脉细——血虚失养之象。

（2）治法：养血补血，和营通络。

（3）主方及分析：四物汤。

当归——补血养肝，和营通络；

熟地黄——滋阴补血；

白芍——养血柔肝和营；

川芎——活血行气，畅通气血。

（4）加减

麻木伴见神疲乏力，心悸失眠明显，予归脾丸健脾益气、补血养心。

阴血亏虚，虚风内动，出现麻木兼肢体抽搐或筋惕肉𥆧、手足震颤，加阿胶、麦冬、玄参、牡蛎、珍珠母等；

血虚及阴，久病及肾，阴虚内热，表现为潮热盗汗、腰膝酸软，舌红，脉细数，合知柏地黄丸；

兼瘀血，月经不调，舌暗脉涩，加桃仁、红花、牡丹皮等，甚者合大黄䗪虫丸。

（四）其他治疗

1. 中成药　大活络丸：用于痰瘀阻络证。

二妙丸：用于湿热阻滞证。

脑心通胶囊：用于气虚血瘀证。

人参养荣丸：用于血虚不荣证。

2. 单方验方　黄芪桂枝五物汤：黄芪、桂枝、白芍、生姜、大枣。适用于气虚血瘀，微感风邪而致麻木者。

人参益气汤：黄芪、甘草、人参、白芍、柴胡、炙甘草、升麻、五味子。适用于气虚生热之麻木。

3. 梅花针　叩刺部位：患病局部。操作：手握针柄后部，食指压在针柄上。将针具及皮肤消毒后，针尖对准叩刺部位，使用手腕之力，将针尖垂直叩打在皮肤上，并立即提起，反复进行。每日或隔日一次。7次为一个疗程，疗程间可间隔3～5日。

【预防调护】

起居有时，寒温有节。对患肢宜保暖，因常有肢体麻木、感觉迟钝，故应防止烫伤、冻伤。根据病情及体力状况，可选择适当的运动，如散步、打太极拳等，以增强体质，并使气血流畅。饮食有节，尤其不可过食肥甘厚味，宜选择清淡且富含维生素类等营养成分的食物。避免情志刺激，保持心情舒畅。

【临证要点】

1. 肝主疏调气血，调控人之情绪 肝之疏泄正常，气机调畅，气血和调，则心情开朗舒畅；反之，若情志不畅亦可能导致肝之疏泄失常，肝气郁结不行。气行则一身之血液、津液随之畅行，气滞则血液、津液亦运行不畅，肌肤失于濡养则生麻木。故肝郁气滞导致麻木，应以疏肝行气为要。多用枳实、陈皮、木香、柴胡、乌药之类理气行气。如明代龚信以开结舒经汤治疗由于情绪抑郁而导致气滞经络出现的手足麻木，方以紫苏叶、陈皮、香附、乌药疏肝行气；气机凝滞则气不行津，气不行血，故又合以川芎、当归、桂枝行血分之滞，合苍术、羌活、天南星、半夏消散痰浊。"见肝知病，知肝传脾"，肝气郁结必然影响脾胃之运化，故医家亦多在疏肝同时注意治脾，常以逍遥散或六君子加柴胡、白芍以疏肝健脾共同为治。

2. 麻木多发生在肢体，适当引入引经药 明代医家陈士铎即认为手之麻木"必须用手经之药引入手中……否则，亦甚无益"。如果麻木发生于手臂，则加桑枝、姜黄或桂枝，指尖以嫩桑枝尖为最良；麻木发生于下肢，则加川牛膝、威灵仙之类；若背部麻木，则以羌活引经；若胸前麻木，则以桔梗引经；若面部麻木，多以升麻引经。

【名医经验】

庞国明等辨治糖尿病周围神经病变的经验 糖尿病周围神经病变是糖尿病的主要慢性并发症之一，是临床上导致麻木的常见疾病，其主要临床特征为肢端感觉障碍，肢体麻木、疼痛，肌肉无力和萎缩，腱反射减弱或消失等。2010年庞国明等专家发表《糖尿病周围神经病变中医诊疗规范初稿》，对其中医病因、病机、病位、演变规律、临床分期、辨证施治、成药治疗、外治疗法、疗效评价标准等方面分别进行阐述，提出常见证候为气虚血瘀、阴虚血瘀、阳虚寒凝、痰瘀阻络，分别予补阳还五汤补气活血、化瘀通络；芍药甘草汤合四物汤滋阴活血、柔筋缓急；当归四逆汤温经散寒、通络止痛；指迷茯苓丸合黄芪桂枝五物汤化痰活血、宣痹通络；壮骨丸滋补肝肾、填髓充肉。

医案分析

张某，男，62岁，2001年7月24日初诊。因四肢疼痛、麻木1年，加重1个月收住本院神经内科。患者12年前发现糖尿病，未予以正规治疗，近1年来始用降糖药，但血糖控制不理想。1年前逐渐出现四肢疼痛、麻木，近1月加重，入院诊为糖尿病周围神经炎。予以胰岛素治疗，血糖控制尚可，静脉滴注血栓通，口服去痛片、芬必得、卡马西平、维生素B等，疗效不明显，患者要求服用中药治疗。

诊见：肢体疼痛、麻木以夜间为甚，伴头晕耳鸣、面目浮肿、胸闷憋气、便秘，舌质暗、苔薄黄腻，脉沉细弦。证属气阴不足，水湿内蕴，血瘀阻络。治宜益气养阴、散寒除湿、活血通络，方以四藤一仙汤加减。

处方：黄芪、山茱萸、络石藤、鸡血藤、三棱、莪术各15g，天花粉50g，威灵仙10g，青风藤、鸡内金各12g，忍冬藤20g，益母草30g，北五加皮2g，7剂，每天1剂，水煎，早晚分服。

7月31日二诊：四肢疼痛麻木如前，面目浮肿、胸闷减轻，舌淡暗、苔薄白，脉沉细。方去青风藤，加海风藤、僵蚕各15g，天花粉60g，鸡内金15g，7剂。

8月7日三诊：四肢疼痛、麻木稍减，面目浮肿同前，舌暗、舌有齿痕、苔薄白，脉左沉细、右细弦。守方加减，继服14剂，以巩固疗效。

随访4年，虽四肢有时轻微麻木，但疼痛未再复发。

摘自：《史载祥教授治疗糖尿病周围神经炎验案》，出《新中医》（2006）

按：本案病为糖尿病周围神经病变，中医诊断为麻木。史载祥教授根据脉证认为，病机主要为消渴日久，气阴不足，久病入络，气血不畅，肌肤失养，故见四肢麻木，病机较复杂，但瘀血阻络所致的四肢麻木为当前主要矛盾，故治疗应抓住主要矛盾，治以活血通络为主，始终以四藤一仙汤加减，青风藤、忍冬藤、络石藤、鸡血藤四种藤类药，总体来说性味平和，可长期应用，共奏通络活血之功。一仙为威灵仙，味辛、咸，辛可通滞，咸可软坚，《海上集验方》认为其可通十二经脉，疏宣五脏冷脓宿水变病。人服此，四肢轻健，手足温暖。佐以活血化瘀的三棱、莪术、生鸡内金，益气养阴之生黄芪、天花粉、山萸肉等，标本兼顾，收效明显且疗效持久。

【古籍选录】

《金匮要略·血痹虚劳病脉证并治》："血痹病从何得之？师曰：夫尊荣人，骨弱肌肤盛，重因疲劳汗出，卧不时动摇，加被微风，遂得之""血痹阴阳俱微，寸口关上微，尺中小紧，外证身体不仁，如风痹状，黄芪桂枝五物汤主之。"

《诸病源候论·风不仁候》："风不仁者，由荣气虚，卫气实，风寒入于肌肉，使血气行不宣流。其状，搔之皮肤如隔衣是也。"

《张氏医通·麻木》："一块不知痛痒，阴寒益甚，或日轻夜重，脉涩而芤或弦，属痰夹死血，宜活血行气，二陈加芎、归、桃仁泥、红花、川牛膝、韭汁之类。大便见黑而不作泻者，小剂桃核承气汤微利之。十指麻木，属胃中湿痰死血，二陈加二术、桃仁、红花，少加附子行经。湿热下流，两脚麻木，或如火燎者，二妙加牛膝作丸，不应，少加肉桂。"

【文献推介】

1. 谷万里. 史载祥教授治疗糖尿病周围神经炎验案 [J]. 新中医，2006，38（5）：81-82.

2. 沈友进，罗信国，谢琼英，等. 麻木的病因及诊治现状 [J]. 临床医药工程，2013，20（9）：1180-1182.

3. 李志平，赵党生，王凤仪. 麻木的中医证候研究进展 [J]. 中医临床研究，2015，7（25）：144-146.

4. 庞国明，闫镛，朱璞，等. 糖尿病周围神经病变中医诊疗规范初稿 [J]. 中华中医药杂志，2010，25（2）：260–264.

【小结】

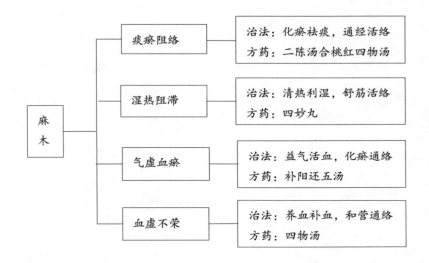

麻木
- 痰瘀阻络 —— 治法：化瘀祛痰，通经活络　方药：二陈汤合桃红四物汤
- 湿热阻滞 —— 治法：清热利湿，舒筋活络　方药：四妙丸
- 气虚血瘀 —— 治法：益气活血，化瘀通络　方药：补阳还五汤
- 血虚不荣 —— 治法：养血补血，和营通络　方药：四物汤

【复习思考题】

1. 试用中医理论分析肥胖之人易患麻木。

2. 简述麻木痰瘀阻络证与气虚血瘀证的区别与联系。

（冷伟）

附 录

中医内科常用方剂

A

安宫牛黄丸（《温病条辨》） 牛黄 郁金 犀角（水牛角代） 黄连 朱砂 冰片 珍珠 山栀 雄黄 黄芩 麝香 金箔衣

安神定志丸（《医学心悟》） 人参 茯苓 茯神 菖蒲 姜远志 龙齿

B

八珍汤（《正体类要》） 人参 白术 茯苓 甘草 当归 白芍药 川芎 熟地 生姜 大枣

八正散（《太平惠民和剂局方》） 木通 车前子 萹蓄 瞿麦 滑石 甘草梢 大黄 山栀 灯心草

白虎加桂枝汤（《金匮要略》） 知母 石膏 甘草 粳米 桂枝

白虎加人参汤（《伤寒论》） 知母 石膏 甘草 粳米 人参

白虎汤（《伤寒论》） 知母 石膏 甘草 粳米

白金丸（验方） 白矾 郁金

白通加猪胆汁汤（《伤寒论》） 葱白 干姜 附子 人尿 猪胆汁

白头翁汤（《伤寒论》） 白头翁 黄柏 黄连 秦皮

百合固金汤（《医方集解》引赵蕺庵方） 生地 熟地 麦冬 贝母 百合 当归 芍药 甘草 玄参 桔梗

柏叶汤（《金匮要略》） 侧柏叶 干姜 艾叶 马通汁

半夏白术天麻汤（《医学心悟》） 天麻 半夏 茯苓 橘红 炙甘草 白术 生姜 大枣

半夏厚朴汤（《金匮要略》） 半夏 厚朴 茯苓 生姜 紫苏

半夏秫米汤（《黄帝内经》） 半夏 秫米

半夏泻心汤（《伤寒论》） 半夏 人参 干姜 炙甘草 黄连 黄芩 大枣

保和丸（《丹溪心法》） 山楂 神曲 半夏 茯苓 陈皮 连翘 莱菔子

保元汤（《博爱心鉴》） 人参 黄芪 肉桂 甘草 生姜

保真汤（《十药神书》） 人参 黄芪 白术 甘草 茯苓 五味子 当归 生地黄 熟地 天冬 麦冬 赤芍 白芍 柴胡 厚

朴 地骨皮 黄柏 知母 莲心 陈皮 生姜 大枣

鳖甲煎丸（《金匮要略》） 鳖甲 乌扇 黄芩 鼠妇 干姜 大黄 桂枝 石韦 厚朴 瞿麦 紫葳 阿胶 柴胡 蜣螂 芍药 䗪虫 蜂房 赤硝 桃仁 人参 半夏 葶苈子 丹皮

补肺汤（《永类钤方》） 人参 黄芪 熟地 五味子 紫菀 桑白皮

补肝汤（《医宗金鉴》） 当归 生地黄 白芍 川芎 酸枣仁 木瓜 甘草

补气运脾汤（《统旨方》） 人参 白术 茯苓 甘草 黄芪 陈皮 砂仁 半夏曲 生姜 大枣

补天大造丸（《医学心悟》） 人参 白术 当归 酸枣仁 黄芪 远志 白芍 山药 茯苓 枸杞子 紫河车 龟甲 鹿角胶 熟地

补虚汤（《圣济总录》） 半夏 干姜 茯苓 甘草 厚朴 五味子 黄芪 白术 陈皮

补阳还五汤（《医林改错》） 黄芪 当归尾 赤芍 地龙 川芎 红花 桃仁

补中益气汤（《脾胃论》） 黄芪 人参（党参） 白术 炙甘草 当归 陈皮 升麻 柴胡

不换金正气散（《太平惠民和剂局方》） 厚朴 藿香 甘草 半夏 苍术 陈皮 生姜 大枣

C

苍耳子散（《重订严氏济生方》） 辛夷 苍耳子 香白芷 薄荷

柴胡桂枝干姜汤（《伤寒论》） 柴胡 桂枝 干姜 瓜蒌根 黄芩 牡蛎 甘草

柴胡截疟饮（《医宗金鉴》） 柴胡 黄芩 人参 甘草 半夏 常山 乌梅 槟榔 桃仁 生姜 大枣

柴胡疏肝散（《景岳全书》） 陈皮 柴胡 川芎 香附 枳壳 芍药 炙甘草

柴胡枳桔汤（《重订通俗伤寒论》） 柴胡 枳壳 姜半夏 生姜 黄芩 桔梗 陈皮 雨前茶

柴枳半夏汤（《医学入门》） 柴胡 半夏 黄芩 瓜蒌仁 枳壳 桔梗 杏仁 青皮 甘草

菖蒲郁金汤（《温病条辨》） 石菖蒲 郁金 炒栀子 鲜竹叶 牡丹皮 连翘 灯心草 木通 淡竹沥 紫金片

沉香散（《金匮翼》） 沉香 石韦 滑石 当归 橘皮 白芍 冬葵子 甘草 王不留行

程氏萆薢分清饮（《医学心悟》） 萆薢 黄柏 石菖蒲 茯苓 白术 莲子心 丹参 车前子

除湿胃苓汤（《医宗金鉴》） 苍术 厚朴 陈皮 猪苓 泽泻 茯苓 白术 滑石 防风 山栀子 木通 肉桂 甘草

川芎茶调散（《太平惠民和剂局

方》）川芎　荆芥　薄荷　羌活　细辛　白芷　防风　甘草　清茶

春泽汤（《医方集解》）白术　桂枝　猪苓　泽泻　茯苓　人参

D

大补阴丸（《丹溪心法》）黄柏　知母　熟地黄　龟板　猪脊髓

大补元煎（《景岳全书》）人参　山药　熟地黄　杜仲　枸杞子　当归　山茱萸　甘草

大柴胡汤（《伤寒论》）柴胡　黄芩　大黄　枳实　半夏　白芍　大枣　生姜

大承气汤（《伤寒论》）大黄　枳实　厚朴　芒硝

大定风珠（《温病条辨》）牡蛎　鳖甲　生龟板　炙甘草　生地黄　生白芍　麦冬　麻子仁　阿胶　五味子　鸡子黄

大黄附子汤（《金匮要略》）大黄　附子　细辛

大黄甘草汤（《金匮要略》）大黄　甘草

大黄黄连泻心汤（《伤寒论》）大黄　黄连

大黄硝石汤（《金匮要略》）大黄　黄柏　硝石　栀子

大黄䗪虫丸（《金匮要略》）熟大黄　虻虫　水蛭　䗪虫　蛴螬　干漆　桃仁　炒苦杏仁　黄芩　地黄　白芍　甘草

大活络丹（《兰台轨范》）白花蛇　乌梢蛇　威灵仙　两头尖　草乌　天麻　全蝎　何首乌　龟甲　麻黄　贯众　甘草　羌活　肉桂　藿香　乌药　黄连　熟地黄　大黄　木香　沉香　细辛　赤芍　没药　丁香　乳香　僵蚕　天南星　青皮　骨碎补　白豆蔻仁　安息香　附子　黄芩　茯苓　香附　玄参　白术　防风　葛根　虎胫骨（炙）当归　血竭　地龙　水牛角　麝香　松脂　牛黄　冰片　人参

大建中汤（《金匮要略》）蜀椒　干姜　人参

代抵当丸（《证治准绳》）大黄　归尾　生地　穿山甲　芒硝　桃仁　肉桂

黛蛤散（《中华人民共和国药典》2010年版第一部）青黛　海蛤壳

丹参饮（《时方歌括》）丹参　檀香　砂仁

当归补血汤（《内外伤辨惑论》）黄芪　当归

当归六黄汤（《兰室秘藏》）当归　生地黄　熟地黄　黄芩　黄柏　黄连　黄芪

当归龙荟丸（《宣明论方》）当归　龙胆　栀子　黄连　黄芩　黄柏　大黄　青黛　芦荟　木香　麝香

当归四逆汤（《伤寒论》）当归　桂枝　芍药　细辛　甘草　通草　大枣

当归饮子（《济生方》）当归　白芍　川芎　生地黄　白蒺藜　防风　荆芥穗　何首乌　黄芪　甘草

导赤散（《小儿药证直诀》）木通　生

地黄 生甘草梢 竹叶

导痰汤（《校注妇人良方》） 半夏 胆南星 枳实 茯苓 橘红 甘草 生姜

涤痰汤（《济生方》） 制半夏 制南星 陈皮 枳实 茯苓 人参 石菖蒲 竹茹 生姜 甘草

抵当汤（《伤寒论》） 水蛭（熬） 虻虫（去翅足 熬） 桃仁（去皮尖） 大黄（酒洗）

地黄饮子（《黄帝素问宣明论方》） 干地黄 巴戟天 山茱萸 肉苁蓉 石斛 炮附子 五味子 肉桂 白茯苓 麦门冬 石菖蒲 远志 生姜 大枣 薄荷

地榆散（《伤寒温疫条辨》） 地榆 当归 白芍 黄芩 黄连 栀子 犀角（水牛角代） 薤白

癫狂梦醒汤（《医林改错》） 桃仁 柴胡 香附 木通 赤芍 半夏 陈皮 大腹皮 青皮 桑皮 苏子 甘草

丁香散（《古今医统》） 丁香 柿蒂 良姜 炙甘草

定喘汤（《摄生众妙方》） 白果 麻黄 桑白皮 款冬花 半夏 杏仁 苏子 黄芩 甘草

定痫丸（《医学心悟》） 天麻 川贝母 半夏 茯苓 茯神 胆南星 石菖蒲 全蝎 甘草 僵蚕 真琥珀 陈皮 远志 丹参 麦冬 辰砂 生姜

都气丸（《症因脉治》） 地黄 山茱萸 山药 茯苓 丹皮 泽泻 五味子

独活寄生汤（《备急千金要方》） 独活 桑寄生 杜仲 牛膝 细辛 秦艽 茯苓 肉桂 防风 川芎 党参 甘草 当归 芍药 生地黄

独参汤（《景岳全书》） 人参

E

耳聋左慈丸（《重订广温热论》） 熟地 山茱萸 山药 茯苓 泽泻 丹皮 磁石 五味子 石菖蒲

二陈平胃散（《症因脉治》） 苍术 厚朴 陈皮 半夏 茯苓 甘草

二陈汤（《太平惠民和剂局方》） 半夏 橘红 白茯苓 炙甘草 生姜 乌梅

二地鳖甲煎（《实用中医泌尿生殖病学》） 生地黄 熟地黄 鳖甲 牡蛎 天花粉 枸杞子 菟丝子 金樱子 五味子 续断 桑寄生 丹皮 丹参 茯苓

二冬汤（《医学心悟》） 天冬 麦冬 天花粉 黄芩 知母 甘草 人参 荷叶

二妙散（《丹溪心法》） 黄柏 苍术

二阴煎（《景岳全书》） 生地黄 麦门冬 酸枣仁 甘草 玄参 茯苓 黄连 木通 灯心草 竹叶

F

防风汤（《宣明论方》） 防风 当归 赤茯苓 苦杏仁 黄芩 秦艽 葛根 麻黄 肉桂 甘草 生姜 大枣

防风通圣散（《宣明论方》） 防风 川芎 当归 芍药 大黄 芒硝 连翘 薄荷

麻黄　石膏　桔梗　黄芩　白术　栀子　荆芥穗　滑石　甘草　生姜

　　防己黄芪汤（《金匮要略》）防己　黄芪　白术　甘草　生姜　大枣

　　封髓丹（《医理真传》）天门冬　熟地　生地　黄柏　炙甘草　党参　砂仁

　　风引汤（《金匮要略》）大黄　干姜　龙骨　桂枝　炙甘草　牡蛎　寒水石　滑石　赤石脂　白石脂　紫石英　石膏

　　茯苓戎盐汤（《金匮要略》）茯苓　白术　戎盐

　　茯苓泽泻汤（《金匮要略》）茯苓　泽泻　桂枝　白术　生姜

　　附子粳米汤（《金匮要略》）附子　半夏　甘草　大枣　粳米

　　附子理中丸（《太平惠民和剂局方》）炮附子　人参　白术　炮姜　炙甘草

G

　　干姜黄芩黄连人参汤（《伤寒论》）干姜　黄芩　黄连　人参

　　甘草附子汤（《伤寒论》）甘草　附子　白术　桂枝

　　甘草干姜汤（《伤寒论》）甘草　干姜

　　甘草汤（《伤寒论》）甘草

　　甘草泻心汤（《伤寒论》）甘草　干姜　半夏　黄连　黄芩　大枣

　　甘姜苓术汤（《金匮要略》）甘草　干姜　茯苓　白术

　　甘露消毒丹（《温热经纬》）滑石　茵陈　黄芩　石菖蒲　川贝母　木通　藿香　射干　连翘　薄荷　白蔻仁

　　甘露饮（《太平惠民和剂局方》）熟地黄　生地黄　天门冬　麦门冬　石斛　黄芩　枇杷叶　茵陈　枳壳　甘草

　　甘麦大枣汤（《金匮要略》）甘草　淮小麦　大枣

　　甘遂半夏汤（《金匮要略》）甘遂　半夏　芍药　甘草

　　膏淋汤（《医学衷中参西录》）山药　芡实　龙骨　牡蛎　生地黄　党参　白芍

　　膈下逐瘀汤（《医林改错》）五灵脂　当归　川芎　桃仁　丹皮　赤芍　乌药　延胡索　甘草　香附　红花　枳壳

　　葛根黄芩黄连汤（《伤寒论》）葛根　黄芩　黄连　甘草

　　葛根汤（《伤寒论》）葛根　麻黄　桂枝　生姜　炙甘草　芍药　大枣

　　更衣丸（《先醒斋医学广笔记》）芦荟　朱砂

　　瓜蒌桂枝汤（《金匮要略》）瓜蒌根　桂枝　芍药　甘草　生姜　大枣

　　瓜蒌薤白白酒汤（《金匮要略》）瓜蒌　薤白　白酒

　　瓜蒌薤白半夏汤（《金匮要略》）瓜蒌　薤白　半夏　白酒

　　冠心苏合香丸（《中华人民共和国药典》2005年版一部）苏合香　冰片　乳香（制）

檀香　土木香

归芍六君子汤（《笔花医镜》）　归身　白芍　人参　白术　茯苓　陈皮　半夏　炙草

归脾汤（《济生方》）　白术　茯神　黄芪　龙眼肉　酸枣仁　人参　木香　甘草　当归　远志　生姜　大枣

龟鹿二仙膏（《医便》）　鹿角　龟板　人参　枸杞子

桂枝茯苓丸（《金匮要略》）　桂枝　茯苓　芍药　丹皮　桃仁

桂枝附子汤（《金匮要略》）　桂枝　附子　生姜　大枣　甘草

桂枝甘草龙骨牡蛎汤（《伤寒论》）　桂枝　炙甘草　龙骨　牡蛎

桂枝加厚朴杏子汤（《伤寒论》）　桂枝　芍药　生姜　大枣　甘草　厚朴　苦杏仁

桂枝加龙骨牡蛎汤（《金匮要略》）　桂枝　芍药　生姜　甘草　大枣　龙骨　牡蛎

桂枝麻黄各半汤（《伤寒论》）　桂枝　芍药　麻黄　杏仁　甘草　生姜　大枣

桂枝芍药知母汤（《金匮要略》）　桂枝　芍药　甘草　麻黄　生姜　白术　知母　防风　附子

桂枝汤（《伤寒论》）　桂枝　芍药　生姜　大枣　甘草

H

海藻玉壶汤（《医宗金鉴》）　海藻　昆布　海带　半夏　陈皮　青皮　连翘　贝母　当归　川芎　独活　甘草

河车大造丸（《扶寿精方》）　紫河车　熟地　杜仲　天冬　麦冬　龟板　黄柏　牛膝

河车丸（《古今医鉴》）　紫河车

诃黎勒散（《金匮要略》）　诃黎勒

何人饮（《景岳全书》）　何首乌　人参　当归　陈皮　煨姜

黑锡丹（《太平惠民和剂局方》）　黑锡　生硫黄　川楝子　胡芦巴　木香　制附子　肉豆蔻　阳起石　沉香　小茴香（盐水炒）　肉桂　补骨脂（盐水炒）

厚朴麻黄汤（《金匮要略》）　厚朴　麻黄　石膏　杏仁　半夏　五味子　干姜　细辛

厚朴三物汤（《金匮要略》）　厚朴　大黄　枳实

琥珀养心丹（《证治汇补》）　琥珀　龙齿　远志　石菖蒲　茯神　人参　酸枣仁　生地黄　当归身　黄连　柏子仁　朱砂　牛黄　金箔

虎潜丸（《丹溪心法》）　黄柏　龟板　知母　熟地黄　陈皮　白芍　锁阳　虎骨　干姜

华盖散（《太平惠民和剂局方》）　麻黄　桑白皮　紫苏子　杏仁　赤茯苓　陈皮　甘草

滑石白鱼散（《金匮要略》）　滑石　乱发（烧存性）　白鱼

化虫丸（验方）　槟榔　雷丸　干漆　郁金　枯矾　白芥子

化积丸（《类证治裁》）　三棱　莪术　阿魏　海浮石　香附　雄黄　槟榔　苏木　瓦楞子　五灵脂

槐花散（《普济本事方》）　槐花　侧柏叶　荆芥炭　炒枳壳

槐角丸（《血证论》）　槐角　地榆　黄连　黄芩　黄柏　生地　当归　川芎　防风　荆芥　侧柏　枳壳　乌梅　生姜

槐角丸（《中华人民共和国药典》2010版）　炒槐角　地榆炭　黄芩　当归　炒枳壳　防风

还少丹（《外科大成》）　熟地黄　山药　山茱萸　白茯苓　枸杞　巴戟天　牛膝　五味子　肉苁蓉　杜仲　远志　楮实子　石菖蒲　小茴香　续断　菟丝子

还神至圣汤（《辨证录》）　人参　白术　茯神　生酸枣仁　木香　天南星　荆芥　甘草　良姜　附子　枳壳　石菖蒲

黄连阿胶汤（《伤寒论》）　黄连　黄芩　阿胶　白芍　鸡子黄

黄连粉（《外台秘要》卷三十二引《古今录验》）　黄连　牡蛎

黄连解毒汤（《外台秘要》）　黄连　黄柏　黄芩　大黄

黄连清心饮（《沈氏尊生书》）　黄连　生地黄　当归　酸枣仁　茯神　远志　人参　莲子肉　甘草

黄连汤（《伤寒论》）　黄连　甘草　干姜　桂枝　人参　半夏　大枣

黄连温胆汤（《六因条辨》）　半夏　陈皮　茯苓　甘草　枳实　竹茹　黄连　大枣

黄芪桂枝五物汤（《金匮要略》）　黄芪　桂枝　芍药　生姜　大枣

黄芪建中汤（《金匮要略》）　黄芪　芍药　桂枝　生姜　大枣　甘草　饴糖

黄芪汤（《金匮翼》）　黄芪　陈皮　火麻仁　白蜜

黄芩泻白散　（《症因脉治》）　黄芩　桑白皮　地骨皮　甘草

黄土汤（《金匮要略》）　灶心黄土　黄芩　阿胶　附子　白术　地黄　甘草

回阳救急汤（《伤寒六书》）　附子　干姜　肉桂　人参　白术　茯苓　陈皮　甘草　五味子　半夏　麝香

藿朴夏苓汤（《医原》）　藿香　姜半夏　赤苓　杏仁　生薏苡仁　白蔻仁　猪苓　淡香豉　泽泻　川朴

藿香正气散（《太平惠民和剂局方》）　大腹皮　白芷　紫苏　茯苓　半夏曲　白术　陈皮　厚朴　苦桔梗　藿香　甘草

J

己椒苈黄丸（《金匮要略》）　防己　椒目　葶苈子　大黄

济川煎（《景岳全书》）　当归　牛膝　肉苁蓉　泽泻　升麻　枳壳

济生肾气丸（《济生方》）　熟地黄　山

茱萸　牡丹皮　山药　茯苓　泽泻　肉桂　附子　牛膝　车前子

加减葳蕤汤（《重订通俗伤寒论》）玉竹　葱白　桔梗　白薇　淡豆豉　薄荷　炙甘草　大枣

加味不换金正气散（验方）厚朴　苍术　陈皮　甘草　藿香　佩兰　草果　半夏　槟榔　菖蒲　荷叶

加味二妙散（《丹溪心法》）黄柏　苍术　当归　牛膝　防己　萆薢　龟甲

加味桔梗汤（《医学心悟》）桔梗　甘草　贝母　橘红　金银花　薏苡仁　葶苈子　白及

加味清胃散（《张氏医通》）生地黄　牡丹皮　当归　黄连　连翘　犀角（水牛角代）　升麻　生甘草

加味四君子汤（《三因极一病证方论》）人参　茯苓　白术　炙甘草　黄芪　白扁豆

加味四物汤（《金匮翼》）白芍　当归　生地　川芎　菊花　蔓荆子　黄芩　甘草

加味逍遥散（丹栀逍遥散）（《内科摘要》）牡丹皮　栀子　当归　芍药　茯苓　白术　柴胡　甘草　生姜　薄荷

建瓴汤（《医学衷中参西录》）生怀山药　怀牛膝　生赭石　生龙骨　生牡蛎　生地黄　生白芍　柏子仁

姜附汤（《重订严氏济生方》）干姜（炮）　附子（炮，去皮脐）　甘草（炙）

椒目瓜蒌汤（《医醇賸义》）川椒目　瓜蒌仁　葶苈子　桑白皮　苏子　半夏　茯苓　橘红　蒺藜　生姜

交泰丸（《韩氏医通》）黄连　肉桂

桔梗杏仁煎（《景岳全书》）桔梗　杏仁　甘草　金银花　贝母　枳壳　红藤　连翘　夏枯草　百合　麦冬　阿胶

截疟七宝饮（《杨氏家藏方》）常山　草果　厚朴　槟榔　青皮　陈皮　炙甘草

解肝煎（《景岳全书》）陈皮　半夏　厚朴　茯苓　苏叶　芍药　砂仁　生姜

解毒雄黄散（《外科正宗》）雄黄　硫黄

金匮肾气丸（《金匮要略》）桂枝　附子　干地黄　山茱萸　山药　茯苓　牡丹皮　泽泻

金铃子散（《素问病机气宜保命集》）川楝子　延胡索

金水六君煎（《景岳全书》）当归　茯苓　半夏　熟地　陈皮　炙甘草

金锁固精丸（《医方集解》）沙苑子　芡实　莲子　莲须　煅龙骨　煅牡蛎

荆防败毒散（《摄生众妙方》）荆芥　防风　茯苓　独活　柴胡　前胡　川芎　枳壳　羌活　桔梗　甘草

橘皮竹茹汤（《金匮要略》）橘皮　竹茹　大枣　人参　生姜　甘草

蠲痹汤（《医学心悟》）羌活　独活　桂心　秦艽　当归　川芎　炙甘草　海风藤　桑枝　乳香　木香

K

孔圣枕中丹（《备急千金要方》）远志

菖蒲 败龟板 龙骨

控涎丹（《三因极一病证方论》） 甘遂
大戟 白芥子

L

来复丹（《太平惠民和剂局方》） 玄精
石 硝石 硫黄 橘皮 青皮 五灵脂

理阴煎（《景岳全书》） 熟地 当归
炙甘草 干姜 肉桂

理中丸（《伤寒论》） 人参 白术 干
姜 甘草

连理汤（《张氏医通》） 人参 白术
炙甘草 干姜 茯苓 黄连

连朴饮（《霍乱论》） 制厚朴 川连
石菖蒲 制半夏 香豉 焦栀 芦根

良附丸（《良方集腋》） 高良姜 香附

凉膈散（《太平惠民和剂局方》） 川大
黄 朴硝 甘草 山栀子仁 薄荷 黄芩
连翘

苓甘五味姜辛汤（《金匮要略》） 茯苓
甘草 五味子 干姜 细辛

苓桂术甘汤（《金匮要略》 茯苓 桂枝
白术 甘草

羚角钩藤汤（《通俗伤寒论》） 羚羊角
（水牛角代） 桑叶 川贝 鲜生地黄 钩藤
菊花 白芍药 生甘草 鲜竹茹 茯神

羚羊角汤（《医醇賸义》） 羚羊角（水
牛角代） 龟板 生地 丹皮 白芍 柴
胡 薄荷 蝉衣 菊花 夏枯草 生石决明
大枣

柳花散（《丹溪心法》） 延胡索 黄柏
黄连 密陀僧 青黛

六君子汤（《校注妇人良方》） 人参
炙甘草 茯苓 白术 陈皮 制半夏 生姜
大枣

六磨汤（《证治准绳》） 沉香 木香
槟榔 乌药 枳实 大黄

六味地黄丸（《小儿药证直诀》） 熟地
黄 山药 茯苓 丹皮 泽泻 山萸肉

六一散（《伤寒标本心法类萃》） 滑石
甘草

六郁汤（《医学正传》卷二引丹溪
方） 陈皮 半夏 苍术 川芎 赤茯苓
栀子 香附 甘草 砂仁

龙胆泻肝汤（《医方集解》） 龙胆草
泽泻 木通 车前子 当归 柴胡 生地
栀子 黄芩 甘草

鹿茸补涩丸（《杂病源流犀烛》） 人参
黄芪 菟丝子 桑螵蛸 莲肉 茯苓 肉桂
附子 鹿茸 桑皮 龙骨 补骨脂 五味子

鹿茸丸（《杂病源流犀烛》） 鹿茸 麦
冬 熟地黄 黄芪 五味子 肉苁蓉 鸡内
金 山萸肉 补骨脂 人参 牛膝 玄参
茯苓 地骨皮

M

麻黄豆蔻丸（《兰室秘藏》） 木香 青
皮 红花 厚朴 苏木 荜澄茄 升麻 半
夏 麦蘖面 砂仁 黄芪 白术 陈皮 柴
胡 炙甘草 吴茱萸 当归身 益智仁 神
曲 麻黄 草豆蔻仁

麻黄附子细辛汤（《伤寒论》）麻黄 附子 细辛

麻黄连翘赤小豆汤（《伤寒论》）麻黄 杏仁 生梓白皮 连翘 赤小豆 甘草 生姜 大枣

麻黄升麻汤（《伤寒论》）麻黄 升麻 石膏 知母 黄芩 玉竹 天门冬 白术 干姜 茯苓 桂枝 甘草 当归 白芍

麻黄汤（《伤寒论》）麻黄 桂枝 杏仁 炙甘草

麻黄杏仁甘草石膏汤（《伤寒论》）麻黄 杏仁 炙甘草 石膏

麻杏二三汤（《用药心得十讲》）炙麻黄 杏仁 橘红 半夏 茯苓 炒苏子 莱菔子 白芥子 诃子 茶叶 甘草

麻杏薏甘汤（《金匮要略》）麻黄 杏仁 甘草 薏苡仁

麻子仁丸（《伤寒论》）麻子仁 芍药 枳实 大黄 厚朴 杏仁

麦门冬汤（《金匮要略》）麦门冬 半夏 人参 甘草 粳米 大枣

麦味地黄丸（《医级》）熟地黄 山茱萸 干山药 泽泻 茯苓 丹皮 麦冬 五味子

礞石滚痰丸（《泰定养生主论》）青礞石 沉香 大黄 黄芩 朴硝

蜜煎导（《伤寒论》）蜂蜜

妙香散（《太平惠民和剂局方》）人参 黄芪 山药 炙甘草 茯神 茯苓 远志 辰砂 木香 桔梗 麝香

明目地黄丸（《部颁标准中药成方制剂第九册》WS3-B-1755-94）熟地黄 山茱萸（制）牡丹皮 山药 茯苓 泽泻 枸杞子 菊花 当归 白芍 蒺藜 石决明（煅）

木香槟榔丸（《医方集解》）木香 槟榔 青皮 陈皮 莪术 枳壳 黄连 黄柏 大黄 香附 牵牛子 三棱 芒硝

木香顺气散（《沈氏尊生书》）木香 青皮 橘皮 甘草 枳壳 川朴 乌药 香附 苍术 砂仁 桂心 川芎

N

暖肝煎（《景岳全书》）当归 枸杞子 小茴香 肉桂 乌药 沉香(木香亦可) 茯苓

P

平喘固本汤（验方）党参 五味子 冬虫夏草 胡桃肉 沉香 灵磁石 脐带 苏子 款冬花 法半夏 橘红

平胃散（《太平惠民和剂局方》）苍术 厚朴 橘皮 甘草 生姜 大枣

蒲灰散（《金匮要略》）蒲灰 滑石

Q

七福饮（《景岳全书》）人参 熟地黄 当归 白术 炙甘草 酸枣仁 远志

七味白术散（《小儿药证直诀》）人参 茯苓 炒白术 甘草 藿香叶 木香 葛根

杞菊地黄丸（《医级》） 生地 山茱萸 茯苓 山药 丹皮 泽泻 枸杞子 菊花

启膈散（《医学心悟》） 沙参 茯苓 丹参 川贝 郁金 砂仁壳 荷叶 杵头糠

启阳娱心丹（《辨证录》） 人参 远志 茯神 菖蒲 甘草 橘红 砂仁 柴胡 菟丝子 白术 生枣仁 当归 白芍 山药 神曲

千金鲤鱼汤（《备急千金要方》） 鲤鱼 白术 生姜 芍药 当归 茯苓

茜根散（《重订严氏济生方》） 茜根 黄芩 阿胶（蛤粉炒） 侧柏叶 生地黄 甘草（炙）

羌活胜湿汤（《内外伤辨惑论》） 羌活 独活 川芎 蔓荆子 甘草 防风 藁本

秦艽鳖甲散（《卫生宝鉴》） 地骨皮 柴胡 秦艽 知母 当归 鳖甲 青蒿 乌梅

青蛾丸（《太平惠民和剂局方》） 补骨脂 杜仲 胡桃肉 大蒜头

清肺饮（《证治汇补》） 茯苓 黄芩 桑白皮 麦冬 车前子 栀子 木通 泽泻

清宫汤（《温病条辨》） 玄参 莲子心 竹叶卷心 连翘 犀角（水牛角代） 麦冬

清骨散（《证治准绳》） 银柴胡 胡黄连 秦艽 鳖甲 地骨皮 青蒿 知母 甘草

清金化痰汤（《医学统旨》） 黄芩 栀子 桔梗 麦冬 桑白皮 贝母 知母 瓜蒌仁 橘红 茯苓 甘草

清开灵注射液（《中华人民共和国药典》2010版第一部》） 胆酸 珍珠母 猪去氧胆酸 栀子 水牛角 板蓝根 黄芩苷 金银花

清气化痰丸（《医方考》） 瓜蒌仁 陈皮 黄芩 杏仁 枳实 茯苓 胆南星 制半夏 姜汁

清暑益气汤（《温热经纬》） 西洋参 石斛 麦冬 黄连 竹叶 荷梗 知母 甘草 粳米 西瓜翠衣

清胃散（《兰室秘藏》） 生地 当归 丹皮 黄连 升麻

清营汤（《温病条辨》） 犀角（水牛角代） 生地黄 玄参 竹叶心 麦冬 丹参 黄连 金银花 连翘

清燥救肺汤（《医门法律》） 桑叶 石膏 杏仁 甘草 麦冬 人参 阿胶 炒胡麻仁 炙枇杷叶

清瘴汤（验方） 青蒿 柴胡 茯苓 知母 陈皮 半夏 黄芩 黄连 枳实 常山 竹茹 益元散

全鹿丸（《景岳全书》） 鹿茸 人参 白术 茯苓 炙甘草 当归 川芎 生地黄 熟地黄 黄芪 天门冬 麦门冬 枸杞子 杜仲 牛膝 山药 芡实 菟丝子 五味子 锁阳 肉苁蓉 补骨脂 巴戟天 葫芦巴 续断 覆盆子 楮实子 秋石 陈皮 川椒 小茴香 沉香 青盐

R

人参蛤蚧散（《卫生宝鉴》） 人参 蛤

蚧 苦杏仁 炙甘草 茯苓 川贝 桑白皮 知母

人参养营汤（《太平惠民和剂局方》）白芍 当归 陈皮 黄芪 肉桂 人参 白术 炙甘草 熟地黄 五味子 茯苓 炒远志 生姜 大枣

人参益气汤（《兰室秘藏》）黄芪 人参 防风 升麻 地黄 川芎 炙甘草 五味子 肉桂

如金解毒散（《景岳全书》）桔梗 甘草 黄芩 黄连 黄柏 栀子

如圣汤（《丹溪心法》）桔梗 甘草 防风 枳壳

如意金黄散（《外科正宗》）天花粉 黄柏 大黄 姜黄 白芷 厚朴 陈皮 甘草 苍术 天南星

润肠丸（《沈氏尊生书》）当归 生地 麻仁 桃仁 枳壳

S

三拗汤（《太平惠民和剂局方》）麻黄 杏仁 甘草

三才封髓丹（《卫生宝鉴》）天门冬 熟地黄 人参 黄柏 砂仁 甘草

三黄丸（《太平惠民和剂局方》）黄连 黄芩 大黄

三甲复脉汤（《温病条辨》）炙甘草 干地黄 白芍药 阿胶 麻仁 麦冬 生牡蛎 生鳖甲 生龟板

三仁汤（《温病条辨》）苦杏仁 滑石 白蔻仁 白通草 竹叶 厚朴 生薏苡仁 半夏

三圣散（《儒门事亲》）瓜蒂 防风 藜芦

三子养亲汤（《韩氏医通》）苏子 白芥子（芥子） 莱菔子

桑白牛膝汤（《实用中医内科学》）石斛 怀牛膝 甘草 桑白皮

桑白皮汤（《景岳全书》）桑白皮 半夏 苏子 杏仁 贝母 黄芩 黄连 山栀

桑菊饮（《温病条辨》）桑叶 菊花 连翘 薄荷 桔梗 杏仁 甘草 芦根

桑杏汤（《温病条辨》）桑叶 苦杏仁 沙参 浙贝母 淡香豉 栀子 梨皮

沙参麦冬汤（《温病条辨》）沙参 麦冬 玉竹 桑叶 甘草 天花粉 生扁豆

沙参清肺汤（《家庭治病新书》）北沙参 黄芪 太子参 合欢皮 白及 桔梗 薏苡仁 甘草

芍药甘草汤（《伤寒论》）芍药 甘草

芍药汤（《素问病机气宜保命集》）芍药 槟榔 大黄 黄芩 黄连 当归 官桂 甘草 木香

少腹逐瘀汤（《医林改错》）小茴香 干姜 延胡索 当归 川芎 肉桂 赤芍 蒲黄 五灵脂 没药

射干麻黄汤（《金匮要略》）射干 麻黄 细辛 紫菀 款冬花 半夏 五味子 生姜 大枣

身痛逐瘀汤（《医林改错》）秦艽　川芎　桃仁　红花　甘草　羌活　没药　当归　五灵脂　香附　牛膝　地龙

参附汤（《重订严氏济生方》）人参　附子（炮，去皮）生姜

参附龙牡汤（验方）人参　制附子　龙骨　牡蛎

参蛤散（《济生方》）人参　蛤蚧

参苓白术散（《太平惠民和剂局方》）莲子肉　薏苡仁　砂仁　桔梗　白扁豆　茯苓　人参　甘草　白术　山药

参苏饮（《太平惠民和剂局方》）人参　紫苏叶　葛根　前胡　半夏　茯苓　橘红　甘草　桔梗　枳壳　木香　陈皮　生姜　大枣

参赭培气汤（《医学衷中参西录》）党参　天冬　代赭石　清半夏　肉苁蓉　知母　当归身　柿霜饼

神圣复气汤（《兰室秘藏》）干姜　黑附子　防风　人参　郁李仁　当归身　半夏　升麻　藁本　甘草　柴胡　羌活　白葵花　黄芪　橘红　草豆蔻仁　黄柏　黄连　枳壳　生地黄　细辛　川芎　蔓荆子

神仙解语丹（《妇人大全良方》）白附子　石菖蒲　远志　天麻　全蝎　羌活　白僵蚕　胆南星　木香

神效黄芪汤（《兰室秘藏》）蔓荆子　陈皮　人参　炙甘草　白芍药　黄芪

沈氏达郁汤（《杂病源流犀烛》）白蒺藜　柴胡　香附　橘叶　升麻　川芎　桑白皮

升麻煎（《备急千金要方》）升麻　玄参　蔷薇根白皮　射干　大青　黄柏　白蜜

升麻消毒饮（《医宗金鉴》）当归尾　赤芍药　金银花　连翘　牛蒡子　栀子　羌活　白芷　红花　防风　生甘草　升麻　桔梗

生姜泻心汤（《伤寒论》）生姜　黄芩　人参　干姜　半夏　黄连　甘草　大枣

生脉地黄汤（《医宗金鉴》）人参　麦冬　五味子　熟地黄　山萸肉　山药　茯苓　丹皮　泽泻

生脉散（又名生脉饮）（《内外伤辨惑论》）人参　麦冬　五味子

生铁落饮（《医学心悟》）天门冬　麦门冬　胆南星　贝母　橘红　远志　石菖蒲　连翘　茯苓　茯神　玄参　钩藤　丹参　辰砂

生铁落圣愈汤（《兰室秘藏》）熟地黄　川芎　人参　当归身　黄芪　白芍

失笑散（《太平惠民和剂局方》）蒲黄　五灵脂

十灰散（《十药神书》）大蓟　小蓟　荷叶　侧柏叶　白茅根　茜根　栀子　大黄　牡丹皮　棕榈炭

十枣汤（《伤寒论》）芫花　甘遂　大戟　大枣

石韦散（《证治汇补》）石韦　冬葵子　瞿麦　滑石　车前子

实脾饮（《重订严氏济生方》） 厚朴
白术　木瓜　木香　草果仁　大腹子　附子
白茯苓　干姜　甘草　生姜　大枣

十全大补汤（《太平惠民和剂局方》） 人
参　白术　茯苓　炙甘草　当归　川芎　白
芍　熟地黄　黄芪　肉桂　生姜　大枣

疏凿饮子（《济生方》） 泽泻　赤小豆
商陆　羌活　大腹皮　椒目　木通　秦艽
槟榔　茯苓皮　生姜

蜀漆散（《金匮要略》） 蜀漆　云母
龙骨

双合汤（《万病回春》） 当归　川芎
生地　赤芍　桃仁　红花　白芥子　茯苓
法半夏　陈皮　竹茹　甘草

顺气导痰汤（验方） 半夏　陈皮　茯苓
胆南星　枳实　甘草　生姜　木香　香附

四海舒郁丸（《疡医大全》） 海蛤粉
海带　海藻　海螵蛸　昆布　陈皮　青木香

四君子汤（《太平惠民和剂局方》） 党
参　白术　茯苓　甘草

四苓散（《丹溪心法》） 茯苓　猪苓
白术　泽泻

四妙丸（《成方便读》） 苍术　牛膝
黄柏　薏苡仁

四妙勇安汤（《验方新编》） 玄参　金
银花　当归　甘草

四磨汤（《济生方》） 槟榔　沉香　天
台乌药　人参

四磨饮（《易简方》） 沉香　乌药　枳

实　槟榔

四逆加人参汤（《伤寒论》） 附子　干
姜　甘草　人参

四逆散（《伤寒论》） 柴胡　芍药　枳
实　甘草

四逆汤（《伤寒论》） 甘草　干姜
附子

四七汤（《太平惠民和剂局方》） 苏叶
制半夏　厚朴　茯苓　生姜　大枣

四神丸（《证治准绳》） 肉豆蔻　补骨
脂　五味子　吴茱萸　大枣（去核）

四味回阳饮（《景岳全书》） 人参　制
附子　炮姜　炙甘草

四物汤（《太平惠民和剂局方》） 当归
白芍药　川芎　熟地黄

苏合香丸（《太平惠民和剂局方》） 白
术　青木香　犀角（水牛角代）　香附　朱
砂　柯子　檀香　安息香　沉香　麝香（人
工麝香）　丁香　荜茇　苏和香油　薰陆香
冰片

苏子降气汤（《太平圣惠和剂局方》） 苏
子　橘皮　半夏　当归　前胡　厚朴　肉桂
甘草　生姜　大枣

酸枣仁汤（《金匮要略》） 酸枣仁　知
母　茯苓　川芎　甘草

T

桃核承气汤（《伤寒论》） 桃仁　大黄
芒硝　甘草　桂枝

桃红四物汤（《医宗金鉴》） 桃仁　红

花　当归　白芍　熟地　川芎

桃花汤（《伤寒论》）　赤石脂　干姜
粳米

桃仁红花煎（《陈素庵妇科补解》）　红
花　当归　桃仁　香附　延胡索　赤芍　川
芎　乳香　丹参　青皮　生地黄

天麻钩藤饮（《杂病证治新义》）　天麻
钩藤　生石决明　栀子　黄芩　川牛膝　杜
仲　益母草　桑寄生　夜交藤　茯神

天台乌药散（《医学发明》）　天台乌药
木香　小茴香　青皮　高良姜　槟榔　川楝
子　巴豆

天王补心丹（《摄生秘剖》）　人参　玄
参　丹参　茯苓　五味子　远志　桔梗　当
归　天冬　麦冬　柏子仁　酸枣仁　生地黄
朱砂

调胃承气汤（《伤寒论》）　大黄　甘草
芒硝

调营饮（《证治准绳》）　莪术　川芎
当归　延胡索　赤芍药　瞿麦　大黄　槟榔
陈皮　大腹皮　葶苈子　赤茯苓　桑白皮
细辛　官桂　炙甘草　生姜　大枣

葶苈大枣泻肺汤（《金匮要略》）　葶苈
子　大枣

通关散（《备急千金要方》）　猪牙皂
细辛

通脉四逆汤（《伤寒论》）　附子　干姜
炙甘草

通气散（《医林改错》）　柴胡　香附
川芎

通窍活血汤（《医林改错》）　赤芍　桃
仁　川芎　红花　麝香　老葱　鲜姜　大枣
酒

通幽汤（《兰室秘藏》）　生地黄　熟地
黄　桃仁泥　红花　当归　炙甘草　升麻

通瘀煎（《景岳全书》）　归尾　山楂
香附　红花　乌药　青皮　泽泻　木香

痛泻要方（《景岳全书》引刘草窗
方）　白术　白芍　陈皮　防风

W

苇茎汤（《备急千金要方》）　苇茎　薏
苡仁　桃仁　冬瓜仁

胃苓汤（《丹溪心法》）　茯苓　猪
苓　泽泻　白术　桂枝　苍术　陈皮　厚朴
甘草

温胆汤（《备急千金要方》）　半夏　橘
皮　甘草　枳实　竹茹　生姜　茯苓

温肺止流丹（《辨证录》）　人参　鱼脑
石　桔梗　荆芥　细辛　诃子　甘草

温脾汤（《备急千金要方》）　附子　干
姜　人参　大黄　甘草

乌梅丸（《伤寒论》）　乌梅　黄连　黄
柏　附子　干姜　桂枝　细辛　蜀椒　人参
当归

乌头赤石脂丸（《金匮要略》）　蜀椒
乌头　附子　干姜　赤石脂

乌头桂枝汤（《金匮要略》）　乌头　桂
枝　芍药　甘草　生姜　大枣

乌头汤（《金匮要略》）　麻黄　芍药

黄芪　甘草　川乌

无比山药丸（《太平惠民和剂局方》）　山药　肉苁蓉　熟地黄　山茱萸　茯神　菟丝子　五味子　赤石脂　巴戟天　泽泻　杜仲　牛膝

吴茱萸汤（《伤寒论》）　吴茱萸　生姜　人参　大枣

五苓散（《伤寒论》）　桂枝　白术　茯苓　猪苓　泽泻

五磨饮子（《医便》）　乌药　沉香　槟榔　枳实　木香

五皮饮（《华氏中藏经》）　桑白皮　陈皮　生姜皮　大腹皮　茯苓皮

五味消毒饮（《医宗金鉴》）　金银花　野菊花　蒲公英　紫花地丁　紫背天葵子

五痫丸（《杨氏家藏方》）　天南星　乌蛇　朱砂　全蝎　半夏　雄黄　蜈蚣　白僵蚕　白附子　麝香　白矾　皂角

五汁饮（《温病条辨》）　梨汁　荸荠汁　鲜苇根汁　麦冬汁　藕汁（或用蔗浆）

X

犀黄丸（《外科证治全生集》）　犀黄　麝香　没药　乳香　黄米饭

犀角地黄汤（《备急千金要方》）　犀角（水牛角代）　生地　芍药　丹皮

犀角散（《备急千金要方》）　犀角　黄连　升麻　山栀　茵陈

犀角汤（《备急千金要方》）　犀角（水牛角代）　羚羊角（水牛角代）　前胡　栀子

仁　黄芩　射干　大黄　升麻　豆豉

稀涎散（《证治准绳》）　江子仁　牙皂　明矾

洗心汤（《辨证录》）　人参　甘草　半夏　陈皮　石菖蒲　附子　茯神　枣仁　神曲

徙薪饮（《景岳全书》）　陈皮　黄芩　麦冬　芍药　黄柏　茯苓　牡丹皮

香附旋覆花汤（《温病条辨》）　生香附　旋覆花　苏子霜　广皮　半夏　茯苓　薏苡仁

香砂六君子汤（《医方集解》）　香附　砂仁　陈皮　半夏　党参　白术　茯苓　甘草

香苏散（《太平惠民和剂局方》）　香附　紫苏叶　陈皮　甘草

消风导赤汤（《医宗金鉴》）　生地　赤茯苓　牛蒡　白鲜皮　金银花　南薄荷叶　木通　黄连　甘草　灯心

消风散（《外科正宗》）　荆芥　防风　当归　生地　苦参　苍术　蝉蜕　胡麻仁　牛蒡子　知母　石膏　甘草　木通

消渴方（《丹溪心法》）　黄连末　天花粉末　生地汁　藕汁　人乳汁　姜汁　蜂蜜

消瘰丸（《医学心悟》）　玄参　牡蛎　浙贝母

硝石矾石散（《金匮要略》）　硝石　矾石

逍遥散（《太平惠民和剂局方》）　柴胡

白术 白芍 当归 茯苓 炙甘草 薄荷 煨姜

小半夏加茯苓汤（《金匮要略》） 半夏 生姜 茯苓

小半夏汤（《金匮要略》） 半夏 生姜

小柴胡汤（《伤寒论》） 柴胡 黄芩 人参 半夏 甘草 生姜 大枣

小承气汤（《伤寒论》） 大黄 枳实 厚朴

小蓟饮子（《济生方》） 生地黄 小蓟 滑石 木通 淡竹叶 蒲黄 藕节 当归 栀子 甘草

小建中汤（《伤寒论》） 饴糖 桂枝 芍药 炙甘草 大枣 生姜

小青龙加石膏汤（《金匮要略》） 麻黄 桂枝 芍药 甘草 干姜 细辛 半夏 五味子 生石膏

小青龙汤（《伤寒论》） 麻黄 桂枝 芍药 甘草 干姜 细辛 半夏 五味子

泻白散（《小儿药证直诀》） 桑白皮 地骨皮 甘草 粳米

泻黄散（《小儿药证直诀》） 藿香叶 山栀仁 石膏 甘草 防风

泻青丸（《删补名医方论》） 龙胆 大黄（酒炒） 防风 羌活 栀子 川芎 当归 青黛

泻心汤（《金匮要略》） 大黄 黄连 黄芩

新加香薷饮（《温病条辨》） 香薷 金

银花 鲜扁豆花 厚朴 连翘

辛夷散（《幼幼集成》） 辛夷仁 苍耳子 香白芷 薄荷叶 雅黄连

星蒌承气汤（《实用中医内科学》） 胆南星 全瓜蒌 生大黄 芒硝

杏苏散（《温病条辨》） 苦杏仁 紫苏叶 橘皮 半夏 生姜 枳壳 桔梗 前胡 茯苓 甘草 大枣

芎芷石膏汤（《医宗金鉴》） 川芎 白芷 石膏 菊花 藁本 羌活

宣痹汤（《温病条辨》） 防己 杏仁 滑石 连翘 山栀 薏苡仁 半夏 晚蚕沙 赤小豆皮

旋覆代赭汤（《伤寒论》） 旋覆花 代赭石 人参 半夏 炙甘草 生姜 大枣

旋覆花汤（《金匮要略》） 旋覆花 新绛 葱

血府逐瘀汤（《医林改错》） 当归 生地黄 桃仁 红花 枳壳 赤芍药 柴胡 甘草 桔梗 川芎 牛膝

Y

养心汤（《证治准绳》） 黄芪 茯苓 茯神 当归 川芎 炙甘草 半夏曲 柏子仁 酸枣仁 远志 五味子 人参 肉桂

养营汤（《竹林女科证始》） 人参 蜜炙白术 茯苓 蜜炙黄芪 熟地黄 当归 陈皮 白芍 肉桂 炙甘草 生姜 大枣

一贯煎（《柳洲医话》） 北沙参 麦冬 当归身 生地黄 枸杞子 川楝子

益气聪明汤（《证治准绳》）黄芪 人参 甘草 升麻 葛根 蔓荆子 黄柏 芍药

益胃汤（《温病条辨》）沙参 麦冬 冰糖 细生地 玉竹

薏苡仁汤（《类证治裁》）薏苡仁 川芎 当归 麻黄 桂枝 羌活 防风 川乌 独活 苍术 生姜 甘草

茵陈蒿汤（《伤寒论》）茵陈 栀子 大黄

茵陈五苓散（《金匮要略》）茵陈蒿 桂枝 茯苓 白术 泽泻 猪苓

茵陈术附汤（《医学心悟》）茵陈蒿 白术 附子 干姜 炙甘草 肉桂

银翘散（《温病条辨》）金银花 连翘 竹叶 芦根 桔梗 甘草 牛蒡子 荆芥 豆豉 薄荷

右归丸（《景岳全书》）熟地黄 山药 山茱萸 枸杞子 菟丝子 鹿角胶 杜仲 肉桂 当归 制附子

右归饮（《景岳全书》）熟地 山药 山茱萸 枸杞 甘草 杜仲 肉桂 制附子

玉女煎（《景岳全书》）石膏 熟地黄 知母 麦冬 牛膝

玉屏风散（《丹溪心法》）防风 黄芪 白术

玉泉丸（《杂病源流犀烛》）人参 黄芪 天花粉 葛根 麦冬 乌梅 甘草 茯苓

玉枢丹（《百一选方》）山慈菇 续随子 大戟 麝香 雄黄 朱砂 五倍子

元参散（《景岳全书》）玄参 升麻 射干 大黄 甘草

月华丸（《医学心悟》）天冬 麦冬 生地 熟地 山药 百部 沙参 川贝母 茯苓 阿胶 三七 獭肝 菊花 桑叶

越婢加半夏汤（《金匮要略》）麻黄 石膏 生姜 大枣 甘草 半夏

越婢加术汤（《金匮要略》）麻黄 石膏 生姜 甘草 白术 大枣

越婢汤（《金匮要略》）麻黄 石膏 生姜 甘草 大枣

越鞠丸（《丹溪心法》）川芎 苍术 香附 神曲 栀子

匀气散（《太平惠民和剂局方》）丁香 檀香 木香 白豆蔻 藿香 甘草 砂仁

Z

赞育丹（《景岳全书》）熟地黄 当归 杜仲 巴戟天 肉苁蓉 淫羊藿 蛇床子 肉桂 白术 枸杞子 仙茅 山茱萸 韭菜 子 附子（或加人参、鹿茸）

脏连丸（《中华人民共和国药典》2010 版）黄连 黄芩 当归 地黄 赤芍 猪 大肠 炒槐花 地榆炭 槐角 阿胶 荆芥

泽泻汤（《金匮要略》）泽泻 白术

增液承气汤（《温病条辨》）玄参 麦 冬 生地黄 大黄 玄明粉

增液汤（《温病条辨》）玄参 麦冬

生地

真人养脏汤（《太平惠民和剂局方》） 人参 当归 白术 肉豆蔻 肉桂 甘草 白芍药 木香 诃子 罂粟壳

真武汤（《伤寒论》） 茯苓 芍药 生姜 附子 白术

镇肝熄风汤（《医学衷中参西录》） 怀牛膝 生赭石 生龙骨 生牡蛎 生龟板 生杭芍 玄参 天门冬 川楝子 生麦芽 茵陈 甘草

拯阳理劳汤（《医宗必读》） 人参 黄芪 肉桂 当归 白术 甘草 陈皮 五味子 生姜 大枣

正气天香散（《证治准绳》引刘河间方） 乌药 香附 陈皮 紫苏 干姜

知柏地黄丸（《医宗金鉴》） 知母 熟地黄 黄柏 山茱萸 山药 牡丹皮 茯苓 泽泻

栀子豉汤（《伤寒论》） 栀子 淡豆豉

栀子清肝汤（《类证治裁》） 栀子 丹皮 柴胡 当归 白芍 茯苓 川芎 牛蒡子 甘草

指迷茯苓丸（《证治准绳》） 半夏 茯苓 枳壳 风化朴硝

枳实导滞丸（《内外伤辨惑论》） 大黄 枳实 神曲 茯苓 黄芩 黄连 白术 泽泻

止嗽散（《医学心悟》） 荆芥 桔梗 甘草 白前 陈皮 百部 紫菀

枳术丸（《内外伤辨惑论》） 枳实 白术

至宝丹（《太平惠民和剂局方》） 朱砂 麝香 安息香 金银箔 犀角（水牛角代） 牛黄 琥珀 雄黄 玳瑁 龙脑

炙甘草汤（《伤寒论》） 炙甘草 生姜 桂枝 人参 生地黄 阿胶 麦冬 火麻仁 大枣

中满分消丸（《兰室秘藏》） 白术 人参 炙甘草 猪苓 姜黄 白茯苓 干生姜 砂仁 泽泻 橘皮 知母 黄芩 黄连 半夏 枳实 厚朴

舟车丸（《景岳全书》引刘河间方） 甘遂 大戟 芫花 大黄 木香 槟榔 青皮 陈皮 牵牛 轻粉

猪苓汤（《伤寒论》） 猪苓 茯苓 泽泻 阿胶 滑石

朱砂安神丸（《医学发明》） 朱砂 黄连 生地黄 炙甘草 当归

竹沥汤（《外台秘要》） 竹沥 生葛汁 生姜汁

竹叶石膏汤（《伤寒论》） 竹叶 石膏 半夏 麦冬 人参 炙甘草 粳米

驻车丸（《备急千金要方》） 黄连 炮姜 当归 阿胶

壮骨丸（《丹溪心法》） 龟板 黄柏 知母 熟地黄 白芍 锁阳 虎骨（用狗骨或牛骨代替） 怀牛膝 当归

滋肾通关丸（《兰室秘藏》） 黄柏 知母 肉桂

滋肾丸（《医便》） 川芎　当归身　白芍药　人参　怀熟地黄　甘草　白术　白茯苓　黄柏　知母　甘州枸杞　牛膝　何首乌

滋水清肝饮（《医宗己任编》） 熟地黄　山茱萸　茯苓　归身　山药　牡丹皮　泽泻　白芍　柴胡　栀子　酸枣仁

滋阴除湿汤（《外科正宗》） 川芎　当归　白芍　熟地　柴胡　黄芩　陈皮　知母　贝母　泽泻　地骨皮　甘草

紫雪丹（《外台秘要》） 寒水石　石膏　滑石　磁石　朱砂　玄参　羚羊角（水牛角代）　犀角（水牛角代）　丁香　麝香　升麻　沉香　青木香　甘草　朴硝　黄金　硝石

左归丸（《景岳全书》） 熟地黄　山药　枸杞子　山茱萸肉　川牛膝　菟丝子　鹿角胶　龟板胶

左归饮（《景岳全书》） 熟地黄　山茱萸　枸杞子　山药　茯苓　甘草

左金丸（《丹溪心法》） 黄连　吴茱萸

医家信息

C

巢元方（约550—630）：隋代医家，任太医博士、太医令。代表著作：《诸病源候论》。

陈实功（1555—1636）：字毓仁，号若虚，明代外科医家。代表著作：《外科正宗》。

陈士铎（生卒年不详）：字敬之，号远公，别号朱华子，清代医家。代表著作：《辨证录》《本草新编》等。

陈念祖（1753—1823）：字修园，又字良有，号慎修，清代医家。代表著作：《医学三字经》《时方歌括》《长沙方歌括》。

陈言（1131—1189）：字无择，南宋医家。代表著作：《三因极一病证方论》。

成无己（约1063—1156）：金代医家。代表著作：《注解伤寒论》《伤寒明理论》。

程国彭（约1680—1733）：字钟龄，号恒阳子，清代医家。代表著作：《医学心悟》《医中百误歌》。

D

戴思恭（生卒年不详）：字元礼，明代医家。代表著作：《证治备要》《秘传证治要诀及类方》。

G

高秉钧（1755—1829）：字锦庭，清代医家。代表著作：《疡科心得集》。

龚廷贤（1522—1619）：字子才，号云林山人，又号悟真子，明代医家。代表著作：《古今医鉴》《寿世保元》《万病回春》《鲁府禁方》。

龚信（生卒年不详）：字瑞芝，号西园，明代医家。代表著作：《古今医鉴》。

顾靖远(1644—1911)：字松园，清代医家。代表著作：《顾松园医镜》。

H

皇甫中（生卒年不详）：字云洲，明代医家，代表著作《伤寒指掌》《明医指掌》。

L

李梴（生卒年不详）：字楗斋，号雨樵，明代医家。代表著作：《医学入门》。

李东垣（1180—1251）：名杲，字明之，自号东垣老人，金代医家，"金元四大家"之一。代表著作：《内外伤辨惑论》《脾胃论》《兰室秘藏》《医学发明》《东垣试效方》《活法机要》等。

李时珍（1518—1593）：字东璧，号濒湖，明代医药学家。代表著作：《本草纲目》《奇经八脉考》《濒湖脉学》等。

李用粹（1662—1722）：字修之，号惺庵，清代医家。代表著作：《证治汇补》。

李中梓（1588—1655）：字士材，号念莪，明代医家。代表著作：《内经知要》《医宗必读》。

林珮琴（约1772—1839）：字云和，号羲桐，清代医家。代表著作：《类证治裁》。

刘完素（1120—1200）：字守真，号通云处士，金代医家，"金元四大家"之一。代表著作：《素问玄机原病式》《素问病机气宜保命集》《宣明论方》《三消论》。

楼英（1320—1389）：一名公爽，字全善，明代医家。代表著作：《医学纲目》。

罗国纲（生卒年不详）：字振召，号整斋，清代医家。代表著作：《罗氏会约医镜》。

Q

秦昌遇（生卒年不详）：字景明，明代医家。代表著作：《症因脉治》。

S

沈金鳌（1717—1776）：字芊绿，号尊生老人，清代医家。代表著作：《杂病源流犀烛》《沈氏尊生书》。

孙思邈（581—682）：唐代医药学家。代表著作：《备急千金要方》《千金翼方》，被后世誉为"药王"。

孙一奎（1522—1619）：字文垣，号东宿，又号生生子，明代医家。代表著作：《赤水玄珠》《医旨续余》《痘疹心印》。

T

陶弘景（456—536）：字通明，号华阳隐居，人称"山中宰相"，南朝梁时丹阳秣陵（今江苏南京）人。齐梁间道士、道教思想家、医家。代表著作：《本草经集注》。

W

汪机（1463—1539）：字省之，别号石山，明代医家。代表著作：《医学原理》《本草会编》《读素问钞》等。

王肯堂（1549—1613）：字宇泰，号损庵，自号念西居士，清代医家。代表著作：《证治准绳》。

王履（约1332—1391）：字安道，号畸叟，元末明初医家。代表著作：《医经溯洄集》。

王清任（1768—1831）：字勋臣，清代医家。代表著作：《医林改错》。

王士雄（1808—1867）：字孟英，号潜斋，别号半痴山人，清代后期温病学家。代表著作：《温热经纬》《随息居重订霍乱论》《随息居饮食谱》。

王焘（约670—755）：唐代医家。代表著作：《外台秘要》。

王叔和（201—280）：名熙，西晋医家。代表著作：《脉经》。

危亦林（1277—1347）：字达斋，元代医家。代表著作：《世医得效方》。

吴本立（1698—1775）：字道源，清代医家。代表著作：《女科切要》《痢证汇参》。

吴谦（1689—1748）：字六吉，清代医家。代表著作：《医宗金鉴》。

吴鞠通（1758—1836）：名瑭，清代医家。代表著作：《温病条辨》《吴鞠通医案》。

X

徐春甫（1520—1596）：字汝元，明代医家。代表著作：《古今医统大全》。

薛雪（1681—1770）：字生白，号一瓢，清代医家。代表著作:《湿热条辨》《医经原旨》《扫叶庄医案》。

Y

严用和（约 1206—1267）：字子礼，南宋医家。代表著作:《济生方》《济生续方》。

杨士瀛（生卒年不详）：字登父，号仁斋，南宋医家。代表著作:《仁斋直指方论》《仁斋小儿方论》《伤寒类书活人总括》《医学真经》《察脉总括》。

叶天士（1666—1745）：名桂，号香岩，别号南阳先生，清代医家。代表著作:《温热论》《临证指南医案》《未刻本叶氏医案》。

尤在泾（1650—1749）：名怡，号拙吾，清代医家。代表著作:《金匮翼》《伤寒贯珠集》等。

虞抟（1438—1517）：字天民，号花溪恒德老人，明代医家。代表著作:《医学正传》《方脉发微》

喻昌（1585—1664）：字嘉言，号西昌老人，明末清初医家。代表著作:《寓意草》《尚论篇》《医门法律》。

Z

张从正（1151—1231）：字子和，号戴人，"金元四大家"之一。代表著作:《儒门事亲》。

张景岳（1563—1640）：名介宾，字会卿，别号通一子，明代医家。代表著作:《类经》《类经图翼》《类经附翼》《景岳全书》《质疑录》。

张璐（1617—1699）：字路玉，晚号石顽老人，清代医家。代表著作:《伤寒缵论》《伤寒绪论》《张氏医通》《千金方衍义》《本经逢原》《诊宗三昧》等

张乃修（1844—1905）：字聿青，清末医家。代表著作:《张聿青医案》。

张三锡（生卒年不详）：字叔承，号嗣泉，明代医家。代表著作:《医学六要》

张寿颐（1872—1934）：字山雷，清末至民国医家。代表著作:《中风斠诠》等。

张锡纯（1860—1933）：字寿甫，清末至民国医家，中西医汇通学派代表人物之一。代表著作:《医学衷中参西录》。

张仲景（150 ～ 154—215 ～ 219）：名机，字仲景，东汉末年医家，被后人尊称为"医圣"。代表著作:《伤寒杂病论》，被后世整理为《伤寒论》《金匮要略》。

朱丹溪（1281—1358）：名震亨，字彦修，元代医家，"金元四大家"之一。代表著作:《格致余论》《局方发挥》《丹溪心法》《金匮钩玄》《素问纠略》《本草衍义补遗》《伤寒论辨》《外科精要发挥》。

索 引

中医病名索引

西医病名索引

参考书目

法国·狄德罗.百科全书.广州：花城出版社，2007

唐·孙思邈.备急千金要方.北京：人民卫生出版社，1955.

清·陈士铎.辨证录.北京：人民卫生出版社，1996

清·吴澄.不居集.北京：中国中医药出版社，2002

明·孙一奎.赤水玄珠全集.北京：人民卫生出版社，1986

元·朱丹溪.丹溪心法.北京：人民卫生出版社，2005

林洪生.恶性肿瘤中医诊疗指南.北京：人民卫生出版社，2014

单书健，陈子华.古今名医临证金鉴·肿瘤卷.北京：中国中医药出版社，2011

明·龚信.古今医鉴.北京：中国中医药出版社，2010

明·徐春甫.古今医统大全.北京：人民卫生出版社，2008

清·顾靖远.顾松园医镜.北京：中国医药科技出版社，2014

金·刘完素.河间六书.太原：山西科学技术出版社，2010

洪广祥.中国现代百名中医临床家丛书——洪广祥.北京：中国中医药出版社，2007

黄文东.黄文东医案.上海.上海科学技术出版社，2001

宋·严用和.济生方.北京：人民卫生出版社，1980

东汉·张仲景.金匮要略.北京：人民卫生出版社，2005

清·尤怡.金匮翼.北京：中国中医药出版社，2005

浙江中医学会.近代名医学术经验选编·叶熙春专辑.北京：人民卫生出版社，1986

明·张景岳.景岳全书.北京：人民卫生出版社，2007

元·朱震亨.局方发挥.北京：人民卫生出版社，1956

金·李杲.兰室秘藏.北京：人民卫生出版社，2005

清·林珮琴.类证治裁.北京：人民卫生出版，2005

张年顺.李东垣医学全书.北京：中国中医药出版社，2006

清·吴尚先.理瀹骈文.北京：中国中医药出版社，2007

谢渭芬，陈岳祥.临床肝脏病学.北京：人民卫生出版社，2012

清·叶天士.临证指南医案.北京：人民

卫生出版社，2006

刘惠民．刘惠民医案选．济南：山东人民出版社，1976

元·朱丹溪．脉因证治．上海：上海卫生出版社，1958

梁·陶弘景．名医别录．北京：中国中医药出版社，2013

明·皇甫中．明医指掌．北京：中国中医药出版社，1997

葛均波，徐永健．内科学．8版．北京：人民卫生出版社，2013

金·李东垣．内外伤辨惑论．北京：人民卫生出版社，2007

中国中医研究院．蒲辅周医疗经验．北京：人民卫生出版社，2005

唐·孙思邈．千金要方．北京：人民卫生出版社，1983

宋·杨士瀛．仁斋直指方．长沙：湖南科学技术出版社，2014

宋·杨士瀛．仁斋直指方论．福州：福建科学技术出版社，1989

宋·杨士瀛．仁斋直指附遗方论．上海：上海科学技术出版社，1959

金·张子和．儒门事亲．北京：人民卫生出版社，2005

宋·陈言．三因极一病证方论．北京：人民卫生出版社，2007

汉·张仲景．伤寒论．北京：人民卫生出版社，2005

金·成无己．伤寒明理论．北京：中国中医药出版社，2007

宋·赵佶．圣济总录．北京：人民卫生出版社，2013

清·薛生白．湿热病篇．南京：江苏科学技术出版社，1983

明·陈士铎．石室秘录．北京：人民军医出版社，2009

清·陈念祖．时方歌括．北京：学苑出版社，2013

王永炎，严世芸．实用中医内科学．上海：上海科技出版社，2009

元·危亦林．世医得效方．北京：中国中医药出版社，2009

明·龚廷贤．寿世保元．北京：人民卫生出版社，2014

金·刘完素．素问玄机原病式．北京：人民卫生出版社，1983

明·孙一奎．孙文垣医案．北京：中国中医药出版社，2009

宋·太平惠民和剂局．太平惠民和剂局方．北京：人民卫生出版社，2007

明·陈实功．外科正宗．北京：人民卫生出版社，1973

唐·王焘．外台秘要．北京：人民卫生出版社，1955

元·罗天益．卫生宝鉴．北京：中国中医药出版社，2009

清·王孟英．温热经纬．北京：人民卫生出版社，1957

清·吴瑭．吴鞠通医案．北京：人民卫生出版社，1960

宋·严用和．严氏济生方．北京：中国中医药出版社，2012

清·高秉钧．疡科心得集．南京：江苏科学技术出版社，1983

清·何梦瑶．医碥．北京：人民卫生出版社，2015

明·赵献可．医贯．北京：人民卫生出版

社，1959

元·王履.医经溯洄集.北京：人民卫生出版社,1993

清·王清任.医林改错.北京：人民卫生出版社，2005

清·喻昌.医门法律.北京：人民卫生出版社，2006

清·刘一仁.医学传心录.北京：学苑出版社，2014

金·李杲.医学发明.北京：中医古籍出版社，1987

明·楼英.医学纲目.北京：人民卫生出版社，1987

明·张三锡.医学六要.上海：上海科学技术出版社，2005

明·李梴。医学入门.北京：人民卫生出版社，2006

清·程国彭.医学心悟.北京：人民卫生出版社，2006

明·汪机.医学原理.北京：中国中医药出版社，2009

明·虞抟.医学正传.北京：中国医药科技出版社，2011

张锡纯.医学衷中参西录.太原：山西科学技术出版社，2013

明·孙一奎.医旨绪余.北京：人民卫生出版社，1964

明·李中梓.医宗必读.北京：人民卫生出版社，2006

清·陈复正.幼幼集成.上海：上海科学技术出版社，1978

清·沈金鳌.杂病源流犀烛.北京：人民卫生出版社,2006

清·张璐.张氏医通.北京：人民卫生出

版社，2006

刘越.张锡纯医案.北京：学苑出版社，2003

清·张乃修.张聿青医案.北京：人民卫生出版社,2006

孙国杰.针灸学.上海：上海科学技术出版社，1997

清·李用粹.证治汇补.北京：人民卫生出版社，2006

明·戴元礼.证治要诀.北京：商务印书馆，1995

明·王肯堂.证治准绳.上海：上海科学技术出版社，1959

明·秦景明.症因脉治.上海：上海卫生出版社，1958

张山雷.中风斠诠.上海：上海科学技术出版社，1958

董建华.中国现代中医医案精华.北京：北京出版社，1990

国家药典委员会.中华人民共和国药典.北京：中国医药科技出版社,2010

严世芸.中医各家学说.北京：中国中医药出版社，2003

张存悌，徐放.中医火神派医案新选.沈阳：辽宁科学技术出版社，2010

王永炎.中医内科学.北京：人民卫生出版社，1999

张伯礼.中医内科学.北京：人民卫生出版社，2012

周仲瑛.中医内科学.北京：中国中医药出版社，2004

李曰庆.中医外科学.2版.北京：中国中医药出版社，2007

宋·严用和.重辑严氏济生方.北京：人

民卫生出版社，2007

晋·葛洪.肘后备急方.4版.北京：中医古籍出版社，1997

隋·巢元方.诸病源候论.北京：中国医药科技出版社，2011

战国·庄子.庄子.重庆：西南师范大学出版社，1995